Matthew C. Ward
Rahul D. Tendulkar
Gregory M. M. Videtic

ESSENTIALS OF CLINICAL RADIATION ONCOLOGY

循证肿瘤放射治疗学
要点精编

马修·C.沃德
主　编　〔美〕拉胡尔·D.坦杜卡尔
格里格尔·M.M.韦德迪克

主　译　王凤玮　张文学　刘雅洁

U0339056

天津出版传媒集团
天津科技翻译出版有限公司

著作权合同登记号：图字：02 - 2018 - 367

图书在版编目（CIP）数据

　　循证肿瘤放射治疗学要点精编/（美）马修・C.沃德
（Matthew C. Ward），（美）拉胡尔・D. 坦杜尔卡
（Rahul D. Tendulkar），（美）格里格尔・M. M. 韦德迪克
（Gregory M. M. Videtic）主编；王凤玮，张文学，刘雅
洁主译. — 天津：天津科技翻译出版有限公司，
2021.5
　　书名原文：Essentials of Clinical Radiation
Oncology
　　ISBN 978 - 7 - 5433 - 4041 - 1

　Ⅰ. ①循⋯　Ⅱ. ①马⋯ ②拉⋯ ③格⋯ ④王⋯ ⑤张
⋯ ⑥刘⋯　Ⅲ. ①肿瘤 - 放射治疗学　Ⅳ. ①R730.55

中国版本图书馆 CIP 数据核字（2020）第 148301 号

The original English language work：
Essentials of Clinical Radiation Oncology, 1e.
9780826168542
by Matthew C. Ward, Rahul D. Tendulkar, Gregory M. M.
Videtic
has been published by：Springer Publishing Company
New York, NY, USA
Copyright ⓒ 2018. All rights reserved.

中文简体字版权属天津科技翻译出版有限公司。

授权单位：Springer Publishing Company
出　　　版：天津科技翻译出版有限公司
出　版　人：刘子媛
地　　　址：天津市南开区白堤路 244 号
邮政编码：300192
电　　　话：(022)87894896
传　　　真：(022)87895650
网　　　址：www.tsttpc.com
印　　　刷：天津市蓟县宏图印务有限公司
发　　　行：全国新华书店
版本记录：787mm × 1092mm　16 开本　44 印张　890 千字
　　　　　2021 年 5 月第 1 版　　2021 年 5 月第 1 次印刷
　　　　　定价：198.00 元

（如发现印装问题，可与出版社调换）

译者名单

主　译　王凤玮　天津市人民医院

　　　　张文学　天津医科大学总医院

　　　　刘雅洁　北京大学深圳医院

副主译　吴登斌　鞍钢集团总医院肿瘤医院

　　　　李险峰　山西医科大学第一医院

　　　　马　娜　中国人民解放军总医院

　　　　王海峰　新疆医科大学附属肿瘤医院

　　　　冯　晨　武警陕西省总队医院

　　　　张建光　淄博岜山万杰医院

　　　　张　天　首都医科大学附属北京朝阳医院

　　　　张文华　天津市人民医院

译　者　(按姓氏汉语拼音排序)

　　　　蔡玉梅　天津市人民医院

　　　　崔　宇　天津市人民医院

　　　　崔瑞雪　天津市人民医院

　　　　耿　凯　天津医科大学总医院

　　　　耿　艳　鞍钢集团总医院肿瘤医院

　　　　韩亚楠　中国人民解放军总医院

　　　　侯彦杰　山西医科大学第一医院

　　　　金莹莹　天津市人民医院

　　　　黎　妲　山西医科大学第一医院

　　　　李　菁　天津医科大学总医院

　　　　李国强　北京大学深圳医院

　　　　李可敏　北京协和医院

李梦青　北京大学深圳医院

刘惠惠　山西省临汾市尧都区人民医院

刘培培　天津医科大学总医院

陆艳荣　新疆医科大学附属肿瘤医院

荣庆林　天津医科大学总医院

孙　成　淄博岜山万杰医院

孙　振　天津市人民医院

王华丽　山西省临汾市人民医院

王倩烨　天津市人民医院

杨　微　中国人民解放军总医院

杨梦祺　北京大学深圳医院

杨鹏飞　北京大学深圳医院

由金萍　鞍钢集团总医院肿瘤医院

于舒飞　首都医科大学附属北京朝阳医院

翟　静　天津医科大学总医院

张　冬　鞍钢集团总医院肿瘤医院

张　龙　天津市人民医院

张　鑫　新疆医科大学附属肿瘤医院

张鹏程　天津医科大学总医院

张荣新　天津医科大学总医院

张云波　淄博岜山万杰医院

赵　婷　鞍钢集团总医院肿瘤医院

赵荣志　天津医科大学总医院

郑程程　天津市人民医院

周　琰　天津医科大学总医院

朱　旭　鞍钢集团总医院肿瘤医院

主编简介

Matthew C. Ward, MD
Radiation Oncologist
Southeast Radiation Oncology Group
Charlotte, North Carolina

Rahul D. Tendulkar, MD
Associate Professor
Cleveland Clinic Lerner College of Medicine
Staff Physician
Department of Radiation Oncology
Cleveland Clinic
Cleveland, Ohio

Gregory M. M. Videtic, MD, CM, FRCPC, FACR
Professor of Medicine
Cleveland Clinic Lerner College of Medicine
Staff Physician
Department of Radiation Oncology
Cleveland Clinic
Cleveland, Ohio

编者名单

Mohamed E. Abazeed, MD, PhD, Assistant Professor, Department of Radiation Oncology, Taussig Cancer Center, Cleveland Clinic, Cleveland, Ohio

Sudha R. Amarnath, MD, Assistant Professor, Department of Radiation Oncology, Taussig Cancer Center, Cleveland Clinic, Cleveland, Ohio

Carryn M. Anderson, MD, Clinical Associate Professor, Department of Radiation Oncology, University of Iowa Hospitals & Clinics, Iowa City, Iowa

Ehsan H. Balagamwala, MD, Resident Physician, Department of Radiation Oncology, Taussig Cancer Center, Cleveland Clinic, Cleveland, Ohio

Camille A. Berriochoa, MD, Resident Physician, Department of Radiation Oncology, Taussig Cancer Center, Cleveland Clinic, Cleveland, Ohio

Samuel T. Chao, MD, Associate Professor, Director of CNS Radiation Oncology, Department of Radiation Oncology, Taussig Cancer Center, Cleveland Clinic, Cleveland, Ohio

Sheen Cherian, MD, MSc, MRCP, FRCR, DABR, Assistant Professor, Department of Radiation Oncology, Taussig Cancer Center, Cleveland Clinic, Cleveland, Ohio

Jordan Fenner, BS, School of Medicine, Case Western Reserve University, Cleveland, Ohio

Senthilkumar Gandhidasan, MD, MPH, MHI, FRANZCR, Radiation Oncologist, Department of Radiation Oncology, Illawarra Cancer Care Center, Wollongong, NSW, Australia

Jason W. D. Hearn, MD, Assistant Professor, Department of Radiation Oncology, University of Michigan, Ann Arbor, Michigan

Nikhil P. Joshi, MD, Associate Staff, Department of Radiation Oncology, Taussig Cancer Center, Cleveland Clinic, Cleveland, Ohio

Justin J. Juliano, MD, Radiation Oncologist, Department of Radiation Oncology, New York Oncology Hematology, Clifton Park, New York

Aditya Juloori, MD, Resident Physician, Department of Radiation Oncology, Taussig Cancer Center, Cleveland Clinic, Cleveland, Ohio

Edward W. Jung, MD, Radiation Oncologist, Cranbrook Radiation Oncology Partners, Chicago, Illinois

Jeffrey Kittel, MD, Radiation Oncologist, Radiation Oncology Associates, Ltd., Department of Radiation Oncology, Aurora St. Luke's Medical Center, Milwaukee, Wisconsin

Rupesh Kotecha, MD, Radiation Oncologist, Department of Radiation Oncology, Miami Cancer Institute, Miami, Florida

Shlomo A. Koyfman, MD, Assistant Professor, Departments of Radiation Oncology and Bioethics, Taussig Cancer Center, Cleveland Clinic, Cleveland, Ohio

Aryavarta M. S. Kumar, MD, PhD, Clinical Assistant Professor, Department of Radiation Oncology, University Hospitals Cleveland; Seidman Cancer Center, Cleveland, Ohio

Nathanael J. Lee, MD, PhD Candidate, Georgetown University School of Medicine, Washington, DC

Charles Marc Leyrer, MD, Resident Physician, Department of Radiation Oncology, Taussig Cancer Center, Cleveland Clinic, Cleveland, Ohio

Bindu V. Manyam, MD, Resident Physician, Department of Radiation Oncology, Taussig Cancer Center, Cleveland Clinic, Cleveland, Ohio

Gaurav Marwaha, MD, Assistant Professor, Associate Residency Program Director, Department of Radiation Oncology, Rush University, Chicago, Illinois

Omar Y. Mian, MD, PhD, Assistant Professor, Department of Radiation Oncology, Taussig Cancer Center, Cleveland Clinic, Cleveland, Ohio

Erin S. Murphy, MD, Staff Physician, Department of Radiation Oncology, Taussig Cancer Center, Cleveland Clinic, Cleveland, Ohio

Shireen Parsai, MD, Resident Physician, Department of Radiation Oncology, Taussig Cancer Center, Cleveland Clinic, Cleveland, Ohio

Yvonne D. Pham, MD, Radiation Oncologist, Therapeutic Radiologists Inc., Kansas City, Missouri

David J. Schwartz, V, MD, Assistant Professor of Radiation Oncology, Mayo Clinic College of Medicine, Rochester, Minnesota

Jacob G. Scott, MD, DPhil, Associate Staff, Department of Radiation Oncology, Taussig Cancer Center, Cleveland Clinic, Cleveland, Ohio

Chirag Shah, MD, Staff Physician, Associate Professor, Department of Radiation Oncology, Taussig Cancer Center, Cleveland Clinic, Cleveland, Ohio

Jonathan Sharrett, DO, Resident Physician, Department of Radiation Oncology, Taussig Cancer Center, Cleveland Clinic, Cleveland, Ohio

Monica E. Shukla, MD, Assistant Professor, Department of Radiation Oncology, Medical College of Wisconsin, Milwaukee, Wisconsin

Arun D. Singh, MD, Professor of Ophthalmology, Cole Eye Institute, Cleveland Clinic, Cleveland, Ohio

Timothy D. Smile, MD, Resident Physician, Department of Internal Medicine, Kettering Medical Center, Kettering, Ohio

Kevin L. Stephans, MD, Staff Physician, Associate Professor of Medicine, Department of Radiation Oncology, Taussig Cancer Center, Cleveland Clinic, Cleveland, Ohio

Abigail L. Stockham, MD, Assistant Professor of Radiation Oncology, Mayo Clinic College of Medicine, Rochester, Minnesota

John H. Suh, MD, Chairman, Department of Radiation Oncology, Taussig Cancer Center, Cleveland Clinic, Cleveland, Ohio

Rahul D. Tendulkar, MD, Associate Professor, Cleveland Clinic Lerner College of Medicine; Staff Physician, Department of Radiation Oncology, Cleveland Clinic, Cleveland, Ohio

Martin C. Tom, MD, Resident Physician, Department of Radiation Oncology, Taussig Cancer Center, Cleveland Clinic, Cleveland, Ohio

Vamsi Varra, BS, School of Medicine, Case Western Reserve University, Cleveland, Ohio

Andrew Vassil, MD, Staff Physician, Department of Radiation Oncology, Taussig Cancer Center, Cleveland Clinic, Cleveland, Ohio

Gregory M. M. Videtic, MD, CM, FRCPC, FACR, Professor of Medicine, Cleveland Clinic Lerner College of Medicine; Staff Physician, Department of Radiation Oncology, Cleveland Clinic, Cleveland, Ohio

Matthew C. Ward, MD, Radiation Oncologist, Southeast Radiation Oncology Group, Charlotte, North Carolina

Michael A. Weller, MD, Assistant Professor, Department of Radiation Oncology, Taussig Cancer Center, Cleveland Clinic, Cleveland, Ohio

Neil McIver Woody, MD, MS, Associate Staff, Department of Radiation Oncology, Taussig Cancer Center, Cleveland Clinic, Cleveland, Ohio

Jennifer S. Yu, MD, PhD, Assistant Professor, Department of Radiation Oncology, Taussig Cancer Center, Cleveland Clinic, Cleveland, Ohio

中文版序言一

　　本书是由数代年轻的医生在 20 余年的积累中逐渐汇总、更新而成的，也是克利夫兰医院肿瘤中心及其住院医生培养项目的结晶，是克利夫兰医院的精神鼓舞着年轻人完成这一著作的。

　　本书详细介绍了肿瘤相关临床知识。每章均有"速览"，包括《AJCC 癌症分期手册》第 8 版分期系统、危险分级系统；在"治疗模式"部分阐述了肿瘤治疗各学科的价值，以及综合治疗中多学科各自的地位；"基于循证数据的问与答"部分，结合最新的临床研究，给出了各类型肿瘤最新的治疗规范。

　　本书不仅是有志于肿瘤事业的医学生的辅助教科书，也是年轻医生及高年资肿瘤医生提高专业水平的有益资料。通过查阅本书，不仅可以快速掌握各类型肿瘤的基本临床特点，而且对肿瘤的治疗历史、现状及当前治疗规范也可以有概括性了解，更可以用于指导临床实践工作。

　　本书的译者来自国内知名的肿瘤治疗中心，他们年富力强，有志于我国肿瘤防治事业，在肿瘤治疗及研究领域已经做出喜人成绩。他们在繁忙的临床工作之余，精心筹划，在短时间内完成翻译及校对工作，对于我国放射治疗及肿瘤综合治疗必将有益。

　　作为我国放射治疗及肿瘤治疗发展的见证人，我希望看到更多这样的临床实用类书籍引入我国，并推动我国肿瘤诊疗事业的发展。

中文版序言二

　　放射治疗是肿瘤治疗的主要手段之一。对于早期肿瘤，单纯放射治疗就有非常高的局部控制率；对于中晚期肿瘤，放疗作为综合治疗的主要手段，可使部分患者获得治愈，延长患者生存时间；对于发生转移的晚期肿瘤，在全身治疗的基础上，局部放射治疗可使多数患者缓解痛苦，改善其生活质量；对于患者，放射治疗甚至可明显延长其生存期。因而，尽管免疫治疗及靶向治疗发展迅猛，但放射治疗的作用及地位不仅没有下降，相反愈加重要。

　　天津市人民医院系天津市首家引进瓦里安公司加速器的医疗机构，至今已有 40 多年历史，治疗了大量患者，在华北地区已形成一定影响力。李维廉主任创建的中西医结合肿瘤科，将化学治疗、放射治疗、中医治疗三者结合，较早地在国内开展肿瘤的多学科会诊体系及综合治疗模式，达到减毒、增效的目的，具有中国特色。目前天津市人民医院肿瘤中心下设三个科室，床位近 300 张，形成了肿瘤微创外科、放射治疗、化学治疗、免疫治疗、介入治疗、靶向治疗、中医治疗、热疗等相结合的综合治疗体系，在临床、教学、科研三方面齐头并进，打造成为环渤海地区的肿瘤治疗中心。

　　本书由天津市人民医院肿瘤中心王凤玮主任牵头，联合全国 10 余家兄弟单位，将克利夫兰肿瘤中心的精华之作翻译成中文，其内容新颖，重在临床，为肿瘤临床医生提供了有价值的参考，对于我国肿瘤放射治疗事业的发展具有推动作用。

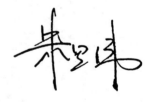

中文版前言

"人生到处知何似,应似飞鸿踏雪泥。泥上偶然留指爪,鸿飞那复计东西。"苏轼写下这首诗已过去近千年,但很多当下已近不惑之年的人,也颇能理解东坡居士的心境。每日徜徉于繁忙的临床工作中,虽然觉得自己已经可以应付近乎所有临床的琐碎事情,然而却时而得意,时而懊恼。总觉得自己做得仍然不够好,更应把精力放到著书传道上,使更多的年轻医生获益,这样才有助于医学工作的良性发展。

近十几年,肿瘤治疗的发展有很大变化,在传统外科、放射治疗、化学治疗及内分泌治疗手段的基础上,靶向治疗与免疫治疗也加入了治疗的队伍,给肿瘤治疗的传统模式带来很大冲击。现如今,6种治疗手段如何有效序贯组合是广大肿瘤临床医生面临的问题。因而,需要对多种治疗手段的综合治疗模式进行更多的探讨与研究,以形成更加规范的治疗指南。治疗指南是我们临床医生参考学习及指导临床实践的工具,一般以临床指南为基础,结合患者的实际情况,参考患者分子生物学的特点,以制订患者的整体治疗规划,这样才有助于患者得到适合的规范化治疗,以避免不当治疗、盲目治疗及过度治疗。

目前肿瘤治疗已由过度关注肿瘤本身向控制肿瘤及提高患者生活质量方向发展。每种治疗方法既有其治疗特点,也有其治疗相关的副作用,尤其在联合治疗时,可能产生不可预期的副作用,进而影响患者的生活质量。因此,在临床工作及临床研究中,我们在制订治疗计划时必须考虑可能出现的副作用,并向全程化整体管理模式方向发展。

本书是建立在克利夫兰肿瘤放射治疗住院医生培养项目的基础上,将20余年的积累,经压缩整理成高质量的临床结论,并每年进行相应更新而形成的专著。本书可为放射治疗医生提供资料,以适应知识不断更新的肿瘤治疗专业;也可作为各科临床专家的案头资料,如《AJCC癌症分期手册》《NCCN指南》等的补充资料。本书最精彩的部分是"基于循证数据的问与答",依据最新的临床研究数据以指导肿瘤医生的临床实践。

本书的翻译得益于白求恩医科大学(现为吉林大学白求恩医学部)校友的积极响应,主要译者均为国内知名肿瘤中心的主任医师及副主任医师,具有丰富一年的努力,终于完成了本书的翻译工作。在此,向各位参与翻译的同仁表示感谢,没有他们的辛勤工作就无法完成本书。同时,感谢天津科技翻译出版有限公司的工作人员,尤其是李金荣老师,为本书的沟通、协调、翻译、审校付出大量心血。当然,限于翻译人员的专业性及知识水平,在翻译过程中难免有错误及疏漏,欢迎广大读者予以批评及指正。

前 言

　　以团队为背景、以服务患者为中心是克利夫兰肿瘤放射治疗住院医生培养项目的长期传统。在过去 20 余年中,作为正式教学课程的补充,住院医生花费大量的时间和精力把相关的文献资料压缩整理成高质量的临床结论,形成专项的要点精编,并每年进行相应更新。本书是数代实习医生与住院医生的智慧结晶,他们通过持续学习及不断提高才使本书得以完善。

　　与我们的第一本书《放射肿瘤学治疗计划手册》(*Handbook of Treatment Planning in Radiation Oncology*)一样,我们了解人们需要简明而全面的临床书籍。因此,我们非常骄傲地推出《循证肿瘤放射治疗学要点精编》(*Essentials of Clinical Radiation Oncology*)这本书,以满足这一需求。本书可作为技术型专著《放射肿瘤学治疗计划手册》(*Handbook of Treatment Planning in Radiation Oncology*)的补充;可为住院医生、医学生及放射治疗医生提供简单易懂的资料,以适应知识不断更新的肿瘤治疗的发展;可作为放射治疗专家的案头资料,如《AJCC 癌症分期手册》《NCCN 指南》等的补充资料。我们的设想是,随着肿瘤治疗临床研究的进展,定期更新本书的内容。非常感谢克利夫兰临床放射肿瘤中心的住院医生及刚毕业的学生及部分同事,依照相同的理念,完成了这一著作。要特别感谢我们的住院总医生 Matthew C. Ward, MD,他承担组织作者的工作,并担任主编。我们也要感谢读者,他们对于如何保持本书的新颖性提出了宝贵的意见,同时也欢迎读者将意见发送至邮箱 RO_chiefres@ccf.org。

　　我们希望本书能为读者提供有价值的参考,患者最终可因本书的价值而获益,并且推动每一代肿瘤学家的培养计划不断发展。

Rahul D. Tendulkar. MD

关于本书

　　本书的编写目的是为不同水平的肿瘤专业学生及医生提供全面的资源。因而,读者可详细了解肿瘤相关临床知识,从各种肿瘤的流行病学到有循证数据支持的最新临床问题均有涉及。每章开头均有"速览"部分,包括该病简介及自然病史。本书也包括《AJCC 癌症分期手册》第 8 版的分期系统(或其他相关的危险分级系统),采用高度精简的模式,以便于医生掌握。其后的"治疗模式"部分位于每章的中间,阐述肿瘤治疗各学科在多学科综合治疗中的价值。最后,也是最精彩的部分,是"基于循证数据的问与答",依据最新的临床研究数据指导读者的临床实践。

　　每项研究都是从原始资料而来,而且可快速检索原始论文来源,同时在总结部分对重要发现给予强调。需要指出的是,本书旨在为临床医生提供有价值的使用手册,而不是详细描述分期、放射治疗实施方法、化学治疗剂量等。我们希望本书可为临床实践者提供良好的工具,以加深对疾病及目前治疗现状的理解与认识。

目 录

第 1 部分

中枢神经系统肿瘤

第 1 章

胶质母细胞瘤

Aditya Juloori，Jennifer S. Yu，Samuel T. Chao

速览：多形性胶质母细胞瘤（GBM）是成人中最常见的脑内原发肿瘤，其中位生存期通常只有约 14 个月，预后并不好。对该病的治疗原则是最大限度地安全切除和最大限度地保护神经组织，同时辅助放化疗。放射治疗的标准剂量是 60Gy，并同步以 75mg/m² 剂量口服替莫唑胺（TMZ），在后期的辅助化学治疗过程中，以 150～200mg/m² 剂量口服替莫唑胺（TMZ）持续 1～5 天，28 天为一周期，若能耐受，持续 6～12 个月。放射治疗一般以 T2 磁共振成像液体衰减反转恢复序列（FLAIR）水肿带为射野边界照射 46Gy，然后缩野至瘤腔和 T1 增强区加量 14Gy，通常以 2cm 为界扩展为临床靶区（CTV）。治疗失败最常见的是局部进展。对于年老或体弱的患者，建议姑息治疗，短程放射治疗加（或不加）替莫唑胺，或者单独口服替莫唑胺[特别是甲基转移酶（MGMT）甲基化的患者]。

流行病学：GBM 是成人最常见（80%）的原发脑恶性肿瘤[1]。发病率为 3～4/100 000 人，美国大概为 10 000 例/年。发病平均年龄为 64 岁，男女发病比率约为 1.5∶1[2]。

解剖学：广泛浸润性肿瘤往往沿白质束生长。病变位置往往依赖于白质的数量：75% 位于幕上（31% 位于颞叶，24% 位于顶叶，23% 位于额叶，16% 位于枕叶），<20% 呈多灶性，2%～7% 为多中心性，10% 呈脑脊液细胞学阳性[3]。

病理学：胶质母细胞瘤的细胞是在中枢神经系统中起支持作用的胶质细胞。WHO 2016 年更新为 3 种类型，即胶质母细胞瘤 IDH 野生型、胶质母细胞瘤 IDH 突变型、胶质母细胞瘤 NOS 型（参见 IDH1 基因的内容）。其他少见的变异类型包括巨细胞性胶质母细胞瘤、胶质肉瘤、上皮样胶质母细胞瘤。WHO Ⅳ 级胶质瘤的诊断需要有特异性的"假栅栏样"坏死的发现，或者至少 3 个以上基本条件，即高有丝分裂指数、内皮细胞增殖、异型核、坏死。

基因学

MGMT 基因甲基化：O^6 - 甲基鸟嘌呤 - DNA - 甲基转移酶（MGMT）位于染色体 10q26，主要用来修复鸟嘌呤 O - 6 位的烷基化。当它的启动子甲基化，会导致表观遗传沉默，进而引起基因下调。Hegi 的研究（参见"基于循证数据的问与答"）已明确其对肿瘤预后的评价价值。

IDH1 突变：在 GBM 中约 10% 的患者会伴有 IDH1 突变，而且与患者年龄和由低级别胶质母细胞瘤发展来的继发肿瘤呈正相关[4]。IDH1 突变是一个独立的正性预测因子(中位生存期:IDH1 突变型 27.4 个月对 IDH1 野生型 14 个月)[5]。

EGFRv3 变体:EGFR 基因 2~7 外显子的框内敲除,可以影响 801 个碱基对,是一个独立的对于标准放化疗后预后不良的预测因子[6]。

BRAF V600E 突变:与在黑色素瘤中一样,该指标在巨细胞性胶质母细胞瘤、上皮样胶质母细胞瘤和低级别胶质母细胞瘤中普遍可见[7]。

ATRX:X 连锁 a–地中海贫血/智力缺陷综合征基因(ATRX)是一个与染色质调节相关的基因。同 GBM 一样,ATRX 基因突变通常在 Ⅱ~Ⅲ级星形细胞瘤中可见[8-10]。

临床表现:头痛、认知改变、癫痫、衰弱、头晕、呕吐、视力丧失、语言混乱、吞咽困难、视神经盘水肿、步态不稳、颅内出血。

诊断:神经病学检查,眼底荧光检查(如果怀疑颅内压增高)。

实验室检查:全血细胞计数。

影像学检查:增强或不增强的磁共振检查(多期增强可显示中心坏死和外周水肿,T1 低信号,T2 水肿高信号)。

病理学:尽早进行组织活检和基因检测。

预后因素: Li[11]等建立的临床因素包括 KPS 评分、年龄、切除范围、MGMT 状态和 IDH1 状态。表 1-1 为 RTOG RPA 分级情况。

表 1-1　胶质母细胞瘤的 RPA 分级[11]

RPA 级别	变量	平均生存期(月)	1、3 和 5 年总生存率
Ⅲ	<50 岁和 KPS≥90	17.1	70%,20%,14%
Ⅳ	<50 岁和 KPS<90	11.2	46%,7%,4%
	≥50 岁,KPS≥70,外科切除,正常工作		
	≥50 岁,KPS≥70,外科切除,未工作		
V+Ⅵ	≥50 岁,KPS≥70,只有组织活检	7.5	28%,1%,0%
	≥50 岁,KPS<70		

来源:改编自参考文献 12。

治疗模式

手术:最基本的治疗方式是最大限度地外科手术切除和最大限度地保护神经功能。对于技术上不可切除的肿瘤,必须保证取得穿刺活检的组织。为改善手术切除的安全性,术中超声、MRI 功能地图(反相,清醒麻醉下的直接大脑刺激)等各种不同工具都应该应用。为评估肿瘤切除程度,最好在术后 72 小时(理想状态为 24~48 小时)内行 MRI 增强检查,以避免和亚急性出血混淆。

化学治疗:如同在 Stupp 实验中提到的一样,放射治疗期间应同步每天替莫唑胺(TMZ)75mg/m² 口服化学治疗,包括周末。然后再后序辅助性 TMZ 化学治疗 6~12 个月,初始

$150mg/m^2$，后期若能耐受可增加至$200mg/m^2$，1～5 天，28 天为 1 周期。替莫唑胺的主要副作用为便秘、血小板减少、嗜中性白细胞减少等。应用替莫唑胺的患者需要预防肺孢子菌肺炎，可以在放射治疗期间每日应用 DS－甲氧苄啶或磺胺甲噁唑，以及每日 2 次喷他脒吸入。替莫唑胺是一种能转化为 MTIC 达卡巴嗪的前体药，MTIC 在体内使 DNA 烷基化而起作用。只有 5%～10% 的甲基化产生O^6－甲基鸟嘌呤，但如果在细胞分裂之前甲基基团尚未移除，其细胞毒作用仍是很强的（参看前面 MGMT 内容）。

放射治疗

适应证：相对术后单纯观察或化学治疗来讲，辅助性放射治疗可提高生存期（OS）（参看后续研究），因此对于所有具有足够功能状态且能耐受治疗的患者来讲，放射治疗是推荐的。

剂量：60Gy/30fx 是标准剂量。对于年老体弱的患者来说，可以尝试不同形式的大分割照射模式（参看后续研究）。若考虑 OS，在所有的姑息治疗选择中，放射治疗是优于最好的支持治疗的。

毒性反应：急性反应包括疲乏、头痛、当前的神经功能障碍加重、脱发、恶心、脑水肿、与替莫唑胺相关的副作用。慢性反应包括认知改变、放射性坏死、垂体功能减退、白内障、视野缺失（不多见，与病变部位有关）。

治疗过程：见《放射肿瘤学治疗计划手册》第 3 章[13]。

基于循证数据的问与答

● **对于 GBM 来说，哪种方式是最佳的？**

Lacroix，MDACC（*J Neurosurg* 2001，PMID 11780887）：在预后好的患者中（年轻，KPS 分值高，MRI 无坏死征象），相对危险度（RR）以 ≥98% 的切除率明显提高 OS。肿瘤切除术（GTR）可限制放射治疗过程中的脑水肿发生概率。

结论：GTR 在选择性患者中可提高 OS，而对肿瘤次全切除术（STR）无明显获益。

● **GTR 的禁忌证有哪些？**

病变侵及功能区或未到达区域（脑干、运动皮质区和语言中枢等），明显越过中线结构的浸润，侧脑室旁或弥漫性病变，其他医疗伴随疾病。

● **目前的标准放射治疗剂量是如何取得的？**

BTCG－69－01 实验[12]和 1981SGSG 实验[14]显示，相对于最好的支持治疗，足量放射治疗可成倍提高 OS。放射治疗剂量增加到 60Gy/30fx 时患者获益最大，而剂量增加到 70Gy 时获益并不增加。随后密歇根大学的经验[15]显示，放射治疗剂量增加到 90Gy 时仍然有 90% 的患者出现局部复发，并且放射治疗毒性明显增加。所以 60Gy/30fx 剂量水平被认为是针对 GBM 的标准剂量。近来一项来自密歇根大学的阶段单臂实验显示，放射治疗剂量增加到 75Gy/30fx 且同时辅助 TMZ 口服可有效提高中位 OS 到 20.1 个月[16]。这使得 TMZ 时代放射治疗剂量增加的潜在获益问题重新提上日程,并部分导致 NRG BN001 实验的进行。

- **术后化学治疗曾用过哪些方案？**

历史上,一直在应用亚硝基脲,一直到一项关于"放射治疗"和"放射治疗 + 亚硝基脲"实验的 Meta 分析显示后者仅仅体现出 1 年的 OS 获益[17]。氯化亚硝基脲(BCNU)很多年来一直是 RTOG 的处置标准。BCNU 方案曾应用在一项关于放射治疗 ± BCNU 的Ⅲ期实验中:不过中位生存时间(MS)从 11.8 个月提高到了 13.9 个月[18],生存获益可能来自Ⅲ期患者,而且后来 2007 年的一项 Meta 分析显示 BCNU 方案对于 GBM 来说并非十分有效或性价比较低[19]。

- **哪些实验定义了目前对于 GBM 的处置标准？**

放射治疗 + 同步和辅助 TMZ 是基于 Stupp 实验形成的标准处置方案。

Stupp,EORTC 26899/NCIC(*NEJM* 2005,PMID 15758009;Lancet Oncology 2009, PMID 19269895):共纳入 573 例原发性 GBM 患者,年龄范围为 18 ~ 70 岁,ECOG PS 评分为 0 ~ 2。所有患者均进行了外照射放射治疗 60Gy/30fx,并被随机分配到单纯放射治疗组和放化疗联合组,联合组给予替莫唑胺75mg/(m² · d),放射治疗期间每周一次;放射治疗后辅助替莫唑胺 150 ~ 200mg/(m² · d),1 ~ 5 天, 每 4 周为 1 周期,共行 6 周期。80% 的患者接受了完整的疗程,40% 的患者接受了 6 周期辅助替莫唑胺化学治疗。OS 和无进展生存时间(PFS)均得到显著的提高(表 1 - 2),所有亚组均获益,同时 MGMT 状态成为最强的预后和预测因子。

结论:联合放化疗和辅助替莫唑胺化学治疗成为 GBM 的标准治疗。

表1-2　包含2009年的更新的 Stupp 试验结果(差异均有统计学意义)

	MS	2 年 PFS	2 年 OS	5 年 OS
放射治疗	12.1 个月	1.8%	10.9%	1.9%
放射治疗 + TMZ	14.6 个月	11.2%	27.2%	9.8%

- **O⁶ – 甲基鸟嘌呤 – DNA MGMT 状态对 GBM 的预后及其对替莫唑胺的反应有什么影响？**

MGMT 沉默是胶质母细胞瘤的预后(无论治疗效果如何好)和预测因素(在这种情况下对特定的替莫唑胺治疗有更好反应)。

Hegi(*NEJM* 2005,PMID 15758010)。在 Stupp 试验中对 206 例 GBM 患者进行了亚组分析,其中 45% 的患者存在甲基化 MGMT 的表观遗传沉默。不考虑替莫唑胺的使用, MGMT 的甲基化都与提高 OS 相关(MS 15.3 个月对 11.8 个月)。在甲基化的患者中,放射治疗联合替莫唑胺与单纯放射治疗组相比,中位生存时间分别是 21.7 个月对 15.3 个月(P = 0.007),两年 OS 分别是 46% 对 23%(P = 0.007)。在非甲基化的患者中,两组之间中位生存时间(MS)的差异没有统计学意义(12.7 个月对 11.8 个月);然而两年 OS 的差异有统计学意义(13% 对 2%)。

结论:MGMT 甲基化既可以判断预后,也可以对替莫唑胺的反应性做出预测。

注释:在非甲基化的患者中使用 TMZ 是有争议的。有人认为本亚组分析的证据不足,患者仍可能受益。

- **替莫唑胺的强化剂量密集方案可以获益吗?**

Gilbert,RTOG 0525 (*JCO* 2013,PMID 24101040):将接受 60Gy/30fx 放射治疗同期替莫唑胺 (75 mg/m²)化学治疗的 833 例患者随机分配到辅助 Stupp 方案治疗组(150 ~ 200mg/m² × 5 天)和辅助替莫唑胺剂量密集方案治疗组(75 ~ 100mg/m² × 21 天,每 4 周为 1 周期,共行 6 ~ 12 周期)。在不考虑甲基化的状态下,增加剂量以后,接受替莫唑胺治疗的患者并没有得到 OS 或 PFS 的提高。然而这项研究却证实了 MGMT 甲基化的预后意义,获得了 OS 的提高(21.2 个月 对 14 个月,$P < 0.0001$)。

结论:MGMT 甲基化是预后因素,但剂量密集型 TMZ 方案并不能获益。

- **在 GBM 中超分割放射治疗有什么作用?**

RTOG 8302[20]和 RTOG 9006[21]对这个问题进行了研究,结果显示:对于恶性神经胶质 瘤的患者,与常规分割相比超分割放射治疗并没有获益。

- **放射外科推量治疗能提高 GBM 患者的疾病控制吗?**

Souhami,RTOG 9305 (*IJROP* 2004,PMID 15465203):KPS≥70,单发病灶,有强化,边 界清楚,病变≤3 ~ 4cm 的 GBM 患者随机给予放射治疗 + BCNU + (-)SRS(15 ~ 24Gy,视大 小而定)。放射外科治疗组 MS 是 13.5 个月,而标准治疗组是 13.6 个月。

结论:在 GBM 中,预先的放射外科推量治疗是没有作用的。

- **在恶性胶质母细胞瘤中近距离放射治疗扮演什么样的角色?**

两篇报道结果都是阴性的:①50Gy/25fx + (-)¹²⁵I 粒子植入(60Gy),中位生存时间为 13. 8 个月对 13.2 个月[22];②先给予¹²⁵I 粒子放射治疗(60Gy) + 60.2Gy/35fx 外照射同时使用卡莫 司汀对比外照射 + 卡莫司汀。OS 没有差异。GBM 亚组中位生存时间为 64 周和58.1周[23]。

结论:近距离放射治疗没有使 OS 获益。

- **全脑放射治疗(WBRT) 在 GBM 中的作用是什么?**

多病灶、室管膜下播散或体能评分较差者(KPS < 60)可以考虑全脑放射治疗。与有限 的体积放射治疗可比较的结果是中位生存期为 7 个月[24,25]。

- **在标准的同期放化疗中所采用的靶区范围是以什么为基础的?**

在标准治疗后,超过 80% 的复发发生在最初通过 CT 或 MRI 诊断的对比增强病灶的 2cm 范围内。因此,根据 RTOG 协议中所使用的,高剂量靶区应该包括手术残腔和任何残留的 增强病灶的 2cm CTV 外扩。虽然磁共振 T2 FLAIR 序列的瘤周水肿是低剂量计划靶区(PTV) 的代表性靶区,但是回顾性的单一机构综述已经表明,在放射治疗过程中,当瘤周水肿并不是 特定靶区时,局部复发率并没有增加[27]。事实上,GBM 的 EORTC 协议并不包含水肿靶区[26]。

- **在替莫唑胺的基础上增加贝伐单抗可以获益吗?**

Gilbert,RTOG 0825 (*NEJM* 2014,PMID 24552317):637 例 GBM 患者放射治疗后给予

了加或不加贝伐单抗的治疗(10mg/kg,每 2 周 1 次,12 个周期)。以 MGMT 甲基化状态对患者进行了分层。预先设定的共同的初级终点指标是 OS 和 PFS。贝伐单抗的使用没有改善中位生存时间(15.7 个月对 16.1 个月)。虽然使用贝伐单抗提高了 PFS(10.7 个月对 7.3 个月,$P = 0.007$),但这并没有达到 $P < 0.004$ 预先设定的终点。贝伐单抗组与高血压、静脉血栓栓塞事件、肠穿孔、中性粒细胞减少的增加相关。

结论:在标准的放射治疗联合替莫唑胺基础上增加贝伐单抗没有使 OS 提高;PFS 有一定的提高,但并没有达到预先设定的有统计意义的目标。

Chinot,AVAGLIO Study(*NEJM* 2014,PMID 24552318):对 912 例 GBM 患者使用 Stupp 方案治疗,加或不加双周方案的贝伐单抗(10mg/kg,每 2 周 1 次)。OS 的提高没有获得统计学差异,16.8 个月对 16.7 个月(HR = 0.88,$P = 0.10$)。PFS 的提高有统计学意义,联合贝伐单抗后从 2.6 个月提高到 10.6 个月。然而在贝伐单抗组中观察到了更高的 3 级毒性反应(66.8% 对 51.3%)。

- **什么是肿瘤治疗场？对 GBM 有效吗？**

在细胞有丝分裂过程中的纺锤体形成时会出现极化现象。交变电场能干扰这种极化,并因此抑制细胞分裂。NovoTTF - 100A(Optune®)已获 FDA 认证,是一种能发射交变电场的设备,配有移动电池组,患者需要把它戴在头上。尽管它有正面实验结果,但目前对患者来说还是太昂贵,而且一天中大部分时间患者必须佩戴。

- **什么是肿瘤电场治疗(TTF)？对于 GBM 有何益处？**

细胞在有丝分裂的纺锤体形成过程中发生极化。交变电场可以被用来破坏这种正常的极化,从而抑制肿瘤细胞分裂。由 FDA 批准的 Novo TTF - 100A(Optune)是一种佩戴在患者头上的设备,附带一个可发出交变电场的便携式电池组。尽管它有着积极的实验结果,但这种治疗仍是昂贵且难于实施的,因为一天中的大部分时间患者必须佩戴。

Stupp(*JAMA* 2015,PMID 26670971):695 名 GBM 患者接受放化疗(Stupp 方案)后,将其随机分入 TMZ 辅助治疗组和 TTF + TMZ 组。对 315 名医疗随访 38 个月的患者进行预先计划的中期分析,显示 TTF + TMZ 可明显改善 OS(20.5 个月对 15.6 个月,$P = 0.001$)和 PFS(7.1 个月对 4.0 个月,$P = 0.001$)。

结论:当作为 Stupp 方案的一部分,将 Novo TTF 加入 TMZ 辅助治疗中时,可以取得 5 个月的 OS 获益,尽管这只是个中期分析而且需要进一步的跟进。基于中期分析结果,进一步的实验计划已被停止。

老年/体弱 GBM 患者的管理

- **相对于最佳支持性护理来说,放射治疗的作用是什么？**

在 KPS 良好的老年患者中,放射治疗比最佳支持性护理更能改善 OS。

Keime-Guibt,France(*NEJM* 2007,PMID 17429084):81 名年龄大于 70 岁(所有的 KPS

70）的新诊断为 AA 或 GBM 的患者，活检或切除后随机分入放射治疗组（50.4Gy/28fx）和最佳支持护理组。放射治疗组可改善 MS（29.1 周对 16.9 周，$P = 0.002$），且生活质量和认知功能无差异。该实验在中期分析显示，放射治疗能改善 OS 后提前结束。

结论：即使对于老年 GBM 患者，放射治疗也能有效提高 OS，同时没有生活质量和认知功能的衰退。

● **对于老年或一般状况差的 GBM 患者来说，低分割放射治疗与常规分割放射治疗相比是否有意义？**

多项试验已经证明低分割、短程放射治疗对于一些选择性的没有进行系统治疗的患者是有效的。一个重要的提示是，这些试验通常没有考虑遗传标记，因此它并不能揭示具有良好基因特征的人对疾病控制的持久性与标准治疗的关系。前瞻性的验证方案包括 40Gy/15fx、F34Gy/10fx 和 25Gy/5fx。

Roa，Canadian（*JCO* 2004，PMID 15051755）：100 个年龄大于等于 60 岁的患者随机分入 60Gy/30fx 和 40Gy/15fx（无化学治疗）两组，标准放射治疗的 MS 为 5.1 个月，短期放射治疗的 MS 为 5.6 个月（$P =$ NS）；疗程较短的治疗组需要较少的激素（在后期放射治疗的患者中，在治疗结束时对于激素的使用增加到了 49% 对 23%）。26% 的患者放弃了长程放射治疗，而短程放射治疗中只有 10% 放弃。

结论：对于 60 岁以上没有接受系统治疗的患者来说，40Gy/15fx 和标准分割放射治疗的 OS 没有差别。

Roa，IAEA（*JCO* 2015，PMID 26392096）：98 名老年体弱的 GBM 患者（年龄≥50 岁，KPS 为 50～70，或者年龄≥65 岁，KPS 50）随机分为 25Gy/5fx 和 40Gy/15fx 两组，无化学治疗。与接受 40Gy/15fx 方案治疗的患者相比，25Gy/5fx 方案治疗组的 OS 并不低，PFS 和 QOL 也没差异。

结论：对于年老体弱的新诊断为 GBM 患者来说，一周短期放射治疗（25Gy/5fx）是一种新的治疗选择。

● **老年患者可以用 TMZ 替代放射治疗吗？**

与标准放射治疗相比，在老年患者中单独使用 TMZ 是一种非劣选择，而且在 MGMT 启动子甲基化的患者中比单独放射治疗优先选择。

Wick，NOA－08（*Lancet Oncology* 2012，PMID 22578793）：将 373 名 AA（11%）或 GBM（89%）年龄大于 65 岁和 KPS 60 的患者，随机分为：（a）单独 TMZ 组（100mg/m² 治疗 7 天，每隔 7 天再治疗，疗程为可耐受时间）与（b）单纯标准放射治疗组（60Gy/30fx）相比较。单独 TMZ 组的 OS 并不低于标准放射治疗组（8.6 个月对 9.6 个月）。MGMT 启动子甲基化的患者相对于未甲基化的患者来说，OS 有改善。相比较于标准放射治疗，接受 TMZ 治疗的 MGMT 启动子甲基化的患者有更好的无复发生存率。对于无 MGMT 启动子甲基化的患者来说，接受放射治疗比 TMZ 有更好的无复发生存率。

结论：在老年患者人群中，单独 TMZ 治疗的效果并不逊于单独使用标准放射治疗效果。

MGMT 启动子甲基化是一个重要的预后因素,可以预测合适的治疗方案。

Malmstrom, Nordic Trial (*Lancet* 2012, PMID 22877848):将 342 名年龄大于 60 岁的 GBM 患者随机分入单纯化学治疗组(TMZ 200mg/m^2,1 ~ 5 天,每 28 天 1 周期,共 6 周期)、60Gy/30fx 组、34Gy/10fx 组。单纯 TMZ 组相较标准放射治疗组,MS 显著提升(8 个月对 6 个月),但是对于低分割放射治疗组来说,MS 无明显差异(8 个月对 7.5 个月)。对于年龄大于 70 岁的患者来说,TMZ 化学治疗组和低分割放射治疗组比标准放射治疗组有较高的生存率。

结论:相对于标准放射治疗和单纯 TMZ 治疗来说,老年患者 OS 有损。单纯 TMZ 治疗和低分割放射治疗可以被考虑为老年患者的标准治疗方案,尤其是对于 70 岁以上的患者。

- TMZ 应该被加入短程放射治疗中吗?

Perry, EORTC 26062 (*NEJM* 2017, PMID 28296618):让年龄大于等于 60 岁的新诊断为 GBM 患者均接受 40Gy/15fx 放射治疗后,随机分入无系统化治疗组和 3 周 TMZ 同步化学治疗组、12 周期 TMZ 辅助化学治疗组。RT + TMZ 可以比单纯放射治疗显著提高 OS(9.3 个月对 7.6 个月,$P = 0.0001$),PFS 也可提高(5.3 个月对 3.9 个月,$P < 0.0001$)。OS 在 MGMT 甲基化的人群中提高明显(13.5 个月对 7.7 个月,$P = 0.0001$),但是在 MGMT 非甲基化人群中提高不明显(10 个月对 7.9 个月,$P = 0.055$)。

结论:对于放射治疗加 TMZ 的患者来说 OS 会有获益,即使对于那些只接受低分割放射治疗的患者也是如此。MGMT 甲基化阳性的患者从放射治疗 + TMZ 中 OS 获益最大,会有约 6 个月的 OS 获益。

复发或进展的 GBM

- 当疾病进展时可有什么选择?

GBM 复发较常见,且 80% 的复发发生在原发灶 2cm 的范围内[26]。选择包括重新切除、±卡莫司汀晶片放置、贝伐单抗(副作用:肠穿孔、伤口坏死、肾衰竭、深静脉血栓形成、上消化道出血)和 TTF(肿瘤治疗电场)——交变电场破坏癌细胞的分裂。

- 对进展期肿瘤是否可选择再程放射治疗?

Fokas(*Strahlenther Oncol* 2009, PMID 19370426):53 名复发 GBM 患者接受中位剂量为 30Gy、中位单次剂量为 3Gy 的再程放射治疗后,显示 9 个月的 MS。只有 KPS < 70 的人群才能预测生存率较差。再程放射治疗的耐受性良好,无急性和晚期毒性 > 2 的情况发生。

结论:低分割、立体定向放化治疗对于复发 GBM 的再程放射治疗是安全可行的。

- 脉冲式低剂量率再程放射治疗对于降低毒性方面的作用是什么?

反剂量率效应可能使肿瘤细胞在治疗结束后重新组合,可能导致肿瘤的杀伤力增加,而由于正常组织的修复,降低了毒性。

Adkison, Wisconsin (*IJROBP* 2011, PMID 20472350):采用脉冲式低剂量率再程放射治疗 103 例患者(86 例 GBM),放射治疗以 0.0667Gy/min 的剂量率缓慢给到中位剂量 50Gy

水平。15 名患者中有 4 名在尸检时出现明显的放射坏死。脉冲式低剂量率放射治疗对于复发 GBM 的再程放射治疗的 MS 为 5.1 个月。

结论:脉冲式低剂量率放射治疗在再程放射治疗中是安全的,并且由此可获得更大治疗体积的更大治疗剂量。

- **贝伐单抗对复发型 GBM 有效吗?**

贝伐单抗联合或不联合再程放射治疗作为 GBM 的二线治疗方案可以改善 PFS,然而它又与治疗的高毒性率有关。

Gutin(*IJROBP* 2009,PMID 19167838):观察性研究贝伐单抗(10mg/kg)+ 放射治疗(30Gy/5fx,从第二次使用贝伐单抗开始,其中 GTV +5mm = PTV),MS 为 12.5 个月,而且毒性极小。

Wong(*JNCCN* 2011,PMID 21464145):15 项试验荟萃分析(主要为 2 期数据),共 548 名复发时接受贝伐单抗治疗的患者。MS 为 9.3 个月,6% 完全缓解,49% 部分缓解,29% 稳定。

Friedman,BRAIN Trial(*JCO* 2009,PMID 19720927):167 名复发性 GBM 患者随机分为(a)贝伐单抗或(b)贝伐单抗 + 伊立替康,都获得了 9 个月的 MS,然而联合治疗方案伴随着明显的 3 级以上毒副反应。

(冯晨 译)

参考文献

1. Ostrom QT, Gittleman H, Fulop J, et al. CBTRUS statistical report: primary brain and central nervous system tumors diagnosed in the United States in 2008–2012. *Neuro Oncol.* 2015;17(Suppl 4):iv1–iv62.
2. Thakkar JP, Dolecek TA, Horbinski C, et al. Epidemiologic and molecular prognostic review of glioblastoma. *Cancer Epidemiol Biomarkers Prev.* 2014;23(10):1985–1996.
3. Smith MA, Freidlin B, Ries LA, Simon R. Trends in reported incidence of primary malignant brain tumors in children in the United States. *J Natl Cancer Inst.* 1998;90(17):1269–1277.
4. Louis DN, Perry A, Reifenberger G, et al. The 2016 World Health Organization classification of tumors of the central nervous system: a summary. *Acta neuropathologica.* 2016;131(6):803–820.
5. Sanson M, Marie Y, Paris S, et al. Isocitrate dehydrogenase 1 codon 132 mutation is an important prognostic biomarker in gliomas. *J Clin Oncol.* 2009;27(25):4150–4154.
6. Pelloski CE, Ballman KV, Furth AF, et al. Epidermal growth factor receptor variant III status defines clinically distinct subtypes of glioblastoma. *J Clin Oncol.* 2007;25(16):2288–2294.
7. Kleinschmidt-DeMasters BK, Aisner DL, Birks DK, Foreman NK. Epithelioid GBMs show a high percentage of BRAF V600E mutation. *Am J Surg Pathol.* 2013;37(5):685–698.
8. Jiao Y, Killela PJ, Reitman ZJ, et al. Frequent ATRX, CIC, FUBP1 and IDH1 mutations refine the classification of malignant gliomas. *Oncotarget.* 2012;3(7):709–722.
9. Kannan K, Inagaki A, Silber J, et al. Whole-exome sequencing identifies ATRX mutation as a key molecular determinant in lower-grade glioma. *Oncotarget.* 2012;3(10):1194–1203.
10. Liu XY, Gerges N, Korshunov A, et al. Frequent ATRX mutations and loss of expression in

adult diffuse astrocytic tumors carrying IDH1/IDH2 and TP53 mutations. *Acta Neuropathol.* 2012;124(5):615–625.

11. Li J, Wang M, Won M, et al. Validation and simplification of the Radiation Therapy Oncology Group recursive partitioning analysis classification for glioblastoma. *Int J Radiat Oncol Biol Phys.* 2011;81(3):623–630.

12. Walker MD, Alexander E, Jr., Hunt WE, et al. Evaluation of BCNU and/or radiotherapy in the treatment of anaplastic gliomas: a cooperative clinical trial. *J Neurosurg.* 1978;49(3):333–343.

13. Videtic GMM, Woody N, Vassil AD, ed. *Handbook of Treatment Planning in Radiation Oncology.* 2nd ed. New York, NY: Demos Medical; 2015.

14. Kristiansen K, Hagen S, Kollevold T, et al. Combined modality therapy of operated astrocytomas grade III and IV: confirmation of the value of postoperative irradiation and lack of potentiation of bleomycin on survival time: a prospective multicenter trial of the Scandinavian Glioblastoma Study Group. *Cancer.* 1981;47(4):649–652.

15. Chan JL, Lee SW, Fraass BA, et al. Survival and failure patterns of high-grade gliomas after three-dimensional conformal radiotherapy. *J Clin Oncol.* 2002;20(6):1635–1642.

16. Tsien CI, Brown D, Normolle D, et al. Concurrent temozolomide and dose-escalated intensity-modulated radiation therapy in newly diagnosed glioblastoma. *Clin Cancer Res.* 2012;18(1):273–279.

17. Fine HA, Dear KB, Loeffler JS, et al. Meta-analysis of radiation therapy with and without adjuvant chemotherapy for malignant gliomas in adults. *Cancer.* 1993;71(8):2585–2597.

18. Westphal M, Hilt DC, Bortey E, et al. A phase 3 trial of local chemotherapy with biodegradable carmustine (BCNU) wafers (Gliadel wafers) in patients with primary malignant glioma. *Neuro Oncol.* 2003;5(2):79–88.

19. Garside R, Pitt M, Anderson R, et al. The effectiveness and cost-effectiveness of carmustine implants and temozolomide for the treatment of newly diagnosed high-grade glioma: a systematic review and economic evaluation. *Health Technol Assess.* 2007;11(45):iii–iv, ix–221.

20. Werner-Wasik M, Scott CB, Nelson DF, et al. Final report of a phase I/II trial of hyperfractionated and accelerated hyperfractionated radiation therapy with carmustine for adults with supratentorial malignant gliomas. Radiation Therapy Oncology Group Study 83-02. *Cancer.* 1996;77(8):1535–1543.

21. Scott CB, Curran WJ, Yung WKA, et al. Long term results of RTOG 90-06: a randomized trial of hyperfractionated radiotherapy to 72.0 Gy and carmustine vs standard RT and carmustine for malignant glioma patients with emphasis on anaplastic astrocytoma (AA) patients. *Proc Am Soc Clin Oncol.* 1998;17(Abstract 1546):401a.

22. Laperriere NJ, Leung PM, McKenzie S, et al. Randomized study of brachytherapy in the initial management of patients with malignant astrocytoma. *Int J Radiat Oncol Biol Phys.* 1998;41(5):1005–1011.

23. Selker RG, Shapiro WR, Burger P, et al. The Brain Tumor Cooperative Group NIH Trial 87-01: a randomized comparison of surgery, external radiotherapy, and carmustine versus surgery, interstitial radiotherapy boost, external radiation therapy, and carmustine. *Neurosurgery.* 2002;51(2):343–355; discussion 355-347.

24. Kita M, Okawa T, Tanaka M, Ikeda M. [Radiotherapy of malignant glioma: prospective randomized clinical study of whole brain vs local irradiation]. *Gan no rinsho Japan J Cancer Clin.* 1989;35(11):1289–1294.

25. Shapiro WR, Green SB, Burger PC, et al. Randomized trial of three chemotherapy regimens and two radiotherapy regimens and two radiotherapy regimens in postoperative treatment of malignant glioma. Brain Tumor Cooperative Group Trial 8001. *J Neurosurg.* 1989;71(1):1–9.

26. Niyazi M, Brada M, Chalmers AJ, et al. ESTRO-ACROP guideline "target delineation of glioblastomas". *Radiother Onco.* 2016;118(1):35–42.

27. Chang EL, Akyurek S, Avalos T, et al. Evaluation of peritumoral edema in the delineation of radiotherapy clinical target volumes for glioblastoma. *Int J Radiat Oncol Biol Phys.* 2007;68(1):144–150.

占少数。在 Stupp 试验中 AA 也占少数(参见第 1 章),现代治疗模式一般都是从这一理论中推断出来的。对 AA 而言,唯一的前瞻性随机证据来自 RTOG 9813。

Chang,RTOG 9813(*Neuro Oncol* 2017,PMID 27994066):前瞻性随机临床研究,196 例 AA 或 AOA 患者,KPS 评分≥60,随机分为 2 组:①放射治疗同步 TMZ + 辅助 TMZ;②放射治疗 + NU(BCNU 或 CCNU)。放射治疗剂量为 59.4Gy/33fx。两组间的生存期没有明显差异(3.9 年对 3.8 年,$P = 0.36$)。放射治疗 + NU 组≥3 级毒性不良反应发生率(75.8%)明显高于对照组的 47.9%($P < 0.001$)。

结论:与放射治疗 + NU 相比,放射治疗 + TMZ 没有明显生存获益,但耐受性较好。

(刘惠惠 译　李险峰 校)

参考文献

1. Halperin EC, Wazer DE, Perez CA, Brady LW. *Perez and Brady's Principles and Practice of Radiation Oncology.* 6th ed. Philadelphia, PA: Lipincott Williams; 2013.
2. Ostrom QT, Gittleman H, Fulop J, et al. CBTRUS statistical report: primary brain and central nervous system tumors diagnosed in the United States in 2008–2012. *Neuro-oncol.* 2015;17 (Suppl 4):iv1–iv62.
3. Morgan LL. The epidemiology of glioma in adults: a "state of the science" review. *Neuro-oncol.* 2015;17(4):623–624.
4. Braganza MZ, Kitahara CM, Berrington de Gonzalez A, et al. Ionizing radiation and the risk of brain and central nervous system tumors: a systematic review. *Neuro-oncol.* 2012;14(11):1316–1324.
5. Marquet G, Dameron O, Saikali S, et al. Grading glioma tumors using OWL-DL and NCI Thesaurus. *AMIA Annu Symp Proc.* 2007:508–512.
6. Lamborn KR, Chang SM, Prados MD. Prognostic factors for survival of pts with glioblastoma: recursive partitioning analysis. *Neuro-oncol.* 2004;6(3):227–235.
7. Curran WJ, Jr, Scott CB, Horton J, et al. Recursive partitioning analysis of prognostic factors in three Radiation Therapy Oncology Group malignant glioma trials. *J Natl Cancer Inst.* 1993;85(9):704–710.
8. Gorlia T, Delattre JY, Brandes AA, et al. New clinical, pathological and molecular prognostic models and calculators in pts with locally diagnosed anaplastic oligodendroglioma or oligoastrocytoma: a prognostic factor analysis of European Organisation for Research and Treatment of Cancer Brain Tumour Group Study 26951. *Europ J Cancer.* 2013;49(16):3477–3485.
9. Wick W, Hartmann C, Engel C, et al. NOA-04 randomized phase III trial of sequential radiochemotherapy of anaplastic glioma with procarbazine, lomustine, and vincristine or temozolomide. *J Clin Oncol.* 2009;27(35):5874–5880.
10. van den Bent MJ, Carpentier AF, Brandes AA, et al. Adjuvant procarbazine, lomustine, and vincristine improves progression-free survival but not overall survival in newly diagnosed anaplastic oligodendrogliomas and oligoastrocytomas: a randomized European Organisation for Research and Treatment of Cancer phase III trial. *J Clin Oncol.* 2006;24(18):2715–2722.
11. Cairncross JG, Wang M, Jenkins RB, et al. Benefit from procarbazine, lomustine, and vincristine in oligodendroglial tumors is associated with mutation of IDH. *J Clin Oncol.* 2014;32(8):783–790.
12. Gramatzki D, Dehler S, Rushing EJ, et al. Glioblastoma in the Canton of Zurich, Switzerland revisited: 2005 to 2009. *Cancer.* 2016;122(14):2206–2215.
13. Videtic G, Woody, N. *Handbook of Treatment Planning in Radiation Oncology.* 2nd ed. New York, NY: Demos Medical Publishing, LLC; 2015:30–32.

第 **3** 章

低级别胶质母细胞瘤

Martin C. Tom，Erin S. Murphy

速览：低级别胶质母细胞瘤（LGG）是一种罕见的异质性原发性脑肿瘤，好发于年轻人和儿童。分析分子和遗传学因素的最新文献成了预测预后的窗口，IDH 突变已成为最具信息意义的基因组变化。尽管有这些预测信息，但治疗方法仍应以临床为基础，并且鉴于肿瘤的多样性，对患者进行个体化治疗。手术切除后，可选择术后观察、放射治疗、化学治疗或联合放化疗。放射治疗剂量通常为 50.4～54Gy。化学治疗方案一般是口服 TMZ 或 PCV［丙卡巴肼、洛莫司汀（CCNU）和长春新碱］。见表 3-1。

表 3-1　前基因时代基于临床的 LGG 治疗原则

安全前提下最大限度地切除肿瘤	GTR	低危因素（RTOG 研究中 ＜40 岁或排除 EORTC Pignatti 试验研究中的危险因素）	观察，化学治疗或联合放化疗
		高危因素（RTOG 研究中 ≥40 岁或具有 EORTC Pignatti 试验研究中的危险因素）	联合放化疗
	STR 或活检		联合放化疗

流行病学：每年美国新发原发性神经上皮肿瘤约 64 808 例，大约 15% 是 WHO Ⅰ、Ⅱ 级肿瘤，60% 为Ⅳ级[1]。约 2600 例为 WHO Ⅱ 级弥漫性星形细胞瘤[1,2]。

危险因素：电离辐射史。遗传综合征，包括 NF1（17q，皮肤牛奶咖啡斑、Lisch 结节、神经纤维瘤、视神经胶质母细胞瘤和星形细胞瘤）、NF2（22q，双侧听神经瘤、脑膜瘤、室管膜瘤和胶质母细胞瘤）、结节性硬化症（灰叶斑、错构瘤、血管性脑瘤、室管膜周围脑瘤、室管膜下巨细胞星形细胞瘤和胶质母细胞瘤）或 Li-Fraumeni 综合征（TP53 突变，胶质母细胞瘤、肉瘤、乳腺癌、白血病和肾上腺皮质癌）。

解剖学：典型的 LGG 起源于幕上大脑皮层。活检时，脑干胶质母细胞瘤和视神经胶质母细胞瘤往往被归类为低级别，但被包含在别的分类中。

病理学：胶质母细胞瘤是一组具有神经胶质细胞（星形胶质细胞或少突胶质细胞）特征的肿瘤。LGG 代表 WHO Ⅰ级（非浸润性）和Ⅱ级（浸润性或弥散性）胶质母细胞瘤的异质组。

WHO 分级：基于以下组织学特征进行分级，即有丝分裂、内皮增生、核异型性和坏死（以"均数"记）。

2016 年 WHO CNS 分类更新[3]：除了组织学外，新分类还包括更好地界定中枢神经系统肿瘤的分子标志物（图 3–1）。

少突胶质母细胞瘤，IDH 突变和 1p 与 19q 共缺失：中位 OS > 10 年[6]。化学治疗后疗效及预后良好，以 1p 与 19q 共缺失为特征。组织学显示为核周空晕，胞浆透亮，形似"煎蛋"，鸡爪状血管穿插在瘤细胞群之间，可见钙化。

弥漫性星形胶质母细胞瘤，IDH – 突变型：中位 OS 一般 > 10 年[4]，以 IDH 突变、ATRX 缺失、TP 53 突变、1p 与 19q 完整为特征。

弥漫性星形胶质母细胞瘤，IDH – 野生型：中位 OS 约 5 年[6]，少见，可能与 WHO Ⅲ级间变性星形细胞瘤 IDH – 野生型相似[7]。

Gemistocytic 星形细胞瘤，IDH – 突变型：中位 OS 一般 < 4 年[5]，恶性转化风险高，作为 WHO Ⅲ级胶质瘤治疗。组织学显示为大而密集的"宝石细胞"。

分子检测不适用时可做如下划分

弥漫性星形胶质母细胞瘤，NOS：中位 OS 为 4~5 年[1]。

少突胶质母细胞瘤，NOS：从既往来看，中位 OS > 10 年[1]。值得注意的是，少突胶质母细胞瘤 IDH – 野生型属于这一类（图 3–1）。

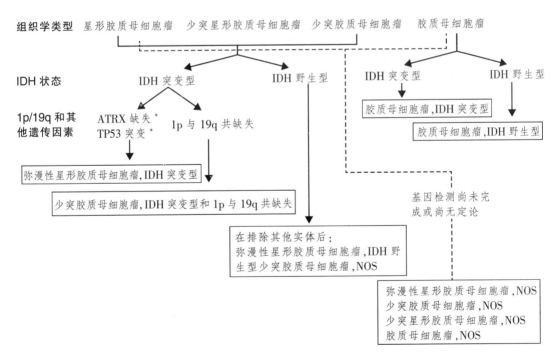

图 3–1 WHO 2016 年 Glioma 分类。

*特征，但不要求诊断。

来源：Ref.[3] Used with permission.

少突星形胶质母细胞瘤 NOS：中位 OS < 7 年[5]，具有少突胶质母细胞瘤和星形细胞瘤的特点，预后比单纯少突胶质母细胞瘤差。目前通常可以根据分子标志物分为少突神经胶质母细胞瘤或星形胶质母细胞瘤。

WHO Ⅰ 级肿瘤

毛细胞性星形细胞瘤：生长缓慢，常发生在儿童和年轻人中的囊性肿瘤，表现为罗森塔尔纤维。由于血管的退变性透明化，MRI 呈现强化。恶性转化罕见，常见部位为后颅窝。

多形性黄色星形细胞瘤：大的外周肿瘤常伴有软脑膜受累。通常是良性的，尽管有侵袭性的组织学表现。

室管膜下巨细胞星形细胞瘤：分化良好，通常沿侧脑室生长。

神经胶质母细胞瘤：由肿瘤神经元和星形胶质细胞组成，通常在颞叶，生长缓慢。

遗传学

IDH 1、IDH 2 突变：与 IDH 野生型相比，IDH 突变型在大多数 WHO Ⅱ 级胶质母细胞瘤中存在，预后良好[8]。

1p 与 19q 共缺失：呈少突胶质母细胞瘤的特征，预后良好[8]。

TP53 突变和（或）ATRX 突变：IDH 突变的星形细胞瘤特点是 ATRX 突变与 1p 与 19q 共缺失相互排斥[9]，比 1p 与 19q 共缺失的肿瘤预后差。

TERT 启动子突变：在 IDH - 野生型 LGG 中，预后较差。

MGMT 启动子甲基化：在 LGG 中的作用尚不清楚，但与 TMZ 治疗复发肿瘤的生存率改善有关[11,12]。

BRAF：在神经胶质母细胞瘤、毛细胞星形细胞瘤和多形性黄色星形细胞瘤中存在突变[13]。

癌症基因组图谱中的一项分析将预后因素从最佳到最差的基因组改变排序：IDH 突变和 1p 与 19q 共缺失 > IDH 突变和 1p 与 19q 完整 > IDH - 野生型[8]。梅奥诊所、UCSF 和 MSKCC 的另一项分析从最佳到最差的预后因素排序为：TERT 和 IDH 突变 > TERT 和 IDH 突变、1p 与 19q 共缺失 > 仅 IDH 突变 > 无突变（三阴性）> 仅 TERT 突变[10]。

临床表现：视部位而定，但最常见的表现为短暂的神经功能障碍或癫痫发作（> 80% 的 LGG、70% 的 AG 和 50% 的 GBM 会发生癫痫发作[2]）。最常见的是非强化的半球病变（约 20% 的患者做增强 MRI[14]），极少质量效应。MRI T2 像呈高信号（T1 像呈低信号且无强化）。可能存在钙化，最常见于少突胶质母细胞瘤，伴有 1p 与 19q 共缺失时可能更为常见[15]。值得注意的是，毛细胞性星形细胞瘤的增强机制不同于 AA 和 GBM（血管的退行性透明化）。

诊断：病史、体格检查、神经系统检查、神经认知测试，有癫痫发作行脑电图。如果在临界区域可行功能性 MRI，判断 MRI 有无对比度。如果可能的话，可通过测试建立术前基础神经认知。在保证安全的前提下可最大范围地手术切除肿瘤以获取组织，只有在无法切除的情况下才行活检。一般来说，在手术后 72 小时内（最好是 24 ~ 48 小时）行术后 MRI 检查，确定手术切除（肿瘤残留）的范围，并避免与血肿混淆。

预后因素:未就低风险和高风险患者的预后达成一致意见。不同的团队对不同的危险因素有不同的认识。Pignatti 联合 EORTC 试验,确定了 5 个预后不良的因素:年龄 ≥40 岁、星形细胞瘤、肿瘤 ≥6cm、肿瘤越过中线和术前即有神经功能障碍[16]。RTOG 9802 根据年龄和切除状况分层,其中 <40 岁且达到 GTR 的构成低危组。癫痫发作是一个积极的预后因素[17]。Gorlia 联合 EORTC、RTOG、NCCTG 分析确定了 4 个预后不良因素,即出现神经系统功能障碍、距首次出现症状 <30 周、星形胶质母细胞和肿瘤 >5cm[18]。注意,在该分析中年龄不是预后因素,而分子标志物是重要的预测因素(见遗传学部分)。

自然病程:组织学、预后因素和分子标志物不同,则自然病史差异很大。大多数患者最终因肿瘤复发而病情恶化(通常发生在原发部位)。复发时,多达 70% 的肿瘤发生了恶性转化(即 WHO Ⅲ/Ⅳ 级)[19]。

治疗模式:一般来说,大多数患者建议采用安全前提下最大范围切除肿瘤,然后进行术后 MRI 检查以评估切除范围。低危患者观察,高危患者通常推荐辅助放化疗。虽然对于低危或高危没有达成共识,但通常低危患者 <40 岁,且达到 GTR(根据 RTOG 9802)或具有较少的 Pignatti 危险因素(参见预后因素部分)。目前的试验也是基于分子标志物(如 IDH 突变和 1p 与 19q 共缺失)进行分层的。

手术:对于那些有广泛神经系统症状的患者,通常需要手术来确定诊断及切除肿瘤。目前尚无直接评估 LGG 切除范围的试验,但是手术切除程度是一个很重要的预后因素[20]。RTOG 9802 研究发现,低危组患者在影像学上残留肿瘤的数量与复发之间存在显著相关性[21]。

观察:手术后,观察是低危患者的一种选择。这得到了 "Non – Believers Trial" 和 RTOG 9802 Ⅱ 期临床研究的支持,认为 <40 岁且获得 GTR 者为低危。密切随访是至关重要的,RTOG 9802 研究发现,术后观察的低危患者 5 年内进展风险超过 50%。RTOG 0925 将有望提供更多关于低危患者术后观察的信息。

化学治疗:辅助化学治疗(和放化疗)在 LGG 中的应用进展。具有高危因素的患者术后应立即进行辅助治疗。RTOG 9802(Ⅲ 期临床研究)研究辅助放射治疗序贯 6 周期 PCV 的疗效,RTOG 0424(Ⅱ 期临床研究)研究放射治疗同步 TMZ 和序贯 TMZ 12 个月评估疗效。这两种方案对 LGG 都有疗效,但第一水平证据(RTOG 9802)只存在于 PCV。然而许多机构倾向于 TMZ 而不是 PCV,因为它具有更好的耐受性和易管理性。EORTC 22033 – 26033 显示,单用大剂量 TMZ 与单纯放射治疗相比,PFS 无明显差异。进一步研究获取成熟数据是必要的。

放射治疗

适应证:高危患者应接受辅助放化疗。RTOG 9802 研究确定辅助放化疗是高危患者(STR 后 ≥40 岁或 <40 岁)的标准治疗。

剂量:45~54Gy 的剂量是可接受的[22]。欧洲试验 E3F05 使用剂量为 50.4Gy/28fx,而 RTOG 9802 和 RTOG 0424 使用剂量为 54Gy/30fx。

毒性反应:急性期为乏力、头痛、神经系统功能障碍加重、脱发、恶心、脑水肿、化学治疗相关副作用。晚期为认知改变、放射性坏死、垂体功能减退、白内障、失明(罕见,取决于部位)。

基于循证数据的问与答

• 与观察等待相比,早期手术切除能否改善预后?

回顾性研究支持前期安全前提下最大限度地切除肿瘤,但没有前瞻性研究可以解答这个问题。

Jakola,Norwegian Unversity Hospitals(*JAMA* 2012,PMID 23099483):手术切除(和范围)与观察的比较研究。根据患者的就诊地址进行分组。A 医院,对患者进行肿瘤活检并观察(最终 50% 接受了手术切除),但在 B 医院对患者进行早期肿瘤切除。平均随访时间(MFU)为 7 年,早期手术可以明显改善 OS(5 年 OS 60% 对 74%,$P = 0.01$),因此早期切除更有利。延迟切除的病例较少(89% 对 59%)。

结论:在安全可行的前提下,早期切除是必要的。

• 术后观察是否安全? 病情进展时是否需要放射治疗?

需要放射治疗,但在基因时代理想的观察人群尚不清楚,常规术后观察与 PFS 减少和癫痫发作率增加有关。

van den Bent,EORTC 22845 "Non – Believers Trial"(*Lancet* 2005,PMID 16168780):入组 311 例 LGG(WHO PS 0 – 2)患者,随机分为术后辅助放射治疗组(54Gy/30fx)与观察到进展时挽救放射治疗 2 组。包括星形细胞瘤(50%)、少突胶质母细胞瘤(13%)、混合性星形细胞瘤(13%)和未完全切除的毛细胞性星形细胞瘤(1%),切除率大于 90% 的患者占 42%,切除率为 50%~89% 者占 20%,切除率 <50% 者或活检者占 38%。观察组中有 65% 的患者最终接受了放射治疗。首次复发后的存活率在前期观察(3.4 年对 1 年)的患者中更高,可能是由于挽救放射治疗。恶性转化率为 70%,组间无差异。

结论:与挽救放射治疗相比,辅助放射治疗改善了 PFS,降低了癫痫发作率,但没有改善 OS(表 3 – 2)。

表3 – 2　EORTC "Non-Believers Trial" 研究结果

	MS(年)	5 年 OS	中位 PFS(年)	5 年 PFS	1 年的癫痫发作率
观察组	7.4	65.7%	3.4	34.6%	41%
术后放射治疗组	7.2	68.7%	5.3	55.0%	25%
P 值	0.872		<0.0 001		0.0329

Shaw,RTOG Ⅱ期(*J Neurosurg* 2008,PMID 18976072):Ⅱ期临床研究。术后随访 111 例患者(<40 岁),均达到 GTR,5 年 OS 为 93%,5 年 PFS 为 48%。GTR 是由神经外科医生在

手术时确定的。术后 MRI 检查发现 59% 的患者有 <1cm 残留（26% 复发），32% 有 1 ~ 2cm 残留（68% 复发），9% 有 >2cm 残留（89% 复发）。预后不良因素包括肿瘤大小≥4cm、组织学为星形细胞瘤或混合性少突细胞瘤、MRI 检查时≥1cm 的残留病灶。

结论：GTR 后 <40 岁的 LGG 患者在 5 年内有 >50% 的进展风险，应密切随访及时辅助治疗。

• 提高放射治疗剂量会改善预后吗？

尽管有早期的回顾性研究支持，但以下两项试验未能证实剂量递增的作用[23]。

Karim，EORTC 22844 "Believers Trial"（*IJROBP* 1996，PMID 8948338）：379 例幕上低级别星形细胞瘤、少突胶质母细胞瘤和混合少突胶质母细胞瘤的患者，年龄为 16 ~ 65 岁，KPS 评分≥60 分。术后（任何程度的切除）随机分为低剂量组 45Gy/25fx 和高剂量组 59.4Gy/33fx。两年后放射性坏死发生率为 2.5% 和 4%。

结论：随着剂量的递增，5 年 OS（59% 对 58%）或 PFS（50% 对 47%）无明显差异。

Shaw，RTOG 9110（*JCO* 2002，PMID 11980997）：203 例幕上 1 ~ 2 级星形细胞瘤、少突胶质母细胞瘤或混合少突胶质母细胞瘤的患者，术后（任何程度的切除）随机分为低剂量组 50.4Gy/28fx 和高剂量组 64.8Gy/36fx。

结论：5 年 OS（64% 对 72%）无明显差异，高剂量组有较高的放射性坏死率（5% 对 2%）。92% 的复发发生在靶区内。

• 肿瘤进展和放射治疗如何影响认知？

延迟放射治疗的一个原因是避免治疗的初始神经认知效应，但这与 PFS 减少（前文提到的"Non – Believers Trial"）有关，PFS 可能影响认知。RTOG 9110 的分析显示，大多数患者的 MMSE 评分稳定，而基础评分较低者的 MMSE 评分改善[24]。RTOG 9802 的分析表明，化学治疗后 MMSE 评分有所提高[25]。然而 MMSE 在评估神经认知方面可能不那么可靠。使用正式认知测试对 20 例 RTOG 9110 患者进行了更全面的分析，结果表明，RTOG 9110 患者放射治疗后 5 年神经认知功能稳定[26]。经分析，放射治疗剂量递增可能会使生活质量恶化。研究表明，接受剂量递增患者的生活质量比常规剂量要差[27]。

• 与单纯辅助放射治疗相比，辅助放化疗能否改善预后？

放射治疗序贯 PCV 可使高危患者的生存率增加近 1 倍。

Shaw，RTOG 9802 Ⅲ 期（*JCO* 2012，PMID 22851558；Update Buckner NEJM 2016，PMID 27050206）：Ⅱ ~ Ⅲ期临床研究的第三阶段，将 251 例预后不良（年龄 >40 或 <40 岁仅达到 STR）的 LGG（WHO Ⅱ级星形细胞瘤、少突胶质母细胞瘤和混合性少突星形细胞瘤分别占 26%、42% 和 32%）分为 2 组：单纯放射治疗组和放射治疗序贯 6 周期 PCV 组。T2 增强区域外放 2cm 的范围放射治疗剂量为 54Gy/30fx。与单纯放射治疗相比，放射治疗序贯 PCV 改善了 OS（13.3 年对 7.8 年，HR = 0.59，$P = 0.003$）。OS 和 PFS 的预后良好因素包括接受 PCV 和组织学为少突神经胶质母细胞瘤。对具有 IDH1 突变的患者的探索性分析显示，OS 明显延长（13.1 岁对 5.1 岁）。IDH1 – 野生型没有列入研究。放化疗联合组 67% 的

患者出现 3~4 级不良反应。

结论:放射治疗序贯 PCV 几乎可使高危患者的 OS 增加 1 倍(表 3 – 3)。

表 3 – 3　RTOG 9802 Ⅲ期研究的最终结果

	MS(年)(中位生存时间)	10 年 OS	中位 PFS(年)	10 年 PFS
RT	7.8	41%	4	21%
RT + PCV	13.3	62%	10.4	51%
P 值	0.003		<0.001	

- **TMZ 与 PCV 疗效相似吗?**

与单纯辅助放射治疗相比,放射治疗联合 PCV 改善了 OS。然而 PCV 有化学治疗毒性,且比 TMZ 更难施用。因此,许多人从 GBM 的研究中引申出 TMZ。正在进行的 CODEL Ⅲ期临床研究,随机将有 1p 与 19q 共缺失(LGG 或 AG)的患者分为放射治疗序贯 PCV 组和放射治疗 + TMZ 序贯 TMZ 组,对 TMZ 疗效进行研究。

Fisher,RTOG 0424(*IJROBP* 2015,PMID 25680596):单组 Ⅱ期临床研究,高危 LGG(WHO Ⅱ级星形细胞瘤、少突胶质母细胞瘤和混合少突胶质母细胞瘤)的患者,行放射治疗(54Gy/30fx)同步 TMZ 化学治疗,序贯 12 周期每月方案 TMZ 化学治疗。患者必须有以下 3 个或 3 个以上的危险因素:年龄≥40 岁,肿瘤≥6cm,肿瘤越过中线,术前 NFS >1,星形细胞瘤成分。129 例患者符合条件。3 年 OS 为 73.1% ,与以往的 54% 相比有明显差异(*P* < 0.001),并高于 65% 的假设率。3 年 PFS 为 59% ,3、4 级不良反应率为 43%、10%。

结论:TMZ 的早期疗效是有利的,但 TMZ 和 PCV 的疗效是否相同尚不清楚。

- **是否有最初可以行单纯化学治疗的患者?**

鉴于 LGG 的自然病史长,而且患者相对较年轻,有研究已经评估了是否可以延迟放射治疗以避免毒性。EORTC 22033 – 26033 比较高危 LGG 患者单纯放射治疗与单纯 TMZ,发现 PFS、HR – QOL 或认知功能障碍均无明显差异。值得注意的是,EORTC 研究中 39 个月(单纯 TMZ)和 46 个月(单纯放射治疗)的中位 PFS 远低于 RTOG 9802 中的 10.4 年(RT + PCV)。

Baumert,EORTC 22033 – 26033(*Lancet Oncol* 2016,PMID 27686946):入组 477 例 LGG 患者,年龄≥18 岁,≥1 个高危因素(年龄 >40 岁,肿瘤大小 >5cm,进展期,肿瘤越过中线,神经系统症状),随机分为单纯放射治疗组(50.4Gy/28fx)与单纯 TMZ 组(75mg/m^2,第 1 ~ 21、28 天为 1 个周期,最多 12 个周期)。通过 1p 缺失、对比度增强、年龄≥40 岁、ECOG≥1 进行分层,主要研究 PFS。MFU 48 个月,单纯放射治疗的 PFS 为 46 个月,而单纯 TMZ 为 39 个月(*P* = 0.22)。OS 未达到。探索性分析表明,单纯放射治疗与单纯 TMZ 相比,IDH 突变、1p 与 19q 完整的 PFS 较长(*P* = 0.0043),但 IDH 突变、1p 与 19q 缺失或 IDH 野生型的 PFS 无差异。放射治疗对 TMZ 的 3~4 级血液学毒性为 <1% 对 14% ,中度对重度乏力为 3% 对 7% ,3~4 度感染为 1% 对 3%。

结论：单纯放射治疗与单纯 TMZ 治疗 LGG 的 PFS 无明显差异（$P > 0.05$）。期待 OS 结果及分子指标相关的成熟数据。

Reijneveld，EORTC 22033－26033 Health Related－QOL（*Lancet Oncol* 2016，PMID 27686943）：上述研究（单纯放射治疗对单纯 TMZ 治疗 LGG）使用 EORTC 调查问卷和整体认知功能（MMSE）对 HR QOL 和全球认知功能进行评估。单纯放射治疗与单纯 TMZ 相比，36 个月的 HRQOL 无差异（$P = 0.98$），治疗后（13% 对 14%）或治疗后 36 个月（8% 对 6%）的基础认知功能障碍均无差异。

结论：单纯放射治疗与单纯 TMZ 治疗 LGG 患者在 HR QOL 和 MMSE 方面无明显差异（$P > 0.05$）。

（刘惠惠 译　李险峰 校）

参考文献

1. Ostrom QT, Gittleman H, Fulop J, et al. CBTRUS statistical report: primary brain and central nervous system tumors diagnosed in the United States in 2008–2012. *Neuro Oncol*. 2015;17(Suppl 4):iv1–iv62.
2. Gunderson LL, Tepper JE. *Clinical Radiation Oncology, 4e*. Amsterdam, Netherlands: Elsevier; 2015.
3. Louis DN, Perry A, Reifenberger G, et al. The 2016 World Health Organization Classification of Tumors of the Central Nervous System: a summary. *Acta Neuropathol*. 2016;131(6):803–820.
4. Reuss DE, Mamatjan Y, Schrimpf D, et al. IDH mutant diffuse and anaplastic astrocytomas have similar age at presentation and little difference in survival: a grading problem for WHO. *Acta Neuropathol*. 2015;129(6):867–873.
5. Okamoto Y, Di Patre PL, Burkhard C, et al. Population-based study on incidence, survival rates, and genetic alterations of low-grade diffuse astrocytomas and oligodendrogliomas. *Acta Neuropathol*. 2004;108(1):49–56.
6. Buckner JC, Shaw EG, Pugh SL, et al. Radiation plus procarbazine, CCNU, and vincristine in low-grade glioma. *N Engl J Med*. 2016;374(14):1344–1355.
7. Olar A, Wani KM, Alfaro-Munoz KD, et al. IDH mutation status and role of WHO grade and mitotic index in overall survival in grade II-III diffuse gliomas. *Acta Neuropathol*. 2015;129(4):585–596.
8. Brat DJ, Verhaak RG, Aldape KD, et al. Comprehensive, integrative genomic analysis of diffuse lower-grade gliomas. *N Engl J Med*. 2015;372(26):2481–2498.
9. Reuss DE, Sahm F, Schrimpf D, et al. ATRX and IDH1-R132H immunohistochemistry with subsequent copy number analysis and IDH sequencing as a basis for an "integrated" diagnostic approach for adult astrocytoma, oligodendroglioma and glioblastoma. *Acta Neuropathol*. 2015;129(1):133–146.
10. Eckel-Passow JE, Lachance DH, Molinaro AM, et al. Glioma groups based on 1p/19q, IDH, and TERT promoter mutations in tumors. *N Engl J Med*. 2015;372(26):2499–2508.
11. Thon N, Eigenbrod S, Kreth S, et al. IDH1 mutations in grade II astrocytomas are associated with unfavorable progression-free survival and prolonged postrecurrence survival. *Cancer*. 2012;118(2):452–460.
12. Watanabe T, Katayama Y, Yoshino A, et al. Aberrant hypermethylation of p14ARF and O6-methylguanine-DNA methyltransferase genes in astrocytoma progression. *Brain Pathol*. 2007;17(1):5–10.
13. Olar A, Sulman EP. Molecular markers in low-grade glioma-toward tumor reclassification. *Semin Radiat Oncol*. 2015;25(3):155–163.
14. Lote K, Egeland T, Hager B, et al. Prognostic significance of CT contrast enhancement within

histological subgroups of intracranial glioma. *J Neurooncol*. 1998;40(2):161–170.

15. Jenkinson MD, du Plessis DG, Smith TS, et al. Histological growth patterns and genotype in oligodendroglial tumours: correlation with MRI features. *Brain*. 2006;129(Pt 7):1884–1891.

16. Pignatti F, van den Bent M, Curran D, et al. Prognostic factors for survival in adult pts with cerebral low-grade glioma. *J Clin Oncol*. 2002;20(8):2076–2084.

17. Reichenthal E, Feldman Z, Cohen ML, et al. Hemispheric supratentorial low-grade astrocytoma. *Neurochirurgia (Stuttg)*. 1992;35(1):18–22.

18. Gorlia T, Wu W, Wang M, et al. New validated prognostic models and prognostic calculators in pts with low-grade gliomas diagnosed by central pathology review: a pooled analysis of EORTC/RTOG/NCCTG phase III clinical trials. *Neuro Oncol*. 2013;15(11):1568–1579.

19. van den Bent MJ, Afra D, de Witte O, et ai. Long-term efficacy of early versus delayed radiotherapy for low-grade astrocytoma and oligodendroglioma in adults: the EORTC 22845 randomised trial. *Lancet*. 2005;366(9490):985–990.

20. Aghi MK, Nahed BV, Sloan AE, et al. The role of surgery in the management of pts with diffuse low grade glioma: a systematic review and evidence-based clinical practice guideline. *J Neurooncol*. 2015;125(3):503–530.

21. Shaw EG, Berkey B, Coons SW, et al. Recurrence following neurosurgeon-determined gross-total resection of adult supratentorial low-grade glioma: results of a prospective clinical trial. *J Neurosurg*. 2008;109(5):835–841.

22. NCCN Clinical practice guidelines in oncology: central nervous system cancers. 2016; Version 1.2016. https://www.nccn.org/professionals/physician_gls/pdf/cns.pdf

23. Shaw EG, Daumas-Duport C, Scheithauer BW, et al. Radiation therapy in the management of low-grade supratentorial astrocytomas. *J Neurosurg*. 1989;70(6):853–861.

24. Brown PD, Buckner JC, O'Fallon JR, et al. Effects of radiotherapy on cognitive function in pts with low-grade glioma measured by the folstein mini-mental state examination. *J Clin Oncol*. 2003;21(13):2519–2524.

25. Prabhu RS, Won M, Shaw EG, et al. Effect of the addition of chemotherapy to radiotherapy on cognitive function in pts with low-grade glioma: secondary analysis of RTOG 98-02. *J Clin Oncol*. 2014;32(6):535–541.

26. Laack NN, Brown PD, Ivnik RJ, et al. Cognitive function after radiotherapy for supratentorial low-grade glioma: a North Central Cancer Treatment Group prospective study. *Int J Radiat Oncol Biol Phys*. 2005;63(4):1175–1183.

27. Kiebert GM, Curran D, Aaronson NK, et al. Quality of life after radiation therapy of cerebral low-grade gliomas of the adult: results of a randomised phase III trial on dose response (EORTC trial 22844). EORTC Radiotherapy Co-operative Group. *Eur J Cancer*. 1998;34(12):1902–1909.

第 4 章

脑膜瘤

Abigail L. Stockham ,David J. Schwartz,V

速览:脑膜瘤是成人最常见的脑肿瘤,占所有原发性脑肿瘤的 20%~30%[1,2]。女性发病率高于男性,约为 2∶1,但男性似乎更易患经典型脑膜瘤或恶性脑膜瘤。黑人发病率略高,其危险因素包括电离辐射和 2 型神经纤维瘤病(NF2),也与多发性内分泌腺瘤致病因子 1(MEN1)和内源性(外源性)激素相关。外科手术允许范围内损伤的最大安全切除术为目前治疗标准。对脑膜瘤手术切除范围进行分级(见表 4-4 中的 Simpson 分级系统)。一个经验是复发率约为 Simpson 分级 ×10%。复发性脑膜瘤如果未接受过放射治疗,可以再次切除术后行放射治疗,不可切除的脑膜瘤采用分次放射治疗(外照射放射治疗,EBRT)或立体定向放射外科(SRS)治疗,这取决于肿瘤的大小和位置。脊髓脑膜瘤采用类似处理手段(约 10% 的病例)。虽然它们可能有显著的发病率和死亡率,但绝大多数脑膜瘤是良性的。特别是在年轻患者中,必须权衡复发的可能性、发病率和放射治疗对大脑潜在的远期损伤。见表 4-1。

表 4-1 脑膜瘤放射治疗剂量指南

切除程度	WHO Ⅰ级	WHO Ⅱ级	WHO Ⅲ级
肿瘤全切除	观察	EBRT 54Gy/30fx	59.4~66Gy/30~33fx
肿瘤次全切除	观察或 EBRT 54Gy/30fx 或 SRS 12~13Gy	59.4~60Gy/30~33fx	59.4~66Gy/30~33fx
复发肿瘤	考虑进一步切除 + EBRT 54Gy/30fx 或 SRS 12~13Gy	考虑进一步切除 + 59.4~60Gy/30~33fx 或 SRS 16Gy	考虑进一步切除 + 59.4~60Gy/30~33fx 或 SRS 18~24Gy(依大小)
不可切除肿瘤	EBRT 54Gy/30fx 或 SRS 12~13Gy	59.4~60Gy/30~33fx 或 SRS 16Gy	59.4~60Gy/30~33fx 或 SRS 18~24Gy(依大小)

流行病学:每年发病 26 000 例,发病率约为 7.8/100 000。1 年、5 年和 10 年生存率分别约为 80%、65% 和 58%(随着年龄的增长,生存率降低)。发病率随年龄增长而增加(特别

是 >65 岁）。[3]

危险因素：高龄、电离辐射、NF2、MEN1、外源性（内源性）激素、BMI 升高、体力活动减少、身高增加（女性）、子宫肌瘤和乳腺癌[1,4-10]。雌激素暴露程度是独立的 BMI（体质指数）危险因素，体力活动减少、身高增加（女性）、子宫肌瘤和乳腺癌与其关系尚不明确。

解剖学：来源于硬脑膜和软脑膜之间的蛛网膜层，通常在蛛网膜绒毛细胞和蛛网膜帽细胞密度较高的部位。最常见于幕上硬膜反折部位，如大脑凸面脑膜瘤（约 20%）、矢状窦旁脑膜瘤（约 25%）、蝶骨嵴（约 20%）、颅底脑膜瘤（降低手术可切除性）、脑室内脑膜瘤、鞍结节脑膜瘤、嗅沟脑膜瘤（约 10%）及岩骨 – 斜坡（约 10%）。

病理学：WHO 分为 3 个等级：WHO Ⅰ级（良性）、WHO Ⅱ级（非典型，但仍为良性）、WHO Ⅲ级（恶性）。见表 4 – 2。

表 4 – 2　WHO 脑膜瘤分级汇总

WHO 分级	发病率	亚型	特征/外观	全切术后复发率
Ⅰ级	90%	脑膜皮型 纤维型 过渡型 沙粒型 血管瘤型 微囊型 分泌型 化生型 富淋巴 – 浆细胞型	沙粒体 旋涡状 钙化	7%~25%
Ⅱ级	5%~7%	脊索瘤样型 透明细胞型 非典型	核分裂象≥4/10 HPF,脑受侵 或多于 3 个以下特点： ●细胞量增大 ●小细胞伴高的核: 浆比率 ●显著的核仁 ●失去典型排列或片状生长 ●自发性坏死灶	29%~52%
Ⅲ级	3%~5%	间变性 乳头状瘤型 横纹肌样型	核分裂象≥20/10 HPF 和（或） ●癌症特征 ●肉瘤特征 ●黑色素瘤特征 ●丧失通常的增长模式 ●脑部受侵 ●高度异型性 ●多灶性坏死病灶	50%~94%

遗传学： 基因突变很常见，但突变的临床影响正在不断演变。NF2 畸变(约 50% 的脑膜瘤)、SMO 蛋白(SMO，5%)、AKT1(约 10%)、TRAF7(约 25%)、PI3KA(约 7%，主要见于颅底脑膜瘤)和 mTORC1。[11,12]

临床表现： 可能无症状。症状性头痛、癫痫发作、认知改变、局灶性神经功能缺损，详见表 4.3(数据修改来自 Raizer，2010)[13]。

表 4 – 3　脑膜瘤不同位置的常见症状

矢状窦旁： 运动和(或)感觉的变化

额叶： 人格改变，意识改变，肢体运动障碍，去抑制致癫痫发作，尿失禁，Broca 失语

颞叶： 记忆改变，Wernicke 失语(左)，失语韵症(右)，嗅觉障碍

海绵窦旁： 神经症状(Ⅲ、Ⅳ、Ⅴ1～2、Ⅵ对脑神经穿过海绵窦)，视力下降，眼外运动受损，导致复视、眼肌麻痹

枕叶： 视野缺损

桥小脑角区： 单侧耳聋，听力下降，面部麻木，感觉减退

视神经鞘： 同侧视力下降、失明，眼球突出，同侧瞳孔散大，直接对光不明显但保留自主收缩

蝶骨嵴： 脑神经病，癫痫发作

小脑幕： 轴外压迫伴枕骨、顶叶、小脑症状

枕骨大孔： 瘫痪，尿肛门括约肌功能障碍，舌萎缩伴或不伴震颤

脊髓： 背部疼痛，Brown – Séquard(半脊髓)综合征

诊断： 病史与体格检查对一个边界清楚、均匀增强的轴外肿瘤，伴脑膜尾征(存在于半数以上的脑膜瘤中，也可能存在于绿色肉瘤、淋巴瘤和结节病中)，可行神经系统检查、头颅 CT、颅脑 MRI 进行评估。平扫情况下，脑膜瘤与正常脑组织对比为 MRI T1 等信号和 CT 等密度，静脉给予造影剂非常有利于进行对比。评估骨侵袭和(或)反应性过度骨质疏松症。可能存在一定的瘤周水肿，这种情况在快速扩大的非典型和(或)恶性脑膜瘤及大脑凸起或矢状窦旁脑膜瘤中更常见。广泛的瘤周水肿是 SRS 治疗的相对禁忌证，因为在治疗凸性脑膜瘤后，患者出现治疗后水肿的可能性相当大。

预后因素： 分级高、切除范围小、增殖指数(Ki – 67) > 1%、脑侵犯、年龄 < 45、14 和 22 号染色体异常、侵袭性临床行为和 p53 过表达的患者预后差[14-20]。

自然病程： Ⅰ级脑膜瘤每年增长约 2 mm。局部复发最常见，局部进展进一步加重了相关神经系统症状。脑膜周围可能存在边缘复发，特别是高级别脑膜瘤。

治疗模式

观察： 观察可能适用于偶然发现的小的、无症状的脑膜瘤。也适用于 WHO Ⅰ级肿瘤全切术后的脑膜瘤。肿瘤次全切除术后的 WHO Ⅰ级脑膜瘤也可考虑观察。对于接受观察评

估治疗的 WHO Ⅰ 级脑膜瘤患者,建议每年进行 MRI 监测。

手术:标准是最大范围安全手术切除。通常需要开颅手术,但对于蝶骨翼、颅底病变,可能需要进行内镜手术。Simpson 分级与局部治疗失败相关(表4-4)。

表4-4	脑膜瘤的 Simpson 分级
1级	GTR,包括受侵硬脑膜和任何异常骨骼
2级	GTR,电凝处理受累的硬脑膜
3级	GTR,硬脑膜及硬脑膜外扩展病变未处理
4级	肿瘤次全切除
5级	肿瘤单纯减压或活检

化学治疗:化学治疗无效。研究的药物包括酪氨酸激酶抑制剂、VEGF 抑制剂和生长抑素类似物,但药物治疗无标准[21-24]。

放射治疗

剂量:WHO Ⅰ 级脑膜瘤的一般治疗剂量为 50.4Gy/28fx 或 54Gy/30fx。WHO Ⅱ 级脑膜瘤治疗剂量为 59.4Gy/33fx 或 60Gy/30fx。WHO Ⅲ 级脑膜瘤的治疗剂量范围为 60～66Gy/30～33fx。有关常见的剂量策略,请参阅 RTOG 0539。在可行的情况下,Ⅰ 级脑膜瘤 SRS 治疗的剂量为 12～14Gy。当周围危及器官允许时,Ⅱ 级脑膜瘤可考虑使用 16Gy,RTOG 9005 用于指导治疗 Ⅲ 级脑膜瘤。在选定的机构中使用近距离放射治疗多发性复发性脑膜瘤。

治疗过程:见《放射肿瘤治疗计划手册》第 3 章[25]。

基于循证数据的问与答

• 偶然发现脑膜瘤需要积极干预吗?

顺便提及,脑膜瘤可能不需要额外的干预。在至少一项研究中,超过一半的脑膜瘤患者在 5 年内没有表现出肿瘤生长。这些患者可在 3～6 个月后进行影像检查,如果肿瘤没有生长则每年进行一次影像检查[26]。

• 脑膜瘤治疗中最佳的一线治疗方案是什么?

最安全的手术切除为复发率降到最低提供了最大机会。根据 Simpson 分级系统对切除范围进行分级,这是脑膜瘤的基础[27]。

Mayo Clin (*Mayo Clin* 1998,PMID 9787740):回顾性研究 581 例患者,首先采取手术切除,GTR 的总有效率达到 80%。GTR 的 5 年和 10 年 PFS 分别为 88% 和 75%,但非 GTR 只有 61% 和 39%。围术期死亡率为 1.6%。匹配的队列分析表明,脑膜瘤和(或)治疗的发病率和死亡率显著增加。我们使用的复发风险因素都在本研究中被提到。

评论:使用较旧的数据集。目前手术技术、放射学评估和围术期护理可能有所改善[16]。

Kallio，Helsinki University，Finland（*Neurosurgery* 1992，PMID 1641106）:回顾性研究1953—1980 年 935 例患者,肿瘤切除不完全、临床状况不佳、肿瘤间变和骨质增生的患者死亡率增加。与 GTR 患者相比,非 GTR 患者死亡相对危险度为 4.2,而恶性脑膜瘤患者与良性脑膜瘤患者的死亡相对危险度为 4.6[28]。

- 放射治疗在 WHO Ⅰ 级脑膜瘤管理中的作用是什么?

GTR(Simpson 1 – 3)通常被认为是良性的,可以影像监测随访。

然而随着随访时间的延长,在 5 年、10 年和 15 年的复发率高达 20%、40% 和 60%,可能与现代成像能力增强有关[16,29 – 31]。放射治疗通常用于这些患者的挽救治疗。对于 STR 患者(Simpson 4 – 5),辅助放射治疗剂量 >50.4Gy,5 年复发率为 40%,10 年复发率为 60%,降至与 GTR 复发率相当(约半数)[32,33]。

- 放射治疗在 WHO Ⅱ 级脑膜瘤管理中的作用是什么?

通常在 GTR 后推荐辅助放射治疗,并在 STR 后强烈推荐。WHO Ⅱ 级脑膜瘤 GTR 后辅助放射治疗剂量 RTOG 0539 推荐为 54Gy。根据多个回顾性研究,在 WHO Ⅱ 级的 STR(次全切除)后,建议辅助放射治疗剂量为 59.4Gy/33fx 或 60Gy/30fx,将局部复发风险降至最低[34 – 38]。未行放射治疗,观察到 5 年局部复发率高达 60%,10 年为 70%[34,39]。GTR(Simpson 1 – 2)后辅助放射治疗,5 年 PFS 大约加倍,从 40% 到 80%[35,39]。STR 后,由于复发率高,强烈建议使用辅助放射治疗。

- IMRT 治疗 Ⅱ 级脑膜瘤是否能缩小放射治疗边缘?

虽然 RTOG 0539 对 WHO Ⅱ 级脑膜瘤 CTV 至少外扩 1cm,但回顾性数据表明,可使用 5 mm CTV 和 3 mm PTV,而不会出现局部治疗失败[40]。

- 放射治疗在 WHO Ⅲ 级脑膜瘤管理中的作用是什么?

无论切除范围如何,辅助放射治疗都是必要的。WHO Ⅲ 级脑膜瘤相对较少,在美国每年不到 300 例。因此,尽管缺乏绝对数据,但 OS 明显较差,平均为 3 年[41]。建议最低剂量为 60Gy[42 – 46]。

- 是否有前瞻性数据指导现代脑膜瘤的治疗?

Rogers,RTOG 0539（*ASTRO* 2015 Abstract 317，ASTRO 2016 Abstract LBA – 7）:RTOG 0539 是第一个也是唯一一个指导放射治疗用于脑膜瘤的前瞻性研究。定义了 3 个分组:低危组、中危组和高危组(表 4 – 5)。

结论:低危组患者需要观察,中危组患者需要放射治疗(54Gy),WHO Ⅰ 级患者次全切除术后可能需要辅助放射治疗(54Gy,失败率约为 40%)。

表 4-5 RTOG 0539 研究结果

分组	定义	EBRT 剂量	靶区	结果(初步)
低危组	WHO I 级脑膜瘤 GTR 或 STR 术后	观察	无、任一	5 年 PFS:86.1% 5 年 LF:12.5%
中危组	WHO II 级脑膜瘤 GTR 术后复发的 WHO I 级脑膜瘤	54Gy/30fx	CTV:瘤床 +1cm,周围有危及器官可减少至 5mm	5 年 PFS:83.7% 5 岁 LF:14.3%
高危组	WHO III 级脑膜瘤(任何切除术) WHO II 级脑膜瘤 STR 术后复发的 WHO II 级脑膜瘤	HD PTV 60Gy/30fx, LD PTV 54Gy	HD PTV:GTV + 术后瘤床 + 1cm LD PTV:GTV + 术后瘤床 + 2cm	3 年 PFS:59.2% 3 年 LF:31.1% 3 年 OS:78.6%

• 脑膜瘤治疗后应多久检查一次?

对于 WHO I 级和 II 级脑膜瘤,2017 年《NCCN 指南》建议在 3 个月、6 个月和 12 个月进行增强 MRI 检查,之后每 6~12 个月进行增强 MRI 检查,持续 5 年,之后每 1~3 年检查 1 次。对于 WHO III 级脑膜瘤,《NCCN 指南》建议每 6~12 个月进行 1 次增强 MRI 检查,持续 3~5 年,之后每 6~12 个月检查 1 次。

• 既往放射治疗的患者是否应该筛查脑膜瘤?

有头颅照射史的患者从照射时起 30 年内,临床相关脑膜瘤的发生率约为 3%[47]。10 年内没有头颅照射史的任何脑膜瘤的发病率可高达约 13%[48]。既往颅内转移的患者在治疗后 20 年接受 MRI 检查,发病率可能达到 20%[49]。从现代的、高度适形或 SRS 技术中估计的肿瘤转化风险很低,约为 1/1000[50]。因此,英国一个多学科工作组建议不要进行筛查,因为连续 MRI 检查会产生焦虑的风险,而无症状(有时是无法切除的肿瘤)的潜在风险超过了益处[51]。

• 什么剂量的 SRS 应该用于治疗脑膜瘤? 结果如何?

与脑转移相似,SRS 的剂量取决于所治疗的体积和相邻关键结构的剂量。平均剂量通常为 16~24Gy,取决于位置, > 20Gy 与较高的局部控制率相关[16,52,53]。海绵窦脑膜瘤的最大剂量为 12~14Gy,剂量 > 18Gy 与不可接受的神经毒性相关[54-56]。BED > 50Gy/fx SRT 可降低危及器官毒性[57]。大多数 SRS 治疗报告具有出色的局部控制,10 年 LC 率从 WHO I 级的 90% 到 II 级和 III 级的 > 60% 不等[52,54-56]。

• 什么是脑膜瘤病? 应如何管理?

脑膜瘤病通常与神经纤维瘤病(NF)或多发性内分泌腺瘤(MEN)有关。治疗应以多学科的方式进行合作,对于继发性恶性肿瘤首先考虑手术。放射治疗适用于手术不可切除或复发的病变[58]。

(王华丽 译 李险峰 校)

参考文献

1. Wiemels J, Wrensch M, Claus EB. Epidemiology and etiology of meningioma. *J Neurooncol.* 2010;99(3):307–314.
2. Marosi C, Hassler M, Roessler K, et al. Meningioma. *Crit Rev Oncol Hematol.* 2008;67(2):153–171.
3. Ostrom QT, Gittleman H, Fulop J, et al. CBTRUS Statistical Report: primary brain and central nervous system tumors diagnosed in the United States in 2008–2012. *Neuro-oncol.* 2015;17(Suppl 4):iv1–iv62.
4. Asgharian B, Chen YJ, Patronas NJ, et al. Meningiomas may be a component tumor of multiple endocrine neoplasia type 1. *Clin Cancer Res.* 2004;10(3):869–880.
5. Jhawar BS, Fuchs CS, Colditz GA, Stampfer MJ. Sex steroid hormone exposures and risk for meningioma. *J Neurosurg.* 2003;99(5):848–853.
6. Benson VS, Pirie K, Green J, et al. Lifestyle factors and primary glioma and meningioma tumours in the Million Women Study cohort. *Br J Cancer.* 2008;99(1):185–190.
7. Johnson DR, Olson JE, Vierkant RA, et al. Risk factors for meningioma in postmenopausal women: results from the Iowa Women's Health Study. *Neuro-oncol.* 2011;13(9):1011–1019.
8. Wiedmann M, Brunborg C, Lindemann K, et al. Body mass index and the risk of meningioma, glioma and schwannoma in a large prospective cohort study (The HUNT Study). *Br J Cancer.* 2013;109(1):289–294.
9. Niedermaier T, Behrens G, Schmid D, et al. Body mass index, physical activity, and risk of adult meningioma and glioma: a meta-analysis. *Neurology.* 2015;85(15):1342–1350.
10. Custer BS, Koepsell TD, Mueller BA. The association between breast carcinoma and meningioma in women. *Cancer.* 2002;94(6):1626–1635.
11. Brastianos PK, Horowitz PM, Santagata S, et al. Genomic sequencing of meningiomas identifies oncogenic SMO and AKT1 mutations. *Nat Genet.* 2013;45(3):285–289.
12. Clark VE, Erson-Omay EZ, Serin A, et al. Genomic analysis of non-NF2 meningiomas reveals mutations in TRAF7, KLF4, AKT1, and SMO. *Science.* 2013;339(6123):1077–1080.
13. Raizer J. Meningiomas. *Curr Treat Options Neurol.* 2010;12(4):360–368.
14. Anvari K, Hosseini S, Rahighi S, et al. Intracranial meningiomas: prognostic factors and treatment outcome in patients undergoing postoperative radiation therapy. *Adv Biomed Res.* 2016;5:83–86.
15. Durand A, Labrousse F, Jouvet A, et al. WHO grade II and III meningiomas: a study of prognostic factors. *J Neurooncol.* 2009;95(3):367–375.
16. Stafford SL, Perry A, Suman VJ, et al. Primarily resected meningiomas: outcome and prognostic factors in 581 Mayo Clinic patients, 1978 through 1988. *Mayo Clinic Proc.* 1998;73(10):936–942.
17. Pasquier D, Bijmolt S, Veninga T, et al. Atypical and malignant meningioma: outcome and prognostic factors in 119 irradiated patients: a multicenter, retrospective study of the Rare Cancer Network. *Int J Radiat Oncol Biol Phys.* 2008;71(5):1388–1393.
18. Yang SY, Park CK, Park SH, et al. Atypical and anaplastic meningiomas: prognostic implications of clinicopathological features. *J Neurol Neurosurg Psychiatry.* 2008;79(5):574–580.
19. Cai DX, Banerjee R, Scheithauer BW, et al. Chromosome 1p and 14q FISH analysis in clinicopathologic subsets of meningioma: diagnostic and prognostic implications. *J Neuropathol Exp Neurol.* 2001;60(6):628–636.
20. Vranic A, Popovic M, Cor A, et al. Mitotic count, brain invasion, and location are independent predictors of recurrence-free survival in primary atypical and malignant meningiomas: a study of 86 patients. *Neurosurgery.* 2010;67(4):1124–1132.
21. Chamberlain MC, Glantz MJ, Fadul CE. Recurrent meningioma: salvage therapy with long-acting somatostatin analogue. *Neurology.* 2007;69(10):969–973.
22. Johnson DR, Kimmel DW, Burch PA, et al. Phase II study of subcutaneous octreotide in adults with recurrent or progressive meningioma and meningeal hemangiopericytoma. *Neuro-oncol.* 2011;13(5):530–535.
23. Chamberlain MC, Johnston SK. Hydroxyurea for recurrent surgery and radiation refractory

meningioma: a retrospective case series. *J Neurooncol.* 2011;104(3):765–771.

24. Kaley TJ, Wen P, Schiff D, et al. Phase II trial of sunitinib for recurrent and progressive atypical and anaplastic meningioma. *Neuro-oncol.* 2015;17(1):116–121.

25. Videtic GMM, Woody N, Vassil AD. *Handbook of Treatment Planning in Radiation Oncology.* 2nd ed. New York, NY: Demos Medical; 2014.

26. Yano S, Kuratsu J. Indications for surgery in patients with asymptomatic meningiomas based on an extensive experience. *J Neurosurg.* 2006;105(4):538–543.

27. Simpson D. The recurrence of intracranial meningiomas after surgical treatment. *J Neurol Neurosurg Psychiatry.* 1957;20(1):22–39.

28. Kallio M, Sankila R, Hakulinen T, Jaaskelainen J. Factors affecting operative and excess long-term mortality in 935 patients with intracranial meningioma. *Neurosurgery.* 1992;31(1):2–12.

29. Mirimanoff RO, Dosoretz DE, Linggood RM, et al. Meningioma: analysis of recurrence and progression following neurosurgical resection. *J Neurosurg.* 1985;62(1):18–24.

30. Condra KS, Buatti JM, Mendenhall WM, et al. Benign meningiomas: primary treatment selection affects survival. *Int J Radiat Oncol Biol Phys.* 1997;39(2):427–436.

31. Soyuer S, Chang EL, Selek U, et al. Radiotherapy after surgery for benign cerebral meningioma. *Radiother Oncol.* 2004;71(1):85–90.

32. Miralbell R, Linggood RM, de la Monte S, et al. The role of radiotherapy in the treatment of subtotally resected benign meningiomas. *J Neurooncol.* 1992;13(2):157–164.

33. Rogers L, Barani I, Chamberlain M, et al. Meningiomas: knowledge base, treatment outcomes, and uncertainties: a RANO review. *J Neurosurg.* 2015;122(1):4–23.

34. Aghi MK, Carter BS, Cosgrove GR, et al. Long-term recurrence rates of atypical meningiomas after gross total resection with or without postoperative adjuvant radiation. *Neurosurgery.* 2009;64(1):56–60; discussion 60.

35. Park HJ, Kang HC, Kim IH, et al. The role of adjuvant radiotherapy in atypical meningioma. *J Neurooncol.* 2013;115(2):241–247.

36. Goldsmith BJ, Wara WM, Wilson CB, Larson DA. Postoperative irradiation for subtotally resected meningiomas: a retrospective analysis of 140 patients treated from 1967 to 1990. *J Neurosurg.* 1994;80(2):195–201.

37. Valent P, Ashman LK, Hinterberger W, et al. Mast cell typing: demonstration of a distinct hematopoietic cell type and evidence for immunophenotypic relationship to mononuclear phagocytes. *Blood.* 1989;73(7):1778–1785.

38. Rogers CL, Perry A, Pugh S, et al. Pathology concordance levels for meningioma classification and grading in NRG Oncology RTOG Trial 0539. *Neuro-oncol.* 2016;18(4):565–574.

39. Komotar RJ, Iorgulescu JB, Raper DM, et al. The role of radiotherapy following gross-total resection of atypical meningiomas. *J Neurosurg.* 2012;117(4):679–686.

40. Press RH, Prabhu RS, Appin CL, et al. Outcomes and patterns of failure for grade 2 meningioma treated with reduced-margin intensity modulated radiation therapy. *Int J Radiat Oncol Biol Phys.* 2014;88(5):1004–1010.

41. Perry A, Scheithauer BW, Stafford SL, et al. "Malignancy" in meningiomas: a clinicopathologic study of 116 patients, with grading implications. *Cancer.* 1999;85(9):2046–2056.

42. Dziuk TW, Woo S, Butler EB, et al. Malignant meningioma: an indication for initial aggressive surgery and adjuvant radiotherapy. *J Neurooncol.* 1998;37(2):177–188.

43. Kaur G, Sayegh ET, Larson A, et al. Adjuvant radiotherapy for atypical and malignant meningiomas: a systematic review. *Neuro-oncol.* 2014;16(5):628–636.

44. Sughrue ME, Sanai N, Shangari G, et al. Outcome and survival following primary and repeat surgery for World Health Organization Grade III meningiomas. *J Neurosurg.* 2010;113(2):202–209.

45. Boskos C, Feuvret L, Noel G, et al. Combined proton and photon conformal radiotherapy for intracranial atypical and malignant meningioma. *Int J Radiat Oncol Biol Phys.* 2009;75(2):399–406.

46. Hug EB, Devries A, Thornton AF, et al. Management of atypical and malignant meningiomas: role of high-dose, 3D-conformal radiation therapy. *J Neurooncol.* 2000;48(2):151–160.

47. Friedman DL, Whitton J, Leisenring W, et al. Subsequent neoplasms in 5-year survivors of childhood cancer: the Childhood Cancer Survivor Study. *J Natl Cancer Inst.* 2010;102(14):1083–1095.

48. Muller HL, Gebhardt U, Warmuth-Metz M, et al. Meningioma as second malignant neoplasm after oncological treatment during childhood. *Strahlenther Onkol*. 2012;188(5):438–441.

49. Banerjee J, Paakko E, Harila M, et al. Radiation-induced meningiomas: a shadow in the success story of childhood leukemia. *Neuro-oncol*. 2009;11(5):543–549.

50. Niranjan A, Kondziolka D, Lunsford LD. Neoplastic transformation after radiosurgery or radiotherapy: risk and realities. *Otolaryngol Clin North Am*. 2009;42(4):717–729.

51. Sugden E, Taylor A, Pretorius P, et al. Meningiomas occurring during long-term survival after treatment for childhood cancer. *JRSM open*. 2014;5(4):2054270414524567.

52. Kano H, Takahashi JA, Katsuki T, et al. Stereotactic radiosurgery for atypical and anaplastic meningiomas. *J Neurooncol*. 2007;84(1):41–47.

53. Choi CY, Soltys SG, Gibbs IC, et al. Cyberknife stereotactic radiosurgery for treatment of atypical (WHO grade II) cranial meningiomas. *Neurosurgery*. 2010;67(5):1180–1188.

54. Lee JY, Niranjan A, McInerney J, et al. Stereotactic radiosurgery providing long-term tumor control of cavernous sinus meningiomas. *J Neurosurg*. 2002;97(1):65–72.

55. Spiegelmann R, Cohen ZR, Nissim O, et al. Cavernous sinus meningiomas: a large LINAC radiosurgery series. *J Neurooncol*. 2010;98(2):195–202.

56. Skeie BS, Enger PO, Skeie GO, et al. Gamma knife surgery of meningiomas involving the cavernous sinus: long-term follow-up of 100 patients. *Neurosurgery*. 2010;66(4):661–668; discussion 668–669.

57. Arvold ND, Lessell S, Bussiere M, et al. Visual outcome and tumor control after conformal radiotherapy for patients with optic nerve sheath meningioma. *Int J Radiat Oncol Biol Phys*. 2009;75(4):1166–1172.

58. Wentworth S, Pinn M, Bourland JD, et al. Clinical experience with radiation therapy in the management of neurofibromatosis-associated central nervous system tumors. *Int J Radiat Oncol Biol Phys*. 2009;73(1):208–213.

第 5 章

原发中枢神经系统淋巴瘤

Jordan Fenner, Samuel T. Chao, Erin S. Murphy

速览：原发中枢神经系统淋巴瘤（PCNSL）约占原发性脑肿瘤的4%，在免疫抑制人群中常见。基于甲氨蝶呤（MTX）的化学治疗 ± 全脑放射治疗（WBRT）、阿糖胞苷 ± 依托泊苷，或高剂量化学治疗（HDCT），以及自体干细胞移植（ASCT）的组合都是治疗选择。认真选择患者和进行临床研究可决定治疗方案。见表5-1。

表5-1　原发中枢神经系统淋巴瘤的一般治疗模式

诱导治疗	完全缓解后的巩固治疗
MTX 为基础的化学治疗	观察
	WBRT 至 23.4Gy/13fx（如未达 CR,给予更高剂量）
	阿糖胞苷 ± 依托泊苷
	HDCT + ASCT

　　流行病学：PCNSL 约占原发性脑肿瘤的 4%，年龄标化后的年发病率为百万分之四[1]。在 20 世纪 90 年代中期，发病率显著上升，恰逢当时 HIV、AIDS 管理的改进，PCNSL 发病率随后下降[2]。而在过去 10 年中，免疫功能正常的老年人的发病率已上升，其诊断的中位年龄为 60 岁[3]。它被认为是 AIDS 起决定作用的一种疾病，HIV 感染的人患 PCNSL 的风险增加了 3600 倍[2]。在该人群中，EBV 感染与 PCNSL 发展有关。

　　危险因素：先天性或后天性免疫缺陷，如 HIV 感染、医源性免疫抑制、严重联合免疫缺陷、Wiskott - Aldrich 综合征、共济失调性毛细血管扩张症或常见变异性免疫缺陷。在免疫功能正常的患者中，风险因素不太明确。尚不清楚自身免疫性疾病是否被认为是一个真正的风险因素[4]。

　　解剖学：大多数患者为单发病灶（66%）。常见部位包括颅内、软脑膜或脑室周围、玻璃体和睫状体。发生率依次降低：额叶、顶叶、颞叶、基底节区、胼胝体、小脑、脑干、岛叶、枕叶和穹隆[3]。20% 的病例涉及眼睛（通常为双侧），约 1% 的病例有孤立的脊髓受累，通常涉及下颈部或上胸部区域[5]。

病理学:绝大多数(90%～95%) PCNSL 是弥漫性大 B 细胞淋巴瘤,另外 5%～10% 由 Burkitt、淋巴母细胞、边缘带或 T 细胞淋巴瘤组成。B 细胞淋巴瘤为典型的"血管周围套",表达 CD20、CD19、CD22、BCL-6 和 IRF4/MUM1;标志 B 细胞、生发中心 B 细胞和晚期生发中心 B 细胞[5]。

临床表现:临床表现根据疾病的位置而变化很大(表 5-2)。非特异性症状包括意识模糊、嗜睡、头痛、局灶性神经系统缺陷、神经精神症状、颅内压增高或癫痫发作[5]。在一小部分患者(10%～15%)中,在出现神经症状之前可能会出现胃肠道症状或呼吸道疾病[3]。

表5-2　不同部位 PCNSL 的临床表现

原发脑淋巴瘤	局灶性神经功能缺损(70%),神经精神症状(43%),颅内压增高(33%),癫痫发作(14%)[3]
原发软脑膜淋巴瘤	颅神经病(58%),脊柱症状(48%),头痛(44%),腿部无力(35%),共济失调(25%),脑病(25%),肠和膀胱功能障碍(21%)[6]
原发眼内淋巴瘤	眼部疾病(62%),行为(认知)变化(27%),偏瘫(14%),头痛(14%),癫痫发作(5%),共济失调(4%),视力缺陷(2%)[7]
原发脊髓淋巴瘤	脊柱症状[8]
神经淋巴瘤病	疼痛性神经病(包括感觉运动或单纯感觉神经病),单纯运动神经病[9]

检查:国际 PCNSL 协作组[10]建议如下。

病史及体格检查:需要完成神经系统和淋巴检查,包括外周淋巴结和睾丸检查。小型精神状态测验。记录表现状态。眼科和裂隙灯检查。

实验室检查:LDH,肝功能检查,肾功能检查,HIV 状态。腰椎穿刺(手术后至少 1 周)评估脑脊液细胞学、总蛋白、细胞计数、葡萄糖、β2-微球蛋白、免疫球蛋白基因重排和流式细胞术[6]。

影像学检查:脑 MRI 增强。如果存在脊髓症状,还应行 MRI 脊髓检查。在 8% 的疑似孤立 PCNSL 患者中发现全身性疾病,因此应全面评估疾病。在老年人群中或在体检上有阳性发现的患者,应行胸部、腹部、骨盆 CT 和(或)睾丸超声。

病理学:立体定向穿刺活检是标准。针吸活检优于手术切除,因为风险较小,手术切除临床无益。眼部活组织检查或 CSF 细胞学检查也可用于诊断[7]。也可进行骨髓活检。

预后因素:PCNSL 没有正式的分期系统,但在表 5.3 和表 5.4 中描述了多项预后。

表5-3　PCNSL 的 IELSG 评分[11]

危险因素	2 年 OS	2 年 OS(大剂量 MTX 化学治疗)	危险因素:年龄 > 60,ECOG PS > 1,LDH 升高,CSF 升高(60 岁以下患者 45mg/dL,60 岁以上患者 60mg/dL),脑深部结构受累(即脑室周围、基底节区、胼胝体、脑干、小脑)
0～1	80%±8%	85%±8%	
2～3	48%±7%	57%±8%	
4～5	15%±7%	24%±11%	

表 5-4   MSKCC 预后分级[12]

1 级:≤50 岁	MS:8.5 年	FFS:2 年
2 级:>50 岁,KPS≥70	MS:3.2 年	FFS:1.8 年
3 级:≥50 岁,KPS <70	MS:1.1 年	FFS:0.6 年

治疗模式

手术:单独活检足以诊断。不建议手术切除。PCNSL 病变广泛,涉及深层脑结构,手术切除具有潜在风险,且尚未证明可以增加 OS[5]。

化学治疗:化学治疗被认为是 PCNSL 的主要治疗方法。高剂量 MTX($3.5 \sim 8g/m^2$)为基础化学治疗方案。MTX 可单药化学治疗(老年人)或与其他药物组成联合方案化学治疗(更常用)。理想的联合方案尚未被证实,但可能包括 MTX、利妥昔单抗,以及阿糖胞苷、替莫唑胺、异环磷酰胺、丙卡巴肼或长春新碱的各种组合。完成化学治疗后,可选阿糖胞苷或 ASCT 进行巩固治疗。在全身性淋巴瘤中取得成功的 CHOP 尚未发现在 PCNSL 治疗中有明显疗效[13]。

放射治疗

适应证:WBRT 用于基于 MTX 化学治疗或姑息治疗后。既往单独使用高剂量 WBRT 为一线治疗方案,但不再被认为是疾病控制的最佳选择。在 CR 后 3~5 周,低剂量 WBRT 23.4Gy/13fx 的巩固治疗仍存争议[14]。在 > 60 岁的患者中,WBRT 与 MTX 联合可用于治疗神经毒性,但尚未确定是否应该在该患者群体中行放射治疗。

剂量:化学治疗 CR 后行 WBRT,剂量为 23.4Gy/13fx。如未达 CR,考虑 WBRT 23.4Gy/13fx,提升至 45Gy/25fx。

毒性反应:急性表现为疲劳、头痛、恶心、脱发、皮肤红斑、高频听力丧失、听觉和味觉改变、口干。眼部照射后表现为眼干燥症,少见视网膜损伤和白内障。

晚期:神经毒性变化,如短期记忆丧失、言语功能受损、步态改变、共济失调、帕金森样特征、行为改变和脑白质病。

治疗过程:见《放射肿瘤学治疗计划手册》第 3 章[15]。

激素:在活检前不应使用激素,除非医学必需[16]。激素可快速缓解活检后神经症状。使用激素后可以观察到影像病灶缩小约 40%。激素治疗有效提示 PCNSL,但不能确诊。

基于循证数据的问与答

● PCNSL 单纯放射治疗的作用是什么?

从历史上看,单纯放射治疗是 PCNSL 的一线治疗方法。而单独的 WBRT 在长期疾病控制方面几乎没有成功,局部复发率很高。

Nelson,RTOG 8315(*IJROBP* 1992,PMID 1572835):单臂 Ⅱ 期 41 例,40Gy WBRT,瘤床 +2cm 加量 20Gy,MS 为 12.2 个月,CR 为 62%。主要复发部位仍为当时病灶部位。高 KPS 和 CR 与 OS 增加有关。

结论:PCNSL 对单独的 WBRT 反应良好,但局部复发很常见。

- **与单纯 WBRT 相比,联合化学治疗与 WBRT 能提高疗效吗?**

DeAngelis,RTOG 9310(*JCO* 2002,PMID 12488408):多中心、单臂Ⅱ期前瞻性研究评估 MPV(甲氨蝶呤、丙卡巴肼、长春新碱)联合放射治疗疗效。招募 102 名 PCNSL 患者。5 周期 MTX 2.5g/m^2、长春新碱、鞘内注射 MTX、丙卡巴肼,然后 WBRT,再静脉使用阿糖胞苷。 WBRT:63 例患者接受 45Gy(1.8Gy/fx),但由于该剂量的晚期神经毒性,诱导后获得 CR 的 16 例患者接受 36Gy(1.2Gy/fx,bid)15 天。随访期间 34% 复发。中位无进展生存期(PFS)为 24 个 月,中位生存期(OS)为 36.9 个月。45Gy WBRT 和 36Gy 超分割放射治疗(1.2Gy,bid):PFS(24.5 个月对 23.3 个月;*P*=0.81),OS(37 个月对 47.9 个月;*P*=0.65),没有显著性差异。放射治疗副作 用包括骨髓抑制(63%)和晚期神经毒性,主要为脑白质病(15%)。8 例神经毒性进展为致命性。

结论:HD-MTX 联合其他药物与单纯放射治疗相比生存率提高。联合化学治疗有效率 高,但结合 WBRT,有明显的晚期神经毒性风险。

- **巩固 WBRT 是否优于单纯化学治疗?**

Thiel(*Lancet Oncol* 2010,PMID 20970380):Ⅲ期随机分组试验,用于比较 HD-MTX 与 HD-MTX 联合 WBRT。551 例患者接受 6 个周期的 HD-MTX 和 HD-MTX 加异环磷酰胺,被随机 分配到即刻 WBRT(45Gy/30fx,1.5Gy)和延迟 WBRT。对于在化学治疗后未达到 CR 的患者, 他们接受高剂量阿糖胞苷或 WBRT。初始化学治疗中有 13% 的患者死亡。此外,退组率很高, 最终对 318 例患者进行分析。在 HD-MTX + WBRT 的患者中,MS 为 32.4 个月,中位 PFS 为 18.3个月。在单独接受化学治疗的患者中,MS 为 37.1 个月,中位 PFS 为 11.9 个月。在临床症 状(49%对 26%)和影像学(71%对 46%)评估中,WBRT 组与非 WBRT 组相比,神经毒性更高。

结论:化学治疗联合 WBRT 和单纯化学治疗的 OS 和 PFS 无统计学差异,但 0.9 的非劣 效终点并未达到。因此,如果 WBRT 加入化学治疗时对 OS 有影响,该研究无法得出结论。 此外,加入 WBRT 的神经毒性率更高。

评论:按照方案治疗的比例较小。

- **可以减少 WBRT 的剂量以避免神经毒性,但仍然有效吗?**

Morris,MSKCC 多中心试验(*JCO* 2013,PMID 24101038):单臂Ⅱ期试验评估合并减少 剂量 WBRT(rd-WBRT)23.4Gy 和 MPV 联合利妥昔单抗。未达 CR 患者给予 45Gy。52 例 患者中,31 例诱导后 CR。放射治疗后 CR 和 PR 患者均接受阿糖胞苷巩固治疗。在接受 rd- WBRT 的患者中,中位 PFS 为 7.7 年,5 年 OS 为 80%,MS 未达到 MFU 5.9 年。对于整个队 列,中位 PFS 为 3.3 年,MS 为 6.6 年。除运动速度外,未能观察到认知能力下降的证据。

结论:rd-WBRT 和 R-MPV 后静脉注射阿糖胞苷表现出良好的疾病控制,且神经毒性小。

- **替莫唑胺的作用是什么?**

这是个正在研究的问题,在单臂Ⅰ/Ⅱ期试验 RTOG 0227 中,诱导化学治疗(利妥昔单抗、替 莫唑胺和甲氨蝶呤)后 WBRT(36Gy/30fx,1.2Gy,bid),随后给予替莫唑胺。结果尚未公布。

- **与单纯化学治疗相比,低剂量 WBRT 能改善 PFS 吗?**

这是一个关于已完成但尚未报道的临床研究 RTOG 1114 的问题。该研究提供了利妥昔单抗、甲氨蝶呤、丙卡巴嗪、长春新碱和阿糖胞苷,随机分为低剂量 WBRT(23.4Gy/13fx)和无放射治疗,然后给予两个周期阿糖胞苷。假定增加 WBRT 可以改善 PFS,但目前这仍然是一个悬而未决的问题。

- **大剂量化学治疗加干细胞移植是否有作用?**

大剂量化学治疗加 ASCT 在 PCNSL 的早期和挽救治疗中起重要作用[17,18]。然而需要更多的试验来充分评估其疗效。两个随机试验已被设计为进一步测试 HCT + ASCT,CALGB 51101 和 IELSG 32。第一项试验为 HCT + ASCT 与非清髓性化学治疗合并。IELSG 32 是一项双重随机化试验,研究基于 MTX 的初始化学治疗及 rd-WBRT 与 HDT + ASCT 合并。

- **如何评估 PCNSL 的治疗效果?**

根据国际 PCNSL 协作组指南[10],为了评估疗效,MRI 必须在治疗结束后 2 个月内完成。如果最初为阳性,则必须完成 LP 和(或)眼科检查(表 5 – 5)。

表 5 – 5　根据国际 PCNSL 协作指南的 PCNSL 疗效标准[10]

疗效	类固醇使用	眼科检查	脑脊液	MRI
CR	无	正常	阴性	无强化
未经证实的 CR	任何一种	正常或轻微异常	阴性	无强化或轻微异常
PR	无/任一	玻璃体细胞减少/视网膜浸润	持续阳性或可疑	强化效果降低≥50%
PD	无/任一	新的眼部疾病	阳性	≥25% 增加或新病变(部位)

- **WBRT 在挽救治疗中的作用是什么?**

WBRT 为复发或难治性 PCNSL 提供了挽救性治疗方案。其他选项包括姑息化学治疗或 HDT + ASCT。

Nguyen(*JCO* 2005,PMED 15735126):评估 27 例肿瘤复发或 HD – MTX 初始化学治疗后难治性肿瘤的进展。大部分(67%)患者继续使用类固醇激素,行挽救 WBRT 加上或减去肿瘤体积变化。中位 WBRT 剂量为 36Gy(1.5Gy/fx 最常见)。5 例患者中位增加剂量为 10Gy,2 例患者接受 12 或 16Gy 的 SRS 治疗,两种方法的中位基础剂量为 36Gy。74% 的患者 WBRT 后 CR(10 例)或 PR(10 例);8 例进展或复发,中位时间为 18.8 个月。晚期神经毒性诊断 3 例,中位时间为 25 个月,没有 1 例死亡。

结论:WBRT 是抢救成功的有效方法。对于年龄较大的 PTS,至进展期使用 WBRT 可降低神经毒性发生率。

(王华丽 译　李险峰 校)

参考文献

1. Hoffman S, Propp JM, McCarthy BJ. Temporal trends in incidence of primary brain tumors in the United States, 1985–1999. *Neuro-Oncol*. 2006;8(1):27–37. doi:10.1215/S1522851705000323

2. Villano JL, Koshy M, Shaikh H, et al. Age, gender, and racial differences in incidence and survival in primary CNS lymphoma. *Br J Cancer*. 2011;105(9):1414–1418. doi:10.1038/bjc.2011.357

3. Bataille B, Delwail V, Menet E, et al. Primary intracerebral malignant lymphoma: report of 248 cases. *J Neurosurg*. 2000;92(2):261–266. doi:10.3171/jns.2000.92.2.0261

4. Schiff D, Suman VJ, Yang P, et al. Risk factors for primary central nervous system lymphoma. *Cancer*. 1998;82(5):975–982. doi:10.1002/(SICI)1097-0142(19980301)82:5<975::AID-CNCR25>3.0.CO;2-X

5. Ferreri AJM, Marturano E. Primary CNS lymphoma. *Best Pract Res Clin Haematol*. 2012;25(1):119–130. doi:10.1016/j.beha.2011.12.001

6. Taylor JW, Flanagan EP, O'Neill BP, et al. Primary leptomeningeal lymphoma. *Neurology*. 2013;81(19):1690–1696. doi:10.1212/01.wnl.0000435302.02895.f3

7. Grimm SA, McCannel CA, Omuro AMP, et al. Primary CNS lymphoma with intraocular involvement. *Neurology*. 2008;71(17):1355–1360. doi:10.1212/01.wnl.0000327672.04729.8c

8. Flanagan EP, O'Neill BP, Porter AB, et al. Primary intramedullary spinal cord lymphoma. *Neurology*. 2011;77(8):784–791. doi:10.1212/WNL.0b013e31822b00b9

9. Grisariu S, Avni B, Batchelor TT, et al. Neurolymphomatosis: an international primary CNS lymphoma collaborative group report. *Blood*. 2010;115(24):5005–5011. doi:10.1182/blood-2009-12-258210

10. Abrey LE, Batchelor TT, Ferreri AJM, et al. Report of an International Workshop to Standardize Baseline Evaluation and Response Criteria for Primary CNS Lymphoma. *J Clin Oncol*. 2005;23(22):5034–5043. doi:10.1200/JCO.2005.13.524

11. Ferreri AJM, Blay J-Y, Reni M, et al. Prognostic scoring system for primary CNS lymphomas: the International Extranodal Lymphoma Study Group experience. *J Clin Oncol*. 2003;21(2):266–272. doi:10.1200/JCO.2003.09.139

12. Abrey LE, Ben-Porat L, Panageas KS, et al. Primary central nervous system lymphoma: the Memorial Sloan-Kettering Cancer Center prognostic model. *J Clin Oncol*. 2006;24(36):5711–5715. doi:10.1200/JCO.2006.08.2941

13. Mead GM, Bleehen NM, Gregor A, et al. A medical research council randomized trial in pts with primary cerebral non-Hodgkin lymphoma: cerebral radiotherapy with and without cyclophosphamide, doxorubicin, vincristine, and prednisone chemotherapy. *Cancer*. 2000;89(6):1359–1370.

14. Shah GD, Yahalom J, Correa DD, et al. Combined immunochemotherapy with reduced whole-brain radiotherapy for newly diagnosed primary CNS lymphoma. *J Clin Oncol*. 2007;25(30):4730–4735. doi:10.1200/JCO.2007.12.5062

15. Videtic G, Woody N, Vassil A. *Handbook of Treatment Planning in Radiation Oncology*. Second edition. New York, NY: Demos Medical; 2015.

16. Ferreri AJM. How I treat primary CNS lymphoma. *Blood*. 2011;118(3):510–522. doi:10.1182/blood-2011-03-321349

17. Soussain C, Hoang-Xuan K, Taillandier L, et al. Intensive chemotherapy followed by hematopoietic stem-cell rescue for refractory and recurrent primary CNS and intraocular lymphoma: Société Française de Greffe de Moëlle Osseuse-Thérapie Cellulaire. *J Clin Oncol*. 2008;26(15):2512–2518. doi:10.1200/JCO.2007.13.5533

18. Illerhaus G, Marks R, Ihorst G, et al. High-dose chemotherapy with autologous stem-cell transplantation and hyperfractionated radiotherapy as first-line treatment of primary CNS lymphoma. *J Clin Oncol*. 2006;24(24):3865–3870. doi:10.1200/JCO.2006.06.2117

第 **6** 章

垂体腺瘤

Edward W. Jung，Nathanael J. Lee，John H. Suh

> **速览**：垂体腺瘤在普通人群可观察到约16%的发生率，但通常都是无症状的，在MRI检查或尸检中偶然被发现[1,2]。有症状的垂体腺瘤，其症状可以包括头痛、视交叉受压导致的视力损害和激素水平异常。治疗上，可以选择外科手术、药物治疗或立体定向放射外科(SRS)/分割放射治疗，以减轻视交叉的压迫并纠正激素水平异常(图6-1)。疗效的评价标准，局部控制情况以影像学的变化(肿瘤大小)来衡量，而疾病缓解或有效与激素分泌正常化相关(完全或部分)。见图6-1。

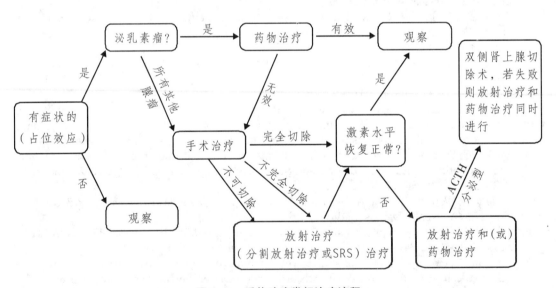

图6-1　垂体腺瘤常规治疗流程

　　流行病学：垂体腺瘤在中枢神经系统肿瘤中占10%～15%，每年确诊的病例数可达10 000。好发年龄为30～50岁，临床发病率约为3/100 000。男女发病比例为1∶1，女性垂体瘤患者多有症状，30岁以前女性发病率高，30岁后则相反，男性发病率上升。非洲裔美国人有更高的发病率，75%具有内分泌症状[2-4]。

危险因素:结直肠癌病史或家族史,手术相关性绝经[4,5]。相关综合征有多发性内分泌瘤病 1 型(垂体(25%)、甲状旁腺和胰岛细胞瘤,孤立性家族性生长激素腺瘤,Carney 综合征(皮肤着色斑病、黏液瘤、激素过度分泌、神经鞘瘤)。

解剖学:蝶鞍(蝶骨)边界:前后界是前后鞍突,上界是鞍隔(硬脑膜),侧界是海绵窦(包括颈内动脉以及第Ⅲ、Ⅳ、V 1、V 2、Ⅵ对脑神经)。垂体前叶(腺垂体)来源于胚胎学上的 Rathke 囊,而垂体后叶(神经垂体)来源于第三脑室。垂体腺瘤发生于腺垂体,其分泌促卵泡激素(FSH)、促黄体生成素(LH)、促肾上腺皮质激素(ACTH)、促甲状腺素(TSH)、催乳素(PRL)和生长激素(GH)。垂体后叶分泌催产素和抗利尿激素(ADH)。

病理学:马洛里三色染色法可以鉴别出具有内分泌功能的腺瘤。生长激素分泌型一般是嗜酸性的,促肾上腺皮质激素分泌型一般是嗜碱性的,无功能腺瘤是嫌色的[6,7]。

临床表现:由于激素分泌过多而导致内分泌疾病(表 6 - 1),占位效应(卒中)可以导致功能障碍。视交叉受压(受侵)可以导致视野缺损,即双侧偏盲、同侧偏盲或颞侧偏盲。卒中(急性出血或梗死)需要急诊手术减压治疗。海绵窦受侵可能造成脑神经麻痹。

临床处置:病史以及体格检查,以脑神经检查和视野检测为重点。

实验室检查:血常规,全面代谢检测,内分泌功能基线检测。通过测定 TSH、T3/T4、ACTH、皮质醇、PRL、胰岛素样生长因子Ⅰ(IGF - 1)水平来检测各个内分泌器官的功能状态。

正常激素水平

催乳素(PRL):<25ng/mL(大腺瘤 >100 ng/mL,30 ~ 100ng/mL 提示微腺瘤或负反馈缺失)。

生长激素(GH):无 IGF - 1 升高时应 <10ng/mL,若 GH 和 IGF - 1 同时升高而 GH 并未被高血糖所抑制,那么有 >90% 的概率存在肿瘤。

皮质醇:地塞米松抑制试验正常(皮质醇 <10ng/mL)。库欣综合征:1mg 地塞米松给药后 8 ~ 9 小时皮质醇 >10ng/mL。库欣综合征 ACTH 处于低水平,这一点与库欣病相反。

TSH:0.4 ~ 4.0mIU/L。T3/T4 升高伴有明显升高的 TSH 是垂体促甲状腺激素腺瘤(TSH)的标志性特征。

影像学:T1 加权 MRI 增强扫描,一般冠状层面显示比较清楚。与正常垂体组织相比,腺瘤内血管较少,所以在动态增强(DCE)MRI 早期表现为低信号[1]。微腺瘤直径 <1cm,大腺瘤≥1cm,巨腺瘤 >4cm,皮质腺瘤 <0.3cm。如果存在肢端肥大症则需要进行骨骼检查。

垂体肿物的鉴别

肿瘤:垂体肿瘤,颅咽管瘤,脑膜瘤,胚细胞瘤,转移瘤,胶质瘤,淋巴瘤。

良性:Rathke 囊肿,蛛网膜囊肿,动脉瘤,空蝶鞍综合征,炎性病变(肉芽肿)。

预后因素:完整切除者预后较好。海绵窦受侵的患者预后变差[8]。

Hardy 分级。0:垂体内微腺瘤,蝶鞍外观正常。I:蝶鞍大小正常而底部不对称。Ⅱ:蝶鞍扩大但底部完整。Ⅲ:蝶鞍底部局限性受侵。Ⅳ:蝶鞍底部广泛受侵[9,10]。

表6-1　垂体腺瘤亚型

催乳素瘤:是最常见的垂体腺瘤。一线治疗方案为多巴胺激动剂药物治疗[如溴麦角环肽(溴隐亭)、卡麦角林]。多数患者经药物治疗后催乳素水平会降低50%以上。80%病例肿瘤体积减小25%以上。以下情况首选外科手术治疗:压迫导致视力受损,囊性巨泌乳素瘤,垂体卒中,女性患者有怀孕需求。单独行放射治疗而未加药物治疗时,放射治疗缓解率较其他亚型垂体腺瘤低。单独SRS治疗完全缓解率(CR)为15%~50%,如果同时接受药物治疗则会在2~8年内达到40%~80%。单独分割放射治疗CR为25%~50%,而增加药物治疗后,可在1~9年达到80%~100%[9]

库欣病(ACTH):外科手术是一线治疗方案。手术后的缓解率:微腺瘤可达89%;大腺瘤为63%;而对于预期可完整切除的大腺瘤,可达81%[11]。肿瘤超出蝶鞍边界,预示着无缓解和后期复发。放射治疗在二线治疗中是首选方法。分割放射治疗后50%~80%患者达到18~42个月中位缓解时间。SRS放射治疗联合药物治疗更是达到85%~100%的缓解率,7.5~33个月ACTH水平正常的中位缓解时间[9]。双侧肾上腺切除术是挽救性治疗,会导致Nelson综合征(垂体腺瘤迅速增大、肌无力,以及促黑素导致的皮肤色素沉着)

肢端肥大症(GH):外科手术是一线治疗方案。对于手术失败的患者,50%~60%存在生长抑素类似物而导致GH/IGF-1水平下降(副作用:吸收不良性腹泻,恶心,呕吐,胆囊淤积,腹痛)。分割放射治疗和SRS治疗的缓解率相似:5~10年为50%~60%,而15年为65%~87%[9]。在其他治疗失败时,使用生长激素受体拮抗剂(培维索孟)可以降低IGF-1水平,其副作用为恶心、呕吐、流感综合征、腹泻和肝功能异常

甲状腺功能亢进(TSH):外科手术是一线治疗方案。因为TSH倾向于局部扩展生长,并且放射治疗敏感性较低,可以考虑术后行54Gy的较高剂量放射治疗。治疗还包括生长激素类似剂药物治疗,甲状腺切除术,甲巯咪唑、丙硫氧嘧啶通过抑制甲状腺过氧化物酶阻止(T3向T4转换)

垂体腺癌:非常罕见(占垂体肿瘤的0.2%)。容易转移(脑脊液转移或全身转移),平均生存期只有1.9年[1]。一线治疗药物为替莫唑胺,它同时也被用来治疗侵袭性垂体肿瘤(组织学未确定但局部侵袭性生长),手术、放射治疗和药物治疗未能控制的垂体肿瘤。低MGMT(免疫组化,非启动子甲基化)可能成为观察治疗效果的标识[12,13]

无分泌/无功能腺瘤:一线治疗方案是通过手术切除减轻压迫。术后残留或复发的病例推荐放射治疗[14]。2/3的病例预期至少达到肿瘤部分缩小。而放射治疗的10年局部控制率>90%

治疗模式

观察:多数无症状无化验指标异常的垂体腺瘤可以只进行观察。

外科治疗:除了泌乳素瘤和腺癌,手术是所有垂体腺瘤的一线治疗选择。

手术:①95%以上的病例采用经蝶骨手术(TSS)。TSS有两条入路:唇下(较老的技术)和经鼻(鼻内镜或显微镜)。内镜侵入性最小并且可以改善手术视野,可能带来更多的完整切除病例,减少并发症[15]。并发症包括死亡(1%)、脑脊膜炎、脑脊液漏、尿崩症(6%)、出血、中风、视力损害。②较大肿瘤时采用经颅入路切除。局部控制率大约为95%,短期激素水平恢复正常者可占70%~80%,长期正常者占40%。从经颅手术到显微镜TSS手术再到经鼻内镜TSS手术,自始至终不断进步的外科技术,改善了治疗结果(减少二次手术、术后出血、尿崩症、全垂体功能减退)[16]。术中MRI的应用,对显微镜TSS手术和鼻内镜TSS手

都起到了改进切除范围的作用[17]。

内科治疗：见表 6-2。

表6-2 垂体腺瘤的内科治疗

激素（比例）	激素水平	症状	治疗
催乳素（30%）	高	女性：闭经，月经稀少，不孕 男性：性欲低下或勃起障碍，溢乳，骨质疏松	卡麦角林，溴麦角环肽（溴隐亭），喹高利特
	低	产后泌乳减少	目前无治疗方案
生长激素（25%）	高	巨人症（青春期前） 肢端肥大症（青春期后）：下巴、手指、足趾骨肥厚，额部隆起，巨舌症，多汗症，肌无力，葡萄糖耐受不良（50%），性腺功能减退，心脏扩大，乏力，感觉异常，关节痛，甲状腺功能减退	奥曲肽 培维索孟注射剂（贵但更有效）
	低	婴儿和儿童期：生长不足 成人：力量、耐力、骨密度和肌肉组织丧失，记忆力减退，抑郁	重组人生长激素制剂（例如促生长激素）
ACTH（15%）	高	库欣病：向心性肥胖，高血压，葡萄糖不耐受，多毛症，皮肤易擦伤瘀斑，皮肤指纹，骨质疏松，心理学改变，性腺功能减退	酮康唑，赛庚啶，米托坦，米非司酮，美替拉酮
	低	低血糖，脱水，体重减轻，乏力，疲劳，眩晕，低血压，恶心，呕吐，腹泻	氢化可的松
TSH（1%）	高	甲状腺功能亢进，体重减低，焦虑，热耐受不良，心悸，多汗，易激惹，肌无力 甲状腺眼病	卡比马唑（甲亢平），甲巯咪唑，丙硫氧嘧啶，生长抑素类似物（奥曲肽）
	低	寒冷不耐受，便秘，体重增加，疲乏，无汗症，皮肤干燥，脆发、脆甲，不育，高催乳素血症，甲状腺肿	左甲状腺素

放射治疗

适应证：以下情况选二线治疗方案：手术未完整切除、不可切除（手术禁忌）、术后复发和（或）内科治疗抗拒。放射治疗前 1 个月应中止内科治疗并在放射治疗结束后恢复。放射治疗在药物治疗后实施可以改善治疗效果（可能因为影响细胞周期和放射敏感性）[18-21]。放射治疗的目的是控制或缩小占位效应并纠正激素水平（过程可能持续多年）。多数研究中，90%～100% 的优秀的局部控制率并不取决于放射治疗技术和肿瘤的亚型。较小的肿瘤治疗效果较好，且垂体功能减退的风险较低。SRS 治疗与分割放射治疗：因为可以快速纠正激素水平且患者依从性好，所以放射治疗首选 SRS 治疗。肿瘤直径 >3cm 或距离视交叉小于3～5 mm，为了降低视力受损的风险,推荐选择分割放射治疗[9]。两种放射治疗方式均存在较高的垂体功能降低风险(5 年为20%,10~15 年为80%)[22]。全垂体功能减退5 年发生率为5%~10%[9]。

剂量:无分泌功能的肿瘤,选择 SRS 治疗时需要14~16Gy,而具有分泌功能的肿瘤需要20Gy 或更高的剂量。

分割放射治疗:无分泌功能的肿瘤剂量为45Gy/25fx;有分泌功能的肿瘤剂量为50.4~54Gy/28~30fx。

大分割 SRS:无内分泌功能的剂量为17~21Gy/3fx,或22~25Gy/5fx;有分泌功能的剂量为17.4~26.8Gy/3fx,或20~32Gy/5fx[23,24]。

再程放射治疗的剂量:剂量为35~49.6Gy。中位剂量为42Gy,1.8~2Gy/fx[25,26]。

注意:大分割 SRS 放射治疗和再程放射治疗的剂量仍需更多的远期验证。

毒性反应:早反应:疲乏,头痛,感染,脱发,耳炎。晚反应:垂体功能减退(10 年发生率为50%)[27],放射性坏死,视力障碍和听力受损较为罕见,中风(相对危险度为2~4)[28-30],继发性恶性肿瘤(10~20 年发病率为2%)[31]。

基于循证数据的问与答

• SRS 治疗的预期疗效是怎样的?

Sheehan,University of Virginia(*J Neurosurg* 2013,PMID 23621595):回顾性研究显示,9 个中心的512 位无功能性垂体腺瘤患者接受了中位剂量16Gy 的伽马刀治疗,治疗体积为3.3cm³。70%的患者治疗前存在海绵窦受侵,33%的患者有蝶鞍上扩展,3 年局控率为98%,5 年局控率为95%,10 年局控率为85%。靶体积较小及病灶无鞍上扩展,其 PFS 也较高。SRS 治疗术后并发症包括:9.3%的患者出现脑神经功能障碍(脑神经Ⅱ:6.6%。脑神经Ⅲ:1.36%。脑神经Ⅳ:0.23%。脑神经 V:0.90%。脑神经Ⅵ:0.45%。脑神经Ⅶ:0.23%);21.1%的患者出现垂体功能减低(皮质醇:9.9%。甲状腺素:16.3%。促性腺激素:8.3%。生长激素:8.4%);1.4%的患者出现尿崩症1.4%;6.6%的患者远期继发性肿瘤;7.7%的患者远期仍需外科手术或放射治疗。

Minniti(*Radiat Oncol* 2016,PMID 27729088):92 个 SRS 治疗研究的回顾分析。生化缓解:GH(1802 例)59 个月中位随访为44%;ACTH(706 例)56 个月中位随访为48%;催乳素(610 例)49 个月中位随访为44%。局控率95%,与肿瘤亚型无关。5 年垂体功能减退发生率为24%。视神经(视交叉)最大剂量<8~10Gy 时,视神经病变比率为0%~3%。脑神经功能受损和脑组织坏死的比率<2%。

• SRS 治疗与分割放射治疗相比,出现内分泌缓解所需要的时间是否不同?

表面上看,在某些研究中,在 SRS 治疗之后激素水平的改善确实会更快一些。但也必须看到,接受 SRS 治疗的病例,肿瘤体积通常都比分割放射治疗患者的要小,而这可能会对结果产生影响。

Kong,Korea（*Cancer* 2007,PMID 17599761）:三星医学中心 125 例患者在接受分割放射治疗或 SRS 治疗后的治疗效果对比。中位完全缓解时间,分割放射治疗是 63 个月,而 SRS 治疗是 26 个月,*P* = 0.007。总体完全缓解率 2 年时是 26.2%,4 年时是 76.3%。两组有相似的局控率。

- **垂体腺瘤的质子放射治疗效果如何?**

Petit,Harvard（*Endoc Pract* 2007,PMID 18194929）:马萨诸塞总医院回顾性研究了 22 例接受质子 SRS 治疗的生长激素垂体腺瘤。所有病例前期均接受了 TSS 手术治疗。肿瘤边界中位剂量为 20CGE。6.3 年的中位随访中,PR = 95%,CR = 59%,中位完全缓解时间为 42 个月。38% 的患者出现新的垂体功能减低,需要激素替代治疗;10% 的患者发生了全垂体功能减退。没有视力相关并发症或脑坏死发生。

Petit,Harvard（*J Clin Endocrinol Metab* 2008,PMID 18029460）:马萨诸塞总医院回顾性研究了 38 例(库欣综合征 33 例,Nelson 综合征 5 例)。所有病例前期均接受 TSS 手术治疗而未接受生化治疗,4 例曾接受光子放射治疗。所有 Nelson 综合征患者前期都接受了双侧肾上腺切除术。肿瘤边界中位剂量为 20 CGE。62 个月的中位随访中,库欣综合征 CR 为 52%,Nelson 综合征 CR 为 100%。中位完全缓解时间为 18 个月。52% 的患者在 27 个月的中位时间出现新的垂体功能减低,需要激素替代治疗;6% 的患者出现全垂体功能减退。没有视力相关并发症、脑血管事件或继发性肿瘤发生。

Watson,Harvard（*IJROBP* 2014,PMID 25194666）:马萨诸塞总医院 144 例可评价的 2~5 束三维适形被动散射质子放射治疗。肿瘤边界中位剂量为 20 CGE。43 个月中位随访时 LC 为 98%。40 个月的中位时间出现新发的垂体功能减退症,且与大的治疗体积相关 (HR = 1.3,*P* = 0.004)。3 年垂体功能减退发生率为 45%,5 年为 62%。4 例发生颞叶侵犯。4.3 年中位随访期没有脑血管事件或继发性肿瘤。生化完全缓解的结果见表 6 - 3。

表6-3 分泌型垂体腺瘤质子治疗后的生化疗效

综合征	N	3 年 CR	5 年 CR	CR 中位时间
库欣综合征	74	54%	67%	32 个月
Nelson 综合征	8	63%	75%	27 个月
肢端肥大症	50	26%	49%	62 个月
泌乳素瘤	9	22%	38%	60 个月
垂体促甲状腺激素腺瘤	3	0%	33%	51 个月

● 垂体腺瘤放射治疗后发生恶性肿瘤的风险是怎样的？

Pollock, Mayo Clinic（*IJROBP* 2017, PMID 28333013）：一项 188 例伽马刀治疗的研究，肿瘤边缘中位剂量为 18Gy。8.5 年的中位随访时间内没有继发恶性肿瘤或恶变的报告（5~22.3年）。

Minniti, Royal Marsden（*J Clin Endocrinol Metab* 2005, PMID 15562021）：接受分割放射治疗的 462 例的回顾性研究中，76% 的患者接受 45Gy/25fx 的传统三野放射治疗。在 12 年中位随访时，有 11 例发生了继发性脑肿瘤[5 例脑膜瘤，4 例高级别星形细胞瘤，1 例脑膜肉瘤，1 例原始神经外胚瘤（PNET）]。10 年累积危险度为 2%，20 年累积危险度为 2.4%。对照普通人群，相对危险度为 10.5。

（耿凯 译　张文学 校）

参考文献

1. Suh JH, Chao ST, Murphy ES, Weil RJ. Pituitary tumors and craniopharyngiomas. In: Gunderson L, Tepper J, eds. *Clinical Radiation Oncology*. 4th ed. Philadelphia, PA: Elsevier; 2015: 502–520.
2. Ezzat S, Asa SL, Couldwell WT, et al. The prevalence of pituitary adenomas: a systematic review. *Cancer*. 2004;101(3):613–619.
3. McDowell BD, Wallace RB, Carnahan RM, et al. Demographic differences in incidence for pituitary adenoma. *Pituitary*. 2011;14(1):23–30.
4. Hemminki K, Försti A, Ji J. Incidence and familial risks in pituitary adenoma and associated tumors. *Endocr Relat Cancer*. 2007;14(1):103–109.
5. Schoemaker MJ, Swerdlow AJ. Risk factors for pituitary tumors: a case-control study. *Cancer Epidemiol Biomarkers Prev*. 2009;18(5):1492–1500.
6. Kovacs K, Horvath E. Tumors of the pituitary gland. In: Hartmann WH, Sobin LH, eds. *Atlas of Tumor Pathology*. Washington, DC: Armed Forces Institute of Pathology; 1986.
7. Asa SL. Tumors of the pituitary gland. In: *Atlas of Tumor Pathology*. Washington, DC: American Registry of Pathology Press; 2011.
8. Diri H, Ozaslan E, Kurtsoy A, et al. Prognostic factors obtained from long-term follow-up of pituitary adenomas and other sellar tumors. *Turk Neurosurg*. 2014;24(5):679–687.
9. Loeffler JS, Shih HA. Radiation therapy in the management of pituitary adenomas. *J Clin Endocrinol Metab*. 2011;96(7):1992–2003.
10. Di Ieva A, Rotondo F, Syro LV, et al. Aggressive pituitary adenomas: diagnosis and emerging treatments. *Nat Rev Endocrinol*. 2014;10(7):423–435.
11. Johnston PC, Kennedy L, Hamrahian AH, et al. Surgical outcomes in patients with Cushing's disease: the Cleveland clinic experience. *Pituitary*. 2017;20(4):430–440.
12. Bengtsson D, Schrøder HD, Andersen M, et al. Long-term outcome and MGMT as a predictive marker in 24 patients with atypical pituitary adenomas and pituitary carcinomas given treatment with temozolomide. *J Clin Endocrinol Metab*. 2015;100(4):1689–1698.
13. McCormack AI, Wass JA, Grossman AB. Aggressive pituitary tumours: the role of temozolomide and the assessment of MGMT status. *Eur J Clin Invest*. 2011;41(10):1133–1148.
14. Sheehan J, Lee CC, Bodach ME, et al. Congress of neurological surgeons systematic review and evidence-based guideline for the management of patients with residual or recurrent nonfunctioning pituitary adenomas. *Neurosurgery*. 2016;79(4):E539–E540.
15. Kabil MS, Eby JB, Shahinian HK. Fully endoscopic endonasal vs. transseptal transsphenoidal

pituitary surgery. *Minim Invasive Neurosurg*. 2005;48(6):348–354.

16. Linsler S, Quack F, Schwerdtfeger K, Oertel J. Prognosis of pituitary adenomas in the early 1970s and today: is there a benefit of modern surgical techniques and treatment modalities? *Clin Neurol Neurosurg*. 2017;156:4–10.

17. Pala A, Brand C, Kapapa T, et al. The value of intraoperative and early postoperative magnetic resonance imaging in low-grade glioma surgery: a retrospective study. *World Neurosurg*. 2016;93:191–197.

18. Sheehan JP, Pouratian N, Steiner L, et al. Gamma knife surgery for pituitary adenomas: factors related to radiological and endocrine outcomes. *J Neurosurg*. 2011;114(2):303–309.

19. Castinetti F, Nagai M, Dufour H, et al. Gamma knife radiosurgery is a successful adjunctive treatment in Cushing's disease. *Eur J Endocrinol*. 2007;156(1):91–98.

20. Pollock BE, Jacob JT, Brown PD, Nippoldt TB. Radiosurgery of growth hormone-producing pituitary adenomas: factors associated with biochemical remission. *J Neurosurg*. 2007;106(5):833–838.

21. Pouratian N, Sheehan J, Jagannathan J, et al. Gamma knife radiosurgery for medically and surgically refractory prolactinomas. *Neurosurgery*. 2006;59(2):255–266; discussion 255–266.

22. Molitch ME. Diagnosis and treatment of pituitary adenomas: a review. *JAMA*. 2017;317(5):516–524.

23. Iwata H, Sato K, Nomura R, et al. Long-term results of hypofractionated stereotactic radiotherapy with CyberKnife for growth hormone-secreting pituitary adenoma: evaluation by the Cortina consensus. *J Neurooncol*. 2016;128(2):267–275.

24. Iwata H, Sato K, Tatewaki K, et al. Hypofractionated stereotactic radiotherapy with CyberKnife for nonfunctioning pituitary adenoma: high local control with low toxicity. *Neuro Oncol*. 2011;13(8):916–922.

25. Schoenthaler R, Albright NW, Wara WM, et al. Re-irradiation of pituitary adenoma. *Int J Radiat Oncol Biol Phys*. 1992;24(2):307–314.

26. Flickinger JC, Deutsch M, Lunsford LD. Repeat megavoltage irradiation of pituitary and suprasellar tumors. *Int J Radiat Oncol Biol Phys*. 1989;17(1):171–175.

27. Sheehan JP, Niranjan A, Sheehan JM, et al. Stereotactic radiosurgery for pituitary adenomas: an intermediate review of its safety, efficacy, and role in the neurosurgical treatment armamentarium. *J Neurosurg*. 2005;102(4):678–691.

28. Brada M, Burchell L, Ashley S, Traish D. The incidence of cerebrovascular accidents in patients with pituitary adenoma. *Int J Radiat Oncol Biol Phys*. 1999;45(3):693–698.

29. Erridge SC, Conkey DS, Stockton D, et al. Radiotherapy for pituitary adenomas: long-term efficacy and toxicity. *Radiother Oncol*. 2009;93(3):597–601.

30. Sattler MG, Vroomen PC, Sluiter WJ, et al. Incidence, causative mechanisms, and anatomic localization of stroke in pituitary adenoma patients treated with postoperative radiation therapy versus surgery alone. *Int J Radiat Oncol Biol Phys*. 2013;87(1):53–59.

31. Minniti G, Traish D, Ashley S, et al. Risk of second brain tumor after conservative surgery and radiotherapy for pituitary adenoma: update after an additional 10 years. *J Clin Endocrinol Metab*. 2005;90(2):800–804.

第 **7** 章

三叉神经痛

Bindu V. Manyam，Vamsi Varra，Samuel T. Chao

> **速览**：三叉神经痛，也被称为"痛性抽搐"，是一种罕见的病症，其特征是面部的间歇性、衰弱性疼痛。它通常是单侧的，被描述为电感或类似电击的一种感觉[1]。一线治疗方案是抗癫痫药物，如卡马西平或奥卡西平[2]。二线治疗方案应用于药物治疗无效的患者，包括外科手段，如微血管减压术、经皮穿刺球囊微压缩术、射频神经根切断术和应用立体定向放射外科（SRS）治疗[3]。长期随访表明 SRS 治疗缓解疼痛效果良好。

流行病学：三叉神经痛是最常见的面部疼痛综合征，在美国每年发病 15 000 例[4]。男女比例为 1:1.5[5]。好发年龄为 50~70 岁[6]。

高危因素：三叉神经痛在女性中更为常见。多发性硬化症患者患三叉神经痛的风险更高。由于高血压可造成血管弯曲，被认为是三叉神经痛的危险因素，尽管这一联系尚不确定[7]。

解剖学：三叉神经（第 5 对脑神经）从脑桥中部侧方表面发出，负责面部感觉并支配咀嚼肌。三叉神经的半月神经节或 Gasserian 神经节位于颞骨岩部顶点附近的 Meckel 腔。三叉神经的三个分支是：眼神经（V1），其从眶上裂口出来，分布于角膜、睫状体、虹膜、泪腺、结膜和上面部皮肤；上颌神经（V2），穿过圆形孔分布于翼腭窝、眶下管和鼻外侧/（上唇）面部皮肤；下颌神经（V3），经卵圆孔分布于下颌骨的牙齿和牙龈、颞区皮肤、下唇、咀嚼肌和舌前 2/3 的感觉区。

病因学：病因包括三叉神经根的血管压迫（最常见）、良性肿瘤、恶性肿瘤和多发性硬化[1]。由于动脉或静脉的扩张导致的压迫为 80%~90% 病例的病因。压缩通常发生在进入脑桥的几毫米之内（也称为"根入口区"）[8]。

临床表现：头痛疾病国际分类第 3 版（ICHD-3），定义经典三叉神经痛的诊断标准至少有 3 个，单侧面部疼痛发作发生在三叉神经的一个或多个分支没有超过三叉神经分布的辐射且至少有如下 4 个特征中的 3 个：①反复出现的阵发性发作，持续时间只有几分之一秒到 2 分钟；②疼痛剧烈；③电击样、射击、刺伤或锐器痛；④至少有 3 种刺激是由对受影响一侧面部的无害刺激引起的（有些刺激可能是或似乎是自发的）。必须无神经系统缺陷的临床证据且不能被另一个 ICHD – 3 诊断所解释[1]。值得注意的是，疼痛通常在 V2 和（或）V3 分布范围内，V1 最不常见。与其他面部疼痛综合征不同，三叉神经痛通常不会致使患者从睡眠中醒来。V1 分支受刺激后还会造成流泪、结膜充血和鼻漏等自主症状。

检查：三叉神经痛可以根据所描述的典型临床特征进行诊断。应进行细致的牙科检查。MRI 检查可用于识别病因，如脱髓鞘病变、小脑脑桥角中的肿块或扩张血管。CISS 序列特别有助于识别异常血管。如果患者无法进行 MRI 检查，则可以查 CT 脑池造影。

治疗模式

观察：观察适用于症状可耐受且不频发的患者。

药物治疗：抗癫痫药物治疗是一线治疗方案[9]。超过 25% 的人药物治疗无反应，或对充分控制疼痛所需的不断增加药物剂量带来的相关毒性耐受性差。卡马西平（每日 600 ~ 800mg）是一线药物，已在 4 项随机对照试验中被证实有效[10-13]。最常见的副作用包括嗜睡、头晕、恶心和呕吐。白细胞减少症和再生障碍性贫血是罕见但更严重的并发症。二线药物包括氯硝西泮、加巴喷丁、拉莫三嗪、奥卡西平和托吡酯[9]。

手术：手术通常用于药物难以控制症状的患者[3]。

微血管减压（金标准）：除去或分离各种血管结构，通常是扩张的小脑上动脉，远离三叉神经[14]。大约 70% 的患者 10 年内是无痛的[15]。并发症风险包括 0.2% 的围术期死亡率，0.1% 的脑干梗死和 1% 的同侧听力丧失[2]。

射频神经根切断术：将热量作用于 Gasserian 神经节，被认为是选择性地消除由脱髓鞘或薄髓鞘纤维携带的疼痛冲动[16]。将热探针（60 ~ 90℃，周期为 45 ~ 90 秒）插入卵圆孔中[17]。大约 75% 的人在 14 年内无疼痛[18]。

甘油神经根阻滞术：向三叉神经池注射 0.1 ~ 0.4mL 甘油[19]，疼痛即时缓解。然而高达 92% 的患者在 6 年后出现症状复发[20]。

球囊压迫：注入 0.5 ~ 1.0mL 对比剂使 Fogarty 导管膨胀，压迫半月神经节 1 ~ 6 分钟[21]。

放射治疗

适应证：SRS 治疗是一种微创选择，对于不适合手术、药物难治性的患者而言是首选。目标是近端三叉神经根。

剂量：典型的 SRS 治疗处方剂量为单次分割 100% 等剂量线 70 ~ 90Gy，通过 4mm 射束定向作用于三叉神经进入脑桥的根部区域。辐射导致轴突变性和坏死。

毒性反应：并发症的风险包括 <10% 的面部麻木（感觉异常）和 <1% 的痛性感觉缺失[22]。Lucas 等开发了列线图来量化疼痛缓解的持久性，并证明治疗前的 Burchiel 疼痛类型（1 型，其中 >50% 的症状是发作性的；2 型，其中 >50% 的症状是持续性的），SRS 治疗后 BNI 疼痛评分，面部麻木为预期结果。1 型 Burchiel 疼痛类型的患者，SRS 治疗后的 BNI 疼痛评分低,并且无面部麻木的倾向于更持久的疼痛缓解[23]。

基于循证数据的问与答

药物治疗

• 卡马西平的结果是什么?

Wiffen(*Cochrane Database Syst Rev* 2011,PMID 21249671):对 15 例前瞻性随机研究和 629 例患有不同病因的慢性神经病理性疼痛(三叉神经痛、带状疱疹后遗神经痛等)进行 Meta 分析,其中 70% 的患者报道疼痛有一定程度的改善,需要治疗的数量(NNT)为 1.7 (1.5~2.0)。接受卡巴西平治疗的患者中有 66% 经历过至少 1 次不良事件,而安慰剂组为 27%,但未报道严重不良事件。

结论:卡马西平可有效治疗慢性神经病理性疼痛,但与较高的不良事件发生率有关。

手术

• 微血管减压术和部分感觉神经根切断术结果有何不同?

Zakrzewska(*Neurosurgery* 2005,PMID 5918947):调查了 245 名接受微血管减压术的患者和 60 名接受部分感觉神经根切断术(三叉神经切断术)的患者。接受微血管减压术患者的总体满意度为 89%,部分感觉神经根切断术患者的总体满意度为 72% ($P<0.01$)。最终满意度结果优于预期的微血管减压术的 80% 和部分感觉神经根切断术的 54% ($P<0.01$), 22% 的患者感觉部分感觉神经根切断后情况更糟。

结论:微血管减压患者的满意度高于部分感觉神经根切断术的 SRS 治疗。

SRS 治疗

• SRS 的最佳靶体积是多少? 增加治疗体积可以改善结果吗?

Flickinger,Pittsburgh/Mayo Clinic(*IJROBP* 2001,PMID 11567820):87 例接受过 SRS 治疗的患者前瞻性随机研究,其中 44 例被随机分到单中心照射组,43 例被随机分到两个中心照射组。最大处方剂量为 75Gy。平均随访 26 个月,疼痛完全缓解(应用或未应用药物)为 68%。单一和两个等中心 SRS 治疗的疼痛缓解是相同的。疼痛缓解的提高与更年轻的年龄($P=0.025$)和之前接受更少的治疗($P=0.039$)有关。并发症(麻木或感觉异常)与受照射的神经长度相关($P=0.018$)。

结论:增加治疗靶体积,治疗范围包括更长的神经并不能明显缓解疼痛,但可能增加并发症。

• 增加 SRS 治疗剂量可以改善结果吗?

Kotecha,Cleveland Clinic/Mid-Michigan(*IJROBP* 2016,PMID 27325473):对来自两

个机构的共 870 例患者回顾性研究,根据伽马刀 100% 等剂量线不同处方剂量被分为 3 组,分别为 ≤82Gy(352 例)、83 ~ 86Gy(85 例) 和 ≥90Gy(433 例)。对于 ≤82Gy、83 ~ 86Gy 和 ≥90Gy 治疗的患者,4 年疼痛反应率分别为 79%、82% 和 92%。与接受 ≥90Gy 的患者相比,接受 ≤82Gy 治疗的患者治疗失败的风险增加(HR = 2.0,P = 0.0007)。接受 ≥83Gy 的患者中出现与治疗相关的面部麻木是相似的。感觉缺失为 1%。

结论:100% 等剂量线剂量递增 > 82Gy 可能与增加疼痛缓解率和疼痛缓解持续时间有关,但代价是增加治疗相关的面部麻木。

基于直线加速器的放射外科治疗三叉神经痛的结果如何？ 增加直线加速器的放射外科剂量会改善结果吗?

Smith,UCLA (*IJROBP* 2011,PMID 21236592):对 179 名使用基于直线加速器的放射外科治疗三叉神经痛的患者进行回顾性调查。显著疼痛缓解时间平均为 28.8 个月,占 79%;疼痛缓解时间为 1.92 个月。19% 的患者在 13.5 个月时疼痛复发。在接受 70Gy 治疗、30% 等剂量线接触脑干的 28 例患者中,64% 有明显的缓解,36% 有麻木。在接受 90Gy 治疗、30% 等剂量线接触脑干的 82 例患者中,79% 有明显的缓解,49% 有麻木。在接受 90Gy 治疗、30% 等剂量线接触脑干的 28 例患者中,64% 有明显的缓解,36% 有麻木。在接受 90Gy、50% 等剂量线接触脑干治疗的 59 例患者中,88% 有明显缓解。

结论:增加照射剂量和更大的脑干受照射体积可以改善报告中患者的结果,但可能会增加麻木和三叉神经功能障碍。

- **复发三叉神经痛是否可以再次给予 SRS 治疗?**

Herman,University of Maryland (*IJROBP* 2004,PMID 15093906):对 18 例在初始治疗后中位时间 8 个月复发的患者进行再程 SRS 治疗。第一次治疗的中位处方剂量为 75Gy,第二次治疗的中位处方剂量为 70Gy。报道显示,在最初的 SRS 治疗后,疼痛反应 50% 显著、28% 良好、6% 一般和 16% 差。再次 SRS 治疗后,疼痛反应 45% 显著、33% 良好、0% 一般和 22% 差。据报道,新的或加重的面部麻木占 11%。再次 SRS 治疗使生活质量平均提高 60%。报道称,56% 的患者该治疗是成功的。

结论:再次 SRS 治疗提供了与第一次治疗相似的完全疼痛控制率且提高了生活质量。然而对于初始治疗没有反应的患者,再次 SRS 治疗无效。

- **治疗三叉神经痛最经济的方法是什么?**

Pollack,Mayo Clinic (*IJROBP* 2005,PMID 15951649):对微血管减压、甘油神经根阻滞术和 SRS 治疗的前景、成本效益对比研究。研究为三级转诊中心 153 例治疗的费用和疗效。患者接受微血管减压治疗(第 6 个月对第 24 个月为 85% 对 78%)、甘油神经根阻滞术(第 6 个月对第 24 个月为 61% 对 55%,P = 0.01)和 SRS 治疗(第 6 个月对 24 个月为 60% 对 52%,P < 0.01)。甘油神经根阻滞术与 SRS 治疗的疗效无差异(P = 0.61)。用于

甘油神经根阻滞术、微血管减压和 SRS 治疗三者每个质量调整无痛年度的平均费用分别为 6342 美元、8174 美元和 8269 美元。由于需要重复治疗，甘油神经根阻滞术的费用高于 SRS 治疗。

结论：与甘油神经根阻滞术和 SRS 治疗相比，在医学上可接受治疗的患者中，微血管减压术是最有效、最经济的治疗方法。

（张荣新 译　张文学 校）

参考文献

1. Headache Classification Committee of the International Headache Society. The international classification of headache disorders, 3rd edition (beta version). *Cephalalgia*. 2013;33(9):629–808.
2. Gronseth G, Cruccu G, Alksne J, et al. Practice parameter: the diagnostic evaluation and treatment of trigeminal neuralgia (an evidence-based review): report of the Quality Standards Subcommittee of the American Academy of Neurology and the European Federation of Neurological Societies. *Neurology*. 2008;71(15):1183–1190.
3. Bennetto L, Patel NK, Fuller G. Trigeminal neuralgia and its management. *BMJ*. 2007;334(7586):201–205.
4. Pope JE, Narouze S. Orofacial pain. In: *Essentials of Pain Medicine*. 3rd ed. Saint Louis, MO: W.B. Saunders; 2011:283–293.
5. Maarbjerg S, Gozalov A, Olesen J, Bendtsen L. Trigeminal neuralgia: a prospective systematic study of clinical characteristics in 158 patients. *Headache*. 2014;54(10):1574–1582.
6. Ritter PM, Friedman WA, Bhasin RR. The surgical treatment of trigeminal neuralgia: overview and experience at the University of Florida. *J Neurosci Nurs*. 2009;41(4):211–214; quiz 215–216.
7. Lin KH, Chen YT, Fuh JL, Wang SJ. Increased risk of trigeminal neuralgia in patients with migraine: a nationwide population-based study. *Cephalalgia*. 2015.
8. Love S, Coakham HB. Trigeminal neuralgia: pathology and pathogenesis. *Brain*. 2001;124(Pt 12):2347–2360.
9. Attal N, Cruccu G, Haanpaa M, et al. EFNS guidelines on pharmacological treatment of neuropathic pain. *Eur J Neurol*. 2006;13(11):1153–1169.
10. Campbell FG, Graham JG, Zilkha KJ. Clinical trial of carbazepine (tegretol) in trigeminal neuralgia. *J Neurol Neurosurg Psychiatry*. 1966;29(3):265–267.
11. Killian JM, Fromm GH. Carbamazepine in the treatment of neuralgia. Use of side effects. *Arch Neurol*. 1968;19(2):129–136.
12. Nicol CF. A four year double-blind study of tegretol in facial pain. *Headache*. 1969;9(1):54–57.
13. Rockliff BW, Davis EH. Controlled sequential trials of carbamazepine in trigeminal neuralgia. *Arch Neurol*. 1966;15(2):129–136.
14. Jannetta PJ. Microsurgical management of trigeminal neuralgia. *Arch Neurol*. 1985;42(8):800.
15. Barker FG, Jannetta PJ, Bissonette DJ, et al. The long-term outcome of microvascular decompression for trigeminal neuralgia. *N Engl J Med*. 1996;334(17):1077–1084.
16. Seegenschmiedt H. *Radiotherapy for Non-Malignant Disorders: Contemporary Concepts and Clinical Results*. Berlin; London: Springer; 2008.
17. Tang Y-Z, Yang L-Q, Yue J-N, et al. The optimal radiofrequency temperature in radiofrequency thermocoagulation for idiopathic trigeminal neuralgia: a cohort study. *Medicine*. 2016;95(28):e4103–e4106.
18. Taha JM, Tew JM, Jr., Buncher CR. A prospective 15-year follow up of 154 consecutive patients with trigeminal neuralgia treated by percutaneous stereotactic radiofrequency thermal rhizotomy. *J Neurosurg*. 1995;83(6):989–993.

19. Lopez BC, Hamlyn PJ, Zakrzewska JM. Systematic review of ablative neurosurgical techniques for the treatment of trigeminal neuralgia. *Neurosurgery*. 2004;54(4):973–982; discussion 973–982.

20. Deer TR, Leong MS, Buvanendran A, American Academy of Pain Medicine. *Comprehensive Treatment of Chronic Pain by Medical, Interventional, and Integrative Approaches: The American Academy Of Pain Medicine Textbook on Patient Management*. New York, NY: Springer Publishing; 2013.

21. de Siqueira SR, da Nobrega JC, de Siqueira JT, Teixeira MJ. Frequency of postoperative complications after balloon compression for idiopathic trigeminal neuralgia: prospective study. *Oral Surg Oral Med Oral Pathol Oral Radiol Endod*. 2006;102(5):e39–e45.

22. Nurmikko TJ, Eldridge PR. Trigeminal neuralgia: pathophysiology, diagnosis and current treatment. *Br J Anaesth*. 2001;87(1):117–132.

23. Lucas JT, Jr., Nida AM, Isom S, et al. Predictive nomogram for the durability of pain relief from gamma knife radiation surgery in the treatment of trigeminal neuralgia. *Int J Radiat Oncol Biol Phys*. 2014;89(1):120–126.

第 **8** 章

前庭神经鞘瘤

Jeffrey Kittel, John H. Suh

> **速览**：前庭神经鞘瘤（VS），以前称为"听神经瘤"，是一种生长缓慢的良性小脑脑桥角肿瘤，通常表现为单侧听力损失。治疗方案包括观察、显微外科切除和放射治疗[立体定向放射外科（SRS）治疗或分次照射]。SRS 治疗通常剂量规定为 12～13Gy，常规放射治疗剂量为 45～54Gy。在肿瘤控制程度方面，手术和放射治疗之间大致相当，但放射治疗对生活质量的影响较小。对应采用何种方式治疗尚无明确标准。

流行病学：VS 的发病率为 0.6/100 000～1.9/100 000，占颅内肿瘤的 8%。随着诊断成像使用率的提高，发病率也在升高。非洲裔美国患者大约有一半能够确诊，但在确诊时往往会发现更大的肿瘤[1]。诊断时的中位年龄为 50～55 岁，发病率随年龄增长而升高[1,2]。

风险因素：高龄，2 型神经纤维瘤（96% 患有 NF2，通常是双侧），1 型神经纤维瘤（5% 患有 NF1，单侧），儿童暴露于放射治疗（回顾性研究为 1.14/Gy）中[3]。有争议的因素：手机使用和暴露在噪声之中。

解剖学：VS 通常来自第Ⅷ对脑神经的前庭部分，90% 的病例中是单侧的。第Ⅷ对脑神经起源于脑桥和髓质的交界处，与面神经（第Ⅶ对脑神经）一起进入内听觉孔，然后分为前庭神经和耳蜗神经。耳蜗神经延伸到螺旋神经节并支配柯蒂器和耳蜗的螺旋器官。前庭神经延伸到前庭神经节并分裂成 3 个分支。上分支支配着椭圆囊和上部及外部半规管，下分支支配球囊，后分支支配后半规管。VS 在上、下分支中以相同的频率出现，在耳蜗神经中很少出现。它倾向于发生在神经获得神经膜细胞鞘孔的前庭区域，尽管它有时可能来自或生长到 CPA 中。

病理学：VS 由神经膜细胞的非典型增殖组成，其存在于外周神经内侧。在组织病理学上，它们与其他外周神经鞘瘤相似，由密集和稀疏细胞的交替区域组成，分别称为"Antoni A"和"Antoni B"。免疫组化显示 S100 阳性[4]。恶性病变极为罕见。

遗传学：22 号染色体上的 NF2 的双等位基因失活，产生肿瘤抑制因子梅林，在散发的 VS 患者中常见，也是 2 型神经色素沉着症中双侧 VS 的原因[5]。

临床表现：听力损失（95%，但只有 2/3 会意识到它，平均持续时间 4 年，但其中 16% 发生突发性听力损失），耳鸣（63%，平均持续时间 3 年），前庭症状（61%，通常为轻度至中度，非特异性和波动,平均持续时间 2 年),头痛(12%,最常见于枕部),三叉神经症状(9%,通常面部麻木、感觉过敏或疼痛,平均持续时间 1 年),面神经症状(6%,通常为面部无力,不太常见的味觉障碍,平均持续时间 2 年),脑干受压的其他症状(共济失调,脑积水,构音障碍,吞咽困难,声音嘶哑)并不常见[6]。House-Brackmann 和 Gardner-Robertson 量表分别是面瘫和听力丧失的常用指标(表 8 - 1 和表 8 - 2)。

表 8 - 1　House-Brackmann 面部麻痹量表[10]

Ⅰ级	正常
Ⅱ级	轻度功能障碍(轻微无力,休息时正常对称)
	中度功能障碍(明显但不是令人不安的虚弱,同步运动),在休息时具有正常的对称性
Ⅲ级	眼睛完全闭合(用力后)
	良好的额头运动
	中度严重功能障碍(明显和不良的不对称性,明显的同步性)
Ⅳ级	眼睛闭合不完全
	适度的前额运动
Ⅴ级	严重功能障碍(几乎没有察觉动作)
Ⅵ级	完全瘫痪

表 8 - 2　Gardner-Robertson 听力损失量表[11]

Ⅰ级	优秀(70%~100% 语音差异)
Ⅱ级	可用(50%~69%)
Ⅲ级	不能使用(5%~49%)
Ⅳ级	差(1%~4%)
Ⅴ级	没有

检查:病史及体格检查包括 Weber 和 Rinne 测试,引起不对称感觉神经性听力损失和中枢神经检查,听力测定;考虑脑干听觉诱发反应[脑干听觉诱发反应(BAER)或听觉脑干反应(ABR);60%~90% 敏感,对小肿瘤敏感性较低,60%~90% 特异性][7]。前庭测试并不常见。

影像学检查:增强 MRI 是诊断的金标准。如果无法行 MRI,可行具有Ⅳ级对比度的高分辨率 CT。MRI 显示在 T1 像上向脑提供等信号或略低信号,通常具有均匀的对比度增强,尽管偶尔有囊性变性[8]。经典表现是"圆筒冰激凌"形状,加宽了耳孔[9]。鉴别包括前庭神经鞘瘤、脑膜瘤、血管球瘤、室管膜瘤、面神经或三叉神经鞘瘤、表皮样囊肿及转移瘤。

预后因素:基线听力损失水平,年生长速度 > 2.5 mm,诊断延迟[12-15]。初始肿瘤大小不是预后因素[14]。年生长速度 > 2.5 mm 的患者听力保护率下降(32% 对 75%,P < 0.0001)[15]和总听力损失的中位时间减少(7.0 对 14.8 年,P < 0.0001)[14]。

自然病程: 在一项 3.2 年中位随访的 Meta 分析中,43% 显示增长,51% 显示没有增长,6% 有自发消退[16]。平均年增长率为 1 ~ 3mm。

分期: VS 不分期,但可按 Koos 分级量表分级(表 8 - 3)[17]。

表 8 - 3　VS 的 Koos 分级量表[17]

Ⅰ 级	管内
Ⅱ 级	肿瘤延伸到后颅窝,有或没有颅内成分,不接触脑干
Ⅲ 级	肿瘤延伸到后颅窝,压迫脑干,但不会从中线移位
Ⅳ 级	肿瘤延伸到后颅窝,压迫脑干,并将其从中线移位

治疗模式

观察: 对无基线听力损失和稳定性或生长缓慢的患者每 6 ~ 12 个月进行 MRI 检查。观察特别适用于患有显著并发症的老年人。治疗指征有所不同,但可包括年生长 > 2.5mm,症状发作或恶化。应对接受观察的患者进行咨询,告知他们未经治疗会有听力损失的风险。对于通过观察管理的患者的年度扫描最佳持续时间尚未达成共识,但有些人建议至少 10 年内每年 1 次扫描。

手术: 一般来说,手术对整个肿瘤的切除或复发有很好的效果,但听力保持效果不佳。当肿瘤 <1.5 ~ 2cm 时,听力最有可能被保护[18]。其他主要的并发症包括脑脊液漏、耳鸣、头痛和面瘫[19]。手术仍然是前庭神经鞘瘤最常见的治疗方法,特别是年轻患者,如较大的肿瘤,引起占位症状或头晕的肿瘤,囊性肿瘤和具有良好听力的、小的、位置良好的肿瘤[20]。切除术有 3 种主要手术方法(表 8 - 4)[20 - 22]。切除的目标是最大限度地去除肿瘤,同时尽量减少复发率。

表 8 - 4　VS 的外科技术

途径	优点	缺点
乙状窦后或枕下	最大限度地保护听力和面神经,也提供后颅窝的最佳可视化	需要小脑回缩和内耳道的硬膜内钻孔。与脑脊液漏和 HA 风险增加有关。横向内耳道可视性差
迷路	提供面部神经和前脑干的良好视野,更好地保持面部功能,手术不涉及小脑	听觉损伤是不可避免的,一些肿瘤可能难以进入,需要脂肪移植,并且乙状窦更容易受伤
颅中窝	可以暴露内耳道的外侧 1/3 操作在硬膜外进行,听力不受影响,建议用于较小的肿瘤(1.5cm)	进入后颅窝受限,需要颞部回缩,面部神经更容易受伤,有硬脑膜撕裂的可能。在高龄的患者中,可能会导致颞肌损伤的牙关紧闭

化学治疗: VS 的全身化学治疗没有作用,尽管贝伐单抗在与 2 型神经症相关的罕见恶性增长的状态中表现出反应。

放射治疗: 存在几种用射线治疗 VS 的选择。SRS 治疗(基于伽马刀或 LINAC 的放射外科手术），分次立体定向放射治疗（FSRT）和质子放射治疗已被用于治疗患者。放射治疗适用于肿瘤大小 <3~4cm 的患者[23]，或无法选择或拒绝手术的患者。

SRS 治疗：12.5~13Gy 以上的剂量与面瘫、三叉神经痛和听力丧失相关的发病率增加有关[24,25]。长期结果显示，>95% 的患者最小的发病率或对生活质量的影响最小。对听力保护的影响是有争议的，一些研究显示持续长期下降[26]，其他调查显示与正在接受观察的患者相比没有显著差异[27]。在一起 440 例长期随访中，1 例患者（0.3%）发生恶变[28]。

FSRT：治疗的范围可以从 20Gy/4fx 到 57.6Gy/32fx，而如果是大分割，则典型剂量是 25Gy/5fx，如果是常规分割，则是 45~54Gy/25~30fx。FSRT 是否优于 SRS 治疗尚存在争议，但针对较大、临近脑干需要保护的建议使用 FSRT。

治疗过程：见《放射肿瘤学治疗计划手册》第 3 章[29]。

基于循证数据的问与答

● VS 患者手术切除治疗的结果如何？

手术切除通常在技术上可实现，具有高控制率。显著并发症的风险很低。与最大安全切除患者相比，次全切除可能存在较低的并发症发生率。然而接受次全切除术的患者复发风险高于接受完全切除或近全切除治疗的患者。

Gormley，乔治华盛顿大学（*Neurosurgery* 1997，PMID 9218295）：一个单独机构接受治疗的 179 例患者的回顾性研究。中位随访 65 个月。大多数患者接受乙状窦后入路手术。其中 96% 的小肿瘤（2cm）、74% 的中等肿瘤（2~3.9cm）和 38% 的大肿瘤（4cm）患者中，House-Brackmann 术后面神经功能为 I 级或 II 级。在 48% 的小肿瘤和 25% 的中等肿瘤患者中实现了功能性听力保护（Gardner-Robertson I 类或 II 类）。脑脊液漏是最常见的并发症（15%）。2 例患者死亡（1%），1 例患者出现小脑和脑干损伤，导致永久性残疾。没有完全切除的患者（99%）复发。

Samii，汉诺威，德国（*Neurosurgery* 1997，PMID 8971819）：一项 1978—1993 年间通过枕下途径切除 VS 的 1000 个连续患者的回顾性研究。98% 的肿瘤被完全切除。面神经和耳蜗神经的解剖保存分别达到 93% 和 68%。主要神经系统并发症包括 1 例轻度瘫痪、1 例偏瘫、5.5% 脑神经麻痹、9.2% 脑脊液漏。术后 2~69 天发生 11 例死亡（1.1%）。

Carlson，Mayo Clinic（*Laryngoscope* 2012，PMID 22252688）：在单一机构接受治疗的 203 例患者的回顾性研究。中位随访 3.5 年。患者接受完全切除、近全切除或次全切除。144 例接受完全切除，32 例接受近全切除，27 例接受次全切除。12 例患者（5.9%）术后平均 3.0 年复发。5 年无复发生存率约为 91.0%。接受次全切除的患者失败的可能性是接受近全切除或完全切除的患者的 9 倍。近全切除和完全切除的患者之间没有显著差异。与具有线性模式的患者相比，在初始术后 MRI 上具有结节增强的患者具有高达 16 倍的复发风险。

Bloch，UCSF（*Otolaryngol Head Neck Surg* 2004，PMID 14726918）：在一个机构接受治疗的 79 例患者的回顾性研究。在足够随访的患者（该队列平均随访 5 年）中，33 例接受 NTR 的患者有 1 例（3%）复发，19 例接受 STR 的患有 6 例（32%）复发。

• **哪些患者应该接受 VS 手术？**

Sughrue，UCSF（*J Clin Neurosci* 2010，PMID 20627586）：VS 显微手术后听力结果的 Meta 分析，分析 49 篇文章，包括 998 名患者。随访时间从 6 个月到 7 年不等。在单变量分析中，听力保持率随年龄增长、肿瘤大小而下降（肿瘤 > 1.5cm 的患者听力保持 <37%）。通过中颅窝入路手术的患者在单变量分析中获得更好的听力结果（63% 对 47%）。在多变量分析中，肿瘤大小 > 1.5cm 和乙状窦后入路是预测可用听力丧失的独立因素。

• **SRS 治疗与观察组相比如何？**

与观察组相比，SRS 治疗对生活质量的影响有限。

Breivik，挪威（*Neurosurgery* 2013，PMID 23615094）：对接受伽马刀[113]或观察[124]的患者的前瞻性队列研究。通过转诊医生（31 例）；患者选择（26 例）；肿瘤大于 20mm 拒绝手术接受伽马刀治疗的患者，肿瘤小于 2cm 经医生确定增长（31 例）用伽马刀治疗的患者为肿瘤周围 12Gy。中位随访时间为 55 个月。76% 的观察者和 64% 的用伽马刀（无统计学差异）治疗的患者失去了可用的听力。用伽马刀治疗的患者对未来治疗的需求明显减少。各组之间的症状和生活质量没有差异。

结论：与观察组相比，伽马刀可以减缓需要进一步治疗的需要，并且似乎不会显著影响听力、症状或生活质量下降的发生率。

• **放射治疗与显微手术相比如何？**

研究表明，与显微手术切除相比，放射外科手术具有相同的肿瘤控制能力。大部分反应 SRS 治疗有更好的结果，并且对患者的生活质量影响较小。但对肿瘤的最优处理方面尚无共识。每种理想方式的患者存在重叠（具有听力的小肿瘤患者），但对于较大的肿瘤手术可能更好，特别是在具有占位效应的患者中。

Pollock，Mayo Clinic（*Neurosurgery* 2006，PMID 16823303）：前瞻性队列研究 82 例单侧 <3cm 的 VS 进行手术切除（n=36）或伽马刀（n=46）治疗。伽马刀治疗肿瘤边缘的平均剂量为 12.2Gy，平均最大剂量为 26.4Gy。中位随访 42 个月。结果：肿瘤控制对照无差异（100% 对 96%，$P=0.50$）。伽马刀治疗的患者在 3 个月（100% 对 69%，$P<0.001$）、1 年（100% 对 69%，$P<0.001$）和最近随访（100% 对 75%，$P<0.01$）时具有更好的面神经保留。伽马刀治疗的患者在 3 个月（77% 对 5%，$P<0.001$）、1 年（63% 对 5%，$P<0.001$）和最后一次随访（63% 对 5%，$P<0.001$）时听力保持较好。伽马刀治疗的患者在 3 个月、1 年和最后随访时间具有更好的身体功能、体力和更轻的疼痛程度。

结论：伽马刀或手术肿瘤控制相似，伽马刀治疗后并发症发生率相对更低。

Maniakas，Montrea（*Otol Neurotol* 2012，PMID 22996165）：对比较显微手术切除和 SRS 治疗的 16 项研究的 Meta 分析。总体而言，SRS 治疗显示长期听力保持率明显优于显微外科手术(70.2% 对 50.3%, $P<0.001$)。SRS 治疗和显微外科手术长期随访后肿瘤进展的再进展率没有显著差异(3.8% 对 1.3%)。

　　Régis, Marseille, France(*J Neurosurg* 2002, PMID 12450031):对伽马刀或显微外科切除术后随访 4 年的患者的功能结果和生活质量的前瞻性分析。接受伽马刀治疗的患者与显微外科手术相比,没有新的面部无力(100% 对 63%),没有眼部症状(49% 对 17%),治疗后无功能恶化(91% 对 61%),保持治疗后相同的专业活动(100% 对 56%),患者术前 Gardner - Robertson 1 级听力治疗后保留 1 级或 2 级听力(70% 对 37.5%)。

　　结论:副作用发生在前两年,伽马刀比显微外科手术能提供更好的功能结果。

　　● **SRS 治疗的长期结果是什么?**

　　SRS 治疗的长期结果显示出良好的局部控制。然而随着长期随访,听力保护率似乎可能继续下降。

　　Lunsford, Pittsburgh(*J Neurosurg* 2005, PMID 15662809):1987—2002 年用 GKRS 治疗的 829 例患者的回顾性研究。中位边缘剂量为 13Gy。10 年肿瘤控制率为 97%。<1% 的患者出现面部神经病变和 <3% 的患者出现三叉神经症状。50%~77% 的患者会保存听力。

　　日本 Hasegawa(*J Neurosurg* 2013, PMID 23140152):1991 年 5 月—2000 年 12 月期间用伽马刀治疗的 440 例患者的回顾性研究。中位生存时间为 12.5 年。5 年和 10 年 PFS 分别为 93% 和 92%。治疗后 10 年内没有患者失败。在多变量分析中,显著的脑干压缩、边缘剂量低于 13Gy、既往治疗经历和女性性别与 PFS 降低相关。用低于 13Gy 治疗的患者面神经保留率增加(100% 对 97%)。10 例患者发生延迟性囊性变,1 例患者发生恶变。

　　Carlson, Mayo Clinic(*J Neurosurg* 2013, PMID 23101446):在 SRS 治疗后进行长期听力测量随访,共 44 例患者的回顾性研究。SRS 治疗肿瘤周围的剂量为 12~13Gy。中位生存时间为 9.3 年。SRS 治疗后平均 4.2 年 36 名患者发生了听力障碍。Kaplan - Meier 统计 SRS 治疗后 1 年、3 年、5 年、7 年和 10 年的可用听力率分别为 80%、55%、48%、38% 和 23%。多变量分析显示,治疗前同侧纯音平均值($P<0.001$)和肿瘤大小($P=0.009$)在统计学上与听力损伤时间显著相关。

　　● **SRS 可用于较大的肿瘤(>3cm)吗?**

　　Yang, Pittsburgh(*J Neurosurg* 2011, PMID 20799863):65 例患者,髓外最大直径(中位肿瘤体积 9mL)中,肿瘤直径为 3~4cm。17 名患者(26%)此前曾接受过切除术。中位生存时间是 36 个月。两年后,7 例患者肿瘤(11%)已经生长。治疗前有一定听力的 22 例患者中的 18 例(82%)经 SRS 治疗超过 2 年后仍有一定的听力。3 例(5%)患者出现症状性脑积水并接受 VP 分流术。发生了 4 例(6%)三叉神经感觉功能障碍,并且在 SRS 治疗后发生了 1 例(2%)轻度面部无力(House - Brackmann Ⅱ级)。在单变量分析中,先前切除的患者($P=0.010$)、肿瘤体积超过 10 mL 的患者($P=0.05$)和那些患有 Koos 4 级肿瘤($P=0.02$)的患者在 SRS 治疗后肿瘤控制的可能性较小。

　　● **分次放射治疗与 SRS 治疗相比如何?**

　　与单次放射治疗相比,分次放射治疗提供了理论上的放射生物学优势,更有利于改善正常结构的保留。然而可能由于选择偏倚,SRS治疗和5次分割或更长放射治疗过程之间结果差异的证据是有限的,并且可能使听力保持的改善受到限制。

Andrews,Thomas Jefferson(*IJROBP* 2001,PMID 11483338):使用伽马刀(n = 69)或FSRT(n = 56)治疗VS的125例患者的回顾性研究。用伽马刀治疗的患者接受50%的等剂量线12Gy,用分次立体定向放射治疗照射的患者用50Gy/25fx处理。中位生存时间GKRS为119周,FSRT为115周。在GKRS和FSRT之间没有观察到肿瘤控制的差异(98%对97%)。对于1年随访时,FSRT显示出比GK更好的听力保持率(81%对33%,P = 0.0228)。其他任何副作用发生率均无差异。

Coombs,Heidelberg(*IJROBP* 2010,PMID 19604653):使用基于LINAC的SRS治疗(30例)或FSRT(172例)的202例患者的前瞻性队列研究。用SRS治疗的患者接受13Gy(按80%的等剂量线),用FSRT的患者接受中位剂量为57.6Gy/32fx。中位生存时间为75个月。在5年肿瘤对照中没有观察到差异(总体96%)。对于SRS治疗剂量低于13Gy,FSRT和SRS治疗显示出相当的听力保持(在5年时为76%)。SRS治疗剂量 > 13Gy(11例患者),听力保护明显差于FSRT。SRS治疗组发生三叉神经痛的患者均接受 > 13Gy的治疗。SRS治疗组面神经损伤率为17%,FSRT组为2%。只有一个患有SRS治疗至≥13Gy的患者出现面部无力。

结论:SRS治疗的剂量13Gy是FSRT的安全有效替代(SRS治疗的剂量13Gy安全有效,可以替代FSRT)。FSRT应用于治疗更大的病变。

Meijer,Netherlands(*IJROBP* 2003,PMID 12873685):使用基于LINAC的SRS治疗技术用单次或5次分割放射治疗处理的129例患者的回顾性研究。因为是否利用牙齿固定而选用不同的固定装置患者被分配接受单次放射治疗或5次放射治疗。单次放射治疗的患者剂量为10~12.5Gy,5次分割放射治疗的剂量按20~25Gy处理。单次放射治疗的患者年龄较大(平均年龄63岁对49岁),但组间没有其他显著差异。在5年局部控制(100%对94%)、面神经保留(93%对97%)和听力保护(75%)方面,单次放射治疗和5次分割放射治疗组的结果无显著差异(75%对61%)。5年的三叉神经保存显著不同(92%对98%,P = 0.048)。

(周琰 译   张文学 校)

参考文献

1. Babu R, Sharma R, Bagley JH, et al. Vestibular schwannomas in the modern era: epidemiology, treatment trends, and disparities in management. *J Neurosurg*. 2013;119(1):121–130.
2. Propp JM, McCarthy BJ, Davis FG, Preston-Martin S. Descriptive epidemiology of vestibular schwannomas. *Neuro Oncol*. 2006;8(1):1–11.
3. Shore-Freedman E, Abrahams C, Recant W, Schneider AB. Neurilemomas and salivary gland tumors of the head and neck following childhood irradiation. *Cancer*. 1983;51(12):2159–2163.
4. Sobel RA. Vestibular (acoustic) schwannomas: histologic features in neurofibromatosis 2 and in unilateral cases. *J Neuropathol Exp Neurol*. 1993;52(2):106–113.
5. Sughrue ME, Yeung AH, Rutkowski MJ, et al. Molecular biology of familial and sporadic vestib-

ular schwannomas: implications for novel therapeutics. *J Neurosurg.* 2011;114(2):359–366.

6. Matthies C, Samii M. Management of 1,000 vestibular schwannomas (acoustic neuromas): clinical presentation. *Neurosurgery.* 1997;40(1):1–9; discussion 9–10.

7. Doyle KJ. Is there still a role for auditory brainstem response audiometry in the diagnosis of acoustic neuroma? *Arch Otolaryngol Head Neck Surg.* 1999;125(2):232–234.

8. Schmalbrock P, Chakeres DW, Monroe JW, et al. Assessment of internal auditory canal tumors: a comparison of contrast-enhanced T1-weighted and steady-state T2-weighted gradient-echo MR imaging. *AJNR.* 1999;20(7):1207–1213.

9. DeLong M, Kaylie D, Kranz PG, Adamson DC. Vestibular schwannomas: lessons for the neurosurgeon: part I: diagnosis, neuroimaging, and audiology. *Contemp Neurosurg.* 2011;33(20):1–5.

10. House JW, Brackmann DE. Facial nerve grading system. *Otolaryngol Head Neck Surg.* 1985;93(2):146–147.

11. Gardner G, Robertson JH. Hearing preservation in unilateral acoustic neuroma surgery. *Ann Otol Rhinol Laryngol.* 1988;97(1):55–66.

12. Bakkouri WE, Kania RE, Guichard JP, et al. Conservative management of 386 cases of unilateral vestibular schwannoma: tumor growth and consequences for treatment. *J Neurosurg.* 2009;110(4):662–669.

13. Stangerup SE, Tos M, Thomsen J, Caye-Thomasen P. Hearing outcomes of vestibular schwannoma patients managed with 'wait and scan': predictive value of hearing level at diagnosis. *J Laryngol Otol.* 2010;124(5):490–494.

14. Sughrue ME, Kane AJ, Kaur R, et al. A prospective study of hearing preservation in untreated vestibular schwannomas. *J Neurosurg.* 2011;114(2):381–385.

15. Sughrue ME, Yang I, Aranda D, et al. The natural history of untreated sporadic vestibular schwannomas: a comprehensive review of hearing outcomes. *J Neurol.* 2010;112(1):163–167.

16. Smouha EE, Yoo M, Mohr K, Davis RP. Conservative management of acoustic neuroma: a meta-analysis and proposed treatment algorithm. *Laryngoscope.* 2005;115(3):450–454.

17. Koos WT, Day JD, Matula C, Levy DI. Neurotopographic considerations in the microsurgical treatment of small acoustic neurinomas. *J Neurol.* 1998;88(3):506–512.

18. Gormley WB, Sekhar LN, Wright DC, et al. Acoustic neuromas: results of current surgical management. *Neurosurgery.* 1997;41(1):50–58; discussion 58–60.

19. Samii M, Matthies C. Management of 1,000 vestibular schwannomas (acoustic neuromas): surgical management and results with an emphasis on complications and how to avoid them. *Neurosurgery.* 1997;40(1):11–21; discussion 21–13.

20. Carlson ML, Link MJ, Wanna GB, Driscoll CL. Management of sporadic vestibular schwannoma. *Otolaryngol Clin North Am.* 2015;48(3):407–422.

21. Lanman TH, Brackmann DE, Hitselberger WE, Subin B. Report of 190 consecutive cases of large acoustic tumors (vestibular schwannoma) removed via the translabyrinthine approach. *J Neurosurg.* 1999;90(4):617–623.

22. Rangel-Castilla L, Russin JJ, Spetzler RF. Surgical management of skull base tumors. *Rep Pract Oncol Radiother.* 2016;21(4):325–335.

23. Yang HC, Kano H, Awan NR, et al. Gamma knife radiosurgery for larger-volume vestibular schwannomas. *J Neurosurg.* 2011;114(3):801–807.

24. Mendenhall WM, Friedman WA, Buatti JM, Bova FJ. Preliminary results of linear accelerator radiosurgery for acoustic schwannomas. *J Neurosurg.* 1996;85(6):1013–1019.

25. Combs SE, Welzel T, Schulz-Ertner D, et al. Differences in clinical results after LINAC-based single-dose radiosurgery versus fractionated stereotactic radiotherapy for patients with vestibular schwannomas. *Int J Radiat Oncol Biol Phys.* 2010;76(1):193–200.

26. Carlson ML, Jacob JT, Pollock BE, et al. Long-term hearing outcomes following stereotactic radiosurgery for vestibular schwannoma: patterns of hearing loss and variables influencing audiometric decline. *J Neurosurg.* 2013;118(3):579–587.

27. Breivik CN, Nilsen RM, Myrseth E, et al. Conservative management or gamma knife radiosurgery for vestibular schwannoma: tumor growth, symptoms, and quality of life. *Neurosurgery.*

2013;73(1):48–56; discussion 56–47.

28. Hasegawa T, Kida Y, Kato T, et al. Long-term safety and efficacy of stereotactic radiosurgery for vestibular schwannomas: evaluation of 440 patients more than 10 years after treatment with gamma knife surgery. *J Neurosurg.* 2013;118(3):557–565.

29. Videtic GMM, Woody N, Vassil AD. *Handbook of Treatment Planning in Radiation Oncology.* 2nd ed. New York, NY: Demos Medical Publishing; 2015.

第 9 章

葡萄膜(脉络膜)恶性黑色素瘤

Gaurav Marwaha,John H. Suh,Arun D. Singh

速览:原发于葡萄膜的葡萄膜恶性黑色素瘤(UM)不同于皮肤黑色素瘤,既往以摘除眼球治疗此病,但是近些年经巩膜外敷贴近距离放射治疗成为中、小体积肿瘤的标准治疗。近距离放射治疗可以获得很好的肿瘤治疗效果,同时能够保留视力。诊断主要依靠经验丰富的眼科医生查体和超声检查,组织活检并非必须,系统检查还包括 CT 或 MRI 等排除远处转移,特别是肝转移。

治疗原则:无症状的小体积肿瘤(T1a)可以观察,等待出现症状时开始相应的治疗。中至小体积肿瘤(高度小于5mm)的最佳治疗方式是^{106}Ru 敷贴近距离放射治疗至85Gy,临床也常用^{125}I 敷贴。中体积肿瘤(高度达到1cm)最佳治疗则是^{125}I 敷贴近距离放射治疗85Gy。上述中、小体积肿瘤的局部控制率为 90%~100%,5 年总生存率高于 80%。大体积肿瘤适用眼球摘除术,局部控制率大约为 70%,5 年总生存率接近 60%。

流行病学:发病率很低(约为 0.6/100 000),美国年发病 1500~2000 例。在成年人中最常见于眼球,常见于白种人,中位发病年龄为 60 岁。

危险因素:绝大多数为散发病例,但是以下因素可能会增加发病风险:虹膜或皮肤颜色、皮肤抗晒程度、紫外线照射(有争议)、眼和皮肤黑色素细胞增多症[1-3]。

解剖学:葡萄膜后方有脉络膜,即视网膜血管支持层。脉络膜包含防光照的黑色素细胞。葡萄膜前方即虹膜和睫状体,负责调控瞳孔和晶状体。整个葡萄膜上方覆盖着巩膜,即眼球的白色纤维保护层。

病理学:黑色素细胞起源于神经嵴,虹膜颜色取决于色素沉着程度。病理类型分为梭形细胞型(预后最好)、上皮样细胞型(预后最差)和混合型(占大多数病例)。

遗传学:与原发皮肤黑色素瘤不同,UM 与 BRAF 和 BRAS 基因突变无关。UM 肿瘤(早期起源的过程即明显有 GNAQ 和 GNA11 基因突变)发生过程与 GNAQ 和 GNA11 基因突变有明显的关系,而越来越多的证据指向 BAP - 1 家族基因突变[2]。远处转移与单体性 3 号染色体和8q 扩增等多重基因改变相关。

临床表现:视觉症状,包括视物变形、视野缺损、暗点、玻璃体浮游物等,大体积肿瘤可能导致视网膜剥离,疼痛及眼炎较少见。1/3 患者没有症状。

检查:眼科医师临床检查能够诊断95%的病例[2]。检测的方法有裂隙灯、间接检眼镜、眼底照相、透照法、荧光素眼底血管造影术和超声(用于检查肿瘤高度和直径)。典型表现是视网膜下棕色圆形隆起,因为肿瘤在视网膜下腔内部膨胀生长,超声表现为底大、头圆、颈细的蘑菇形状。非典型病例考虑活检诊断,有助于判断预后[2]。鉴别诊断包括转移瘤、良性痣、血管瘤、视网膜脱离。腹部 CT 用于筛查肝转移,如果不能确诊或者需要进一步了解肝转移,建议行 MRI 检查。

预后因素:预后不良因素包括上皮样细胞类型、大体积肿瘤、睫状体受累和高龄。

自然病程:因为葡萄膜缺乏淋巴管,所以仅通过血液循环转移至肝脏、皮肤、肺等,其中肝脏转移最为常见,约占转移病例的90%。肿瘤会在放射治疗后的几年内缓慢消退。大约50%的患者能够保留有效视力(>20/200),视力受损程度主要取决于肿瘤的大小和位置,例如肿瘤大于6mm、位置靠近视神经或中央凹,提示视力受损严重。

分期:见表9-1。

表9-1　《AJCC 癌症分期手册》第8版 UM 分期

	虹膜黑色素瘤			
T1	a. 局限于虹膜,肿瘤角度范围≤90°	N	a. 区域淋巴结转移≥1 个	
			b. 无区域淋巴结转移,眼眶内肿瘤转移,且非邻近眼球	
	b. 局限于虹膜,肿瘤角度范围 >90°	M1	a. 远处转移,≤3.0cm	
	c. 局限于虹膜,继发青光眼	M1	b. 远处转移,3.0~8.0cm	
T2	a. 侵及或侵入睫状体,无青光眼	M1	c. 远处转移,≥8.0cm	
	b. 侵及或侵入睫状体和脉络膜,无青光眼	分期		
	c. 侵及或侵入睫状体和(或)脉络膜,继发青光眼	I	T1aN0M0	
T3	侵及或侵入睫状体和(或)脉络膜,且巩膜受累	ⅡA	T1b - dN0M0,T2aN0M0	
T4	a. 侵出巩膜外,最大直径≤5mm	ⅡB	T2bN0M0,T3aN0M0	
	b. 侵出巩膜外,最大直径 >5mm	ⅢA	T2c - dN0M0,T3b - cN0M0,T4aN0M0	
	脉络膜和睫状体黑色素瘤	ⅢB	T3dN0M0,T4b - cN0	
T1	a. 1 级体积,未侵及睫状体,未侵出眼球	ⅢC	T4d - eN0M0	
	b. 1 级体积,侵及睫状体	Ⅳ	任何 T,N1M0 或	
	c. 1 级体积,未侵及睫状体,侵出眼球外≤5mm		任何 T,	
	d. 1 级体积,侵及睫状体,且侵出眼球外 >5mm		任何 N、M1a - c	
T2	a. 2 级体积,未侵及睫状体,未侵出眼球			
	b. 2 级体积,侵及睫状体			
	c. 2 级体积,未侵及睫状体,侵出眼球外≤5mm			
	d. 2 级体积,侵及睫状体,而且侵出眼球外 >5mm			

(待续)

表 9-1　《AJCC 癌症分期手册》第 8 版 UM 分期(续表)

T3	a. 3 级体积,未侵及睫状体,未侵出眼球		
	b. 3 级体积,侵及睫状体		
	c. 3 级体积,未侵及睫状体,侵出眼球外≤5mm		
	d. 3 级体积,侵及睫状体,且侵出眼球外≤5mm		
T4	a. 4 级体积,未侵及睫状体,未侵出眼球		
	b. 4 级体积,侵及睫状体		
	c. 4 级体积,未侵及睫状体,侵出眼球外≤5mm		
	d. 4 级体积,侵及睫状体,且侵出眼球外≤5mm		
	e. 任何大小,侵出眼球外>5mm		

注:* 由于《AJCC 癌症分期手册》较为复杂,临床实践和多数研究使用 COMS 分期。COMS 分期简单分为 3 组:小体积肿瘤,即高度为 1~3mm,横径为 5~16mm(5 年 OS >90%);中体积肿瘤,即高度为 3.1~8mm,横径 <16mm(5 年 OS 为 80%~85%);大体积肿瘤,即高度 >8mm 或横径 >16mm(5 年 OS 为 60%)。

治疗模式

观察:适于无症状的 T1a 病变,每 3~6 个月进行眼科复查,如果肿瘤增大或出现症状,要立即开始治疗。

手术:以往眼球摘除术曾是 UM(表 9-2)的标准治疗,但是 2000 年以后经巩膜外敷贴近距离放射治疗成为中-小体积肿瘤(高度 <10mm)的一线治疗方案,与手术生存率相当,而且能够保留视力。而对于大体积肿瘤、预期放射治疗后功能保留效果差等不宜放射治疗的患者,仍采取摘除眼球联合眼眶填充的治疗方式。如果经挑选的较大体积肿瘤患者接受近距离放射治疗,为了避免治疗的毒性不良反应,可于放射治疗几周后选择性地进行碎裂与玻璃体切割术[2]。也可以挑选位于前部或大体积肿瘤进行局部切除。肿瘤已眶内蔓延(造成疼痛或失明)患者需要剜除眶内容物。

表 9-2　睫状体和 UM 的体积分级

基底直径(mm)							
>15.0					4	4	4
12.1~15.0				3	3	4	4
9.1~12.0		3	3	3	3	3	4
6.1~9.0	2	2	2	2	3	3	4
3.1~6.0	1	1	1	2	2	3	4
≤3.0	1	1	1	1	2	2	4
	≤3.0	3.1~6.0	6.1~9.0	9.1~12.0	12.1~15.0	15.1~18.0	>18.0
	高度(mm)						

化学治疗:细胞毒性药物还有伊匹单抗(CTLA4)等用于治疗Ⅳ期患者,但效果不佳。对于孤立性肝转移病灶,可采用化学治疗、局部切除、射频消融、植入放射性粒子、外放射治疗

等方法局部治疗。

放射治疗

经巩膜外近距离放射治疗:通常使用[125]I 或[106]Ru,后者在欧洲更普遍,因为剂量跌落更快,特别适用于小体积肿瘤。[125]I 和[106]Ru 的半衰期分别是 60 天和 374 天。放射性敷贴适应眼部结构,形状、大小各异。敷贴一般是镀金的,放射源被胶合或模塑在其凹槽中,眼科医生利用敷贴的周边孔将其缝合在巩膜表面,超过肿瘤边界至少 2mm。医生先环形剪开球结膜牵引缝合固定直肌,然后透照眼球和勾画肿瘤轮廓,再用敷贴模型验证位置,最后固定放射性敷贴。选择剂量率为 0.6~1.05Gy/h 的放射源,要求处方剂量达到 85Gy;如果肿瘤高度≤5mm,选择距巩膜内表面 5mm 的点计算剂量,如果肿瘤 >5mm,则选择肿瘤顶端表面[4]。敷贴保留 3~7 天,在此期间患者佩戴铅眼罩防护。治疗后眼科医生撤除敷贴,患者需要带着绷带和止痛药物回家。

质子放射治疗:一些医疗机构开展质子放射治疗(50~70CGE/5fx,7~10 天),治疗毒性可接受,但是对治疗实施的要求很高,为保证肿瘤能够准确地接受质子照射,需要眼球固定在空间的某个点上。

毒性反应:主要是近距离放射治疗引起的疼痛,眼干燥症则少见。远期反应有血管病变(主要是视盘和中央凹)、白内障(特别是前葡萄膜肿瘤)、黄斑病、视网膜病(主要发生在近距离放射治疗)、视神经病变。

其他治疗:经瞳孔热疗适合辅助于近距离放射治疗,如果单独使用,局部复发率高。放射治疗失败的病例可再程近距离放射治疗或者经瞳孔热疗[5]。

基于循证数据的问与答

小体积肿瘤

●是否所有小体积 UM 都需要治疗?

小体积肿瘤可以定期眼科检查,在随访过程中,如果肿瘤明显增大,则需要立即开始治疗。这样处理的疾病死亡率非常低,所以小体积 UM 并不需要立即开始治疗。

COMS 5 号报告(*Arch Ophthalmol* 1997,PMID 9400787)报道一项非随机前瞻性研究,包括 204 例小体积脉络膜黑色素瘤,即高度为 1~3mm、基底直径≥5 mm。中位随访 92 个月。8例在入组时即开始治疗,33% 的患者在随访过程中开始治疗。2 年肿瘤进展率为 21%,5 年为 31%。27 例患者死亡,其中 6 例源于远处转移。5 年和 8 年总生存率分别为 94% 和 85%。

结论:大多数小体积 UM 表现为脉络膜痣(66%),适合密切随访,监测肿瘤直至进展。

●选择近距离放射源类型的决定因素是什么?

[106]Ru 比[125]I 的剂量跌落更快,[106]Ru 治疗 <5mm 的肿瘤能够更好地保护邻近眼球结构,而疗效不降低。

Takiar MD Anderson, MD 等(*PRO* 2015, PMID 25423888)研究报道了 107 例近距离放射治疗 UM,其中[106]Ru 治疗 40 例,[125]I 治疗 67 例。前者 5 年局部控制率、无进展生存率、总生存率分别为 97%、94%、92%,后者则分别为 83%、65%、80%。高度≤5mm 的肿瘤,[106]Ru 治疗的 PFS 和无眼球摘除生存率均略优于[125]I($P = 0.02$, $P = 0.02$),而且放射性视网膜病变和白内障较少($P = 0.03$, $P < 0.01$)。

结论:上述两种近距离放射源治疗小体积葡萄膜黑色素瘤的局部控制率较好,但是[106]Ru 治疗毒性更低。

中体积肿瘤

● 如何比较既往标准治疗眼球摘除术和经巩膜外敷贴近距离放射治疗?

两者总生存率相同,但是近距离放射治疗能够保留眼球和视力,即使有少数病例放射治疗失败,还可行挽救性眼球摘除术。

COMS 28 号报告(*Arch Ophthalmol* 2006, PMID 17159027。表 9 - 3)报道一项前瞻性随机研究,比较[125]I 放射治疗 85Gy 和眼球摘除术的结果。包括 1317 例中体积 UM(高度≥2.5 ~ 10mm,最大基底直径 <16mm),排除中央凹、视盘、睫状体受累的病例,因为放射治疗并发症和肿瘤进展,5 年内 13% 接受挽救性眼球摘除术。

表 9 - 3　COMS 28 号研究结果

	5、12 年 OS	12 年 DMFS	[125]I 治疗组	中位视力	≥20/40 或更好	≤20/200 或更差
眼球摘除术组	81%、59%	17%	基线	20、32	70%	10%
[125]I 放射治疗组	82%、57%	21%	放射治疗后 3 年	20、125	34%	45%
P 值	NS	NS				

结论:经巩膜外敷贴近距离放射治疗的 DMFS 和 OS 与眼球摘除术相当,此研究认为前者成为标准治疗。

大体积肿瘤

● 新辅助放射治疗能否提高大体积 UM 的手术疗效?

眼球摘除术疗效较好。如果肿瘤邻近视盘,敷贴近距离放射治疗的视力保留效果也很差。COMS 15 号报告显示,新辅助放射治疗并不能提高手术疗效。

COMS 15 号报告(*Arch Ophtho* 2001, PMID 11346394。表 9 - 4)报道 1 项前瞻性随机研究,比较单纯眼球摘除术和术前外放射治疗 20Gy/5fx 的结果。1003 例大体积 UM(高度≥2mm,最大基底直径 >16mm;高度 >10mm,任何直径;高度 >8mm,距离视盘 <2mm)。术前放射治疗没有增加治疗并发症,而且局部复发率更低(0 对 5),但是远处转移更常见,如肝转

移（93%）、肺转移（24%）、骨转移（16%）。

表9-4　COMS 15 号研究结果

	5 年 OS	5 年 DSS
眼球摘除术	57%	72%
术前放射治疗 20Gy + 眼球摘除术	62%	74%
P 值	0.32	0.64

其他放射治疗方法

- 如何比较经巩膜外敷贴近距离放射治疗与外照射、重离子、带电粒子等治疗方式？

早期研究表明，总体生存率没有差异，但是治疗并发症增加。一些医疗机构使用质子治疗获得更好效果，但是没有前瞻性随机研究。

Char UCSF（*Ophthalmology* 1993，PMID 8414414）报道 1 项随机对照研究，184 例 UM（肿瘤高度 <10mm，直径 <15 mm）随机分配到氦离子治疗（剂量为 70Gy/5fx）组和 ^{125}I 经巩膜外近距离放射治疗组。与 ^{125}I 组比较，氦离子组的局部控制率更好（100% 对 83%），挽救性眼球摘除更少（9% 对 17%），生存率相近，但是前眼球并发症更多，包括眼干燥症、新生血管性青光眼、溢泪等。

Caujolle，Nice，France（*IJROBP* 2010，PMID 19910136）回顾性分析 886 例质子治疗 UM，其中 95% 为 T2～3 病变，中位随访 5.3 年，5 年和 10 年总体局部控制率为 94% 和 92%，T1、T2、T3、T4 病变的 5 年和 10 年总生存率分别为 92% 和 86%、89% 和 78%、67% 和 43%、62% 和 41%。5 年和 10 年眼球保留率为 91% 和 87%。高龄、肿瘤高度和直径及肿瘤与眼球体积比是预后不良因素。

（荣庆林 译　张文学 校）

参考文献

1. Weis E, Shah CP, Lajous M, et al. The association between host susceptibility factors and uveal melanoma: a meta-analysis. *Arch Ophthalmol.* 2006; 124(1):54–60.
2. Seregard S, Pelayes D, Singh AD. Radiation therapy: uveal tumors. In: Singh AD. *Ophthalmic Radiation Therapy: Techniques and Application.* Basel, Switzerland: Karger; 2013; 52:36–57.
3. Singh AD, Rennie IG, Seregard S, et al. Sunlight exposure and pathogenesis of uveal melanoma. *Surv Ophthalmol.* 2004;49(4):419–428.
4. Marwaha G, Macklis R, Singh AD, Wilkinson A. Brachytherapy. In: Singh AD. *Ophthalmic Radiation Therapy: Techniques and Application.* Basel, Switzerland: Karger; 2013; 52:29–35.
5. Bellerive C, Aziz HA, Bena J, et al. Local failure after episcleral brachytherapy for posterior uveal melanoma: patterns, risk factors and management. *Am J Ophthalmol.* 2017;177:9–16.

第 2 部分

头颈部肿瘤

第 10 章

口咽癌

Shireen Parsai，Nikhil P. Joshi，Shlomo A. Koyfman

速览:口咽鳞状细胞癌在美国是最常见的头颈部肿瘤。因为 HPV 感染率的增高口咽癌的发病率也呈上升趋势。此肿瘤据认为有两种病因:一种是和烟酒有关,此类型通常为 HPV 阴性;另一种类型为 HPV 阳性。按照《AJCC 癌症分期手册》第 8 版的分期系统,口咽癌可分为两种不同的疾病。这两种疾病的治疗方法相同,但是治疗方案在治疗过程中有所不同。见表 10-1。

表 10-1　口咽癌的标准治疗原则

	治疗方法
T1～2N0～1	机器人手术(或其他保功能手术),颈清,根据具体情况进行的辅助治疗(参见第 18 章)
	或根治性放射治疗
T3～4 和(或)N1～3	根治性放化疗
	或手术(适合患者),并根据具体情况进行术后放射治疗 ± 化学治疗

流行病学:2016 年据估计有 32 520 例舌及咽部癌症患者,其中 5370 例患者死亡[1]。男女发病比例大约为 4:1[2]。在美国 HPV 相关的口咽癌(OPC)发病率从 1998 年至 2004 年增长了 225%,而 HPV 阴性的 OPC 发病率则下降了 50%[3]。RTOG 早期收录的 HPV 感染率的数据为 39.5%,RTOG0219 则记录上升为 68%,到了 RTOG0522 则进一步增加至 73%[4-6]。口腔 HPV DNA 发病有两个年龄段高峰:7% 在 30～34 岁,11% 在 60～64 岁[4]。

危险因素:年龄、高危性生活(HPV+)、烟草、乙醇(HPV-)[4,7]

解剖学:口咽包括舌根、会厌谷、腭扁桃体、软腭和口咽后壁。口咽腔上壁是软腭,下壁是会厌表面的舌骨(舌表面)。舌根由外翻乳头与舌体分界。舌后 1/3 是舌根,由舌淋巴组织构成。腭扁桃体位于前后扁桃体柱组成的穹隆之间(表 10-2)。

表 10 -2 口咽边界

位置	边界
舌根(BOT)	前界轮廓乳头状,侧缘为舌腭沟,下缘由会厌谷组成。包括咽会厌和舌咽会厌皱襞
扁桃体复合体	由扁桃体前柱和后柱组成,真腭扁桃体、扁桃体窝、扁桃体柱是舌腭肌和咽腭肌表面的黏膜皱襞。扁桃体窝以咽柱为界是一个三角形区域,下界是舌骨扁桃体沟和咽会厌皱襞,侧界是咽缩肌
软腭	软腭前界是硬腭,侧界是腭咽肌,上界是咽缩肌,后界是腭咽弓,是口咽的顶壁和鼻咽的底壁
咽后壁	咽后壁邻软腭、会厌、复合扁桃后边界,下界是梨状窦侧壁,口咽后壁向下延续下咽后壁,这里是下咽的三个支脚之一

病理学:大约95%的口咽癌是鳞状细胞癌[8],其余5%为淋巴瘤、小唾液腺肿瘤(黏膜上皮癌和腺样囊性癌,见第14章)和罕见肉瘤。HPV 阳性和阴性肿瘤有不同的病理表现。HPV 阳性肿瘤通常起源于扁桃体或舌根的淋巴组织,病理更多的分化差(非角化)形态类似基底细胞。HPV 阴性的肿瘤没有发病位置的趋向性,通常为角化癌。HPV 相关性病例中90% 为 HPV16 血清型。HPV 病毒蛋白 E6、E7 分别和 P53 和 Rb 结合使肿瘤生长抑制缺失。当 E7 和 Rb 相结合,E2F 转录因子释放,细胞周期蛋白跨过 G1/S 检查点。p16 蛋白的反式表达抑制了细胞周期蛋白 D - CDK4 复合物防止细胞无限增殖的功能。过度表达的 p16 蛋白说明 HPV 已掺和进入了 DNA 中,这种 p16 蛋白可以通过免疫组化发现,HPV 掺入的 DNA 可以由荧光原位杂交(FISH)检测。p16 蛋白检测的敏感性要高于 HPV16 DNA 的检测,但是特异性要差于后者。RTOG0129 显示,19% HPV 阴性的患者 p16 +,但仅 3% p16 阴性患者 HPV16 阳性。在 HPV 流行区域,比如美国,口咽癌的 p16 阳性率很高(约为90%),但是在发展中国家或者 HPV 不常见疾病区域,p16 阳性率很低(<40%)。在 HPV 阴性的肿瘤中 EGFR 通常增强,同时预后不好[2,9](表 10 - 3)。

表 10 -3 口咽癌中 HPV 相关的因素

HPV +	HPV -
年轻	年老
不吸烟、不饮酒或少量吸烟、少量饮酒	大量吸烟或酗酒
发病率增加	发病率降低
高加索人	非高加索人
高危性生活	与性行为无关
多发病于扁桃体或口底	无位置偏好
分化差	角化
非角化	p53 突变
基底细胞样	EGFR 扩增
p16 上调	

临床表现：口咽癌最常见表现为颈部无痛性肿块，其他症状如局部浸润相关表现（包括喉咙痛、吞咽困难、痛觉缺失或由第Ⅸ对脑神经分支鼓膜支造成的耳痛）。舌体固定（不能伸舌）说明深层肌肉受侵。牙关紧闭说明翼内肌侵犯[2]。

检查：病史和体检要仔细检查头颈，其中包括对舌根的触诊、牙齿检查、神经检查、内镜检查，伴或不伴软质喉镜检查。血常规、基础代谢情况和肾功能都应检查。推荐麻醉状态下详细检查后的扁桃体切除或舌根活检作为确诊方法，但是淋巴结细针穿刺也可作为诊断手段。建议肿瘤 HPV 检测按照《NCCN 指南》方法进行，颈部强化 CT 检查对于原发肿瘤范围显示很有帮助，PET－CT 有益于分期和评价淋巴结情况。在考虑有周围神经和颅底侵犯的时候进行 MRI 检查是有作用的[2,10]。放化疗后应该在 12 周的时候做一个 PET－CT，如果显示淋巴结阳性，要进行外科手术切除。这比在放化疗后就机械地进行计划性颈清要好[11]。治疗时要考虑营养、语言、吞咽和听力等功能的评价和治疗，麻醉下的内镜检查也是推荐的。

预后因素：年龄、是否吸烟（每年 10 包或 20 包作为分层的数值）、并发症、疾病状态、分期、HPV 状态、PET 的 SUV 值等，都是预后因素[12-14]。HPV 阳性患者的分期及预后分层正快速进展（表 10－4 和表 10－5）。

自然病程：淋巴结受侵非常常见，口咽部位起源后引流至颈部第Ⅱ水平，继而向下沿颈静脉引流至第Ⅲ~Ⅳ水平。第Ⅳ和第Ⅴ水平及咽后淋巴结也可累及，但是不常见[8]。在组织学上，局部区域复发占据大部分复发类型和肿瘤相关性死亡[15]。这种情况 15－HPV 阴性患者比 HPV 阳性患者要常见得多。远处转移在这两种类型的肿瘤中发生率相似。远处常见转移部位为肺和骨骼[12,16]。

表 10－4　《AJCC 癌症分期手册》第 8 版口咽癌（p16－）分期

T/M \ N		cN0	cN1	cN2a	cN2b	cN2c	cN3a	cN3b
T1	• ≤2cm	Ⅰ						
T2	• 2.1－4cm	Ⅱ	Ⅲ	ⅣA				
T3	• >4cm • 扩展							
T4a	• 浸润¹							
T4b	• 浸润²	ⅣB						
M1	• 远处转移	ⅣC						

＊与第 7 版相比的主要变化是加入了 HPV 状态和包膜外侵（ENE），并且定义了病理分期。

注：扩展＝扩展至会厌舌面。浸润¹＝浸润至喉、舌外肌、翼内肌、硬腭或者下颌骨。浸润²＝浸润至翼外肌、翼板、鼻咽侧壁、颅骨或颈动脉鞘。

cN1，单颈淋巴结肿大（≤3cm）且 ENE；cN2a，单颈淋巴结肿大（3.1~6cm）且 ENE；cN2b，多发淋巴结肿大（≤6cm）且 ENE；cN2c，双侧或对侧淋巴结肿大（≤6cm）且 ENE；cN3a，淋巴结肿大（>6cm）不合并 ENE；cN3b，临床明显的 ENE。

pN1，单颈淋巴结肿大（≤3cm）且 ENE；pN2a，同侧单颈或对侧颈部淋巴结肿大（≤3cm）伴有 ENE 或同侧单颈淋巴结肿大（3.1~6cm）且 ENE；pN2b，同侧多发淋巴结肿大（≤6cm）且 ENE；pN2c，双侧或对侧淋巴结肿大（≤6cm）且 ENE；pN3a，淋巴结肿大（>6cm）不伴 ENE；pN3b，淋巴结肿大（>3cm）但伴有 ENE。

表 10 -5 《AJCC 癌症分期手册》第 8 版 HPV 相关口咽癌(p16 +)分期

N T/M		cN0	cN1	cN2	cN3
T1	≤2cm	I			III
T2	2.1 ~4cm				
T3	>4cm 扩展				
T4	浸润				
M1	远处转移	IV			

注释:扩展 = 扩展至会厌舌面。浸润 = 浸润至喉、舌外肌、翼内肌,硬腭或者超越上述范围。

cN1,同侧一个或多个淋巴结肿大(≤6cm);cN2,对侧或双侧淋巴结肿大(≤6cm);cN3,淋巴结肿大(>6cm)。

pN1≤4 个肿大淋巴结;pN2 >4 个肿大淋巴结。

治疗模式

手术:经典肿瘤外科中口咽癌术式包括扁桃体根治术(简单地为活检而做的扁桃体切除术对于肿瘤控制是远远不够的)、舌骨切除术(通常需要下颌骨切除术)、腭裂切除术和伴同侧或双侧颈清的咽切除术。颈清是做双侧还是单侧要看淋巴结状态和原发肿瘤的位置。因为这些在术后将会遗留功能缺陷,20 世纪 70 年代后非手术治疗成为标准并有很大发展。近几十年,微创手术比如经口微创激光手术(TLM)、经口机器人手术(TORS)减少了手术并发症,已经成为 T1 ~ 2 期和选择性 T3 期患者的标准术式(见循证医学部分)[10]。仅一项试验(RTOG7303)比较了手术联合放射治疗与根治性放射治疗,结果显示,有很少患者有相似的总生存期[17]。第 16 章术后处理有辅助放射治疗的详细介绍。彻底的颈部切除术:第 IB ~ V 水平淋巴结范围包括颈内静脉、颈外静脉、胸锁乳突肌、肩胛舌骨肌,脑神经Ⅺ及颌下腺都要受到损伤。改良颈部清扫术:清扫第 IB ~ V 水平淋巴结,但会在颈静脉区、胸锁乳突肌、肩胛舌骨肌或脑神经Ⅺ中保留一处或多处免受损伤。选择性颈清:类似改良颈清,但会保留第 IB ~ V 水平中一处或多处淋巴结区。肩胛舌骨上颈清:只切除第 I ~ Ⅲ水平。

化学治疗:对于Ⅲ~Ⅳ期仅接受根治性放射治疗的患者同步顺铂化学治疗是标准方案。同步顺铂伴随放射治疗同时进行,$100mg/m^2$,第 1、4、7 周使用(NCCN Ⅰ类证据);或使用方案 $40mg/m^2$,每周(《NCCN 指南》2B 类证据)使用[10]。对于同步放射治疗不适用铂类的患者可同步使用西妥昔单抗,西妥昔单抗和铂类使用的比较尚未有结果。西妥昔单在放射治疗前 1 周开始使用负荷量 $400mg/m^2$,随后放射治疗中每周使用 $250mg/m^2$[18]。其他一些不常用的同步方案包括卡铂/紫杉醇、顺铂/5 - FU 及 5 - FU/羟基脲。诱导化学治疗方案包括顺铂、5 - FU 和多西他赛(TPF),3 周为 1 个疗程,4 个疗程后歇 4 ~ 7 周进行单纯放射治疗或联合西妥昔单抗/顺铂的同步放射治疗[10,19]。

放射治疗

适应证:放射治疗可作为口咽癌的根治性手段或可作为术后治疗方法(见第16章术后放射治疗)。

剂量:根治性治疗标准剂量为70Gy/35fx。不同的可选择的淋巴结剂量包括56Gy/35fx,RTOG1016使用第三级低剂量50~52.5Gy/35fx照射低危淋巴结。对于临床T1~2N0~1的口咽癌患者按照RTOG0022推荐原发灶使用剂量为66Gy/30fx,选择性淋巴结区剂量为54Gy/30fx。对于HPV阳性患者的减量照射的临床研究正在进行中。

毒性反应:急性:无力、黏膜炎、吞咽困难、痛觉减退、口干、皮炎、呼吸不顺。慢性:痛觉缺失、颈部纤维化、口干症、张口困难、放射性骨坏死、甲状腺功能低下、臂丛损伤(少见,但是对于低颈大块病变者要尤为注意。)

治疗过程:见《放射肿瘤学治疗计划手册》第4章[20]。

基于循证数据的问与答

• **根治性放射治疗能否和根治性手术取得相似的肿瘤控制和生存获益?**

20世纪70年代当手术作为根治性治疗的选择时,往往要经过舌根区做下颌骨切开术,这就造成了很多功能损害,这是一个关键的问题。RTOG7303是唯一关注此问题的研究:根治性放射治疗继而因为能保留功能而成为标准的治疗方法。

Kramer,RTOG 7303(*Head Neck Surg* 1987,PMID 3449477):口咽和口腔的进展期鳞癌患者随机分入术前放射治疗、术后放射治疗和根治性放射治疗(65~70Gy)组。喉和下咽癌随机分入术前放射治疗(50Gy)和术后放射治疗(60Gy)组。结果:口腔或口咽癌患者,4年生存率各组相似(术前放射治疗组为30%,术后放射治疗组为36%,根治性放射治疗组为33%)。4年局部控制:术前放射治疗组为43%,术后放射治疗组为52%,根治性放射治疗组为38%。

结论:相对于根治性手术,根治性放射治疗是一个符合伦理的恰当的治疗选择。

• **改变剂量分割方式可以提高放射治疗疗效吗?**

众所周知,鳞癌经过加速增殖再氧合后对放射敏感,所以分次方法被认为对根治性放射治疗疗效起着重要作用。多项研究和Meta分析显示,治疗局部进展的患者改变分次方式可以改善肿瘤局部控制并提高生存期。

Horiot,EORTC22791(*Radiother Oncol* 1992,PMID 1480768。表10-6):1980—1987年前瞻性随机对照研究(PRT)包括356例患者,其中包括T2~3、N0~1口咽癌患者(排除口底癌)随机进入70Gy/35~40fx至超分割放射治疗80.5Gy/70fx两个治疗组。超分割放射治疗显示局部控制获益,对于T3N0~1患者还显示总生存获益趋势,T2患者则未见此趋势。

Fu,RTOG 9003(*IJROBP* 2000,PMID 10924966;更新 Beitler IJROBP 2014,PMID 24613816。表10-6)1073例患者PRT研究,将Ⅲ~Ⅳ期口腔癌、口咽癌、声门上喉癌、

Ⅱ~Ⅳ期舌根或下咽癌随机分为四组:①常规分割组,70Gy/35fx,2Gy/fx;②超分割放射治疗组,81.6Gy/68fx,每日 2 次,1.2Gy/fx,两次照射之间间隔 6 小时;③分段加速超分割放射治疗,67.2Gy/42fx,1.6Gy/fx,每日 2 次,两次之间间隔 6 小时,在放射治疗至38.4Gy的时候休息 2 周;④加速超分割放射治疗,同时把剂量提高至 72Gy/42fx,1.8Gy/fx,5fx/周。在最后治疗的 12 天里,对剂量提高区域额外照射 1.5Gy/fx,两次照射之间同样间隔 6 小时。主要观察终点是两年肿瘤局控情况。最早的报道是:在 23 个月的中位随访中,超分割放射治疗②和同步加量方案④都显示改善了局部控制,但在总生存上未见提高。所有三种改变分割方式的放射治疗都显示增加了急性反应,仅同步增量的方案显示增加了晚期反应。在最终的更新中,超分割放射治疗②和同步增量方案④相对于常规分割减少了 5 年局部复发,但是超分割放射治疗并未增加晚期反应。当仅使用 5 年随访超分割放射治疗能改善 OS (HR=0.81,$P=0.05$),但分析所有随访数据时则未见此种优势。

结论:对于局部进展的头颈鳞癌患者改变剂量分割方案可以改善肿瘤控制。

表 10-6　RTOG9003 结果

方案		2 年 LRC	2 年 OS
1. 常规分割	70Gy/35fx,1fx/d	46%	46%
2. 超分割	81.6Gy/68fx,2fx/d	54%*	54.5%+
3. 分割放射治疗	67.2Gy/42fx,2fx/d,间歇 2 周	47.5%	46.2%
4. 同步增量	72Gy/42fx(最后 12 天每日 2fx)	54.5%‡	50.9%

* 最初和最终报道有明显统计学意义。

+ 明显统计学意义(当限制随访 5 年时)。

‡ 与最初报告中的标准方案相比有明显统计学意义。

Overgaard,DAHANCA 6 和 7 合并分析(*Lancet* 2003,PMID14511925):将 1992—1999 年做的包括 1485 例Ⅰ~Ⅳ期鳞癌患者的两项研究合并分析,DAHANCA 6 是声门癌分割方法的研究,DAHANCA 7 是声门上喉癌、咽癌和口腔癌分割方法及放射增敏剂硝唑吗啉的研究。放射治疗剂量为 62~62Gy,2Gy/fx,同时分为每周 5 或 6 次放射治疗。加速放射治疗改善了整个 5 年肿瘤局部控制(7% 对 60%,$P=0.0005$)。但加速治疗仅有疾病特异性生存优势,总生存则未见明显改善。

结论:在丹麦每周 6 次的放射治疗成为标准,这项结果与 P16 状态无关[21]。

Bourhis,MARSH Meta 分析(*Lancet* 2006,PMID16950362):对中位随访 6 年的 15 个临床研究中 6515 例患者进行分析,大多数为口咽癌患者和喉癌患者并且 74% 的患者为Ⅲ~Ⅳ期。改变剂量分割方法后 5 年生存期有 3.4% 的明显获益($P=0.003$)。超分割放射治疗更明显,5 年达到 8%,而加速放射治疗 5 年仅达到 1.7%~2%。

结论:在头颈部肿瘤中改变剂量分割方法尤其是超分割放射治疗可以改善总生存。

● 化学治疗是否在常规分割放射治疗基础上增加获益？

Adelstein，H&N 各组分析（*JCO* 2003，PMID 12506176。表 10 – 7）：1992—1999 年被计划的 362 例Ⅲ～Ⅳ期无法手术的鳞癌患者中的 271 例前瞻性随机对照研究（所有部位除了窦、鼻咽或唾液腺起源的肿瘤）随机分为：①仅放射治疗（70Gy/35fx）；②顺铂联合放射治疗（100mg/m^2，第 1、4、7 周化学治疗）；③分段放化疗（第一阶段：顺铂 75mg/m^2 联合 5 – FU1000mg/m^2，4 周方案，同时给予 30Gy/15fx 放射治疗。之后外科评价，如果疾病 CR 或无法手术切除则给予 30～40Gy 照射，同时给予第三周期化学治疗）。入组缓慢试验提前结束。放化疗组 3 年总生存（②组）优于①或③。②组中 89% 的患者发生了 3～5 级毒性反应。

结论：常规分割放射治疗增加顺铂可以改善总生存。

表10 – 7　头颈协作组结果

	CR	3 年 OS	3～5 级毒性反应
方案 A：放射治疗	27.4%	23%	52%
方案 B：放化疗	40.2%	37%*	89%*
方案 C：间歇放化疗	49.4%*	27%	77%*

*与①方案比较有明显统计学意义。

Calais，GORTEC 94 – 01（*JNCI* 1999，PMID 10601378；*Denis JCO* 2004 PMID 14657228）：226 例Ⅲ～Ⅳ期口咽鳞癌患者的前瞻性随机对照研究分为根治性放射治疗（70Gy/35fx）伴或不伴同步顺铂和 5 – FU 3 个疗程的化学治疗。OS（22% 对 16%）、DFS（27% 对 15%）和局部控制（48% 对 25%）均在统计学上有明显提高，3 级或更高级别的晚期反应同步组仅 30% 患者发生，单纯放射治疗组发生率为 56%（*P* = 0.12）。

结论：化学治疗可以改善生存，并不增加晚期毒性。

● 化学治疗对使用超分割放射治疗患者是否增加获益？

尽管超分割放射治疗相较常规分割放射治疗有益，化学治疗仍有益。

Brizel，Duke（*NEJM* 1998，PMID9632446）：116 例头颈 T3～4N0～3 期头颈鳞癌（和 T2N0 舌根癌）患者的前瞻性随机对照研究采用 75Gy/60fx，每日 2 次，随机分为不伴同步化学治疗和伴同步顺铂（60mg/m^2）和 5 – FU（600mg/m^2），第 1、6 周使用。中位随访 41 个月，3 年总生存化学治疗组为 55%，单纯放射治疗组为 34%（*P* = 0.07）。局部控制提高（44% 对 70%，*P* = 0.01）。毒性两组相似。

结论：化学治疗可以增加超分割放射治疗获益，并未增加毒性。

Bourhis，GORTEC99 – 02（*Lancet Oncol* 2012，PMID 22261362）：Ⅲ～Ⅳ期头颈鳞癌患者 3 臂前瞻性随机对照研究随机分为：常规放化疗组（70Gy/35fx，伴卡铂，5 – FU 化学治疗），加速放化疗组（70Gy/6 周，伴卡铂，5 – FU 化学治疗）或单纯快速放射治疗（64.8Gy/

36fx,每日2次,3.5周完成)。常规放化疗组和加速放化疗组 PFS 相似($P = 0.08$)。常规放化疗组相比较单纯快速放射治疗组改善了 PFS($P = 0.04$)。

　　结论:单纯加速放射治疗不能弥补不伴化学治疗的优势。

　• 超分割放射治疗是否能增加放化疗的获益?

　　这个问题是上一个问题的反向问法,早期的 GORTEC99 – 02 已经部分解释,但是 RTOG 又在此进行了研究(尽管 RTOG0129 并没有重要发现)。

　　Nguyen-Tan,RTOG 0129(*JCO* 2014,PMID25366680):721 例口腔、口咽、喉和下咽鳞癌患者在前瞻性随机对照研究接受标准 70Gy/35fx/7 周放射治疗(常规分割)或 72Gy/42fx/6 周且同步增量的方案(RTOG9003 早期方案),两组均接受了顺铂 $100mg/m^2$,3 周方案化学治疗(加速治疗组化学治疗 2 周期,常规方案组 3 周期),中位随访 7.9 年,两组在各个观察终点(OS、PFS、LRC 或 DM 远处转移)未见差异。

　　结论:在同步化学治疗时使用加速放射治疗无获益。

　• 放化疗的总结是怎样的?

　　Pignon,MACH-NC Meta 分析(*Lancet* 2000 PMID10768432;更新:*Radiother Oncol* 2009,PMID 19446902,按疾病部位:Blanchard *Radiother* Oncol,PMID 21684027):对 93 个试验中 17 000例患者做的患者层面的 Meta 分析显示,增加化学治疗可以将 5 年 OS 增加达到 4.5%。同步放化疗组显示绝对的生存获益,5 年 OS 达到 6.5%;诱导化学治疗 2.4%,70 岁以上的患者未见 OS 获益,同步和诱导化学治疗提高了远地控制(HR = 0.73 和 0.88,$P = 0.0001$ 和 0.04,两者相互比较时未见不同。)。

　• 单纯放射治疗加用西妥昔单抗能否获益?

　　与单纯放射治疗相比,作为 EGFR 拮抗剂西妥昔单抗可以抑制头颈肿瘤并且提高 OS。

　　Bonner(*NEJM* 2006,PMID 16467544;更新:Bonner Lancet Oncol 2010 PMID 19897418):1999—2002 年 424 例Ⅲ~Ⅳ口咽、下咽或喉鳞癌患者随机分为单纯放射治疗(三个方案,每日照射、每日 2 次和同步加量)或者放射治疗联合西妥昔单抗,放射治疗前 1 周负荷量为 $400mg/m^2$,放射治疗中每周使用 $250mg/m^2$。主要观察终点是局部控制。西妥昔单抗可以改善局部控制和总生存(中位生存期:29 个月对 49 个月,$P = 0.03$)。除了药物注射反应和痤疮样皮疹两组未见毒性不同。深度分析未见预后和 HPV 相关[22]。患者加用西妥昔单抗治疗出现 2 度和更高级的痤疮样皮疹的生存期要好于没有产生皮疹的患者。

　　结论:西妥昔单抗相比较单纯放射治疗可以提高 OS。

　• 顺铂再加西妥昔单抗能否提高 OS?

　　Ang,RTOG 0522(*JCO* 2014,PMID 25154822):891 例Ⅲ~Ⅳ期头颈肿瘤患者随机分为放射治疗加顺铂组或放射治疗加顺铂和西妥昔单抗。结果发现,西妥昔单抗并不能改善 OS、DFS、LRC 或 DM,仅仅增加了毒性。EGFR 的表达并不能预测预后情况。

　　结论:顺铂加西妥昔单抗并没见获益。

● 同步西妥西单抗相较顺铂是不是疗效相当且毒性较小?

RTOG1016 是一个Ⅲ期非劣效性临床研究,就是比较西妥昔单抗和顺铂,观察西妥昔单抗是不是毒性更小,结果尚未公布。意大利的一项Ⅱ期研究是唯一研究证据。

Magrini, Italy (*JCO* 2016, PMID 26644536):Ⅲ ~ ⅣB 口腔、口咽、下咽或声门上喉癌的Ⅱ期临床研究随机分入每周顺铂或每周西妥昔单抗。主要研究终点是患者对治疗的顺应性(放射治疗中断、药物减量、药物引起的副作用及治疗不连续)。入组 70 例患者后结束入组,4 例应用西妥昔单抗的患者在放射治疗中需要中断放射治疗 > 10 天,而顺铂组则没有($P = 0.05$)。3 级毒性西妥昔单抗组为 59% ,顺铂组为 53% 。肿瘤治疗结果相似。

结论:两组相似疗效,毒性反应不同但相似。需要更多的研究再深入探讨。

● 诱导化学治疗能否通过减少远处转移来提高生存?

这个题目已经广泛研究并且还在争论中。TPF 是主要推荐的诱导化学治疗方案,相比较同步化学治疗诱导化学治疗的优越性尚未被确认。

Vermorken, TAX 323 (*NEM* 2007, PMID 17960012):358 例Ⅲ ~ Ⅳ头颈肿瘤患者前瞻性随机对照研究,患者接受 4 个疗程顺铂/5 - FU 伴或不伴多西他塞的诱导化学治疗,后续行放射治疗。结果发现 TPF 生存获益(中位生存期 14.5 个月对 18.8 个月)。

结论:TPF 方案可作为诱导化学治疗方案。

Posner, TAX324 (*NEJM* 2007, PMID17960013;更 新:*Lorch Lancet Oncol* 2011, PMID 21233014):这项研究和上一项研究相似,关键的不同点是化学治疗的周期数和增加了同步化学治疗。501 例Ⅲ ~ Ⅳ头颈肿瘤患者随机接受了 3 个疗程诱导化学治疗[顺铂/5 - FU (PF)],加或不加多西他塞(TPF),接下来进行放射治疗同步卡铂化学治疗。更新数据显示,仍见持续的生存获益。(中位生存期 34.8 个月对 70.6 个月)。

结论:TPF 方案可作为诱导化学治疗方案。

Haddad, PARADIGM (*Lancet Oncol* 2013, PMID23414589):T3 ~ 4 或 N2 ~ 3 鳞癌患者前瞻性随机对照研究,比较接受 3 个疗程 TPF 诱导化学治疗后接受多西他塞或顺铂的同步放化疗与单纯 2 个疗程 $100mg/m^2$ 的顺铂的同步放化疗。试验入组 145 个患者后就提前关闭,发现两组 OS 和 PFS 没有区别,诱导化学治疗组更多出现发热性中性粒细胞降低。

结论:诱导化学治疗相较同步顺铂化学治疗未见获益。

Cohen, DeCIDE (*JCO* 2014, PMID 25049329):前瞻性随机对照研究:N2 ~ 3 期头颈肿瘤患者治疗采用同步放化疗(多西他塞、5 - FU 和羟基脲)或 2 个疗程 TPF 方案诱导化学治疗后再采用相同的同步放化疗。放射治疗方案采用 74 ~ 75Gy,每日照射 2 次。因为入组缓慢研究提前关闭,在研究中共有 285 名患者,中位观察时间为 30 个月。两组在总生存、无复发生存或远处无转移生存期指标上未见差异。

结论:TPF 不能常规推荐用于 N2 ~ 3 期患者。

● 哪一种扁桃体癌可以使用单侧放射治疗?

O'Sullivan 发表了一些经典试验,对于 T1 ~ 2N0 小于 1cm 质软或仅侵犯较浅舌基底的单侧扁桃体癌做单侧放射治疗是安全的。接下来的一系列试验将适应证扩展为确诊单侧阳性淋巴结的患者,但这还存在争议[23-25]。最新研究(NRG HN-002)推荐单侧放射治疗(小于1cm,质软,舌基底微侵犯),伴淋巴结微转移(N0-2a,无包膜外侵)的cT1~3扁桃体癌及N2b患者的单侧放射治疗要限制在不伴包膜外侵的第Ⅱ水平。

O'Sullivan,Princess Margaret(*IJROBP* 2001,PMID 11567806):一项1970—1991年228例扁桃体区肿瘤患者(84% T1~2,58% N0)接受单侧放射治疗的回顾性研究,结果对侧失败的发生率是3.5%,包括T1 0%(0/67)、T2 1.7%(2/118)、T3 10%(3/30)、T4 0%(0/7)。肿物侵及软腭中线1/3或舌根的时候危险度大于10%(通常当颈部亚临床病灶危险度小于10%的时候,因为放射治疗并发症的原因尤其是唾液腺的损伤不建议做颈部选择性淋巴结区的照射)。

结论:对于扁桃体癌距中线大于1cm的行单侧放射治疗是适合的,当病变侵及舌根时行单颈放射治疗则属于禁忌证了。

Huang,Princess Margaret(*IJROBP* 2017,PMID 28258895):1999—2014年379名T1~2N0~2b扁桃体癌患者接受单颈放射治疗的回顾性研究,患者按照HPV进行分层。中位随访时间为5.3年。HPV+和HPV-两组患者局部控制统计学上未见明显差异。5年对侧颈部失败率2%。

结论:部分T1~2N0~2b扁桃体癌患者接受单颈放射治疗无论HPV状态如何效果同样好,当病变侵犯软腭小于1cm或者舌根未受侵及的时候可以考虑单颈照射。但当考虑有深层浸润的时候则应慎重。

- **什么情况下照射第ⅠB和第Ⅴ水平是必要的?**

如果影像学上未见周围侵犯的T1~2的口咽癌患者不照射第ⅠB和第Ⅴ水平是安全的。

Sanguineti,Johns Hopkins(*IJROBP* 2009,PMID 19131181):对103名T1~2患者CT显示颈部占位做颈部淋巴结切除的回顾性研究。整体上,当CT显示阴性的时候,第ⅠB、第Ⅳ和第Ⅴ水平的受侵概率分别为3%、6%和1%。即使病理证实第Ⅱ~Ⅳ水平阳性的时候,第ⅠB和Ⅴ水平受侵概率小于4%。当第Ⅲ水平未受侵的时候第Ⅳ水平受侵概率为5%,而当第Ⅲ水平受侵的时候第Ⅳ水平也受侵的概率则达到11%。

结论:第ⅠB和第Ⅴ水平淋巴结是低危淋巴结区,临床分期为T1~2的患者可不进行这两组淋巴结区照射。

Sanguineti,Johns Hopkins(*Acta Oncol* 2014,PMID 24274389):回顾性研究:1998—2010年间91例HPV阳性口咽癌患者,临床考虑颈部淋巴结转移进行了单侧颈部清扫术。病理学回顾并确认了颈部亚临床病灶情况(没有颈部CT资料)。第ⅠB和第Ⅴ水平亚临床病灶共同危险度小于5%,而第Ⅳ水平则为6.5%(95% CI为3.1~9.9)。当同侧除第ⅠB水平外有2个淋巴结出现转移则第ⅠB水平亚临床转移率大于5%。第Ⅲ水平淋巴结无转移,而第Ⅳ水平有微转移的概率小于5%。因为第Ⅴ水平发生转移的概率低,尚没有有效的预测因素。

结论:当出现第ⅠB水平外2个或多个淋巴结转移时要进行第ⅠB水平照射;第Ⅲ水平淋巴

巴结是阴性的时候,第Ⅳ水平可以不进行照射。

●在美国有哪些试验说明 IMRT 治疗口咽癌有优势?

IMRT 已经是头颈部肿瘤的推荐治疗方法,RTOG0022 是一个多中心的试验,目的是验证治疗的有效性和安全性。这个试验也证实了单纯放射治疗治疗 T1～2N0～1 口咽癌的预后很好。

Eisbruch,RTOG 0022(*IJROBP* 2010,PMID19540010):这是 RTOG 第一个证实了 IMRT 的有效性和安全性的多中心试验。这是一个前瞻性Ⅱ期研究。69 名 T1～2N0～1 口咽癌入组,单独使用放射治疗治疗,66Gy/30fx。2 年局部复发率为 9%,局部复发率在一些具有大的偏差的患者中增加:具有大偏差的为 50%,没有偏差的为 6%($P=0.04$)。

结论:IMRT 仅有较小的急性和晚期毒性,选择 IMRT 是可行的,IMRT 并未增加局部未控率。

●经口机器人手术效果如何? 适应证有哪些?

经口机器人手术(包括经口激光显微外科)已经改变了口咽癌外科手术的并发症。2009 年 FDA 批准 T1～2 期口咽癌可以使用达·芬奇机器人手术,《NCCN 指南》推荐对于特定患者可以将机器人手术作为一种选择[10]。来自宾州医学院、华盛顿医学院、梅奥诊所、斯坦福医学院和西奈山医院的临床结果已经证实机器人手术的安全性和有效性[26-33]。随着对比数据的增加,机器人手术仍然是医疗机构和外科医生的可靠助手。

●HPV 阳性肿瘤与 HPV 阴性肿瘤表现不同吗?

HPV 阳性口咽癌已被分类为特征独特的疾病。

Ang,RTOG 0129(*NEJM* 2010,PMID 20530316):RTOG 0129 回顾性分析了 HPV 的意义(参见 Nguyen－Tan 2014)。HPV 的状态是经过 HPV 的 FISH 检测和 p16 的免疫组化两种方法共同确认的。64% 的患者 HPV 阳性,3 年总生存明显高于阴性患者(82% 对 57%,$P<0.001$)。3 年局部复发率也低于阴性患者(13.6% 对 35.1%,$P<0.001$)。是否吸烟和淋巴结状态是预后因子。对于以 HPV 状态、吸烟情况和 TNM 分期分成三类 OS 的递归划分分析(RPA):低危型(HPV 阳性,年吸烟≤10 包或 HPV 阳性,年吸烟>10 包且 N0～2a)、中间型(HPV 阳性,年吸烟>10 包且 N2b～3 或 HPV 阴性,年吸烟≤10 包且 T2～3)和高危型(HPV 阴性,年吸烟≤10 包且 T4 病变或年吸烟>10 包)。

结论:这项研究确定了 HPV 状态对于口咽癌预后的影响。

Fakhry,RTOG 2nd Analysis(*JCO* 2014,PMID 24958820):RTOG0129 和 0522 两项分析主要针对口咽局部进展期鳞癌经过初始治疗后失败的患者(206 例 HPV 阳性,117 例 HPV 阴性)。研究疾病进展后 HPV 状态对于生存的影响。p16 阳性患者中位进展时间为 8.2 个月,p16 阴性为 7.3 个月。55% 的患者仅存在局部复发,40% 的患者仅存在远处转移,5% 的患者两种情况均存在。疾病进展后中位随访 4 年,与 p16 阴性患者对比,p16 阳性患者在疾病进展后有更好的总生存(2.6 年对 0.8 年)。疾病进展后姑息手术可以降低死亡风险。

结论：p16 状态并不影响复发类型（两者有相似的疾病进展时间和进展部位），但是 p16 阳性患者在疾病复发后有更好的生存。

O'Sullivan, Princess Margaret（*JCO* 2013, PMID23295795）：505 例口咽癌患者的回顾性研究。382 例 HPV 阳性患者，尽管 OS、LC（94% 对 80%）和局部控制（95% 对 82%）较好。远处控制率相似（90% 对 86%）。对于远处控制的 RPA 分级为 4 类：HPV 阳性低危型（N0 ～ N2c 和 T1 ～ 3）、HPV 阳性高危型（N0 ～ 2c 和 T4 或 N3）、HPV 阴性低危型（N0 ～ 2c 和 T1 ～ 2）或 HPV 高危型（N0 ～ 2c 和 T3 ～ 4 或 N3）。化学治疗可以降低 N2b ～ 2c HPV 阳性低危型患者的远处转移。

结论：对于 T1 ～ 3N0 ～ 2a 远处转移低危的 HPV 阳性患者可以降低治疗强度。

- **对 HPV 阳性患者是否可以降低治疗强度？**

对低危 HPV 阳性患者的标准治疗方案还没有确立，但是已有一些研究正在进行，包括已经完成的 NRG HN－002。

Chera, UNC/UF/Rex Trial（*IJROBP* 2015, PMID26581135）：前瞻性临床Ⅱ期研究纳入的是 T0 ～ 3N0 ～ 2c，年吸烟 ≤ 10 包或者年吸烟为 10 ～ 30 包但戒烟已大于 5 年的 HPV 阳性患者。患者接受了 60Gy/30fx 放射治疗，同步每周顺铂 30mg/m² 化学治疗。治疗结束后的 6 ～ 14 周内患者接受手术评估，所有患者均在肿瘤原发部位穿刺病理，如果结果阳性，则要接受经口手术。主要研究终点是 pCR，目标也是取得的 pCR 率不能与 RTOG 0129 87% 的结果有明显区别。结果是 pCR 率为 86%，6 例部分缓解，除 1 例外其他患者均达到原发部位（取材 1mm）pCR，其他患者则存在小的阳性淋巴结。

结论：对于低危 HPV 阳性患者降低关注程度似乎是安全的，进一步的临床试验仍在进行中。

Marur, ECOG 1308（*JCO* 2017, PMID 28029303）：Ⅱ期临床研究涉及 80 名患者，评价患者经过新辅助化学治疗后取得临床完全缓解，选择 HPV 阳性的口咽癌患者接受目标为减少晚期并发症的低强度治疗。入选标准：Ⅲ ～ Ⅳ期，T1 ～ 3N0 ～ 2b 的口咽癌患者，p16 ＋ 或 HPV 阳性，年吸烟 ≤ 10 包。治疗采用顺铂、多西他赛和西妥昔单抗为方案的 3 个疗程的诱导化学治疗，如果原发部位临床缓解，将接受 IMRT 放射治疗 54Gy，同步每周使用西妥昔单抗。如果原发部位或淋巴结仅部分缓解，对于该部位将接受 69.3Gy 的放射治疗，同时行西妥昔单抗治疗。主要研究终点是 2 年无进展生存（PFS），80 例患者中的 56 例（70%）原发部位临床缓解，并且接受了低剂量放射治疗。这些患者的两年的 PFS 为 80%。12 个月时，接受放射治疗剂量 ≤ 54Gy 的患者很少出现吞咽固体食物困难（40% 对 89%，$P < 0.11$）或者营养障碍（10% 对 44%，$P < 0.025$）。减量照射失败的 9 例患者中的 8 例发生在局部。

结论：对于诱导化学治疗发生疗效的患者中 HPV 相关预后好的部分接受减量放射治疗合并同步西妥昔单抗治疗，可以改善吞咽功能和营养状态。

Chen, UCLA(*Lancet Oncol* 2017, PMID 28434600) : 活检确认Ⅲ~Ⅳ期 HPV 阳性的口咽癌Ⅱ期单臂临床研究, 患者均接受卡铂/紫杉醇化学治疗 2 个疗程, CR 或 PR 的患者接受 54Gy/27fx 的放射治疗, 未达 PR 的患者接受 60Gy/30fx 的放射治疗, 两组放射治疗中均同步紫杉醇化学治疗。主要研究终点是 PFS。45 例患者中位随访 30 个月, 3 例局部复发, 1 例远处转移。2 年 PFS 为 92% (95% CI 为 77~97)。39% 患者出现 3 度毒性反应(大多数发生在诱导化学治疗期间)。在 3 个月的时候有 2% 的患者依赖管饲, 6 个月的时候全部患者均不需要。

结论 : 减量放化疗的患者获得了高的 PFS。

(张文学 译)

参考文献

1. Siegel RL, Miller KD, Jemal A. Cancer statistics, 2016. *CA Cancer J Clin.* 2016;66(1):7–30.
2. Salama JK, Gillison ML, Brizel DM. Oropharynx. In: Halperin E, Wazer D, Perez C, Brady L, eds. *Principles and Practice of Radiation Oncology.* 6th ed. Philadelphi, PA: Lippincott Williams & Wilkins; 2013:817–832.
3. Chaturvedi AK, Engels EA, Pfeiffer RM, et al. Human papillomavirus and rising oropharyngeal cancer incidence in the United States. *J Clin Oncol.* 2011;29(32):4294–4301.
4. Gillison ML, Broutian T, Pickard RK, et al. Prevalence of oral HPV infection in the United States, 2009–2010. *JAMA.* 2012;307(7):693–703.
5. Gillison ML, Zhang Q, Jordan R, et al. Tobacco smoking and increased risk of death and progression for patients with p16-positive and p16-negative oropharyngeal cancer. *J Clin Oncol.* 2012;30(17):2102–2111.
6. Ang KK, Zhang Q, Rosenthal DI, et al. Randomized phase III trial of concurrent accelerated radiation plus cisplatin with or without cetuximab for stage III to IV head and neck carcinoma: RTOG 0522. *J Clin Oncol.* 2014;32(27):2940–2950.
7. Bagnardi V, Rota M, Botteri E, et al. Light alcohol drinking and cancer: a meta-analysis. *Ann Oncol.* 2013;24(2):301–308.
8. Cannon GM, Harari PM, Gentry LR, Avey GD, Siu LL. Oropharyngeal cancer. In: Gunderson L, Tepper J, eds. *Clinical Radiation Oncology.* 3rd ed. Philadelphia, PA: Elsevier; 2012:585–617.
9. Chung CH, Gillison ML. Human papillomavirus in head and neck cancer: its role in pathogenesis and clinical implications. *Clin Cancer Res.* 2009;15(22):6758–6762.
10. NCCN Clinical Practice Guidelines in Oncology: Head and Neck Cancers. 2015. http://www.nccn.org
11. Mehanna H, Wong WL, McConkey CC, et al. PET-CT surveillance versus neck dissection in advanced head and neck cancer. *N Engl J Med.* 2016;374(15):1444–1454.
12. Ang KK, Harris J, Wheeler R, et al. Human papillomavirus and survival of patients with oropharyngeal cancer. *N Engl J Med.* 2010;363(1):24–35.
13. Schwartz DL, Harris J, Yao M, et al. Metabolic tumor volume as a prognostic imaging-based biomarker for head-and-neck cancer: pilot results from Radiation Therapy Oncology Group protocol 0522. *Int J Radiat Oncol Biol Phys.* 2015;91(4):721–729.
14. Huang SH, Xu W, Waldron J, et al. Refining American Joint Committee on Cancer/Union for International Cancer Control TNM stage and prognostic groups for human papillomavirus-related oropharyngeal carcinomas. *J Clin Oncol.* 2015;33(8):836–845.
15. Beitler JJ, Zhang Q, Fu KK, et al. Final results of local-regional control and late toxicity of RTOG 9003: a randomized trial of altered fractionation radiation for locally advanced head and neck cancer. *Int J Radiat Oncol Biol Phys.* 2014;89(1):13–20.

16. O'Sullivan B, Huang SH, Siu LL, et al. Deintensification candidate subgroups in human papillomavirus-related oropharyngeal cancer according to minimal risk of distant metastasis. *J Clin Oncol.* 2013;31(5):543–550.

17. Kramer S, Gelber RD, Snow JB, et al. Combined radiation therapy and surgery in the management of advanced head and neck cancer: final report of study 73-03 of the Radiation Therapy Oncology Group. *Head Neck Surg.* 1987;10(1):19–30.

18. Bonner JA, Harari PM, Giralt J, et al. Radiotherapy plus cetuximab for squamous-cell carcinoma of the head and neck. *N Engl J Med.* 2006;354(6):567–578.

19. Vermorken JB, Remenar E, van Herpen C, et al. Cisplatin, fluorouracil, and docetaxel in unresectable head and neck cancer. *N Engl J Med.* 2007;357(17):1695–1704.

20. Videtic GMM, Woody N, Vassil AD. *Handbook of Treatment Planning In Radiation Oncology.* 2nd ed. New York, NY: Demos Medical; 2015.

21. Lassen P, Eriksen JG, Krogdahl A, et al. The influence of HPV-associated p16-expression on accelerated fractionated radiotherapy in head and neck cancer: evaluation of the randomised DAHANCA 6&7 trial. *Radiother Oncol.* 2011;100(1):49–55.

22. Rosenthal DI, Harari PM, Giralt J, et al. Association of Human Papillomavirus and p16 Status With Outcomes in the IMCL-9815 Phase III Registration Trial for Patients With Locoregionally Advanced Oropharyngeal Squamous Cell Carcinoma of the Head and Neck Treated With Radiotherapy With or Without Cetuximab. *J Clin Oncol.* 2015;34(12):1300–1308.

23. Chronowski GM, Garden AS, Morrison WH, et al. Unilateral radiotherapy for the treatment of tonsil cancer. *Int J Radiat Oncol Biol Phys.* 2012;83(1):204–209.

24. Al-Mamgani A, van Rooij P, Fransen D, Levendag P. Unilateral neck irradiation for well-lateralized oropharyngeal cancer. *Radiother Oncol.* 2013;106(1):69–73.

25. Liu C, Dutu G, Peters LJ, et al. Tonsillar cancer: the Peter MacCallum experience with unilateral and bilateral irradiation. *Head Neck.* 2014;36(3):317–322.

26. de Almeida JR, Li R, Magnuson JS, et al. Oncologic outcomes after transoral robotic surgery: a multi-institutional study. *JAMA Otolaryngol Head Neck Surg.* 2015;141:1043–1051.

27. Hutcheson KA, Holsinger FC, Kupferman ME, Lewin JS. Functional outcomes after TORS for oropharyngeal cancer: a systematic review. *Eur Arch Otorhinolaryngol.* 2015;272(2):463–471.

28. Leonhardt FD, Quon H, Abrahão M, et al. Transoral robotic surgery for oropharyngeal carcinoma and its impact on patient-reported quality of life and function. *Head Neck.* 2012;34(2):146–154.

29. Park YM, Kim WS, Byeon HK, et al. Oncological and functional outcomes of transoral robotic surgery for oropharyngeal cancer. *Br J Oral Maxillofac Surg.* 2013;51(5):408–412.

30. Weinstein GS, O'Malley BW, Snyder W, et al. Transoral robotic surgery: radical tonsillectomy. *Arch Otolaryngol Head Neck Surg.* 2007;133(12):1220–1226.

31. Weinstein GS, Quon H, O'Malley BW, et al. Selective neck dissection and deintensified postoperative radiation and chemotherapy for oropharyngeal cancer: a subset analysis of the University of Pennsylvania transoral robotic surgery trial. *Laryngoscope.* 2010;120(9):1749–1755.

32. Weinstein GS, O'Malley BW, Magnuson JS, et al. Transoral robotic surgery: a multicenter study to assess feasibility, safety, and surgical margins. *Laryngoscope.* 2012;122(8):1701–1707.

33. Desai SC, Sung CK, Jang DW, Genden EM. Transoral robotic surgery using a carbon dioxide flexible laser for tumors of the upper aerodigestive tract. *Laryngoscope.* 2008;118(12):2187–2189.

第 11 章

口腔癌

Bindu V. Manyam

> **速览:**与口咽鳞状细胞癌不同,口腔鳞状细胞癌与 HPV 的感染无关。口腔癌的首选治疗方法是手术切除及选择性的颈部清扫(第 IB ~ Ⅲ 水平,其他需根据原发部位和分级),其次是与风险相应的单纯放射治疗或放化疗。早期病变(尤其是唇)可以采用近距离放射的根治性治疗。浸润深度对口腔肿瘤的治疗决策具有重要意义。

流行病学:2016 年美国口腔癌的发病率约为 30 000 人,死亡人数约为 5000 人,占所有头颈部恶性肿瘤的 30%。男女比为 3:2[1]。在美国,口腔癌最常见的发生部位是唇和舌,国际上发病率明显更高(南亚高 20 倍)[2]。

危险因素:吸烟和乙醇是口腔鳞状细胞癌(OC - SCC)的主要危险因素,其他危险因素包括烟草咀嚼、不良口腔卫生、牙周病、慢性刺激(如假牙、槟榔)、慢性阳光暴露(对于唇癌)和免疫抑制(HIV 病毒或实体器官移植)。与口咽癌不同,口腔鳞状细胞癌大多数 HPV 阴性,除非发病部位靠近外翻乳头[3]。与口腔鳞癌相关的遗传综合征有范可尼贫血病和先天性角化不良[4,5]。

解剖学:口腔前界为唇部皮肤与唇缘的前缘交界处,后界为硬腭与软腭交界处,后(下)缘为口腔外翻乳头,侧缘为扁桃体前柱(颊黏膜)。表 11 - 1 可用于颈部淋巴结水平的定义[6]。

表 11 -1　口腔解剖结构定义

位置	主要特点	引流方式
唇黏膜	边缘分有上唇和下唇 上唇受眶下神经支配(V2),下唇受颏神经支配(V3)	IA(下唇),IB,Ⅱ,Ⅲ,面部淋巴管(上唇)
颊黏膜	内颊黏膜和唇黏膜附着在牙槽嵴和翼下颌中缝黏膜上	IB,Ⅱ ~ Ⅳ

(待续)

表 11-1　口腔解剖结构定义(续)

位置	主要特点	引流方式
牙槽嵴	上颌(上)、下颌(下)黏膜覆盖牙槽突。上牙槽嵴后缘为翼腭弓,下牙槽嵴后缘为下颌升支	IB,Ⅱ~Ⅳ
磨牙后三角区	下颌升支黏膜,上磨牙后表面至上颌骨结节	IB,Ⅱ~Ⅳ
口底	黏膜覆盖下颌舌骨肌和舌骨舌肌,从下牙槽嵴内表面延伸到舌背表面	IA,IB,Ⅱ~Ⅳ
硬腭	黏膜从上牙槽嵴内表面延伸至上腭腭骨后缘	Ⅱ~Ⅳ
口腔舌(前2/3舌)	舌的活动部分从口周乳头到舌背表面在口的交界处。感觉来自舌神经(V3),味觉来自膜索(CN Ⅶ)。运动功能来自舌下神经(CN Ⅻ)	三条引流途径: 舌尖 – 颏下淋巴 侧舌 – IB 内侧舌 – 深颈 LN Ⅱ~Ⅳ 15%引流至第Ⅲ~Ⅳ水平,跳过第Ⅱ水平

病理学:鳞状细胞癌(SCC)占口腔癌的95%[7]。较少见的组织学包括小涎腺癌、黏膜黑色素瘤、淋巴瘤和肉瘤。基底细胞癌可发生于唇口的边界。不推荐常规HPV检测,p16对口腔HPV感染并不特异。

基因学:p53基因突变、CDKN2A基因突变、RB功能丧失和EGFR表达增高与预后较差有关[4,5]。二代测序发现,口腔肿瘤亚组与HPV阴性的头颈部肿瘤在基因组上有区别[8]。

筛查:目前美国还没有为OC–SCC建立有效的筛查程序。有项对4611名40岁以上的烟民进行口腔黏膜系统检查的研究,其中70%以上的患者发现了异常,而只有3%的患者被诊断为癌症[9]。印度的一项研究表明,通过体格检查,口腔癌死亡风险降低33%[10]。

临床表现:症状包括疼痛、无法愈合的溃疡、出血、消化不良、不良义齿、口臭。进展期病变可表现为面部麻木、伸舌困难、牙关紧闭。在检查时表现为口腔可见或可触及的肿块或溃疡,合并颈部能触及的肿大淋巴结。

检查:病史与查体应包括对肿瘤大小与位置的视诊、肿瘤边界的触诊、脑神经检查和颈部淋巴结检查。牙科评估对于确定拔牙的必要性和患骨放射性坏死的风险是很重要的。检查应该选择性包括鼻咽喉镜检查,以排除第二原发肿瘤。影像学:颈部增强CT。病理学:安全情况下组织活检是常见的,也可能需要麻醉辅助活检。PET对于口腔检查是需要考虑的,但对于淋巴结和评价有无远处转移仍有帮助。当考虑肿瘤沿神经扩散时需考虑做MRI检查。还需要对牙科、营养、言语进行评价。

预后因素:年龄、吸烟、肿瘤部位、分期和病理特征(组织学分级、浸润深度、沿神经浸润、边缘状态、淋巴结数目和大小、囊外延伸)与预后有关。淋巴结受累是口腔鳞癌最重要的预后因素[11]。一项研究表明,与口腔其他位置相比,口腔舌部肿瘤其原发灶治疗失败、远处转移可能更高、总生存期更低,而其他研究则提示预后无显著性差异[12,13]。

疾病发展史: 癌前病变(白色斑块称为"白斑")常于浸润性癌发生前出现。白斑在 10 年中发展成为浸润性癌的风险为 1%~20%[14]。Ⅰ~Ⅱ期口腔鳞癌的患者 5 年生存率约为 83%,而Ⅲ~Ⅳ期病变的患者 5 年生存率约为 55%[15,16]。与其他头颈部肿瘤相比,在根治性治疗后,口腔癌的局部复发率更高[17]。最常见的远处转移部位是肺和骨。

分期: 见表 11-2。

表 11-2　《AJCC 癌症分期手册》第 8 版口腔癌分期

T/M	N	cN0	cN1	cN2a	cN2b	cN2c	cN3a	cN3b
T1	● ≤2cm ● 浸润深度≤5mm	I	Ⅲ	ⅣA				
T2	● ≤2cm & 浸润深度(5.1~10mm) ● 2.1~4cm & 浸润深度≤10mm	Ⅱ						
T3	● >4cm ● 浸润深度>10mm							
T4a lip	● 浸润[1]							
T4a oral cavity	● 浸润[2]							
T4b oral cavity	● 浸润[3]	ⅣB						
M1	● 远处转移	ⅣC						

与第 7 版相比,主要的变化包括:浸润深度的使用,将深部固有舌肌的入侵定义为 T4(包括在浸润深度中),pN 分类方法的引入,以及淋巴结分类中结外受侵的使用。

注:浸润[1],侵入皮质骨或侵犯下牙槽神经,口或面部皮肤。浸润[2],通过皮质骨或下颌骨(上颌骨)侵入上颌窦或面部皮肤。浸润[3],侵犯咀嚼肌间隙、翼板、颅底和(或)累及颈内动脉。
cN1,单个同侧淋巴结(≤3cm)且结外受侵(-)。cN2a,单个同侧淋巴结(3.1-6cm)且结外受侵(-)。cN2b,多个同侧淋巴结(≤6cm)且结外受侵(-)。cN2c,双侧或对侧淋巴结(≤6cm)且结外受侵(-)。cN3a,淋巴结>6cm 且结外受侵(-)。cN3b,临床表现为明显的结外受侵。

治疗模式

手术: 初始治疗选择手术是标准方案。比较单纯手术与放射治疗的随机试验显示,单纯行放射治疗其生存率明显较差[18,19]。获得阴性的手术切缘是至关重要的,如果可行的话,可反复切除直至切缘阴性。近手术切缘历来被认定为5mm以内,然而回顾性研究显示,切缘小于2.2mm时其局部无复发生存率显著提高,提示需要新的切缘来定义对局部复发的分层[20]。

早期的口腔鳞癌可以在不影响功能和美容的情况下切除,尽管局部进展期肿瘤采取的半舌切除术、上颌骨切开术和下颌骨切除术会导致发音困难和吞咽困难,但都可以通过重塑来解决。口腔鳞癌使用标准的经口或开放式的手术,并且没有显示经口激光或机器人式的微创手术在这一情况下能提供相对应的获益[21]。

对于T1期的唇癌、上牙槽嵴和硬腭癌,因为转移的风险很低,淋巴结清扫可以省略。对于T1或T2的口腔舌癌,选择性第Ⅰ~Ⅳ水平域淋巴结清扫通常推荐用于所有浸润深度≥2mm的肿瘤。对于下牙槽嵴、口底、颊部及磨牙后三角区的且颈部淋巴结临床阴性的肿瘤患者,因其淋巴结隐匿性转移率高,均应接受Ⅰ~Ⅲ水平的淋巴结清扫。原发于中线附近或累及中线的肿瘤应双侧颈部清扫。

化学治疗:两项前瞻性随机试验(PRT)的联合分析表明,对于有囊外受侵和残端阳性的肿瘤患者,术后同步放化疗可使其局部控制(LRC)、无病生存期(DFS)和总生存期(OS)显著获益(详细信息请参阅头颈部肿瘤的术后放射治疗章节)[22]。两项随机试验显示,顺铂联合5-FU或多西他赛、顺铂联合5-FU方案的术前化学治疗对OS无明显改善[23,24]。

放射治疗

适应证:典型适应证包括pT3~T4a、pN2~3、pT1~2N0~1和以下一个或多个情况:周围神经受侵,淋巴管受侵,切缘<5mm或浸润深度≥5mm的T2期口腔癌(基于Ganly的数据也可以考虑为4mm)[25]。斯隆-凯特琳癌症中心(MKSCC)和玛嘉烈医院(PMH)的数据图可用于评估术后放射治疗的潜在获益[26,27]。术后放射治疗应在手术完成4周后开始。

口内锥形放射治疗:口底小肿瘤(<3cm)的经典技术,可以保留唾液腺功能,降低放射性骨坏死的风险。口内锥形放射治疗常用100~250kV的X线或6MeV的电子线,其局部控制率在85%左右[28]。

近距离放射治疗:间质插植放射治疗可以单独使用,也可以与外照射(EBRT)联合使用来治疗口腔舌癌、口底癌或颊黏膜癌。可使用的同位素源包括铱-192、镭-226、铯-137,金-198、钽-182。肿瘤厚度<1cm时,单平面插植体是足够的,否则采用双平面或立体插植。表面塑模近距离放射治疗可用于硬腭、下牙龈及口底处的深度严格<1cm的初始或复发的表面病变。印模需要的预钻孔或凹槽,是将高剂量率(HDR)导管放入其中,用牙科石膏再密封而成[29]。

剂量:详见头颈部肿瘤术后放射治疗一章。对于T1~T2N0期的病变,间质低剂量率近距离照射其剂量为60~70Gy,6~7天内完成,最小肿瘤剂量率为30~60cGy/hr。近距离照射与外照射联合使用时,植入处剂量至少要达到 40Gy。

毒性反应:急性并发症包括黏膜炎、味觉丧失、口干、鹅口疮、皮炎、吞咽困难、吞咽疼痛。慢性毒副作用包括口干症,终身预防氟化物,有龋齿和放射性骨坏死的危险。

治疗过程:详情见《放射肿瘤学治疗计划手册》第 4 章[30]。

基于循证数据的问与答

• 对于口腔鳞癌的初期治疗策略,为什么初次手术切除要优先于单纯放射治疗?

两项前瞻性随机试验,以及几项回顾性研究表明,相比单纯放射治疗,手术切除的区域控制和总生存期更能获益[18,19]。

Robertson, Glasgow(*Clin Oncol* 1998, PMID 9704176):随机试验:35 例 T2 ~ 4N0 ~ 2 的口腔鳞癌和口咽癌的患者,随机分为手术联合术后放射治疗(60Gy/30fx)组和单纯放射治疗组(66Gy/33fx),试验计划是招募 350 例患者,然而由于单纯放射治疗组糟糕的总生存期,试验仅仅在观察 35 例后就结束了。中位随访时间是 23 个月。手术联合术后放射治疗组其 OS 明显较好(相对死亡率为 0.24, $P = 0.001$)。单纯放射治疗组的局部控制时间显著降低($P = 0.037$)。

结论:单纯放射治疗对口腔癌来说不是最佳选择。

Iyer, Singapore(*Cancer* 2015, PMID 25639864):随机试验:119 例 Ⅲ ~ Ⅳ 期头颈部鳞状细胞癌的患者,随机分为手术联合放射治疗组和同步放化疗组。中位随访时间为 13 年。结果显示两组的 OS(45% 对 35%, $P = 0.262$)和 5 年疾病相关生存率(56% 对 46%, $P = 0.637$)无明显差异。对于口腔鳞癌的患者,先行手术能明显改善 5 年 OS(68% 对 12%, $P = 0.038$)。

结论:对于口腔鳞癌,手术联合放射治疗对比单纯放射治疗能明显改善总生存率和疾病相关生存率,对于其他部位的肿瘤则不明显。

• 选择性颈部淋巴结清扫相比淋巴结复发后的颈部清扫是否有益?

随机数据显示,尽管病变分期、病理特征及原发部位要考虑在内,与复发时行颈淋巴结清扫相比,先行颈部清扫术其生存率更能获益。

D' Cruz, India(*NEJM* 2015, PMID 26027881):随机试验:596 例 T1 ~ 2 期单侧病变的口腔鳞癌患者,随机分为选择性同侧颈清组和治疗性(淋巴结复发时)颈清组。中位随访时间为 39 个月。3 年的时间,相比治疗性颈清组,选择性颈清组其总生存率和无病生存率明显改善(分别为 80% 对 67.5%, $P = 0.01$;69.5% 对 45.9%, $P < 0.001$)。颈部淋巴结临床阴性而病理阳性的概率为 30%。选择性颈部清扫和治疗性颈部清扫的不良事件发生率分别为 6.6% 和 3.6%。

结论:同侧选择性颈部清扫相比治疗性颈清,为早期单侧病变的口腔鳞癌患者提供了更好的总生存率和无病生存率。

- **对于早期(cT1 - 2N0)口腔舌癌,浸润深度达多少时应当执行颈部淋巴结清扫?**

多项回顾性研究表明,浸润深度(DOI)是一项监测局部复发的显著指标。浸润深度达4～5mm的病变现在建议做颈部淋巴结清扫。

Huang,Princess Margaret Meta – Analysis(*Cancer* 2009,PMID:19197973):对16项研究的 Meta 分析显示,早期的口腔舌癌其浸润深度在3～6mm时淋巴结可以考虑为阴性。浸润深度≥5mm时,颈部清扫时淋巴结阳性的概率和两年随访时淋巴结复发的概率是增加的。浸润深度达5mm相比4mm其淋巴结阳性率显著增加($P = 0.007$)。

结论:浸润深度对淋巴结受累有着较强的预测作用,对于浸润深度>4mm 的 cN0 期病变,应考虑选择性颈部清扫术。

Ganly,MSKCC &PMH combined analysis(*Cancer* 2013,PMID:23184439。表11 - 3):对164例来自斯隆－凯特琳癌症中心和玛嘉烈医院的 pT1～2N0 期口腔舌癌且单独行手术治疗(无术后放射治疗)的病例进行综合分析。中位随访时间为66个月。5年局部无复发生存率为79.9%。同侧区域复发率为61%,对侧复发率为39%。浸润深度<4mm 的肿瘤其区域复发率为5.7%,而深度≥4mm 的肿瘤其区域复发率为24%。多因素分析显示,肿瘤厚度(≥4mm)与局部无复发生存率显著相关($P = 0.02$)。局部复发的患者其疾病相关生存率明显低于对照组(33%对97%,$P < 0.001$)。

结论:浸润深度>4mm 者颈部复发率明显升高,对侧颈部转移在早期 cN0 期病变中占40%。

表11 -3　玛嘉烈医院 Meta 分析

浸润深度(mm)	假阴性率(%)
3	5.3
4	4.5
5	16.6
6	13

- **口腔鳞癌术后放射治疗的适应证是什么? 获益是什么?**

典型适应证包括 pT3～T4a、pN2～3、pT1～2N0～1 和以下一种或多种情况:周围神经浸润,淋巴管受侵,手术切缘距离<5mm,或浸润深度>5mm 的 T2 期口腔癌(基于 Ganly 数据也可以考虑4mm)[25]。这些是 RTOG 9020 目前计入的选择标准,它调查了那些合并或不合并西妥昔单抗的术后放射治疗的作用。在各种回顾性研究中,这些指征也确认与局部控制、远处转移及总生存率密切相关[31,32]。许多历史性的关于口腔鳞癌的研究都涵盖了这些指征(尽管唇部经常被排除在外)[22,31,33,34]。

● 在术后放射治疗中同步增加化学治疗的指征和获益是什么?

Belner 和 Cooper(*EORTC* 22931 和 *RTOG* 9501)的联合分析表明包膜外侵和切缘阳性是术后同步化学治疗的指征(详见头颈部肿瘤术后放射治疗内容)。最近在印度塔塔纪念馆的一次试验也回答了这个问题。

Laskar(*ASCO* 2016,Abstract 6004):一项前瞻性随机试验:900 例可切除口腔鳞癌患者在接受手术后随机分至单纯术后放射治疗组(56 ~ 60Gy,每周 5 次)(A 组)、放射治疗同步周方案顺铂(30mg/m²)化学治疗组(B 组)及加速放射治疗组(每周 6 次)(C 组)。中位随访时间为 58 个月。B 组与 A 组的 5 年局部控制率分别为 59.9% 和 65.1%($P = 0.203$),C 组为 58.2%($P = $ NS)。非计划分层分析显示,对于存在高风险(T3 ~ 4、N2 ~ 3 和包膜外受侵)的患者,使用标准分割放射治疗和同步放化疗组的病例比加速放射治疗组有更好的局部控制率、无病生存率及总生存率。

结论:用同步化学治疗或加速放射治疗这类强化治疗的方式对口腔鳞癌的疗效并没有明显改善。

评论:最终结果尚未确定,印度口腔癌的生物学特性可能与美国不同。

● 对于口腔癌,术前行化学治疗、放射治疗或同步放化疗是否更好?

一些随机试验显示用顺铂/5 - FU 或 TPF 方案(多西他赛 + 顺铂 + 5 - FU)的诱导化学治疗对总生存率并无改善。但回顾性研究表明,诱导化学治疗可以对那些无法切除的病例降低分期。

Zhong,China(*JCO* 2013,PMID 23129742):一项随机试验将 256 例Ⅲ ~ Ⅳa 期可切除的口腔鳞癌患者分为两组,一组行手术及术后放射治疗,另一组在手术、术前放射治疗前行 2 周期的诱导化学治疗(多西他赛 75mg/m² 第 1 天,顺铂 75mg/m² 第 1 天,5 - FU 750mg/m² 第 1 ~ 5 天)。中位随访时间为 30 个月。诱导化学治疗的临床反应率为 80.6%。诱导化学治疗对总生存率(HR = 0.977,$P = 0.918$)和无病生存率(HR = 0.974,$P = 0.897$)无显著性差异。对诱导化学治疗有临床反应或良好病理反应(< 10% 存活肿瘤细胞)的病例有较好的总生存率、局部控制率和远处控制率。

结论:诱导化学治疗并不能使总生存率明显获益。

Licitra,Italy(*JCO* 2003,PMID 12525526):一项随机试验将 195 例 T2 ~ 4(> 3cm)N0 ~ 2 可切除的口腔癌患者随机分为两组,一组仅接受手术,一组在手术前行 3 个周期的顺铂 + 5 - FU 化学治疗。对于切缘阳性、软组织受侵、淋巴结数量 >3 和(或)包膜外受侵的病例加入术后放射治疗。诱导化学治疗组和单纯手术组的 5 年总生存率无显著差异(55%:55%)。而在诱导化学治疗组需要术后放射治疗的患者相对要少一些(33% 和 46%)。有病理性完全反应的患者获得了更好的 10 年生存率(76%:41%)。

结论:诱导化学治疗并不能使总生存率获益,但是可以减少对术后放射治疗的需要。

Patil,TataMemorial,India(*OralOncol* 2014,PMID25130412):一项回顾性调查针对 721

例Ⅳ期不可切除的口腔癌患者,于手术前接受 2 周期的化学治疗,然后行手术及术后放化疗,或根治性同步放化疗,或姑息性放射治疗。43% 的患者肿瘤缩小,成功切除。全组两年局部控制率为 20.6%,手术组为 32%,未能手术组为 15%(P=0.0001)。手术组的中位生存期为 19.6 个月,而未能手术组为 8.16 个月(P=0.0001)。

结论:术前化学治疗可以提高不能切除病灶患者的手术切除率,手术切除能明显改善局部控制率、总生存率。

Mohr,Germany(*Int J Oral Maxillofac Surg* 1994,PMID 7930766):一项随机试验将 268 例 T2~4N0~3 期的口腔癌和口咽癌患者随机分为两组,一组行单纯手术治疗,一组于术前行同步放化疗(36Gy/18fx 联合顺铂化学治疗)。手术于放化疗后 10~14 天完成。单纯手术组局部复发率较术前放化疗组高(31% 对 15.6%)。术前放化疗组与单纯手术组的总生存率分别是 19% 和 28%。

结论:相比单纯手术,术前放化疗可以使局部控制率和总生存率获益。

● 术后放射治疗后治疗失败是什么情况?

回顾性系列研究表明,同侧颈部放射治疗后,对侧颈部治疗失败是常见的,大多数失败在局部,在高剂量照射区域内。

Chan,Princess Margaret(*Oral Oncol* 2013,PMID 23079695):对 180 例做过术后放射治疗的Ⅰ~Ⅳ期口腔癌患者(舌部为 46%,口底部为 23%,硬腭部为 12%,颊黏膜部为 9%)进行回顾性调查。中位随访时间为 34 个月。局部控制率、区域控制率和总生存率分别为 87%、78% 和 65%。在 38 例区域控制失败的患者中,有 26 例发生在射野内。对侧治疗失败仅发生在 12 例同侧颈部放射治疗中的 3 例,在 N2b 期病变中更常见。

结论:双侧颈部照射可能有益于 N2b 期病变的患者。

Yao,UnⅣersity of Iowa(*IJROBP* 2007,PMID 17276613):回顾性分析 55 例接受调强放射治疗的口腔癌患者(49 例为术后放射治疗,5 例单纯放射治疗,1 例术前放射治疗)。两年总生存率和区域控制率分别为 68% 和 85%。所有治疗失败均发生于高剂量照射区域内,仅 1 例发生在对侧颈部的低剂量区。区域复发的中位时间为 4.1 个月,包膜外侵者局部控制率明显较低。

结论:术后放射治疗失败大多数发生在射野内。

(张鹏程　译　张文学　校)

参考文献

1. Siegel RL, Miller KD, Jemal A. Cancer statistics, 2016. *CA Cancer J Clin.* 2016;66(s1):7–30.
2. Warnakulasuriya S. Global epidemiology of oral and oropharyngeal cancer. *Oral Oncol.* 2009;45(4–5):309–316.
3. Castellsague X, Alemany L, Quer M, et al. HPV involvement in head and neck cancers: comprehensive assessment of biomarkers in 3680 patients. *J Natl Cancer Inst.* 2016;108(6):djv403–414.

4. Kiaris H, Spandidos DA, Jones AS, et al. Mutations, expression and genomic instability of the H-ras proto-oncogene in squamous cell carcinomas of the head and neck. *Br J Cancer.* 1995;72(1):123–128.

5. Zhu X, Zhang F, Zhang W, et al. Prognostic role of epidermal growth factor receptor in head and neck cancer: a meta-analysis. *J Surg Oncol.* 2013;108(6):387–397.

6. Grégoire V, Ang K, Budach W, et al. Delineation of the neck node levels for head and neck tumors: a 2013 update. DAHANCA, EORTC, HKNPCSG, NCIC CTG, NCRI, RTOG, TROG consensus guidelines. *Radiother Oncol.* 2014;110(1):172–181.

7. Wolff KD, Follmann M, Nast A. The diagnosis and treatment of oral cavity cancer. *Dtsch Arztebl Int.* 2012;109(48):829–835.

8. Network CGA. Comprehensive genomic characterization of head and neck squamous cell carcinomas. *Nature.* 2015;517(7536):576–582.

9. Prout MN, Sidari JN, Witzburg RA, et al. Head and neck cancer screening among 4611 tobacco users older than forty years. *Otolaryngol Head Neck Surg.* 1997;116(2):201–208.

10. Sankaranarayanan R, Ramadas K, Thomas G, et al. Effect of screening on oral cancer mortality in Kerala, India: a cluster-randomised controlled trial. *Lancet.* 2005;365(9475):1927–1933.

11. Shah JP, Cendon RA, Farr HW, Strong EW. Carcinoma of the oral cavity: factors affecting treatment failure at the primary site and neck. *Am J Surg.* 1976;132(4):504–507.

12. Zelefsky MJ, Harrison LB, Fass DE, et al. Postoperative radiotherapy for oral cavity cancers: impact of anatomic subsite on treatment outcome. *Head Neck.* 1990;12(6):470–475.

13. Bell RB, Kademani D, Homer L, et al. Tongue cancer: is there a difference in survival compared with other subsites in the oral cavity? *J Oral Maxillofac Surg.* 2007;65(2):229–236.

14. Lee JJ, Hong WK, Hittelman WN, et al. Predicting cancer development in oral leukoplakia: ten years of translational research. *Clin Cancer Res.* 2000;6(5):1702–1710.

15. Luryi AL, Chen MM, Mehra S, et al. Treatment factors associated with survival in early-stage oral cavity cancer: analysis of 6830 cases from the national cancer data base. *JAMA Otolaryngol Head Neck Surg.* 2015;141(7):593–598.

16. Liao CT, Chang JT, Wang HM, et al. Survival in squamous cell carcinoma of the oral cavity: differences between pT4 N0 and other stage IVA categories. *Cancer.* 2007;110(3):564–571.

17. Cancer AJCo. *AJCC Cancer Staging Manual.* 8 th ed. Berlin, Germany: Springer Publishing; 2017.

18. Robertson AG, Soutar DS, Paul J, et al. Early closure of a randomized trial: surgery and postoperative radiotherapy versus radiotherapy in the management of intra-oral tumours. *Clin Oncol.* 1998;10(3):155–160.

19. Iyer NG, Tan DS, Tan VK, et al. Randomized trial comparing surgery and adjuvant radiotherapy versus concurrent chemoradiotherapy in patients with advanced, nonmetastatic squamous cell carcinoma of the head and neck: 10-year update and subset analysis. *Cancer.* 2015;121(10):1599–1607.

20. Zanoni DK, Migliacci JC, Xu B, et al. A proposal to redefine close surgical margins in squamous cell carcinoma of the oral tongue. *JAMA Otolaryngol Head Neck Surg.* 2017;143(6):555–560.

21. Boudreaux BA, Rosenthal EL, Magnuson JS, et al. Robot-assisted surgery for upper aerodigestive tract neoplasms. *Arch Otolaryngol Head Neck Surg.* 2009;135(4):397–401.

22. Bernier J, Cooper JS, Pajak TF, et al. Defining risk levels in locally advanced head and neck cancers: a comparative analysis of concurrent postoperative radiation plus chemotherapy trials of the EORTC (#22931) and RTOG (# 9501). *Head Neck.* 2005;27(10):843–850.

23. Bossi P, Lo Vullo S, Guzzo M, et al. Preoperative chemotherapy in advanced resectable OCSCC: long-term results of a randomized phase III trial. *Ann Oncol.* 2014;25(2):462–466.

24. Zhong LP, Zhang CP, Ren GX, et al. Randomized phase III trial of induction chemotherapy with docetaxel, cisplatin, and fluorouracil followed by surgery versus up-front surgery in locally advanced resectable oral squamous cell carcinoma. *J Clin Oncol.* 2013;31(6):744–751.

25. Ganly I, Goldstein D, Carlson DL, et al. Long-term regional control and survival in patients with "low-risk," early stage oral tongue cancer managed by partial glossectomy and neck dissection without postoperative radiation: the importance of tumor thickness. *Cancer.* 2013;119(6):1168–1176.

26. Gross ND, Patel SG, Carvalho AL, et al. Nomogram for deciding adjuvant treatment after surgery for oral cavity squamous cell carcinoma. *Head Neck*. 2008;30(10):1352–1360.

27. Wang SJ, Patel SG, Shah JP, et al. An oral cavity carcinoma nomogram to predict benefit of adjuvant radiotherapy. *JAMA Otolaryngol Head Neck Surg*. 2013;139(6):554–559.

28. Wang CC, Doppke KP, Biggs PJ. Intra-oral cone radiation therapy for selected carcinomas of the oral cavity. *Int J Radiat Oncol Biol Phys*. 1983;9(8):1185–1189.

29. Mazeron JJ, Ardiet JM, Haie-Meder C, et al. GEC-ESTRO recommendations for brachytherapy-therapy for head and neck squamous cell carcinomas. *Radiother Oncol*. 2009;91(2):150–156.

30. Videtic GMM. *Handbook of Treatment Planning in Radiation Oncology*. 2nd ed. New York City, NY: Demos Medical; 2014.

31. Ang KK, Trotti A, Brown BW, et al. Randomized trial addressing risk features and time factors of surgery plus radiotherapy in advanced head-and-neck cancer. *Int J Radiat Oncol Biol Phys*. 2001;51(3):571–578.

32. Peters LJ, Goepfert H, Ang KK, et al. Evaluation of the dose for postoperative radiation therapy of head and neck cancer: first report of a prospective randomized trial. *Int J Radiat Oncol Biol Phys*. 1993;26(1):3–11.

33. Bernier J, Domenge C, Ozsahin M, et al. Postoperative irradiation with or without concomitant chemotherapy for locally advanced head and neck cancer. *N Engl J Med*. 2004;350(19):1945–1952.

34. Cooper JS, Pajak TF, Forastiere AA, et al. Postoperative concurrent radiotherapy and chemotherapy for high-risk squamous-cell carcinoma of the head and neck. *N Engl J Med*. 2004;350(19):1937–1944.

第 12 章

鼻咽癌

Shireen Parsai, Michael A. Weller

速览:鼻咽癌在美国发病率很低,但在流行地区(中国华南、东南亚、北非)发病率较高。美国大多数的鼻咽癌(以及在流行地区的几乎所有鼻咽癌)都与 EB 病毒有关,目前正在积极研究是否使用 EB 病毒 DNA 作为指导治疗的生物标志物。见表 12 - 1。

表 12 - 1 鼻咽癌的一般治疗模式[1]

	治疗方法
T1N0M0	根治性放射治疗 (70Gy/33 ~ 35fx) + 选择性颈部淋巴结照射 *
T1N1 ~ 3 和 T2 - 4N0 ~ 3	根治性同步放化疗 + 辅助化学治疗
M1	化学治疗 + (-)靶向治疗 + 姑息性放射治疗

* 如果没有淋巴结转移,要照射咽后淋巴结和双侧颈部第 Ⅱ ~ Ⅴ 水平淋巴结。如果淋巴结有转移,ⅠB 区淋巴结也要照射。

流行病学:美国每年有 3200 例新发的鼻咽癌患者(0.5/100 000 ~ 2/100 000)。流行区域在中国华南和中国香港以及东南亚、北非(发病率高达 25/100 000)。全世界大约有 51 000 个鼻咽癌患者死亡。好发于男性(男女比例为 2.3:1)[2]。在高发病率地区,发病高峰为 50 ~ 59 岁。另外,在低危险人群中,发病率似乎随着年龄的增长而增加[3]。

危险因素:EB 病毒感染,咸鱼,腌制食品,低果蔬饮食,吸烟,家族史,HPV[3]。

解剖学:鼻咽是一个立方形的结构,前壁为后鼻孔缘(与鼻腔相连),后壁为椎骨(C1 ~ 2),上方为颅底,下方为软腭。侧壁由咽鼓管圆枕和咽隐窝组成,咽鼓管圆枕是咽鼓管的边界。咽隐窝是鼻咽癌最好发的部位[4]。

病理学:WHO 将鼻咽癌的病理类型分为 3 型,即角化型鳞状细胞癌、非角化型癌和基底细胞样鳞状细胞癌。非角化型癌又进一步分为分化型和未分化型(表 12 - 2)。

表 12 -2　鼻咽癌的 WHO 分型

WHO 分型[5]	美国的发病率	高发区的发病率[6]	注释[7]
角化型	25%	1%	WHO Ⅰ 型（鳞状细胞癌），与吸烟有关，有时还与 HPV 有关
非角化型：	12%	3%	WHO Ⅱ 型（移行细胞癌）
分化型	63%	95%	WHO Ⅲ 型（淋巴上皮癌），具有地方性，伴 EB 病毒感染，预后最佳
未分化型			
基底细胞型	-	<0.2%	临床病程进展较快,生存率低

筛查:目前还没有筛查标准。正在研究在鼻咽癌高发地区通过对 EB 病毒的检测（例如 EB 病毒壳抗原 IgA 抗体、血浆 EB 病毒 DNA）进行筛查。

临床表现:最常见的表现为无痛性颈部肿块、鼻或耳部症状、头痛、复视或面部麻木[1]。因为病变局部浸润引起的复视,首先是因为外展神经受压。Jacod 综合征（海绵窦受侵）。吞咽困难,声音嘶哑,霍纳综合征,副神经的功能缺损是因为咽后淋巴结压迫侧方第Ⅸ～Ⅻ对脑神经（Villarets 综合征）或者是因为病变累及颈静脉孔（Vernet 综合征）。

检查:病史和体格检查要注意检查脑神经和颈部肿大淋巴结,注意使用鼻咽镜检查。

实验室检查:血常规、完全代谢谱和 EB 病毒 DNA 检测。鼻咽癌患者治疗前血浆中 EB 病毒 DNA 的水平能够预示预后[1,8]。患者牙齿、营养、语言、吞咽及听力的检查可以作为临床指标。眼科检查和内分泌检查可以作为临床观察的指标。

影像学检查:颅底、鼻咽和颈部至锁骨要行平扫或强化 MRI 检查。颅底和颈部的平扫或强化 CT 检查可以作为临床指标。MRI 对软组织或者骨的侵犯、咽后淋巴结的评估优于 CT。对上纵隔和胸部要行平扫 CT、强化 CT 或 PET－CT 检查。尤其对于非角质化型的,高发病区、N2～N3、Ⅲ～Ⅳ期的患者在评估远处转移中要行 PET－CT 或强化（平扫）CT 检查。

预后因素:分期,WHO 病理分型（角化型最差,和 EB 病毒相关的较好）,放射治疗后的 EB 病毒 DNA 水平[8],原发肿瘤体积（与局部控制有关）,乳酸脱氢酶水平（与远处控制有关）。

自然病程:鼻咽癌初诊时出现淋巴结转移非常常见（75%～90%,双侧转移为 50%）。有 5%～11% 的患者在刚确诊时出现远处转移。最常见的远处转移部位是骨和肺,最少见的转移部位是肝脏[9-11]（表 12 -3）。

治疗模式

手术:外科手术不是鼻咽癌常规的首选治疗手段,而是可以作为一些特殊患者的补救治疗。原发治疗后的持续性存在的颈部淋巴结或颈部淋巴结复发可采用颈部清除术治疗。

表 12 -3 《AJCC 癌症分期手册》第 8 版鼻咽癌分期

T/M		cN0	cN1	cN2	cN3
T0	• 无原发肿瘤,但有 EB 病毒阳性且有颈部转移淋巴结				
T1	• 肿瘤局限于鼻咽或侵犯口咽和(或)鼻腔	I	II	III	ⅣA
T2	• 肿瘤侵犯咽旁间隙和(或)侵犯翼内肌、翼外肌、椎前肌				
T3	• 肿瘤侵犯骨质结构[1]				
T4	• 肿瘤扩大侵犯[2]				
M1	• 远处转移		ⅣB		

* 与第 7 版相比,主要变化包括邻近肌肉受累(翼状肌、椎前肌)属于 T2,N3a ~ b 均为 N3,原来的ⅣA 和
ⅣB 合为Ⅳa,ⅣC 成为ⅣB。

注:肿瘤侵犯骨质结构[1] = 颅底骨质结构、颈椎、翼状结构、鼻旁窦。

肿瘤扩大侵犯[2] = 肿瘤侵犯至颅内,有脑神经,下咽、眼眶、腮腺受累,和(或)有超过翼外肌的外侧缘的广
泛软组织侵犯。

cN1,单侧颈部和(或)咽后淋巴结转移(不论侧数),最大径≤6cm,且位于环状软骨下缘以上区域。cN2,
双侧颈部淋巴结转移,最大径≤6cm,且位于环状软骨下缘以上区域。cN3,颈部淋巴结转移(不论侧数),
最大径 >6cm 和(或)位于环状软骨下缘以下区域。

化学治疗:在美国,对于Ⅱ ~ⅣB 期鼻咽癌患者,同步放化疗 + 辅助化学治疗是标准治疗。在放射治疗期间,可以在第 1 周、第 4 周、第 7 周分别给予顺铂 $100mg/m^2$ 方案 ,或者给予顺铂 $40mg/m^2$ 周方案。辅助化学治疗在放射治疗结束后 4 周开始,方案为:顺铂($80mg/m^2$)和 5 – FU($1000mg/m^2$,共 4 天,连续输 4 天,每 28 天为 1 个周期,共 3 个周期)。鼻咽癌 0501研究早期结果表明,用卡培他滨代替 5 – FU 可能是可行的,但还需要进一步验证[12]。

放射治疗

原则:Ⅰ期鼻咽癌(T1N0M0)一般单独使用放射治疗。Ⅱ ~ⅣB 期鼻咽癌患者要用同步放化疗和辅助性化学治疗。

剂量:原发部位剂量为 70Gy/35fx 或 69.96Gy/33fx(NRG HN 001)。咽后淋巴结、第Ⅱ ~ Ⅴ水平的淋巴结要进行选择性放射治疗(双侧)。对于淋巴结阳性的患者,第ⅠB 水平的淋巴结也要照射。

毒性反应:急性:口干,吞咽困难,吞咽疼痛,恶心,体重减轻。远期:听力损失,牙齿脱落,牙关紧闭症,脑干坏死,视神经炎,内分泌病。

治疗过程:见《放射肿瘤学治疗计划手册》第 4 章[13]。

基于循证数据的问与答

• **化学治疗在鼻咽癌治疗中的作用是什么?**

在美国,同步放化疗后进行辅助化学治疗是鼻咽癌的标准治疗。纵观鼻咽癌的治疗史,

以大多数鼻咽癌患者只进行放射治疗,直到 Al – Sarraf 团队的试验显示对于 Ⅲ ~ Ⅳ 期的鼻咽癌患者,同步化学治疗和辅助化学治疗的患者比单纯根治性放射治疗的患者有更长的总的生存期(《AJCC 癌症分期手册》第 4 版)。这些结果最初引起争议,特别是在亚洲。批评者认为,只进行根治性放射治疗组的结果比按照以往的历史标准治疗的结果要差。高比例的 WHO 组织学I型患者(22%)可能是结果不佳的原因,他们也需要进行化学治疗。在美国,WHO 组织学 Ⅰ 型的患者比鼻咽癌高发地区还要多。此后,多项随机试验已经证实了 Al – Sarraf 团队研究的结果,最新的 MAC – NPC Meta 分析显示,同步化学治疗的 5 年绝对生存率提高 6.3%[14]。

Al-Sarraf,Intergroup 0099(*JCO* 1998,PMID 9552031。表 12.4):这个前瞻性随机试验共有 193 个经病理检查确诊为Ⅲ~ Ⅳ期鼻咽癌的患者。请注意,《AJCC 癌症分期手册》第 4 版规定 N1 的患者属于Ⅲ期(现在为Ⅱ期)。随机分为单纯放射治疗和同步放化疗 + 辅助性化学治疗,化学治疗药均为顺铂。研究在对 147 个患者进行中期分析后结束,研究显示,在试验期间化学治疗能提高生存率。63% 的患者完成了同步化学治疗,55% 的患者完成了所有周期的辅助化学治疗。

结论:同步放化疗 + 辅助化学治疗能提高 Ⅲ ~ Ⅳ期(和 N1,7、8 版为 Ⅱ期)鼻咽癌患者总的生存期。

表 12.4　Al-Sarraf INT 0099 鼻咽试验结果

	5 年无进展生存率	5 年总的生存率
放射治疗	29%*	37%*
同步放化疗 + 辅助化学治疗	58%*	67%*
*有统计学意义		

Blanchard,MAC-NPC Meta-analysis(*IJROBP* 2006,PMID 16377415;Update Lancet Oncol 2015,PMID 25957714):研究了 4806 个鼻咽癌患者,平均随访时间是 7.7 年,在放射治疗时加上化学治疗能使者 5 年绝对生存率提高 6.3%(*P* < 0.0001)。化学治疗的增加能够改善无进展生存率、局部域控制率、远处控制率、癌症死亡率。同步化学治疗(无论是否进行辅助化学治疗)能提高总的生存率,这一结果具有统计学意义。但是不能只行辅助化学治疗或只行化学治疗。

结论:同步化学治疗能够提高局部晚期鼻咽癌患者的总的生存率。

● 需要进行辅助化学治疗吗?

这是一个很有争议的问题。有一个试验能够直接回答这个问题。后面将详细说明。尽管这个试验结果是否定的,但它依然有很多缺陷。2017 年《NCCN 指南》报道同步放化疗后进行辅助性化学治疗是 2A 类证据,只进行同步放化疗是 2B 类证据。利弊对比见表 12 – 5。

Chen,Sun Yat-sen China(*Lancet Oncology* 2012,PMID 22154591):中国多机构的随机前瞻性研究。508 例Ⅲ ~ Ⅳ期(不含 T3 ~ 4N0)的患者随机的接受同步放化疗 + (–)辅助性化学治疗(顺铂 80mg/m^2 和 5 – FU 800mg/m^2 连续用药 120 小时,4 周为 1 个周期,共化学

治疗 3 个周期）。主要统计参数是无进展生存率。只进行同步放化疗的 2 年无进展生存率为 84%，进行同步放化疗和辅助化学治疗的 2 年无进展生存率为 86%（$P = 0.13$）。

结论：没有使用非劣性设计，18% 被随机选择使用辅助化学治疗的患者并没有接受辅助化学治疗，近 60% 的患者没有完成同步化学治疗。50% 的患者减少了放射治疗剂量。70% 的患者有治疗延迟。

表 12-5　鼻咽癌辅助化学治疗的利与弊

不进行辅助化学治疗的理由	进行辅助化学治疗的理由
• 既往对于根治性放射治疗后进行辅助性化学治疗的试验研究结果是否定的 • 对于进行单纯放射治疗和进行同步放化疗［+（-）辅助化学治疗］的前瞻性随机研究结果显示同步放化疗能够提高生存率 • 两个关于化学治疗对预后的影响的 Meta 分析调查结果显示，能够改善预后的是同步阶段。Baujat 分析发现，化学治疗的总死亡率下降 18%，同步化学治疗降低 40% 的总体死亡率，辅助化学治疗降低 3% 的总死亡率[15] • Langendijk 分析表明，同步化学治疗能使 5 年生存率增加 20%，而辅助化学治疗不能提高 5 年生存率[16] 来自中国的一项前瞻性随机试验：对患者行顺铂周方案的同步放化疗 +（-）3 个周期的用顺铂/5-FU 的辅助化学治疗。尽管没进行辅助化学治疗试验组有更多的治疗失败患者，但差异没有统计学意义（$P = 0.13$）[17] • 耐受性差，在前瞻性随机试验中，一般只有 50%～60% 的患者能够完成全部的辅助化学治疗	• 来自中国台湾的数据显示，对于易远处转移的患者来说，只进行同步放化疗是不够的[18] • 中国香港的一个关于 Ⅲ 期鼻咽癌患者数据的分析表明，使用顺铂进行同步化学治疗 + 顺铂 - 氟尿嘧啶的辅助化学治疗能提高远处控制。进行 0～1 个周期辅助化学治疗的患者的 5 年无进展生存率是 68%，而进行 2～3 个周期辅助化学治疗患者的 5 年无进展生存率为 78%[18] • 中国的前瞻性随机试验没有采用非劣性设计，因此，建议改变标准的治疗方案为时过早。此外，18% 被随机选择使用辅助性化学治疗的患者并没有接受辅助性化学治疗。50% 的患者减少了放射治疗剂量。70% 的患者有治疗延迟 • 现在采用 IMRT 进行放射治疗，鼻咽癌患者局部区域控制得很好，主要的失败形式是远处转移

• **什么样的鼻咽癌患者能从化学治疗中受益？**

Ⅰ 期鼻咽癌患者可以只进行根治性放射治疗。大多数临床试验表明，Ⅲ～Ⅳ 期鼻咽癌患者对在放射治疗中增加化学治疗（包括 INT 0099）受益。对于 N1 的 Ⅱ 期鼻咽癌患者与 Ⅰ 期的鼻咽癌患者相比，前者的远处控制失败率高达 10%～15%。台湾的回顾性研究表明，对于增加化学治疗的 Ⅱ 期患者与只行放射治疗的 Ⅰ 期患者结果是相似的[19]。这导致了中国的第三阶段试验，如下文所述。

Chen，Sun Yat-sen China（*JNCI* 2011，PMID 22056739）：这个前瞻性随机试验有 230 个 Ⅱ 期的鼻咽癌患者，他们随机地接受每周使用顺铂（$30mg/m^2$）的同步放化疗和只进行放射治疗。表 12-6 使用化学治疗能够提高 5 年总生存率，但有更严重的急性不良反应。

注意:提高远处控制能提高总生存率,但提高局部区域控制不能提高 5 年总生存率。多因素分析表明,化学治疗的次数是改善总生存率、无进展生存率及远期控制率的唯一因素。

表 12 - 6　Sun Yat-sen 试验(中国)研究鼻咽癌的同步放化疗

Chen	5 年局部区域控制率	5 年无进展生存率	5 年无远处转移生存率	5 年总生存率	急性反应 G3 - 4	远期反应 G3 - 4
放射治疗	91%	79%	84%	86%	40%	10%
同步放化疗	93%	88%	95%	95%	64%	14%

• 诱导化学治疗的作用是什么?

目前仍在研究中。诱导化学治疗后只进行放射治疗的研究结果表明无法改善生存率。最近在同步放化疗前增加新辅助化学治疗是一热点。依据包括提高患者耐受性(与辅助化学治疗相比较)和降期的可能性。中国香港的 Ⅱ 期随机临床试验(说服力不够)结果显示,在实行放射治疗前增加顺铂 + 多西他赛的诱导化学治疗能够使总生存率提高 26.5%,同时不影响患者后面的同步放化疗[20]。但欧洲的第 Ⅱ 期随机临床试验的结果是否定的[21]。NPC 0501(是一个研究使用卡陪他滨进行诱导 - 同步的顺序,同时用加速超分割放射治疗的六臂试验)试验早期的研究结果最近刚发布,数据没调整并未能显示诱导化学治疗有优势,还需要更多的后续研究[12]。

Sun,China(*Lancet Oncol* 2016,PMID 27686945):多中心的前瞻性随机试验,涉及在中国的 10 个机构、480 个患者,对局部晚期的鼻咽癌患者在同步放化疗中增加诱导化学治疗(TPF 方案:顺铂,氟尿嘧啶,多西紫杉醇 3 周方案,共化学治疗 3 个周期)进行评估。入组的标准为Ⅲ ~ ⅣB 期(除了 T3 ~ 4N0)鼻咽癌患者。同步化学治疗用顺铂,100mg/m² 3 周方案,共化学治疗 3 个周期。主要研究终点是无进展生存。平均随访时间是 45 个月。诱导化学治疗使 3 年无进展生存率从 72% 提高到 80%(*P* = 0.034)。诱导化学治疗能够增加与 3/4 级毒性反应:两组中性粒细胞减少为 42% 对 17%,白细胞减少为 41% 对 17%,口腔炎为 41% 对 35%。

结论:和只进行同步放化疗相比,诱导化学治疗能显著提高 3 年无进展生存率。

• 靶向治疗的作用是什么?

由于现代同步放化疗中使用调强放射治疗,鼻咽癌的局部控制效果很好(> 90%)。所以现在鼻咽癌患者治疗失败的主要表现是远处转移。由于遵守标准的化学治疗方案是个挑战,所以就使得为了解决远处转移而增加的进一步的全身治疗变得困难。因此,增加靶向治疗是最近研究的热点。最突出的例子是 RTOG 0615,在同步放化疗(Al - Sarraf 方案)的第二阶段试验中,同步治疗和辅助治疗均增加了贝伐珠单抗[22]。方案被证明是可行的。2 年无远处转移率是 90.8%。

● 调强放射治疗的作用是什么?

调强放射治疗是护理的标准。在两项随机试验中,已经证明了调强放射治疗可以减轻唾液腺功能的损伤,多个试验成功率 > 90%[23,24]。RTOG 0225 是研究调强放射治疗在多个设置下的可行性(表 12 – 7)[24]。根据加利福尼亚旧金山大学的经验,肿瘤靶区放射治疗剂量为 70Gy/33fx,亚临床靶区放射治疗剂量为 59.4Gy/33fx。调强放射治疗有较好的局部控制率及非常低的三度毒性反应,因此调强放射治疗治疗鼻咽癌是可行的。

表 12 –7　RTOG 0225 早期鼻咽癌 IMRT 结果分析

RTOG 0225	2 年局部控制率	2 年局部区域控制率	2 年无远处转移生存率	2 年无进展生存率	2 年总生存率	3 度口干
	93%	89%	85%	73%	80%	3%

● 改变放射治疗分割方式的意义是什么?

在现代的治疗计划和同步化学治疗的治疗原则下,几乎没有数据支持改变分割方式。尽管 NPC 9902 显示利用加速超分割放射治疗和化学治疗能够提高无治疗失败率。这是一个用较老的放射治疗技术进行的说服力不够的试验。大部分受益是由于减少了远处转移[25]。最近的证据来自 NPC 0501(这是一个六臂试验,试验研究利用卡培他滨按照诱导 – 同步顺序行化学治疗,并使用加速超分割放射治疗)。在这个试验中,加速超分割放射治疗没有使患者受益,并且化学治疗增加了毒性,同时使耐受性更差。

结论:对于接受同步放化疗的鼻咽癌患者不推荐使用加速超分割[12]。

● 自适应放射治疗计划的作用是什么?

应该重视在放射治疗中重新制订放射治疗计划。鼻咽癌是放射治疗敏感的肿瘤,治疗过程中可能会出现结构上大的改变。剂量学研究表明,重新制订放射治疗计划可以提高放射治疗的靶区范围,同时减少周围危险结构的剂量。一项来自中国的前瞻性试验,试验包括 129 个没有远处转移的鼻咽癌患者。其中有 86 个患者在放射治疗 25 次之前重新制订了放射治疗计划。研究发现,重新制订放射治疗计划的鼻咽癌患者有更高的 2 年局部区域控制率(97%:92%),也能够提高患者的整体生活质量、功能性生活质量,并减轻一些症状(呼吸困难、食欲减退、言语问题、口干等)[26]。

● 检测血清中 EB 病毒 DNA 的水平有什么意义?

EB 病毒感染是鼻咽癌发病的主要病因。无论是治疗前还是治疗后 EB 病毒水平都能预示患者的预后。尽管最优值仍有待阐明,但是治疗前血清中 EB 病毒的数量为 < 1500 拷贝/mL ~ < 4000 拷贝/mL 的患者预后较好。多项研究表明,根治性放射治疗后患者血清中可检测的 EB 病毒可能是一个预后不好的指标[27,28]。

(刘培培 译　张文学 校)

参考文献

1. NCCN Clinical Practice Guidelines in Oncology: Head and Neck Cancers (Version 2). 2017. https://www.nccn.org/professionals/physician_gls/pdf/head-and-neck.pdf

2. Ferlay J, Soerjomataram I, Dikshit R, et al. Cancer incidence and mortality worldwide: sources, methods and major patterns in GLOBOCAN 2012. *Int J Cancer*. 2015;136(5):E359–E386.

3. Chang ET, Adami HO. The enigmatic epidemiology of nasopharyngeal carcinoma. *Cancer Epidemiol Biomarkers Prev*. 2006;15(10):1765–1777.

4. Halperin E, Perez C, Brady L. *Principles and Practice of Radiation Oncology*. 6th ed. Philadelphia, PA: Lippincott Williams & Wilkins; 2013.

5. Stelow EB, Wenig BM. Update from the 4th edition of the World Health Organization classification of head and neck tumours: nasopharynx. *Head Neck Pathol*. 2017;11(1):16–22.

6. Wei WI, Sham JS. Nasopharyngeal carcinoma. *Lancet*. 2005;365(9476):2041–2054.

7. *AJCC Cancer Staging Manual*. 8th ed. New York, NY: Springer International Publishing; 2017.

8. Hui EP, Ma BB, Chan KC, et al. Clinical utility of plasma Epstein-Barr virus DNA and ERCC1 single nucleotide polymorphism in nasopharyngeal carcinoma. *Cancer*. 2015;121(16):2720–2729.

9. Vokes EE, Liebowitz DN, Weichselbaum RR. Nasopharyngeal carcinoma. *Lancet*. 1997; 350(9084):1087–1091.

10. Hsu MM, Tu SM. Nasopharyngeal carcinoma in Taiwan: clinical manifestations and results of therapy. *Cancer*. 1983;52(2):362–368.

11. Altun M, Fandi A, Dupuis O, et al. Undifferentiated nasopharyngeal cancer (UCNT): current diagnostic and therapeutic aspects. *Int J Radiat Oncol Biol Phys*. 1995;32(3):859–877.

12. Lee AW, Ngan RK, Tung SY, et al. Preliminary results of trial NPC-0501 evaluating the therapeutic gain by changing from concurrent-adjuvant to induction-concurrent chemoradiotherapy, changing from fluorouracil to capecitabine, and changing from conventional to accelerated radiotherapy fractionation in patients with locoregionally advanced nasopharyngeal carcinoma. *Cancer*. 2015;121(8):1328–1338.

13. Videtic GMM WN, Vassil AD. *Handbook of Treatment Planning in Radiation Oncology*. 2nd ed. New York, NY: Demos Medical; 2015.

14. Blanchard P, Lee A, Marguet S, et al. Chemotherapy and radiotherapy in nasopharyngeal carcinoma: an update of the MAC-NPC meta-analysis. *Lancet Oncol*. 2015;16(6):645–655.

15. Baujat B, Audry H, Bourhis J, et al. Chemotherapy in locally advanced nasopharyngeal carcinoma: an individual patient data meta-analysis of eight randomized trials and 1753 patients. *Int J Radiat Oncol Biol Phys*. 2006;64(1):47–56.

16. Langendijk JA, Leemans CR, Buter J, et al. The additional value of chemotherapy to radiotherapy in locally advanced nasopharyngeal carcinoma: a meta-analysis of the published literature. *J Clin Oncol*. 2004;22(22):4604-4612.

17. Chen L, Hu CS, Chen XZ, et al. Concurrent chemoradiotherapy plus adjuvant chemotherapy versus concurrent chemoradiotherapy alone in patients with locoregionally advanced nasopharyngeal carcinoma: a phase 3 multicentre randomised controlled trial. *Lancet Oncol*. 2012;13(2):163–171.

18. Lin JC, Liang WM, Jan JS, et al. Another way to estimate outcome of advanced nasopharyngeal carcinoma: is concurrent chemoradiotherapy adequate? *Int J Radiat Oncol Biol Phys*. 2004;60(1):156–164.

19. Cheng SH, Tsai SY, Yen KL, et al. Concomitant radiotherapy and chemotherapy for early-stage nasopharyngeal carcinoma. *J Clin Oncol*. 2000;18(10):2040–2045.

20. Hui EP, Ma BB, Leung SF, et al. Randomized phase II trial of concurrent cisplatin-radiotherapy with or without neoadjuvant docetaxel and cisplatin in advanced nasopharyngeal carcinoma. *J Clin Oncol*. 2009;27(2):242–249.

21. Fountzilas G, Ciuleanu E, Bobos M, et al. Induction chemotherapy followed by concomitant radi-

otherapy and weekly cisplatin versus the same concomitant chemoradiotherapy in patients with nasopharyngeal carcinoma: a randomized phase II study conducted by the Hellenic Cooperative Oncology Group (HeCOG) with biomarker evaluation. *Ann Oncol.* 2012;23(2):427–435.

22. Lee NY, Zhang Q, Pfister DG, et al. Addition of bevacizumab to standard chemoradiation for locoregionally advanced nasopharyngeal carcinoma (RTOG 0615): a phase 2 multi-institutional trial. *Lancet Oncol.* 2012;13(2):172–180.

23. Kam MK, Leung SF, Zee B, et al. Prospective randomized study of intensity-modulated radiotherapy on salivary gland function in early-stage nasopharyngeal carcinoma patients. *J Clin Oncol.* 2007;25(31):4873–4879.

24. Pow EH, Kwong DL, McMillan AS, et al. Xerostomia and quality of life after intensity-modulated radiotherapy vs. conventional radiotherapy for early-stage nasopharyngeal carcinoma: initial report on a randomized controlled clinical trial. *Int J Radiat Oncol Biol Phys.* 2006;66(4):981–991.

25. Lee AW, Tung SY, Chan AT, et al. A randomized trial on addition of concurrent-adjuvant chemotherapy and/or accelerated fractionation for locally-advanced nasopharyngeal carcinoma. *Radiother Oncol.* 2011;98(1):15–22.

26. Yang H, Hu W, Wang W, et al. Replanning during intensity modulated radiation therapy improved quality of life in patients with nasopharyngeal carcinoma. *Int J Radiat Oncol Biol Phys.* 2013;85(1):e47-e54.

27. Lin JC, Wang WY, Chen KY, et al. Quantification of plasma Epstein-Barr virus DNA in patients with advanced nasopharyngeal carcinoma. *N Engl J Med.* 2004;350(24):2461–2470.

28. Leung SF, Zee B, Ma BB, et al. Plasma Epstein-Barr viral deoxyribonucleic acid quantitation complements tumor-node-metastasis staging prognostication in nasopharyngeal carcinoma. *J Clin Oncol.* 2006;24(34):5414–5418.

第13章

喉癌

Aditya Juloori

> **速览：** 喉癌包括来源于声门上、声门，以及少见的声门下的鳞状上皮癌。治疗的目的是控制疾病的同时维持器官发声及完成吞咽的功能。早期的声门型喉癌可以通过单纯放射治疗或微创手术治疗。T3~4期或伴有淋巴结转移的局部晚期肿瘤通常需要全喉切除术（推荐辅助化学治疗），或者根治性同步放化疗以尽量保留发声功能。对于侵犯甲状软骨或明显软组织受侵的T4a分期患者，全喉切除术联合术后放射治疗优于根治性同步放化疗。见表13-1。

表13-1 喉癌的一般治疗模式

	声门上型喉癌	声门型喉癌
Tis	内镜下切除术	
T1N0	保喉手术 或根治性放射治疗（66~70Gy），包括原发灶+第Ⅱ~Ⅳ水平淋巴结区	根治性放射治疗（63Gy/28fx，2.25Gy/fx） 或保喉手术
T2N0		根治性放射治疗（65.25Gy/29fx，2.25Gy/fx） 或保喉手术
T3或者淋巴结阳性	保喉手术 和(或)术后放射治疗 或根治性同步放化疗（70Gy/35fx），包括原发灶+Ⅱ~Ⅳ组淋巴结区（淋巴结阳性加上Ⅴ区）和(或)顺铂化学治疗	
T4a	全喉切除术（甲状软骨或软组织受侵时首选）辅助放射治疗±同步顺铂化学治疗 或保留喉功能的同步放化疗（70Gy/35fx+顺铂化学治疗）	

流行病学： 2016年美国新发喉癌病例13 000例，死亡约3600例，男性多于女性，发病率随年龄增加[1]。

危险因素： 吸烟，酒精，环境暴露（石棉、水泥、木屑、四氯乙烯）。

解剖学:喉的主要功能是发声、呼吸时通开放气道及吞咽时闭塞气道。喉的范围相当于 C3 ~ C6 椎体水平,上起舌骨会厌韧带,下达环状软骨,前面为甲状舌骨膜/甲状软骨,后面为杓状软骨,前上方有会厌前间隙及声门旁间隙相连。喉肌(除环甲肌外)均由喉返神经(迷走神经分支)支配,其损伤可导致声带中线固定。环甲肌由喉上神经支配,其损伤可导致声带"弓形"移动。

喉腔分为三区。

(1)声门上区(占喉癌的 1/3[1],包括室带、杓状软骨、喉室、会厌、杓会厌皱襞):范围上起会厌,后为杓状软骨,前壁为会厌谷后界及室带前界,向下为声带上皮上移形成的喉室顶端。由于该区淋巴管丰富,超过 50% 的原发声门上型喉癌患者存在淋巴结转移。声门上区的主要淋巴引流区为第 Ⅱ ~ Ⅳ 水平淋巴结。

(2)声门区(占喉癌的 2/3[2]):由声带、前联合及后联合组成。由于淋巴管稀疏,早期病变罕有区域淋巴结转移。声带由上皮黏膜层、基底层、浅表固有层及甲杓肌组成。

(3)声门下区(占喉癌的 1% ~ 2%[3]):自声带下缘 5mm 至环状软骨下缘。声门下区肿瘤可以扩散至气管前(喉前)淋巴结。

病理学:95% 的肿瘤为鳞状细胞癌。原位癌常见于声带,声门上罕见。罕见恶性肿瘤类型包括恶性小涎腺肿瘤、小细胞癌、淋巴瘤、浆细胞瘤、类癌、软组织肉瘤、软骨肉瘤、骨肉瘤、恶性黑色素瘤。HPV 感染尚未被证明是喉癌的诱发因素或预后因素。

临床表现:临床表现与原发部位相关。声门型喉癌早期表现为声嘶,但随着疾病的进展,患者可出现耳痛、吞咽困难、咳嗽、咯血及喘鸣。声门上型喉癌由于发现较晚,经常表现为吞咽困难、咽部异物感、气道阻塞和淋巴结肿大。耳痛是由于迷走神经耳部分支引起的放射痛所致。

检查:询问病史、详细查体并进行纤维喉镜检查。频闪喉镜检查可用于评估声带振动情况。甲状软骨触诊疼痛可以反映软骨受侵情况。

实验室检查:血常规,血生化化验,化学治疗前听力检查。

影像学检查:常规行颈部增强 CT 检查,PET – CT 检查适用于Ⅲ ~ Ⅳ期病变。CT 检查对于甲状软骨受侵(74%)和喉外侵犯(81%)有较高预测价值[4]。

病理学:麻醉下三维内镜检查(第二原发肿瘤发病率约为 4%)和活检,检查前建议行牙科、营养、言语及吞咽评估。

分期:见表 13 -2。

表 13 -2　《AJCC 癌症分期手册》第 8 版喉癌分期

声门上型喉癌

T/M ＼ N		cN0	cN1	cN2a	cN2b	cN2c	cN3a	cN3b
T1	• 局限于声门上的 1 个亚区,声带活动正常	I						
T2	• 侵犯声门或声门上 1 个以上相邻亚区,或侵犯声门上区以外区域,喉区[1] 固定	II	III	IVA			IVB	
T3	• 局限在喉内,伴声带固定 • 侵犯[2] 以下部位							
T4	a 中等局部晚期病变[3]							
	b 非常局部晚期病变[4]							
M1	• 远处转移	IVC						

[*] 与第 7 版相比,明显的变化是将结外侵犯加入病理 N 分期,并区分了 N3a 与 b。

喉区[1] = 区域包括舌根、会厌谷、梨状窝内侧壁。侵犯[2] = 环后区、会厌前间隙、声门旁间隙和(或)甲状软骨内板。病变[3] = 侵犯穿过甲状软骨外皮质、气管、颈部软组织、深部舌外肌、带状肌、甲状腺或食管。病变[4] = 侵犯椎前间隙,包绕颈动脉,或侵犯纵隔结构。

cN1,同侧单个淋巴结转移,最大径≤3cm。cN2a,同侧单个淋巴结转移,3cm < 最大径≤6cm。cN2b,同侧多个淋巴结转移,最大径≤6cm。cN2c,双侧或对侧淋巴结转移,最大径≤6cm。cN3a,转移淋巴结最大径 >6cm。cN3b,临床结节外侵。pN1,单个淋巴结转移,最大径≤3cm。pN2a,同侧或对侧单个淋巴结转移,最大径≤3cm,或同侧单个淋巴结转移,3cm < 最大径≤6cm。pN2b,同侧多个淋巴结转移,最大径≤6cm。pN2c,双侧或对侧淋巴结转移,最大径≤6cm。pN3a,转移淋巴结最大径 >6cm。pN3b,淋巴结 >3cm 合并结节外侵。

声门型喉癌

T/M ＼ N		cN0	cN1	cN2a	cN2b	cN2c	cN3a	cN3b
T1	a 局限于一侧声带,声带活动正常	I						
	b 累及双侧声带,声带活动正常							
T2	• 侵犯声门上和(或)声门下区,和(或)声带活动[1] 受限	II	III	IVA			IVB	
T3	• 局限在喉内,伴声带固定 • 侵犯[2] 以下部位							
T4	a 中等局部晚期病变[3]							
	b 非常局部晚期病变[4]							

（待续）

表 13-2　《AJCC 癌症分期手册》第 8 版喉癌分期(续)

T/M	N	cN0	cN1	cN2a	cN2b	cN2c	cN3a	cN3b
M1	• 远处转移	IVC						

声带活动[1] = 非正式情况下,T2 可分为 T2a(声带活动正常)与 T2b(声带活动受限)。

侵犯[2] = 声门旁间隙和(或)甲状软骨内板。

中等局部晚期病变[3] = 侵犯穿过甲状软骨外皮质、气管、颈部软组织、深部舌外肌、带状肌,甲状腺或食管。

非常局部晚期病变[4] = 侵犯椎前间隙,包绕颈动脉,或侵犯纵隔结构。

淋巴结分期参考声门上型喉癌。

声门下型喉癌

T/M	N	cN0	cN1	cN2a	cN2b	cN2c	cN3a	cN3b
T1	• 局限于声门下区	I	III	IVA			IVB	
T2	• 侵犯声带,声带活动正常或活动受限	II						
T3	• 局限在喉内,伴声带固定 • 侵犯[1] 以下部位							
T4	a. 中等局部晚期病变[2]							
	b. 非常局部晚期病变[3]							
M1	• 远处转移	IVC						

* 与第 7 版相比,明显变化是将结外侵犯加入病理 N 分期,并区分了 N3a 与 b。

侵犯[1] = 声门旁间隙和(或)甲状软骨内板。

中等局部晚期病变[2] = 侵犯穿过甲状软骨外皮质、气管、颈部软组织、深部舌外肌、带状肌,甲状腺或食管。

非常局部晚期病变[3] = 侵犯椎前间隙,包绕颈动脉,或侵犯纵隔结构。

淋巴结分期参考声门上型喉癌。

治疗模式

手术

声门型喉癌:早期声门型喉癌的现代手术选择以内镜切除为主,目的是保留喉功能,并在很大程度上取代了传统外科手段。需注意的是必须保留至少一个活动的杓状软骨复合体结构以维持充分的喉部功能。内镜技术包括黏膜剥脱术(原位癌)、微创切除手术(包括经口机器人手术)、电灼术、CO_2 激光治疗[经口激光显微手术(TLM 或 TOLM)]等。其他保留发声功能的治疗手段如下所列。

垂直半喉切除术:切除一侧声带及 1/3 对侧声带。适用于声门下区前方浸润范围小于 1cm,后方浸润范围小于 5mm 的病变[5]。

环状软骨上部分喉切除术(SCPL - CHEP):切除声带、室带、声门旁间隙和整个甲状软骨,保留杓状软骨和环状软骨。同时行环状软骨舌骨会厌固定术(CHEP),通过将环状软骨与舌骨、会厌缝合,达到喉重建的目的。

声门上型喉癌:保留发声功能的手术方式如下。

声门上喉切除术(SGL):可保留吞咽和发声功能,适用于会厌、单侧杓状软骨、杓会厌皱襞或室带的肿瘤。切除范围包括舌骨、会厌、甲状软骨上半部、杓会厌皱襞、室带及杓状软骨。

环状软骨上喉部分切除术(SCPL-CHP):切除范围包括双侧声带及室带、声门旁间隙、会厌前间隙、会厌及甲状软骨,并通过环状软骨舌骨固定术进行重建,即将环状软骨与舌骨缝合。全喉切除术包括喉部切除、咽部重建(通常伴有游离皮瓣)及永久性气管切开术。对于大多数声门上型喉癌和局部晚期声门型喉癌患者,初始手术时进行双侧颈部第Ⅱ~Ⅳ水平选择性淋巴结清扫是必要的。

化学治疗:早期病变常规不需行同步化学治疗,但某些 T2 期病变(声带活动受限)则考虑行同步化学治疗。在 T2b 或Ⅲ~ⅣB 期病变的(根治性)同步放化疗中,联合顺铂化学治疗为标准方案,第 1、4、7 周 $100mg/m^2$ 静脉推注(NCCN 1 类),或每周 $40mg/m^2$ 给药(NCCN 2B 类)。西妥昔单抗可用于不选择铂类药物治疗的患者,给药方式为放射治疗前 1 周给予 $400mg/m^2$ 负荷量,放射治疗中每周按 $200mg/m^2$ 给药。诱导化学治疗仍存在争议,但已被用于部分要进行保全功能的喉切除患者。化学治疗药物为多西紫杉醇、顺铂、氟尿嘧啶,3 周方案,进行 4 个周期化学治疗,化学治疗完成 4~7 周后进行放射治疗。

放射治疗

适应证:早期喉癌(cT1~T2N0)通常仅行单纯放射治疗。对于局部晚期病变,如需保留喉功能可行根治性放射治疗,或术后放射治疗。对于声门型喉癌患者,如无可疑声门上受侵而致淋巴结转移风险增高,不需行淋巴引流区照射。双侧第Ⅱ~Ⅳ水平颈部淋巴结区需同时照射,一侧颈部淋巴结转移或原发肿瘤侵犯舌根时需增加第Ⅴ水平淋巴结区照射。如颈部软组织受侵或紧急气管切开术穿过肿瘤,需考虑第Ⅵa 水平淋巴结照射。如原发肿瘤侵犯声门上(下)区,需考虑第Ⅵb 水平淋巴结照射。

剂量:对于 T1N0 期声门型喉癌,加速超分割放射治疗与常规分割放射治疗相比具有较高的局部控制概率。推荐剂量为 63Gy/28fx(2.25Gy/fx)。对于 T2N0 期病变,常规剂量为 65.25Gy/29fx。对于 T2bN0 期病变患者,单纯放射治疗的局部控制概率较低,需考虑增加同步化学治疗或采用超分割放射治疗方式。对于局部晚期病变,常采用放射治疗(70Gy/35fx)加同步化学治疗方案。

毒性反应:急性期:乏力、吞咽困难、黏膜炎、声嘶、口干、吞咽疼痛、放射性皮炎、味觉障碍、误吸。慢性期:吞咽困难、食管狭窄、误吸、声嘶、听力丧失、肾功能不全、颈部纤维化、卒中和甲状腺功能减退症。

治疗过程:见《放射肿瘤学治疗计划手册》第 4 章[6]。

基于循证数据的问与答

● 早期病变的一般治疗模式是什么?

放射治疗和保留喉功能的手术均为早期病变提供了满意的治疗效果。回顾性证据表明,Ⅰ期病变的 5 年 DFS 超过 90%,对于进行根治性放射治疗或手术的Ⅱ期病变,5 年 DFS

约为80%[7]。然而随机化实验数据较少。在2014年[8]公布的小规模随机实验显示,与经口激光手术治疗的患者相比,接受放射治疗的患者较少出现声嘶表现,但是总体发声质量相似。一般而言,发声质量与声带切除的多少相关。

  • **早期病变大分割放射治疗的影响有什么?**

适度的低分割和加速放射治疗可持续提高早期病变的局部控制概率。

Le,UCSF(*IJROBP* 1997,PMID 9300746。表13-3):对398例接受根治性放射治疗的T1~T2期(315例T1,83例T2)声门型喉癌患者进行回顾性研究,中位放射治疗剂量为63Gy。总体来看,其中T1期患者5年局部控制率为85%,T2期患者为70%。T1期患者局部控制率降低推测与前联合受累及早期治疗的时间有关。在T2期患者(非T1期),不良预后因素包括总治疗时间(>43天)、单次小剂量照射(<1.8Gy/fx)、照射总剂量低(<65Gy)、声带活动受限和声门上区(下区)受侵。

表13-3 UCSF早期喉癌经验(cT2患者)

	5年LC		5年LC		5年LC
治疗时间≤43天	100%	F≥2.25Gy/d	100%	>65Gy	78%
治疗时间>43天	84%	F<1.8Gy/d	44%	≤65Gy	60%
P值	0.003	P值	0.003	P值	0.01
无声带活动受限	79%	无声门下区受侵	77%		
声带活动受限	45%	声门下区受侵	58%		
P值	0.02	P值	0.04		

Yamazaki,Japan(*IJROBP* 2006,PMID 16169681):对180例T1N0期(80%为T1a)声门区鳞状细胞癌患者进行前瞻性随机试验研究,患者均接受根治性放射治疗并随机分为常规分割治疗组(2Gy/fx)和低分割治疗组(2.25Gy/fx)。在常规分割组,肿瘤长度<2/3声门的患者接受60Gy的放射治疗,而≥2/3声门的患者接受66Gy的放射治疗。在2.25Gy/fx组,肿瘤长度<2/3声门的患者和≥2/3的患者分别接受总剂量为56.25Gy和63Gy的放射治疗。常规分割组5年局部控制率为77%,而低分割组为92%。分割剂量可作为局部控制率的独立影响因素。急性期和慢性期的毒性反应程度相当。

结论:对于T1N0期声门型喉癌患者,通过大分割方式降低总治疗时间可以增加局部控制率,而不增加急性期或慢性期毒性反应。

  • **早期病变超分割放射治疗的影响有什么?**

RTOG 95-12:在T2N0期声门型喉癌患者中使用超分割放射治疗方式具有一定效果,但是未见统计学意义,T2b患者进行超分割放射治疗则显示预后劣势。

Trotti,RTOG 9512(*IJROBP* 2014 PMID 25035199):对250例T2N0期声门区鳞状细胞癌患者进行前瞻性随机试验研究,患者均接受根治性放射治疗并随机分为超分割治疗组(79.2Gy/66fx,1.2Gy,bid)和常规分割治疗组(75Gy/35fx),以局部控制率作为实验主要终点。虽然超分割放射治疗有改善预后的趋势,但5年局部控制率无显著差异(78%对70%,$P=$0.14),5年DFS无显著差异(49%对40%,$P=0.13$),5年OS无显著差异(72%对63%,$P=$0.29)。T2b患者的局部控制率相对较低(T2a对T2b为70%对76%,$P=0.1$)。双方治疗组中3~4级慢性毒性反应的发生率无明显差异。值得注意的是,该实验设计的主要目的是看两组患者在5年LC上是否有15%的绝对差异。

结论:超分割放射治疗可明显改善其他头颈部肿瘤的局部控制率,但在本研究中无显著统计学意义。

● T2b 期患者应如何治疗?

T2b期声门型喉癌尚未被《AJCC癌症分期手册》收录,但可以将声带活动受限作为其特征。RTOG 9512和其他大型回顾性系列研究[9,10]显示,T2b期患者的局部控制率较差,因此调整标准治疗方案可能使患者受益。对提高这种预后不好病变的局部控制率可尝试的方法包括:超分割放射治疗、低分割放射治疗(如65.25Gy/29fx)或辅助同步化学治疗[11]。

● IMRT 在早期肿瘤人群中有什么作用?

IMRT通常不作为常规治疗,其作用仍需进一步研究。提出IMRT的理由是基于可以避免晚期放射治疗毒性,特别是颈动脉保护情况下血管毒性的避免。早期研究表明,在不影响局部控制率的前提下,颈动脉保护是可行的[12,13],但该结论目前尚不成熟。

● 对于局部晚期病变,保留喉功能的依据是什么?

尽管根治性手术及术后放射治疗已成为常规治疗模式,但是一项美国退伍军人医院的喉癌前瞻性研究表明,非手术治疗也能获得同样的生存率。RTOG91-11研究亦显示同步放化疗的保喉率高于接受诱导化学治疗或放射治疗,以及单纯放射治疗的患者。在VA研究中,T4期患者需要喉切除术的比例更高,因此RTOG91-11研究排除了病变范围较大的T4期患者。而一项NCDB分析显示,与接受全喉切除的T4a患者相比,仍有多数T4a患者在临床上接受器官保留模式的治疗,其总生存率较低(中位生存期为61个月对39个月)[14]。多中心回顾性研究也明确了,除T分期外,肿瘤体积也是预测预后的因素。

Wolf,VA Larynx Stady(*NEJM* 1991,PMID 2034244。表13-4):对332例Ⅲ~Ⅳ期局部晚期喉鳞癌患者进行前瞻性随机试验研究(63%为声门上型喉癌,57%有声门固定),将患者随机分为诱导化学治疗+放射治疗组,及全喉切除术+术后放射治疗组。保喉组患者先给予顺铂$100mg/m^2$+5-Fu100mg/$(m^2 \cdot d)$×5天,第1、22天诱导化学治疗,并在第二周期后的18~21天通过查体及间接喉镜评估肿瘤,对于未达PR或有证据显示肿瘤进展(包括颈部病变)的患者给予挽救性喉切除术,对于PR或无任何颈部淋巴结病变进展患者,则继续给予第三周期诱导化学治疗(第43天)和根治性放射治疗(66~70Gy,原发灶1.8~2Gy,淋巴引流区50~75Gy)。放射治疗结束后12周重新评估肿瘤,喉癌未完全控制患者给予挽救性喉切除术,单纯颈部病灶残留患者仅行颈部淋巴结清扫。喉手术组患者均接受术后放射治疗,显微镜下病变给予50~50.4Gy,局部复发高危区给予60~60.4Gy,残留病灶区给予65~74.2Gy。中位随访期33个月。保喉组在 2 周期诱导化学治疗后完全缓解率为 31% ,部分缓解率为 54% 。虽然缺乏诱导化学治疗后反应的数据,但是这应该与 OS 降低无关。其中 64% 的患者喉部得以保留,56% 的 T4 期患者接受挽救性喉切除术(在其余入组患者中为 29%)。诱导化学治疗组的远处转移率较低,但局部控制率也不理想。

结论:在不考虑总生存期前提下,诱导化学治疗 + 根治性放射治疗可有效地保留大部分患者的喉部功能。

表 13 - 4　退伍军人医院喉癌研究结果

	2 年总生存期	2 年控制率	原位复发率	远处转移率
诱导化学治疗 + 放射治疗	68%	80%	12%	11%
全喉切除 + 术后放射治疗	68%	93%	2%	17%
P 值	0.9846	0.001	0.001	0.001

Fprastiere,RTOG 91 - 11(*NEJM* 2003,PMID 14645636;*JCO* 2013 更新,PMID 23182993。表 13 - 5): 对 518 例Ⅲ~ Ⅳ期(除外 T1 期、T4 期伴肿瘤侵透甲状软骨至颈部软组织,及舌根受累大于 1cm)声门上型/声门型喉鳞癌患者进行前瞻性随机试验研究,随机分为 3 组。诱导化学治疗组(与 VA 研究方案一致):顺铂 100mg/m² D1 +5 - FU100mg/(m²·d)×5 天,第 1、22 天。2 周期后进行评估,其中未达 PR 或进展患者进行全喉切除及术后放射治疗,CR 或 PR 患者继续给予 PF 方案化学治疗和单纯放射治疗(70Gy/35fx)。同步放化疗组:顺铂 100mg/m²,第 1、22、43 天,同步给予放射治疗(70Gy/35fx)。单纯放射治疗组:70Gy/35fx。单发淋巴结≥3cm 或多组淋巴结转移的患者,在治疗结束后 8 周进行颈部淋巴结清扫术。在 7 项临床实验终点中主要终点为无喉切除生存期。以诱导化学治疗组作为标准组,中位随访时间为 10.8 年。与诱导化学治疗组相比,同步放化疗提高了保喉率、局部控制率和局部区域控制率,但无喉切除生存期无提高(主要终点),并且总生存期不理想($P=0.08$),这可能暗示了不明原因的晚期效应。

结论:同步放化疗在局部区域控制率及保喉率方面均优于诱导化学治疗组及单纯放射治疗组,但三组之间无喉切除生存期相似。

表 13 - 5　RTOG 喉保留实验 10 年结果

分组	LFS(1°)	LP	LC	LRC	DC	DFS	OS
1.诱导化学治疗组	28.9% *	67.5%	53.7%	48.9%	83.4%	20.4%	38.8%
2.同步放化疗组	23.5% *	81.7% +	69.2% +	65.3% +	83.9%	21.6% *	27.5%
3.单纯放射治疗组	17.2% +	63.8%	50.1%	47.2%	76.0%	14.8%	31.5%

* 相对于单纯放射治疗有显著差异。

+ 相对于诱导化学治疗组(标准组)有显著差异。

● 西妥昔单抗在局部晚期喉癌中的作用是什么?

Bonner 实验[14]证实局部晚期头颈部鳞状细胞癌患者通过放射治疗联合西妥昔单抗治

疗可使生存期延长。

Bonner，Letuximab Secondary Analysis（*JAMA* Otolaryngol Head Neck Surg 2016，**PMID** 27389475）：对原始 Bonner 实验中西妥昔单抗的保留喉功能作用进行二次分析。分组包括单纯放射治疗组及放射治疗联合西妥昔单抗组。研究亚组共入组了 168 例喉咽（喉）及下咽癌患者，其中西妥昔单抗组 90 例，单纯放射治疗组 78 例。西妥昔单抗组的 2 年保喉率为 87.9%，而单纯放射治疗组为 85.7%（HR = 0.57，95% CI 为 0.23 ~ 1.42，P = 0.22），无喉切除生存期的死亡风险比为 0.78（P = 0.17）。二者总生存期无差异。

结论：西妥昔单抗对于保喉率和无喉切除生存期均无显著统计学意义。

注：由于本研究是一项回顾性分析，且数据缺乏可靠性，故研究结论意义有限。

（翟静 译　张文学 校）

参考文献

1. Raitiola H, Pukander J, Laippala P. Glottic and supraglottic laryngeal carcinoma: differences in epidemiology, clinical characteristics and prognosis. *Acta Otolaryngol.* 1999;119(7):847–851.

2. Hoffman HT, Porter K, Karnell LH, et al. Laryngeal cancer in United States: changes in demographics, patterns of care, and survival. *Laryngoscope.* 2006;116(9, Pt 2, Suppl 111):1–13.

3. Dahm JD, Sessions DG, Paniello RC, Harvey J. Primary subglottic cancer. *Laryngoscope.* 1998;108(5):741–746.

4. Beitler JJ, Muller S, Grist WJ, et al. Prognostic accuracy of computed tomography findings for pts with laryngeal cancer undergoing laryngectomy. *J Clin Oncol.* 2010;28(14):2318–2322.

5. Fein DA, Mendenhall WM, Parsons JT, Million RR. T1-T2 squamous cell carcinoma of glottic larynx treated with RT: multivariate analysis of variables potentially influencing local control. *Int J Radiat Oncol Biol Phys.* 1993;25(4):605–611.

6. Videtic GMM, Woody N, Vassil AD. *Handbook of Treatment Planning in RT Oncology.* 2nd ed. New York, NY: Demos Medical; 2015.

7. Tamura Y, Tanaka S, Asato R, et al. Therapeutic outcomes of laryngeal cancer at Kyoto University Hospital for 10 years. *Acta Otolaryngol Suppl.* 2007(557):62–65.

8. Aaltonen LM, Rautiainen N, Sellman J, et al. Voice quality after treatment of early vocal cord cancer: randomized trial comparing laser surgery with RT therapy. *Int J Radiat Oncol Biol Phys.* 2014;90(2):255–260.

9. Mendenhall WM, Amdur RJ, Morris CG, Hinerman RW. T1-T2N0 squamous cell carcinoma of glottic larynx treated with RT therapy. *J Clin Oncol.* 2001;19(20):4029–4036.

10. Le QT, Fu KK, Kroll S, et al. Influence of fraction size, total dose, and overall time on local control of T1-T2 glottic carcinoma. *Int J Radiat Oncol Biol Phys.* 1997;39(1):115–126.

11. Bhateja P, Ward MC, Hunter GH, et al. Impaired vocal cord mobility in T2N0 glottic carcinoma: suboptimal local control with RT alone. *Head Neck.* 2016;38(12):1832–1836.

12. Zumsteg ZS, Riaz N, Jaffery S, et al. Carotid sparing intensity-modulated RT therapy achieves comparable locoregional control to conventional RT in T1-2N0 laryngeal carcinoma. *Oral Oncol.* 2015;51(7):716–723.

13. Ward MC, Pham YD, Kotecha R, et al. Clinical and dosimetric implications of intensity-modulated RT for early-stage glottic carcinoma. *Med Dosim.* 2016;41(1):64–69.

14. Grover S, Swisher-McClure S, Mitra N, et al. Total laryngectomy versus larynx preservation for T4a larynx cancer: patterns of care and survival outcomes. *Int J Radiat Oncol Biol Phys.* 2015;92(3):594–601.

第 14 章

唾液腺肿瘤

Martin C. Tom，Shlomo A. Koyfman，Nikhil P. Joshi

速览:唾液腺肿瘤是一类不常见的肿瘤,有良性的和恶性之分,其自然病程因为病理组织类型的差异而各不相同。最常见的良性肿瘤是涎腺混合瘤。最常见的是发生于腮腺的恶性肿瘤,是黏液表皮样癌。而发生于颌下腺或小唾液腺的最常见的恶性肿瘤是腺样囊性癌,这类肿瘤有嗜神经侵犯(PNI)、惰性远处转移发生率高和自然病程长的特点。针对所有类型的肿瘤,手术都是标准治疗。手术在允许的情况下应尽量保留面神经功能。对于那些有高危复发风险的肿瘤,应要考虑行术后放射治疗。目前对于该类肿瘤的化学治疗无益。见表 14 – 1。

表 14 –1 唾液腺肿瘤的治疗规范

外科手术加辅助放射治疗原则如下[1]

原发肿瘤		同侧颈部	
Ⅰ~Ⅱ期无危险因素	观察	cN0 或 pN0 及低危	观察
T 3 ~ 4,PNI,深叶受侵,骨受侵,高级别或者复发病例	60Gy	病理上淋巴结阴性但存在如下危险因素的(见 Terhaard and RTOG 1008):T3 ~ 4,高级别,面神经障碍,复发的病例	第Ⅱ~Ⅳ水平 50 ~54Gy
切缘阳性或安全边界不足(<1mm)	66Gy	淋巴结阳性,已切除	第ⅠB~Ⅴ水平 60Gy
		浸出包膜(ECE)	66Gy
残留肿瘤	70Gy	残留转移淋巴结	70Gy

流行病学:唾液腺癌是一种少见肿瘤,约占头颈部恶性肿瘤的 6%[2],在美国每年约有 2500 例新发病例[3]。良性的唾液腺肿瘤多见于年轻女性(中位年龄 46 岁)[4,5]。恶性肿瘤多见于老年人(中位年龄 54 岁)。随着年龄的增长,男性的发病占主导[3,5]。根据 WHO 2005 年的组织学分类系统,有超过 40 种组织学类型[3]。腮腺是常见的发病部位(占所有肿瘤的 70%,其中 75% 为良性),小涎腺占比为 22%,颌下腺占比为 8%[5]。

危险因素:危险因素目前还不十分清楚。在广岛和长崎的幸存者中,射线暴露被认为是主要危险因素[6]。吸烟不是危险因素(除了 Warthin 瘤。见表 14-2)。EB 病毒显示与淋巴上皮肿瘤有关,其他病毒还在研究之中[2]。

表 14-2　唾液腺肿瘤的特点

	腮腺	颌下腺	舌下腺	小涎腺
病理学[1,5]	75% 良性,25% 恶性	50% 良性,50% 恶性	>75% 恶性	
发生率[5]	70%	8%	22%	
唾液性质[2,7]	浆液性	混合性	黏液性	
关联神经	7 组脑神经(面神经)通过鼓索神经侵及 V3	V3(舌神经)和 12 组脑神经(舌下神经)	V3(舌神经)	与肿瘤位置相关

解剖学:主要的唾液腺包括腮腺、颌下腺和舌下腺(下颌骨和口腔黏膜底部之间)。腮腺的前界为上颌第二磨牙,上届为颧弓,内部达颈内静脉,后界到乳突尖,下届达二腹肌后缘。腮腺是刺激性浆液性唾液分泌的主要器官,颌下腺主要分泌非刺激性黏液性或浆液性唾液(也是引起放射治疗所致口干的原因)[7]。腮腺位于下颌支后,由面神经分成深浅两叶。影像学上,下颌后静脉常是面神经的标志。Stensen 导管引流到颊黏膜。面神经(7 组脑神经,CN Ⅶ)出茎乳孔后在腮腺中穿行[8]。面神经共分出 5 支,即颞支、颧支、颊支、下颌缘支、颈支。面神经支配面部肌肉和舌部味觉。耳颞神经起源于 V3,神经支配腮腺活动(唾液分泌/副交感神经系统),是肿瘤沿神经侵犯的路径之一。手术中如果损伤耳颞神经,可以通过刺激皮肤来获得缓解,引起 Frey 综合征或者叫味觉出汗综合征。颌下腺受鼓索神经支配,肿瘤可以通过舌神经侵及第 12 和第 5 对脑神经(CN Ⅻ、CN Ⅴ),也可以通过鼓索神经侵及第 7 对脑神经(CN Ⅶ)。小涎腺沿呼吸道和消化道上皮分布。当嗜神经侵犯发生时,有多个靶区勾画的指南可以有助于理解脑神经的解剖[9,10]。

病理学:唾液腺肿瘤有多种病理类型,常见的病理类型见表 14-3 和表 14-4,大致按发病率高低排序。需要指出的是对于黏液表皮样癌、腺癌、涎腺导管癌和腺细胞癌,分级与预后相关[3]。腺样囊性癌以实性成分所占的百分比来分级(高级别为实性成分 >30%),并且其分级常常是难以准确区分[11]。而对于一些少见的病理类型分级没有明确的意义。

表 14 -3　良性唾液腺肿瘤组织学类型

多形性腺瘤	最常见的唾液腺肿瘤,占腮腺肿瘤的 2/3,2/3 腮腺肿瘤发生于 40 多岁女性。治疗方法是手术,有不足 5% 的复发率,但如果考虑范围过大,复发率可高达 45%。二次复发风险为 46%。多形性腺瘤可以进一步恶化为癌前多形性腺瘤(CexP)。对于未复发的腮腺肿瘤,这种恶化风险小于 1%,而复发的恶化风险为 4%[4]。对于多次复发,浸润较深或者肿块巨大的病例可考虑予以 50 ~ 60Gy 的放射治疗[1]
Warthin 瘤	腮腺良性肿瘤,6% 为双侧发生[12]。与吸烟有关,男性多见[13]。PET 上易于发现,并且常常是 PET 上偶然发现的。恶变率低(<1%)[2],可选择观察
Godwin 瘤	良性淋巴上皮病变伴有干燥综合征[14]
基底细胞腺瘤	大约占唾液腺肿瘤的 2%[2]。可以与皮肤基底细胞癌腮腺淋巴结转移相混淆
嗜酸性粒细胞瘤	占唾液腺肿瘤的 1%。发生于老年患者且缓慢进展的腮腺肿瘤

表 14 -4　恶性唾液腺肿瘤组织学类型

黏液表皮样癌	最常见的腮腺恶性肿瘤,预后与分级相关。多数肿瘤小,单纯外科手术可以治愈
腺样囊性癌	几乎多数具有嗜神经侵犯特性(PNI),能够沿脑神经侵犯。管状结构常见,筛状结构次之,实性结构少见。超过 30% 的实性成分认为是高级别[11]。自然病程长。淋巴结转移风险有争议,传统认为 <5%,而近期的数据(NCDB 和多中心分析)显示淋巴结转移高达 29%(口腔为 37%,主要腺体为 9%~19%)[15,16]。远处转移病灶缓慢进展达 50%[2]。超过 20 年的晚期复发可以见到。多数获益来自辅助放射治疗[17]
腺癌(NOS)	分级是预后因素,高级别肿瘤中有 50%~60% 的淋巴结转移[16]
腺泡细胞癌	低级别,缓慢进展,80% 位于腮腺。颌下腺的腺泡细胞癌不常见,且更具有侵袭性[2]
癌前多形性腺瘤	占唾液腺肿瘤的 4%,占恶性肿瘤的 12%。由多形性腺瘤退化而来。超过 80% 的腮腺肿瘤并没有已知的多形性腺瘤病史
涎腺导管癌	占唾液腺恶性肿瘤的 9%。男性多见(4∶1)。侵袭性、高级别的涎腺导管癌与乳腺的高级别导管癌相似[2]
唾液腺转移癌	占唾液腺恶性肿瘤的 5%[2],地区间发病率随着皮肤癌发病率的差异而有所不同。多数是皮肤鳞癌,而后是黑色素瘤
上皮性肌上皮瘤	仅占唾液腺恶性肿瘤的 1%,女性发病率是男性的 2 倍,60% 位于腮腺,典型的缓慢生长

遗传学:虽然 EGFR、c - kit、HER2、雄激素受体(涎腺导管癌)与唾液腺肿瘤的关系已有所阐述,但靶向药物并没有标准作用[3]。

临床表现:多数肿瘤开始时表现为缓慢进展无痛性肿块。腺样囊性癌可以有神经病理性疼痛(误诊为三叉神经痛),最终出现面神经功能障碍。

检查:病史采集与体格检查包括头颈部脑神经检查。超声检查有助于在病理活检前区分良恶性病变。细针穿刺的敏感性和特异性分别为 80% 和 >95%。增强 MRI 对于评价恶性肿瘤是否存在嗜神经浸润有重要作用。对于恶性肿瘤建议行胸部 CT 检查。PET 不是标准检查。建议行牙齿、营养、语言、吞咽等方面的评估。

预后因素:分期、分级、组织学类型(表 14-5),是否复发,切缘阳性、骨骼受侵、淋巴结阳性,面神经麻痹等因素与预后相关。[1,18,19]

治疗模式

观察:除了多形性腺瘤以外的唾液腺良性肿瘤,可以有选择地进行观察。腮腺良性肿瘤中的多形性腺瘤因其有恶性退化的风险应采取治疗措施。恶性组织学类型应予以治疗。

表 14-5 《AJCC 癌症分期手册》第 8 版唾液腺癌分期(小涎腺癌的分期根据原发部位而定)

T/M	N	cN0	CN1	CN2a	cN2b	cN2c	cN3a	cN3b
T1	• ≤2cm	I						
T2	• 2.1~4cm	II	III		IVA			
T3	• >4cm 有(或)无实质外浸润							
T4a	• 外侵[1]							
T4b	• 外侵[2]			IVB				
M1	• 远处转移			IVC				

* 与第 7 版相比,主要变化是引入了 N3a 和 N3b 亚分类[20]。

注:外侵[1] = 侵及皮肤、下颌骨、外耳道或者面神经。外侵[2] = 侵及颅底、翼板和(或)包绕颈动脉。淋巴结分期与其他头颈部非 HPV 相关肿瘤相似;淋巴结临床病例分期见表 10-4

手术:原发肿瘤的外科切除是所有可切除的唾液腺肿瘤的标准治疗。注意减小肿瘤破裂的风险,避免剜除术[21]。虽然如果可能大体肿瘤要尽量切除,但是面神经要尽可能保护,面神经表面的肿瘤推荐镜下切除,可考虑用神经移植来修复受损的脑神经[21]。对于腮腺肿瘤,基于肿块大小、分期、分级、组织学分型、肿物位置等危险因素,依赖于外科医生可进行第 II~III 水平有时到第 IV 水平选择性颈淋巴结切除术。对于颌下腺肿瘤,选择性颈淋巴结切除术应包括第 I~III 水平。临床上颈部淋巴结阳性应手术切除。对于腮腺肿瘤,只有当第 II~IV 水平淋巴结受累时,第 I~V 水平淋巴结才有转移的风险[1]。

化学治疗:高危肿瘤加用化学治疗目前还处于研究阶段,回顾性研究显示结果不一致[22-24]。RTOG1008 试验包括交界性或高级别黏液表皮样癌和腺癌、高级别腺泡细胞癌、涎腺导管癌、或高级别腺样囊性癌。该试验应用顺铂 $40mg/m^2$,每周方案,与放射治疗同时进行。

放射治疗

适应证:对于 pT3~4 肿瘤、切缘阳性或安全边界不够、高级别、复发病变、淋巴结阳性、神经侵犯、淋巴血管或骨有侵犯的患者考虑行放射治疗。腺样囊性癌特别是具有明显神经侵犯特性的要进行放射治疗。具有高危因素的 T1 患者能否从放射治疗当中获益目前还不清楚(NCCN 2B 类证据)[21]。建议原发肿瘤区予以 60Gy,(如果包括)选择性颈部淋巴引流区予以 54Gy。切缘阳性或有囊外受侵的话剂量提升至 66Gy,对于大体肿瘤的话予以 70Gy 的放射治疗[1,21]。术后病理显示颈部淋巴结阳性,同侧颈部需行放射治疗,pT3~4、高级别、面神经功能障碍或者复发的病变(淋巴结危险因素见下)考虑行选择性颈淋巴引流区的放射治疗。

治疗过程:见《放射肿瘤学治疗计划手册》第 4 章[25]。

并发症:口腔黏膜炎、吞咽痛、皮肤红斑、味觉改变、口干、张口困难、甲状腺功能减低、耳部并发症(分泌性中耳炎或部分听力丧失)。尽可能把对侧腮腺平均剂量限制在 26Gy。腮腺的 TD 5/5 为 32Gy。

中子:中子与光子相比局部控制率高,晚期反应多。RBE 大于 2.6。中子相对于光子皮肤保护差,乏氧影响小,不很依赖于细胞周期。对于无法切除或者复发的肿瘤,因唾液腺肿瘤(特别是腺样囊性癌)生长分数低、倍增时间长,使得他们对于快中子敏感。同时不良反应的发生率高(华盛顿大学一项 279 例唾液腺肿瘤的研究显示,有 10% 的患者出现 3~4 级的毒性反应[21])。并发症包括放射性骨坏死、纤维化、颈部脊髓病、中枢神经系统坏死、视神经炎、腭部穿孔、视网膜病、青光眼。

立体定向放射外科(SRS)加量:华盛顿大学做的一项回顾性研究,34 例有颅底侵犯的唾液腺肿瘤患者,中子治疗 19.2nGy 后,接受 SRS 追加 12Gy,与既往的中子治疗的控制率相对比。SRS 加量的 40 个月局部控制率为 82%,中子治疗的局部控制率为 39%(P=0.04)。没有明显增加额外的毒性反应[26]。

基于循证数据的问与答

• 术后放射治疗的适应证是什么?

因为唾液腺癌相对少见,目前没有前瞻性研究支持,所以术后放射治疗适应证是基于回顾性证据。一般来说,辅助放射治疗适应证包括:pT3~4,切缘阳性或手术安全边界不足,高分级,复发,淋巴结阳性,嗜神经侵犯,淋巴血管受侵或骨骼受侵。

Terhaard, Netherlands (*Head & Neck* 2005, PMID 15629600。表 14-6):一项 1984—1995 年间 498 例唾液腺癌患者的回顾性研究,386 名唾液腺肿瘤的患者接受了中位剂量 62Gy 的放射治疗(切缘阴性予以 60.7Gy,安全边界不足的予以 62.4Gy,切缘阳性的予以 64Gy)。40% 的患者进行了选择性淋巴引流区放射治疗。对于 T3~4,手术安全边界不足 5mm 和切缘阳性,嗜神经侵犯和骨骼受侵的患者,提高了 10 年的局部控制率。无法切除患者的局部控制率显示与放射治疗剂量相关,5 年局部控制率剂量低于 66Gy 为 0%,大于 66Gy 为 50%。

结论:术后放射治疗的适应证为 T3～4 期病变、切缘阳性或手术安全边界不足、骨骼受侵和嗜神经侵犯。应用 T 分期和病理类型来确定淋巴结转移的风险。

表 14-6　Terhaard 研究结果

10 年局部控制率	N0 放射治疗	放射治疗	通过评分及原发部位评估淋巴结转移风险				
			T 评分 + 组织学评分	腮腺	颌下腺	口腔	其他
T3～4 期肿瘤	18%	84%	2	4%	0%	4%	0%
安全边界不足	55%	95%	3	12%	33%	13%	29%
切缘阳性	44%	82%	4	25%	57%	19%	56%
骨骼受侵	54%	86%	5	33%	60%	—	—
嗜神经侵犯	60%	88%	6	38%	50%	—	—
所有结果具有统计学意义。			*评分:T1 = 1,T2 = 2,T3～4 = 3。腺泡细胞/腺样囊性/癌前多形性腺瘤(CExP) = 1,黏液性上皮肿瘤(Muco-EP) = 2,鳞癌/未分化癌 = 3。				

Armstrong,Memorial Sloan Kettering (*Arch Otolaryngol Head Neck Surg* 1990,PMID 2306346):配对分析了 46 位唾液腺肿瘤患者,1966 年之后行术后放射治疗与 1966 年之前行单独手术治疗进行配对分析。中位放射治疗剂量为 56.64Gy。放射治疗组的 5 年肿瘤特异性生存率(CSS)为 68.9%,对应未行放射治疗的为 55%(P = NS),局部控制率为 73% 对 66%(P = NS)。对于Ⅲ～Ⅳ患者,放射治疗提高了 CSS(51% 对 10%,P = 0.015)、局部控制率(73% 对 66%,P = NS)。淋巴结阳性的患者显示出 CSS 获益(49% 对 19%,P = 0.015),局部区域控制率为 69% 对 40%,P = 0.05。

结论:Ⅲ～Ⅳ和淋巴结阳性的病变是术后放射治疗的适应证。

North,Johns Hopkins (*IJROBP* 1990,PMID 2115032):回顾性分析了 1975—1987 年 87 例唾液腺肿瘤患者,主要为大唾液腺(腮腺 70 例,颌下腺 17 例),手术切除后接受或未接受放射治疗。34% 行颈部淋巴结切除,74% 接受放射治疗。切缘阴性放射治疗剂量为 60Gy,切缘阳性或安全边界不足的予以 66Gy,大体残留病变予以 72Gy。对于未行治疗或复发的病例,术后放射治疗可以改善局部复发及 5 年 OS(75% 对 59%,P = 0.014)。预后不良因素包括面神经麻痹、未分化病理类型、男性、皮肤受累及未行放射治疗。

结论:除了低分级 T1～2 期且切缘阴性的肿瘤不行放射治疗外,其余均为放射治疗适应证。

Cho,Korea (*Ann Surg Oncol* 2016,PMID 27342828):一项包括 179 例低级别唾液腺肿瘤(LGSGC)患者的回顾性研究。10 年 OS 为 96.6,RFS 为 89.6%。辅助放射治疗可以提高淋巴结阳性、神经侵犯、淋巴血管侵犯、实质外侵犯、切缘阳性或 T3～4 期 LGSGC 患者的 RFS。安全边界不足(<5mm)不增加复发风险。T1～2 期没有危险因素的 LGSGC 患者单独手术后的复发风险低。

结论:辅助放射治疗提高高危 LGSGC 患者的 RFS。低风险的 LGSGC 患者(T1 ~ 2 期没有危险因素)单独手术治疗效果良好。

- **哪些患者淋巴结转移发生率高?**

高级别、血管受侵、面神经麻痹、组织学类型和高的 T 分期显示可以预测淋巴结转移的发生。

Xiao,Nodal Metastasis in Parotid Cancer NCDB (*Arch Otol H&N Surg* 2016,PMID 26419838。表 14 - 7):NCDB 分析了 22 653 例有明确淋巴结病理评估的腮腺癌患者。N0 患者比 N + 患者有更好的 5 年 OS(79% 对 40%,$P < 0.001$)。低级别相对于高级别有更好的 5 年 OS(88% 对 69%,$P < 0.001$)。高级别和大的 T 分期能独立的预测 N + 的发生率,高级别淋巴结阳性率较低级别高(50.9% 对 9.3%)。

结论:隐匿性淋巴结转移在不同的病理类型间各不相同。在大多的原发腮腺癌病理类型中,大 T 分期及高分级对于 N + 具有预测作用。

表 14 - 7　NCDB 淋巴结转移率(Xiao)

原发腮腺癌组织类型	cN + (%)	隐匿性 N + (%)	隐匿性 N + (高级别%N +/T4% N +)
涎腺导管癌	53.5	23.6	36/40
腺癌 NOS	45.2	19.9	31.6/31.6
癌前多形性腺瘤	23.9	11.8	19.2/35.5
黏液表皮样癌	20.2	9.3	21.8/21.6
腺样囊性癌	14.2	7.0	9.6/13
腺泡细胞癌	10	4.4	24.5/11.5
基底细胞腺癌	9.4	6.3	6.7/22.2
上皮性肌上皮癌	4.8	1.5	0/0
总体	24.4	10.2	

Stennert,Cologne,Germany (*Arch Otol H&N Surg* 2003,PMID 12874071):回顾性分析了 160 例接受颈部切除的唾液腺癌的患者。53% 的患者确定淋巴结阳性,13% 的患者为临床淋巴结阳性,45% 临床上为阴性,最终病理证实为阳性。

结论:T 分期和高级别病理类型预示着隐匿性淋巴结转移。

Yoo,Korea (*J Surg Oncol* 2015,PMID 25976866):回顾性分析了 363 例患者,其中 51 例接受了治疗性颈部手术,110 例进行了选择性颈部手术,202 例未行颈部手术。15% 选择性颈清的患者淋巴结有转移,2.5% 未行颈部手术的患者出现了复发。

结论:分级、部位和淋巴血管受侵可预示颈部淋巴结转移。

- **唾液腺癌可以行单独放射治疗吗?**

基于回顾性证据显示,外科手术对于局部控制十分重要,对于医学上能够切除且技术上可以切除的唾液腺癌患者,手术是可以接受的标准治疗。

Mendenhall,University of Florida(*Cancer* 2005,PMID 15880750):回顾性分析了 224 例 1964—2003 年间进行单独放射治疗(n = 64)或接受术后放射治疗(n = 160)的患者。单纯放射治疗的中位剂量为 74Gy,术后放射治疗为 66Gy。单纯放射治疗组的局部控制率明显更差(Ⅰ ~ Ⅲ期分别为 89% 对 70%,$P < 0.01$;Ⅳ期为 66% 对 24%,$P = 0.02$;总的局控率为 81% 对 40%,$P < 0.0001$)。

结论:对于在技术上无法切除的患者,单纯放射治疗可控制约 20% 的不可手术切除病变,但远低于手术加术后放射治疗的疗效。

● **中子治疗能够提高唾液腺肿瘤的局部控制率吗?**

局部控制率提高但生存未获益,费用和毒性明显。

Laramore,RTOG 80 - 01 - MRC Trial(*IJROBP* 1993,PMID 8407397):一项英国和美国的前瞻性随机对照研究,32 例无法手术切除的唾液腺癌患者(其中 25 例可评价)被随机分配到光子(电子)治疗组和中子治疗组。中子治疗组患者完全反应率更为常见,局控率明显提高(56% 对 17%,$P = 0.009$),这一结果导致早期就关闭了试验。总的生存率差异不明显(15% 对 25%,$P = NS$)。69% 的中子治疗患者出现严重的晚期并发症,而光子治疗患者仅为 15%($P = 0.7$)。

结论:中子治疗提高局部控制率但不提高生存率,随之而来的是长期毒性的增加。

Douglas,UnⅣersity of Washington(*Arch Otolaryngol Head Neck Surg* 2003,PMID 12975266):一项华盛顿大学应用快中子治疗 279 例患者的回顾性研究,其中 263 例患者在治疗之初就已确认有大体肿瘤。中位随访时间为 36 个月。总剂量为 17.4 ~ 20.7nGy,每周 3 ~ 4 次。6 年的 CSS 和 LRC 分别为 67% 和 59%。6 年 RTOG3 ~ 4 级的毒性反应为 10%。

结论:中子治疗对于大体残留肿瘤是有效的。

● **现代的放射治疗像中子治疗一样有效,而且低毒吗?**

一项小的 MSKCC 研究,虽然数据有限,但是印证了上述观点。

Spratt,MSKCC(*Radiol Oncol* 2014,PMID 24587780):回顾性研究了 27 例无法切除的唾液腺癌患者,应用 IMRT 或 3D - CRT 光子治疗,中位剂量为 70Gy。18 例患者应用化学治疗(多数是铂类)。中位随访时间为 52 个月,5 年局部控制率为 47%,结果与 RTOG/MRC 中子治疗组的实验结果相似。

结论:加或不加化学治疗的现代放射治疗技术有可能替代中子治疗,且毒性反应低。

● **是否开发出某种粒子来治疗恶性唾液腺肿瘤?**

德国正在开发碳离子用来 IMRT 治疗后追加剂量。Ⅱ期试验显示出满意的局部控制和中等的毒性反应[27]。

● **辅助放化疗的应用与单独应用辅助放射治疗相比提高了治疗效果吗?**

多个小的回顾性研究显示了令人满意的控制率[22 - 24]。相反,NCDB 的结果显示应用辅助放化疗较单纯放射治疗生存率更低[28]。RTOG 1008 是一项 Ⅱ～Ⅲ 期随机对照研究,实验的目的就是回答在高危唾液腺癌患者中的这一问题。

Amini,NCDB(*JAMA Otolaryngol Head Neck Surg* 2016,PMID 27541166):NCDB 研究分析了唾液腺癌术后应用辅助放化疗和单纯辅助放射治疗之间的差别。包括 2 级或 3 级具有不少于一项的不利特征(T3～4、N+或切缘阳性)。2210 例患者中,83.3% 单纯应用放射治疗,16.7% 应用放化疗。中位随访时间为 39 个月。非调整 5 年 OS 放化疗组低(38.5% 对54.2%)。多变量分析显示放化疗组的 OS 低(HR=1.22,95% CI 为 1.03～1.44,P=0.02)。配对倾向性分析亦可看出放化疗组的劣效趋势(HR=1.20,95% CI 为 0.98～1.47,P=0.08)。

结论:对于高危的唾液腺癌,辅助放化疗与单纯辅助放射治疗相比较不能提高 OS。

- 对于具有靶点突变的患者,靶向治疗是有效的吗?

靶向药物(imatinib[29]、lapatinib[30] 和 dasatinib[31])治疗唾液腺肿瘤的早期研究结果令人失望。

(赵荣志 译　张文学 校)

参考文献

1. Terhaard CH. *Principles and Practice of RT Oncology.* 6th ed. Philadelphia, PA: Wolters Kluwer; 2013.
2. Eveson J, Auclair P, Gnepp D, El-Naggar A. Pathology & genetics: H&N tumors. In: Barnes L, Eveson JW, Reichart P, eds. *WHO Classification of Tumors.*2005. https://www.iarc.fr/en/publications/pdfs-online/pat-gen/bb9/BB9.pdf
3. Guzzo M, Locati LD, Prott FJ, et al. Major and minor salivary gland tumors. *Crit Rev Oncol Hematol.* 2010;74(2):134–148.
4. Andreasen S, Therkildsen MH, Bjørndal K, Homøe P. Pleomorphic adenoma of parotid gland 1985–2010: Danish nationwide study of incidence, recurrence rate, and malignant transformation. *Head Neck.* 2015;38(S1):E1364–E1369.
5. Spiro RH. Salivary neoplasms: overview of 35-year experience with 2,807 patients. *Head Neck Surg.* 1986;8(3):177–184.
6. Saku T, Hayashi Y, Takahara O, et al. Salivary gland tumors among atomic bomb survivors, 1950–1987. *Cancer.* 1997;79(8):1465–1475.
7. Paulsen D. Glands associated with digestive tract. In: Paulsen DF, ed. *Histology and Cell Biology: Examination & Board Review.* 5th ed. New York, NY: McGraw-Hill; 2010:229–246.
8. Skandalakis JE, Carlson GW, Colborn GL, et al. Neck. In: Skandalakis JE, Colburn GL, Weidman TA, et al., eds. *Skandalakis' Surgical Anatomy.* New York, NY: McGraw-Hill; 2004.
9. Gluck I, Ibrahim M, Popovtzer A, et al. Skin cancer of H&N with perineural invasion: defining clinical target volumes based on pattern of failure. *Int J Radiat Oncol Biol Phys.* 2009;74(1):38–46.
10. Ko HC, Gupta V, Mourad WF, et al. Contouring guide for H&N cancers with perineural invasion. *Pract Radiat Oncol.* 2014;4(6):e247–e258.
11. RTOG 1008: randomized Phase II study of adjuvant concurrent RT and CHTversus RT alone in high-risk malignant salivary gland tumors. 2010. https://www.rtog.org/ClinicalTrials/ProtocolTable/StudyDetails.aspx?study=1008
12. Maiorano E, Lo Muzio L, Favia G, Piattelli A. Warthin's tumour: study of 78 cases with

emphasis on bilaterality, multifocality and association with other malignancies. *Oral Oncol.* 2002;38(1):35–40.

13. Pinkston JA, Cole P. Cigarette smoking and Warthin's tumor. *Am J Epidemiol.* 1996;144(2):183–187.

14. Laudenbach P, Leygue MC, Bertrand JC, Deboise A, Vieillefond A. [Godwin's tumor and Gougerot-Sjögren syndrome. Apropos of 2 cases]. *Rev Stomatol Chir Maxillofac.* 1985;86(4):248–254.

15. Amit M, Binenbaum Y, Sharma K, et al. Incidence of cervical lymph node metastasis and its association with outcomes in pts with adenoid cystic carcinoma. international collaborative study. *Head Neck.* 2015;37(7):1032–1037.

16. Xiao CC, Zhan KY, White-Gilbertson SJ, Day TA. Predictors of nodal metastasis in parotid malignancies: national cancer data base study of 22,653 patients. *Otolaryngol Head Neck Surg.* 2016;154(1):121–130.

17. Lee A, Givi B, Osborn VW, et al. Patterns of care and survival of adjuvant RT for major salivary adenoid cystic carcinoma. *Laryngoscope.* 2017;127(9):2057–2062.

18. Carrillo JF, Vázquez R, Ramírez-Ortega MC, et al. Multivariate prediction of probability of recurrence in pts with carcinoma of parotid gland. *Cancer.* 2007;109(10):2043–2051.

19. Storey MR, Garden AS, Morrison WH, et al. Postoperative RT for malignant tumors of submandibular gland. *Int J Radiat Oncol Biol Phys.* 2001;51(4):952–958.

20. Edge S, Byrd DR, Compton CC, et al. *AJCC Cancer Staging Manual.* New York, NY: Springer Publishing; 2011.

21. Douglas JG, Koh WJ, Austin-Seymour M, Laramore GE. Treatment of salivary gland neoplasms with fast neutron radiotherapy. *Arch Otolaryngol Head Neck Surg.* 2003;129(9):944–948.

22. Pederson AW, Salama JK, Haraf DJ, et al. Adjuvant chemoRT for locoregionally advanced and high-risk salivary gland malignancies. *Head Neck Oncol.* 2011;3:31.

23. Schoenfeld JD, Sher DJ, Norris CM, et al. Salivary gland tumors treated with adjuvant intensity-modulated RT with or without concurrent chemotherapy. *Int J Radiat Oncol Biol Phys.* 2012;82(1):308–314.

24. Tanvetyanon T, Qin D, Padhya T, et al. Outcomes of postoperative concurrent chemoRT for locally advanced major salivary gland carcinoma. *Arch Otolaryngol Head Neck Surg.* 2009;135(7):687–692.

25. Videtic GMM, Woody N, Vassil AD. *Handbook of Treatment Planning in RT Oncology.* 2nd ed. New York, NY: Demos Medical; 2015.

26. Douglas JG, Goodkin R, Laramore GE. Gamma knife stereotactic radiosurgery for salivary gland neoplasms with base of skull invasion following neutron radiotherapy. *Head Neck.* 2008;30(4):492–496.

27. Jensen AD, Nikoghosyan AV, Lossner K, et al. COSMIC: regimen of intensity modulated RT therapy plus dose-escalated, raster-scanned carbon ion boost for malignant salivary gland tumors: results of prospective Phase 2 trial. *Int J Radiat Oncol Biol Phys.* 2015;93(1):37–46.

28. Amini A, Waxweiler TV, Brower JV, et al. Association of adjuvant ChemoRT vs RT Alone with survival in pts with resected major salivary gland carcinoma: data from National Cancer Data Base. *JAMA Otolaryngol Head Neck Surg.* 2016;142(11):1100–1110.

29. Hotte SJ, Winquist EW, Lamont E, et al. Imatinib mesylate in pts with adenoid cystic cancers of salivary glands expressing c-kit: Princess Margaret Hospital Phase II consortium study. *J Clin Oncol.* 2005;23(3):585–590.

30. Agulnik M, Cohen EW, Cohen RB, et al. Phase II study of lapatinib in recurrent or metastatic epidermal growth factor receptor and/or erbB2 expressing adenoid cystic carcinoma and non-adenoid cystic carcinoma malignant tumors of salivary glands. *J Clin Oncol.* 2007;25(25):3978–3984.

31. Wong SJ, Karrison T, Hayes DN, et al. Phase II trial of dasatinib for recurrent or metastatic c-KIT expressing adenoid cystic carcinoma and for nonadenoid cystic malignant salivary tumors. *Ann Oncol.* 2016;27(2):318–323.

第 15 章

原发灶不明的头颈部转移癌

Senthilkumar Gandhidasan,Jeffrey Kittel

速览:原发灶不明的转移癌(CUP)约占头颈部恶性肿瘤的 3%。需要非常细致缜密的检查和病情分析来确定恶性肿瘤的来源:其中全面而彻底的体检、病变所在位置的解剖学分析(主要是受累淋巴结的分组)是必不可少的,还需要先进的影像技术(例如 PET - CT)及病理学发现才能确定。下颈部淋巴结活检提示转移性腺癌者,应立即着手排查涎腺肿瘤、胸部肿瘤、妇科肿瘤或胃肠道原发肿瘤的可能性。对于那些经过全面而彻底的检查,仍然未明确原发灶的转移性鳞癌,多半要考虑来源于头颈部(黏膜或皮肤),依据原发肿瘤发生淋巴结转移的解剖部位的概率分析进行治疗。治疗方法有两种:以手术治疗为主(具有危险因素者加辅助放射治疗或放化疗),根治性放射治疗(加或者不加化学治疗)。见表 15 - 1。

表15 - 1　原发灶不明的头颈部淋巴结转移性鳞癌的一般治疗模式

	治疗方案
cT0N1	方案 1:颈淋巴清扫术
	●术后病理分期为 pN2 ~ N3 者加术后放射治疗(见第 16 章,头颈部肿瘤的术后放射治疗)
	●术后病理显示有淋巴结包膜外侵者加术后放化疗
	方案 2:单纯放射治疗
	方案 3:经口机器人舌扁桃体切除术,颈部淋巴结清扫术,有危险因素者加术后放射治疗
cT0N2 ~ 3	方案 1:根治性放化疗
	方案 2:颈部淋巴结清扫术
	●术后病理分期为 pN2 ~ N3 者加术后放射治疗(见第 16 章,头颈部肿瘤的术后放射治疗)
	●对于有淋巴结包膜外侵者加术后放化疗
	方案 3:经口机器人舌扁桃体切除术,颈部淋巴结清扫术,有危险因素者加术后放射治疗
可见病灶放射治疗剂量为 66 ~ 70Gy,未被累及的颈部给予 54 ~ 56Gy,潜在受累的黏膜区给予 54 ~ 66Gy。	

　　流行病学:原发灶不明的转移癌占全部头颈部恶性肿瘤的 2% ~ 3%。诊断时的中位年

龄为 50~70 岁。男性发病率高,男女发病比例为 4:1。近年来发现,大多数鳞癌患者(约为74%)与 HPV 感染有关[1]。

危险因素:原发灶不明的头颈部转移癌与扩散到颈部淋巴结的其他部位的原发肿瘤的危险因素是一样的。

一般性因素:饮酒,吸烟,嚼食槟榔,Plummer – Vinson 综合征(缺铁性吞咽困难综合征)患者,HPV 感染。

鼻咽腔:EB 病毒,亚硝胺(咸鱼),职业性烟(尘)暴露。

鼻窦:镍、木屑、皮革鞣制剂。

皮肤:紫外线暴露。

解剖学:淋巴结的转移方式有助于指导我们对潜在原发灶进行直接检查(表 15 – 2)。

表 15 – 2 转移淋巴结的位置与可能的原发肿瘤位置之间的相关性

淋巴结分区	解剖部位	可能的原发肿瘤
Ia	颏下淋巴结	口腔前部/下唇
Ib	颌下淋巴结	口腔(包括上唇、下唇、颊部),鼻腔前部及皮肤(口唇、鼻腔、内眦)
II	上颈静脉区淋巴结	口咽,下咽,口腔,喉
III	中颈静脉区淋巴结	口咽,喉,下咽,甲状腺
IV	下颈静脉区淋巴结	喉,下咽,甲状腺,颈段食管,气管
V	颈后三角区淋巴结	鼻咽,颈后方皮肤,头皮,下咽
VI	喉前(Delphian)淋巴结 气管前/气管旁淋巴结 气管食管间淋巴结	喉,甲状腺
咽后淋巴结(RPN)	Rouviere 淋巴结	鼻咽,口咽侧壁及后壁,下咽,鼻窦。
锁骨上淋巴结	也包括第IVB 水平(锁骨上内侧)和第 Vc 水平(锁骨上外侧)	甲状腺,颈段食管,锁骨下区(如肺)
腮腺淋巴结		皮肤

病理学:原发灶不明的头颈部转移癌最常见的病理类型为鳞状细胞癌。腺癌、神经内分泌癌和未分化肿瘤较少见。其他可能的病理类型为淋巴瘤、肉瘤、甲状腺癌、黑色素瘤和生殖细胞肿瘤。

临床表现:典型的临床表现是单侧颈部无痛性肿块。最常受累的淋巴结是第 II 水平(约为 50%),其次是第 III 水平。单侧淋巴结受累为最常见,临床分期为 N1,约占 25%。受累淋巴结所在的解剖位置和组织学分型为寻找原发病灶提供了重要线索,例如下颈淋巴结转移性腺癌,必须首先考虑涎腺、甲状腺或甲状旁腺肿瘤来源。如果是鳞癌或未分化癌,则应首先考虑皮肤或上呼吸道来源,其中最有可能的原发部位包括扁桃体、舌根和梨状窦。

检查:详尽地了解病史和全面的体格检查是很重要的,特别是既往恶性肿瘤病史(包括皮肤)及相关的危险因素。做身体检查时,应特别注意皮肤(包括头皮)、黏膜的视诊和触诊,纤维鼻咽喉镜检查也很重要(主要是了解鼻腔鼻窦、鼻咽腔、咽侧壁、舌根、喉部及下咽的情况)。

实验室检查:全血细胞计数,生化全项(如果是腺癌,则需检测甲状腺球蛋白和降钙素)。

活检:细针淋巴结穿刺活检可将活检作为首选的活检方式(除非临床考虑是淋巴瘤)。如果细针活检未能明确诊断,则进行套管针穿刺活检,也可选择淋巴结切除活检。对活检标本检测病毒标志物有助于直接发现原发性肿瘤:EB 病毒阳性提示可能来自鼻咽腔肿瘤,HPV 和(或)p16 阳性提示来自口咽腔肿瘤。p63 阳性是鳞状细胞癌的标志物。p16 阳性而高危的 HPV 阴性则提示来自皮肤的肿瘤[2]。TTF-1(甲状腺或肺)是腺癌的检测指标。

影像学检查:包括头(颈)部增强 CT,必要时考虑行 MRI。如果条件允许,应在内镜取活检之前查 PET-CT,目的是引导活检部位的选择,同时也避免了由于内镜检查操作造成该部位出现 FDG 假阳性等易混淆的情况。在完成常规检查后原发灶仍不能明确的转移癌病例中,PET-CT 检出原发灶的概率约为 30%[3]。

诊断过程:在完成 PET-CT 检查之后,下一步是针对影像检查显示的可疑病变区行麻醉下检查或内镜检查下定向活检,或者麻醉下检查和单(双)侧扁桃体切除术。扁桃体切除术与扁桃体活检相比,肿瘤检出率增加了 10 倍(3% 对 30%)[4]。在未行 PET-CT 检查或未发现可疑病灶的情况下,随机性活检的意义不大,并且是不必要的。如果没有明确的原发灶,可以考虑在鼻咽、舌根、两侧梨状窦、下咽侧壁和环后区等部位进行盲检。在对内镜检查的诊断价值的研究中发现,当影像检查或体检发现有可疑病灶时,通过内镜检查有50%~65%的患者可以明确原发灶,当未发现可疑病灶时,有 15%~29% 的患者可以找到原发灶[5,6]。

预后因素:包括病理分型、受累淋巴结的数量、淋巴结的水平(锁骨上/锁骨下)、KPS 评分、淋巴结包膜外侵病理分级等。

自然病程:在过去的研究中发现,在结合放射治疗的综合性治疗后,黏膜的病变检出率很低。一系列的研究数据显示,单纯颈部淋巴结清扫术后的病变检出率为 25%,而加术后放射治疗的检出率为 8%~14%。近年来,借助于先进的影像设备,这个数字还在下降。但是颈部复发和远处转移仍然常见,发生率为 20%~35%[7]。

分期:原发灶不明的转移癌 T 分期为 T0(不能叫作 Tx,除非没有做相关的全面检查)。淋巴结分期按头颈部肿瘤的分期标准(详见第 10 章)。EB 病毒相关的原发灶不明的转移癌按照鼻咽癌的分期进行分期。

治疗模式

手术:手术既可以作为主要的治疗手段,也可以作为补救治疗手段。我们比较了各种治疗手段结果的优劣,同时也对比了各医疗机构对治疗手段选择的倾向性[8-10]。治疗原则必须在充分考虑了各种治疗手段的毒副作用后再确定[11]。《NCCN 指南》建议:对于 N1 期病变,外科手术治疗是主要治疗手段,没有证据表明必须做放化疗[12]。借助于现代化的手段,N1 期病变单纯手术的效果是令人满意的,锁骨上肿瘤控制率能达到 90%[11]。如果实施颈部淋巴结清扫术,一般通常是根据受累淋巴结和潜在原发肿瘤的解剖位置选择性切除第Ⅰ~Ⅴ水平的淋巴结(例如,如果口咽腔为潜在原发灶,则考虑切除第Ⅱ~Ⅳ水平或第ⅠB~Ⅴ水平淋巴结)。颈部淋巴结清扫术后可能出现的并发症包括血肿、皮下积液、淋巴回流障碍、伤口感染或开裂、瘘管、脑神经损伤(例如Ⅺ脑神经)、颈动脉破裂等。伤害较小的微创手术,如经口激光显微手术(TLM)和经口机器人手术(TORS),是近年来的新兴技术,用于诊断性的舌和腭扁桃体切除术。

化学治疗:以下 2 种情况的原发灶不明的转移性鳞状细胞癌患者推荐给予化学治疗:①颈淋巴结清扫术后残留或淋巴结包膜外侵;②不能手术的 cN2~3 期病变。这些观点很大程度上依据有明确原发灶的头颈部转移癌的术后研究(见第 10~14 和第 16 章)。在一些规模较小的观察研究中发现,对原发灶不明的 N2~N3 期病变患者给予化学治疗,也取得了比较满意的效果[13-16]。如果选择化学治疗,化学治疗方案与其他头颈部肿瘤相似,最常用的方案是:顺铂 100mg/m^2,第 1、22、43 天,或者 40mg/(m^2 · w)。

放射治疗

适应证:放射治疗可适用于以下情况:①术后病理提示具有高危因素的;②不能手术者。颈部淋巴结清扫术后的放射治疗适应证包括淋巴结转移数量超过 1 个(N2~3)、淋巴结包膜外侵、病变有残留(没有包膜外侵的 pN1 患者可以观察)。在适应行根治性放化疗的病例中,可以选择单纯放射治疗,也可给予同步化学治疗(例如:cN2~3 期,见前文)。一般情况下,放射治疗靶区包括临床认定的病变黏膜部位及双侧颈部。但是大范围放射治疗在控制原发肿瘤方面可能带来获益的同时,还要考虑到其所产生的毒副作用和对生活质量的影响。传统的大范围放射治疗包括:鼻咽腔、口咽腔和下咽,一般不包括口腔和喉部(这些部位很容易被直接看到)。近年来,关于靶区的设计是在不断发展的,有些靶区只适用于 HPV 阳性的口咽癌(单侧扁桃体或舌根),有的只适用于 EB 病毒阳性的鼻咽癌,但是在实际工作中研究对象和条件存在着各种显著差异。如果实施放射治疗,大多数放射治疗的靶区包括双侧颈部的Ⅱ~Ⅳ区淋巴结,当原发灶部位不能确定时可将照射区域扩大(包括第 I B、V 水平)。

剂量:影响靶区勾画和剂量制订的因素很多。通常公认的放射治疗剂量是:针对可见的淋巴结病变区给予 70Gy/35fx,而对尚未受累的颈部极有可能隐匿原发肿瘤的高危黏膜区,给予 56Gy/35fx。

毒性反应:急性反应包括黏膜炎症、皮肤红斑样变(脱屑)、吞咽疼痛、乏力、声嘶、口干和味觉异常;慢性反应包括口干、味觉改变、皮肤纤维化、张口受限、听力下降、甲状腺功能减退、颏下淋巴水肿、吞咽困难和食道缩窄。

基于循证数据的问与答

• HPV 阳性与原发灶不明的头颈部转移癌之间是否有关联? 与口咽癌是否具有相同的意义?

与口咽癌的情况非常相似,在原发灶不明的头颈部转移癌中,HPV 阳性与 HPV16 阴性者相比预后似乎要好,与淋巴结的状态无关[17]。在 Keller1 的一项研究中显示,5 年总生存率 p16 + 者是 92% ,p16 - 者是 30% 。随着 HPV 相关性口咽癌发病率的上升,一些医疗机构发现原发灶不明的头颈部转移癌的发病率呈上升趋势[18]。HPV 阳性可以提示医生把注意力集中于最有可能的原发灶部位(例如口咽腔)。

• 经口舌扁桃体切除术在原发灶不明的转移癌诊断中起什么作用?

近年来,为寻找原发肿瘤,舌扁桃体切除术经常使用经口机器人手术(TRS)。

Mehta,Pittsburgh (*Laryngoscope* 2013 ,PMID 23154813):在此研究中,有 10 例原发灶不明的转移性鳞癌患者行经口机器人舌根切除术。其有 9 例(90%)原发灶被找到,检测到肿瘤的平均直径是 0.9cm。

Patel,Multi-Intitution(*JAMA Otolaryngol Head Neck Surg* 2013 ,PMID 24136446):作者进行了一项多机构的回顾性研究,研究对象是一组原发灶不明的头颈部转移性鳞癌患者,采用经口机器人手术来确定原发灶部位。6 个机构共统计了 47 个病例,其中有 72% 发现了原发灶。有 59% 原发肿瘤位于舌根,38% 位于扁桃体。有 18 例患者在既无影像学可疑病灶也无阳性体检发现的情况下,有 72% 的原发肿瘤是通过经口机器人手术发现的。

结论:经口机器人手术有助于发现原发灶不明的转移性鳞癌的原发肿瘤。

• 双侧颈部放射治疗与单侧颈部放射治疗相比,疗效是否会提高?

单侧颈部放射治疗是有争议的,因为要考虑隐匿的原发肿瘤很有可能位于舌根,而舌根属于中线器官。表 15 - 3 总结了各机构单侧颈部放射治疗的调查结果。尽管肿瘤复发率看起来很低(大约 10%),但是这种方法仍然有争议。值得注意的是,过去大部分文献只对未包括黏膜病变的单侧颈部放射治疗与大范围放射治疗之间做了对照。

表 15-3 单侧颈部放射治疗的调查研究

作者	机构	时间	单侧颈部淋巴结治疗例数	对侧淋巴结复发例数(%)	说明
Carlson 等[19]	MDACC	1986	13	2（15.6%）	二维射野,无 CT 影像
Reddy 等[21]	UChicago	1997	16	9（56%）	所有单侧颈部淋巴结均采用单纯电子线照射。9 例中的 5 例为原发部位与对侧淋巴结同时复发
Colletier 等[20]	MDACC	1998	14	1（7.1%）	可能与 Carlson 有重叠,不确定这例对侧复发患者是否做的单侧放射治疗
Grau 等[22]	Denmark	2000	26	1（4%）	采用双侧颈部放射治疗的患者中,有 2% 对侧复发
Beldi 等[23]	Milan	2007	33	无复发报道	报告单侧颈部放射治疗患者的生存率较差,但许多患者是行姑息性治疗
Ligey 等[24]	Dijon	2009	59	6（10.2%）	在单侧颈部放射治疗组中有 7 例为原发肿瘤进展
Fakhrian 等[25]	Munich	2012	17	1（5.9%）	
Cuaron 等[26]	MSKCC	2015	6	0（0%）	病例数少,但均有 CT 影像
Perkins 等[27]	Wash U	2012	21	1（5%）	所有病例均为颈淋巴结清扫术后放射治疗
粗略统计			172	21（12.2%）	不包括 Reddy 的统计 12/156 = 7.7%

（李菁 译　张文学 校）

参考文献

1. Keller LM, Galloway TJ, Holdbrook T, et al. p16 status, pathologic and clinical characteristics, biomolecular signature, and long-term outcomes in head and neck squamous cell carcinomas of unknown primary. *Head Neck.* 2014;36(12):1677–1684.
2. McDowell LJ, Young RJ, Johnston ML, et al. p16-positive lymph node metastases from cutaneous head and neck squamous cell carcinoma: no association with high-risk human papillomavirus or prognosis and implications for the workup of the unknown primary. *Cancer.* 2016;122(8):1201–1208.
3. Johansen J, Buus S, Loft A, et al. Prospective study of 18FDG-PET in the detection and management of patients with lymph node metastases to the neck from an unknown primary tumor: results from the DAHANCA-13 study. *Head Neck.* 2008;30(4):471–478.
4. Waltonen JD, Ozer E, Schuller DE, Agrawal A. Tonsillectomy vs. deep tonsil biopsies in detecting occult tonsil tumors. *Laryngoscope.* 2009;119(1):102–106.
5. Cianchetti M, Mancuso AA, Amdur RJ, et al. Diagnostic evaluation of squamous cell carcinoma metastatic to cervical lymph nodes from an unknown head and neck primary site. *Laryngoscope.* 2009;119(12):2348–2354.

6. Mendenhall WM, Mancuso AA, Parsons JT, et al. Diagnostic evaluation of squamous cell carcinoma metastatic to cervical lymph nodes from an unknown head and neck primary site. *Head Neck*. 1998;20(8):739–744.

7. Nieder C, Ang KK. Cervical lymph node metastases from occult squamous cell carcinoma. *Curr Treat Options Oncol*. 2002;3(1):33–40.

8. Christiansen H, Hermann RM, Martin A, et al. Neck lymph node metastases from an unknown primary tumor. *Strahlenther Onkol*. 2005;181(6):355–362.

9. Demiroz C, Vainshtein JM, Koukourakis GV, et al. Head and neck squamous cell carcinoma of unknown primary: neck dissection and radiotherapy or definitive radiotherapy. *Head Neck*. 2014;36(11):1589–1595.

10. Balaker AE, Abemayor E, Elashoff D, St John MA. Cancer of unknown primary: does treatment modality make a difference? *Laryngoscope*. 2012;122(6):1279–1282.

11. Galloway TJ, Ridge JA. Management of squamous cancer metastatic to cervical nodes with an unknown primary site. *J Clin Oncol*. 2015;33(29):3328–3337.

12. NCCN Clinical Practice Guidelines in Oncology: Head and Neck Cancers. 2017. https://www.nccn.org

13. Sher DJ, Balboni TA, Haddad RI, et al. Efficacy and toxicity of chemoradiotherapy using intensity-modulated radiotherapy for unknown primary of head and neck. *Int J Radiat Oncol Biol Phys*. 2011;80(5):1405–1411.

14. Argiris A, Smith S, Stenson K, et al. Concurrent chemoradiotherapy for N2 or N3 squamous cell carcinoma of the head and neck from an occult primary. *Ann Oncol*. 2003;14(8):1306–1311.

15. Shehadeh NJ, Ensley JF, Kucuk O, et al. Benefit of postoperative chemoradiotherapy for patients with unknown primary squamous cell carcinoma of the head and neck. *Head Neck*. 2006;28(12):1090–1098.

16. Chen AM, Farwell DG, Lau DH, et al. Radiation therapy in the management of head-and-neck cancer of unknown primary origin: how does the addition of concurrent chemotherapy affect the therapeutic ratio? *Int J Radiat Oncol Biol Phys*. 2011;81(2):346–352.

17. Dixon PR, Au M, Hosni A, et al. Impact of p16 expression, nodal status, and smoking on oncologic outcomes of patients with head and neck unknown primary squamous cell carcinoma. *Head Neck*. 2016;38(9):1347–1353.

18. Motz K, Qualliotine JR, Rettig E, et al. Changes in unknown primary squamous cell carcinoma of the head and neck at initial presentation in the era of human papillomavirus. *JAMA Otolaryngol Head Neck Surg*. 2016;142(3):223–228.

19. Carlson LS, Fletcher GH, Oswald MJ. Guidelines for radiotherapeutic techniques for cervical metastases from an unknown primary. *Int J Radiat Oncol Biol Phys*. 1986;12(12):2101–2110.

20. Colletier PJ, Garden AS, Morrison WH, et al. Postoperative radiation for squamous cell carcinoma metastatic to cervical lymph nodes from an unknown primary site: outcomes and patterns of failure. *Head Neck*. 1998;20(8):674–681.

21. Reddy SP, Marks JE. Metastatic carcinoma in the cervical lymph nodes from an unknown primary site: results of bilateral neck plus mucosal irradiation vs. ipsilateral neck irradiation. *Int J Radiat Oncol Biol Phys*. 1997;37(4):797–802.

22. Grau C, Johansen LV, Jakobsen J, et al. Cervical lymph node metastases from unknown primary tumours: results from a national survey by the Danish Society for Head and Neck Oncology. *Radiother Oncol*. 2000;55(2):121–129.

23. Beldì D, Jereczek-Fossa BA, D'Onofrio A, et al. Role of radiotherapy in the treatment of cervical lymph node metastases from an unknown primary site: retrospective analysis of 113 patients. *Int J Radiat Oncol Biol Phys*. 2007;69(4):1051–1058.

24. Ligey A, Gentil J, Créhange G, et al. Impact of target volumes and radiation technique on loco-regional control and survival for patients with unilateral cervical lymph node metastases from an unknown primary. *Radiother Oncol*. 2009;93(3):483–487.

25. Fakhrian K, Thamm R, Knapp S, et al. Radio(chemo)therapy in the management of squamous cell carcinoma of cervical lymph nodes from an unknown primary site: a retrospective analysis.

Strahlenther Onkol. 2012;188(1):56–61.

26. Cuaron J, Rao S, Wolden S, et al. Patterns of failure in patients with head and neck carcinoma of unknown primary treated with radiation therapy. *Head Neck.* 2016;38(Suppl 1):E426–E431.

27. Perkins SM, Spencer CR, Chernock RD, et al. Radiotherapeutic management of cervical lymph node metastases from an unknown primary site. *Arch Otolaryngol Head Neck Surg.* 2012;138(7):656–661.

第 **16** 章

头颈部肿瘤的术后放射治疗

Carryn M. Anderson

> **速览**:手术是可切除的头颈部肿瘤(口腔癌、涎腺癌、鼻腔鼻旁窦癌、甲状腺癌、部分口咽癌和喉癌)的首选治疗,以及保留器官功能的手术应用在鼻咽癌、口咽癌、喉癌以及下咽癌。对于分期 T1 ~ 2N0 ~ 1 的病例,仅做彻底切除即可。对于术后病理存在高危因素的病例,推荐术后辅助放射治疗(表 16 – 1),合并切缘阳性或淋巴结外浸润的病例,推荐同步化学治疗。

表 16 – 1　术后放射治疗的指征和剂量

分组	治疗	适应证
低危	观察	pT1 ~ 2,pN0 ~ 1,PNI – ,LVSI + (–),切缘 – ,ECE –
中危	60Gy	pT3 ~ 4,pN2 ~ 3,PNI + ,LVSI + ,近切缘 <5mm,pT1 ~ 2N0 ~ 1 合并少数危险因素或者 pT1 ~ 2N0 ~ 1 舌癌浸润深度 >4mm[1]
	66Gy	合并上述多个危险因素
高危	66Gy + 同步化学治疗	ECE + ,病理切缘阳性[2]
	70Gy + 同步化学治疗	大体肿瘤残留

注:PNI,周围神经侵犯;LVSI,脉管瘤栓;ECE,淋巴结外浸润。

流行病学:全球每年新发头颈部肿瘤病例大于 55 万,常见肿瘤中排名第五位,男女比例为 3∶1。2016 年美国估计新发病 48 330 例,死亡 9570 例[3]。

危险因素:烟草(吸烟和咀嚼,增加危险 5 ~ 25 倍风险),酒精(剂量相关效应和烟草协调作用),HPV 感染(口咽癌),EBV 感染(鼻咽癌),HIV,移植后药物性免疫抑制状态或者自身免疫性疾病,HSV,咀嚼槟榔(口腔癌),日光照射(皮肤癌),放射治疗史,职业或环境暴露。

解剖学:特定部位的解剖详见第 10 ~ 15 章。Ohngren 界限用于判断上颌窦肿瘤的预后,即通过同侧内眦和下颌角之间做一假想平面,如果肿瘤位于该平面的前下方或内侧,预后较好,反之则预后较差,并且容易侵犯眼眶、颅底、翼状肌和颞下窝。

病理学:鳞状细胞癌是最常见的病理类型。烟酒嗜好相关的典型鳞癌常为高分化,镜下可见"角化珠";和 HPV 相关的 p16 + 口咽癌多是低分化非角化基底细胞样鳞癌。其他病理类型还包括黏液表皮样癌、腺样囊性癌、腺鳞癌、腺癌、腺泡细胞、淋巴瘤、淋巴上皮癌和黑色素瘤。

临床表现：症状依原发部位而各异。原发于鼻窦、鼻腔和鼻咽部：鼻塞、出血、侧方注视麻痹、患侧听力下降、溢泪。原发于口咽部：吞咽困难、张口困难、耳痛、吞咽疼痛。原发于口腔部：溃疡不愈、吞咽疼痛、牙齿松动。原发于喉部：声音嘶哑、喘鸣、吞咽困难、吞咽疼痛、耳痛。原发于下咽部：吞咽困难、声音嘶哑、体重下降。许多患者无原发病灶的症状，而是表现为颈部淋巴结肿大，以第 II 水平颈静脉二腹肌淋巴结最为常见。

检查：病史和查体包括纤维鼻咽喉镜或者间接镜检查。

实验室检查：如果铂类同步化学治疗，常规检查全血细胞计数、完全代谢概况和听力。

影像学检查：颈部增强 CT，III ～ IV 期患者 PET – CT 不佳，可行胸部 CT 筛查转移病灶，或者为吸烟患者的第二原发肿瘤。如果常规查体和影像学检查未发现原发灶，相比于麻醉下全内镜检查，优先推荐 PET – CT 检查[4]。

病理学：原发灶活检和（或）颈部淋巴结针吸活检。特定部位检查详见第 10 ～ 15 章。手术前要多学科会诊。

预后因素：切缘阳性和淋巴结包膜外侵是最重要的预后特征，其他还有近切缘、PNI、LVSI、肿瘤大小、舌癌浸润深度等。《AJCC 癌症分期手册》第 8 版分期显示，HPV 相关的头颈鳞癌预后较好、ECE + 和淋巴结分期对生存的影响不同。ECE 从显微镜下改变（囊内小破口，成纤维基质反应）到大体（术中可见），再到软组织肿瘤（淋巴结结构很可能被转移病变取代）[5]。如果 ECE + ，则复发率增加 1 倍。CT 预测 ECE 经常有假阴性，而假阳性很少（Sens、Spec、PPV、NPV 分别为 43%、97%、82% 和 87%）[6]。CT 显示淋巴结 <2.5cm，大约有 6% 存在 ECE，而 >2.5cm 者有 32%[6]。

自然病程：绝大部分复发在治疗后的 2 年内。远处转移最常见的是肺，其次是骨。HPV 相关肿瘤还会转移到不常见的部位，如肝、皮肤、软组织、脑和软脑膜[7]。

分期：《AJCC 癌症分期手册》第 8 版分期把 HPV 相关口咽癌划分出来[8]，具体分期详见第 10 ～ 15 章。

治疗模式

观察：低危患者适合术后观察。低危患者大致定义为 pT1 ～ 2N0 ～ 1，并且 LVSI –、PNI –、ECE –、浅肌层浸润（舌癌浸润 <4mm）和切缘阴性（>5mm）。

手术：因为手术切除的复发率最低，所以首选手术治疗。因为肿瘤体积较大而行半舌切除术、全舌切除术、下颌骨重建术、喉咽切除术的情况，需要做游离皮瓣重建。典型的游离皮瓣包括前臂桡骨、大腿前外侧或腓骨（需要移植骨时）。诸如经口机器人手术（TORS）和经口激光显微外科手术（TLM）等微创术式正在临床开展。鼻腔肿瘤更适合内镜下逐块切除。借助机器人平台的 TORS 适合切除口咽癌原发灶，还可用于下咽癌和喉癌。FDA 批准 TORS 可用于分期 cT1 ～ 2 的头颈部肿瘤[9]。经口激光显微外科（TLMS）仅在少数专科医学中心开展，使用二氧化碳激光喉镜，通过附着在显微镜上的微操作器瞄准并逐段切除肿瘤。以上是通过降低放射治疗剂量来减轻治疗毒性的方法(70Gy + 顺铂的根治放射治疗方案:60~66Gy ± 同步化学治疗的术后放射治疗方案),并且是一种增加晚期病变治疗强度的方法(详见 RTOG 1221)。详见 TORS/TLM 相关规定[10,11]。手术切除原发灶时一同进行颈部淋巴结清扫术(表 16-2)。

表 16-2 头颈部肿瘤淋巴结清扫术的类型

根治性颈部淋巴结清扫	I~V组、CN XI、IJ vein、SCM
改良根治性颈部淋巴结清扫	I~V组、保留≥1组 LN(CN XI、IJ、SCM)
选择性颈部淋巴结清扫(SND)	保留≥1组 LN
舌骨上清扫	选择性清扫 I~III组、口腔癌
侧方颈部淋巴结清扫(甲状腺癌)	选择性清扫 II~IV组(口咽、下咽、喉)
中央颈部淋巴结清扫(甲状腺癌)	选择性清扫VI组

注:CN XI,第 11 脑神经组;IJ,颈内静脉组;SCM,胸锁乳突肌组。

化学治疗:同步化学治疗是高危患者增加治疗强度的方案。最常用顺铂三周方案,即 $100mg/m^2$,第 1、22、43 天;也可选择顺铂 $40mg/m^2$,每周。目前有观察其他药物或方案的临床试验:中危患者使用西妥昔单抗(RTOG 0920)和高危患者使用多药化学治疗方案(RTOG 1216)。

放射治疗

适应证:采用风险分层的方法选择放射治疗,逐步增加术后治疗的强度。表 16-1 列出术后放射治疗的适应证,大致划分为低危组观察、中危组单纯放射治疗和高危组同步放化疗。除了 T1 筛骨肿瘤外,鼻腔肿瘤一般推荐术后放射治疗。放射治疗应在术后 6 周内开始,以获得最佳局部区域控制率(LRC)和总生存率(OS)[12]。

剂量:在调强放射治疗时代,艾奥瓦大学使用同步加量技术分别给予高、中、低危区域处方剂量 66Gy/33fx、59.4Gy/33fx 和 56.1Gy/33fx。高危区域一般指切缘阳性、ECE + 及伴随多个其他高危因素的区域,中危区域指术区、未清扫的高危淋巴结区域,低危区域指选择性低危淋巴结区域。无高危特征的病例,颈部未清扫或低危区域给予处方剂量 54Gy/30fx,术区同步加量至 60Gy/30fx。

基于循证数据的问与答

• 术后放射治疗的价值有何临床证据?

虽然两项年代较早的随机对照研究证实,术后放射治疗减少局部区域失败率,但是多数临床证据是回顾性的[13,14]。

• 既往有何临床证据表明术后放射治疗优于术前放射治疗?

Tupchong, RTOG 7303(*IJROBP* 1991, PMID 1993628):一项Ⅲ期随机对照研究比较声门上型喉癌、下咽癌的术前放射治疗 50Gy 与术后放射治疗 60Gy。纳入 277 例患者,随访

9~15年。术后放射治疗组 LRC 显著高于术前放射治疗组(70% 对 58%，$P=0.04$)，两组 OS 无统计学差异($P=0.15$)。

结论：相对于术前放射治疗，术后放射治疗能提高 LRC，并且成为标准治疗。

- **有何数据支持目前术后放射治疗的剂量标准？**

全部术区放射治疗剂量至少需要 57.6Gy，1.8Gy/fx。伴有 ≥2 个不良因素或者 ECE + 的高危区域需要提高剂量至 63Gy，1.8Gy/fx。

Peters，MD Anderson(*IJROBP* 1993，PMID 8482629)：一项关于临床 Ⅲ~Ⅳ 期口腔癌、口咽癌、下咽癌和喉癌的随机对照研究，根据危险因素分组，低危组剂量划分为 52.2~57.6Gy 和 63Gy，高危组剂量划分为 63Gy 和 68.4Gy，分割模式均为 1.8Gy/fx。中期分析显示，剂量 ≤54Gy 的病例原发灶复发率高，当剂量提升到 57.6Gy，则降低局部区域失败率($P=0.02$)。虽然总体未发现剂量效应关系，但是 ECE + 病例 57.6Gy 组的复发率显著高于 63Gy 组。ECE 是唯一影响局部区域复发的独立预后因素。伴随越多以下特征(≥2 个)的病例预后越差：口腔癌、近切缘或切缘阳性、神经浸润、≥2 个淋巴结转移、淋巴结 >3cm、放射治疗距离手术 >6 周、ECOG 评分 ≥2 分。

结论：全部术区至少给予 57.6Gy，高危区域(例如 ECE +)加量至 63Gy。术后应尽早开始放射治疗。放射治疗剂量超过 63Gy/1.8fx 似乎并未提高治疗增益。这个研究奠定了以后的放射治疗剂量范围在 60~66Gy 之间。

- **有何数据支持危险分层指导的术后放射治疗？**

Ang，MD Anderson(*IJROBP* 2001，PMID 11597795。表 16-3)：一项关于进展期口腔癌、口咽癌、喉癌和下咽癌的多中心随机对照研究，纳入 213 例研究危险分层和术后放射治疗方案(同步加量对标准剂量)。患者依据以下危险因素分层接受治疗：口腔癌、切缘状态、神经浸润、>1 个淋巴结转移、>1 个淋巴结分区转移、转移淋巴结 >3mm、ECE 和放射治疗距离手术 >6 周，详见表 16-3。

结论：依据危险因素分层进行术后放射治疗是合理的(改变分割方案详见下文)。

表 16-3 MD Anderson 头颈部肿瘤危险分层指导术后放射治疗的结果

分组	术后放射治疗	5 年 LRC	5 年 OS
低危组：无不良因素	无	90%	83%
中危组：1 个不良因素(不包括 ECE)	57.6Gy/6.5W	94%	66%
高危组：≥2 个不良因素或者 ECE +	63Gy/5~7W(有或无同步加量)	68%	42%

和常规放射治疗相比，改变分割方案提高肿瘤控制率(RTOG 9003)是否应该进行加速放射治疗？

加速放射治疗对多数患者无获益，但是可能抵消放射治疗延迟的不利影响。

Sanguineti，Italy(*IJROBP* 2005，PMID 15708255)：一项 Ⅲ 期研究比较常规分割(CF：

60Gy/6W）和加速分割方案（AF：第一周和最后一周双向同步加量 64Gy/5W）。CF 组和 AF 组的两年 LRC 分别为 80% 和 78%（$P=0.52$），放射治疗延迟 >7 周的病例有获益的趋势。两年 OS 分别为 67% 和 64%（$P=0.84$）。毒性：CF 组和 AF 组口腔融合黏膜炎分别为 27% 和 50%（$P=0.006$），持续时间相同。晚期毒性分别为 18% 和 27%（NS）。

结论：总体而言，加速分割方案无明显获益，但可能适合用于放射治疗延迟的患者。

Ang，MD Anderson（*IJROBP* 2001，PMID 1157795）：方法同上述研究。高危患者 5 周超分割方案比 7 周方案仅有获益的趋势（LRC，$P=0.11$；OS，$P=0.08$）。然而在放射治疗延迟的高危患者中，加速放射治疗似乎能够弥补延迟造成的影响。

- **同步化学治疗能使哪些患者获益？**

RTOG9501 和 EORTC 22931 集合分析的结果提示，伴随 ECE + 或切缘阳性的患者能从同步放化疗中获益。

Bernier，EORTC 22931（*NEJM* 2004，PMID 15128894）：此项前瞻性随机对照研究纳入 334 例头颈鳞癌患者，包括口腔癌、口咽癌、下咽癌和喉癌，伴有高危特征，具体有 pT3 ~ 4Nany（pT3N0M0 喉癌除外）、T1 ~ 2N2 ~ 3、T1 ~ 2N0 ~ 1 伴有不良预后因素（ECE +、切缘阳性、PNI + 或 LVSI +）、口腔癌或口咽癌伴有第Ⅳ ~ Ⅴ水平淋巴结转移。所有患者完整切除术后随机分为单纯放射治疗组（66Gy/33fx）和同步放化疗组（放射治疗 66Gy/33fx + 顺铂 100mg/m²，第 1、22、43 天）。全组切缘阳性率为 28%，≥2 个淋巴结转移者为 54%，pT3 ~ 4 者为 67%，pN2 ~ 3者为 57%。CE + 率为 82%。中位随访 60 个月，详见表 16 - 4。同步放化疗组 3 ~ 4 级急性黏膜反应高于单纯放射治疗组（41% 对 21%，$P=0.001$），远期反应无显著差异。

结论：局部晚期伴高危临床病理因素的头颈鳞癌患者，术后同步放化疗较单纯放射治疗显著提高生存率，并未增加远期毒性。

表 16 - 4 Bernier EORTC 同步化学治疗研究的结果

	中位 PFS	5 年 PFS	中位生存	5 年 OS	5 年 LRR	5 年 DM
术后放射治疗	23 个月	36%	32 个月	40%	31%	25%
术后放化疗	55 个月	47%	72 个月	53%	18%	21%
P 值	0.04		0.02		0.007	0.61

Cooper，RTOG 9501（*NEJM* 2004，PMID 15128893，Update Cooper *IJROBP* 2012，PMID 2274963）：此项前瞻性随机对照研究纳入 416 例（410 例远期结果）头颈鳞癌患者，包括口腔癌、口咽癌、下咽癌和喉癌，伴随以下一项或多项危险因素：≥2 淋巴结转移、ECE +、切缘阳性。完整切除术后比较单纯放射治疗（60 ~ 66Gy/30 ~ 33fx）和同步放化疗（放射治疗 + 顺铂 100mg/m²，第 1、22、43 天）。全组切缘阳性率为 18%，≥2 个淋巴结转移或 ECE 率为 82%。初期和远期中位随访 6.1 年和 9.4 年，详见表 16 - 5。放射治疗组和放化疗组≥3 级急性毒反应率分别为 34% 和 77%（$P<0.001$）。初期结果显示，同步化学治疗降低 LRF 和提高 DFS，并没有提高 OS。远期结果显示，同步化学治疗能够降低 ECE + 或切缘阳性患者的 LRF。

结论:ECE + 和切缘阳性是术后同步放化疗的指征。

表16-5　RTOG 9501 术后放化疗临床试验结果

	初期结果(2004)			远期结果(2012)		
	2 年 LRC	2 年 DFS	2 年 OS	10 年 LRF 全组(2012)	10 年 LRF、ECE 或切缘 +(2012)	10 年 OS、ECE 或切缘 +(2012)
术后放射治疗	72%	HR = 0.78	HR = 0.84	28.8%	33.1%	19.6
术后放化疗	82%			22.3%	21.0%	27.1
P 值	0.01	0.04		0.10	0.02	0.07

Bernier, Pooled Analysis EORTC and RTOG(*Head Neck* 2005, PMID 16161069):EORTC 22931 和 RTOG 95-01 两项研究的集合数据分析,ECE 和(或)病理切缘阳性是显著影响同步化学治疗的危险因素。

结论:切缘阳性和 ECE + 是影响预后的不良因素,术后放化疗能够提高上述因素患者的疗效。

Laskar, Tata Memorial(*ASCO* 2016, Abstract 6004):一项随机对照研究纳入 900 例可切除口腔鳞癌患者,术后随机分为术后放射治疗组(A 组:56~60Gy,5fx/W)、术后同步放化疗组(B 组:放射治疗 + 顺铂,30mg/m² /W)和加速分割放射治疗组(C 组:放射治疗 6fx/W)。中位随访 58 个月,A、B、C 组 5 年 LRC 分别为 65.1%、59.9%($P = 0.203$)和 58.2%。伴有高危因素(T3~4、N2~3、ECE +)患者接受 A 或 B 组治疗的 LRC、DFS 和 OS 均高于 C 组。

结论:口腔鳞癌增加同步化学治疗或加速放射治疗并未提高疗效,但是同步放化疗和常规分割放射治疗可能提高高危患者的疗效。

- **何种程度的淋巴结包膜外侵需要增加同步化学治疗?**

随机研究包括所有 ECE 状态。最近研究数据显示,生存率的降低与 ECE 数量成正比[15,16]。任何 ECE 水平似乎都需要同步化学治疗,即 ECE 最轻的情况也不能免除化学治疗,ECE 最严重的情况化学治疗也能够改善生存。在 HPV 年代,多个临床试验正在探索 ECE≤1mm 的微浸润情况是否可以免除同步化学治疗。

- **低危患者的治疗方案:pN1 患者术后放射治疗有必要吗?**

Ang 临床研究之前,单个淋巴结微转移而且无其他危险因素的患者不必接受术后放射治疗。虽然现在存在争议,如果完成足够的淋巴结清扫,这类患者可以选择观察。

Schmitz, Belgium(*Eur Arch Otorhinolaryngol* 2009, PMID 18648835):回顾性调查 146 例患者和 249 例颈部淋巴结清扫术,25% 的 cN0 患者为 pN +,区域复发率为 3%,2% 发生在清扫区域,1% 发生在未清扫区域。pN0 的失败率为 1%,pN1 放射治疗和未放射治疗的失败率分别为 5% 和 9%。

结论：选择性淋巴结清扫术适合 cN0 患者，也是明确诊断 pN0 和大部分 pN1、pN2b 的手术方法。术后放射治疗不适用于 pN1，但适用于 pN2b 和 ECE + 。

Jäckel，Germany（*Head Neck* 2008，PMID 18302275）：回顾性调查 118 例患者接受根治性手术治疗，淋巴结分期为 pN1 且 ECE - 。大多数进行了选择性颈部淋巴结清扫术（第Ⅱ~Ⅲ水平为 63%，第Ⅰ~Ⅲ水平为 19%，第Ⅱ~Ⅳ水平为 15%），20% 接受术后放射治疗，19% 接受术后放化疗。单个淋巴结失败率 7%（手术组 10% 对放射治疗组 2%），全部淋巴结失败率为 16%（手术组 21% 对放射治疗组 9%）。3 年的颈部复发率分别为 11% 和 3%（*P* = 0. 09）。

结论：数据表明，术后放射治疗有改善 pN1 患者区域控制的趋势。

（荣庆林　译　张文学　校）

参考文献

1. Ganly I, Goldstein D, Carlson DL, et al. Long-term regional control and survival in pts with "low-risk," early stage oral tongue cancer managed by partial glossectomy and neck dissection without postoperative radiation: importance of tumor thickness. *Cancer.* 2013;119(6):1168–1176.

2. Bernier J, Cooper JS, Pajak TF, et al. Defining risk levels in locally advanced H&N cancers: comparative analysis of concurrent postoperative RT plus CHT trials of EORTC (#22931) and RTOG (#9501). *Head Neck.* 2005;27(10):843–850.

3. Siegel RL, Miller KD, Jemal A. Cancer statistics, 2016. *CA Cancer J Clin.* 2016;66(1):7–30.

4. Mani N, George MM, Nash L, et al. Role of 18-Fludeoxyglucose positron emission tomography-computed tomography and subsequent panendoscopy in H&N squamous cell carcinoma of unknown primary. *Laryngoscope.* 2016;126(6):1354–1358.

5. Lewis JS, Jr., Carpenter DH, Thorstad WL, et al. Extracapsular extension is poor predictor of disease recurrence in surgically treated oropharyngeal squamous cell carcinoma. *Mod Pathol.* 2011;24(11):1413–1420.

6. Prabhu RS, Magliocca KR, Hanasoge S, et al. Accuracy of computed tomography for predicting pathologic nodal extracapsular extension in pts with head-and-neck cancer undergoing initial surgical resection. *Int J Radiat Oncol Biol Phys.* 2014;88(1):122–129.

7. Trosman SJ, Koyfman SA, Ward MC, et al. Effect of human papillomavirus on patterns of distant metastatic failure in oropharyngeal squamous cell carcinoma treated with chemoradiotherapy. *JAMA Otolaryngol Head Neck Surg.* 2015;141(5):457–462.

8. Lydiatt WM, Patel SG, O'Sullivan B, et al. Head and neck cancers: major changes in American Joint Committee on cancer eighth edition cancer staging manual. *CA Cancer J Clin.* 2017;67(2):122–137.

9. FDA 510(k) summary. 2009; http://www.accessdata.fda.gov/cdrh_docs/pdf9/K090993.pdf

10. Ward MC, Koyfman SA. Transoral robotic surgery: RT oncologist's perspective. *Oral Oncol.* 2016;60:96–102.

11. Huang SH, Hansen A, Rathod S, O'Sullivan B. Primary surgery versus (chemo)RT in oropharyngeal cancer: RT oncologist's and medical oncologist's perspectives. *Curr Opin Otolaryngol Head Neck Surg.* 2015;23(2):139–147.

12. Tribius S, Donner J, Pazdyka H, et al. Survival and overall treatment time after postoperative radio(chemo)therapy in pts with H&N cancer. *Head Neck.* 2016;38(7):1058–1065.

13. Kokal WA, Neifeld JP, Eisert D, et al. Postoperative RT as adjuvant treatment for carcinoma of oral cavity, larynx, and pharynx: preliminary report of prospective randomized trial. *J Surg Oncol.* 1988;38(2):71–76.

14. Mishra RC, Singh DN, Mishra TK. Post-operative RT in carcinoma of buccal mucosa, prospec-

tive randomized trial. *Eur J Surg Oncol*. 1996;22(5):502–504.

15. Prabhu RS, Hanasoge S, Magliocca KR, et al. Extent of pathologic extracapsular extension and outcomes in pts with nonoropharyngeal H&N cancer treated with initial surgical resection. *Cancer*. 2014;120(10):1499–1506.

16. Greenberg JS, Fowler R, Gomez J, et al. Extent of extracapsular spread: critical prognosticator in oral tongue cancer. *Cancer*. 2003;97(6):1464–1470.

第 3 部分

皮肤肿瘤

第 **17** 章

非黑色素细胞性皮肤癌

Neil McIVer Woody，Jonathan Sharrett

> **速览:**非黑色素细胞性皮肤癌是最常见的皮肤恶性肿瘤,包括基底细胞癌(BCC)和鳞状细胞癌(SCC)两个主要类型。绝大部分病例是低危的,可通过手术切除及其他局部治疗手段有效治疗;极少部分具有侵袭性,需要外科扩大切除辅以术后放射治疗,或者行根治性放射治疗。见表 17 – 1。

表 17 –1　非黑色素细胞性皮肤癌的一般治疗原则

基底细胞癌或鳞状细胞癌	低风险	手术切除(对于不涉及美观的区域选择 Mohs,WLE),电切,刮除,非手术者行根治性放射治疗
	高风险	手术切除(Mohs 或 WLE) + 辅助放射治疗(指征:PNI,切缘阳性,骨受侵,多次复发,淋巴结阳性) 或根治性放射治疗(不手术者)
	淋巴结阳性	淋巴结切除并辅以放射治疗(pN2 以上,pN1 有争议),基底细胞癌基本无淋巴结转移
	远处转移	铂类为基础的化学治疗(鳞状细胞癌);Vismodigib,一种 Hedgehog 信号通路抑制剂(基底细胞癌,虽然适合的人很少)

　　流行病学:非黑色素细胞性皮肤癌包括皮肤鳞状细胞癌、基底细胞癌和梅克尔细胞癌。据统计,2012 年美国的发患者数达 540 万,其中基底细胞癌占 65% ~70%,鳞状细胞癌占 30%,皮肤附属器癌和梅克尔细胞癌占很小比例[1]。

　　危险因素:鳞状细胞癌和基底细胞癌的危险因素包括:高龄,高 UV 的暴露(290 ~ 320nm UVB 的风险高于 UVA),白种人、先前接触过射线(如,铀矿工人、既往放射治疗史、头癣、痤疮、胸腺增大、儿童期癌症康复者),接触化学物质(三氧化二砷、煤焦油),既往光治疗史,使用糖皮质激素,慢性溃疡、瘢痕、炎症。据统计,慢性炎症很大程度上增加了患鳞状细胞癌而非基底细胞癌的风险。在免疫抑制者中,鳞状细胞癌在发病率和病死率方面均占很大比重(增加了 65 倍风险[2],使用神经钙调蛋白磷酸酶抑制剂的器官移植患者的风险高于使用 mTOR 抑制剂西罗莫司者,详见下文)。

遗传综合征:基底细胞痣综合征(Gorlin 综合征)是一种由抑癌基因 PTCH 紊乱所致的综合征,其可导致巨头症、额部隆起、分叉肋、手掌和足底点蚀、成神经管细胞瘤及骨囊肿。PTCH 基因位于 SHH 信号通路。基底细胞癌与 B – D – CS 综合征有关,B – D – CS 综合征是一种 X 染色体连锁显性遗传综合征,其特征为多发的基底细胞癌和皮肤蚀痕或深陷的瘢痕(毛囊性皮肤萎缩)。其他相关遗传综合征:着色性干皮病(XP)患者其一生中有 57% 的概率发生皮肤癌,其是一种常染色体隐性遗传疾患,伴有已确定的 XPA 至 XPG 7 个基因的突变,这些突变影响了核苷酸切除修复,从而不能修正与紫外线相关的 DNA 损伤。白化病患者一生有 35% 的概率发生皮肤癌。布伦症候群、大疱性表皮松解症、先天性全血细胞减少症、Muir-Torre 综合征[常染色体显性遗传疾患,其特征为皮脂腺皮肤肿瘤(如眼睑)伴或不伴角化棘皮瘤,发生于胃肠道或妇科的内脏肿瘤]、DNA 错配修复基因(如 MSH – 1 和 MLH – 1 基因)的种系突变会表现出微卫星体不稳定性,与皮肤癌有一定相关性。

解剖学: 皮肤是人体最大的器官,包括两部分,即缺乏淋巴管的表皮和富含浅表淋巴管的真皮。真皮由乳头状区域组成,从而和表皮及其下方的网状区域连接起来。真皮下方是皮下组织,主要由脂肪和结缔组织构成。基底膜将表皮和真皮分隔开。表皮肿瘤的 Clark 分级标准:第 I 水平,肿瘤局限于表皮(原位);第 II 水平,侵犯乳头状真皮;第 III 水平,侵犯乳头状和网状真皮的连接处;第 IV 水平,侵犯网状真皮;第 V 水平,侵犯皮下脂肪。

病理学: 基底细胞癌起源于表皮的基底层,有三种表现。结节性亚型所占比例为 60%,呈粉红色或肉色的小丘疹,这些结节可能溃烂从而称作侵蚀性溃疡。表浅亚型所占比例为 30%,呈红色或鳞状斑疹。硬斑病亚型所占比例为 5% ~ 10%,呈浅色的斑疹,或是磨损的、萎缩的边界不清的病变,这种病变更易发生浸润性生长。罕见的亚型包括浸润性和基底鳞状亚型,其中基底鳞状亚型因其表现更接近于鳞状细胞癌而更具有侵袭性。

临床上,鳞状细胞癌起病时通常是不规则圆形、斑片状或结节状,覆盖有疣状角化斑或锥形角化突起("皮角"),也有可能见到溃疡、硬结,易出血。组织学表现呈多种形态,包括众多不典型的有丝分裂、角化不良和"角化珠"的形成。Bowen 病:皮肤鳞状细胞原位癌,表现为阳光暴露部位可见的红褐色表皮斑块。如果发生在阴茎龟头则被称为"奎莱特增殖性红斑"。

筛查: 先前诊断过基底细胞癌或鳞状细胞癌的患者应定期在皮肤科医生处进行筛查以便发现皮肤新的肿瘤。美国皮肤病学会为患者提供了自我监测指南,但是美国预防服务小组(USPSTF)则认为,对无症状患者推荐常规筛查尚无确凿证据。两个部门都认为,使用防晒物品可以降低日光性角化病、基底细胞癌和鳞状细胞癌的发生[3,4]。

临床表现: 基底细胞癌和鳞状细胞癌的主要表现在前文已详述。

检查: 病史和体格检查包括完整的皮肤检查,之前的手术史及其过程,以前射治疗涉及区域的情况,其他皮肤癌史及癌前病变史。如果发现任何神经症状则提示神经侵犯。如果是鳞状细胞癌则应重点检查区域淋巴结。因无色素性黑色素瘤的临床表现与基底细胞癌极其相似,所以一定要进行活检病理证实其确为非黑色素细胞性皮肤癌。

病理检查: 活检方式包括穿刺、刮除及切除活检。

影像学检查: 当病变侵犯内(外)眦、神经侵犯或者有可疑症状、淋巴结受侵或病变与下方的肌肉、骨骼或筋膜固定时需要进行 CT(MRI)检查。

预后因素: 预后因素包括肿瘤大小、侵犯深度、免疫抑制状态、病变位置、慢性炎症、既往放射治疗史、神经症状、肿瘤复发和分化差。《NCCN 指南》定义了高风险因素(表 17-2),可作为对患者进行分层的依据。

表 17-2　《NCCN 指南》对非黑色素细胞性皮肤癌高危因素的定义[5,6]

	鳞状细胞癌	基底细胞癌
位置/大小	● 躯干或四肢;≥20mm ● 脸颊、前额、头皮、颈部或胫骨前;≥10mm ● "面罩区"(脸部中心、眼睑、眼眉、眶周、鼻子、嘴唇、下巴、下颌骨、耳部前/后、太阳穴、耳朵)、外阴、手和脚;≥6mm	
边界	不清	
复发	是	
免疫抑制	有	
亚型	腺样的、腺鳞样、结缔组织增生型、化生型	侵袭性增长方式(硬斑病、基底鳞状、硬化型、混合侵犯或小结节型)
周围神经、淋巴结或血管侵犯	是	是
病变部位放射治疗史	有,或该部位慢性炎症	有
分化	分化差	
深度	Clark 分级第Ⅳ~Ⅴ水平,或深度≥2mm	
症状	神经症状;增长迅速	

分期: 皮肤基底细胞癌和鳞状细胞癌依据《AJCC 癌症分期手册》第 8 版的分期系统进行分期(表 17-3),除了眼睑的鳞状细胞癌,其余单独分期[2]。

表 17-3　《AJCC 癌症分期手册》第 8 版皮肤鳞状细胞癌分期

T/M	N	cN0	cN1	cN2a	cN2b	cN2c	cN3a	cN3b
T1	● ≤2cm	I						
T2	● 2.1~4cm	II	III		ⅣA			
T3	● >4cm ● 1 个高风险特征							
T4a	● 外侵 1							
T4b	● 外侵 2				ⅣB			

(待续)

表17-3　《AJCC癌症分期手册》第8版皮肤鳞状细胞癌分期(续)

T/M	N	cN0	cN1	cN2a	cN2b	cN2c	cN3a	cN3b
M1	• 远处转移				ⅣC			

注:1个高风险特征=小骨侵蚀,神经侵犯(神经测量≥0.1mm),或深度侵犯(超出皮下脂肪或深度>6mm)。淋巴结种类定义同其他非HPV相关性头颈部肿瘤,临床和病理淋巴结种类见表10.4。

　　第二布里格姆女子医院提出了一种鳞状细胞癌分期系统(表17-4),这个T分期系统被认为可比《AJCC癌症分期手册》系统能更好地区分患者的预后[7]。

表17-4　布里格姆女子医院的皮肤鳞状细胞癌分期系统

		10年局部复发率	高危因素
T1	0个高危因素	0.6%	肿瘤≥2cm
T2a	1个高危因素	5%	分化差
T2b	2~3个高危因素	21%	神经侵犯≥0.1 mm
T3	≥4个高危因素	67%	肿瘤侵透脂肪层,骨侵犯自动归为T3

　　治疗模式:早期低危病灶通常选择手术切除或针对病灶的治疗。对于高危或淋巴结侵犯的病例则建议手术加术后的辅助治疗。

　　手术:手术切除包括两种形式,即局部扩大切除术和Mohs手术。局部切除术是很有效的手术方法,但为了确保切缘阴性必须切除足够大的正常组织边界。局部切除术适用于小的基底细胞癌和非关键部位的鳞状细胞癌。对于基底细胞癌,其外科边界应为3~5mm,而鳞状细胞癌的外科边界则为4~6mm。对于那些病灶位于关键部位,如果行大范围病灶切除术会造成毁容的皮肤癌,提供实时切缘评估的Mohs手术可作为首选。在此种手术中,水平层的组织以一定的倾斜角连续有计划地切除,对于那些周围和深部的切缘给予特别关注。设计切除计划就是为了指导这个过程,并且要标记阳性边缘的位置,以便于后续辅助放射治疗定位。Mohs手术的目的在于在获得阴性切缘的同时最大限度地保护正常组织。Mohs手术对于首程治疗和复发的基底细胞癌的治愈率分别为99%和95%。

　　其他局部治疗方法:局部治疗适用于小的、低危的病灶。液氮冷冻可通过高渗性损害引起细胞死亡,适用于低危病变。冷冻疗法虽然方便且价廉,但无法提供组织学诊断,无法评估肿瘤边界,且伴有继发的色素减退。与冷冻法相似,刮除加电凝法是将肿瘤用刮勺刮除,而其基底部被电凝,在这个过程中术者通过感觉区分肿瘤与真皮,刮除的目标是获得3~4mm的边界。其在美容效果方面优于冷冻法,但有心脏起搏器或其他电子植入物者为其禁忌。长毛发的区域不推荐使用,因为毛囊的原因使得肿瘤和正常组织的感觉区分比较困难。

　　局部化学治疗:有效的药物包括5-Fu和顺铂,局部化学治疗1天2次,根据临床治疗效果,可以使用 5 ~ 6 周甚至是 10 周。局部 5 - Fu 常用于一些侵袭前病变,如 Bowen 病、日光性角化病和 Gorlin's 综合征(基底细胞神经综合征)。咪喹莫特乳膏是一种免疫反应修饰剂,可以用来增加凋亡,或者促进单核细胞或者巨噬细胞内破坏肿瘤的免疫调节因子的释放。对于低危基底细胞癌其治愈率高达 90% ,对于结节型基底细胞癌则只有 75% 。

全身治疗:对于进展期或转移性鳞状细胞癌抗 EGFR 治疗已经显示了较高的有效率。一项有关于西妥昔单抗的 II 期临床研究显示,36 例患者均为不可切除或转移性鳞状细胞癌,并伴有 EGFR 表达,6 个月的疾病控制率为 69%[8],其不良反应为持续性的痤疮样皮疹。其他有效的化学治疗药物包括铂类和抗代谢药 5 - Fu。有关鳞状细胞癌免疫治疗有效率的数据较少[9]。

对于基底细胞癌,可以选择使用 SHH 通路阻断剂维莫德吉 150mg 1 天 1 次。开放标签 STEVIE 研究中,治疗 499 例局部进展期(无法手术或多次复发)或转移性基底细胞癌患者,总有效率达 66.7% ,完全缓解率为 30.7% ,22% 的患者出现了严重的不良反应,21 例患者死于不良反应[10]。Sonidegib(一种第二代 SHH 通路抑制剂)和伊曲康唑(具有抗 SHH 信号活性)也被用于治疗基底细胞癌[11]。

放射治疗

适应证:放射治疗适用于无法切除、不愿手术或手术无法达到美容要求的病例[12],位于眼睑、外耳、鼻的病变也优先选择放射治疗。术后辅助放射治疗适用于切缘阳性或淋巴结阳性者。在 PNI(特别是有临床症状的 PNI)、肿瘤多次复发或骨(软骨)侵犯的情况下,如临床或影像学证实某一主要特定神经受侵,可考虑治疗范围包括整个神经直至颅底。如果是腮腺淋巴结或 N2 ~ 3 受累及,则需照射同侧颈部淋巴结[13]。放射治疗具有无创、无痛、相比 Mohs 手术加整容更便宜的优点。放射治疗的美容效果随着时间的推移而变差,并且随着分割剂量的增加而下降。

剂量:美国放射学院(ACR)推荐[14]非黑色素性皮肤癌的根治剂量如下:60 ~ 70Gy/30 ~ 35fx,50 ~ 55Gy/17 ~ 20fx,40 ~ 44Gy/10fx,40Gy/5fxs(每周 2 次),30Gy/3fx(每周 1 次)或 20 ~ 25Gy/1fx。临近重要器官或者美容敏感区域的靶区,则推荐使用长程放射治疗。原发病灶的辅助治疗,《NCCN 指南》推荐 64 ~ 66Gy/32 ~ 33fx、55Gy/20fx 或其他。淋巴结的辅助治疗考虑使用 2Gy/fx 剂量分割的标准头颈部剂量方案。

毒性反应:急性反应包括疲乏、红斑、放射性皮炎、色素沉着过多(过少)、脱发、其他位置相关的不良反应等。迟发反应包括色素沉着过多(过少)、纤维化、溃疡、脱发、淋巴水肿、其他位置相关的不良反应等。

基于循证数据的问与答

● 根治性放射治疗对于基底细胞癌和鳞状细胞癌的效果如何?

Locke,华盛顿大学 (*IJROBP* 2001,PMID 11697321):531 个病灶(基底细胞癌 389 个,

鳞状细胞癌142个)用浅部X线(占60%)、电子线(占19%)、二者联合(占20%)或MV光子(占<2%)放射治疗的回顾性研究。中位随访5.8年,基底细胞癌的LC率无论是在原发病灶(94%对89%)还是复发病灶(86%对68%)中均稍好于鳞状细胞癌。软骨和骨侵犯的T4病变LC率有所下降,分别为75%和67%。淋巴结阳性的病例:LC率为81%,淋巴结控制率为86%,5年PFS为53%。1~5cm的基底细胞癌接受较大的分割剂量(>2Gy/fx)具有较好的LC。92%的患者具有较好的美容效果。

Schulte,德国(*J Am Acad Dermatol* 2005,PMID 16310060):1113例表皮皮肤癌用软X线(<100 kVp)治疗的回顾性研究,中位随访82个月,大多数剂量为5Gy/fx,门诊患者放射治疗2~3次/周,住院患者放射治疗6天/周,基底细胞癌剂量为45Gy,鳞状细胞癌剂量为60Gy,但治疗一直持续至肿瘤退缩或溃疡出现,最高可达到85Gy。平均剂量为基底细胞癌61Gy,鳞状细胞癌63Gy。LC均为95%,出现了6.3%的软组织坏死,随访至4年,色素减退率达91.8%,毛细血管扩张率为82.2%。患者认为其外貌自己不能接受者女性为12%,男性为4%。

Kwan,英国,哥伦比亚大学(*IJROBP* 2004,PMID 15380573):182例(121鳞状细胞癌和61基底细胞癌)原发或复发皮肤癌放射治疗的回顾性研究。放射治疗剂量包括:35Gy/7fx,45Gy/10fx,55Gy/20fx,以及60~70Gy/30~35fx。中位随访42个月,37例鳞状细胞癌患者均死亡,其中81%局部复发早于远处转移。淋巴结失败与T分期有关:T2(1/7,14%)、T3(7/24,29%)和T4(3/6,50%)。

结论:根治性放射治疗可以获得好的局部控制率和美容效果。

● **鳞状细胞癌中临床和镜下PNI有什么重要意义?**

Garcia-Serra,佛罗里达大学(*Head Neck* 2003,PMID 14648861):135例PNI患者(镜下59例,临床76例)接受了手术加放射治疗与单纯放射治疗比较的回顾性研究,5年LC为87%(镜下PNI)和55%(临床PNI),初始手术切缘阳性者有88%出现局部复发。

Jackson,澳大利亚(*Head Neck* 2009,PMID 19132719):118例头颈皮肤癌PNI患者接受手术和术后放射治疗(平均剂量55Gy)的回顾性研究,中位随访84个月,5年LC镜下PNI为90%,临床或有症状的PNI为57%($P<0.0001$)。临床PNI患者的DFS和OS均较差。

结论:依据临床PNI来决定是否有复发风险非常重要。

Gluck,密歇根州(*IJROBP* 2009,PMID 18938044):11例临床PNI患者接受三维适形放射治疗或适形调强放射治疗后复发的失败模式研究。大多数病例起初只有单一的神经受侵,然而所有病例复发均是因为多发的神经侵犯,提示第V对脑神经和第Ⅶ对脑神经分支之间有丰富的交叉沟通。

结论:如果周围神经受侵,靶区应包括神经近端直至海绵窦是非常重要的。第Ⅶ对脑神经应包括从脑干到远端神经支配的皮肤、其主要的交通支,以及神经走行的间隙,例如V1或V2受累应包括眼球,V3受累应包括咀嚼肌间隙,第Ⅶ对脑神经受累应包括腮腺。

- **哪些研究对比了根治性放射治疗和手术?**

Avril,古斯塔夫・罗斯研究所(*Br J Cancer* 1997,PMID 9218740):347 例颜面部基底细胞癌,病灶最大直径 <4cm 随机分为 Mohs 手术切除组和根治性放射治疗组的前瞻性随机对照临床研究。放射治疗技术包括^{192}Ir 近距离放射治疗 65 ~ 70Gy/5 ~ 7 天(占 55%),两周内敷贴治疗 18 ~ 20Gy/2fx(占 33%),外照射放射治疗 2 ~ 4Gy/天至总剂量 60Gy(占 12%)。Mohs 手术切除组将 4 年失败率从 7.5% 降至 0.7%,美容效果好者 Mohs 手术切除组占 87%,放射治疗组占 69%。

结论:没有和电子线照射、现代光子放射治疗对比,Mohs 手术切除提高了面部基底细胞癌的控制率和美容效果。

- **哪些研究定义了免疫抑制治疗鳞状细胞癌病例的不良预后?**

Manyam,多中心(*Cancer* 2017,PMID 28171708):1995—2015 年来自 3 个医疗机构的 205 例原发或复发、接受手术与术后放射治疗的 Ⅰ ~ Ⅳ 期头颈部鳞状细胞癌患者,其免疫状态对治疗结果影响的多中心回顾性研究。138 例(占 67.3%)免疫功能正常,67 例(占 32.7%)免疫抑制(慢性血液系统恶性肿瘤,人类免疫缺陷/获得免疫缺陷综合征,或者是在 6 个月前因为器官移植而接受免疫抑制治疗)。免疫抑制患者两年局部 RFS(47.3% 对 86.1%,$P < 0.0001$)和 PFS(47.3% 对 86.1%,$P < 0.0001$)明显更低,其 2 年 OS 率也显示了相同的趋势(60.9% 对 78.1%,$P = 0.135$),但差异没有统计学意义。多因素分析中,免疫抑制状态(HR = 3.79;$P < 0.0001$)、疾病复发(HR = 2.67;$P = 0.001$)、低分化(HR = 2.08;$P = 0.006$)、PNI(HR = 2.08;$P = 0.006$)与局部区域复发密切相关。

结论:虽然接受两种方法联合治疗,与免疫正常状态相比免疫抑制状态可导致较差的治疗结果。

- **是否有数据显示改变免疫抑制剂可以预防鳞状细胞癌复发?**

Euvrard,TUMORAPA(*NEJM* 2012,PMID 22830463):肾移植且至少患有一处鳞状细胞癌的患者,接受钙调磷酸酶抑制剂治疗后随机分为继续接受该治疗组(56 例)和接受西罗莫司治疗组(64 例)的多中心前瞻性随机对照研究,主要研究终点为鳞状细胞癌患者的 2 年生存率,次要研究终点包括至发生新的鳞状细胞癌的时间,发生其他皮肤肿瘤、移植肾功能及使用西罗莫司的副作用。西罗莫司组的生存时间明显长于钙调磷酸酶抑制剂组。总体来说,西罗莫司组和钙调磷酸酶抑制剂组分别有 14 例和 22 例出现新的鳞状细胞癌(中位生存时间为 15 个月对 7 个月,$P = 0.02$),西罗莫司组的相对风险降低了 0.56(95% CI 为 0.32 ~ 0.98)。严重不良反应方面,西罗莫司组有 60 例,而钙调磷酸酶抑制剂组有 14 例(平均,0.938对 0.250)。

结论:先前患有鳞状细胞癌的肾移植患者由钙调磷酸酶抑制剂转为西罗莫司有抗肿瘤作用,这提示鳞状细胞癌患者进行免疫抑制治疗可能有效。

有哪些数据支持 Mohs 手术比传统切除术更有优势?

Smeets,荷兰(*Lancet* 2004,PMID 15541449):612 例基底细胞癌(408 例原发,204 例

复发)患者 Mohs 手术与局部扩大切除术对比的前瞻性随机对照研究。结果显示,Mohs 手术的效果有更好的趋势,原发 BCC 其 2 年复发率为 2% ,而局部扩大切除组为 3% 。复发 BCC Mohs 手术组 2 年复发率为 2% ,而局部扩大切除组为 8% 。局部扩大切除术的美容效果较差,且更易产生切缘阳性(原发的为 18% ,复发的为 32%),对于组织学侵袭性高、高危部位(除了嘴唇及耳前)及复发肿瘤更是如此。

结论:Mohs 手术可获得更好的美容效果,并且对于不好切除部位及复发肿瘤可降低切缘阳性率。

- 淋巴结阳性或淋巴结阳性风险高的鳞状细胞癌其治疗有哪些可依据的数据?

Veness,澳大利亚 (*Laryngoscope* 2005 ,PMID 15867656):腮腺或淋巴结转移(腮腺的仅占 50%)的 167 例鳞状细胞癌的回顾性研究,患者中有 87% 进行了术后辅助放射治疗,清扫后颈部中位剂量为 60Gy/30fx,其中亚临床病灶为 50Gy。颈部治疗组和未治疗组的局部失败率分别为 20% 和 43% 。局部失败的患者中有 73% 死于该疾病。

Moore,MDACC (*Laryngoscope* 2005 ,PMID 16148695):193 例头颈皮肤鳞状细胞癌的前瞻性队列研究,有 40 例(21%)在出现淋巴结和腮腺转移,其中 37 例进行了中位剂量为 60Gy 的术后辅助放射治疗。淋巴结转移与肿瘤复发、病理为低分化、淋巴血管侵犯、合并感染、超过皮下脂肪的局部侵犯均密切相关。37% 的病灶大于 4cm 者、31% 的病灶侵犯超过 8mm 者均出现淋巴结转移。

结论:不管临床淋巴结情况如何,同侧颈部或腮腺转移的鳞状细胞癌患者必须进行术后辅助放射治疗。单发淋巴结小于 3cm 无 ECE/神经侵犯者无须行术后辅助放射治疗。直接侵犯腮腺、肿瘤大于 2cm、神经侵犯、邻近腮腺肿瘤复发、免疫低下的患者均应考虑行淋巴结切除术,这些患者同样能在辅助放射治疗中获益。

(王海峰 译)

参考文献

1. Rogers HW, Weinstock MA, Feldman SR, Coldiron BM. Incidence estimate of nonmelanoma skin cancer (keratinocyte carcinomas) in U.S. population, 2012. *JAMA Dermatol.* 2015;151(10):1081–1086.
2. *AJCC Cancer Staging Manual, Eighth Edition.* 8th ed. New York, NY: Springer Publishing; 2017.
3. Thompson SC, Jolley D, Marks R. Reduction of solar keratoses by regular sunscreen use. *N Engl J Med.* 1993;329(16):1147–1151.
4. Green A, Williams G, Neale R, et al. Daily sunscreen application and betacarotene supplementation in prevention of basal-cell and squamous-cell carcinomas of skin: randomised controlled trial. *Lancet.* 1999;354(9180):723–729.
5. NCCN Clinical Practice Guidelines in Oncology: Basal Cell Skin Cancer. 2017; I.2017. https://www.nccn.org
6. NCCN Practice Clinical Guidelines in Oncology: Squamous Cell Skin Cancer. 2017; I.2017. https://www.nccn.org

7. Karia PS, Jambusaria-Pahlajani A, Harrington DP, et al. Evaluation of American Joint Committee on Cancer, International Union Against Cancer, and Brigham and Women's Hospital tumor staging for cutaneous squamous cell carcinoma. *J Clin Oncol.* 2014;32(4):327–334.

8. Maubec E, Petrow P, Scheer-Senyarich I, et al. Phase II study of cetuximab as first-line single-drug therapy in patients with unresectable squamous cell carcinoma of skin. *J Clin Oncol.* 2011;29(25):3419–3426.

9. Borradori L, Sutton B, Shayesteh P, Daniels GA. Rescue therapy with anti-programmed cell death protein 1 inhibitors of advanced cutaneous squamous cell carcinoma and basosquamous carcinoma: preliminary experience in five cases. *Br J Dermatol.* 2016;175(6):1382–1386.

10. Basset-Seguin N, Hauschild A, Grob JJ, et al. Vismodegib in patients with advanced basal cell carcinoma (STEVIE): pre-planned interim analysis of international, open-label trial. *Lancet Oncol.* 2015;16(6):729–736.

11. Dummer R, Guminski A, Gutzmer R, et al. 12-month analysis from basal cell carcinoma outcomes with LDE225 treatment (BOLT): phase II, randomized, double-blind study of sonidegib in patients with advanced basal cell carcinoma. *J Am Acad Dermatol.* 2016;75(1):113–125.e115.

12. Mendenhall WM, Amdur RJ, Hinerman RW, et al. RT for cutaneous squamous and basal cell carcinomas of head and neck. *Laryngoscope.* 2009;119(10):1994–1999.

13. Veness MJ, Morgan GJ, Palme CE, Gebski V. Surgery and adjuvant RT in patients with cutaneous head and neck squamous cell carcinoma metastatic to lymph nodes: combined treatment should be considered best practice. *Laryngoscope.* 2005;115(5):870–875.

14. Koyfman SA, Cooper JS, Beitler JJ, et al. ACR Appropriateness Criteria(®): aggressive nonmelanomatous skin cancer of head and neck. *Head Neck.* 2016;38(2):175–182.

第 **18** 章

皮肤恶性黑色素瘤

Aditya Juloori，Nikhil P. Joshi

速览:皮肤黑色素瘤(简称黑色素瘤)的发病率呈上升趋势,主要的治疗方法是手术切除及淋巴结状态的评估[前哨淋巴结活检(SLNB),阳性者行淋巴结清扫术]。以前,Ⅲ期患者常规推荐术后辅助大剂量干扰素治疗,但在免疫治疗新时代,辅助治疗方法不断发展,伊匹单抗的应用更加普遍。术后是否行辅助放射治疗仍有争议,但对于高危患者,为提高其局部或区域控制率也可考虑行放射治疗。对于恶性雀斑样痣或雀斑型恶性黑色素瘤,如果手术可能造成毁容效果,也可行根治性放射治疗。见表18-1。

表18-1　黑色素瘤术后辅助放射治疗适应证

原发部位	组织学类型为亲神经性促纤维增生性
	溃疡形成
	卫星灶
	厚度 >4mm
	切缘阳性
	局部复发
区域淋巴结	淋巴结 ECE
	多个淋巴结转移(详见 Burmeister 等的研究,根据部位有所不同)
	大小≥3~4cm

　　流行病学:2017 年约有87 000 例新增黑色素瘤病例,并有9700 人死于此病。在过去的30 年,黑色素瘤的发病率逐年升高,且随着年龄增大发病风险增加(中位发病年龄为63 岁)。年龄小于45 岁的病例中,女性发病率更高,但到65 岁时,男性发病率是女性的2 倍。黑色素瘤在高加索人群的发病率是非洲裔美国人的 20 倍[1]。约84% 以局部病变为主要表现,9% 以区域病变为主要表现,4% 以远处转移为主要表现[2]。

　　高危因素:白皮肤,红色或金色头发,皮肤的致密斑点,虹膜颜色浅(绿色、浅褐色、蓝色),光暴露时间长(自然光或人工紫外线),黑色素瘤或混合痣家族史,免疫缺陷(先天性或获得性）。UVB（早期间歇性暴露或晒伤）较之于 UVA（日晒床、PUVA 疗法）是更重要的危险因素。10% 的黑色素瘤病例呈现家族性，伴有 CDKN2A、CDK4、XP、*BRCA*2 基因突变。

解剖学：黑色素细胞起源于神经嵴，在发育过程中逐渐迁移至表皮基底层和毛囊，广泛存在于全部皮肤、眼球、上呼吸道、胃肠道、泌尿生殖道。皮肤包括表皮、真皮、皮下组织。其中表皮由三部分组成，由浅至深分别为角质层、角化细胞（鳞状细胞）层和基底层，基底层包含基底细胞，能够分化成角化细胞。黑色素细胞占基底层细胞的 5%～10%，能够产生黑色素，并能发展成黑色素瘤。真皮层包含汗腺、血管、淋巴管、痛觉或触觉感受器、毛囊，以及能够使皮肤保持韧性和弹性的胶原蛋白。皮下组织在最深层，包含胶原蛋白、脂肪等，能够帮助机体保持热量。

病理学：黑色素瘤最常见的亚型是表浅扩散型，占恶性黑色素瘤的 70%[3]，好发于躯干和四肢，其发生多与光暴露有关。结节型占 15%～30%[3]，雀斑型多见于老年人，多发生于有光损伤史的皮肤区域，通常最初表现为皮肤斑点，形似雀斑[4]。肢端雀斑样黑色素瘤较少见，占不足 5%[3]，在亚裔及深色皮肤人种中最常见，多发生于手掌、足跖。黏膜黑色素瘤很罕见，约占所有黑色素瘤的 1%[5]，多发生于头颈部、肛管直肠、阴道、外阴[6]。V600 或 BRAF 突变状态可以指导全身治疗。

筛查：临床皮肤检查可以减少进展期黑色素瘤的发生风险，但没有前瞻性随机试验显示临床查体能够降低发病率或死亡率。关于是否应在大众中进行常规筛查，美国预防服务工作组（USPSTF）并未发现充分证据。美国皮肤病学会（AAD）建议有高危因素者（黑色素瘤严重家族史、多发不典型痣个人史）经常进行自检，并至少每年行体格检查一次。一般来说，利用 ABCDE 法则进行筛查很重要：A，不对称；B，边界不规则；C，颜色改变（同一区域颜色不同）；D，直径 >6mm；E，增大或颜色、外形发生变化或出现症状。对于有家族史者可考虑行遗传学咨询。

检查：应进行全面彻底的全身皮肤体格检查和彻底的淋巴结评估。20% 的临床淋巴结阴性者有远处转移，也有 20% 的临床淋巴结阳性者经病理证实无淋巴结转移。

病理检查：应进行至少外扩 1～3mm 切缘病变的切除活检。对于特殊部位（手掌、足跖、手指或脚趾、面部、耳）及较大肿瘤，也可选择全层穿刺活检或切开活检。临床低度可疑者可采用刮削活检，但会影响对肿瘤深度的评估。肿瘤深度 ≥0.75mm 或深度 <0.75mm 但有至少 1 个淋巴结受累或伴有危险因素者（原发肿瘤伴溃疡、脉管浸润、有丝分裂率 ≥ 1/mm²），每一版《NCCN 指南》都推荐行前哨淋巴结活检[2,7]。

影像学检查：每一版《NCCN 指南》均推荐对有症状或 Ⅲ 期以上患者，用 CT、PET、脑 MRI 横断面图像排除远处转移[7]。

预后因素：SLNB 状况是局部复发、DSS 最重要的预测因素。原发灶及区域淋巴结辅助放射治疗能否带来生存获益需要参考淋巴结 ECE、淋巴结数目及大小、解剖区域、病理特点、切缘等因素。Breslow 厚度对于评估预后比 Clark 分级水平更可靠。

分期：见表 18 - 2。

表 18 - 2　《AJCC 癌症分期手册》第 8 版皮肤恶性黑色素瘤分期[8]

T/M	N	cN0	cN1a	cN1b	cN1c	cN2a	cN2b	cN2c	cN3a	cN3b	cN3c
T1a	● 厚度 <0.8mm,无溃疡	ⅠA									
T1b	● 厚度 <0.8mm,有溃疡 ● 厚度为 0.8~1.0mm	ⅠB				Ⅲ					
T2a	● 厚度为 1~2mm,无溃疡										
T2b	● 厚度为 1~2mm,有溃疡	ⅡA									
T3a	● 厚度为 2~4mm,无溃疡										
T3b	● 厚度为 2~4mm,有溃疡	ⅡB									
T4a	● 厚度 >4mm,无溃疡										
T4b	● 厚度 >4mm,有溃疡	ⅡC									
M1a	● 皮肤、肌肉转移,无区域淋巴结转移					Ⅳ					
M1b	● 肺转移										
M1c	● 非中枢神经系统内脏转移										
M1d	● 中枢神经系统转移										

第 8 版的主要变化有：去除了 T 分期中的有丝分裂率、用 T0 代表原发灶不明、将"镜下"阐述为"临床隐匿",将 N 分期、M 分期进行分层。

cN1a,1 个临床隐匿性淋巴结转移(通过 SLNB 发现);cN1b,1 个临床可见淋巴结转移;cN1c,区域淋巴结阴性,伴移行、卫星灶或微卫星灶转移;cN2a,2~3 个临床隐匿性淋巴结转移;cN2b,2~3 个淋巴结转移,其中至少 1 个为临床可见的;cN2c,1 个临床隐匿或临床可见的淋巴结转移,伴移行、卫星灶或微卫星灶转移;cN3a,≥4 个临床隐匿性淋巴结转移;cN3b,≥4 个淋巴结转移,其中至少 1 个为临床可见的或存在不限数目的融合淋巴结转移,且没有移行、卫星灶或微卫星灶转移;cN3c,≥2 个临床隐匿性或临床可见的淋巴结转移,和(或)融合淋巴结转移,有移行、卫星灶或微卫星灶转移。

治疗模式

手术：手术切除是黑色素瘤最主要的治疗方法,推荐局部扩大切除,并根据肿瘤厚度决定切除边界。《NCCN 指南》依据多个随机对照试验结果界定了切除边界(表 18 - 3),虽然这可能需要根据解剖部位和功能而有所改变。

表 18 –3　《NCCN 指南》推荐的恶性黑色素瘤切除边界

肿瘤厚度	切除边界
原位癌	0.5 ~ 1.0cm
≤1.0mm	1.0cm
1 ~ 2mm	1 ~ 2cm
2.01 ~ 4mm	2.0cm
>4mm	2.0cm

前哨淋巴结状态是黑色素瘤患者复发最重要的预后因素,对于肿瘤厚度≥0.75cm 或虽 <0.75cm 但有任何一项高危因素(溃疡、脉管浸润、有丝分裂率≥$1/mm^2$)者,推荐行 SLNB。鉴于 SLNB 阳性者非前哨淋巴结转移率可达 18%,此类患者推荐行彻底的淋巴结清扫术[9,10],但仍没有前瞻性证据显示淋巴结清扫术对于此类患者复发率及生存率有何种影响。MSLT Ⅱ试验正在进行与此相关的研究。临床淋巴结阳性者(Ⅲ期)也需行淋巴结清扫术。充分的淋巴结清扫要求切除淋巴结数目腹股沟区 >10 个,腋窝及颈部 >15 个。

全身治疗

辅助治疗:多个随机对照试验表明,有高危因素者完全切除术后使用大剂量干扰素治疗能改善 DFS。大剂量干扰素治疗 1 年曾是术后淋巴结阳性的Ⅲ期患者的标准治疗方法,对于淋巴结阴性但复发风险高的ⅠB 和ⅡC 期患者也可考虑。干扰素治疗的副作用包括疲乏、头痛、呕吐、体重减轻、骨髓抑制、抑郁。免疫治疗的国际地位目前不断提高,EORTC 18071 试验结果显示,相比安慰剂组,伊匹单抗能提高 RFS[11],因此《NCCN 指南》推荐伊匹单抗(详见下文)用于Ⅲ期患者术后辅助治疗(1 类证据)。

转移性疾病的治疗:对于发生远处转移的病例,一线治疗方案包括免疫治疗、靶向 BRAF 基因突变的治疗、参加临床试验。伊匹单抗是一种能够封闭细胞毒性 T 淋巴细胞相关抗原 4(CTLA –4)的单克隆抗体,CTLA –4 能够下调 T 细胞的活化,因此伊匹单抗能刺激 T 细胞活性。多个前瞻性随机对照试验均表明,使用该药能提高转移性病例的 OS[12,13]。

维罗非尼是特异性 BRAF 基因 V600 突变(进展期黑色素瘤中检出率为 40% ~ 60%)[14-16]抑制剂。前瞻性随机对照试验显示,与达卡巴嗪相比,维罗非尼能提高 BRAF 突变者的 OS 及 PFS[17,18]。达拉非尼和曲美替尼(MEK 抑制剂)也被批准用于 BRAF 基因突变的转移性黑色素瘤[19,20]。

碘解磷定单抗/纳武单抗是 PD –1 抑制剂,在黑色素瘤中的应用逐渐增多。PD –1 是活化 T 细胞膜上表达的抑制性受体,免疫检查点抑制剂碘解磷定单抗/纳武单抗的应用可以恢复机体具有潜在抗肿瘤活性的免疫应答反应。在多个前瞻性随机对照试验中,与标准化学治疗相比碘解磷定单抗可提高转移性患者的 PFS[21],与伊匹单抗相比提高了 OS[22]。与化学治疗相比,纳武单抗被证实能够提高 PFS 和 OS[23],较之伊匹单抗其不但可提高 PFS,且毒性更低[24]。

放射治疗

根治性放射治疗:对于雀斑型黑色素瘤,若手术可能造成面部毁容,建议行根治性放射治疗。放射治疗仍无标准剂量,但使用适宜能量的电子线照射(50Gy/20fx)是合适的。对浸润深度更高的肿瘤,相关数据很少,不过有报道显示,60kVp X 线大剂量(超过 100Gy)照射能提高局部控制率。

辅助放射治疗:原发肿瘤瘤床照射的适应证包括促纤维增生性或亲神经性特点、肿瘤厚度 >4mm,尤其有溃疡形成或卫星灶者。切缘阳性者可行放射治疗,但更推荐再次手术。从表 18-1 可见,若有多个高危因素存在,放射治疗适应证更明确。区域淋巴结放射治疗的相对适应证包括:多个淋巴结阳性,淋巴结 ECE,淋巴结大小 ≥3~4cm,SLNB 阳性但未行淋巴结清扫或清扫范围不足,复发性病例。《NCCN 指南》指出,满足 Burmeister 标准者可行辅助放射治疗。

剂量:常用剂量及分割方式包括48Gy/20fx/4 周(Burmeister)或30Gy/5fx/2.5 周(MD 安德森癌症中心)。

毒性反应:急性反应包括疲乏、放射性皮炎、其他依照射部位有所不同。慢性反应包括纤维化、色素沉着或色素脱失、淋巴水肿、其他依照射部位有所不同。

基于循证数据的问与答

• 哪些患者可从局部淋巴引流区辅助放射治疗中获益?

即使进行了足够的淋巴结切除,淋巴引流区的复发仍很常见,并且可引起严重后果,明显影响患者生活质量。这促使近期开展了多个前瞻性研究评估淋巴引流区放射治疗的作用。

Ang,MDACC(*IJROBP* 1994,PMID 7960981):174 例头颈部恶性黑色素瘤患者的 Ⅱ 期研究(随后 2003 年更新了回顾性研究结果)[25]。三组患者纳入标准:①病变厚度 >1.5mm 或 Clark 分级水平为第Ⅳ~Ⅴ级,局部扩大切除术 + 颈部淋巴结清扫术后行选择性放射治疗;②pN +(分期为Ⅱ~Ⅲ期),局部扩大切除术 + 颈部淋巴结清扫术后行辅助放射治疗;③仅照射淋巴结切除术后复发的淋巴结。治疗方案:2.5 周左右的时间辅助放射治疗(30Gy/5fx)。中位随访 78 个月,10 年局部及区域控制率分别为 94% 和 91%。

结论:30Gy/5fx 的大分割放射治疗用于辅助治疗黑色素瘤是安全有效的,其具有优秀的 10 年局控率且毒不良反应罕见。作者建议辅助放射治疗用于淋巴结 ECE、腋窝及腹股沟淋巴结 ≥3cm、颈部淋巴结 ≥2cm、多个淋巴结受累(≥4 腋窝及腹股沟淋巴结,2 个以上颈部淋巴结)、复发或行选择性淋巴结清扫,而不是改进的根治性淋巴结清扫或根治性淋巴结清扫的患者。

Burmeister,ANZMTG 01. 02/TROG 02. 01 (*Lancet* 2012,PMID 22575589;Update Lancet 2015,PMID 26206146):包括 250 例临床淋巴结阳性、淋巴结清扫术后具有特定高危因素的黑色素瘤患者的前瞻性随机试验。高危因素包括:≥1 个腮腺、≥2 个颈部或腋窝、≥

3 个腹股沟淋巴结阳性,淋巴结 ECE,最大转移淋巴结直径颈部≥3cm、腹股沟或腋窝≥4cm。随机分为 4 周左右辅助放射治疗(48Gy/20fx)组和观察组。需要注意,如切缘阳性,此研究中用的剂量为 51Gy/21fx。在同一机构以前的 II 期研究详细描述了所用的局部射野[26]。观察组的患者如肿瘤复发则进行手术切除和放射治疗。在 6 年时,放射治疗组淋巴结野内复发明显降低(21% 对 36%)。两组之间 OS 和 RFS 无明显差异。3～4 级不良反应发生率为 22%,主要发生于皮肤或皮下组织。正常组织限量:脊髓≤40Gy,小肠/神经丛/喉≤45Gy,股骨颈、1000cc 体积的小肠≤35Gy。

结论:淋巴结清扫术后具有高危特征的患者,辅助淋巴结区放射治疗降低了淋巴结的复发。

评论:此实验开展于全身治疗及免疫治疗之前的时代(＜5% 的患者接受了干扰素治疗)[27]。在观察组 26 例患者中的 23 例发生了局部失败,随后进行了外科挽救治疗,获得了与全组相似的 5 年 OS。

Agrawal,Roswell Park/MDACC(*Cancer* 2009,PMID 19701906):615 例治疗性淋巴结清扫术后具有高危因素的黑色素瘤患者,行或不行放射治疗的多中心回顾性研究。这是已出版的最大宗关于辅助淋巴结放射治疗的回顾性经验。中位随访 5 年,5 年局控率为 81%。辅助放射治疗组淋巴结复发率降低(10% 对 40%)。多因素分析显示,阳性淋巴结数目少和接受辅助放射治疗预示更好的局部控制。辅助放射治疗可使 DSS 明显提高。

- **腋窝淋巴结放射治疗的射野范围如何设定?**

对于有腋窝淋巴结转移的患者,局限于腋窝而不是扩大到锁骨上区的放射野,可获得同等的局控率,且扩大野放射治疗伴随着明显增加的治疗相关并发症。

Beadle,MDACC(*Cancer* 2009,PMID 18774657):200 例有高危特征、腋窝淋巴结区转移的黑色素瘤患者接受术后放射治疗的回顾性研究。高危因素定义为淋巴结大小≥3cm、≥4 个阳性淋巴结、有淋巴结 ECE、首次切除后复发。48% 的患者仅放射治疗腋窝,52% 的患者放射治疗腋窝和锁骨上窝。采用了 MDACC 的 30Gy/5fx 的放射治疗方案。中位随访 59 个月,5 年腋窝控制率腋窝组为 89%,扩大野组为 84%,无明显差异。OS、DSS 和 DMFS 两组均无明显不同。通过多因素分析发现扩大野放射治疗与并发症风险增高相关。

结论:局限于腋窝的放射野相比于将射野扩大到临近锁骨上淋巴结区可提供同等的控制率并可降低毒性。

- **哪些患者需要进行原发灶的辅助放射治疗?**

原发灶放射治疗的数据很稀缺。一些被外科系列研究证实的、与高危局部复发相关的危险因素有肿块厚度较大、溃疡、位于头颈部、结缔组织增生及嗜神经性。结缔组织增生型黑色素瘤是黑色素瘤的一种罕见亚型,它倾向于局部侵犯,增加了局部失败的风险而不是远处或淋巴结转移的风险。它倾向于沿着大的主要神经播散,具有嗜神经性,尤其是在头颈部区域,因很难获得足够大的切缘而更易局部复发。来自 MDACC 的回顾性证据显示,对于结缔组织增生型黑色素瘤的患者行术后放射治疗明显降低了局部复发[28]。TROG（TROG 08.09）/ANZ Melanoma Trials Group（ANZMTG 01.09）是一个仍在进行中，目的为确定辅助放射治疗对于结缔组织增生型黑色素瘤的作用的前瞻性随机试验。

● 前哨淋巴结活检对于外科处理有什么作用？

Morton，多中心选择性淋巴结清扫（MSLT-I）试验（*NEJM* 2014，PMID 24521106）：将2000例临床淋巴结阴性的黑色素瘤患者随机分为SLNB组或观察组。淋巴结活检阳性的患者行彻底的淋巴结清扫，SLNB阴性或观察组在淋巴结复发时行治疗性淋巴结切除。SLNB组有16%的患者淋巴结阳性，观察组有17%的患者淋巴结阳性而最终发生了淋巴结复发。10年的报道表明：SLNB阳性患者，肿瘤中等厚度（1.2~3.5mm）或较厚（>3.5mm）的10年黑色素瘤特异性生存明显低于活检阴性者（中等厚度，62%对85%；较厚，48%对65.6%）。SLNB组与观察组10年DSS并无不同。但对那些肿瘤中等厚度的患者，与初始观察后来发生了淋巴结转移的亚组相比，其SLNB阳性并未提高生存。

结论：SLNB是重要的分期手段，其是与复发及DSS相关的预后评估方法，但并没有证据表明SLNB可提高DSS。

● 放射治疗能代替颈部淋巴结清扫吗？

来自MDACC的单中心回顾性数据提示Ⅰ~Ⅱ期皮肤黑色素瘤患者未行SLNB或LND，进行了后续的大分割区域淋巴结辅助放射治疗，获得了较好的治疗效果，5年及10年精确局部控制率为89%，10年有症状的并发症发生率为6%[29]。受限于其是回顾性分析和可能存在选择偏倚，此种方法尚不能作为标准治疗。

● 伊匹单抗的辅助治疗是安全有效的吗？

Eggermont，EORTC 18071（*Lancet* 2015，PMID 25840693）：951例完全手术切除Ⅲ期皮肤黑色素瘤患者，除外淋巴结转移≤1mm或移行转移者，伊匹单抗辅助治疗的前瞻性随机Ⅲ期试验。随机分为两组：一组用伊匹单抗10mg/kg，每3周1次共进行4周期，后每3个月随访1次直至3年；另一组用安慰剂。中位随访2.74年，RFS为26.1对17.1个月（$P=0.0013$）。有52%随机入伊匹单抗组的患者在初始4个周期中因副作用终止了治疗。

结论：伊匹单抗辅助治疗提高了RFS时间，但其毒性也应予以关注，其对于OS、DMFS的影响，以及其与干扰素疗效的比较仍需进一步研究。

● 何时可考虑使用根治性放射治疗？

一般来说，单纯放射治疗可考虑用于局限于表皮的浅表恶性雀斑样痣和侵入真皮的雀斑型恶性黑色素瘤患者。这些患者通常年纪较大，且表现为巨大的面部浅表病变，非手术疗法可提供更好的功能保护及美容效果。就像所采用的放射治疗技术一样，复发率在不同的研究中变化很大，但汇总数据评估提示能够获得可接受的治疗结果。

（陆艳荣　译）

参考文献

1. American Cancer Society—Melanoma. 2017. http://old.cancer.org/cancer/analcancer/detailedguide/anal-cancer-what-is-anal-cancer, 2017.
2. Siegel RL, Miller KD, Jemal A. Cancer statistics, 2015. *CA Cancer J Clin.* 2015;65(1):5–29.
3. Wolff K, Goldsmith L, Katz S, et al. *Fitzpatrick's Dermatology in General Medicine.* 7th ed. New York, NY: McGraw-Hill; 2008:1134.
4. Clark WH, Jr., Mihm MC, Jr. Lentigo maligna and lentigo-maligna melanoma. *Am J Pathol.* 1969;55(1):39–67.
5. Chang AE, Karnell LH, Menck HR. The National Cancer Data Base report on cutaneous and noncutaneous melanoma: a summary of 84,836 cases from the past decade. The American College of Surgeons Commission on Cancer and the American Cancer Society. *Cancer.* 1998;83(8):1664–1678.
6. Mihajlovic M, Vlajkovic S, Jovanovic P, Stefanovic V. Primary mucosal melanomas: a comprehensive review. *Int J Clin Exp Pathol.* 2012;5(8):739–753.
7. NCCN Clinical Practice Guidelines in Oncology: Melanoma. 2017. https://www.nccn.org
8. Amin MB, Edge S, Greene F, et al. *AJCC Cancer Staging Manual,* 8th ed. New York, NY: Springer Publishing; 2017.
9. Cascinelli N, Bombardieri E, Bufalino R, et al. Sentinel and nonsentinel node status in Stage IB and II melanoma patients: two-step prognostic indicators of survival. *J Clin Oncol.* 2006;24(27):4464–4471.
10. Lee JH, Essner R, Torisu-Itakura H, Wanek L, et al. Factors predictive of tumor-positive nonsentinel lymph nodes after tumor-positive sentinel lymph node dissection for melanoma. *J Clin Oncol.* 2004;22(18):3677–3684.
11. Eggermont AM, Chiarion-Sileni V, Grob JJ, et al. Adjuvant ipilimumab versus placebo after complete resection of high-risk stage III melanoma (EORTC 18071): a randomised, double-blind, phase 3 trial. *Lancet Oncol.* 2015;16(5):522–530.
12. Hodi FS, O'Day SJ, McDermott DF, et al. Improved survival with ipilimumab in patients with metastatic melanoma. *N Engl J Med.* 2010;363(8):711–723.
13. Robert C, Thomas L, Bondarenko I, et al. Ipilimumab plus dacarbazine for previously untreated metastatic melanoma. *N Engl J Med.* 2011;364(26):2517–2526.
14. Wellbrock C, Hurlstone A. BRAF as therapeutic target in melanoma. *Biochem Pharmacol.* 2010;80(5):561–567.
15. Smalley KS, Sondak VK. Melanoma: an unlikely poster child for personalized cancer therapy. *N Engl J Med.* 2010;363(9):876–878.
16. Long GV, Menzies AM, Nagrial AM, et al. Prognostic and clinicopathologic associations of oncogenic BRAF in metastatic melanoma. *J Clin Oncol.* 2011;29(10):1239–1246.
17. Chapman PB, Hauschild A, Robert C, et al. Improved survival with vemurafenib in melanoma with BRAF V600E mutation. *N Engl J Med.* 2011;364(26):2507–2516.
18. McArthur GA, Chapman PB, Robert C, et al. Safety and efficacy of vemurafenib in BRAF(V600E) and BRAF(V600K) mutation-positive melanoma (BRIM-3): extended follow-up of a phase 3, randomised, open-label study. *Lancet Oncol.* 2014;15(3):323–332.
19. Robert C, Karaszewska B, Schachter J, et al. Improved overall survival in melanoma with combined dabrafenib and trametinib. *N Engl J Med.* 2015;372(1):30–39.
20. Long GV, Stroyakovskiy D, Gogas H, et al. Combined BRAF and MEK inhibition versus BRAF inhibition alone in melanoma. *N Engl J Med.* 2014;371(20):1877–1888.
21. Ribas A, Puzanov I, Dummer R, et al. Pembrolizumab versus investigator-choice chemotherapy for ipilimumab-refractory melanoma (KEYNOTE-002): a randomised, controlled, phase 2 trial. *Lancet Oncol.* 2015;16(8):908–918.
22. Robert C, Schachter J, Long GV, et al. Pembrolizumab versus ipilimumab in advanced melanoma. *N Engl J Med.* 2015;372(26):2521–2532.

23. Robert C, Long GV, Brady B, et al. Nivolumab in previously untreated melanoma without BRAF mutation. *N Engl J Med*. 2015;372(4):320–330.
24. Larkin J, Chiarion-Sileni V, Gonzalez R, et al. Combined nivolumab and ipilimumab or monotherapy in untreated melanoma. *N Engl J Med*. 2015;373(1):23–34.
25. Ballo MT, Bonnen MD, Garden AS, et al. Adjuvant irradiation for cervical lymph node metastases from melanoma. *Cancer*. 2003;97(7):1789–1796.
26. Burmeister BH, Mark Smithers B, Burmeister E, et al. A prospective phase II study of adjuvant postoperative radiation therapy following nodal surgery in malignant melanoma: Trans Tasman Radiation Oncology Group (TROG) Study 96.06. *Radiother Oncol*. 2006;81(2):136–142.
27. Brady MS. Adjuvant radiation for patients with melanoma. *Lancet Oncol*. 2015;16(9):1003–1004.
28. Guadagnolo BA, Prieto V, Weber R, et al. The role of adjuvant radiotherapy in the local management of desmoplastic melanoma. *Cancer*. 2014;120(9):1361–1368.
29. Bonnen MD, Ballo MT, Myers JN, et al. Elective radiotherapy provides regional control for patients with cutaneous melanoma of the head and neck. *Cancer*. 2004;100(2):383–389.

第 19 章

梅克尔细胞癌

Matthew C. Ward，Nikhil P. Joshi

速览:梅克尔细胞癌(MCC)是一种罕见的原发性皮肤神经内分泌恶性肿瘤。MCC 侵袭性高,可以迅速发生局部、区域淋巴结,切缘及远处的复发转移。主要治疗方法是广泛局部切除术 + SLNB(取决于肿瘤部位及淋巴引流区域),术后扩大野辅助放射治疗。MCC 对放射线敏感,原发病变不可切除者可选择根治性放射治疗。针对 PD – 1 抑制剂的研究仍在进行中,对除了已发生转移的大多数病例来说,目前全身治疗仍无确切疗效。见表 19 – 1。

表 19 – 1　MCC 术后辅助放射治疗剂量[1]

原发肿瘤		区域淋巴结	
切缘阴性	50 ~ 56Gy/25 ~ 28fx	SLNB 阴性	观察(除非 SLNB 的准确性存疑,例如头部和颈部)
镜下切缘阳性	56 ~ 60Gy/28 ~ 30fx	镜下 SLNB 阳性	50 ~ 56Gy(若清扫后只有一枚淋巴结转移,可观察)
肉眼可见病灶残存或根治性放射治疗	60 ~ 66Gy/30 ~ 33fx	淋巴结包膜外侵犯	56 ~ 60Gy

流行病学:原发性皮肤神经内分泌恶性肿瘤十分罕见,发病率约为 0.6/100 000[2],主要发生于老年白种人(平均年龄为 74 ~ 76 岁)。男女发病率之比为 2:1。

危险因素:白种人、高龄、紫外线暴露史、免疫功能抑制、器官移植者(风险升高 24 倍)[3]、慢性淋巴细胞白血病、黑色素瘤、骨髓瘤[4]。Merkel 细胞多瘤病毒在人群中普遍存在,可在正常皮肤菌群及其他皮肤肿瘤中检测到,但只有检测到该病毒 DNA 的克隆整合才可证明与 MCC 的发生有因果关系[5]。

解剖学:正常情况下,梅克尔细胞存在于表皮基底层及毛囊周围,作为机械性刺激感受器发挥作用。MCC 在长期暴露于阳光的皮肤区域最常见(依据美国国立癌症数据库的结果,发生于头颈部占 42.6%,发生于上肢占 23.6%,发生于下肢占 15.3%)[6]。

病理学:MCC 是一种没有明确起源的蓝色小圆细胞肿瘤。超过 80% 的 MCC 中可检测到梅克尔细胞多瘤病毒[7,8]。阐述其起源的理论包括起源于皮肤机械性刺激感受器的感受细胞或发生恶性分化的皮肤干细胞[9,10]。有小细胞型、小梁型、中间型三种亚型,但与预后无关。

临床表现: MCC 主要表现为单一的红色或紫色圆形凸起的结节,质地坚硬,无痛,生长迅速,约 65% 的患者仅有局部表现[6]。

检查: 病史与体格检查包括体检全部皮肤,检查是否有跳跃性病变并进行区域淋巴结检查。原发灶要进行活检,推荐 PET - CT 用于局部及远处转移的分期,以除外小细胞肺癌。原发灶 MRI 增强扫描可用于评估深部及邻近结构的侵犯,脑 MRI 检查推荐用于临床怀疑脑转移但不是所有的患者都需要进行。常规推荐行 SLNB。为与其他小圆蓝色细胞肿瘤如小细胞肺癌、Ewing 肉瘤等鉴别,需进行包括 CK20 和细胞角质素(典型的为阳性),以及 TTF1 和 CK7(梅克尔细胞癌阴性,小细胞肺癌阳性)等免疫组化染色。

预后因素: 是否有淋巴结转移是影响 MCC 预后的最重要因素。梅克尔细胞病毒抗体的表达及肿瘤浸润淋巴细胞的存在提示预后良好[11]。脉管浸润、肿瘤大小、侵袭模式、深部侵犯、淋巴结包膜外侵犯、高龄提示预后不良[12]。抗 - VP1(Merkel 细胞多瘤病毒)抗体滴度 >10 000 拷贝数提示预后较好[13]。

自然病程: 局部及淋巴结复发很常见,可以很快出现,故而建议尽早开始放射治疗,中位复发时间为 9 个月[14]。淋巴结复发是最常见的首发复发区域,发生率为 55%;此外依次为远处转移,发生率为 29%;局部复发,发生率为 15%;移行转移,发生率为 9%[13]。

分期: 见表 19 - 2。

表 19 - 2 《AJCC 癌症分期手册》第 8 版梅克尔细胞癌分期[6]

T/M \ N		cN0	cN1	pN1a(sn)	pN1a	pN1b	c/pN2	c/pN3
T1	• ≤2cm	I						
T2	• 2.1~5cm	ⅡA		ⅢA			ⅢB	
T3	• >5cm							
T4	• 侵犯¹	ⅡB						
M1a	• 远处皮肤 • 皮下组织 • 远处淋巴结			Ⅳ				
M1b	• 肺							
M1c	• 其他脏器							

第 8 版分期的主要变化:分别描述了临床和病理 N 分期,新增 N2、N3 分期,并更新了预后分期分组。

注:侵犯¹ = 侵犯筋膜、软骨、骨或肌肉。

cN1,区域淋巴结转移;pN1a(sn),临床检查淋巴结阴性,仅 SLNB 证实阳性;pN1a,临床检查淋巴结阴性,但淋巴结清扫阳性;pN1b,临床和(或)影像学检查区域淋巴结阳性,并经病理确认;c/pN2,移行转移(发生部位与原发肿瘤不连续,在原发肿瘤与淋巴引流区域之间),但无淋巴结转移;c/pN3,移行转移且有淋巴结转移。

治疗模式

手术：手术是局限期 MCC 的主要治疗方法。对于临床淋巴结阴性的患者,应行包括 1～2cm 安全边界的局部扩大切除(或在美容要求高的部位行 Mohs 手术)加 SLNB 术,但这对于头颈部 MCC 仍有争议。若临床淋巴结阳性,需行区域淋巴结切除术或活检术(推荐细针穿刺活检)及后续的区域淋巴结放射治疗(见下文)。如果手术切除可能造成毁容,甚至致残,则推荐行根治性放射治疗(见下文)。

化学治疗：尽管化学治疗对于肺小细胞癌高度敏感,对于局限期 MMC,同步或辅助化学治疗的作用并不确定。最常用的方案是顺铂(依托泊苷)或卡铂(依托泊苷)。尽管有顺铂(依托泊苷)同步放射治疗的Ⅱ期临床试验,同步放化疗能否带来生存获益目前仍不明确[15]。对于晚期转移性病例,Ⅱ期临床试验推荐 PD-1 或 PD-L1 抑制剂(avelumab),有效率 >50%[16-18]。

放射治疗

适应证：有限的证据表明,放射治疗可以降低局部复发率。包括脉管浸润、免疫抑制、切缘阳性(无法行进一步切除)在内的高危因素,是根治性手术后放射治疗的适应证[1,19]。术后复发可以早期就发生,因此术后放射治疗应在术后 4 周内尽快进行。肿瘤 <1cm 且无高危因素者,可以随访观察;SLNB 阳性者应行区域淋巴结放射治疗,但若已行全淋巴结清扫,且无预后不良因素(多枚淋巴结阳性、淋巴结包膜外侵犯),可以随访观察;SLNB 阴性者,除非假阴性概率很高,均建议随访观察。

剂量：切缘阴性者,建议剂量为 50～56Gy/25～28fx;镜下切缘阳性者,建议剂量为 56～60Gy;肉眼可见病灶残留或为求根治性治疗者,建议剂量为 60～66Gy;镜下淋巴结阳性者(已行 SLNB 或淋巴结切除),建议区域淋巴结照射剂量为 50～56Gy;淋巴结包膜外侵犯者,建议区域淋巴结照射剂量至 60Gy。

毒性反应：急性反应包括皮肤红斑、疲乏、其他不良反因照射部位有所不同。慢性反应包括淋巴水肿、纤维化、因照射部位而不同的其他不良反应。

治疗过程：见《放射肿瘤学治疗计划手册》第 4 章[20]。

基于循证数据的问与答

• 放射治疗可否提高早期 MCC 的生存率?

Mojica,SEER(*JCO* 2007,PMID 17369567)：分析 SEER 数据库中 1665 例梅克尔细胞癌病例研究辅助性放射治疗的作用。89% 的患者行手术治疗,其中 40% 的患者行术后辅助放射治疗。不论原发肿瘤大小,放射治疗均能提高 OS(中位生存 63 个月对 45 个月,*P* = 0.0002),肿瘤大于 2cm 者尤其如此。

评论：未使用倾向性匹配方法,只用 COX 多因素分析校正混杂因素,未研究 MCC 特异性生存率。

Kim,SEER(*JAMA Dermatol* 2013,PMID 23864085)：分析 SEER 数据库中 747 例梅克

尔细胞癌病例（基于 Mojica 的分析，排除生存时间 <4 个月者）。采用倾向性匹配分析比较手术组和手术 + 放射治疗组的生存率。年龄、肿瘤分期与 OS 及 MCC 特异性生存率相关，匹配分析显示接受辅助放射治疗组的 OS 提高，但 MCC 特异性生存率没有改善。

结论：观察到的辅助放射治疗组生存率的提高与选择偏倚有关。

评论：此分析的统计效力不足。

Bhatia，NCDB（*JNCI* 2016，PMID 2725173）：分析 NCDB 数据库中 6908 例I～Ⅲ期 MCC 病例来研究辅助放射治疗的作用。经过校正，放射治疗可以提高 I、Ⅱ 期 MCC 的 OS，但不能提高Ⅲ期患者的 OS（I 期：HR = 0.71，$P < 0.001$。Ⅱ期：HR = 0.77，$P < 0.001$。Ⅲ 期：HR = 0.98，$P = 0.80$）。少于 5% 的 I 期患者、约 10% 的 Ⅱ 期患者及 29% 的Ⅲ期患者接受了化学治疗，但化学治疗未提高任何期别患者的 OS。

结论：辅助放射治疗可提高 I ～ Ⅱ期 MCC 的 OS。

Vargo，NCDB 再分析（*JNCI* 2016，PMID 28423400）：Bhatia 扩大分析 NCDB 数据库中的数据，纳入了之前忽略的变量如手术方式。同样采用倾向性匹配，证实辅助放射治疗能够提高 OS（HR = 0.76，$P < 0.001$）。广泛局部切除 + 放射治疗组 OS 最高。

结论：辅助放射治疗可提高 OS。

- **I 期患者建议行淋巴结放射治疗吗？**

在"SLNB、PET – CT"时代之前，放射治疗可以降低淋巴结复发率。现今 SLNB 阴性者不建议行淋巴结放射治疗；SLNB 阳性但未行淋巴结清扫者，建议行放射治疗；已行淋巴结清扫者，若有多枚淋巴结转移、淋巴结 ECE，也建议行放射治疗[1]。

Jouary，法国（*Ann Oncol* 2012，PMID 21750118）：1993—2005 年行预防性放射治疗的 I 期 MCC 病例（首个梅克尔细胞癌前瞻性随机分组研究）的前瞻性随机分组研究。入组患者均接受广泛局部切除 + 原发病灶瘤床放射治疗，然后随机分为观察组及预防性淋巴结放射治疗组。需要排除淋巴引流不明确（头部和躯干正中）、免疫功能抑制及放射治疗开始超过术后 6 周者。瘤床和淋巴结引流区外扩 3cm（随机分配至淋巴结放射治疗组病例），给予 50Gy 的剂量照射，力求获得 20% 的 OS 获益（N = 105）。但由于 SLNB 的普遍应用，有悖于试验的设计，该研究在入组 83 名患者后提前终止。两组 OS 无明显差异，观察组与预防放射治疗组局部复发率为 16.7% 对 0%（$P = 0.007$），淋巴结区放射治疗组更好；PFS 为 89.7% 对 81.2%（$P = 0.4$），淋巴结区放射治疗组较优。

结论：在"SLNB、PET – CT"时代之前，淋巴结放射治疗能降低淋巴结复发率，但此临床试验并未收集足够的病例来发现对 OS 的显著影响。

- **MCC 根治性放射治疗的最佳剂量是多少？**

回顾性研究表明，为求有效的局部控制，大于 50Gy 的放射治疗剂量是必须的[21]，NCDB 数据库的建议剂量为 50 ~ 55Gy，尽管考虑选择偏倚，大于 55Gy 的剂量可能更好[22]。此外，一项令人印象深刻的研究显示，给予晚期转移性病例 8Gy/1fx 的照射，能够使完全缓解率升至

45%[23]，这也许提示存在放射治疗与免疫系统的相互作用。后续研究工作正在进行中。

- **瘤床放射治疗时，治疗边界如何确定？**

鉴于 MCC 有局部复发及脉管播散的倾向，通常建议外扩 3 ~ 4cm 的边界[21]。如果可以耐受（TROG 9607 试验定义为可耐受为同一锥形束射野小于 20cm），区域淋巴结与原发病灶同一野内同时放射治疗[15]。

- **放射治疗期间同步化学治疗会带来生存获益吗？**

研究显示，同步放化疗可用于研究，但并不是标准的治疗方案，单独放射治疗有良好的效果，增加同步化学治疗是否获益仍不明确。

Poulsen，TROG 9607（*JCO* 2003，PMID 14645427）：一项包括 53 例有术后高危因素（肉眼可见肿瘤残留、肿瘤大于 1cm、淋巴结受累）、原发灶隐匿但有淋巴结转移或复发的非转移性 MCC 的 II 期单臂临床试验中，28% 的病例行根治性治疗，72% 的病例行辅助治疗。放射治疗剂量为 50Gy/25fx。照射野大者，可照射 45Gy 后缩野加量至 50Gy，如不能耐受 50Gy 可考虑仅照射 45Gy。行卡铂（AUC4.5）+ 依托泊苷[80mg/（$m^2 \cdot$ d），共三天]方案同步序贯化学治疗 4 个周期，每 21 天为 1 周期，于第 1、4、7 及 10 周时给予。3 年 OS、LRC、DC 分别为 76%、75%、76%。LC 和 OS 与肿瘤位置及是否有淋巴结转移有关。

结论：与既往研究相比，LC 及 OS 均较高。后续研究正在进行中。

（张鑫 译）

参考文献

1. NCCN Clinical Practice Guidelines in Oncology: Merkel Cell Carcinoma. 2017; https://www.nccn.org
2. Albores-Saavedra J, Batich K, Chable-Montero F, et al. Merkel cell carcinoma demographics, morphology, and survival based on 3870 cases: a population-based study. *J Cutan Pathol.* 2010;37(1):20–27.
3. Clarke CA, Robbins HA, Tatalovich Z, et al. Risk of Merkel cell carcinoma after solid organ transplantation. *J Natl Cancer Inst.* 2015;107(2). doi:10.1093/jnci/dju382
4. Howard RA, Dores GM, Curtis RE, et al. Merkel cell carcinoma and multiple primary cancers. *Cancer Epidemiol Biomarkers Prev.* 2006;15(8):1545–1549.
5. Feng H, Shuda M, Chang Y, Moore PS. Clonal integration of a polyomavirus in human Merkel cell carcinoma. *Science.* 2008;319(5866):1096–1100.
6. Harms KL, Healy MA, Nghiem P, et al. Analysis of prognostic factors from 9387 Merkel cell carcinoma cases forms the basis for the new 8th Edition AJCC staging system. *Ann Surg Oncol.* 2016;23(11):3564–3571.
7. Santos-Juanes J, Fernández-Vega I, Fuentes N, et al. Merkel cell carcinoma and Merkel cell polyomavirus: a systematic review and meta-analysis. *Br J Dermatol.* 2015;173(1):42–49.
8. Rodig SJ, Cheng J, Wardzala J, et al. Improved detection suggests all Merkel cell carcinomas harbor Merkel polyomavirus. *J Clin Invest.* 2012;122(12):4645–4653.
9. Tilling T, Moll I. Which are the cells of origin in Merkel cell carcinoma? *J Skin Cancer.* 2012;2012:680410. doi:10.1155/2012/680410
10. Ratner D, Nelson BR, Brown MD, Johnson TM. Merkel cell carcinoma. *J Am Acad Dermatol.* 1993;29(2 Pt 1):143–156.

11. Paulson KG, Iyer JG, Tegeder AR, et al. Transcriptome-wide studies of Merkel cell carcinoma and validation of intratumoral CD8+ lymphocyte invasion as an independent predictor of survival. *J Clin Oncol.* 2011;29(12):1539–1546.

12. Sihto H, Kukko H, Koljonen V, et al. Merkel cell polyomavirus infection, large T antigen, retinoblastoma protein and outcome in Merkel cell carcinoma. *Clin Cancer Res.* 2011;17(14):4806–4813.

13. Touzé A, Le Bidre E, Laude H, et al. High levels of antibodies against Merkel cell polyomavirus identify a subset of patients with Merkel cell carcinoma with better clinical outcome. *J Clin Oncol.* 2011;29(12):1612–1619.

14. Allen PJ, Bowne WB, Jaques DP, et al. Merkel cell carcinoma: prognosis and treatment of patients from a single institution. *J Clin Oncol.* 2005;23(10):2300–2309.

15. Poulsen M, Rischin D, Walpole E, et al. High-risk Merkel cell carcinoma of the skin treated with synchronous carboplatin/etoposide and radiation: a Trans-Tasman Radiation Oncology Group Study–TROG 96:07. *J Clin Oncol.* 2003;21(23):4371–4376.

16. Winkler JK, Bender C, Kratochwil C, et al. PD-1 blockade: a therapeutic option for treatment of metastatic Merkel cell carcinoma. *Br J Dermatol.* 2017;176(1):216–219.

17. Nghiem PT, Bhatia S, Lipson EJ, et al. PD-1 Blockade with pembrolizumab in advanced Merkel-cell carcinoma. *N Engl J Med.* 2016;374(26):2542–2552.

18. Kaufman HL, Russell J, Hamid O, et al. Avelumab in patients with chemotherapy-refractory metastatic Merkel cell carcinoma: a multicentre, single-group, open-label, phase 2 trial. *Lancet Oncol.* 2016;17(10):1374–1385.

19. Decker RH, Wilson LD. Role of radiotherapy in the management of Merkel cell carcinoma of the skin. *J Natl Compr Canc Netw.* 2006;4(7):713–718.

20. Videtic GMM, Woody N, Vassil AD. *Handbook of Treatment Planning in Radiation Oncology.* 2nd ed. New York, NY: Demos Medical; 2015.

21. Veness M, Foote M, Gebski V, Poulsen M. The role of radiotherapy alone in patients with Merkel cell carcinoma: reporting the Australian experience of 43 patients. *Int J Radiat Oncol Biol Phys.* 2010;78(3):703–709.

22. Patel SA, Qureshi MM, Mak KS, et al. Impact of total radiotherapy dose on survival for head and neck Merkel cell carcinoma after resection. *Head Neck.* 2017;39(7):1371–1377.

23. Iyer JG, Parvathaneni U, Gooley T, et al. Single-fraction radiation therapy in patients with metastatic Merkel cell carcinoma. *Cancer Med.* 2015;4(8):1161–1170.

第 **20** 章

蕈样霉菌病

Vamsi Varra, Matthew C. Ward, Gregory M. M. Videtic

> **速览:** 蕈样霉菌病(MF)是美国最常见的来源于 T 细胞的皮肤淋巴瘤。因其易与其他皮肤疾患混淆,最终诊断往往依赖于皮肤活检。应进行必要的影像学检查和淋巴结活检以便发现皮肤之外的侵犯。此病早期的治疗方法倾向于局部处理(皮肤直接治疗、光治疗和局部放射治疗),进展期或复发病例需采取全身治疗。见表 20-1。

表 20-1 蕈样霉菌病的一般处理原则[1]

Ⅰ期	观察、皮肤局部治疗、光治疗、全皮肤电子线放射治疗(TSEBT)
Ⅱ期	观察、皮肤局部治疗、光治疗、TSEBT、α-干扰素
Ⅲ期	TSEBT、光泳治疗、α-干扰素、光治疗、甲氨蝶呤
Ⅳ期	化学治疗、TSEBT、口服蓓萨罗丁、α-干扰素、伏立诺他、罗米地辛、低剂量甲氨蝶呤、临床试验

流行病学: 在欧美每年每百万人有 6 例诊断为 MF,约占所有非霍奇金淋巴瘤病例的 4%。男性高发,其发病率约为女性的 2 倍,黑人群体更为常见[2]。诊断时的中位年龄为 55~60 岁[3]。

危险因素: MF 的危险因素尚不明确。虽然在 MF 患者的皮肤病灶上发现了 HTLV1 病毒,但已有研究证明其并非 MF 的危险因素[4]。

解剖学: 虽然病变可累及皮肤任何部位,但最常累及部位为躯干[5]。少数病例可在外周血检出恶性 T 细胞。进展期可表现为局部或远处淋巴结受累,甚至侵及其他器官、系统。最常侵犯器官为肺、口腔、咽部,也侵及中枢神经系统[3,6]。

病理学: MF 的发病机制至今仍不清楚。在组织学上,皮肤活检标本表现为 Pautrier 微脓肿(为其特征性表现,见于 38% 病例)、带光晕的淋巴细胞、细胞外分泌、不同程度的嗜表皮性、表皮淋巴细胞比真皮淋巴细胞大、脑回状核的表皮内淋巴细胞和淋巴细胞沿基底层排列[7]。此病也可出现循环内的恶性 T 细胞(Sezary 细胞),这些细胞通常具有 CD4+/CD7- 或 CD4+/CD26- 的免疫表型[8]。

临床表现: 典型的 MF 的临床表现首先是前霉菌病期,为非特异性的轻度脱屑,此时皮肤活检并无诊断价值。随着恶性 T 细胞持续沉积,病变表现为异质性的斑片并可能发展为斑块,最终发展为皮肤肿瘤。MF 通常会出现令人疲惫的瘙痒[9]。

检查:病史与体格检查应评估斑片、斑块及肿瘤病变占体表面积的百分比。实验室检查应包括全血细胞计数、全代谢谱检查、肝功能和血清 LDH;也要行明确是否存在 Sezary 细胞的检查,如 PCR 或流式细胞学检查。应至少活检 2 个部位的皮肤病变,然后进行 HE 染色、免疫染色以确定细胞表面标记表达谱,PCR 以确定克隆性的 TCR 重排。如只能活检,1 次,应选择最大、持续时间最长的病变活检[8]。早期的 MF 只需行胸部 X 线检查及淋巴结超声检查,但 T2b 以上的病期的患者应进行胸腹、盆腔的 CT 扫描或者全身 PET – CT 检查以除外淋巴结及内脏器官的受累[10]。

预后因素:MF 现采用 ISCL/EORTC 制定的 TNMB 分期系统(表 20 – 2)。特定的预后不良因素为皮肤病变为斑块而不是斑片、淋巴结受侵、患者外周血检测的 T 细胞克隆中 Sezary 细胞小于 5%[11]。具体为:局限的斑片、丘疹和(或)斑块占患者皮肤的面积 <10% 为 T1;上述病变占患者皮肤的面积 ≥10% 为 T2;若存在 ≥1 个肿块的直径 ≥1cm 为 T3;若 ≥80% 的体表被红斑覆盖则为 T4[8]。

无临床异常浅表淋巴结为 N0;有临床异常浅表淋巴结且组织病理是 Dutch 分级 1 级或 NCI 分级 0 ~ 2 级为 N1;淋巴结病变组织病理是 Dutch 2 级或 NCI 3 级为 N2;淋巴结病变组织病理是 Dutch 3 ~ 4 级或 NCI 4 级为 N3;临床肿大浅表淋巴结无组织学证实为 NX[8]。

无胸腹腔脏器受累为 M0,有胸腹腔脏器受累为 M1。

B0 定义为外周血无明显受累(≤5% 的外周血淋巴细胞为 Sezary 细胞);B1 定义为外周血低度肿瘤负荷,>5% 的外周血淋巴细胞为 Sezary 细胞,但仍达不到在阳性克隆 Sezary 细胞超过 1000/uL[8] 的 B2 标准。

注意:为了简洁这里未包括 N1a/b、N2a/b、B0a/b 和 B1a/b 亚分期,可在 Olsen 等[8] 的文献中找到原始的定义。在表 20 – 2 中提供了组合的分期。

表 20 – 2　TNMB 临床分期系统[8]

T/B/M \ N	N0	N1	N2	N3
T1	ⅠA	ⅡA		ⅣA2
T2	ⅠB			
T3	ⅡB			
T4	ⅢA(如 B0)或 ⅢB(如 B1)			
B2	ⅣA1			
M1	ⅣB			

治疗模式

观察:ⅠA 期受过良好教育的患者可向其推荐严密观察,但必须密切监测并进行必要的患者教育[1]。

内科治疗:各种皮肤局部治疗应作为早期患者的一线治疗及进展期患者的辅助治疗。优先使用的皮肤局部治疗方法包括局部应用皮质类固醇、局部应用氮芥类如卡莫司汀、局部应用维 A 酸类[1]。瘙痒在 MF 患者中非常普遍,应依据瘙痒治疗的一般原则处理。

手术:手术切除对于 MF 并无确切作用。

化学治疗:虽然早期患者应先试用皮肤局部治疗,但对于病变广泛、病情较重及复发的患者应考虑化学治疗。常用化学治疗方案包括低剂量甲氨蝶呤、阿霉素脂质体、吉西他滨、普拉曲沙、氟达拉滨 + 环磷酰胺、氟达拉滨 + α - 干扰素、CHOP(环磷酰胺 + 阿霉素 + 长春新碱 + 泼尼松) 和 EPOCH(依托泊苷 + 长春新碱 + 阿霉素 + 环磷酰胺 + 泼尼松)[12]。其他全身治疗方案还有维 A 酸类及组蛋白脱乙酰酶抑制剂。

放射治疗:局部放射治疗用于那些有 1 ~ 3 处相邻病变,可用一个或相邻的数个放射野照射的 IA 期患者[13],也建议用于进展期患者的姑息治疗。光子和电子线均可用于局部放射治疗。单发 IA 期 MF 根治性局部浅表照射的剂量至少为 20 ~ 30Gy,每次 2Gy,每周 5 次;进展期病变姑息放射治疗的剂量为 8 ~ 20Gy,分 1 ~ 5 次给予[14,15]。副作用包括轻度皮炎、局部脱发及色素沉着[13]。

TSEBT:为全身皮肤电子线治疗,电子线经校准只穿透皮肤有限深度,以表皮、皮肤附属结构及真皮为靶标。它可用于所有期别 MF 的治疗。传统的治疗剂量为 30 ~ 36Gy,治疗深度为 4 ~ 6mm(表面剂量为 31 ~ 36Gy),9 周左右,每周 4 天,2 天 1 次,分 30 ~ 36 次给予。最近有证据显示,短程 12Gy 照射可能更有效,因可缩短治疗到起效时间。在治疗期间,MF 的一些症状如瘙痒、皮肤红斑可能会加重[16]。此外脱发、短时指甲淤青、浮肿、鼻衄、手指和(或)足趾水疱、无汗、腮腺炎、男性乳房发育、角膜撕裂、慢性指甲发育不良、慢性皮肤干燥、指尖感觉不良都可能发生。局部浅层放射治疗和 TSEBT 相关的技术细节可参见《放射肿瘤学治疗计划手册》第 10 章[17]。

其他疗法:光疗法可用于治疗 MF,包括紫外线 B(UVB) 和补骨脂素加紫外光化学治疗(PUVA)。新近的疗法还有紫外线 A1(UVA1) 和准分子激光治疗[18]。对于那些多种治疗后复发的 MF 病例,也可考虑进行同种异体造血干细胞移植[19]。

基于循证数据的问与答

- **患者是否可从早期的积极治疗中获益?**

虽然通过 TSEBT 和化学治疗的积极治疗中获得了更高的 CR 率,但 DFS 或 OS 并未获益,并明显增加了毒性。

Kaye (*NEJM* 1989 , PMID 2594037):103 例 MF 患者随机分为 30Gy TSEBT 加化学治疗(环磷酰胺、阿霉素、依托泊苷、长春新碱)组与序贯局部治疗组的随机对照临床试验。联合治疗组的患者有更高的 CR 率(38% 对 18% ,$P = 0.032$),但随访 75 个月后两组 DFS

或 OS 并无差异,且联合治疗组毒性明显增加,包括因发热性粒缺、充血性心力衰竭而入院的患者。

结论:早期包含放射治疗与化学治疗的积极治疗与以序贯局部治疗起始的保守治疗相比,并未提高 MF 患者的预后。

• 局限的 MF 应照射多大剂量?

为获得长期控制,需用标准分割,照射 20～30Gy 的剂量,但最近低至 7Gy 的剂量也被证实是有效的。

Cotter(*IJROBP* 1983,PMID 6195138):14 个 MF 患者 110 处病变用 ^{60}Co 或电子线放射治疗的回顾性分析。剂量范围为 6～40Gy。53% 的病变为斑块,20% 的病变为直径 <3cm 的肿瘤,27% 的病变为直径 >3cm 的肿瘤。斑块的 CR 率为 95%,直径 <3cm 的肿瘤的 CR 率为 95%,直径 >3cm 的肿瘤的 CR 率为 93%。所有获得 CR 的肿瘤放射治疗剂量均 >20Gy。获得 CR 的病变如放射治疗剂量 <10Gy 时,42% 的患者发生野内复发;放射治疗剂量为 10～20Gy 时,32% 的患者复发;放射治疗剂量为 20～30Gy 时,21% 的患者复发;放射治疗剂量 >30Gy 时,无复发。每个剂量区间至首次复发平均时间分别为 5 个月、10 个月和 16 个月。30 个复发患者的 83% 发生于治疗后 1 年,100% 发生于治疗后 2 年内。

结论:建议 MF 足够的局部控制剂量为至少等效于 30Gy,2Gy/fx,5fx/周(TDF≥49)。

Thomas,Northwestern University(*IJROBP* 2013,PMID 22818412):用单次 7Gy 或更高剂量放射治疗 270 例 MF 患者的回顾性分析。随访 41.3 个月,CR 为 94.4%,PR 为 3.7%,经二次放射治疗转化为 CR 的为 1.5%,对放射治疗无反应的为 0.4%。问题是局部放射治疗后可能在射野外出现新病变。

结论:单次照射 7～8Gy 对于皮肤 T 细胞淋巴瘤的姑息治疗是足够的。

Wilson,Yale(*IJROBP* 1998,PMID 9422565):21 例 I A 期 MF 患者的 32 处病变接受根治性浅表放射治疗的回顾性分析。9 例患者先接受类固醇、PUVA、BCNU、UVB 等局部治疗,6 例在局部放射治疗后接受了 PUVA、类固醇辅助治疗。中位随访时间为 36 个月,中位表面剂量为 20Gy(6～40Gy)、中位分割次数为 5 次。对于接受 >20Gy 的照射部位,中位分割次数为 10 次。总的 CR 率为 97%,1 例患者照射 6Gy 的疗效为 PR。3 例患者发生局部复发,分别为照射 8Gy 后 52 个月复发、照射 20Gy 后 16 个月复发、照射 20Gy 后 4 个月复发。接受 >20Gy 的放射治疗局控率为 91%,患者 10 年 DFS 为 91%。

结论:不行辅助治疗的 MF 患者单独局部浅表放射治疗,剂量应为 20Gy 以上,最小边界应为靶病变外扩 1～2cm。

Hoppe(*IJROBP* 1977,PMID 591404):1958—1975 年斯坦福大学用不同剂量 TSEBT 治疗了 176 例 MF 患者。CR 率随着受累及皮肤减少而升高,从局限斑块的 86% 降低至肿瘤的 44%。生存率与病变程度也有关,局限斑块、广泛斑块和肿瘤的 10 年总生存率分别为 76%、44% 和 6%。病期与生存相关,如 I 和 II 期 5 年总生存率分别为 80% 和 51%,而 III～IV 无长期生存者。CR 与 TSEBT 的首次剂量直接相关,8～9.9Gy 时 CR 率为 18%,10～19.9Gy

时 CR 率为 55% ,20 ~ 24. 9Gy 时 CR 率为 66% ,25 ~ 29. 9Gy 时 CR 率为 75% ,30 ~ 36Gy 时 CR 率为 94% 。51 例患者的 39% (20 例)经 >30Gy 的 TSEBT 治疗后获得了 CR,且治疗完成后 3 ~ 14 年保持无病生存。

结论:全部 TSEBT 剂量至少 30Gy 的患者获得了最大程度的 CR 率和最低的复发率。

Hoppe ,Stanford(*J Am Acad Dermatol* 2015 , PMID 25476993):3 个低剂量(12Gy) TSEBT 临床试验的合并数据。所有试验入组的均为首次行 TSEBT 的 ⅠB ~ ⅢA 期的 MF 患者。治疗方案为 3 周给予 12Gy,1Gy/fx。主要研究终点为临床反应率。共入组 33 例患者,18 例为男性。分期为 22 例 ⅠB、2 例 ⅡA、7 例 ⅡB 及 2 例 ⅢA。总反应率为 88% (29/33) ,包括 9 例完全反应。反应的中位时间为 7. 6 周(3 ~ 12. 4 周)。临床获益的中位维持时间为 70. 7 周(95% CI 为 41. 8 ~ 133. 8)。

结论:低剂量 TSEBT 为 MF 使患者得到可靠而又快速的缓解,能够在此病的不同期别安全开展,其毒性可以接受。

(王海峰 译)

参考文献

1. Trautinger F, Eder J, Assaf C, et al. European Organisation for Research and Treatment of Cancer consensus recommendations for the treatment of mycosis fungoides/Sezary syndrome: update 2017. *Eur J Cancer*. 2017;77:57–74.
2. Criscione VD, Weinstock MA. Incidence of cutaneous T-cell lymphoma in the United States, 1973–2002. *Arch Dermatol*. 2007;143(7):854–859.
3. Willemze R, Jaffe ES, Burg G, et al. WHO-EORTC classification for cutaneous lymphomas. *Blood*. 2005;105(10):3768–3785.
4. Wood GS, Salvekar A, Schaffer J, et al. Evidence against a role for human T-cell lymphotrophic virus type I (HTLV-I) in the pathogenesis of American cutaneous T-cell lymphoma. *J Invest Dermatol*. 1996;107(3):301–307.
5. Pimpinelli N, Olsen EA, Santucci M, et al. Defining early mycosis fungoides. *J Am Acad Dermatol*. 2005;53(6):1053–1063.
6. Kim YH, Liu HL, Mraz-Gernhard S, et al. Long-term outcome of 525 patients with mycosis fungoides and Sezary syndrome: clinical prognostic factors and risk for disease progression. *Arch Dermatol*. 2003;139(7):857–866.
7. Smoller BR, Bishop K, Glusac E, et al. Reassessment of histologic parameters in the diagnosis of mycosis fungoides. *Am J Surg Pathol*. 1995;19(12):1423–1430.
8. Olsen E, Vonderheid E, Pimpinelli N, et al. Revisions to the staging and classification of mycosis fungoides and Sezary syndrome: a proposal of the International Society for Cutaneous Lymphomas (ISCL) and the cutaneous lymphoma task force of the European Organization of Research and Treatment of Cancer (EORTC). *Blood*. 2007;110(6):1713–1722.
9. Olsen EA, Whittaker S, Kim YH, et al. Clinical end points and response criteria in mycosis fungoides and Sezary syndrome: a consensus statement of the International Society for Cutaneous Lymphomas, the United States Cutaneous Lymphoma Consortium, and the Cutaneous Lymphoma Task Force of the European Organisation for Research and Treatment of Cancer. *J Clin Oncol*. 2011;29(18):2598–2607.
10. Tsai EY, Taur A, Espinosa L, et al. Staging accuracy in mycosis fungoides and sezary syndrome

using integrated positron emission tomography and computed tomography. *Arch Dermatol.* 2006;142(5):577–584.

11. Agar NS, Wedgeworth E, Crichton S, et al. Survival outcomes and prognostic factors in mycosis fungoides/Sezary syndrome: validation of the revised International Society for Cutaneous Lymphomas/European Organisation for Research and Treatment of Cancer staging proposal. *J Clin Oncol.* 2010;28(31):4730–4739.

12. Hughes CF, Khot A, McCormack C, et al. Lack of durable disease control with chemotherapy for mycosis fungoides and Sezary syndrome: a comparative study of systemic therapy. *Blood.* 2015;125(1):71–81.

13. Wilson LD, Kacinski BM, Jones GW. Local superficial radiotherapy in the management of minimal stage IA cutaneous T-cell lymphoma (mycosis fungoides). *Int J Radiat Oncol Biol Phys.* 1998;40(1):109–115.

14. Cotter GW, Baglan RJ, Wasserman TH, Mill W. Palliative radiation treatment of cutaneous mycosis fungoides: a dose response. *Int J Radiat Oncol Biol Phys.* 1983;9(10):1477–1480.

15. Neelis KJ, Schimmel EC, Vermeer MH, et al. Low-dose palliative radiotherapy for cutaneous B- and T-cell lymphomas. *Int J Radiat Oncol Biol Phys.* 2009;74(1):154–158.

16. Jones GW, Kacinski BM, Wilson LD, et al. Total skin electron radiation in the management of mycosis fungoides: consensus of the European Organization for Research and Treatment of Cancer (EORTC) Cutaneous Lymphoma Project Group. *J Am Acad Dermatol.* 2002;47(3):364–370.

17. Videtic GMM, Woody N, Vassil AD. *Handbook of Treatment Planning in Radiation Oncology.* 2nd ed. New York, NY: Demos Medical; 2015.

18. Olsen EA, Hodak E, Anderson T, et al. Guidelines for phototherapy of mycosis fungoides and Sezary syndrome: a consensus statement of the United States Cutaneous Lymphoma Consortium. *J Am Acad Dermatol.* 2016;74(1):27–58.

19. Duarte RF, Boumendil A, Onida F, et al. Long-term outcome of allogeneic hematopoietic cell transplantation for patients with mycosis fungoides and Sezary syndrome: a European society for blood and marrow transplantation lymphoma working party extended analysis. *J Clin Oncol.* 2014;32(29):3347–3348.

第 4 部分

乳腺肿瘤

第 21 章

乳腺癌

Rahul D. Tendulkar，Chirag Shah

速览：对于早期乳腺癌，通常的治疗手段为手术切除，然后根据病理特征行辅助治疗（如化学治疗、放射治疗及内分泌治疗）。大多数单病灶有保乳意愿的患者，保乳手术（BCS）+术后放射治疗是乳房切除术的一种等效替代方法。保乳术后全乳照射（WBI）能使 5 年局部复发率降低（从 26% 降至 7%），15 年总生存率提高 5%[1]。常规 WBI 剂量为 45 ~ 50Gy，瘤床加量 10 ~ 16Gy 以进一步提高对局部的控制（LC）。对于大多数特别是不需要进行选择性淋巴结照射的患者，可行大分割全乳照射（40 ~ 42.5Gy/15 ~ 16fx）。腋窝前哨淋巴结活检中淋巴结受累有限的患者，如接受 WBI 治疗则不需要行腋窝淋巴结清扫。低风险患者（如年龄较大、T1N0、ER + 和切缘阴性）可在乳腺肿瘤切除术后行部分乳腺照射，术中放射治疗或仅行内分泌治疗。

流行病学：乳腺癌是全世界女性最常见的恶性肿瘤，居女性癌瘤致死的首位。2017 年美国新诊断为乳腺癌的人数超过 250 000，因乳腺癌死亡的人数超过 40 000[2]。女性一生患乳腺癌的风险是 1/8（50 岁时大约是 1/50）。中位诊断年龄为 61 岁。约 2/3 的患者没有明确的危险因素。乳腺癌患者中男性仅占 1%（伴有 klinefelter 综合征和 *BRCA*2 基因突变，90% 是 ER +）。

高危因素

雌激素暴露：女性，年龄较大，月经初潮早，未生育，首次生育年龄 > 30 岁，未哺乳，绝经晚（> 55 岁），接受激素替代疗法。

家族史：一级亲属患癌越多风险越大。

遗传学（5% ~ 10% 遗传）：*BRCA*1 – AD（17q21），终生患乳腺癌的风险为 60% ~ 80%，患卵巢癌的风险为 30% ~ 50%，患三阴乳腺癌为高风险（ER –/PR –/HER2 –）；*BRCA*2 – AD（13q12），患乳腺癌的风险为 50% ~ 60%，患卵巢癌、男性乳腺癌、前列腺癌、膀胱癌、子宫内膜癌和胰腺癌的风险为 10% ~ 20%；Li – Fraumeni – AD（17p），p53，易患肉瘤、白血病、脑、肾上腺皮质癌；Cowden 综合征 – AD（10q23），PTEN，易患皮肤和口腔错构瘤；共流失明 – 毛细血管扩张 – AR（11q22），易患 ATM；黑斑息肉。

乳腺疾病的个人史:既往乳腺癌,DCIS(导管原位癌),LCIS(小叶原位癌),非典型导管增生,致密乳腺组织,年轻时有胸部射线照射史(年龄 <30 岁)。

生活方式:高脂肪饮食,绝经后肥胖,久坐不动。

解剖学:乳腺位于胸大肌之前,第 2 肋和第 6 肋之间,内界从胸骨外侧延伸至腋前褶皱。乳腺的外上极可延伸至腋窝形成乳腺的腋尾部。乳腺有 15~20 个乳腺小叶,每一个小叶都具有在乳头处开口的输乳管系统。因含有大量腺体组织,乳房的外上象限(UOQ)是乳腺癌最常见的位置,内下象限是乳腺癌少发部位。乳腺由连接浅筋膜(皮肤)和胸大肌前方的深筋膜之间的纤维间隔库珀韧带支撑。乳腺淋巴主要引流至腋窝。腋窝淋巴结(ALN)第 Ⅰ 、Ⅱ 、Ⅲ 水平分别位于胸小肌的下侧、深部和内侧端以内至肩胛骨的喙突。Rotter 淋巴结位于胸大肌和胸小肌(第 Ⅱ 水平前)之间。内乳淋巴结(IMN)位于第 1~3 肋间胸骨两旁,沿内乳(IM)血管排列,大体中线外侧 2~3cm,深 2~3cm。30% 的内象限和 15% 的外象限肿瘤淋巴引流到内乳淋巴结。

病理学:乳腺癌起源于上皮细胞,尽管经常被认为是单一疾病却包含多种具有不同生物学行为的亚型。70% 的肿瘤(在绝经后的患者中更常见)表达雌激素受体(ER)和(或)孕激素受体(PR)。25%~30% 的浸润性肿瘤可见酪氨酸激酶受体 HER2/neu(c-ERbB-2 或人表皮生长因子受体 2)的扩增。不表达 ER、PR 和 HER2 的三阴性乳腺癌(TNBC)约占乳腺癌的 15%,是一种侵袭性肿瘤,更常见于 *BRCA* 突变的患者。

浸润性导管癌:占 80%,肿块质韧,具有结缔组织增生。

浸润性小叶癌:占 5%~10%,橡皮质地,在乳腺 X 线检查上不易识别(MRI 更容易显像),病理上呈"癌细胞单列线样排列"的组织学特征,通常是双侧、多中心、>80% 是 ER+,会转移到脑膜、浆膜表面、骨髓、卵巢、肾盂等罕见部位。

罕见的亚型(需要 >90% 的主要特征来诊断):小管癌,分化良好的浸润性导管癌的亚型之一,>75% 的小管通常为 ER+/PR+。髓样癌,伴有 *BRCA*1 突变,年龄不大(<50 岁),淋巴结较大或增生,多数为三阴型。黏液癌,以老年患者为主,预后良好。乳头状癌,老年患者为主,病灶通常是多灶性、弥漫性,体积较小,常伴淋巴结转移。筛状癌,ER+/PR+。其他罕见的亚型包括伴化生的癌(预后不良)、鳞状细胞癌、侵袭性微毛细血管癌、囊腺癌、黏液表皮样癌、分泌性癌、大汗腺癌、梭形细胞化生癌、乳腺淋巴瘤、神经内分泌小细胞癌和透明细胞癌。乳腺癌是浸润性导管癌和小叶癌的混合癌。

广泛的导管内成分(EIC):浸润性癌标本中 ≥25% 的 DCIS 并延伸超出肿瘤边缘定义为 EIC。EIC 最初被确定为保乳治疗后局部复发(LR)的危险因素,如果肿瘤边缘是阴性的则不再考虑该亚型。

Paget 病:乳头-乳晕的慢性湿疹样改变,伴有乳头下的表皮内腺癌(95%)。约 50% 具有可触及的肿块(>90% 是浸润性癌),50% 没有肿块(通常是 DCIS)。腋窝淋巴结转移风险较低。

叶状囊肉瘤:起源于纤维上皮,为较大的"叶状"包裹性肿瘤,通常是良性的或无浸润。缓慢生长后突然迅速增大。恶性和淋巴结转移较少见。

遗传学:有许多基因表达谱(GEP)检测模型,包括 Amsterdam 70 - 基因预后预测(预后良好组和预后不良组)[3]、21 基因检测复发评分[4] 和内在亚型[5]。基因检测复发评分(OncotypeDX®)列为 N0,为 ER 阳性患者的评估标准之一,这类患者在 NSABP B - 14 试验中接受他莫昔芬 ± 化学治疗(CHT)。该检测结果分为低风险复发(< 18 分)、中风险复发(18 ~ 30 分)和高风险复发(> 30 分),以评估除内分泌治疗外化学治疗的相对获益[4]。低危、中危、高危三组的 10 年远处复发率分别为 6.8%、14.3% 和 30.5%。乳腺癌主要有 4 种亚型:luminal A(预后好)、luminal B、HER2 过表达(HER2 +)和 basal - like 型(预后最差)[5]。需要注意的是 luminal A 和 luminal B 型的临床病理学定义已更新。其中,luminal A 型:ER + / HER2 - 、低 Ki - 67(< 14%),同时 PR + (≥20%),Ki - 67(14% ~ 19%)。luminal B 型(HER2 -):ER + / HER2 - 、高 Ki - 67(≥20%)或 Ki - 67(14% ~ 19%)。PR - 或低表达(< 20%),或 ER + / PR + 、HER2 + 。basal - like 型:通常为三阴型(70% ~ 80% 相关性),高发于年轻的美籍非裔女性和 *BRCA* 突变携带者。HER2 过表达型:通常为 ER - / PR - ,HER2 + ,高 Ki - 67[6]。luminal 亚型通常为 HER2 - ,也有 HER2 + 。basal - like 和 HER2 过表达的乳腺癌对新辅助化学治疗反应较好。

筛查:筛查性的乳腺 X 线检查(90% 敏感性特异性)降低了 50 ~ 74 岁女性 35% 的死亡风险(相对风险)。40% 的乳腺病变只做乳腺 X 线检查即可发现,但有 10% 的乳腺病变可触及肿块却在 X 线片上不可见。

ACR 适宜性指南[7]:45 岁开始每年筛查(40 ~ 44 岁也适宜);55 岁后每 2 年筛查 1 次(直到健康状况不佳或预期寿命 < 10 岁);对于携带 *BRCA*1 基因或有亲属携带该基因而未检测的,25 ~ 30 岁开始筛查;终生患乳腺癌风险 ≥20% 的人群应从 25 ~ 30 岁开始筛查,或早于一级亲属(以较晚者为准)患病年龄的前 10 年开始筛查。 < 30 岁的女性在接受斗篷野放射治疗(胸部放射治疗)后,或从 25 岁开始(以较晚者为准)需连续筛查 8 年。经活检诊断为小叶瘤变、非典型导管增生、DCIS 或浸润性乳腺癌的女性在任何年龄都需要筛查。对于具有遗传易感因素和(或)致密乳腺的女性,可能需要额外的筛查。平均风险的女性不建议进行临床乳房检查。

美国预防服务工作组[8]:建议对 50 ~ 74 岁的人群进行 2 年 1 次的筛查,40 ~ 49 岁不进行常规筛查(自我检查尚有争议)。高危女性应在最年轻的一级亲属确诊年龄的前 10 年开始筛查。尽管临床检查获益或有害证据不足,也建议不要行乳房自我检查。

临床表现:乳腺癌通常通过乳腺 X 线检查(约 90%)、自我乳房检查和(或)临床检查(约 10%)发现[9]。最常见的表现为无痛性肿块,偶伴疼痛(约 5%)、乳头溢液(尽管通常是良性的)、乳头内陷或腋窝淋巴结肿大而原发灶隐匿。如果乳腺肿块与月经周期变化相关,则较少考虑恶性肿瘤。乳腺肿块位于外上象限居多(40%),其次是中心区域(30%)、外下象限(15%)、内上象限(10%)和内下象限(5%)。1%~3%的患者发生双侧病变。初次诊断后对侧乳腺患癌的风险为0.75%/年。多病灶的定义是同一象限中≥2个癌灶(通常能进行保乳)。多中心的定义是≥2个病灶位于不同象限或癌灶相距>5cm(通常不符合保乳条件)。需要鉴别诊断的疾病包括纤维腺瘤(孤立肿块,边界清,移动度好)、囊肿(分散、较少质硬、CT增强扫描呈现血液"快进快出"的特征则怀疑恶性)、感染(乳腺炎或脓肿)、Mondor病(乳腺血栓性浅静脉炎)、脂肪坏死、导管内乳头状瘤(乳头溢血的常见原因)、硬化性腺病(结节良性病变,由腺泡组织增生小叶组成)和乳腺囊肿,BI-RADS分类(表21-1)。

表21-1　BI-RADS分类[10]

BI-RADS	描述	恶性程度%	随访
0	不完全	1%	应召回完成影像检查或回顾之前未提供的检查
1	阴性	<1%	常规年度筛查
2	良性病变	<1%	常规年度筛查
3	可能良性	<2%	短期(6个月)随访观察
4a	倾向恶性可能性低	2%~10%	活检
4b	倾向恶性可能性中等	10%~50%	活检
4c	倾向恶性可能性高	50%~95%	活检
5	高度怀疑为恶性	>95%	活检
6	活检证实为恶性	100%	分阶段适当治疗

诊断

病史和体格检查:全面询问病史和进行体格检查,注意乳腺和区域淋巴结检查。

影像学检查:乳腺X线和超声检查。《NCCN指南》推荐对于Ⅰ~Ⅱ期的乳腺癌患者,如没有可疑症状、异常体格检查或实验室检查(如升高的碱性磷酸盐或LFT)可不行系统分期检查。如有可疑需进行PET-CT或胸部、腹部、盆腔CT、骨扫描及+(-)头颅MRI。

乳腺X线检查:头尾(CC)位时胶片的侧边缘通常用"CC"标记。内外侧斜(MLO)位时要把胸大肌包含在内,以确保图像质量。乳腺X线片能发现100~300μm的钙化、>10簇的线性钙化和针状病灶。局部加压点片可用于评估可疑肿块(致密乳腺组织在加压时消失),局部放大点片有助于评估钙化。

超声:有助于区分实性和囊性肿块(但不能用于区分钙化),也可用于评估乳腺X线片上发现但不可触及的肿块。

MRI:灵敏度(>90%)高于乳腺X线片,假阳性较高,特异性较低(39%~95%)。恶性肿瘤的特征:实性肿瘤,快速增强,毛刺征,边缘强化,异质性。《ACS 指南》建议对终生患乳腺癌风险 20% ~25% 或更高的女性进行 MRI 检查,包括携带遗传性突变基因的女性 (*BRCA*、Li - Fraumeni 和 Cowden),具有乳腺癌、卵巢癌家族史及 30 岁之前因霍奇金病接受过胸部放射治疗的女性[11]。其他需要 MRI 检查的潜在指标包括、乳腺被遮挡(硅胶植入),乳腺 X 线片和超声检查阴性的可疑肿块,影像评估成像不良的肿瘤,如 ILC(浸润性小叶癌)或无微钙化的 DCIS,腋窝淋巴结阳性而原发灶不明的患者(MRI 检测出乳腺原发肿瘤的概率为 80% ~90%)。MRI 检查结果可使 25% 的病例改变手术方式,但不会减少阳性边缘和降低再切除率或 LR 率[12-14]。

活检方法:空芯针活检,细针穿刺(如果超声检查为囊性)。细针穿刺可能检测到异常细胞,但无法区分 DCIS 和 IDC(浸润性导管癌),也无法判断 ER、PR、HER2 的状态,因此首选空芯针活检。超声引导下空芯针活检用于可触及肿块。如果病变不可触及且伴有可疑的钙化则选择立体定向空芯针活检或细针定位穿刺。Paget 病或怀疑皮肤受累(疑似炎性乳腺癌)选择钳取活检。

预后因素:预后不良因素包括淋巴结阳性(最强因素),年轻,ER、PR 阴性,HER2、neu 扩增(缺乏抗 HER2 治疗),高分级,LVSI(淋巴血管侵犯 +),basal - like 亚型[15]。

分期:见表 21 -2。

表 21 -2 《AJCC 癌症分期手册》第 8 版乳腺癌分期

cT/pT		cN		pN	
Tis	● 原位癌	N0	● 无可触及的淋巴结	N0	(i -) IHC 阴性
					(i +) IHC 阳性 (≤0.2 mm)
					(mol -) RT - PCR 阴性
					(mol +) RT - PCR 阳性
T1mic	● ≤0.1cm	N1	● 同侧腋窝第 I ~ II 水平可活动的淋巴结转移	N1	微小转移灶 >0.2 mm,和(或) >200 个细胞,但≤2 mm
					a. 1 ~3 个腋窝淋巴结转移
					b. 临床未发现但前哨淋巴结活检镜下发现内乳淋巴结转移
					c. pN1a 合并 pN1b
T1	a >0.1cm,但≤0.5cm	N2a	● 同侧腋窝转移淋巴结相互融合或与其他组织固定	N2	a. 同侧腋窝 4 ~9 个淋巴结转移
	b >0.5cm,但≤1cm				b. 临床病理发现内乳淋巴结转移,但无腋窝淋巴结转移
	c >1cm,但≤2cm				

(待续)

表21-2 《AJCC癌症分期手册》第8版乳腺癌分期(续)

cT/pT		cN		pN	
T2	• >2cm,但≤5cm	N2b	• 临床证据显示有内乳淋巴结转移,但无腋窝淋巴结转移	N3	a. 腋窝10个或10个以上淋巴结转移或锁骨下淋巴结转移
					b. 病理和临床发现内乳淋巴结转移,且有腋窝淋巴结转移;或临床阴性病理证实内乳淋巴结转移并伴有3个以上腋窝淋巴结转移
					c. 同侧锁骨上淋巴结转移
T3	• >5cm	N3a	• 同侧锁骨下淋巴结转移	分期	
T4	a. 扩散至胸壁(除胸大肌外)	N3b	• 同侧内乳淋巴结转移合并腋窝淋巴结转移	0	Tis
				ⅠA	T1N0M0
	b. 橘皮样改变或溃疡或有卫星结节			ⅠB	T0~1N1miM0
				ⅡA	T0~1N1M0,T2N0M0
	c. T4a 和 T4b			ⅡB	T2N1M0,T3N0M0
	d. 炎性乳腺癌			ⅢA	T2N1M0,T3N0M0
cT/pT		cN		pN	
M0(i+)	• 骨髓有肿瘤细胞	N3c	• 同侧锁骨上淋巴结转移	ⅢB	T4N0-2M0
				ⅢC	Any T,N3M0
M1	• 有远处转移			Ⅳ	M0(i+),M1

与第7版相比的主要变化:除了解剖分期,预后分期已经发展到包括分化级别和ER-PR、HER2状态,并且优于上面列出的"解剖"分期(包括提到的试验及研究)。此外,LCIS被认为是良性的,不再是原位癌。

治疗模式:局部治疗包括改良根治性乳房切除术(MRM)(表21-3)或乳腺肿瘤切除术+放射治疗(RT)组成的保乳治疗(BCT)。在不少于六项的前瞻性研究的随访中,MRM 和 BCT 之间的 LR、DFS 或 OS 没有显著差异。化学治疗可在术前或术后进行,但通常在放射治疗前进行(Recht 试验最初表明在放射治疗前行 CHT 治疗的患者复发率有所降低,尽管这些曲线在随后的随访中趋于一致)[16,17]。激素受体阳性的患者还需行内分泌治疗,通常在所有治疗后进行。乳腺癌既是局部疾病又是全身疾病。Halsted 理论认为,乳腺癌按解剖结构有序地进展、转移,因此积极的局部治疗可以提高患者生存率。Fisher 认为,肿瘤内在因素决定了转移模式,因此全身治疗应该能够改善预后。Hellman 合并了这两种理论,认为乳腺癌属于异质性疾病,做好局部控制和全身治疗可以提高治疗疗效[18]。

预防:他莫昔芬可将高危女性患非浸润性癌和浸润性癌的风险降低50%(NSABP-

P1)[19]。雷洛昔芬与他莫昔芬一样有效,血栓栓塞发生率更低(NSABP P‑2"STAR")[20]。维生素 D 和钙可降低绝经前患者的风险。预防性乳房切除可降低有高危家族史人群的患病风险,有效率高达90%,并可提高 *BRCA* 携带者的生存率[21]。如果在 40 岁前行预防性卵巢切除,则可将 *BRCA* 携带者患卵巢癌风险降低 50%[22]。没有确凿的证据表明饮食结构可降低患癌风险,然而酒精和肥胖能增加患乳腺癌的风险。

手术

表21‑3 乳腺癌的手术治疗

乳腺根治术(RM)	1894 年 Halsted 提出,切除乳腺,覆盖的皮肤,胸大肌,胸小肌,以及腋窝第Ⅰ、Ⅱ和Ⅲ水平淋巴结;目前没有绝对适应证
乳腺改良根治术(MRM)	切除乳房组织,胸大肌筋膜,以及第Ⅰ、Ⅱ水平淋巴结(保留胸大肌、胸外侧神经和第Ⅲ水平淋巴结)
全乳腺切除术(TM)	仅切除乳腺组织(保留胸大肌和腋窝淋巴结)
保留皮肤的乳腺切除术(SSM)	切除活检瘢痕和(或)覆盖肿瘤的皮肤,并切除乳腺腺体,保留大部分乳房皮肤进行重建
保留乳头的乳腺切除术(NSM)	保留皮肤、乳头‑乳晕复合体的乳房切除术
肿瘤切除术或部分乳腺切除术(PM)	仅切除含有肿瘤的部分乳腺(即保乳手术)。如墨染切缘处无肿瘤则为阴性切缘[23]
腋窝淋巴结清扫术(ALND)	30% cN0 患者在腋窝解剖后呈阳性(假阴性)。25% cN+患者在腋窝解剖后呈阴性(假阳性)。完整的 ALND 可清扫 20~25 个 LN,而标准的第Ⅰ和第Ⅱ水平 ALND 可清扫 15 个 LN。通常不需要清扫第Ⅲ水平淋巴结。肿瘤未侵犯第Ⅰ水平淋巴结,跳跃转移到第Ⅲ水平淋巴结的发生率 <3%
前哨淋巴结活检(SLNB)	将Tc‑99m 硫胶体和(或)异硫蓝染料在肿瘤部位注射后 3~7min,用 γ 相机可识别 SLN。SLNB 假阴性率为 8%~10%[24]。相比 ALND,SLNB 后淋巴水肿较少,疼痛较轻,手臂活动性更好

化学治疗

辅助化学治疗:对于 LN+、ER‑、HER2+和有多种危险因素的女性患者(如年轻或高 OncotypeDX® 评分),通常术后给予化学治疗。尽管 LN+、ER‑的年轻患者从辅助化学治疗中获益更多,实际上,所有亚型患者的 DFS 都能得到改善。新辅助化学治疗对患者生存的影响与辅助化学治疗等效(NSABP B‑18),但可以缩小手术范围。注意:因早期临床试验未纳入 >70 岁的女性,故化学治疗在该年龄组的作用尚不清楚。对于 HER2+的患者,在细胞毒药物化学治疗的基础上再予曲妥珠单抗 1 年,总生存期会得到改善[25]。考虑心脏毒性,曲妥珠单抗与阿霉素不同时使用,但与放射治疗同期进行是安全的。曲妥珠单抗相关的心脏毒性是可逆的,在治疗过程中每 3 个月需行心脏超声检查。帕妥珠单抗联合曲妥珠单抗双重抗 HER2 治疗在新辅助治疗中 pCR 率可达 50% ~60%。常用的 CHT 方案如下。

AC:阿霉素 $60mg/m^2$ + 环磷酰胺 $600mg/m^2$,q3w×4 周期。

AC→T:阿霉素 $60mg/m^2$ + 环磷酰胺 $600mg/m^2$,q3w×4 周期,紫杉醇 $175mg/m^2$,q3w×4周期;$80mg/m^2$,q1w×12 周期(剂量密集的方案是 q2w + 非格司亭或培非司亭支持治疗)。

AC→TH:与 AC→T 类似,曲妥珠单抗与紫杉醇同时应用,曲妥珠单抗首次剂量为 4mg/kg,然后每周 2mg/kg,共 4 个周期,然后曲妥珠单抗单药治疗(6mg/kg,q3w)1 年。

TC:多西紫杉醇 $75mg/m^2$,环磷酰胺 $600mg/m^2$。

TCH:多西紫杉醇 $75mg/m^2$ + 卡铂组成的非蒽环类药物治疗方案(C;AUC 6mg/mL/min)q3w×6 周期 + 曲妥珠单抗(首次剂量为 4mg/kg,然后每周剂量为 2mg/kg,同时使用 TC),曲妥珠单抗(6mg/kg,q3w)治疗 1 年。

含蒽环类药物的化学治疗方案优于非蒽环类的方案,尤其对于 HER2 + 的患者。与单用 AC 相比,添加紫杉类药物能提高 LN + 患者的 OS[26,27]。剂量密集方案(q2w 替代 q3w)也有益于高危患者的 OS[28]。其他 CHT 方案包括:TAC,多西紫杉醇,阿霉素,环磷酰胺,q3w×6 周期;CMF,环磷酰胺,甲氨蝶呤,氟尿嘧啶;FAC,氟尿嘧啶,多柔比星,环磷酰胺;FEC,氟尿嘧啶,表柔比星,环磷酰胺。

内分泌治疗:适用于所有 ER + 或 PR + 的患者,除非存在特定的禁忌证。他莫昔芬是合成的抗雌激素药物,结构类似雌激素,能与雌二醇竞争雌激素受体。绝经前妇女通常予他莫昔芬 20mg/d 口服 5 年,但最近发现治疗延长至 10 年可以进一步减少复发,并在诊断后的前 10 年内将乳腺癌死亡率降低 1/3,10 年后死亡率降低 1/2[29]。他莫昔芬的副作用包括潮热,阴道分泌物、出血,白内障,视网膜病,血栓栓塞事件(1%),子宫内膜癌(RR 2 – 7)和子宫肉瘤。芳香化酶抑制剂(AIs)如阿那曲唑或来曲唑,阻断脂肪、肝脏和肌肉中的雄激素转化为雌激素,但在绝经前妇女中无效(因卵巢产生雌激素)。绝经后妇女予阿那曲唑 1mg/d 口服,连续 5 年。与绝经后妇女口服他莫昔芬相比,AIs 可提高 DFS,降低子宫内膜癌和深静脉血栓的风险,但肌痛、关节痛和骨质疏松症风险增高[30,31]。

放射治疗:乳腺肿瘤切除术联合全乳照射与单纯乳腺肿瘤切除术相比,显著降低了 LRR(局部区域复发),降低了乳腺癌死亡率,提高了 15 年 OS。

适应证:WBI 适用于保乳术后的大多数患者。预后较好的亚组(如 T1N0、ER + 、年龄较大的乳腺癌患者)可仅行加速部分乳腺照射(APBI)、术中放射治疗(IORT)或辅助内分泌治疗。

BCS 的绝对禁忌证:再次手术后切缘持续阳性,多中心肿瘤、乳腺 X 线检查示弥漫性微钙化,既往行乳腺或胸壁、炎性乳腺癌的放射治疗。

BCS 的相对禁忌证:妊娠(可在妊娠晚期行 BCS 并将 RT 延迟至分娩后),活动性狼疮、硬皮病,小乳房中的大肿瘤(美容效果可能不佳)。*BRCA* 突变携带者不是行放射治疗的禁忌证。然而 BCT 后再次患原发性乳腺癌的风险仍然很高,因此通常行双侧乳房切除术。

剂量:常规 WBI 为 45 ~ 50.4Gy,每次 1.8 ~ 2Gy,通常局部加量 10 ~ 16Gy。大分割方案通常为 40 ~ 42.5Gy,每次 2.66Gy,可考虑局部加量。

时间:放射治疗通常在手术或 CHT 完成后 4 ~ 6 周内开始。放射治疗的时间延迟到术后 16 周以上会增加乳腺癌的复发风险[32]。

毒性反应:急性反应包括红斑,瘙痒,肿胀,脱皮。晚期反应包括色素沉着、乳腺体积减小、皮肤纤维化、肋骨骨折、淋巴水肿、肺纤维化、继发性恶性肿瘤(10 年发生率 < 1%,其中血管肉瘤最常见)和心脏毒性[34]。

治疗过程:见《放射肿瘤学治疗计划手册》第 5 章[33]。

基于循证数据的问与答

● 根治性乳房切除术现在是否有存在的意义?

NSABP B -04 确定根治性乳房切除术与全乳腺切除术 ± 术后放射治疗相比没有优势。

Fisher,NSABP B -04(*NEJM* 2002,PMID 12192016。表 21 -4):前瞻性随机试验入组了肿瘤局限于乳腺(腋窝)、不固定、可手术的患者(n = 1079 LN - 和 n = 586 LN +)。将 cN0 的患者随机分至 RM 组和 TM + 放射治疗组(50Gy/25fx + PAB,后腋窝加量);45Gy/25fx IM (内乳) + SCV(锁骨上区);如果 LN + 则加量,TM 组;将 cN + 的患者随机分配至 RM 与 TM + RT 两组。LN - 患者的 3 个组之间或 LN + 患者的两个组之间的 DFS、RFS(无复发生存期)、DDFS(无远处转移生存率)或 OS 没有显著差异。cN0 患者三组间的存活率没有差异,并且放射治疗(在 cN0 中 TM 之后)也没有使患者生存获益。ALN 是一个强有力的预后指标,但在手术中去除隐匿性阳性淋巴结对生存无获益。40% 的 cN0 女性患者有病理阳性的淋巴结;17.8% 的 TM 组患者 2 年内因腋窝复发需要再次行 ALND。

结论:RM 对于可手术的乳腺癌不是必要的。

表 21 -4　NSABP B -04 结果

	25 年 DFS		25 年 RFS		25 年 DDFS		25 年 OS		25 年 LR	
	LN -	LN +	LN -	LN +	LN -	LN +	LN -	LN +	LN -	LN +
RM	19%	11%	53%	36%	46%	32%	25%	14%	5%	8%
TM + RT	13%	10%	52%	33%	38%	29%	19%	14%	1%	3%
TM	19%	—	50%	—	43%	—	26%		7%	

● 相比保乳手术,乳房切除术的疗效如何?

至少有六项随机试验证明 BCT 与乳房切除术的 OS 无显著差异(表 21 -5)。两项不考虑切缘阴性的乳腺肿瘤切除术的试验(如 EORTC 试验中有 48% 切缘阳性)发现 BCT 的 LR 率较高,可能是由于手术范围不够所致[35,36]。Milan 试验随访 20 年发现 BCT 的 LR 率较高

（象限切除术后为 8.8%，根治性乳房切除术后为 2.3%），大多数复发表现为新的原发肿瘤（其中 2/3 的复发位于其他象限，只有 1/3 发生在原象限的瘢痕处）[37]。1992 年 NCI 共识声明：乳房切除术和 BCT 都是乳腺癌手术的标准治疗。

表 21 -5　BCT 与 MRM 的前瞻性随机试验

试验	年	病例数	分期	手术	辅助治疗	F/U(年)	OS%(P)	DFS%(P)	LR%(P)
Milan[37]	1973—1980	701	I	Q/RM	CMF	20	58/59 (NS)		9/2 (<0.001)
Gustave-Roussy[38]	1972—1980	179	I	WE/MRM	None	15	73/65 (0.19)		9/14 (NS)
NSABP B-06[39]	1976—1984	1,219	I~II	WE/MRM	MF	12	63/59 (0.12)	50/49 (0.21)	10/8
NCI[35]	1979—1987	237	I~II	WE/MRM	AC	10	77/75 (0.89)	72/69 (0.93)	19/6 (0.01)
EORTC 10801[36]	1980—1986	868	I~II	LE/MRM	CMF	10	65/66 (NS)		20/12 (0.01)
Danish[40]	1983—1989	904	I~III	Q,WE/MRM	CMF,Tam	6	79/82 (NS)	70/66 (NS)	3/4(NS)

A，阿霉素；C，环磷酰胺；F，5-FU；LE，局部切除；M，美法仑；Q，象限切除；Tam，他莫昔芬；WE，广泛切除。

- **保乳术后辅助放射治疗的作用是什么？**

在手术切除大体肿瘤后，多达 40% 的患者会有残留的微小病灶，这可能会导致复发。荷兰的研究表明，43% 的单灶肿瘤的乳腺切除标本中距主病灶 >2cm 处还有肿瘤病灶[41]。NSABP B-06 显示，术后放射治疗可使 20 年的 LR 率从 39% 降至 14%[39]。EBCTCG Meta 分析是第一项大宗研究，证明辅助 WBI 可以提高生存率——每个单独的试验都不具有足够的说服力。放射治疗将 LN- 和 LN+ 患者的 15 年死亡风险分别从 31% 降至 26% 和从 55% 降至 48%[1]。EBCTCG Meta 分析显示"4:1"，即每预防 4 例患者的 5 年局部复发和 10 年任何复发，就可以在 15 年时避免 1 例乳腺癌死亡[42]。每个亚组（年龄、级别、大小、激素状态）都能从放射治疗中获益。

Fisher，NSABP B-06（*NEJM* 2002，PMID 12393820。表 21-6）：前瞻性随机试验入组 1976—1978 年的 1843 名患者，基本信息：I~II 期，可活动的肿瘤 ≤4cm，可活动的腋窝淋巴结和切缘阴性，随机分配至 MRM、乳腺肿瘤切除术和乳腺肿瘤切除术 +WBI（50Gy/25fx）3 组。ALND 清扫第 I~II 水平淋巴结。有淋巴结转移的患者行 CHT（5-FU 和美法仑）。MRM 和 BCT 组 DFS 和 OS 相似，术后 20 年乳腺肿瘤切除组的 IBTR（乳房内肿瘤复发）率为 39%，乳腺肿瘤切除术 + 放射治疗组则为 14%，放射治疗能让 LN+ 和 LN- 的患者均显著获益。

结论:乳房切除术和 BCT 后患者具有相似的长期结果。乳腺肿瘤切除术后的辅助 WBI 使 IBTR 减少 2/3。

表 21 - 6　NSABP B - 06 结果

NSABP B - 06	5 年 IBTR	5 年 DFS	5 年 OS	20 年 IBTR	20 年 DFS	20 年 OS
MRM(TM + ALND)		67%	82%		36%	47%
Lumpectomy	28%	64%	83%	39%	35%	46%
Lumpectomy + RT	8%	71%	84%	14%	35%	46%

EBCTCG 2005 Meta - analysis(*Lancet* 2005, PMID 15894097。表 21 - 7):对 1995 年开始的 78 项随机试验中的 42 080 例乳腺癌患者进行 Meta 分析。研究包括对比放射治疗与无放射治疗(N 约为 23 500),较大范围与较小范围手术(N 约为 9300),较大范围手术与放射治疗(N 约为 9 300)。在 10 项试验中,7311 例患者接受 BCS + 放射治疗和单独 BCS 治疗。总的来说,放射治疗将 5 年 LR 的相对风险降低了 70%。5 年 LR 绝对降低 19% 可转化为 15 年乳腺癌死亡率降低 5%。因此,每防止 4 例复发,就可以避免 1 例死亡。

表 21 - 7　2005 EBCTCG Meta 分析

	患者 (N = 7311)			LN - (N = 6097)		LN + (N = 1214)	
	5 年 LR	15 年 BCM	15 年 OS	5 年 LR	15 年 BCM	5 年 LR	15 年 BCM
BCS + RT	7%	31%	65%	7%	26%	11%	48%
BCS	26%	36%	60%	23%	31%	41%	55%
P 值	< 0. 00001	0. 0002	0. 005	sig	0. 006	sig	0. 01

EBCTCG 2011 Meta-analysis(*Lancet* 2011, PMID 22019144。表 21 - 8):对 17 个前瞻性随机试验中的 10 801 例行 BCS 的早期乳腺癌患者进行 Meta 分析,其中 77% 的患者为 pN0。放射治疗将 10 年任何部位的复发风险降低了约 50%。BCS 后行放射治疗,10 年时每降低 4 例任何部位的复发,就能在 15 年时降低 1 例乳腺癌死亡,这是另一个 4:1 的比例。

表 21 - 8　2011 EBCTCG Meta 分析

	10 年复发(任何)			15 年 BCM		
	All	pN0	pN +	All	pN0	pN +
BCS + 放射治疗	19%	16%	43%	21%	17%	43%
BCS	35%	31%	64%	25%	21%	51%

- SLNB 阳性的 cN0 患者,行 ALND 能获益吗? 对于 cN0 患者放射治疗能够替代 ALND 吗?

NSABP B – 04 证明并非所有未发现的淋巴结转移都会导致临床复发。几项随机试验表明,在临床淋巴结阴性患者中 SLNB 和 ALND 的腋窝复发率、DFS 相似,其中大多数患者接受了辅助放射治疗。ACOSOG Z0011 和 IBCSG 23 – 01 显示,SLN + 的患者,无论是宏转移还是微转移 SLNB 后行 ALND 与单独 SLNB 两组的预后没有差别。

AMAROS 试验显示,SLNB 阳性者行 ALND 或腋窝放射治疗,两者复发率无差异,但 ALND 后的淋巴水肿发生率是行腋窝放射治疗的 2 倍(28%∶14%)。行乳房切除术的患者在 AMAROS 试验中没有很好的代表性,因此 SLN + 的患者在乳房切除术后行 ALND 仍然是合适的。如果体检或影像为发现明显增大的 LN,已经计划 PMRT 的患者可以免除 ALND。

Guiliano, ACOSOG Z0011 (*JAMA* 2011, PMID 21304082; Lucci *JCO* 2007, PMID 17485711; Jagsi *JCO* 2014 PMID 25135994; *Ann Surg* 2016 更新, PMID 27513155。表 21 – 9):入组 891 例 cT1 ~ 2 N0 行乳腺肿瘤切除术和 SLNB 发现 1 ~ 2 个 LN + 的患者进行前瞻性随机试验,将患者随机分为行和不行 ALND 组。所有患者都行术后 WBI,淋巴结区域未直接设野照射(每个治疗计划)。排除标准有:2 个以上 LN +,融合成团的 LN,明显结外侵犯(ENE),行新辅助 CHT 或乳房切除术。研究目标人数为 1900,但因死亡率非常低而提前结束试验。两组的主要研究终点 OS 都相似。96%~97% 的患者接受全身治疗。在 ALND 组中清扫淋巴结的中位数为 17,在 SLNB 组中活检 2 枚淋巴结($P < 0.001$)。在 ALND 组中,27% 的患者清扫的淋巴结有转移,14% 的患者 LN + ≥4 个。与 SLNB 组相比,ALND 组的淋巴水肿(13% 对 2%,1 年,$P < 0.0001$)、伤口感染、腋窝血肿和感觉异常的发生率更高。标准切线野按既往的规定,约 50% 的患者采用高切线野放射治疗(定义为距肱骨头 ≤2cm),19% 的患者接受了至少包括 SCV 区域淋巴放射治疗。10 年随访结果显示,ALND 组的淋巴结复发率为 0.5%,SLNB 组为 1.5%,IBTR 两组分别为 6.2% 和 5.3%(P = NS)。

结论:有 1 ~ 2 个 SLN 转移的患者如果接受 WBI 和全身治疗可免除 ALND。

表 21 – 9 ACOSOG Z0011 结果

	5 年 IBTR	淋巴结复发	淋巴水肿	5 年 DFS	5 年 OS
BCS + ALND + 放射治疗	3.1%	0.6%	13%	82%	92%
BCS + SLNB + 放射治疗	1.6%	1.3%	2%	84%	93%

Galimberti, IBCSG 23 – 01(*Lancet Oncol* 2013, PMID 23491275):前瞻性随机试验入组 931 例 cT1 ~ 2N0 行 SLNB 有 ≥1 个微转移(≤2mm)不伴有 ECE(结外浸润)SLN 的患者,随机分为行和不行 ALND(非劣效性设计)两组。91% 行 BCT,9% 的患者行乳房切除术。ALND 清扫淋巴结的中位数为 21 个,13% 的患者有腋窝淋巴结转移。SLNB 组 5 年 DFS 为 87.8%,而 ALND 组为 84.4%(P = 0.16)。5 年 OS 相似,均 >97%。

结论:支持 ACOSOG Z – 11 试验结论,少量 SLN 转移的患者可不行 ALND。

Donker，AMAROS/EORTC 10981/22023（*Lancet* 2014，PMID 25439688。表 21 - 10）：一项非劣效性设计试验入组 4806 例 cT1～2N0 乳腺癌患者，在行 SLNB 前登记并随机分组，1425 例（初始队列的 30%）SLN + 的患者接受腋窝照射（n = 681）或 ALND（n = 744）。腋窝照射范围包括第 I～Ⅲ水平淋巴结和 SCV 窝，剂量为 50Gy/25fx。82% 的患者接受 BCT 和 18% 接受乳房切除术。33% 行 ALND 的患者中有腋窝淋巴结转移。主要研究终点为 5 年腋窝复发率，ALND 组的 5 年腋窝复发率为 0.43%，腋窝照射组为 1.19%（*P* = NS）。相比之下，SLNB 淋巴结阴性的非随机患者具有相似的腋窝复发率（0.8%）。ALND 组和放射治疗组之间的 OS 和 DFS 相似。然而 ALND 组中淋巴水肿发生率更高（28% 对 14%）。

结论：对于 SLN + 患者，腋窝照射与 ALND 有相似的局部控制率，但腋窝照射淋巴水肿的发生率更低。

表 21 - 10　AMAROS 试验结果

	淋巴水肿	5 年 DFS	5 年 OS
BCT + ALND	28%	87%	93%
BCT + 放射治疗	14%	83%	93%
P 值	< 0.001	0.18	0.34

Wong，Harvard（*IJROBP* 2008，PMID 18394815）：前瞻性单臂试验入组 74 例年龄 > 55 岁的患者，I～Ⅱ期，cN0，ER +，行乳腺肿瘤切除术（切缘阴性）未行 ALND 或 SLNB，术后予全乳高切线野照射（遮挡肱骨头 + 瘤床加量）+ 5 年内分泌治疗。中位年龄为 74.5 岁，中位肿瘤大小为 1.2cm，中位随访时间（MFU）为 52 个月。没有患者发生局部或腋窝复发。

结论：对于 ER/PR + cN0 的老年早期乳腺癌患者，高切线野照射 + 内分泌治疗是一种合理的选择。

● **区域淋巴结照射在保乳治疗中的作用是什么？**

乳腺肿瘤切除术后，区域淋巴结照射（RNI）的指征是具有某些高危因素，如 LN + 和（或）ER -。NCIC MA.20 和 EORTC 22922/10925 试验显示，广泛淋巴结照射能改善 LRR、DM（远处转移）、DFS 和提高 OS[43,44]。哪些患者行高切线野照射即可，哪些患者需行广泛的 RNI 仍有争议。详见第 22 章。

● **早期乳腺癌患者可通过大分割放射治疗来缩短治疗时间吗？**

来自英国和加拿大的至少四项随机试验（表 21 - 11）表明，常规分割和大分割 WBI 在 IBTR、美容效果、毒性和 OS 方面的结果相似（一些试验显示大分割毒性较小）。对于早期（pT1～2N0）乳腺癌且不行区域淋巴结照射的年长（> 50 岁）患者，通常选择大分割放射治疗；行 CHT 的患者尽管可以考虑大分割放射治疗（这些患者在早期试验中没有很好地被纳入），但是支持的数据有限[45]。

表21-11 大分割 WBI 试验汇总

	剂量	% 加量	10 年 LRR
RMH/GOC[46]	50Gy/25fx	74%	12.1%
	42.9Gy/13fx QOD	75%	9.6%
	39Gy/13fx QOD	74%	14.8%
START A[47]	50Gy/25fx	60%	7.4%
	41.6Gy/13fx QOD	61%	6.3%
	39Gy/13fx QOD	61%	8.8%
START B[47]	50Gy/25fx	41%	5.5%
	40Gy/15fx	44%	4.3%
Whelan, Canadian OCOG 93 -010[48]	50Gy/25fx	0%	6.7%
	42.56Gy/16fx	0%	6.2%

OCOG,安大略省合作肿瘤组;RMH/GOC,英国皇家马斯登医院/格洛斯郡肿瘤中心;START,乳腺放射治疗的标准化.

＊RMH/GOC 和 STARTA 试验中的所有计划都是在 5 周内完成的。

Haviland,START A&B(*Lancet Oncol* 2013,PMID 24055415):英国的两个前瞻性随机试验入组了 1999—2002 年 pT1 ~ 3 N0 ~ 1 已行完全切除未立即行乳房重建的乳腺癌患者。START A:2236 例患者随机分配到 50Gy/25fx、5 周方案组和 41.6Gy(3.2Gy/fx)或 39Gy/13fx(3.0Gy/fx)QOD、5 周方案组。85% 的患者行 BCT(其中 61% 进行了加量放射治疗);29% 的患者为 LN + ;14% 的患者接受了区域淋巴结照射。中位随访时间为 9.3 年。10 年 LRR 在 41.6Gy 和 50Gy 两组之间无差异(6.3% 对 7.4%,HR = 0.91,P = 0.65),39Gy 和 50Gy 两组之间无差别(8.8% 对 7.4%,HR = 1.18,P = 0.41)。START B:2215 例患者随机分配至 50Gy/25fx、5 周方案组和 40Gy/15fx、3 周方案组。92% 的患者行 BCT 治疗,23% 的患者为 LN + ,7% 的患者接受了区域淋巴结照射。中位随访时间为 9.9 年。两组之间的 10 年 LRR 无差异(4.3% 对 5.5%;HR = 0.77,P = 0.21)。40Gy 组的乳房缩小,毛细血管扩张和乳房水肿明显少于 50Gy 组。

结论:大分割全乳照射对早期乳腺癌患者安全有效。基于 STARTB 研究结果,40Gy/15fx 是目前英国的标准治疗。

Whelan,Canadian OCOG 93 - 010(*NEJM* 2010,PMID 20147717;Bane 更新,*Annals Oncol* 2014,PMID 24562444。表 21 - 12):前瞻性随机试验入组 1234 例 pT1 ~ 2 pN0 的乳腺癌患者。所有的患者切缘阴性,乳房宽度 < 25cm,已行乳腺肿瘤切除术或 ALND。随机分为两组,一组照射方案为 42.5Gy/16fx,另一组为 50Gy/25fx。使用两个相对切线野加楔形板的二维计划进行照射,未行加量和区域淋巴结照射。中位随访时间为 12 年。25% 的患者 < 50 岁,33% 的患者为 T2,26% 的患者为 ER - 。行化学治疗者仅占 11%,他莫昔芬占 41%。10 年 3 级皮肤毒性或纤维化在两组中均为 3% ~ 4%,无 4 级溃疡或坏死发生。两组之间的 LR、OS 和美容效果无差异。在亚组分析中,高分级肿瘤的 LR 在大分割组和常规组中分别

是 15.6% 和 4.7%（$P=0.01$）。更新的亚组分析发现,无论采用怎样的放射治疗方式,HER2 + 是 IBTR 最重要的预测因素。

结论:对于行 BCS、切缘阴性、pN0、乳房宽度 < 25cm 的女性患者,大分割全乳照射与常规照射结果相似。

表 21 - 12　OCOG 93 - 010 大分割试验结果

	10 年 LR	优秀/良好的美容效果	3 级皮肤毒性	10 年 DSS	10 年 OS
42.5Gy/16fx	6.2%	70%	2.5%	87%	84%
50Gy/25fx	6.7%	71%	2.7%	87%	84%

● 哪些患者能从瘤床加量中获益?

EORTC 22881 和 Lyon 试验表明,与单独全乳照射相比,瘤床加量可降低 IBTR。尽管在年轻女性中绝对风险降低最大,实际上所有年龄段的相对风险均按比例有所降低[49,50]。加量不会改善 DFS 或 OS,且增加了纤维化和毛细血管扩张率[51]。IBTR 的预测因素包括年轻、高分级和相关的 DCIS[52]。

Bartelink, EORTC 22881（*NEJM* 2001, PMID 11794170; *JCO* 2007 更新, PMID 17577015; *Lancet Oncol* 2015 更新, PMID 25500422; *Vrieling JAMA Oncol* 2017 更新, PMID 27607734。表 21 - 13）:入组 5569 例 I ~ II期（T1 ~ 2N0 ~ 1）,年龄 ≤70 岁,行乳腺肿瘤切除术 + 放射治疗（50Gy）的乳腺癌患者,切缘阴性者（占 95%）随机分为无加量组和瘤床 + 1.5cm 切缘加量 16Gy 组（电子线,切线光子线或 ^{192}Ir 植入）。切缘阳性者（5%）随机分为低剂量加量（10Gy）组和高剂量加量（26Gy）组,但切缘阳性的患者未进行分析。90% cN0,78% pN0。切缘阴性的患者瘤床加量后 LR 率显著降低（5 年从 7% 降至 4%, $P<0.0001$;10 年从 10% 降至 6%, $P<0.0001$）。加量照射使行挽救性乳房切除术的患者减少 41%。两组的 DMFS（无远处转移生存期）和 OS 相似。尽管年轻女性的绝对风险降低幅度最大,但所有年龄层都能从加量照射中获益。

表 21 - 13　EORTC 加量试验结果

10 年 LR 率	总体	年龄≤40	41 ~ 50	51 ~ 60	61 ~ 70	纤维化
无加量	10.2%	23.9%	12.5%	7.8%	7.3%	1.6%
16Gy 加量	6.2%	13.5%	8.7%	4.9%	3.8%	4.4%
P 值	<0.0001	0.0014	0.0099	0.0157	0.0008	<0.0001

Romestaing, Lyon Trial（*JCO* 1997, PMID 9060534）:前瞻性随机试验入组 1024 例 < 70 岁,肿瘤大小 ≤3cm,行乳腺肿瘤切除术（1cm 手术切缘） + WBI（50Gy/20fx）的乳腺癌患者。随机分为电子线加量组（10Gy/4fx）和不加量组。98% 的患者切缘阴性。加量治疗的患者 3.3 年 LR 率显著降低（4.5% 降至 3.6%, $P=0.044$）。患者自述美容效果（ >90% 为好或优）没有差异,但毛细血管扩张的发生率更高。

- **IMRT 在早期乳腺癌中的作用是什么?**

与二维普放相比,IMRT 改善了剂量分布的均匀性,降低了急性毒性反应的发生。一项随机试验显示,接受二维普放组的患者乳房外观不良变化发生率为 58%,而 IMRT 组的患者为 40%[53]。另一项对比 IMRT 与二维普放的随机试验显示 IMRT 改善了剂量均匀性并减少了湿性皮肤反应(脱皮)[54]。IMRT 已被作为一种同步加量的技术,SIB(同时补量照射)45~56Gy/25fx,5 年 LR 为 2.7%[55]。然而没有试验比较 IMRT 与三维 CRT 技术。在大多数患者中三维 CRT 足以保证剂量均匀性。

- **避免心脏照射技术的作用是什么?**

Darby 等人发现乳腺照射后冠心病事件(心肌梗死、冠状动脉血管重建或缺血性心脏病死亡)的发生率与心脏平均剂量呈线性正相关,心脏平均剂量每增加 1Gy,冠心病事件发生风险相对增加 7.4%($P < 0.001$),无明显阈值[56]。左侧乳房放射治疗时,避免心脏照射的技术包括选择性使用心脏挡块(不影响靶区的剂量)、深吸气后屏气(DIBH)和俯卧位。在目前的试验中(RTOG 1005,NSABP B-51),尽管采用"尽可能小"的原则设计,平均心脏剂量 <4Gy 是理想的(<5Gy 可接受)。在既往的放射治疗技术中,左侧乳腺癌患者的心脏病死亡风险较高[57]。应用现代放射治疗技术剂量优化,似乎不会影响患者生存[58]。

Darby(*NEJM* 2013,PMID 23484825):1958—2001 年瑞典和丹麦基于人群的病例对照研究入组了 2168 例行放射治疗的乳腺癌患者。主要研究终点是冠心病事件(MCE:心肌梗死、冠状动脉血运重建或缺血性心脏病所致的死亡)。平均心脏剂量(MHD)为 4.9Gy(左侧为 6.6Gy,右侧为 2.9Gy)。MCE 发生率与 MHD 呈线性正相关,剂量每增加 1Gy 发生风险相对增加 7.4%($P < 0.001$),无明显阈值;但与左前降支平均剂量无关。MCE 高发于行放射治疗后的 5 年内,持续 20 年以上。然而绝对事件发生率仍然很低:对于 50 岁不伴心脏危险因素的女性,3Gy 的 MHD 可使 80 岁以前心脏病死亡的绝对风险增加 0.5%(从 1.9% 升至 2.4%),急性冠心病事件的风险升高 0.9%(从 4.5% 升至 5.4%)。有心脏病史的女性具有更高的 MCE 绝对风险,但在有或没有心脏危险因素的女性中放射治疗具有相似的效应。

结论:验证既往的放射治疗技术。对患者心脏剂量的估测从"虚拟仿真"具体到了"典型解剖结构"。

- **内分泌治疗在 BCT 中的作用是什么? 部分患者在乳腺肿瘤切除术后是否可以免除放射治疗?**

NSABP B-21 显示,单独予他莫昔芬治疗不如单独行放射治疗,两者协同作用能够减少 BCT 后低风险患者的 IBTR。在筛选后的 T1N0、ER/PR +、HER2 -、切缘阴性、年龄较大(>65~70 岁)或预期寿命短且行 5 年内分泌治疗(30%~40% 在 5 年内停止内分泌治疗)的患者中可以免除放射治疗。多项试验(表 21-17)研究了在低复发风险的情况下免除放射治疗,DFS 或 OS 无明显差异,但 IBTR 的风险是增加的[59-64]。总体而言,是否接受术后放射治疗需仔细考虑风险/获益和预期寿命,拒绝辅助放射治疗的患者必须愿意接受更高的 IBTR 风险,并行至少 5 年的内分泌治疗。

Fisher,NSABP B – 21(*JCO* 2002,PMID 12377957。表 21 – 14):前瞻性随机试验入组 1009 例(54% ~ 59% ER +)肿瘤≤1cm、N0 的乳腺癌患者,广泛的局部切除(WLE)后随机分为他莫昔芬、WBI 或 WBI + 他莫昔芬(20mg qd × 5 年)三组。未检测 ER 状态。放射治疗剂量为 50Gy/25fx,25% 的患者在临床医生的判断下接受了 10Gy 的加量。

表 21 – 14　NSABP B – 21 结果

	8 年 IBTR	8 年 CBC	8 年 OS
WLE + 他莫昔芬	16.5%	2.2%	93%
WLE + WBI	9.3%	5.4%	94%
WLE + WBI + 他莫昔芬	2.8%	2.2%	93%

Fyles,PMH(*NEJM* 2004,PMID 15342804; *Liu JCO* 2015 更新,PMID 25964246):前瞻性随机试验入组 769 例年龄≥50 岁、T1 ~ 2N0(> 80% ER +)的患者,随机分为乳腺肿瘤切除术 + 他莫昔芬 ± WBI(40Gy/16fx + 12.5Gy/5fx)两组。他莫昔芬 + WBI 组具有更低的 5 年 LR(0.6% 对 7.7%)、腋窝复发(0.5% 对 2.5%)和较高的 DFS(91% 对 85%),但在 DM 或 OS 方面没有差异。对于 T1 和 ER + 的患者,LR 率为 0.4% 对 5.9%。在 ASTRO 2006 更新中,8 年 IBTR 为 4.1% 对 12.2%($P < 0.0001$),WBI 提高 8 年 DFS 为 82% 对 76%($P = 0.05$)。8 年的 OS 相同,均为 89%。通过免疫组化生物标志物分层后的多变量分析(MVA)显示,IBTR 与是否行放射治疗、临床风险和 luminal A 型相关。

结论:对于 50 岁以上的女性,乳腺肿瘤切除术 + 术后 WBI + 他莫昔芬优于术后仅行他莫昔芬治疗。

Hughes,CALGB 9343(*NEJM* 2004,351:971 PMID 15342805; *JCO* 2013 更新,PMID 23690420。表 21 – 15):前瞻性随机试验入组 636 例年龄≥70 岁、cT1N0、ER +、行乳腺肿瘤切除术(所有患者未行腋窝分期) + 他莫昔芬 ± 放射治疗(45Gy/25fx + 14Gy/7fx)治疗。 + 放射治疗组的 LRR 显著降低(5 年为 1% 对 4%, $P < 0.001$),但与单用他莫昔芬相比,乳房切除术比率、DM 或 OS(87% 对 86%)无差异。334 例死亡患者中只有 21 例死于乳腺癌。

结论:乳腺肿瘤切除术 + 术后他莫昔芬治疗可作为 T1N0、ER +、年龄大于 70 岁患者的选择,由于免除了放射治疗 LR 率较高。

表 21 – 15　CALGB 9343 Hughes 试验结果

	10 年 LRR	未行乳房切除术	10 年 DM – Free	10 年 OS
BCS + 他莫昔芬 + WBI	2%	98%	95%	67%
BCS + 他莫昔芬	10%	96%	95%	66%
P 值	< 0.001	0.17	0.50	0.64

Kunkler,PRIME Ⅱ(*Lancet Oncol* 2015,PMID 25637340。表 21 – 16):前瞻性随机试验入

组1326例年龄≥65岁、T1~2(≤3cm)、切缘阴性(≥1mm)、已行 ALND 或 SLNB 的患者,随机分为他莫昔芬 ± 放射治疗(WBI 40~50Gy/15~25fx ± 10~20Gy 加量)两组。患者可能是 G3 或 LVSI + ,但不是两者都有。中位随访时间为5年。5年 IBTR 发生率放射治疗组从4%降至1%,但两组的 DM 或 OS 无差异。采用 ER 评分的计划外亚组分析显示,ER 过表达与 ER 低表达的 LR 为1.2%对10.3%,无放射治疗和放射治疗为3.3%对0%,ER 过表达和放射治疗降低了 LR。

结论:支持 CALGB 9343 考虑对于低风险的患者仅行辅助内分泌治疗。对 DM 和 OS 影响的评估需要更长时间的随访。

表21-16　PRIME Ⅱ 试验结果

	5 年 IBTR	5 年 DM	5 年 OS
BCS + 他莫昔芬 + WBI	1.3%	0.5%	93.9%
BCS + 他莫昔芬	4.1%	1.0%	93.9%
P 值	0.0002		0.34

- **术中放射治疗(IORT)在早期乳腺癌中的作用是什么?**

两项大型的前瞻性随机试验显示,IORT 与 WBI 相比 LR 的发生率更高。IORT 的优点包括:方便患者,降低绝对成本,急性皮肤红斑更少(剂量快速下降)。IORT 的缺点包括:缺乏长期疗效的数据,治疗时无病理信息,无法观察到正常组织结构的剂量,麻醉时间延长和可用性有限。一些人担心 IORT 剂量下降梯度过大,LR 的风险增加正是证明。

Vaidya,TARGIT - A(*Lancet* 2010,PMID 20570343; *Lancet* 2014,PMID 24224997):对比 WBI 与 IORT 的 Ⅲ 期非劣效性试验,入组3451例年龄≥45岁、临床单病灶的 IDC 患者。按时间进行分层:一些患者在手术前随机分组(病理诊断前),其他患者在病理诊断后随机分组。对于获得病理诊断前已行 IORT 的患者,如果最终病理诊断显示高风险(ILC EIC 或 Ⅲ级,LN + 或 LVI +),则再予 WBI,可免除瘤床加量(如果再次切除切缘阴性)。对于病理诊断后的患者,具有高风险的病理特征者被排除在外,只有低风险的女性患者被随机分组。WBI 剂量因治疗而异(通常为40~56Gy ± 10~16Gy)。采用 Intrabeam 50 kV 光子 IORT,术腔表面为20Gy(1cm 处为5~7Gy)。随机分到 IORT 的患者有15%接受 WBI(21.6%为病理诊断前,3.6%为病理诊断后)。中位随访时间为2.4年,在 WBI 组中5年 IBTR 为1.3%,IORT 组为3.3%(*P* = 0.04,非劣效性设计)。病理诊断后 IORT 的患者显示较高的 IBTR(5.4%对1.7%,*P* = 0.069),但在病理诊断前的患者中却未显示增高的 IBRT。

结论:经筛选的低风险早期乳腺癌患者,IORT 可作为标准 WBI 的替代方案,尽管 IBTR 率较高。中位随访时间仍较短(2.4年)。

Veronesi,ELIOT 试验(*Lancet Oncol* 2013,PMID 24225155。表21-17):1305例48~75岁、单发肿瘤 < 2.5cm、行乳腺象限切除术的乳腺癌患者,随机分为 WBI(50Gy/25fx + 10Gy)和 ELIOT(采用3~12 MeV 的电子线,90%等剂量线达21Gy/1fx)两组,IBTR 为主要终

点的等效设计试验。89% 的患者接受内分泌治疗。WBI 组的 5 年 LR 为 0.4%，ELIOT 组为 4.4%（$P < 0.0001$）。两组的 5 年 OS 相同（均 $> 96\%$）。ELIOT 组总体毒性较小（$P = 0.0002$），皮肤红斑（$P < 0.0001$）、皮肤干燥（$P = 0.04$）、色素沉着过度（$P = 0.0004$）、乳房水肿（$P = 0.004$）、乳房瘙痒（$P = 0.002$）发生率较低。然而 ELIOT 具有更高的脂肪组织坏死。

结论：ELIOT 的 IBTR 高于 WBI。

表 21 - 17　精选低风险患者 WBI 对无 WBI（激素治疗/术中放射治疗）前瞻性试验

IBTR	N/FU	入组条件	% 激素治疗	WBI	IORT	仅 HT	P 值
PRIME Ⅱ Kunkler 2015[61]	N = 1326 5 年	年龄 65， ≤3 cm	100%	1.3%（5 年）		4.1%（5 年）	0.0002
CALGB 9343 Hughes 2013[60]	N = 636 12.6 年	年龄≥70 岁， ≤2cm，ER +	100%	1%（5 年） 2%（10 年）		4%（5 年） 10%（10 年）	< 0.001
NSABP B - 21 Fisher 2002[59]	N = 1009 8 年	≤1cm	100%（+ tam） 0%（- tam）	2.8%（+ tam） 9.3%（- tam）		16.5%（8 年）	< 0.0001
TARGIT - A Vaidya 2014[65]	N = 3451 2.5 年	年龄≥45 岁 87% ≤2cm	NR（93% ER + ）	1.3%（5 年）	3.3%（5 年） *仅15%接 受 WBI		0.042
ELIOT Veronesi 2013[66]	N = 1305 5.8 年	年龄 48 ~ 75 岁 ≤2.5cm	89%	0.4%（5 年）	4.4% （5 年）		< 0.0001

● **哪些患者可采用加速部分乳腺照射（APBI）？**

APBI 的基本原理是 BCT 后大多数复发位于瘤床或者瘤床周围（约 80%），仅照射该区域即可消除残留病灶，同时保持可接受的美容效果和毒性反应[67-69]。此外，常规 WBI 的治疗时间延长是 BCT 广泛应用的障碍[70]。APBI 的优点包括：治疗时间缩短 5 ~ 15 天，减少了手术和放射治疗之间肿瘤再增殖，有更好的美容效果（取决于技术）[69]。APBI 的缺点包括：缺乏 APBI 技术的长期数据（以及替代大分割全乳照射的长期数据），大分割剂量的远期反应未知，每天超过 2 次的治疗（某些患者可能不方便），以及物理师和医生花费更多时间。行 APBI 治疗的选择标准列于表 21 - 18 和表 21 - 19 中[71,72]。

表 21 - 18　专业协会推荐的 APBI 标准

	ABS	ASBS	NSABP B - 39/RTOG 0413
年龄	50 岁	浸润性，45 岁，DCIS 50 岁	18 岁
组织类型	浸润性或 DCIS	IDC，DCIS	单病灶 IDC，DCIS
大小	≤3cm	≤3cm	≤3cm
切缘	阴性	阴性	阴性
淋巴结	N0	N0	0 - 3 + LN
LVSI	N0	–	–
雌激素受体	阳性或阴性	–	–

表21-19 2017 ASTRO APBI 适用性共识指南[72]

适用条件	注意	不适用
年龄≥50 岁	40~49 岁,如果符合所有其他标准	<40 岁
切缘≥2 mm	≥50 岁,如果有以下至少 1 个病理因	切缘阳性
T1	素且无不适合的因素:	大小 >3cm(浸润性或 DCIS)
Tis(DCIS),如果:筛查,中至	• 临床单病灶,大小为 2.1~3.0cm	40~49 岁且不符合标准
低级别,≤ 2.5cm,切缘 ≥	• 切缘 <2 mm	淋巴结阳性
3 mm	• 局限/灶性 LVSI	
	• ER -	
	• 浸润性小叶癌	
	• 单纯的 DCIS ≤3cm,如果不符合	
	适用的标准	
	• EIC ≤3cm	

• 相比于标准 WBI,APBI 安全有效吗?

迄今为止,七项对比不同技术 APBI 和 WBI 的随机试验已经以摘要或者全文的形式发表(表21-20),并且所有试验结果都表明两者的 IBTR 相似。最成熟的试验主要使用组织间近距离放射治疗,与 WBI 相比,APBI 的美容效果无差异,远期 2~3 级皮肤毒性降低[73]。GEC-ESTRO 试验也发现两者的 IBTR 和美容效果无差异,APBI 的远期 2~3 级皮肤毒性降低[73-75]。几项前瞻性试验已经评估了外照射 APBI。RAPID 试验通过 3D-CRT(38.5Gy/10fx,bid)技术行 APBI,与 WBI 相比 1~2 级毒性增加和美容效果降低[76]。其他机构的研究都注意到使用类似剂量分割的 3D-CRT APBI 的毒性结果,但 NSABP B-39 的中期分析却没有报道[77-79]。IMRT 的 APBI 能进一步改善效果,无论是否改变分割方式(如 IMPORT LOW 中的每日放射治疗,或佛罗伦萨大学试验中每隔 1 天放射治疗)[80]。NSABP B-39/RTOG 0413 是迄今为止完成的最大规模的前瞻性随机试验,超过4300 例 0~Ⅱ期(3cm)、切缘阴性、0-3 LN + 的乳腺癌或 DCIS 行乳腺肿瘤切除术后的患者,随机分为 WBI(50Gy + 选择性 10Gy 加量)和 APBI 两组,其中 APBI 采用多通道近距离放射治疗(34Gy/10fx,bid)、腔内近距离放射治疗(MammoSite® 34Gy/10fx,bid)或 3D-CRT(38.5Gy/10fx,bid)。中期分析发现,行 3D-CRT APBI 的患者 3 级纤维化减少,无 4或 5 级纤维化[81]。

• 有哪些 APBI 技术? 它们有何不同?

APBI 可采用组织间近距离放射治疗、腔内近距离放射治疗或外照射(EBRT)。详见表21-21[21]。

表 21 −20　APBI: WBI 的随机临床试验

	病例数/随访时间	入组条件	技术	剂量	IBTR	毒性
Hungary[73] Polgar 2013	258, 10.2 年	pT1,pN0 ~1mi,1 ~2 级,非小叶,切缘阴性,年龄 >40 岁	组织间或电子线	36.4Gy/7fx（IB）50Gy/25fx（e−）	5.9% 对 5.1%	PBI 改善了美容效果(81% 对 63%)
GEC-ES-TRO[75] Strnad 2016	1184, 6.6 年	pT1 ~2（<3cm）,pN0 ~1mi,IDC/ILC/DCIS,切缘 >2 mm,no LVSI,年龄 >40 岁	组织间	32Gy/8fx 或 30.2Gy/7fx（HDR）,50Gy（PDR）	1.4% 对 0.9%	APBI 减少乳腺疼痛、晚期 2 ~3 级皮肤毒性
Florence[80] Livi 2015	520, 5.0 年	pT1 ~2（<2.5cm）,切缘阴性,术腔钛夹,年龄 >40 岁	IMRT	30Gy/5fx QOD	1.5% 对 1.5%	APBI 减少毒性
Barcelona[82] Rodriguez 2013	102, 5.0 年	pT1 ~2（<3cm）,N0,1 ~2 级,IDC,阴性切缘,年龄 >60 岁	3D – CRT	37.5Gy/10fx	0%	APBI 晚期毒性较低,美容效果没有差异
RAPID[76] Olivotto 2013	2135, 3.0 年	pT1 ~2（<2cm）,pN0,IDC/DCIS,阴性切缘,年龄 >40 岁	3D – CRT	38.5Gy/10fx,bid	NR	APBI 增加 1 ~2 级毒性,美观效果不佳
NSABP B –39 Closed/NR	4300, 3.5 年	pT1 ~ 2（< 3cm）,pN0 ~1（无 ECE,cN0）,浸润性 DCIS,阴性切缘,年龄 >18 岁	3D – CRT 或近距离（组织间/腔内）	38.5Gy/10fx,bid（3D）;34Gy/10fx,bid	NR	3D:2 级纤维化 12%,3 级 3%,无 4 ~5 级
IMPORT LOW[83] Coles 2017	2018, 6.0 年	pT1 ~2（<3cm）,N0 ~1,浸润性腺癌,切缘 ≥2 mm,年龄 ≥50 岁	IMRT	40Gy/15fx WBRT 对 36Gy WBRT + 40Gy APBI 对 40Gy/15 APBI	1.1% 对 0.2% 对 0.5%	两个试验组毒性降低

表 21 −21　APBI 技术

组织间近距离放射治疗	随访时间最长的 APBI 技术[84,85]。施源器以 1.0 ~1.5cm 的间隔置于乳房组织。主要限制是技术复杂,很少有从业者具有此专业技能。剂量:34Gy/10fx,32Gy/8fx,30.2Gy 或 36.4Gy/7fx,通常 1 天 2 次,间隔 6 小时以上。靶区:PTV = 瘤腔 + 15 mm 且限制在距皮肤和乳腺组织后 5mm

（待续）

表 21 -21 APBI 技术(续)	
腔内近距离放射治疗	MammoSite® 是 FDA 于 2002 年 5 月批准的第一个腔内装置[86]。该技术的优点包括易操作和可重复性好。硅胶球囊连接到双腔导管,具有充气通道和用于 HDR 源通过的端口。手术时将评估装置放置在腔中,术后(病理诊断后)在超声引导下放入治疗装置。将球囊填充盐水(30~70mL)并与少量对比剂(1~2mL)混合使其直径达 4~6cm。这使得治疗装置可视化并使球囊壁与瘤床相接触以制订治疗计划。治疗完成时可在门诊移除施源器。APBI 最强大的数据来自 MammoSite® 注册表,其显示 5 年 LR 率为 3.8% 且毒性较低[87,88]。虽然基于人群的数据表明其毒性发生率较高,以及随后需行乳房切除术,但还没有得到前瞻性试验证明[89,90]。最近开发了多腔支撑施源器,可提高靶区覆盖率并缩小皮肤间距。初步研究显示了良好的临床效果和降低毒性反应率[91,92]。剂量:34Gy/10fx,bid,2 次间隔 6 小时。靶区:PTV = 瘤腔 +10 mm 且限制在距皮肤和乳腺组织后 5 mm。排除标准:空气/液体 >10% PTV_EVAL,距离皮肤或胸壁 <3~5 mm(理想情况下,单腔装置需要 ≥7mm),术腔形态不佳
EBRT	无创技术,应用广泛,技术/QA 要求少,剂量均匀性好等优点。剂量:38.5Gy/10fx,bid,40Gy/15fx QD 或 30Gy/5fx QOD(IMRT)。靶区:CTV = 瘤腔 +1.5cm(限制在距皮肤和乳腺组织后 5 mm);PTV = CTV +10 mm,限制在距离皮肤和乳腺组织后 5 mm,不超出乳腺外

(杨梦祺 刘雅洁 译)

参考文献

1. Clarke M, Collins R, Darby S, et al. Effects of radiotherapy and of differences in the extent of surgery for early breast cancer on local recurrence and 15-year survival: an overview of the randomised trials. *Lancet*. 2005;366(9503):2087–2106.
2. Siegel RL, Miller KD, Jemal A. Cancer Statistics, 2017. *Cancer J Clin*. 2017;67(1):7–30.
3. van de Vijver MJ, He YD, van't Veer LJ, et al. A gene-expression signature as a predictor of survival in breast cancer. *N Engl J Med*. 2002;347(25):1999–2009.
4. Paik S, Shak S, Tang G, et al. A multigene assay to predict recurrence of tamoxifen-treated, node-negative breast cancer. *N Engl J Med*. 2004;351(27):2817–2826.
5. Perou CM, Sorlie T, Eisen MB, et al. Molecular portraits of human breast tumours. *Nature*. 2000;406(6797):747–752.
6. Maisonneuve P, Disalvatore D, Rotmensz N, et al. Proposed new clinicopathological surrogate definitions of luminal A and luminal B (HER2-negative) intrinsic breast cancer subtypes. *Breast Cancer Res*. 2014;16(3):R65.
7. Mainiero MB, Lourenco A, Mahoney MC, et al. ACR Appropriateness criteria breast cancer screening. *J Am Coll Radiol*. 2016;13(11S):R45–R49.
8. U.S. Preventive Services Task Force. Screening for breast cancer: U.S. Preventive Services Task Force recommendation statement. *Ann Intern Med*. 2009;151(10):716–726, W-236.
9. Smart CR, Hartmann WH, Beahrs OH, Garfinkel L. Insights into breast cancer screening of younger women: evidence from the 14-year follow-up of the Breast Cancer Detection Demonstration Project. *Cancer*. 1993;72(4 Suppl):1449–1456.
10. Vanel D. The American College of Radiology (ACR) Breast Imaging and Reporting Data System (BI-RADS): a step towards a universal radiological language? *Eur J Radiol*. 2007;61(2):183.
11. Saslow D, Boetes C, Burke W, et al. American Cancer Society guidelines for breast screening with MRI as an adjunct to mammography. *CA Cancer J Clin*. 2007;57(2):75–89.
12. Tillman GF, Orel SG, Schnall MD, et al. Effect of breast magnetic resonance imaging on the clinical management of women with early-stage breast carcinoma. *J Clin Oncol*. 2002;20(16):3413–3423.

13. Houssami N, Turner R, Morrow M. Preoperative magnetic resonance imaging in breast cancer: meta-analysis of surgical outcomes. *Ann Surg*. 2013;257(2):249–255.

14. Houssami N, Turner R, Macaskill P, et al. An individual person data meta-analysis of preoperative magnetic resonance imaging and breast cancer recurrence. *J Clin Oncol*. 2014;32(5):392–401.

15. Hattangadi-Gluth JA, Wo JY, Nguyen PL, et al. Basal subtype of invasive breast cancer is associated with a higher risk of true recurrence after conventional breast-conserving therapy. *Int J Radiat Oncol Biol Phys*. 2012;82(3):1185–1191.

16. Recht A, Come SE, Henderson IC, et al. The sequencing of chemotherapy and radiation therapy after conservative surgery for early-stage breast cancer. *N Engl J Med*. 1996;334(21):1356–1361.

17. Bellon JR, Come SE, Gelman RS, et al. Sequencing of chemotherapy and radiation therapy in early-stage breast cancer: updated results of a prospective randomized trial. *J Clin Oncol* 2005;23(9):1934–1940.

18. Punglia RS, Morrow M, Winer EP, Harris JR. Local therapy and survival in breast cancer. *N Engl J Med*. 2007;356(23):2399–2405.

19. Fisher B, Costantino JP, Wickerham DL, et al. Tamoxifen for the prevention of breast cancer: current status of the National Surgical Adjuvant Breast and Bowel Project P-1 study. *J Natl Cancer Inst*. 2005;97(22):1652–1662.

20. Vogel VG, Costantino JP, Wickerham DL, et al. Update of the National Surgical Adjuvant Breast and Bowel Project Study of Tamoxifen and Raloxifene (STAR) P-2 Trial: preventing breast cancer. *Cancer Prev Res (Phila)*. 2010;3(6):696–706.

21. Hartmann LC, Schaid DJ, Woods JE, et al. Efficacy of bilateral prophylactic mastectomy in women with a family history of breast cancer. *N Engl J Med*. 1999;340(2):77–84.

22. Eisen A, Lubinski J, Klijn J, et al. Breast cancer risk following bilateral oophorectomy in BRCA1 and BRCA2 mutation carriers: an international case-control study. *J Clin Oncol*. 2005;23(30):7491–7496.

23. Moran MS, Schnitt SJ, Giuliano AE, et al. Society of Surgical Oncology-American Society for Radiation Oncology consensus guideline on margins for breast-conserving surgery with whole-breast irradiation in stages I and II invasive breast cancer. *Int J Radiat Oncol Biol Phys*. 2014;88(3):553–564.

24. Veronesi U, Paganelli G, Viale G, et al. Sentinel-lymph-node biopsy as a staging procedure in breast cancer: update of a randomised controlled study. *Lancet Oncol*. 2006;7(12):983–990.

25. Smith I, Procter M, Gelber RD, et al. Two-year follow-up of trastuzumab after adjuvant chemotherapy in HER2-positive breast cancer: a randomised controlled trial. *Lancet*. 2007;369(9555):29–36.

26. Henderson IC, Berry DA, Demetri GD, et al. Improved outcomes from adding sequential Paclitaxel but not from escalating Doxorubicin dose in an adjuvant chemotherapy regimen for patients with node-positive primary breast cancer. *J Clin Oncol*. 2003;21(6):976–983.

27. Martin M, Pienkowski T, Mackey J, et al. Adjuvant docetaxel for node-positive breast cancer. *N Engl J Med*. 2005;352(22):2302–2313.

28. Citron ML, Berry DA, Cirrincione C, et al. Randomized trial of dose-dense versus conventionally scheduled and sequential versus concurrent combination chemotherapy as postoperative adjuvant treatment of node-positive primary breast cancer: first report of Intergroup Trial C9741/Cancer and Leukemia Group B Trial 9741. *J Clin Oncol*. 2003;21(8):1431–1439.

29. Davies C, Pan H, Godwin J, et al. Long-term effects of continuing adjuvant tamoxifen to 10 years versus stopping at 5 years after diagnosis of oestrogen receptor-positive breast cancer: ATLAS, a randomised trial. *Lancet*. 2013;381(9869):805–816.

30. Baum M, Budzar AU, Cuzick J, et al. Anastrozole alone or in combination with tamoxifen versus tamoxifen alone for adjuvant treatment of postmenopausal women with early breast cancer: first results of the ATAC randomised trial. *Lancet*. 2002;359(9324):2131–2139.

31. Dowsett M, Forbes JF, Bradley R, et al. Aromatase inhibitors versus tamoxifen in early breast cancer: patient-level meta-analysis of the randomised trials. *Lancet*. 2015;386(10001):1341–1352.

32. Recht A, Come SE, Gelman RS, et al. Integration of conservative surgery, radiotherapy, and chemotherapy for the treatment of early-stage, node-positive breast cancer: sequencing, timing,

and outcome. *J Clin Oncol.* 1991;9(9):1662–1667.

33.　Videtic GMM, Woody N, Vassil AD. *Handbook of Treatment Planning in Radiation Oncology.* 2nd ed. New York, NY: Demos Medical; 2015.

34.　Buchholz TA. Radiation therapy for early-stage breast cancer after breast-conserving surgery. *N Engl J Med.* 2009;360(1):63–70.

35.　Jacobson JA, Danforth DN, Cowan KH, et al. Ten-year results of a comparison of conservation with mastectomy in the treatment of stage I and II breast cancer. *N Engl J Med.* 1995;332(14):907–911.

36.　van Dongen JA, Voogd AC, Fentiman IS, et al. Long-term results of a randomized trial comparing breast-conserving therapy with mastectomy: European Organization for Research and Treatment of Cancer 10801 trial. *J Natl Cancer Inst.* 2000;92(14):1143–1150.

37.　Veronesi U, Cascinelli N, Mariani L, et al. Twenty-year follow-up of a randomized study comparing breast-conserving surgery with radical mastectomy for early breast cancer. *N Engl J Med.* 2002;347(16):1227–1232.

38.　Arriagada R, Le MG, Rochard F, Contesso G. Conservative treatment versus mastectomy in early breast cancer: patterns of failure with 15 years of follow-up data. Institut Gustave-Roussy Breast Cancer Group. *J Clin Oncol.* 1996;14(5):1558–1564.

39.　Fisher B, Anderson S, Bryant J, et al. Twenty-year follow-up of a randomized trial comparing total mastectomy, lumpectomy, and lumpectomy plus irradiation for the treatment of invasive breast cancer. *N Engl J Med.* 2002;347(16):1233–1241.

40.　Blichert-Toft M, Rose C, Andersen JA, et al. Danish randomized trial comparing breast conservation therapy with mastectomy: six years of life-table analysis. Danish Breast Cancer Cooperative Group. *J Natl Cancer Inst Monogr.* 1992(11):19–25.

41.　Holland R, Veling SH, Mravunac M, Hendriks JH. Histologic multifocality of Tis, T1-2 breast carcinomas: implications for clinical trials of breast-conserving surgery. *Cancer.* 1985;56(5):979–990.

42.　Darby S, McGale P, Correa C, et al. Effect of radiotherapy after breast-conserving surgery on 10-year recurrence and 15-year breast cancer death: meta-analysis of individual patient data for 10,801 women in 17 randomised trials. *Lancet.* 2011;378(9804):1707–1716.

43.　Whelan TJ, Olivotto IA, Parulekar WR, et al. Regional nodal irradiation in early-stage breast cancer. *N Engl J Med.* 2015;373(4):307–316.

44.　Poortmans PM, Collette S, Kirkove C, et al. Internal mammary and medial supraclavicular irradiation in breast cancer. *N Engl J Med.* 2015;373(4):317–327.

45.　Smith BD, Bentzen SM, Correa CR, et al. Fractionation for whole breast irradiation: an American Society for Radiation Oncology (ASTRO) evidence-based guideline. *Int J Radiat Oncol Biol Phys.* 2011;81(1):59–68.

46.　Yarnold J, Ashton A, Bliss J, et al. Fractionation sensitivity and dose response of late adverse effects in the breast after radiotherapy for early breast cancer: long-term results of a randomised trial. *Radiother Oncol.* 2005;75(1):9–17.

47.　Haviland JS, Owen JR, Dewar JA, et al. The UK Standardisation of Breast Radiotherapy (START) trials of radiotherapy hypofractionation for treatment of early breast cancer: 10-year follow-up results of two randomised controlled trials. *Lancet Oncol.* 2013;14(11):1086–1094.

48.　Whelan TJ, Pignol JP, Levine MN, et al. Long-term results of hypofractionated radiation therapy for breast cancer. *N Engl J Med.* 2010;362(6):513–520.

49.　Bartelink H, Horiot JC, Poortmans PM, et al. Impact of a higher radiation dose on local control and survival in breast-conserving therapy of early breast cancer: 10-year results of the randomized boost versus no boost EORTC 22881-10882 trial. *J Clin Oncol.* 2007;25(22):3259–3265.

50.　Romestaing P, Lehingue Y, Carrie C, et al. Role of a 10-Gy boost in the conservative treatment of early breast cancer: results of a randomized clinical trial in Lyon, France. *J Clin Oncol.* 1997;15(3):963–968.

51.　Bartelink H, Maingon P, Poortmans P, et al. Whole-breast irradiation with or without a boost for patients treated with breast-conserving surgery for early breast cancer: 20-year follow-up of a randomised phase 3 trial. *Lancet Oncol.* 2015;16(1):47–56.

52.　Vrieling C, van Werkhoven E, Maingon P, et al. Prognostic factors for local control in breast cancer after long-term follow-up in the EORTC Boost vs No Boost Trial: a randomized clinical trial. *JAMA Oncol*. 2017;3(1):42–48.

53. Donovan E, Bleakley N, Denholm E, et al. Randomised trial of standard 2D radiotherapy (RT) versus intensity modulated radiotherapy (IMRT) in patients prescribed breast radiotherapy. *Radiother Oncol*. 2007;82(3):254–264.

54. Pignol JP, Olivotto I, Rakovitch E, et al. A multicenter randomized trial of breast intensity-modulated radiation therapy to reduce acute radiation dermatitis. *J Clin Oncol*. 2008;26(13):2085–2092.

55. Freedman GM, Anderson PR, Bleicher RJ, et al. Five-year local control in a phase II study of hypofractionated intensity modulated radiation therapy with an incorporated boost for early stage breast cancer. *Int J Radiat Oncol Biol Phys*. 2012;84(4):888–893.

56. Darby SC, Ewertz M, McGale P, et al. Risk of ischemic heart disease in women after radiotherapy for breast cancer. *N Engl J Med*. 2013;368(11):987–998.

57. Darby SC, McGale P, Taylor CW, Peto R. Long-term mortality from heart disease and lung cancer after radiotherapy for early breast cancer: prospective cohort study of about 300,000 women in US SEER cancer registries. *Lancet Oncol*. 2005;6(8):557–565.

58. Rutter CE, Chagpar AB, Evans SB. Breast cancer laterality does not influence survival in a large modern cohort: implications for radiation-related cardiac mortality. *Int J Radiat Oncol Biol Phys*. 2014;90(2):329–334.

59. Fisher B, Bryant J, Dignam JJ, et al. Tamoxifen, radiation therapy, or both for prevention of ipsilateral breast tumor recurrence after lumpectomy in women with invasive breast cancers of one centimeter or less. *J Clin Oncol*. 2002;20(20):4141–4149.

60. Hughes KS, Schnaper LA, Bellon JR, et al. Lumpectomy plus tamoxifen with or without irradiation in women age 70 years or older with early breast cancer: long-term follow-up of CALGB 9343. *J Clin Oncol*. 2013;31(19):2382–2387.

61. Kunkler IH, Williams LJ, Jack WJ, Cameron DA, Dixon JM. Breast-conserving surgery with or without irradiation in women aged 65 years or older with early breast cancer (PRIME II): a randomised controlled trial. *Lancet Oncol*. 2015;16(3):266–273.

62. Fyles AW, McCready DR, Manchul LA, et al. Tamoxifen with or without breast irradiation in women 50 years of age or older with early breast cancer. *N Engl J Med*. 2004;351(10):963–970.

63. Winzer KJ, Sauerbrei W, Braun M, et al. Radiation therapy and tamoxifen after breast-conserving surgery: updated results of a 2 x 2 randomised clinical trial in patients with low risk of recurrence. *Eur J Cancer*. 2010;46(1):95–101.

64. Potter R, Gnant M, Kwasny W, et al. Lumpectomy plus tamoxifen or anastrozole with or without whole breast irradiation in women with favorable early breast cancer. *Int J Radiat Oncol Biol Phys*. 2007;68(2):334–340.

65. Vaidya JS, Wenz F, Bulsara M, et al. Risk-adapted targeted intraoperative radiotherapy versus whole-breast radiotherapy for breast cancer: 5-year results for local control and overall survival from the TARGIT-A randomised trial. *Lancet*. 2014;383(9917):603–613.

66. Veronesi U, Orecchia R, Maisonneuve P, et al. Intraoperative radiotherapy versus external radiotherapy for early breast cancer (ELIOT): a randomised controlled equivalence trial. *Lancet Oncol*. 2013;14(13):1269–1277.

67. Gage I, Recht A, Gelman R, et al. Long-term outcome following breast-conserving surgery and radiation therapy. *Int J Radiat Oncol Biol Phys*. 1995;33(2):245–251.

68. Vicini FA, Kestin LL, Goldstein NS. Defining the clinical target volume for patients with early-stage breast cancer treated with lumpectomy and accelerated partial breast irradiation: a pathologic analysis. *Int J Radiat Oncol Biol Phys*. 2004;60(3):722–730.

69. Vicini F, Shah C, Tendulkar R, et al. Accelerated partial breast irradiation: An update on published level I evidence. *Brachytherapy*. 2016;15(5):607–615.

70. Morrow M, White J, Moughan J, et al. Factors predicting the use of breast-conserving therapy in stage I and II breast carcinoma. *J Clin Oncol*. 2001;19(8):2254–2262.

71. Shah C, Vicini F, Wazer DE, et al. The American Brachytherapy Society consensus statement for accelerated partial breast irradiation. *Brachytherapy*. 2013;12(4):267–277.

72. Correa C, Harris EE, Leonardi MC, et al. Accelerated partial breast irradiation: executive summary for the update of an ASTRO Evidence-Based Consensus Statement. *Pract Radiat Oncol.* 2017;7(2):73–79.

73. Polgar C, Fodor J, Major T, et al. Breast-conserving therapy with partial or whole breast irradiation: ten-year results of the Budapest randomized trial. *Radiother Oncol.* 2013;108(2):197–202.

74. Polgar C, Ott OJ, Hildebrandt G, et al. Late side-effects and cosmetic results of accelerated partial breast irradiation with interstitial brachytherapy versus whole-breast irradiation after breast-conserving surgery for low-risk invasive and in-situ carcinoma of the female breast: 5-year results of a randomised, controlled, phase 3 trial. *Lancet Oncol.* 2017;18(2):259–268.

75. Strnad V, Ott OJ, Hildebrandt G, et al. Five-year results of accelerated partial breast irradiation using sole interstitial multicatheter brachytherapy versus whole-breast irradiation with boost after breast-conserving surgery for low-risk invasive and in-situ carcinoma of the female breast: a randomised, phase 3, non-inferiority trial. *Lancet.* 2016;387(10015):229–238.

76. Olivotto IA, Whelan TJ, Parpia S, et al. Interim cosmetic and toxicity results from RAPID: a randomized trial of accelerated partial breast irradiation using three-dimensional conformal external beam radiation therapy. *J Clin Oncol.* 2013;31(32):4038–4045.

77. Liss AL, Ben-David MA, Jagsi R, et al. Decline of cosmetic outcomes following accelerated partial breast irradiation using intensity modulated radiation therapy: results of a single-institution prospective clinical trial. *Int J Radiat Oncol Biol Phys.* 2014;89(1):96–102.

78. Hepel JT, Tokita M, MacAusland SG, et al. Toxicity of three-dimensional conformal radiotherapy for accelerated partial breast irradiation. *Int J Radiat Oncol Biol Phys.* 2009;75(5):1290–1296.

79. Chafe S, Moughan J, McCormick B, et al. Late toxicity and patient self-assessment of breast appearance/satisfaction on RTOG 0319: a phase 2 trial of 3-dimensional conformal radiation therapy-accelerated partial breast irradiation following lumpectomy for stages I and II breast cancer. *Int J Radiat Oncol Biol Phys.* 2013;86(5):854–859.

80. Livi L, Meattini I, Marrazzo L, et al. Accelerated partial breast irradiation using intensity-modulated radiotherapy versus whole breast irradiation: 5-year survival analysis of a phase 3 randomised controlled trial. *Eur J Cancer.* 2015;51(4):451–463.

81. Julian T, Constantino J, Vicini F. Early toxicity results with 3D conformal external beam (CEBT) from the NSABP B-39/RTOG 0413 accelerated partial breast irradiation (APBI) trial. *J Clin Oncol.* 2011;29:suppl; abstr 1011.

82. Rodriguez N, Sanz X, Dengra J, et al. Five-year outcomes, cosmesis, and toxicity with 3-dimensional conformal external beam radiation therapy to deliver accelerated partial breast irradiation. *Int J Radiat Oncol Biol Phys.* 2013;87(5):1051–1057.

83. Coles C, Agarwal R, Ah-See M. Partial-breast radiotherapy after breast conservation surgery for patients with early breast cancer (UK IMPORT LOW trial): 5-year results from a multicentre, randomised, controlled, phase 3 non-inferiority trial. *Lancet.* 2017;390:1048–1060.

84. Polgar C, Major T, Fodor J, et al. Accelerated partial-breast irradiation using high-dose-rate interstitial brachytherapy: 12-year update of a prospective clinical study. *Radiother Oncol.* 2010;94(3):274–279.

85. Shah C, Antonucci JV, Wilkinson JB, et al. Twelve-year clinical outcomes and patterns of failure with accelerated partial breast irradiation versus whole-breast irradiation: results of a matched-pair analysis. *Radiother Oncol.* 2011;100(2):210–214.

86. Benitez PR, Keisch ME, Vicini F, et al. Five-year results: the initial clinical trial of MammoSite balloon brachytherapy for partial breast irradiation in early-stage breast cancer. *Am J Surg.* 2007;194(4):456–462.

87. Shah C, Badiyan S, Ben Wilkinson J, et al. Treatment efficacy with accelerated partial breast irradiation (APBI): final analysis of the American Society of Breast Surgeons MammoSite® breast brachytherapy registry trial. *Ann Surg Oncol.* 2013;20(10):3279–3285.

88. Shah C, Khwaja S, Badiyan S, et al. Brachytherapy-based partial breast irradiation is associated with low rates of complications and excellent cosmesis. *Brachytherapy.* 2013;12(4):278–284.

89. Smith GL, Xu Y, Buchholz TA, et al. Association between treatment with brachytherapy vs

whole-breast irradiation and subsequent mastectomy, complications, and survival among older women with invasive breast cancer. *JAMA*. 2012;307(17):1827–1837.

90. Presley CJ, Soulos PR, Herrin J, et al. Patterns of use and short-term complications of breast brachytherapy in the national Medicare population from 2008-2009. *J Clin Oncol*. 2012;30(35):4302–4307.

91. Cuttino LW, Arthur DW, Vicini F, et al. Long-term results from the Contura multilumen balloon breast brachytherapy catheter phase 4 registry trial. *Int J Radiat Oncol Biol Phys*. 2014;90(5):1025–1029.

92. Yashar C, Attai D, Butler E, et al. Strut-based accelerated partial breast irradiation: report of treatment results for 250 consecutive patients at 5 years from a multicenter retrospective study. *Brachytherapy*. 2016;15(6):780–787.

第**22**章

局部晚期乳腺癌

Yvonne D. Pham，Rahul D. Tendulkar

速览:局部晚期乳腺癌(LABC)通常包括临床ⅡB期(T3N0)~Ⅲ期的乳腺癌,炎性乳腺癌(IBC)也是LABC的一个亚型。治疗原则见表22-1。

表22-1 治疗原则

新辅助化学治疗(NACT)	可获得高达15%~20%的pCR,NACT后可行美容效果佳的外科手术,但与辅助CHT相比不延长DFS或OS。HER2+的乳腺癌患者在行新辅助或辅助化学治疗时应加曲妥珠单抗或帕妥珠单抗
手术	NACT后3~6周进行手术。尽管LABC不是BCT的禁忌证,但术式通常为MRM+ALND
放射治疗	手术(或术后辅助化学治疗)后约4周开始。NACT后放射治疗的适应证:初诊时临床Ⅲ期(无论对CHT是否有反应)或有淋巴结转移。辅助CHT后放射治疗的适应证:任何病理Ⅲ期的患者(Ⅱ期能否免除放射治疗存在争议)

流行病学:据美国国家癌症数据库(NCDB)统计,2014年Ⅲ期乳腺癌的发病率从2004年的9.6%降至7.3%[1]。LABC代表一类异质性的肿瘤。常规筛查性乳腺X线检查能发现一部分LABC,其生长迅速。炎性乳腺癌(IBC)尤其如此,约占新诊断的所有乳腺恶性肿瘤的2%,在非裔美国人中比高加索人中更常见[2]。LABC表现为肿瘤生长缓慢、不易察觉、逐渐侵袭扩散。在异质性人群中,没有明确的风险因素提示其为进展期。然而年轻(绝经前)女性和非裔美国人更有可能患LABC[3]。

风险因素、解剖学、病理学和遗传学:详见第21章。

临床表现:乳腺肿块可通过自我乳房检查、乳腺X线或临床检查发现,很少伴疼痛(约5%)。乳腺癌发展到晚期(T3~T4)通常是由于缺乏筛查,患者忽视、误诊或肿瘤生物学具有侵袭性所致。其他LABC体征包括腋窝淋巴结肿大、皮肤红斑、酒窝征、乳头内陷、血性分泌物和乳房形状改变。IBC是临床诊断,超过1/3乳腺皮肤出现红斑和水肿(橘皮征),肿瘤在6个月内迅速发展,包括乳腺快速增大、广泛硬化、伴或不伴明显的肿块、活检证实为癌。IBC的病理特点是(50%~75%的病例)真皮淋巴管内存在瘤栓,但该特点对诊断

IBC 既不充分也不必要。无临床症状的隐匿性皮肤淋巴管侵犯是很罕见的（＜2% 的病例）[4]。IBC 患者更多表现为激素受体阴性和 HER2 ＋，大多数伴有阳性淋巴结，约 30% 存在远处转移。

诊断：病史和体格检查需注意疾病的程度，如果是 IBC（照片资料）要特别注意皮肤受累的程度，还需评估肿瘤和淋巴结的活动性。由于大多数患者将行 NACT，故治疗前评估和记录疾病程度是非常重要的。

实验室检查：CBC、CMP、碱性磷酸酶。

影像学检查：必要时进行双侧乳腺 X 线和超声检查。对于临床ⅢA 期和更高分期（T3N1 或任何 N2）的患者，需行胸部、腹部、骨盆 CT 和骨扫描或 PET － CT 评估区域淋巴结和（或）远处转移[5]。其他影像学检查包括颅脑 MRI（如出现神经系统的症状）以及对骨扫描摄取增高区域行线片检查。

病理活检：为检测 ER、PR 和 HER2 的状态，选择空芯针穿刺活检而非细针穿刺（IBC 需取皮肤全层）。

其他：在蒽环类药物化学治疗前需行 MUGA 扫描（LVEF ＜30% ～35% 时禁用阿霉素，累积剂量达 450 ~500mg/m² 后需注意心脏毒性）。

预后因素

良好：CHT 后 pCR，MRM 切缘阴性，含紫杉类的 CHT。

不良：淋巴结侵犯（最重要），IBC，非裔美国人，ER －，广泛红斑，存在微钙化，p53 突变，妊娠期。

分期：有关《AJCC 癌症分期手册》内容详见第 21 章。

治疗模式：一般情况下，先 NACT 后手术或手术后辅助 CHT 和放射治疗。

化学治疗：NACT 和辅助 CHT 的 DFS 和 OS 无差异[6,7]，但 NACT 可使不能手术的乳腺癌患者获得手术机会并改善术后的美容效果，并且有助于评价新辅助全身治疗的疗效。乳腺癌的一些亚型（HER2 ＋ 或 TNBC）对 NACT 有很好的治疗反应。妊娠期乳腺癌无法手术的患者也能从 NACT 中获益。小于 60 岁的患者，非裔美国人和在研究型医学中心接受治疗的患者更有可能接受 NACT[8]。NACT 方案的具体选择应基于肿瘤生物学和亚型决定。一般来说，选择含蒽环类的方案和紫杉醇，如果存在禁忌证则选择多西紫杉醇替代多柔比星。在大型多中心Ⅲ期临床试验中，NACT 后 pCR 率为 15% ～20%，NACT 方案包括多柔比星、环磷酰胺、多西紫杉醇（AC/T），表柔比星、紫杉醇，环磷酰胺、甲氨蝶呤、5－FU（CMF）[9]。NSABP B－27试验证明术前 AC ＋ 多西紫杉醇与单用 AC 相比具有较高的总体临床反应率（91% 对 86%，P ＜0.001）和较高的 pCR（26% 对 14%，P ＜0.001），但两组的 DFS 和 OS 无差异[10]。常用的方案是剂量密集的 AC ×4 周期贯序紫杉醇 qw ×12 周。术后获得 pCR 的患者与有肿瘤残留的患者相比，DFS（HR ＝0.48）和 OS（HR ＝0.48）显著延长[11]。

在两项随机研究的汇总分析中，在以蒽环类和紫杉类为基础的新辅助化学治疗中加入曲妥珠单抗可提高 HER2 ＋患者的 pCR 并降低复发风险[12]。其中一项试验（NOAH）的长期结果显示,加曲妥珠单抗的患者 5 年 EFS(无事件生存期)比仅行 CHT 的患者有所改善[13]。对 HER2 + 的患者,新辅助治疗中加曲妥珠单抗,pCR 与 DFS、OS 的改善相关[14]。其他靶向药物还包括拉帕替尼(酪氨酸激酶抑制剂)和帕妥珠单抗(人源化单克隆抗体,阻断 HER2 的二聚化结构域,阻止 HER2 异二聚体形成)。两项随机 Ⅱ 期临床研究显示,NACT 联合曲妥珠单抗的治疗中加入帕妥珠单抗可提高 pCR(达 46%~66%),FDA 已经批准帕妥珠单抗纳入新辅助治疗中[15,16]。常用的方案是 TCHP。

手术:NACT 前应评估肿瘤和淋巴结的情况。将不投射线的夹子置于肿瘤部位以协助制定局部治疗方案和随后的病理评估(CHT 后 CR 有助于局部治疗)。记录肿瘤的大小以进行分期(超声或乳腺 MRI)。对可疑受侵的腋窝淋巴结进行细针穿刺或空芯针穿刺活检,同时放置不透射线的夹子。如果 FNA 为阴性,则行 SLNB 进行腋窝分期。如果腋窝淋巴结临床无转移,可在新辅助化学治疗前行前哨淋巴结活检(医院偏好)或待手术后评估;如果为阴性,则不需要进一步评估。

手术通常在 NACT 后 3~6 周进行,常规行改良乳腺癌根治术 + 腋窝淋巴结清扫术(MRM ± ALND)。ALND 需清扫腋窝第 Ⅰ、Ⅱ 水平淋巴结;如果第 Ⅰ、Ⅱ 水平淋巴结转移明显,则需行第 Ⅲ 水平淋巴结清扫。考虑 NACT 后 LABC 患者淋巴结情况可能改变,行 SLNB 而非 ALND 是有争议的。一项 Meta 分析显示,在这种情况下 SLNB 的假阴性率为 14.2%(95% CI 为 12.5~16)[17]。LABC 不是 BCT 的禁忌证,但必须谨慎选择;至少一个前瞻性随机试验显示 NACT 后 BCT 并不会缩短 OS,但是那些降期后符合行 BCT 患者的 IBTR 更高[18]。SLNB 如果发现阳性淋巴结,则应行腋窝淋巴结清扫,尤其对于术后不考虑行放射治疗的患者更应该行腋窝淋巴结清扫(详见《ASCO 指南》中关于 SLNB 的相关内容)。

放射治疗

适应证:乳房切除术后放射治疗(PMRT)的适应证一般包括临床 Ⅲ 期(无论对 NACT 是否反应),NACT 后仍有阳性淋巴结和病理 Ⅲ 期的患者。Ⅱ 期乳腺癌是否行 PMRT 尚有争议。根据正在进行的 NSABP B–51 试验提示,广泛的淋巴结照射应包括腋窝、锁骨上和内乳淋巴结。既往包括腋后野补量(PAB)的全腋窝照射的适应证,是基于治疗后腋窝的复发风险:淋巴结外侵犯,≥10 LNs +,阳性淋巴结率 >50%,腋窝未清扫。内乳(IM)淋巴结照射一直存在争议,主要是文献报道内乳淋巴结复发比较罕见及心脏毒性,但所有经典的 PMRT 试验中都行了内乳淋巴结照射。内乳淋巴结照射的适应证包括临床内乳淋巴结阳性、肿瘤位于乳腺中心(内象限)或腋窝淋巴结阳性。放射治疗通常在术后或 CHT 后(以最后者为准)约 4 周开始,以保证足够的切口愈合和身体恢复时间。

剂量:胸壁和区域淋巴结的常规剂量为 50Gy/25fx。《PMRT 指南》尚无足够证据来推荐总剂量、分割方式和瘢痕加量及补偿[19]。如果近切缘或切缘阳性,则考虑加量至 60Gy,肉眼可见残留(不可切除)病灶则剂量应 ≥66Gy。炎性乳腺癌的治疗应包括 CHT、乳房切除术和 PMRT(无论对 NACT 的反应如何)3 种手段。

放射治疗流程:见《放射肿瘤学治疗计划手册》第 5 章[20]。

基于循证数据的问与答

● 乳房切除术和辅助 CHT 后复发模式研究的经典数据有哪些?

Fowble,ECOG 汇总分析(*JCO* 1988,PMID 3292711。表 22 - 2):回顾性分析 1978—1982 年东部肿瘤协作组(ECOG)治疗的 627 例绝经前和绝经后行乳房切除术和辅助 CHT 未行放射治疗的患者。入组标准:年龄 <66 岁,原发肿瘤局限于乳腺和同侧腋窝,不固定,无手臂水肿、炎症改变、溃疡、皮肤卫星结节,橘皮征 >1/3 乳腺皮肤和皮肤浸润 >2cm。所有患者均有阳性淋巴结。中位随访时间为 4.5 年。多变量分析对 3 年内 LRR 有意义的因素包括:肿瘤 >5cm,≥4 个 LN + ,ER - ,肿瘤坏死和胸肌筋膜受累。

结论:LN + 伴有高危因素的患者应考虑行 PMRT。

表 22 - 2　ECOG 试验中 LRR 相关因素

	LRR	*P* 值		LRR	*P* 值		LRR	*P* 值
肿瘤大小		0.004	ER 状态		0.02			0.007
≤2cm	9%					胸肌筋膜侵犯		
2~5cm	9%		阳性	8%				
>5cm	19%		阴性	14%		未出现	10%	
阳性淋巴结个数		0.006	肿瘤坏死		0.02	出现	29%	
1~3 +	7%		未出现	8%				
4~7 +	15%		出现	17%				
≥8 +	15%							

Taghian,NSABP 汇总分析(*JCO* 2004,PMID 15452182):汇总分析多个 NSABP 试验(B - 15、B - 16、B - 18、B - 22 和 B - 25),淋巴结阳性的乳腺癌患者行乳房切除术和辅助 CHT(90% 的患者行包含多柔比星的化学治疗方案) ± 他莫昔芬,未行 PMRT。治疗后 10 年,12.2% 的患者出现孤立的局部区域复发(LRF),19.8% 的患者局部区域复发伴或不伴远处复发(DF),43.3% 的患者单独远处复发为首发事件。LRF(±DF)作为首发事件,伴 1~3 个 LN + 的患者比例是 13% ,4~9 个 LN + 的患者为 24.4% ,≥10 个 LN + 的患者为 31.9%(*P* <0.0001)。肿瘤 ≤2cm 的患者为14.9% ,2.1~5.0cm 的患者为 21.3% , >5cm 的患者为 24.6%(*P* <0.0001)。大多数复发病灶位于胸壁和乳房切除术的瘢痕周围(占 LRF 的 56.9%),其次是锁骨上 LN(占 LRF 的 22.6%)和腋窝(占 LRF 的 11.7%)。内乳和锁骨下复发不超过 1% 。多变量分析 LRF 作为首次事件的重要预测因素包括年龄、肿瘤大小、绝经前、阳性淋巴结数目和清扫的淋巴结数目。

结论:LRF 作为首发事件在肿瘤较大且 ≥4 个 LN + 的患者中的发生概率较高,因此对这类人群推荐 PMRT。腋窝 LN 状态是 LRR 最重要的预测因素,其中 LRR 大多数发生在胸壁。

- **有哪些随机证据表明辅助 CHT 后 PMRT 能让患者获益？**

至少三项随机试验表明 PMRT 可让高危患者,特别是 LN + 的患者生存获益。现代未行 PMRT 的 pT1 ~ 2N1 患者的 LRR 风险(< 10%)明显低于过去(20% ~ 30%),因此 PMRT 能否让这组人群获益仍有争议。

Ragaz, British Columbia (*NEJM* 1997, PMID 9309100; *JNCI* 2005 更新, PMID 15657341。表 22 - 3):318 例 Ⅰ 期或 Ⅱ 期的绝经前乳腺癌患者行 MRM + ALND(第 Ⅰ 和第 Ⅱ 水平),术后病理淋巴结阳性者入组前瞻性随机试验,比较辅助化学治疗 CMF + PMRT 与单纯辅助化学治疗 CMF 的疗效差异。入组条件:行 MRM + ALND(第Ⅰ和第Ⅱ水平),术后病理为淋巴结阳性。术中清扫 LN 的中位数为 11 个。CMF 的疗程为 6 ~ 12 个月。PMRT 在 CHT 的第四和第五周期之间进行。采用胸壁切线野照射,剂量为 37.5Gy/16fx。中位腋窝通过 AP SCV 照射野和 PAB 接收 35Gy/16fx 的照射剂量。IM 区域直接照射 IM 链,剂量为 37.5Gy/16fx。所有射野都用 ^{60}Co 照射。MFU 为 150 个月。

结论:PMRT 改善了长期 LRC(局部控制)、DFS 和 OS。

表22 -3　英国哥伦比亚的 PMRT 试验结果

	15 年 LRC	15 年 DFS	15 年 OS	20 年 LRC	20 年 DFS	20 年 OS
CMF + PMRT	87%	50%	54%	90%	48%	47%
CMF	67%	33%	46%	74%	30%	37%
P 值	0.003	0.007	0.07	0.002	0.001	0.03

Overgaard, Danish Breast Cancer Cooperative Group 82b(*NEJM* 1997, PMID9395428。表 22 -4):前瞻性随机试验入组1708例绝经前高危的 Ⅱ 期或 Ⅲ 期行乳房切除术 + ALND 的乳腺癌患者,比较术后 CMF + PMRT 和 CMF 的疗效。高危定义为腋窝 LN + ,肿瘤 >5cm,和(或)皮肤或胸肌筋膜侵犯。绝经前定义为闭经 <5 年或在 55 岁前行子宫切除术。腋窝清扫淋巴结的中位数为 7 个。术后治疗为 CMF×8 个周期 + 放射治疗或 CMF×9 个周期。CMF 的第 1 个疗程后予放射治疗,放射治疗结束后 1 ~ 2 周继续化学治疗。设置 5 个照射野,即腋窝、SCV、ICV、胸壁和 IM 淋巴结(第 1 ~ 4 肋间隙),给予预期中位剂量 50Gy/25fx、35 天或 48Gy/22fx、38 天。如果 AP 径太大则设置后腋窝野最大剂量为 55Gy/25fx 或 52.8Gy/22fx。大部分治疗采用直线加速器。中位随访时间为 114 个月。

结论:PMRT 让所有 T 分期、N 分期(甚至 N0)和组织病理学分级的乳腺癌患者都有显著的生存获益。如今腋窝淋巴结中位清扫数目 7 个是不够的,可能会低估患者分期。

表 22 - 4　丹麦 82b PMRT 试验结果

	10 年 LRC	10 年 DFS	10 年 OS
CMF + 放射治疗	91%	48%	54%
CMF	68%	34%	45%
P 值	<0.001	<0.001	<0.001

Overgaard,丹麦乳腺癌合作组 82c(*Lancet* 1999,PMID10335782。表 22 - 5):前瞻性随机试验入组1375例,年龄 <70 岁,Ⅱ期或Ⅲ期乳腺癌,行全乳切除术 + ALND 的绝经后高危女性。随机分以下 3 组:PMRT + 他莫昔芬(Tam)组,单用他莫昔芬组和 CMF + 他莫昔芬组(未报告)。高危定义同 82b 试验。绝经定义为闭经≥5 年或在 55 岁后行子宫切除术。58% 的患者有1 ~3 个 LN + 。所有患者均服用他莫昔芬 30mg/d 治疗 1 年。清扫的淋巴结中位数为 7 个。PMRT 同 82b 试验。除 69 个患者外其余均采用直线加速器放射治疗。中位随访时间为 123 个月。

结论:辅助他莫昔芬治疗的同时行 PMRT 可降低高危绝经后乳腺癌患者的 LRR 并延长 OS。

评论:他莫昔芬治疗 1 年是不够的。

表 22 - 5　丹麦 82c PMRT 试验结果

	局部复发作为首次复发	远处复发作为首次复发	10 年 DFS	5 年 OS	10 年 OS
Tam + PMRT	8%	39%	36%	63%	45%
Tam	35%	25%	24%	62%	36%
P 值	<0.001		<0.001		0.03

Overgaard,82b 和 82c 联合分析(*Radiother Oncol* 2007,PMID 17306393。表 22 - 6):考虑 82b 和 82c 试验中纳入的大部分女性患者行有限的 ALND,因此对 1152 例腋窝淋巴结清扫≥8 个的患者进行亚组分析。结果显示,PMRT 显著改善了所有 LN + 患者的 LRC 和 OS,其中 1 ~3 个 LN + 和≥4 个 LN + 的两类患者改善效果相似。总的来说,PMRT 能让患者获益,其疗效与阳性淋巴结的数目无关。

表 22 - 6　82b 和 82c 联合分析 1 ~3 个 LN + 的患者

	15 年 OS 所有患者	15 年 LRF 1 ~3 个 LN +	15 年 OS 1 ~3 个 LN +	15 年 LRF ≥4 个 LN +	15 年 OS ≥4 个 LN +
No PMRT	29%	27%	48%	51%	12%
PMRT	39%	4%	57%	10%	21%
P 值	0.015	<0.001	0.03	<0.001	0.03

Clarke,EBCTCG Meta 分析(*Lancet* 2005,PMID 16360786;*Lancet* 2014 更新,PMID 24656685。表 22 - 7 和表 22 - 8):收集 1964—1986 年间 22 个临床试验中行乳房切除术和 ALND ± PMRT 的 8135 例女性患者的相关数据进行 Meta 分析。其中 3786 名患者清扫了腋

窝第Ⅰ和第Ⅱ水平淋巴结,清扫的中位数为 10 个。所有入组临床试验的患者都照射了胸壁、SCV 或腋窝(或两者)和 IM 链。PMRT 降低了 3131 名 pN + 患者的 10 年 LRR 和任何复发(AR)的风险,以及 20 年的乳腺癌死亡风险(BCM)。LN 阴性的患者行 PMRT 后无明显获益。PMRT 显著改善了 1772 名≥4 个 LN + 的乳腺癌女性患者的预后。PMRT 显著降低了 1314 名伴有 1~3 个 LN + 的乳腺癌患者的 LRR、AR 和 BCM。

表22 -7   早期乳腺癌试验合作组 Meta 分析(2014 更新)

	10 年局部复发	10 年任何首次复发	20 年乳腺癌死亡风险
pN1~3(1314)			
放射治疗	3.8%	34.2%	42.3%
不放射治疗	20.3%	45.7%	50.2%
P 值	$2P < 0.00001$	$2P = 0.00006$	$2P = 0.01$
pN4 + (1772)			
放射治疗	13.0%	66.3%	70.7%
不放射治疗	32.1%	75.1%	80.0%
P 值	$2P < 0.00001$	$2P = 0.0003$	$2P = 0.04$
pN0(700)			
放射治疗	3.0%	22.4%	28.8%
不放射治疗	1.6%	21.1%	26.6%
P 值	$P > 0.1$	$RR 1.06, P > 0.1$	$RR 1.18, P > 0.1$
pN + (3131)			
放射治疗	8.1%	51.9%	58.3%
不放射治疗	26.0%	62.5%	66.4%
P 值	$2P < 0.00001$	$2P < 0.00001$	$2P = 0.001$

表22 -8   EBCTCG 亚组分析 1133 例 1~3 个 LN + 行全身治疗的乳腺癌患者

	10 年 LRR	10 年 AR	20 年 BCM
pN1 - 3 + (1133)			
RT	4.3%	33.8%	41.5%
No RT	21.0%	45.5%	49.4%
P 值	$2P = 0.00001$	$2P = 0.00009$	$2P = 0.01$

● T3N0 的肿瘤是否具有高复发风险?

pT3N0 的乳腺癌患者是否行 PMRT 存在争议。至少 2 个大规模的回顾性分析显示,pT3N0 的患者行乳房切除术 + 全身治疗后局部控制失败(LF)发生率低于 10%。相反,2014 年 SEER 分析和单机构数据显示 T3N0 的患者能从 PMRT 中获益。

Taghian,NSABP 汇总分析(*JCO* 2006,PMID 16921044):收集 5 个 NSABP 的前瞻性随机试验(B - 13、B - 14、B - 19、B - 20、B - 23)中的 313 例 pN0,肿瘤≥5cm(pT3N0)行乳房切

除术未行 PMRT 的乳腺癌患者的相关资料进行回顾性分析。中位随访时间为 15 年。34%
的患者行辅助 CHT,21% 的患者行他莫昔芬治疗,19% 的患者行辅助 CHT + 他莫昔芬,26%
的患者未行全身治疗。28 名患者发生了 LRF,其中 7% 的患者肿瘤 = 5cm,7.2% 的患者肿瘤 >
5cm。孤立的 LRF,伴或不伴远处转移的 LRF 和远处转移作为首发事件的 10 年累积发生率分
别为 7.1%、10.0% 和 23.6%。24/28 的 LRF 发生在胸壁。清扫 > 10 个 LN 和清扫 1~5 个 LN
的患者发生 LRF 的比率分别为 7.3% 和 6.7%($P = 0.21$)。乳腺癌患者未行全身治疗、CHT、他
莫昔芬或 CHT + 他莫昔芬的 LRF 发生率分别为 12.6%、5.6%、4.6% 和 5.3%($P = 0.2$)。

结论:行乳房切除术 + 辅助全身治疗并未行 PMRT 的 pT3N0 乳腺癌患者的 LRF 发生率
较低。PMRT 对这类患者不是常规治疗。

Floyd,多机构 T3N0 分析(*IJROBP* 2006,PMID 16887288):回顾性分析 1981—2002 年
来自 3 个机构(耶鲁、MGH 和 MDACC)的 70 例 pT3N0(>5cm)的乳腺癌患者。5 年 OS、DFS
和 LRF 分别为 83%、86% 和 LRF 7.6%。5 例 LRF:4 个胸壁和 1 个腋窝。唯一的预后预测
因素是 LVI(脉管癌栓);LVI + 发生 LRF 的比率为 21%,LVI - 的仅为 4%($P = 0.017$)。

结论:LVI - 的 T3N0 患者可免除 PMRT。

Johnson,SEER 分析(*Cancer* 2014,PMID 24985911):回顾性分析 2000—2010 年间
2525 例行 MRM 的 T3N0 乳腺癌患者,其中 1063 例行 PMRT。8 年单因素分析显示,PMRT 与
延长的 OS 相关(76.5% 比 61.8%, $P < 0.01$),与延长的病因特异性生存(CSS)也相关
(85.0% 比 82.4%, $P < 0.01$)。多变量分析也显示 PMRT 能够延长 OS($HR = 0.63, P < 0.001$)
和 CSS($HR = 0.77, P = 0.045$)。

结论:尽管选择偏倚是潜在的混淆因素,T3N0M0 患者要改善 OS 和 CSS 仍应行 PMRT。

Nagar,MDACC(*IJROBP* 2011,PMID 21885207):回顾性分析 162 例行 NACT 和乳房切除
术的 cT3N0 乳腺癌患者。清扫的淋巴结中位数为 15 个。45% 的患者 NACT 后 ypN +。119 名患
者行 PMRT。中位随访时间为 75 个月。所有患者的 5 年 LRR 率为 9%。行 PMRT 患者的 5 年
LRR 率为 4%,未行 PMRT 的为 24%($P < 0.001$)。胸壁(CW)是最常见的复发部位,其次是腋
窝和 SCV(两者相同)。行放射治疗的患者中 ypN + 且年龄≤40 岁的患者比例较高。

结论:cT3N0 的患者因 LRR 风险 >10% 需行 PMRT。

评论:低估腋窝淋巴结临床分期很常见,45% 的 cT3N0 患者在 NACT 后仍 ypN +。

• **TNBC 的患者能否从 PMRT 中获益?**

TNBC 的女性患者具有侵袭性的临床病程(复发早,内脏和脑转移高发,比其他压型预
后差),因此有学者认为早期的 TNBC 患者应考虑行 PMRT。

Wang,中国随机试验(*Radiother Oncol* 2011,PMID 21852010):多中心前瞻性随机试
验入组 681 例行乳房切除术的I~II期 TNBC 患者(82% 的患者淋巴结阴性),随机分为 CHT ±
PMRT(50Gy/25fx ± RNI)两组。中位随访时间为 7.2 年,PMRT 延长了 5 年 RFS(74.6% 对
88.3%, $P = 0.02$)和 5 年 OS(78.7% 对 90.4%, $P = 0.03$)。

评论:独立的证据确定 PMRT 在 LN - 的 TNBC 中的作用是有价值的。

●SCV 和(或)IM 淋巴结是否应包含在照射野中?

尽管内乳淋巴结复发罕见(约1% 或更低),有三项 PMRT 的随机试验(British Columbia、DBCCG 82b 和 82c)中研究了 IMN。扩大根治性乳房切除术是否行 IMN 清扫要基于原发肿瘤的位置和大小及腋窝受累的程度来决定。Hennequin 等的研究显示,IMN 照射后患者无 OS 获益(尽管证据不足);而丹麦的一项前瞻性非随机队列研究却表明,IMN 照射后患者 OS 有所改善。EORTC 22922 试验阐明,IMN – SCV 区域照射能延长患者的 DFS,但尚不清楚该获益是否是通过照射 IMN 或照射 SCV 区域(或两者)来实现的。

Hennequin,法国试验(*IJROBP* 2013,PMID 23664327):前瞻性随机试验入组 1334 例腋窝 LN + 或肿瘤居中/靠内侧(不论腋窝是否受累),行 MRM + ALND(第Ⅰ ~ Ⅱ水平腋窝淋巴结)的乳腺癌患者。IMN 未清扫。术后 PMRT 照射区域包括胸壁 + SCV。pN + 的患者还需包括腋窝第Ⅰ ~ Ⅱ水平淋巴结,照射剂量是 50Gy/25fx。将患者随机分为行或不行内乳淋巴结照射(IMNI)(第 1 ~ 5 肋间隙)两组,使用混合光子和电子线照射,剂量为 45Gy/18fx(2.5Gy/fx)。中位随访时间为 11.3 年。未行 IMNI 的 10 年 OS 为 59.3%,行 IMNI 的为 62.6%(*P* = 0.8)。IMNI 没有显著延长任何亚组的 OS。

结论:IMNI 没有使患者临床获益。

评论:该研究包括 IMN 受侵风险较低的淋巴结阴性患者(25%)。使用二维放射计划可能低估 IMN 的覆盖范围。而英国哥伦比亚/丹麦 PMRT 与无 RT 有 10% 的 OS 获益,这有可能是太过乐观。

Poortman,EORTC 22922 – 10925(*NEJM* 2015,PMID 26200978。表 22 – 9):前瞻性随机试验入组 4004 例腋窝 LN + 和(或)原发肿瘤位于内侧(无论腋窝是否受累)的乳腺癌患者,随机分为两组,行或不行包括 IMN(第 1 ~3 肋间隙或内下象限肿瘤的第 1 ~5 肋间隙)和内侧 SCV(50Gy/25fx)的区域淋巴结照射(RNI)。对照组的 7.4% 与 RNI 组的 8.3% 行腋窝放射治疗。行 BCT 的患者占 76%,乳房切除术的患者占 24%。两组中行乳房切除术患者的 73% 行胸壁放射治疗(并非全部)。44% 的患者淋巴结阴性。中位随访时间为 10.9 年。

结论:RNI 能改善 DFS、远处 DFS,急性反应 BCM 略有升高。对 OS 的影响无统计学意义。

表 22 –9　EORTC 22922 结果

10 年结果	DFS	远处 DFS	BCM	OS	肺纤维化	心脏病	淋巴水肿
手术 + RNI	72.1%	78%	12.5%	82.3%	4.4%	6.5%	12%
手术	69.1%	75%	14.4%	80.7%	1.7%	5.6%	10.5%
P 值	*P* = 0.04	*P* = 0.02	*P* = 0.02	*P* = 0.06	*P* < 0.001	*P* = 0.25	

Whelan,MA.20/NCIC – CTG(*NEJM* 2015,PMID 26200977。表 22 – 10):前瞻性随机试验入组 1832 例行 BCT + SLNB/ALND,LN + 或 LN – 伴有高危因素(肿瘤≥5cm,或肿瘤≥2cm 清扫的淋巴结不超过 10 个和至少有以下之一:3 级、ER –、LVSI)的乳腺癌患者。排除标准为 T4、cN2 ~ 3、M1。患者随机分为 WBI(50Gy/25fx ± 加量)± RNI 两组。RNI 包括 IM

（第1~3肋间隙）+SCV和腋窝（清扫的淋巴结不超过10个或3个LN+则应包括第Ⅰ~Ⅱ水平淋巴结），选择性PAB。主要终点是OS。MFU为9.9年。85%的患者有1~3个LN+，5%的患者≥4个LN+，10%的患者是LN-。整个人群获益的绝对大小是不同的，需要对这些患者进行风险分层。在ER阴性的患者中，RNI显著提高了DFS（82%对71%，P=0.04），OS的改善刚好有统计学意义（81.3%对73.9%，HR=0.69，95%CI为0.47~1.00，P=0.05）。

结论：RNI能够延长DFS、局部DFS和远处DFS，但未能延长OS。

表22-10 NCIC MA.20结果

10年结果	DFS	局部DFS	远处DFS	BCM	OS	肺炎	淋巴水肿
Lump+CHT+WBI+RNI	82%	95.2%	86.3%	10.3%	82.8%	1.2%	8.4%
Lump+CHT+WBI	77%	92.2%	82.4%	12.3%	81.8%	0.2%	4.5%
P值	P=0.01	P=0.009	P=0.03	P=0.11	P=0.38	P<0.001	P<0.001

Thorsen，DBCG-IMN（*JCO* 2015，PMID 26598752。表22-11）：基于人群的前瞻性队列研究入组3089例单侧LN+的乳腺癌患者，行乳房切除术/BCS+ALND（第Ⅰ~Ⅱ水平），术后pT1~3和pN1~3纳入分析。病灶在右侧的患者术后行IMNI，病灶在左侧的未行IMNI（避免心脏毒性）。RT的范围包括乳腺/胸壁、手术瘢痕、SCV、锁骨下（第Ⅲ水平）和腋窝第Ⅰ~Ⅱ水平淋巴结，剂量为48Gy/24fx。右侧乳腺癌的IMNI采用前电子野或包括在切线光子野中，照射第1~4肋间隙。主要终点是OS，中位随访时间为8.9年。IMNI使3%的患者OS获益（75.9%对72.2%，P=0.005）。3%的患者右侧病灶未行IMNI，10%的患者左侧病灶行IMNI。两组心脏疾病导致的死亡人数相等。亚组分析显示≥4个LN的外侧乳腺癌行IMNI后能延长OS，HR=0.71（95%CI为0.57~0.89）。

结论：IMNI能提高LN+乳腺癌患者的OS。

评论：因为不是随机试验并排除了不适合标准放射治疗的患者，这可能会高估IMNI的疗效。

表22-11 DBCG-IMN结果

DBCG-IMN 8年结果	OS	BCM	DM
行IMNI	75.9%	20.9%	27.4%
不行IMNI	72.2%	23.4%	29.7%
P值	P=0.005	P=0.03	P=0.07

- NACT后行PMRT的现有适应证有哪些？

PMRT的经典适应证包括切缘阳性和病理Ⅲ期的乳腺癌，ⅡB期是否行PMRT尚有争议。NACT后行PMRT的适应证包括临床Ⅲ期（无论对CHT是否反应）或伴有淋巴结阳性的患者。

Recht,ASCO 指南（*JCO* 2001，PMID 11230499）：病理Ⅲ期 T3N1、N2 ~ N3、T4 的患者辅助 CHT 后行 PMRT。没有足够的证据推荐切缘阳性或接近阳性的患者是否行 PMRT。

Recht,ASCO/ASTRO/SSO 指南（*JCO* 2016，27646947）：T1 ~ 2N1 的乳腺癌患者行 PMRT 可降低 LRF、AR 和 BCM，但只有在预期获益超过潜在毒性时才应行 PMRT。NACT 后 ypN +（任何 T）的乳腺癌患者都需行 PMRT。NACT 前 cN0 或 NACT 后腋窝病理完全缓解（pCR）的患者是否行 PMRT，尚无足够的证据推荐，建议将这些患者纳入临床试验（如 NSABP B -51）。PMRT 应常规包括胸壁/重建乳房、锁骨上 - 腋顶和内乳淋巴结，尽管有些亚组并不能从照射所有区域淋巴结中获益。

• 哪些患者仅行 NACT 后 LRR 风险增加（因此考虑进一步治疗）？

根据 MDACC 的回顾性分析及 NSABP B - 18 和 B - 27 的联合分析，临床Ⅲ期（T1 ~ 2N2 或 T3N1 或更高）的患者仅行 NACT 后 LRR 的风险增加。

Buchholz,MDACC（*IJROBP* 2002，PMID 12095553）：回顾性分析行 NACT 的 150 例和行辅助 CHT 的 1031 例乳腺癌患者，均行 MRM 未行 PMRT。临床ⅢA 期或更高期别的乳腺癌在 NACT 组占 55%，而辅助 CHT 组仅占 9%。两组相比，NACT 组的 5 年 LRR 较高（27% 对 15%，$P = 0.001$）。≥4 个 LN 患者中，NACT 组的 LRR 较高（53% 对 23%，$P < 0.001$）。术后病理示 NACT 组肿瘤较小、阳性 LN 数目较少（$P < 0.001$）。亚组配对分析显示，除肿瘤 2.1 ~ 5cm 和 1 ~ 3 个 LN + 的患者外（NACT 组 5 年 LRR 为 32%，辅助 CHT 组为 8%，$P = 0.03$），其余患者的 LRR 无差异。

结论：≥4 个 LN、肿瘤 >5cm 或临床分期ⅢA 或更高分期的患者，无论是否行新辅助或辅助 CHT 都应行 PMRT。

Mamounas,NSABP B - 18 和 B - 27 联合（*JCO* 2012，PMID 23032615）：NSABP B - 18 和 B - 27 联合分析 cT1 ~ 3、N0 ~ 1 的乳腺癌患者。NACT 方案是多柔比星 + 环磷酰胺（AC）或 AC 联合新辅助/辅助多西紫杉醇。乳腺肿瘤切除术后行放射治疗，乳房切除术后免除 PMRT。行乳房切除术的患者 10 年累积 LRR 为 12.3%（局部为 8.9%，区域为 3.4%）。多变量分析显示，LRR 的预测因素包括临床肿瘤大小（NACT 前）、临床淋巴结状态（NACT 前）和病理淋巴结状态/乳腺肿瘤反应。行乳腺肿瘤切除术的患者 10 年累积 LRR 为 10.3%（局部为 8.1%，区域为 2.2%）。LRR 的预测因素包括年龄、临床淋巴结状态（NACT 前）、病理淋巴结状态和乳腺肿瘤反应。

结论：NACT 后 10 年 LRR 风险较高（>10%），某些临床和病理特征可能预示着高 LRR 风险。

• 新辅助 CHT 或辅助 CHT 哪种更佳？

新辅助 CHT 和辅助 CHT 后患者的 DFS 或 OS 没有差异。NACT 后出现肿瘤病理缓解并有较大可能行美容上可接受的手术。NACT 后肿瘤和腋窝淋巴结可能降期，最终使更多的患者行 BCT。

Fisher,NSABP B - 18 (*JCO* 1997，PMID 9215816；Fisher *JCO* 1998 更新，PMID

9704717；Wolmark *J Natl Cancer Inst Monogr* 2001，PMID 11773300；Rastogi *JCO* 2008，
PMID 18258986。表 22 – 12）：前瞻性随机试验入组 1523 例可手术的乳腺癌患者（T1 ~ 3N0 ~
1M0），随机分为两组：术前 AC × 4 周期组与术后 AC × 4 周期组。CHT 方案为多柔比星
60mg/m^2 和环磷酰胺 600mg/m^2，q21 天。≥50 岁的患者不考虑 ER 状态（多数未知）都行他
莫昔芬（10mg bid × 5 年）治疗。乳腺肿瘤切除术后均行放射治疗,剂量为 50Gy。NACT 组中
80% 的患者乳腺肿瘤减小的体积超过 50%,36% 的患者临床 CR,43% 的患者临床 PR,13% 的
患者 pCR。pCR 患者的 DFS（HR = 0.47,P < 0.0001）和 OS（HR = 0.32,P < 0.0001）显著延长。
多变量分析显示治疗后淋巴结病理状态是 OS 和 DFS 的较强预测因素（P < 0.0001）。NACT 降
期后行 BCT 的患者与计划行 BCT 的患者相比,IBTR 更高（14.5% 对 6.9%,P = 0.04）[18]。

　　结论：NACT 与辅助 CHT 对改善 OS 和 DFS 效果相当。

表 22 – 12　NSABP B – 18 结果

16 年数据	pN +	BCS Rate	IBTR	DFS	OS
术前 CHT	42%	68%	13%	42%	55%
术后 CHT	58%	60%	10%	39%	55%
P 值	0.001	0.001	0.21	0.27	0.90

　　Van Der Hage，EORTC 10902（*JCO* 2001，PMID 11709566；Van Nes 更新，乳腺癌 Res
Treat 2009，PMID 18484198）：前瞻性随机试验入组 698 例可手术的乳腺癌患者（T1c ~ 3、T4b、
N0 ~ 1M0）来比较术前 FEC（5 – FU、表柔比星、环磷酰胺）× 4 周期与术后 FEC 的疗效。行 BCT
的患者均应行放射治疗,乳腺剂量为 50Gy,IM 淋巴结和 SCV 剂量为 45Gy。≥50 岁的患者不考
虑 ER 状态都予他莫昔芬 20mg/d。通过临床和影像学评估乳腺肿瘤。中位随访时间为 10 年。
两组的 OS、DFS 和 LRR 无差异。与辅助 CHT 相比,NACT 可让更多的患者行 BCT（22% 对
35%）。肿瘤缩小后行 BCT 的患者与肿瘤未缩小而行 BCT 患者相比,未增加 LRR 或使 OS 更差。

　　结论：与辅助 CHT 相比,NACT 不会缩短 OS 或 DFS。

　　● 哪些研究显示放射治疗能使 NACT 后 LRR 风险增加的人群获益?

　　Huang，MDACC（*JCO* 2004，PMID 15570071）：回顾性分析来自 6 项连续前瞻性试验中
的 542 例行 NACT + 乳房切除术 + PMRT 的患者和 134 例行 NACT + 乳房切除术和术后免除
PMRT 的患者。PMRT 显著降低了 10 年 LRR（11% 对 22%,P = 0.0001）,延长了 ⅢB 期或更
高分期及临床 T4 或 ≥4 个 LN 的患者的 CSS。NACT 后达 pCR 的Ⅲ期或Ⅳ期患者,行和不行
PMRT 的 LRR 分别为 3% 和 33%（P = 0.006）。

　　结论：PMRT 改善 ⅢB 期,T4 或 N2 乳腺癌患者的 10 年 LRR 和 CSS 以及 Ⅲ ~ Ⅳ期 NACT
后 pCR 患者的 LRR。

　　Krug，Gepar 试验的 Meta 分析（*ASCO* 2015,摘要 1008）：汇总分析三项随机 NACT 试验
GeparTrio、GeparQuattro 和 GeparQuinto,纳入 3481 例可手术和不可手术的乳腺癌患者。94% 的

患者行放射治疗。行放射治疗比未行放射治疗的患者 5 年 LRFS(90% 对 81.5% ,$P < 0.001$)和 5 年 DFS(75.4% 对67.4% ,$P < 0.001$)显著获益。在首次诊断临床 LN + 的患者中,放射治疗对 LRFS 和 DFS 的改善最显著(LRFS:HR = 2.32,95% CI 为 1.54 ~ 3.50,$P < 0.001$。DFS:HR = 1.97,95% CI 为 1.48 ~ 2.62,$P < 0.001$)。pCR 的患者行或不行放射治疗的 5 年 LRFS 分别为 95.7% 和 86.6%(HR = 3.32,95% CI 为 1.00 ~ 11.08,$P = 0.051$),5 年 DFS 分别为 86.9% 和 56.1%(HR = 3.52,95% CI 为 1.82 ~ 6.83,$P < 0.001$)。

　　结论:NACT 后 pCR 的患者如果免除术后放射治疗则预后较差。

(杨梦琪 刘雅洁 译)

参考文献

1. National Cancer Database—American College of Surgeons. Site by stage of top 14 (out of 14) sites cancers diagnosed in 2004 to 2014: all diagnosis types, all types hospitals in all states - data from 1493 hospitals. https://oliver.facs.org/BMPub/Docs. Published 2016.

2. Levine PH, Steinhorn SC, Ries LG, Aron JL. Inflammatory breast cancer: the experience of the surveillance, epidemiology, and end results (SEER) program. *J Natl Cancer Inst*. 1985;74(2):291–297.

3. Li CI, Malone KE, Daling JR. Differences in breast cancer hormone receptor status and histology by race and ethnicity among women 50 years of age and older. *Cancer Epidemiol Biomarkers Prev*. 2002;11(7):601–607.

4. Gruber G, Ciriolo M, Altermatt HJ, et al. Prognosis of dermal lymphatic invasion with or without clinical signs of inflammatory breast cancer. *Int J Cancer*. 2004;109(1):144–148.

5. Sandhu A, Sethi R, Rice R, et al. Prostate bed localization with image-guided approach using on-board imaging: reporting acute toxicity and implications for radiation therapy planning following prostatectomy. *Radiother Oncol*. 2008;88(1):20–25.

6. Fisher B, Brown A, Mamounas E, et al. Effect of preoperative chemotherapy on local-regional disease in women with operable breast cancer: findings from National Surgical Adjuvant Breast and Bowel Project B-18. *J Clin Oncol*. 1997;15(7):2483–2493.

7. van der Hage JA, van de Velde CJ, Julien JP, et al. Preoperative chemotherapy in primary operable breast cancer: results from the European Organization for Research and Treatment of Cancer trial 10902. *J Clin Oncol*. 2001;19(22):4224–4237.

8. Mougalian SS, Soulos PR, Killelea BK, et al. Use of neoadjuvant chemotherapy for patients with stage I to III breast cancer in the United States. *Cancer*. 2015;121(15):2544–2552.

9. Kaufmann M, Hortobagyi GN, Goldhirsch A, et al. Recommendations from an international expert panel on the use of neoadjuvant (primary) systemic treatment of operable breast cancer: an update. *J Clin Oncol*. 2006;24(12):1940–1949.

10. Bear HD, Anderson S, Brown A, et al. The effect on tumor response of adding sequential preoperative docetaxel to preoperative doxorubicin and cyclophosphamide: preliminary results from National Surgical Adjuvant Breast and Bowel Project Protocol B-27. *J Clin Oncol*. 2003;21(22):4165–4174.

11. Mieog JS, van der Hage JA, van de Velde CJ. Preoperative chemotherapy for women with operable breast cancer. *Cochrane Database Syst Rev*. 2007(2):CD005002.

12. Petrelli F, Borgonovo K, Cabiddu M, et al. Neoadjuvant chemotherapy and concomitant trastuzumab in breast cancer: a pooled analysis of two randomized trials. *Anti-cancer drugs*. 2011;22(2):128–135.

13. Gianni L, Eiermann W, Semiglazov V, et al. Neoadjuvant and adjuvant trastuzumab in patients with HER2-positive locally advanced breast cancer (NOAH): follow-up of a ran-

domised controlled superiority trial with a parallel HER2-negative cohort. *Lancet Oncol.* 2014;15(6):640–647.

14. Untch M, Fasching PA, Konecny GE, et al. Pathologic complete response after neoadjuvant chemotherapy plus trastuzumab predicts favorable survival in human epidermal growth factor receptor 2-overexpressing breast cancer: results from the TECHNO trial of the AGO and GBG study groups. *J Clin Oncol.* 2011;29(25):3351–3357.

15. Gianni L, Pienkowski T, Im YH, et al. Efficacy and safety of neoadjuvant pertuzumab and tras-tuzumab in women with locally advanced, inflammatory, or early HER2-positive breast cancer (NeoSphere): a randomised multicentre, open-label, phase 2 trial. *Lancet Oncol.* 2012;13(1):25–32.

16. Schneeweiss A, Chia S, Hickish T, et al. Pertuzumab plus trastuzumab in combination with standard neoadjuvant anthracycline-containing and anthracycline-free chemotherapy regimens in patients with HER2-positive early breast cancer: a randomized phase II cardiac safety study (TRYPHAENA). *Ann Oncol.* 2013;24(9):2278–2284.

17. Mocellin S, Goldin E, Marchet A, Nitti D. Sentinel node biopsy performance after neoadjuvant chemotherapy in locally advanced breast cancer: a systematic review and meta-analysis. *Int J Cancer.* 2016;138(2):472–480.

18. Fisher B, Bryant J, Wolmark N, et al. Effect of preoperative chemotherapy on the outcome of women with operable breast cancer. *J Clin Oncol.* 1998;16(8):2672–2685.

19. Recht A, Edge SB, Solin LJ, et al. Postmastectomy radiotherapy: clinical practice guidelines of the American Society of Clinical Oncology. *J Clin Oncol.* 2001;19(5):1539–1569.

20. Videtic GMM, Woody N, Vassil AD. *Handbook of Treatment Planning in Radiation Oncology.* 2nd ed. New York, NY: Demos Medical; 2015.

第 23 章

导管原位癌

Jonathan Sharrett, Chirag Shah, Rahul D. Tendulkar

> **速览**: 导管原位癌(DCIS,即导管内癌)占乳腺癌的 20%。25%~30% 未经治疗的 DCIS 会在后续的 30 年里发展为浸润性乳腺癌。标准治疗包括保乳治疗(乳腺肿瘤切除术 + 辅助放射治疗)和乳房切除术。在乳腺肿瘤切除术后,辅助放射治疗虽然不能提高患者的总生存但是可降低 50% 的局部复发风险。局部复发(LR)的绝对风险取决于组织学分级、病理亚型、肿瘤大小、雌激素受体情况以及手术切缘。小叶原位癌(LCIS)与 DCIS 显著不同,LCIS 在乳腺 X 线检查中不易发现,LCIS 不需要手术切缘阴性(除非怀疑多形性亚型),可以免除术后辅助放射治疗。

流行病学: 美国每年确诊超过 60 000 例原位乳腺癌,其中 80% 是 DCIS,20% 是 LCIS。乳腺 X 线检查的应用使 DCIS 检出率提高了 5 倍。与浸润性乳腺癌相比(约 200 000/年),DCIS 不常见。如果不治疗,25%~30% 的导管原位癌在后续的 30 年里会发展为浸润癌[2-4]。

危险因素: 与浸润性乳腺癌相似[1],女性、高龄、*BRCA* 基因突变、家族史(一级亲属)、雌激素暴露(包括月经初潮早、绝经晚、未产妇、初次生育较晚)、肥胖、饮酒(剂量依赖)、既往放射治疗史、非典型腺管增生。

病理学: DCIS 是导管上皮细胞恶变,未侵犯基底膜。典型的生长朝向乳头。分为五个病理亚型(助记方法:CCPMS,为英文首字母):筛状型(Cribriform)、粉刺型(Comedo,预后最差)、乳头状型(Papillary)、微乳头状型(Micropapillary)、实体型(Solid,预后第二差)。总体分为三级:

▪ 1 级(低级):无明显核异型,核仁不明显,染色质弥散。典型的雌激素受体(ER)和孕激素受体(PR)阳性,增殖率低,很少(即使有)HER2/neu 或抑癌基因 p53 异常。

▪ 2 级(中级):核改变,既不属于 1 级也不属于 3 级。

▪ 3 级(高级):核较大,多形性,核仁数 >1,染色质不规则。通常表现出非整倍性,ER、PR 阴性,高增殖率,HER2 过表达,p53 突变,周围基质有血管生成。

小叶原位癌(LCIS)可伴或不伴非典型腺管增生或非典型小叶增生,通常不认为是恶性肿瘤。然而,多形性的小叶原位癌被认为与 DCIS 有相似的生物学特性,尽管缺乏足够的数据,临床一般考虑全部切除并要求切缘阴性。此外,如果空心针穿刺活检发现累及≥4 个末端导管小叶单位的多灶性/广泛 LCIS,则手术发现浸润性癌的概率会增加。

激素受体状态:75%~80% 的 DCIS 为 ER 阳性。多达 35% 有 HER2/neu 扩增,其临床意义尚在研究中[5]。

筛查:乳腺 X 线检查使乳腺癌死亡率降低了 20%(相对风险)[6]。ACS、ACR、AMA、《NCCN 指南》推荐自 40 岁后应行常规筛查,详见第 21 章。风险预测模型可能有助于患者个体化治疗决策。NCI/ACS 推荐终身患乳腺癌风险 20%~25% 的患者(BRCA 突变、一级亲属 BRCA 突变、胸部放射治疗史、Li Fraumeni/Cowden 综合征或有乳腺癌家族史)[7,8]应行 MRI 筛查。风险小于 15% 的患者(既往乳腺癌、非典型腺管增生、DCIS、小叶非典型增生 ALH、LCIS、致密乳房)不推荐行 MRI 筛查。

临床表现:乳腺原位癌通常无症状,经乳腺 X 线检查发现。DCIS 有时可触及。也可能在检查附近乳腺肿物时(良性或恶性)被发现。

诊断:病史和体格检查,包括对乳房和淋巴结的详细检查。

影像学检查:双侧诊断性乳腺 X 线片,必要时拍摄局部加压点片(评估大小)和放大片(评估钙化)。乳腺 X 线检查可发现 100~300μm 成簇或线性、针状钙化或新病灶。线样/分支样钙化与高级别 DCIS 相关,而坏死/细粒状钙化与低级别 DCIS 相关[9]。90% 的 DCIS 伴有钙化,80% 的钙化病变中有 DCIS[9,10]。乳腺影像报告和数据系统(BI-RADS)是标准的乳腺影像术语。MRI 可能优于乳腺 X 线检查(特别是高级别或多灶性的 DCIS),但是假阳性率高[11]。MRI 的相关征象包括非肿块样的节段性、沿导管分布和内部颗粒状的增强(BI-RADS 5)、增强后期强化、不沿乳管的增强或不对称(BI-RADS 4)。

活检技术:细针抽吸(FNA)不足以区分 DCIS 和浸润性癌,因此推荐立体定向空芯针或切除活检。立体定向引导可定位可疑区域进而实行切除,也可用超声引导。由于 20% 的患者病变级别会上升[12],非典型腺管增生在空芯针活检时需要完整切除。

预后因素:高复发风险[13]包括年轻、高级别、粉刺状坏死、多病灶、大肿瘤、切缘阳性、ER 阴性、HER2/neu 扩增。

凡奈预后指数(VNPI):量化了 DCIS 患者局部复发(LR)的风险因素(肿瘤大小、切缘宽度、分级、年龄)。注意,VNPI 未经前瞻性数据验证[16,17](表 23-1)。

表23-1 更新的 VNPI 评分

评分	1	2	3
大小	≤15 mm	16~40mm	>40mm
切缘	≥10 mm	1~9	<1
分级	1/2 级无坏死	1/2 级有坏死	3 级
年龄	>60	40~60	<40

分期:所有的 DCIS/LCIS 的 T 分期都是 Tis,分期为 0 期。

治疗模式:如果由于患者有并发症而预期寿命较短,可选择继续观察,乳腺肿瘤切除术,乳腺肿瘤切除术加辅助放射治疗 ± 他莫昔芬/阿那曲唑(如果 ER 阳性则根据月经状态选择用药),或乳房切除术。基于风险的患者个体化评估是必要的。

预防:他莫昔芬和雷洛昔芬降低了 50% 高危人群的乳腺癌风险(浸润性和非浸润性)。可减少 69% 的雌激素受体阳性肿瘤发病率,但在 ER 阴性的肿瘤中两者没有差别。

手术:乳腺肿瘤切除术(未行放射治疗,LR 较高)或乳房切除术(未行放射治疗,LR 1%~2%)[18]。目前没有临床试验对保乳治疗(乳腺肿瘤切除术 + 放射治疗)和乳房切除术进行比较。来自荷兰的数据显示,只有 8% 的 DCIS 出现在距原发病灶 1cm 以上的位置[19]。根据《NCCN 指南》,在没有浸润性癌的情况下可不考虑探查前哨淋巴结,当有微浸润或肿瘤 >4cm 时则应考虑。在行乳房切除术的患者中,如果病理是浸润性癌,鉴于术后的取样限制,术中应考虑行前哨淋巴结活检(SLNB)。10%~20%[20,21] 活检诊断 DICS 的患者会在手术后发现浸润性癌。在放射治疗前对手术标本进行 X 线检查有助于确认可疑钙化灶是否完全切除。

化学治疗:DCIS/LCIS 无化学治疗指征。关于曲妥珠单抗是否有益于 HER2 阳性病例的试验正在进行中。

内分泌治疗:ER 阳性的 DCIS 患者术后可考虑予他莫昔芬 20mg/d 或阿那曲唑 1mg/d,治疗 5 年。《NCCN 指南》推荐行乳腺肿瘤切除术或乳腺肿瘤切除术 + 放射治疗的 ER 阳性患者接受他莫昔芬治疗[22]。

放射治疗

适应证:选择保乳治疗(BCT)的患者应行术后全乳照射(WBI)。5 个随机对照试验显示,尽管放射治疗对肿瘤特异性生存(CSS)和总生存(OS)无明显改善,但有益于局部控制(LC)。《NCCN 指南》把乳房切除术或 BCT 作为 I 级推荐,单独乳腺肿瘤切除术作为 ⅡB 级推荐[22]。

剂量:50Gy/25fx(常规分割放射治疗)或 42.5Gy/16fx(大分割放射治疗)相对切线野照射全乳。尽管 MDACC 和加拿大一系列研究中报道两种分割方式的疗效相似,但大分割放射治疗在 DCIS 中缺乏前瞻性随机数据。虽暂无随机试验支持,仍可考虑给予 10~16Gy/5~8fx 的加量照射。

加速部分乳腺照射(APBI):原理为 80%~90% 的局部复发发生在肿瘤切除部位附近,由于治疗时间和交通等原因未使保乳术充分开展。放射治疗模式:腔内近距离照射、组织间近距离照射(MIBT),外照射(EBRT)。

术中放射治疗(IORT):两个浸润性乳腺癌的随机试验都显示高 LR 率;但 DCIS 的研究数据有限。DCIS 不推荐行 IORT。

BCT 禁忌证:绝对禁忌证为最大限度地再次手术切除后切缘阳性、多中心肿瘤(除非可以在一个标本完整切除)、弥漫性恶性钙化灶、不能行术后放射治疗(既往胸部/乳腺照射史,妊娠)。相对禁忌证为活动性结缔组织病(硬皮病、活动性狼疮)、共济失调毛细血管扩张、美容效果差［乳房体积小,肿瘤 > (4～5cm)］。

　　毒性反应:急性反应包括红斑、瘙痒、压痛、脱皮。晚期反应包括色素沉着/脱失、乳房缩小、纤维化、肋骨骨折、淋巴水肿、肺纤维化、继发性恶性肿瘤和心脏毒性。

基于循证数据的问与答

● 放射治疗能降低乳腺肿瘤切除术后的复发风险吗?

　　是的,所有试验和一项 Meta 分析都证明,放射治疗能减少约 50% DCIS 和浸润性癌的复发风险(表 23-2)。

　　EBCTCG Meta Analysis (*JNCI* Monographs 2010,PMID 20956824):包括 4 项前瞻性随机试验中的 3729 例行乳房肿瘤切除术 ± 放射治疗的乳腺癌患者。放射治疗降低了 54% 的 10 年同侧乳腺癌复发(IBTR)的相对风险(RR)和 15% 的绝对风险 (NNT 6.7),并且老年女性降低的比例更多。按年龄、切除范围、是否使用他莫昔芬、检测方法、切缘、病灶多少、分级、坏死、结构或肿瘤大小进行亚组分析均无显著差异($P > 0.05$)。即使在切缘阴性的低级别小肿瘤中,放射治疗仍可降低 18% 的 10 年 IBTR 绝对风险和 52% 的相对风险。然而,放射治疗对死亡率却无影响［乳腺癌特异性死亡率(BCSM),非乳腺癌,或其他所有原因］。放射治疗与未行放射治疗的 10 年 BCSM 分别为 4.1% 和 3.7%。

　　结论:在不考虑危险因素的情况下,放射治疗降低了乳腺肿瘤切除术后 10 年浸润性和非浸润性乳腺癌 IBTR 的风险,但对死亡率无影响。

　　Fisher,NSABP B-17 (*NEJM* 1993,PMID 8292119;*JCO* 1998,PMID 9469327;*Semin Oncol* 2001,PMID 11498833;*JNCI* 2011,PMID 21398619):前瞻性随机试验入组 818 例 DCIS 患者,随机分为术后有无 WBI 两组。按年龄(< 49 岁或 > 49 岁)、肿瘤类型(DCIS 或 DCIS + LCIS)、检查(钼靶、临床检查或两种)或腋窝探查(是否进行)进行分层。所有患者切缘阴性,放射治疗在术后 8 周内开始,放射治疗方式为 50Gy/25fx。9% 的患者予瘤床加量。结果显示放射治疗降低了 58% 的复发风险。粉刺状坏死是 IBTR 的独立预测因素。

　　结论:乳腺肿瘤切除术 + 放射治疗与仅行乳腺肿瘤切除术相比,降低了局部复发率。

　　Holmberg,SweDCIS (*JCO* 2008,PMID 18250350;*JCO* 2014,PMID 25311220):前瞻性随机试验入组 1067 例行乳腺肿瘤切除术的 DCIS 患者(年龄 < 70 岁,DCIS ≤ 5cm),随机分为放射治疗组和观察组。全乳照射剂量为 50Gy/25fx,无加量照射。按年龄、肿瘤大小、聚集程度、检查方式和切缘进行分层。术后放射治疗可使 20 年同侧乳腺事件(IBE)的绝对风险降低 12%,相对风险降低 37%;放射治疗组和对照组分别有 59.4% 和 45.4% 的 IBE 是浸润性癌。两组生存无差异。放射治疗的影响随年龄增长而增加(8 年 IBTR 率: > 60 岁的患者 24% 对 8%, < 50 岁的患者 31% 对 20%)。在未行放射治疗的情况下,没有一组具有可接受的低复发风险。未行放射治疗的所有女性患者每年至少有 1% 的复发率。

　　结论:所有女性患者都能从放射治疗中获益,"进一步寻找低风险组免除放射治疗的临床预测变量似乎难以取得成果"。

评论:缺乏组织病理学判断标准,约10%的切缘情况不明。

Julien,EORTC 10853(*Lancet* 2000,PMID 10683002;*JCO* 2006,PMID 16801628;*JCO* 2013,PMID 24043739):前瞻性随机试验入组1002例行乳腺肿瘤切除术的患者(年龄<70岁,DCIS≤5cm),随机分为观察组和放射治疗组。手术切缘无DCIS。无必要行术后乳腺X线检查或标本X线检查。放射治疗在术后12周内进行,采用相对切线野照射,剂量50Gy/25fx,不推荐加量照射(尽管5%的患者接受了中位剂量10Gy的瘤床加量)。观察组15年无LR率为69%,而放射治疗组则为82%。

结论:DCIS局部切除术后放射治疗可减少同侧乳腺浸润性和非浸润性癌的复发。

Wapnir,NSABP-B17/24 Long Term Outcomes(*JNCI* 2011,PMID 21398619):DCIS肿瘤切除术后浸润性IBTR的长期随访结果。放射治疗可降低52%的浸润性IBTR,浸润性IBTR与死亡风险增加相关[死亡风险比(HR)为1.75,95% CI:1.45~2.96,$P<0.001$]。发生浸润性IBTR后,22/39例患者死于乳腺癌。

表23-2 评估DCIS进行或未进行放射治疗的试验效果总结

	EBCTG 10年		NSABP-B17 15年		SweDCIS 20年		EORTC 10853 15年		UK/ANZ RT Arm 12.7年	
	放射治疗	未放射治疗	放射治疗	未放射治疗	放射治疗	未放射治疗	放射治疗	未放射治疗	放射治疗	未放射治疗
同侧乳房内复发(IBTR)	12.9*	28.1	19.8*	35	20.0*	32	18*	31	7.1*	19.4
浸润性复发	NR	NR	10.7*	19.6	15.1	20.1	10*	16	3.3*	9.1
肿瘤特异性生存率(CSS)	95.9	96.3	95.3	96.9	95.9	95.8	96	95	NR	NR
总生存(OS)	91.6	91.8	82.9	84.2	77.2	73	88	90	NR	NR

*统计学有显著性差异

● 是否存在低复发风险的患者可免除放射治疗?

尽管部分女性患者的复发率很低,但这一组人群还没有被清楚地划分出来,目前仍然根据患者预期寿命和个人意愿做出个体化的治疗决策。参考之前叙述的VanNuys预测指数和以下前瞻性研究数据。

Wong,Dana Farber/Harvard(*JCO* 2006,PMID 16461781;Wong *BCRT* 2014,PMID 24346130):前瞻性单臂研究入组"低风险"DCIS女性患者,低风险的定义为:1~2级,肿瘤直径≤2.5cm,X线检查切缘≥1cm或再次切除无残留DCIS,未使用他莫昔芬治疗。累计158/200例患者(提前停止)。8年LR率为13%,其中32%为浸润性复发。

结论:仅行乳腺肿瘤切除的低级别DCIS患者,尽管手术切缘>1cm,仍有大量的局部复发。据估计,这组患者每年的 LR 风险为 1.9%。

Solin,ECOG 5194(*JCO* 2009,PMID 19826126;*JCO* 2015,PMID 26371148):单臂试验入组 711 例仅行肿瘤局部切除(切缘≥3mm,30% 行他莫昔芬治疗)的 DCIS 患者(1~2 级,肿瘤≤2.5cm,或 3 级,肿瘤≤1cm)。肿瘤中位大小分别为 7mm 和 6mm。1~2 级患者的 12 年同侧乳腺事件(IBE)为 14.4%,3 级为 24.6%。1~2 级患者的 12 年 IBR 为 7.5%,3 级为 13.4%。

结论:复发率呈增加趋势(1~2 级每年约 1%,3 级每年 2%)。

McCormick,RTOG 9804(*JCO* 2015,PMID 25605856):前瞻性随机试验入组"低风险"(1~2 级,肿瘤≤2.5cm,X 线检查切缘≥3mm)的 DCIS 患者,随机分为 WBI 组(50Gy/25fx)和观察组。计划入组 1790 例,实际入组 636 例,中位随访时间 7.2 年。62% 的患者行他莫昔芬治疗(可选),主要终点为同侧 LR。放射治疗组 7 年 LR 率为 0.9%,观察组为 6.7%($P < 0.001$)。

结论:放射治疗能降低低危 DCIS 患者的局部复发风险。

● 辅助他莫昔芬治疗能否让患者获益? 哪些人群应行他莫昔芬治疗?

他莫昔芬降低了任何乳腺事件(B-24 和 UK/ANZ)和对侧乳腺事件的发生率,却对同侧浸润性癌的复发无影响,因此不能替代放射治疗(UK/ANZ)。只有 ER 阳性的患者(B-24)能从他莫昔芬治疗中获益。

Fisher,NSABP B-24(*Lancet* 1999,PMID 10376613;*JNCI* 2011,PMID 21398619):前瞻性随机试验入组 1798 例 DCIS 患者,比较 BCS + 放射治疗 ± 他莫昔芬的疗效。根据年龄(<49 岁或 >49 岁)、肿瘤类型(DCIS 或 DCIS + LCIS)和检查方法(钼靶检查、临床检查或二者)对入组患者进行分层。入组条件:切缘阳性或残留散在钙化。术后 8 周内行放射治疗,剂量 50Gy/25fx。在术后 56 天内予安慰剂或他莫昔芬 10mg,bid,5 年。31% 的患者因不良反应、个人原因或不明原因停止他莫昔芬治疗。任何 BC 事件的发生降低了 37%(5 年 BC 发生率分别为 13% 对 8%,$P = 0.0009$),浸润性乳腺癌发生率也有所降低(7% 对 4%,$P = 0.004$)。注意,最初 ER 状态不明(详见 Allred)。

Allred,NSABP B-24 subgroup(*JCO* 2012,PMID 22393101):B-24 评估 732 例患者的 ER 状态。76% 的患者 ER 阳性,他莫昔芬治疗降低了 ER 阳性患者的 10 年 BC 发生率(HR0.49,$P < 0.001$),但对 ER 阴性的患者无明显疗效。

Houghton,UK/ANZ Trial(*Lancet* 2003,PMID 12867108;*Lancet* Oncol 2011,PMID 21145284):四臂前瞻性随机试验入组 1694 例 DCIS 患者,采用 2 ×2 设计随机分为 ± 放射治疗和 ± 他莫昔芬四组。患者均行肿瘤切除术,术后标本 X 线检查确保切缘阴性;微浸润也可入组。放射治疗方案:50Gy/25fx,无加量。他莫昔芬 20mg,qd,治疗 5 年。患者可选择 4 种随机方案或两种随机方案中的一种。亚组分析仅分析随机分配到该种治疗的患者。任何乳腺事件的 10 年风险为对照组(32%),他莫昔芬组(24%),放射治疗组(13%),放射治疗 + 他莫昔芬组(10%)。他莫昔芬和放射治疗均能显著降低 IBTR 的发生风险。他莫昔芬对浸润性癌的复发无影响,因此不能替代放射治疗(表 23 - 3)。

表 23-3 评估 DCIS 用或不用他莫昔芬的试验效果总结

	NSABP B-24 10 年			UK/ANZ 他莫昔芬随机 12.7 年		
	他莫昔芬	未用	HR	他莫昔芬	未用	HR
同侧乳房内复发（IBTR）	13.2	16.6	0.68 *	15.7	19.6	0.78 *
浸润性复发	6.6	9	NR	6.8	6.9	0.95
对侧乳房内复发（CBTR）	4.9	8.1	0.68 *	1.9	4.2	0.44 *
OS	82.9	85.6	NR	NR	NR	NR

*统计学有显著性差异

- **对于 DCIS 患者，阿那曲唑是否优于他莫昔芬？**

Margolese，NSABP B-35（*ASCO* 2015 Abstract LBA500）：Ⅲ期前瞻性随机试验入组 3104 例绝经后雌激素受体（ER）或孕激素（PR）阳性的患者，随机分为阿那曲唑 1mg/d 和他莫昔芬 20mg/d 两组，治疗 5 年，比较两组的疗效。主要终点是乳腺癌无癌间期（BCFI），其定义为从入组到发生任何 BCE 的时间，BCE 包括局部、远处复发、对侧发病、浸润性癌或 DCIS。中位随访时间 8.6 年。10 年 BCFI 率分别为 89% 和 93%（HR 0.73），阿那曲唑（P = 0.03）疗效更佳。60 岁以下的女性患者为主要获益人群。阿那曲唑对乳腺第二原发肿瘤无明显降低趋势（HR 0.68；P = 0.07）。预测他莫昔芬 10 年 OS 为 92.1%，阿那曲唑（NS）为 92.5%。

- **在上述临床试验中他莫昔芬能防止乳腺癌对侧复发，那么他莫昔芬能否用于高危人群预防乳腺癌？**

可以，但由于副作用而较少使用。

Fisher，NSABP P-1（*JNCI* 1998，PMID 9747868）：入组 13 388 例有危险因素（≥60 岁，或风险高于 1.66%，或有 LCIS 病史）的女性患者，随机分为安慰剂组和他莫昔芬组，治疗 5 年。他莫昔芬降低了 49% 浸润性癌的发生，老年患者获益更多。所有亚组均能获益。ER 阳性肿瘤发生率降低 69%，ER 阴性则无明显降低。

Vogel，NSABP P-2 "STAR"（*JAMA* 2006，PMID 16754727）：一项前瞻性随机试验比较他莫昔芬与雷洛昔芬的疗效，旨在减少他莫昔芬的副作用和明确雷诺昔芬的疗效。总体上两者疗效相似，而雷洛昔芬的血栓栓塞发生率更低。

- **DCIS 放射治疗的最佳剂量和分割方式分别是什么？大分割治疗合适吗？**

几乎所有前瞻性 DCIS 试验都采用 50Gy/25fx，无论是否加量。目前已有前瞻性试验（NYU 和 MD Anderson 试验，结果尚未公布）研究大分割放射治疗。然而，考虑到对浸润性乳腺癌的有效性和安全性，多数学者认为 DCIS 适合大分割治疗。

Lalani，Ontario Series（*IJROBP* 2014，PMID 25220719）：加拿大安大略省对 1994—2003 年的 1609 例患者进行回顾性分析。其中行常规放射治疗的患者占 60%，大分割放射治疗的占 40%（42.4Gy/16fx）。15% 的常规组和 54% 的大分割组患者接受了加量照射。中位随访时间 9.2 年。两组的 10 年局部无复发生存率（LRFS）分别为 86% 和 89%（P = 0.03）。多变量分析显示大分割放射治疗与复发无关。

结论:大分割与常规分割疗效相似。

Williamson,Princess Margaret Hospital(*R&O* 2010,PMID 20400190):对 266 例行常规放射治疗 50Gy/25fx(39%),或大分割放射治疗 42.4Gy/16fx 或 42.4Gy/16fx + 12.5Gy 加量(61%)的患者进行回顾性分析,中位随访时间 3.76 年。两组的 LR 无差异。常规组和大分割组的 4 年复发率分别为 6% 和 6.7%。高分级增加了 LR 的风险(3 级为 11%,而 1/2 级为 4%)。

Hathout,Quebec(*IJROBP* 2013,PMID 24113057):440 例患者行大分割放射治疗,其中 28% 的患者接受加量照射。中位随访时间 4.4 年。5 年 LRFS 为 3%。

Ciervide,NYU(*IJROBP* 2012,PMID 22579378):对两项关于 DCIS 大分割全乳放射治疗(42Gy 或 40.5Gy/15fx)的试验进行合并分析。入组 145 例患者,中位随访时间 60 个月,5 年 DCIS 的 LR 为 4.1%,无浸润性复发。

- 是否有必要对 DCIS 患者进行瘤床加量照射?

尚无前瞻性随机证据直接对比(试验进行中),因此是否瘤床加量存在争议。注意在部分前瞻性试验中(5% ~ 9% NSABPB – 17/EORTC,SweDCIS/UK/ANZ/RTOG 9804 中不推荐),一小部分患者采用了加量照射。回顾性研究在以下列出。

Omlin,Switzerland(*Lancet Oncol* 2006,PMID 16887482):对来自 18 个机构的 373 例患者进行回顾性分析,所有患者年龄≤45 岁。15% 的患者术后未行放射治疗,45% 的患者行放射治疗,40% 的患者行放射治疗 + 10Gy 瘤床加量照射。接受加量照射的患者 10 年 LRFS 得到改善(无放射治疗为 46%,放射治疗为 72%,放射治疗 + 加量照射为 86%)。

结论:年轻患者应考虑加量照射。

Wai,British Columbia(*Cancer* 2011,PMID 20803608):对 1985—1999 年间的 957 例患者进行回顾性分析,中位随访时间 9.3 年。其中 50% 的患者未行放射治疗,35% 的患者行放射治疗,15% 的患者行放射治疗 + 加量照射。结果显示放射治疗与 LC 的改善相关,但是否加量照射无显著差异($P > 0.05$)。

Wong,McGill(*IJROBP* 2012,PMID 21664063):对 220 例行乳腺肿瘤切除术 + 放射治疗的患者进行回顾性分析,36% 的患者接受加量照射,中位随访时间 46 个月。高复发风险的患者行加量照射后 LR 却较低($P = 0.03$)。

结论:加量照射可以降低 LR 的风险。

Julian,NSABP B-24(*ASCO* 2008 Abstract 537):NSABP B-24 的回顾性分析,纳入 1569 例患者,其中 692 例患者在全乳照射 50Gy 后继续 1 ~ 20Gy(82% 接受 10Gy)加量照射。中位随访时间 14 年。高风险患者行加量照射后 LR 无明显改变。

Rakovitch,Toronto(*IJROBP* 2013,PMID 23708085):对安大略省登记处的 1895 例 DCIS 患者进行回顾性分析,所有的患者均行 BCS + RT。其中 70% 行大分割放射治疗(40 ~ 44Gy/16fx),561 例接受加量照射。接受加量照射的 10 年 LR 为 13%,未接受的为 12%;10 年浸润性乳腺癌风险分别为 6% 和 7%;10 年 DCIS 的 LR 分别为 5% 和 7%。加量照射对 LR 无明显改善。

Moran,Multi-Institutional(*JAMA Oncol* 2017,PMID 28358936):对 1980—2010 年来自

10 个机构的 4131 例乳腺癌患者进行回顾性分析。结果显示加量照射能显著降低同侧乳腺肿瘤复发,5 年复发率为 0.8%,10 年为 1.6%,15 年为 3.6%。

结论:加量照射能降低所有年龄组患者同侧乳腺癌复发率,这与浸润性乳腺癌的结论一致。

● 哪些因素可以预测复发?

除了 Van Nuys 预后指数,其他研究已经探讨了有助于患者选择治疗方案的预测因素。B-17 和 B-24 的联合分析显示年轻、临床检出 DCIS、粉刺状坏死、切缘阳性与高复发风险相关。

Ringberg,SweDCIS(*Eur J Cancer* 2007,PMID 17118648):瑞典 DCIS 试验研究 BCT 后复发相关因素显示,复发的高预测因素包括病理 3 级和坏死——所有患者均能从放射治疗中获益。

Vicini,Beaumont(*JCO* 2002,PMID 12039936):回顾性分析显示年轻是治疗失败的预测因素。

Rakovitch,Ontario(*JCO* 2007,PMID 17984181):回顾性分析显示肿瘤多灶性是复发的危险因素,但这类患者可从放射治疗中获益(LR 为 20%,如果多灶性肿瘤未行放射治疗则为 40%)。

● 什么样的手术切缘是必需的?

Dunne,Ireland(*JCO* 2009,PMID 19255332):纳入 22 项临床研究中的 4660 例乳腺癌患者,进行研究性的 Meta 分析来评估 IBTR 和肿瘤切缘的关系,所有患者均行 BCS 和辅助放射治疗。发生 IBTR 的中位时间为 5 年。放射治疗后切缘阴性的 IBTR 发生率较切缘阳性(64%)、接近或未知切缘的更低。2mm 与 >5mm 切缘的 IBTR 无显著差异。

结论:当行放射治疗时,切缘≥2mm 是足够的。

Morrow,SSO/ASTRO/ASCO Consensus Guideline(*JCO* 2016,PMID 2758719):行 BCS 和 WBI 治疗的 DCIS 患者,最佳切缘宽度尚未达成共识。多学科共识小组系统回顾了 20 项研究中的 7883 例患者和其他已发表的文献,对切缘宽度和 IBTR 率进行 Meta 分析以获得指导方针。切缘阴性(DCIS 没有墨染)的患者较切缘阳性的患者 IBTR 风险减半。当行 WBI 时,2mm 切缘与更小的阴性切缘相比能使 IBTR 风险降低到最小,优势比(OR)为 0.51。而 >2mm 直至 10mm 切缘与 2mm 切缘相比(行 WBI),不能显著降低 IBTR。对于阴性切缘 <2mm 的患者应结合临床判断是否需要进一步手术。

● 行乳房切除术的 DCIS 患者术后还需要行放射治疗吗?

Childs,Harvard(*IJROBP* 2012,PMID 22975615):纳入 142 例 DCIS(无微浸润灶)患者进行回顾性分析,这些患者行乳腺切除术未行放射治疗。15% 的患者切缘阳性,16% 的患者阴性切缘 <2mm。其中一例阳性切缘和一例近阳性的患者发生胸壁复发。

结论:即使乳腺切除术后切缘阳性,也没有必要行术后放射治疗(PMRT)。

Chan,UCSF(*IJROBP* 2010,PMID 20646871):纳入 193 例乳房切除术患者进行回顾性分析,其中 55 例切缘近阳性,4 例切缘阳性。胸壁复发风险为 1.7%,高分级患者胸壁复发风险为 3.4%。

Carlson,Emory(*JACS* 2007,PMID 17481544):纳入 223 例保留皮肤的乳房切除术及

重建术,术后未行放射治疗的患者进行回顾性分析。LR 率为 3.3%,局部区域复发率为 0.9%,远处复发率为 0.9%。如果切缘 <1mm,LR 率则为 10%。

- Oncotype® 基因检测适用于 DCIS 患者吗?

它可以作为预测复发风险的独立预测工具。然而,该检测成本较高,低危亚群的风险为 10%,在这种情况下大部分女性患者仍会选择放射治疗。

Solin,ECOG E5194(*JNCI* 2013,PMID 23641039):在 ECOG E5194 的研究中,分析了手术切缘阴性未行放射治疗患者的分子图谱。对 327 例患者进行 Oncotype DX® 检测,分为三组(低危 70%、中危 16% 和高危 14%),10 年 IBTR 分别为 10.6%、26.7% 和 25.9%。三组的浸润性肿瘤复发风险分别为 3.7%、12.3% 和 19.2%。多变量分析显示该方法具有较高的预后价值。

Rakovitch,DCIS Oncotype®(*Breast Cancer Res Treat* 2015,PMID 26119102):以人群为基础的回顾性队列研究纳入了 718 例仅行手术、切缘阴性的患者来验证 Oncotype® DX 的有效性。中位随访时间 9.6 年。在多变量分析中 Oncotype DX® 可以独立预测复发风险。低危、中危、高危组的 10 年 LR 分别为 12.7%、33% 和 27.8%。

结论:Oncotype 在 DCIS 患者中有额外的独立价值;但即使在低危组,LR 风险也高到需要行放射治疗。

- 加速部分乳房照射(APBI)在 DCIS 患者可行吗?

多项研究支持对合适的患者行 APBI。当前的 ASTRO、ABS 和 ASBS 指南支持对经选择的 DCIS 患者行 APBI。

Jeruss,MammoSite® Registry(*Ann Surg Oncol* 2011,PMID 20577822):194 例 DCIS 患者通过 MammoSite® 行 APBI。46% 的患者发展为浆液瘤。随访发现 92% 的患者美容效果良好;IBTR 率为 3.1%,5 年 LR 率为 3.39%。

Shah,Beaumont(*Clin Breast Cancer* 2012,PMID 22658839):99 例患者行 APBI,中位随访时间 3 年。5 年 IBTR 率为 1.4%,CSS 为 100%,OS 为 94%。

Shah,MammoSite® Registry(*Ann Surg Oncol* 2013,PMID 23975302):194 例 DCIS 患者采用 MammoSite® 行 APBI(34Gy/10fx)。中位随访时间 63 个月。5 年 IBTR 率为 4.1%。肿瘤大小(OR = 1.1,P = 0.03)和 ER 状态(OR = 3.0,P = 0.0009)与 IBTR 相关。同时,阳性切缘(OR = 2.0,P = 0.06)与提醒注意的/不适合的患者(OR = 1.8,P = 0.07),与适合 APBI 的患者相比 IBTR 有相关的趋势。

Vicini,ASBS/WBH Pooled Analysis(*Ann Surg Oncol* 2013,PMID 23054123):对美国乳房外科医师协会(ASBS)、MammoSite 注册处和 William Beaumont 医院行 APBI 超过 17 年的 300 例 DCIS 女性患者进行合并分析。无区域复发的 5 年 IBTR 率为 2.6%,CSS 为 99.5%,OS 为 99.5%。提醒注意的 DCIS 组与已产生/提醒注意的浸润性癌组比较,IBTR 无显著差异(2.6% 对 3.1%,P = 0.90),远处转移(0 对 2.5%,P = 0.05),无病生存率(98.5% 对 94.4%,P = 0.05),OS(95.7% 对 90.8%,P = 0.03)都有显著改善。提醒注意的 DCIS 组对比浸润组,IBTR 无显著差异(2.6% 对 2.4%,P = 0.76),但是 DCIS 患者的 OS 得到改善

（95.7%对90.9%，$P=0.02$）。

Strnad，GEC – ESTRO Multicatheter Trial（*Lancet* 2015，PMID 26494415）：前瞻性随机试验入组 1184 例患者，随机分为组织间近距离放射治疗或全乳照射（50Gy + 10Gy 加量）两组，入组条件为肿瘤直径≤3cm，0 ~ ⅡA 期，pN0/Nmi，脉管癌栓（LVSI）阴性，切缘≥2mm（DCIS 则≥5mm）。Van Nuys 低评分或中评分的 DCIS（< 8 分）才可入组（$n = 60$ 或 5%）。切缘≥2cm 的瘤床行 APBI 32Gy/8fx 或 30.3Gy/7fx，bid 或脉冲剂量近距离治疗（50Gy）。如果 APBI 组的 5 年 LR 率不超过 WBI 组的 3%，则认为 APBI 的疗效不劣于 WBI。WBI 组 5 ~ 10 年 LR 率为 0.92%，APBI 组为 1.44%。

- **术中放射治疗（IORT）在 DCIS 治疗中有作用吗？**

两个随机试验（TARGI 和 ELIOT）中，术中放射治疗的局部复发率较高。在 DCIS 患者中的相关数据有限，因此暂时不推荐 IORT。

Rivera，IORT for DCIS（*Breast* 2016，PMID 26534876）：前瞻性非随机试验入组 30 例单纯 DCIS 的患者，根据术前乳腺 X 线检查和增强磁共振成像（CE-MRI）确定其符合入组行 IORT。入组标准：乳腺 X 线和 CE – MRI 显示肿瘤最大直径≤4cm，活检或广泛局部切除均为单纯 DCIS，手术切缘清晰（2mm）可再次 BCS 切除。患者中位年龄 57 岁（42 ~ 79 岁），中位组织学病变大小为 15.6mm（2 ~ 40 mm）。共有 14.3%（5/35）的患者需要某些形式的额外治疗。中位随访时间 36 个月（2 ~ 83 个月），只有两例患者发生了 LR（仅为 DCIS），LR 率为 5.7%。未观察到死亡或远处转移。

- **DCIS 患者能否从放射治疗中生存获益？**

前述的前瞻性试验或 Meta 分析都未显示患者有生存获益（尽管 NSABP B-24 中证实浸润性癌复发的女性患者生存率较低）。

Narod，SEER（*JAMA Oncol* 2015，PMID 26291673）：SEER 分析了 108 196 例 DCIS 患者，中位随访时间 7.5 年。20 年 BCSM 为 3.3%，年龄 <35 岁和黑人女性患者较高。放射治疗降低了 10 年浸润性癌复发风险（2.5% 对 4.9%），但没有改善 BCSM。

结论：放射治疗能预防 IBTR，但对 10 年 BC 死亡率无明显影响。

- **经长期随访，DCIS 的结果会改变吗？**

Solin，multi-institutional（*Cancer* 2005，PMID 15674853）：分析了 10 个北美中心行 BCS + 放射治疗的 1003 例女性患者的资料。15 年的任何 LF 率为 19%。老年患者（≥50 岁）和切缘阴性的患者较少复发。CSS 为 98%。

Wilkinson，Beaumont（*Ann Surg Oncol* 2012，PMID 22644510）：对 1980—1993 年间的 129 例患者远期疗效进行随访，中位随访时间 19 年。20 年 IBTR 率为 16%。

- **LCIS 是什么？它与 DCIS 有什么不同？**

小叶原位癌（LCIS）通常无症状，不认为是癌前病变，其更有可能发展为浸润性乳腺癌。其中多形性 LCIS 除外。少量的回顾性数据显示，LCIS 经外科治疗后，如果切缘阴性可获得很好的疗效[26]。其 10 年时患乳腺癌风险约 7%,双侧乳腺患乳腺恶性肿瘤的概率相等。如果乳腺 X 线检查发现可疑病变,但手术切除时仅发现 LCIS,则必须重复影像学检查或者再手术,以确保整个病变区域被清除干净。放射治疗对 LCIS 患者没有帮助。

(李梦青　刘雅洁　译)

参考文献

1. Cancer Facts & Figures 2015. 2015. http://www.cancer.org/acs/groups/content/@editorial/documents/document/acspc-044552.pdf

2. Collins LC, Tamimi RM, Baer HJ, et al. Outcome of patients with ductal carcinoma in situ untreated after diagnostic biopsy: results from the Nurses' Health Study. *Cancer*. 2005;103(9): 1778–1784.

3. Eusebi V, Feudale E, Foschini MP, et al. Long-term follow-up of in situ carcinoma of the breast. *Semin Diagn Pathol*. 1994;11(3):223–235.

4. Sanders ME, Schuyler PA, Dupont WD, Page DL. The natural history of low-grade ductal carcinoma in situ of the breast in women treated by biopsy only revealed over 30 years of long-term follow-up. *Cancer*. 2005;103(12):2481–2484.

5. Siziopikou KP, Anderson SJ, Cobleigh MA, et al. Preliminary results of centralized HER2 testing in ductal carcinoma in situ (DCIS): NSABP B-43. *Breast Cancer Res Treat*. 2013;142(2):415–421.

6. Screening IUPoBC. The benefits and harms of breast cancer screening: an independent review. *Lancet*. 2012;380(9855):1778–1786.

7. Bevers TB, Anderson BO, Bonaccio E, et al. NCCN clinical practice guidelines in oncology: breast cancer screening and diagnosis. *J Natl Compr Canc Netw*. 2009;7(10):1060–1096.

8. Saslow D, Boetes C, Burke W, et al. American Cancer Society guidelines for breast screening with MRI as an adjunct to mammography. *CA Cancer J Clin*. 2007;57(2):75–89.

9. Holland R, Hendriks JH, Vebeek AL, et al. Extent, distribution, and mammographic/histological correlations of breast ductal carcinoma in situ. *Lancet*. 1990;335(8688):519–522.

10. Dershaw DD, Abramson A, Kinne DW. Ductal carcinoma in situ: mammographic findings and clinical implications. *Radiology*. 1989;170(2):411–415.

11. Kuhl CK, Schrading S, Bieling HB, et al. MRI for diagnosis of pure ductal carcinoma in situ: a prospective observational study. *Lancet*. 2007;370(9586):485–492.

12. McGhan LJ, Pockaj BA, Wasif N, et al. Atypical ductal hyperplasia on core biopsy: an automatic trigger for excisional biopsy? *Ann Surg Oncol*. 2012;19(10):3264–3269.

13. Correa C, McGale P, Taylor C, et al. Overview of the randomized trials of radiotherapy in ductal carcinoma in situ of the breast. *J Natl Cancer Inst Monogr*. 2010;2010(41):162–177.

14. Silverstein MJ. An argument against routine use of radiotherapy for ductal carcinoma in situ. *Oncology (Williston Park)*. 2003;17(11):1511–1533; discussion 1533–1514, 1539, 1542 passim.

15. Silverstein MJ, Lagios MD. Choosing treatment for patients with ductal carcinoma in situ: fine tuning the University of Southern California/Van Nuys Prognostic Index. *J Natl Cancer Inst Monogr*. 2010;2010(41):193–196.

16. Whitfield R, Kollias J, de Silva P, et al. Management of ductal carcinoma in situ according to Van Nuys Prognostic Index in Australia and New Zealand. *ANZ J Surg*. 2012;82(7–8):518–523.

17. MacAusland SG, Hepel JT, Chong FK, et al. An attempt to independently verify the utility of the Van Nuys Prognostic Index for ductal carcinoma in situ. *Cancer*. 2007;110(12):2648–2653.

18. Hwang ES. The impact of surgery on ductal carcinoma in situ outcomes: the use of mastectomy. *J Natl Cancer Inst Monogr*. 2010;2010(41):197–199.

19. Faverly DR, Burgers L, Bult P, Holland R. Three dimensional imaging of mammary ductal carcinoma in situ: clinical implications. *Semin Diagn Pathol*. 1994;11(3):193–198.

20. Kurniawan ED, Rose A, Mou A, et al. Risk factors for invasive breast cancer when core needle biopsy shows ductal carcinoma in situ. *Arch Surg.* 2010;145(11):1098–1104.

21. Yen TW, Hunt KK, Ross MI, et al. Predictors of invasive breast cancer in patients with an initial diagnosis of ductal carcinoma in situ: a guide to selective use of sentinel lymph node biopsy in management of ductal carcinoma in situ. *J Am Coll Surg.* 2005;200(4):516–526.

22. Gradishar WJ, Anderson BO, Balassanian R, et al.; NCCN Clinical Practice Guidelines in Oncology. Breast cancer version 2.2015. *J Natl Compr Canc Netw.* 2015;13(4):448–475.

23. Shaitelman SF, Schlembach PJ, Arzu I, et al. Acute and short-term toxic effects of conventionally fractionated vs hypofractionated whole-breast irradiation: a randomized clinical trial. *JAMA Oncol.* 2015;1(7):931–941.

24. Wapnir IL, Dignam JJ, Fisher B, et al. Long-term outcomes of invasive ipsilateral breast tumor recurrences after lumpectomy in NSABP B-17 and B-24 randomized clinical trials for DCIS. *J Clin Oncol.* 2016;34(33):3963–3968.

25. Raldow AC, Sher D, Chen AB, et al. Cost effectiveness of the oncotype DX DCIS score for guiding treatment of patients with ductal carcinoma in situ. *J Clin Oncol.* 2016.

26. Flanagan MR, Rendi MH, Calhoun KE, et al. Pleomorphic lobular carcinoma in situ: radiologic-pathologic features and clinical management. *Ann Surg Oncol.* 2015;22(13):4263–4269.

27. Chuba PJ, Hamre MR, Yap J, et al. Bilateral risk for subsequent breast cancer after lobular carcinoma-in-situ: analysis of surveillance, epidemiology, and end results data. *J Clin Oncol.* 2005;23(24):5534–5541.

第 24 章

复发性乳腺癌

Martin C. Tom，Camille A. Berriochoa，Chirag Shah

速览:乳腺癌局部区域复发(LRR)与远处转移率和死亡率的增加相关。首次治疗后5年内复发较多,主要发生于同侧乳腺或胸壁。复发后的治疗要根据初次治疗方案和复发部位而定,通常采用手术和(或)放射治疗,同时考虑化学治疗(CHT)或内分泌治疗,也可以在放射治疗的同时给予热疗或化学治疗(表24-1)。

表24-1 局部复发乳腺癌的常规治疗模式[1]

单独局部复发	初始保乳手术 + 放射治疗	全乳切除 + 腋窝淋巴结分期(如果先前未行 I／II 水平淋巴结清扫),然后考虑术后化学治疗
	初始仅行全乳切除术	如果可能再次手术 + 放射治疗,然后考虑化学治疗(术前或术后)
	初始全乳切除术 + I／II 水平淋巴结清扫 + 放射治疗	考虑化学治疗,如果可能手术,然后考虑再次放射治疗
区域 ± 局部复发	腋窝淋巴结复发	化疗,然后考虑手术 + 放射治疗(如果可能考虑再次放射治疗)
	锁骨上淋巴结(SCV)或内乳淋巴结(IMN)复发	化学治疗,如果可以考虑放射治疗

流行病学:美国约有 350 万乳腺癌幸存者[2]。局部区域复发(LRR)率为 5%~15%[3-6],大多在诊断 5 年内高复发,乳房切除术后复发早于 BCT 后复发(早 1.2 年)[7]。局部区域复发后 5 年 OS 为 25%~75%,变化幅度较大[7-10]。

危险因素:年轻、绝经前、大肿瘤、高 BMI 值、腋窝淋巴结阳性数目多、清扫淋巴结少、ER 阴性、HER2 + 未行曲妥珠单抗治疗、组织级别高、脉管癌栓、未行他莫昔芬治疗、手术切缘阳性、BCS 后未行放射治疗、乳房切除术后需要放射治疗而未行放射治疗[11-16]。遗传易感性(BRCA1 或 BRCA2)增加了新原发灶的风险。

解剖学:BCT 后 LRR 最好发部位是同侧乳腺。乳房切除术后 LRR 好发部位:胸壁

（CW,约 60%）>锁骨上淋巴结（SCV,约 20%）>腋窝淋巴结（ALN,约 10%）[11]。

临床表现:通常通过乳腺 X 线检查（BCT 后）、体格检查或其他影像学检查发现。症状包括可触及的肿块、新发淋巴水肿、可触及的淋巴结、皮肤改变或臂丛神经病变[17-19]。

诊断:病史和体格检查、实验室检查（全血细胞计数、肝功能、碱性磷酸酶、肌酐评价肾功能）、胸部 CT、腹部/骨盆 CT（或 MRI）、头部 MRI（如有症状）、骨扫描、PET - CT、对有症状的骨或骨扫描可疑部位进行 X 线检查、活检并与原发灶病理对比、受体状态、遗传咨询（高危患者）[1]。未行乳房切除的患者应考虑行乳腺 MRI 检查。

预后因素:胸壁/腋窝/内乳淋巴结的孤立复发（5 年 OS 44%~49%），其预后要好于锁骨上淋巴结复发/多灶复发（5 年 OS 21%~24%）[20]。LRR 不良预后因素有:初始治疗后两年内发生 LRR,乳房切除术后（相对于 BCT 后）、皮肤受累、原发肿瘤大、初始较多 LN +、高龄、非裔美国人或高 BMI[9,14,20,21]。

分期:根据《AJCC 癌症分期手册》评估复发 TNM（rTNM）分期（详见第 21 章）。

治疗模式

手术:手术的选择取决于复发的部位、之前的术式以及再次切除的可行性。一般情况下,保乳术后乳腺内复发可行乳房切除术,胸壁和淋巴结复发如果能够切除则应选择手术切除,或者在新辅助治疗后肿瘤体积缩小再行手术切除。

化学治疗:系统治疗的选择取决于肿瘤受体状态（ER,PR,HER2）和之前的化学治疗方案。化学治疗同时联合放射治疗可以选择性应用于有明显病变残留的患者。对于所有复发病例,达到最大局部控制后都要考虑化学治疗,尤其是 ER 阴性的患者（CALOR 试验推荐）。

放射治疗:对于首次治疗未行辅助放射治疗的患者,推荐 50~60Gy 的照射剂量;对于切缘阳性、初次已行放射治疗的患者,建议 60~64Gy 或更高剂量;对于根治目的、未选择的、有残留病灶的患者,建议 66~70Gy。再次放射治疗有许多不同的方案,其中一种方案包括照射部分乳腺,45Gy/30fx 每日两次（RTOG 1014）。再照射时可考虑同时给予热疗以提高对病变的局部控制。放射治疗的不良反应包括疲劳、放射性皮炎、纤维化、淋巴水肿、臂丛损伤、胸壁疼痛、肋骨骨折、肺炎和心脏毒性。

热疗（HT）:对于浅表胸壁复发,经典方案是再次放射治疗与热疗同时进行,热疗温度为43℃。HT 与其他疗法一起联用可加强对肿瘤细胞的杀伤力,细胞存活率在 43°C 急剧下降（Arrhenius 曲线）,HT 的剂量经常通过 CEM43℃ T90 来描述,CEM43℃ T90 表示累积分钟数内有 90% 的肿瘤温度超过 43℃。热疗导致的损伤是细胞周期非特异性的（与放射治疗不同,放射治疗在 G2/M 期损伤最大,在 S 期损伤最小）。放射治疗诱导细胞 DNA 损伤,当热疗与放射治疗联用时,会削弱细胞修复能力,从而更有效地杀伤肿瘤,然而,细胞可能会产生耐热性（对随后的热疗产生抵抗）,这一现象认为是热休克蛋白的产生所致。据 1996 年公布的 ESHO 5 - 88 试验,常用的治疗方案是放射治疗 32Gy/8fx,每周照射 2fx 联合热疗（参见 Vernon 等的文章）,2015 年荷兰的学者也发表了使用这种疗法的最新数据。热疗技术包括微波加热、区域性灌注热疗、超声和患者包裹。

基于循证数据的问与答

● 如何区分真正的复发(TR)和新的原发灶(NP),它们的预后有何不同?

新原发灶和原始肿瘤相比有着不同的病理学特征、受体状态、不同的发生部位,有杂合性丢失(LOH)以及从非整倍体到二倍体的变化。NP 和 TR 在前 8 年的发生率相似,之后 NP 发生率更高。与 TR 相比,NP 预后较好(10 年 OS 分别为 75% 和 55%)[22-24]。

● 乳腺癌局部复发(LRR)能否再次行前哨淋巴结活检?

能。2013 年的一项 Meta 分析显示再次行 SLNB 是可行的、准确的,并且能够避免不必要的 ALND,也能提供可以改变治疗方案的信息。研究纳入 692 例已行 SLNB 或 ALND 的患者,再次行 SLNB 的患者 65% SLN 活检成功(如果之前未行 ALND 则成功率更高),19% 为淋巴结阳性。在已行 ALND 的患者中异常淋巴引流更常见。再次行 SLNB 能改变 18% 患者的治疗方案。假阴性率为 0.2%[25]。之前已行放射治疗的患者不宜再次行前哨淋巴结活检[26]。

BCT 后局部复发

● 初始 BCT 后局部复发的首选治疗方法是什么?

乳房切除术是首选;80%~95% BCT 后 LRR 的患者适合乳房切除术[27,28]。补救性乳房切除术后,再次发生 LRR 概率为 4%~5%,5 年 OS 为 57%~100%,10 年 OS 为约 66%(见表 24.2 和表 24.3)[29]。

● 在初始 BCT 后,可以再行补救性 BCS 吗?

大部分临床医生更倾向行乳房切除术,因为在补救 BCS 后观察到更高的 LR 率(4%~5% 对 7%~49%)[29],然而,没有前瞻性试验比较这两种治疗策略。两项回顾性研究显示,BCT 后发生 ITBR 的患者行挽救性乳房切除术和挽救性 BCS,两者在总生存率方面无差异。

Alpert,Yale(*IJROBP* 2005,PMID 16199315):回顾性分析 146 例行 BCT 后发生 IBTR 的患者,其中 30 例行挽救性保乳手术(SBCS),116 例行挽救性乳房切除术。中位随访时间 13.8 年。两组患者的 OS 相似(挽救性保乳手术 58.0% 对补救性乳房切除术 65.7%,*P* = NS)。两组的 LR 和 DM 发生率相似,均约 7%。

结论:挽救性保乳手术是可行的,与挽救性乳房切除术疗效相似,但患者仍有 IBTR 的风险。

Salvadori,Milan(*Br J Surg* 1999,PMID 10027366):回顾性分析 209 例行肿瘤 1/4 象限切除 + 淋巴结清扫 + 放射治疗后 ITBR 的患者。这些患者行不同的挽救性治疗:57 例行局部切除,134 例行完全切除。中位随访时间 73 个月。局部切除的 5 年 OS 为 85%,乳房全切的为 70%。局部切除的 5 年 LR 率为 19%,乳房全切的为 4%。

结论:保乳手术可以用于 IBTR。

表 24－2　BCT 后 IBTR 再行乳房切除术的预后

研究组	病例数	随访时间（月）	局部复发率（%）	5 年总生存率（%）
Alpert 等[28]	116	166	6.9	6.7
Shah 等[29]	18	49	10	100
Dalberg 等[30]	65	156	12	
Kurtz 等[31]	43	53	12	
Jacobson 等[32]	18	129	17	
Voogd 等[33]	208	52	25	
Salvadori 等[34]	134	60	4	70
Ofuchi 等[35]	51	53	11	57 – 100
Kurtz 等[36]	66	84	12.1	68
Chen 等[37]	568			78

表 24－3　针对 BCT 后 IBTR 行局部切除的预后

研究组	病例数	随访时间（月）	局部复发率（%）	5 年总生存率（%）
Alpert 等[28]	30	116	6.7	6.7
Shah 等[29]	18	49	0	100
Dalberg 等[30]	14	13	33	
Kurtz 等[31]	46	53	36	
Voogd 等[33]	16	52	38	
Salvadori 等[34]	57	60	14	85
Ofuchi 等[35]	73	53	49	89 ~ 94
Kurtz 等[36]	52	84	23	79
Chen 等[37]	179			67

● BCT 后再次放射治疗安全可行吗？

是的,尽管数据有限。回顾性数据表明再次照射可行,并且急性/远期毒性可以接受。RTOG 1014(利用三维局部乳腺再照射再次行 BCT)3 年数据显示了可接受的毒性和可观的控制率;但是,必须考虑其严格的纳入标准和更长时间的随访。特别对于浅表肿瘤应考虑热疗。

Wahl, Multi-institutional(*IJROBP* 2008, PMID 17869019):回顾性分析 81 例局部复发的患者,这些患者再次行乳房或胸壁放射治疗。首次放射治疗的中位剂量为 60Gy,再次放射治疗的剂量为 48Gy,总的中位剂量为 106Gy。20% 的患者行每日两次的放射治疗,54% 行同期热疗,54% 行同期化学治疗。中位随访时间为再次放射治疗后的 1 年,4 例患者出现 3 至 4 级晚期毒性,CR 率为 57%,同期热疗能改善 CR(67% 对 39%, $P = 0.08$)。无明显病灶的 1 年局部 DFS 为 100%,而有明显病灶的为 53%,无治疗相关的死亡。

结论:再次放射治疗是可行的,毒性也是可接受的。

Arthur,RTOG 1014(*ASTRO* 2016,Late – breaking Abstract #10):Ⅱ期临床试验入组已行 BCS + WBI 的患者,这些患者发生 IBTR 后再次行乳房肿瘤切除术和三维适形部分乳腺照射(PBrI)。入组标准:BCT 1 年后发生 IBTR,肿瘤 <3cm,单病灶和切缘阴性,≤3 枚淋巴结受累和不伴淋巴结外浸润(ECE)。采用三维适形放射治疗技术(3D-CRT),放射治疗计划:术腔 + 1.5cm 临床靶区(CTV) + 1cm 计划靶区(PTV),45Gy/30fx,1.5Gy,bid。共入组 58 例患者(23 例 DCIS,35 例浸润性肿瘤,中位年龄 67.5 岁),中位随访时间 3.6 年,结果 6.9% 的患者发生 3 级晚期不良事件(AE),无 4 级不良事件发生;3 年 IBTR 率为 3.7%,DMFS 为 95%,OS 为 95%。

结论:再次乳腺肿瘤切除术 + 术后 PBrI 可作为乳房切除术的替代治疗方案。

 • LRR 后行组织间近距离照射是否安全、可行?

是的,尽管数据仍然有限。最大的回顾性研究表明组织间近距离照射与乳房切除术疗效相当,并具有良好的美容效果和较小的毒性。

Hannoun-Levi,GEC-ESTRO(*Radiother Oncol* 2013,PMID 23647758):回顾性分析 217 例行 BCT(手术 + 整个乳腺 ± 区域淋巴结照射)后 IBTR 的患者,再行肿瘤切除 + 组织间近距离照射(MCB;LDR,PDR 或 HDR)。中位随访时间 3.9 年,10 年第二次 LR,DM 和 OS 分别为 7%、19% 和 76%,85% 的患者保持优或良的美容效果。

结论:IBTR 后乳腺肿瘤物切除术 + MCB 是可行的,并能有效预防第二次 LR,与挽救性乳房切除术有相似的 OS。

乳房切除术后局部复发

 • 乳房切除术后局部/胸壁复发应如何治疗?

切除(而不是切开式活检)可改善预后。根据 CALOR 研究,首选切除术 + 术后积极放射治疗(参见 Halverson),并考虑随后的化学治疗。

Schwaibold,U. Pennsylvania(*IJROBP* 1991,PMID 2061107):回顾性分析 128 例行乳房切除术后局部复发的患者(复发最常见的部位是 CW,然后是 SCV),78 例患者行切除活检,49 例行切开式活检,术后行放射治疗,5 年 LRC 为 43%。多变量分析显示切除活检可改善 5 年 OS 和 5 年 RFS。

结论:切除复发病变可改善预后。

Halverson,Washington U.(*IJROBP* 1990,PMID 2211253):回顾性分析 244 例仅行乳房切除术后局部复发的患者。基于研究结果提出四个建议:①与局部照射(即病变部位 +1 ~ 2cm 边缘)相比,大野照射(即整个胸壁)能提高对疾病的控制,10 年控制率为 63% 对 18%,$P < 0.01$。②选择性照射 SCV 淋巴结(46 ~ 50Gy)能将 SCV 治疗的失败率从 16% 降低到 6%,$P = 0.049$。③对未受累的胸壁行 >50Gy 的选择性照射,有 SCV 或 ALN 转移的患者发生胸壁复发的比率分别为 29% 和 21%;对未受累的胸壁照射可使复发率从 27% 降至 17%,

$P = 0.32$。④对完全切除后复发予 $>50Gy$ 剂量的照射;对未完全切除后肿瘤复发 $<3cm$ 的予 $>60Gy$ 照射(肿瘤 $<3cm$ 予 $\geqslant60Gy$ 和 $<60Gy$ 照射的控制率分别为 100% 和 76%);对于 $>3cm$ 的复发病灶,即使照射剂量 $>70Gy$,肿瘤控制率仅为 50%。

• 乳房切除术后再次照射是否安全可行?

Wahl 纳入 31 例已行乳房切除术的患者进行研究(如前所述),并证明对胸壁的再次照射是安全的。急性/晚期毒性发生率是可接受的,主要是皮肤受累(如皮炎、纤维化、皮肤感染)或淋巴水肿,然而必须考虑臂丛神经疾病和肺炎风险。

• 腋窝淋巴结或锁骨上淋巴结区域复发

乳房切除术后 LRR 好发部位:胸壁(CW,约 60%)>锁骨上淋巴结(SCV,约 20%)>腋窝淋巴结(ALN,约 10%)[11]。相比发生在锁骨上淋巴结/多灶复发(5 年 OS 21%~24%),局限于胸壁/腋窝淋巴结/内乳淋巴结(5 年 OS 44%~49%)的预后则更好[20]。

• 哪些研究显示锁骨上淋巴结复发后治疗的效果?

SCV 复发(SCVr)与预后不良相关。然而,SCVr 的患者是可以长期存活的,积极治疗可以使这些患者获益。

Reddy,MD Anderson(*IJROBP* 2011,PMID 21168284):回顾性分析 140 例已行 MRM 和 CHT 后 LRR 的患者,47 例 LRR 累及 SCV(其中 23 例为孤立性 SCVr),与 SCV 未受累的患者相比,SCVr 患者的 DMFS 和 OS 更差,但是,孤立 SCVr 的患者与孤立胸壁 LRR 的患者 5 年 OS 相似,均为 25%。

结论:SCVr 预后较差,但孤立性 SCVr 患者仍可获得长期生存。

• 哪些研究显示腋窝复发治疗后的结果?

de Doer,Netherlands(*Br J Surg* 2001,PMID 11136323):回顾性分析 59 例腋窝复发(ALNr)的患者,发生 ALNr 的中位时间为 2.6 年,41 例患者行切除术,其中 25 例为完全切除,5 年 OS 为 39%,完全切除改善了 LRC 和 OS。

结论:ALNr 患者的预后较差,但完全切除可以改善预后。

Newman,MD Anderson(*Am J Surg* 2000,PMID 11113430):回顾性研究 44 例 ALNr 的患者,发生 ALNr 的中位时间为 19.8 个月,68% 的患者为孤立性复发。大多数表现为可触及的肿块(93%),多数患者接受了多种手术治疗以及术后放射治疗和(或)全身治疗,在这些患者中 ALNr 的完全控制率为 71%,50% 的患者 ALNr 后发生 DM,从 ALNr 发展到 DM 的中位时间为 23 个月,如果不控制 ALNr 则 DM 更常见(77% 对 39%,$P = 0.02$)。与仅行单一治疗或二联治疗相比,三联治疗对患者病情控制有明显改善(94% 对 69% 对 36%,$P = 0.005$)。

结论:ALNr 的患者中有一半会发生 DM,使用手术加放射治疗和(或)全身治疗的多模式治疗可以更好地长期控制病情。

• 化学治疗在局部区域复发后的疗效如何?

对于所有复发,在局部得到最大控制后应考虑化学治疗,尤其是 ER 阴性的患者。

Aebi,CALOR Trial（*Lancet Oncol* 2014,PMID 24439313）:前瞻性随机试验入组 162 例已行根治性切除术（R0 或 R1）的患者,术后发生孤立性 LRR,随机分为辅助多药化学治疗组或观察组。所有人都可接受内分泌治疗/HER2 靶向治疗或放射治疗,SCVr 的患者不入组,使用的化学治疗不是标准方案而是由临床医生决定的,中位随访时间 4.9 年。化学治疗组的 5 年 DFS 更优（69% 对 57%,HR 0.59,*P* = 0.046）,化学治疗组的 5 年 OS 也有所改善（88% 对 76%,HR 0.41,*P* = 0.024）,CHT 在 ER 阴性的患者中疗效更显著（*P* = 0.046）,化学治疗组中 15% 的患者发生了 3 级或以上的 AE。

结论:根治性切除术后发生孤立性 LRR 的患者应考虑辅助化学治疗,尤其是 ER 阴性的患者。

● 与仅行放射治疗相比,放射治疗与热疗联用能否提高完全反应（CR）率?

是的。两项前瞻性研究和 Meta 分析显示,放射治疗和 HT 联用相比仅行放射治疗,能显著提高 CR 率（约 40% 对约 60%）,再次放射治疗联合 HT 对 CR 率提高更多（约 66%）。

Datta,Hyperthermia Meta-analysis（*IJROBP* 2016,PMID 26899950）:对局部复发乳腺癌行放射治疗 + 热疗的患者进行 Meta 分析,纳入 34 项研究（8 项双臂,26 项单臂）,热疗中位治疗数为 7fx,平均温度为 42.5℃,平均放射治疗剂量为 38.2Gy（26 ~ 60Gy）。在双臂研究（627 例）中,放射治疗 + HT 的 CR 率为 60%,而单用放射治疗为 38%（SS）。在单臂研究中,放射治疗 + HT 的 CR 率为 63%。在已行放射治疗的 779 例患者中,放射治疗 + HT 的 CR 率为 67%,放射治疗 + HT 联用的急性和晚期 3/4 级毒性的平均发生率分别为 14% 和 5%。

结论:在 LRBC 中,放射治疗 + HT 可提高 CR 率。对于再照射 + HT,67% 的患者能达到 CR。

Linthorst,Re-irradiation + Hyperthermia（*Radiother Oncol* 2015,PMID 26002305）:回顾性分析 248 例行再次放射治疗（32Gy/8fx,每周两次）和热疗（放射治疗后每周一次）的复发性乳腺癌患者。中位随访时间 32 个月,CR 率为 70%。1 年、3 年和 5 年的 LC 和 OS 分别为53% 和 40%、39% 和 66%、32% 和 18%,10 年 OS 为 10%。热烧伤率为 23%,经保守治疗后可痊愈,5 年 3 级毒性发生率为 1%。

结论:再次放射治疗具有较高的 LC 率和可接受的晚期毒性,许多患者在生存期间可实现局部控制。

Jones,Duke（*JCO* 2005,PMID 15860867）:前瞻性随机试验入组 109 例浅表乳腺癌（深度≤3cm）的患者来比较放射治疗 ± HT 的疗效。放射治疗 + HT 组的 CR 率为 66.1%,单用放射治疗组为 42.4%,已行放射治疗的患者获益最大（68% 对 23%,SS）,OS 无改善。毒性可以接受,仅 1 例出现 3 级热烧伤。

结论:热剂量 >10 CEM 43℃ T（90）的辅助热疗联合放射治疗,可以明显改善浅表乳腺癌患者的局部控制。

Vernon,International Collaborative Hyperthermia Group（*IJROBP* 1996,PMID 8690639）:对五个前瞻性随机试验（包括来自荷兰的 ESHO 5-88 前瞻性随机试验）合并分析,入组 306 例晚期原发或复发乳腺癌患者。热疗的目标温度为 43℃,联合不同的分割方式的放射治疗,主要终点是局部 CR。仅行放射治疗的总体 CR 率为 41%,而放射治疗 + HT 的

CR 率为 59%（P = SS），对于既往已行放射治疗的复发患者，热疗获益最大，再次照射时剂量可降低，两年 OS 为约 40%（P = NS），随访期间 74% 的患者在热疗区域外复发。

　　结论：HT 能让患者获益，但仍应充分设计，需要有适当标准的前瞻性试验来进一步验证其疗效。

（李梦青　刘雅洁　译）

参考文献

1. NCCN Clinical Practice Guidelines in Oncology: Breast Cancer. 2016; 2.2016. https://www.nccn.org/professionals/physician_gls/pdf/breast_blocks.pdf
2. Miller KD, Siegel RL, Lin CC, et al. Cancer treatment and survivorship statistics, 2016. *CA Cancer J Clin*. 2016;66(4):271–289.
3. Fisher B, Anderson S, Bryant J, et al. Twenty-year follow-up of a randomized trial comparing total mastectomy, lumpectomy, and lumpectomy plus irradiation for the treatment of invasive breast cancer. *N Engl J Med*. 2002;347(16):1233–1241.
4. Ragaz J, Jackson SM, Le N, et al. Adjuvant radiotherapy and chemotherapy in node-positive premenopausal women with breast cancer. *N Engl J Med*. 1997;337(14):956–962.
5. Overgaard M, Nielsen HM, Overgaard J. Is the benefit of postmastectomy irradiation limited to patients with four or more positive nodes, as recommended in international consensus reports? A subgroup analysis of the DBCG 82 b&c randomized trials. *Radiother Oncol*. 2007;82(3):247–253.
6. Overgaard M, Jensen MB, Overgaard J, et al. Postoperative radiotherapy in high-risk postmenopausal breast-cancer patients given adjuvant tamoxifen: Danish Breast Cancer Cooperative Group DBCG 82c randomised trial. *Lancet*. 1999;353(9165):1641–1648.
7. van Tienhoven G, Voogd AC, Peterse JL, et al. Prognosis after treatment for loco-regional recurrence after mastectomy or breast conserving therapy in two randomised trials (EORTC 10801 and DBCG-82TM). EORTC Breast Cancer Cooperative Group and the Danish Breast Cancer Cooperative Group. *Eur J Cancer*. 1999;35(1):32–38.
8. Wapnir IL, Anderson SJ, Mamounas EP, et al. Prognosis after ipsilateral breast tumor recurrence and locoregional recurrences in five National Surgical Adjuvant Breast and Bowel Project node-positive adjuvant breast cancer trials. *J Clin Oncol*. 2006;24(13):2028–2037.
9. Anderson SJ, Wapnir I, Dignam JJ, et al. Prognosis after ipsilateral breast tumor recurrence and locoregional recurrences in patients treated by breast-conserving therapy in five National Surgical Adjuvant Breast and Bowel Project protocols of node-negative breast cancer. *J Clin Oncol*. 2009;27(15):2466–2473.
10. Reddy JP, Levy L, Oh JL, et al. Long-term outcomes in patients with isolated supraclavicular nodal recurrence after mastectomy and doxorubicin-based chemotherapy for breast cancer. *Int J Radiat Oncol Biol Phys*. 2011;80(5):1453–1457.
11. Taghian A, Jeong JH, Mamounas E, et al. Patterns of locoregional failure in patients with operable breast cancer treated by mastectomy and adjuvant chemotherapy with or without tamoxifen and without radiotherapy: results from five National Surgical Adjuvant Breast and Bowel Project randomized clinical trials. *J Clin Oncol*. 2004;22(21):4247–4254.
12. Recht A, Gray R, Davidson NE, et al. Locoregional failure 10 years after mastectomy and adjuvant chemotherapy with or without tamoxifen without irradiation: experience of the Eastern Cooperative Oncology Group. *J Clin Oncol*. 1999;17(6):1689–1700.
13. Cheng SH, Horng CF, Clarke JL, et al. Prognostic index score and clinical prediction model of local regional recurrence after mastectomy in breast cancer patients. *Int J Radiat Oncol Biol Phys*. 2006;64(5):1401–1409.

14. Nielsen HM, Overgaard M, Grau C, et al. Loco-regional recurrence after mastectomy in high-risk breast cancer–risk and prognosis: an analysis of patients from the DBCG 82 b&c randomization trials. *Radiother Oncol.* 2006;79(2):147–155.

15. Wo JY, Taghian AG, Nguyen PL, et al. The association between biological subtype and isolated regional nodal failure after breast-conserving therapy. *Int J Radiat Oncol Biol Phys.* 2010;77(1):188–196.

16. Warren LE, Ligibel JA, Chen YH, et al. Body mass index and locoregional recurrence in women with early-stage breast cancer. *Ann Surg Oncol.* 2016;23(12):3870–3879.

17. Dershaw DD, McCormick B, Osborne MP. Detection of local recurrence after conservative therapy for breast carcinoma. *Cancer.* 1992;70(2):493–496.

18. Montgomery DA, Krupa K, Jack WJ, et al. Changing pattern of the detection of locoregional relapse in breast cancer: the Edinburgh experience. *Br J Cancer.* 2007;96(12):1802–1807.

19. Montgomery DA, Krupa K, Cooke TG. Follow-up in breast cancer: does routine clinical examination improve outcome? A systematic review of the literature. *Br J Cancer.* 2007;97(12):1632–1641.

20. Halverson KJ, Perez CA, Kuske RR, et al. Survival following locoregional recurrence of breast cancer: univariate and multivariate analysis. *Int J Radiat Oncol Biol Phys.* 1992;23(2):285–291.

21. Gage I, Schnitt SJ, Recht A, et al. Skin recurrences after breast-conserving therapy for early-stage breast cancer. *J Clin Oncol.* 1998;16(2):480–486.

22. Smith TE, Lee D, Turner BC, et al. True recurrence vs. new primary ipsilateral breast tumor relapse: an analysis of clinical and pathologic differences and their implications in natural history, prognoses, and therapeutic management. *Int J Radiat Oncol Biol Phys.* 2000;48(5):1281–1289.

23. Huang E, Buchholz TA, Meric F, et al. Classifying local disease recurrences after breast conservation therapy based on location and histology: new primary tumors have more favorable outcomes than true local disease recurrences. *Cancer.* 2002;95(10):2059–2067.

24. McGrath S, Antonucci J, Goldstein N, et al. Long-term patterns of in-breast failure in patients with early stage breast cancer treated with breast-conserving therapy: a molecular based clonality evaluation. *Am J Clin Oncol.* 2010;33(1):17–22.

25. Maaskant-Braat AJ, Voogd AC, Roumen RM, Nieuwenhuijzen GA. Repeat sentinel node biopsy in patients with locally recurrent breast cancer: a systematic review and meta-analysis of the literature. *Breast Cancer Res Treat.* 2013;138(1):13–20.

26. Vugts G, Maaskant-Braat AJ, Voogd AC, et al. Improving the success rate of repeat sentinel node biopsy in recurrent breast cancer. *Ann Surg Oncol.* 2015;22(Suppl 3):S529–S535.

27. Kurtz JM, Jacquemier J, Amalric R, et al. Is breast conservation after local recurrence feasible? *Eur J Cancer.* 1991;27(3):240–244.

28. Alpert TE, Kuerer HM, Arthur DW, et al. Ipsilateral breast tumor recurrence after breast conservation therapy: outcomes of salvage mastectomy vs. salvage breast-conserving surgery and prognostic factors for salvage breast preservation. *Int J Radiat Oncol Biol Phys.* 2005;63(3):845–851.

29. Shah C, Wilkinson JB, Jawad M, et al. Outcome after ipsilateral breast tumor recurrence in patients with early-stage breast cancer treated with accelerated partial breast irradiation. *Clin Breast Cancer.* 2012;12(6):392–397.

30. Dalberg K, Mattsson A, Sandelin K, Rutqvist LE. Outcome of treatment for ipsilateral breast tumor recurrence in early-stage breast cancer. *Breast Cancer Res Treat.* 1998;49(1):69–78.

31. Kurtz JM, Amalric R, Brandone H, et al. Local recurrence after breast-conserving surgery and radiotherapy. Frequency, time course, and prognosis. *Cancer.* 1989;63(10):1912–1917.

32. Jacobson JA, Danforth DN, Cowan KH, et al. Ten-year results of a comparison of conservation with mastectomy in the treatment of stage I and II breast cancer. *N Engl J Med.* 1995;332(14):907–911.

33. Voogd AC, van Tienhoven G, Peterse HL, et al. Local recurrence after breast conservation therapy for early stage breast carcinoma: detection, treatment, and outcome in 266 patients. Dutch Study Group on Local Recurrence after Breast Conservation (BORST). *Cancer.* 1999;85(2):437–446.

34. Salvadori B, Marubini E, Miceli R, et al. Reoperation for locally recurrent breast cancer in patients previously treated with conservative surgery. *Br J Surg.* 1999;86(1):84–87.

35. Ofuchi T, Amemiya A, Hatayama J. [Salvage surgery for patients with ipsilateral breast tumor

recurrence after breast-conserving treatment]. *Nihon Rinsho*. 2007;65(Suppl 6):439–444.

36. Kurtz JM, Amalric R, Brandone H, et al. Results of salvage surgery for mammary recurrence following breast-conserving therapy. *Ann Surg*. 1988;207(3):347–351.

37. Chen SL, Martinez SR. The survival impact of the choice of surgical procedure after ipsilateral breast cancer recurrence. *Am J Surg*. 2008;196(4):495–499.

第 5 部分

胸腔肿瘤

第 25 章

早期非小细胞肺癌

Gaurav Marwaha, Matthew C. Ward, Kevin L. Stephans, Gregory M. M. Videtic

速览:手术切除是可手术的早期非小细胞肺癌的标准治疗。对于医学原因不能手术的患者,SBRT 是标准治疗。对于手术风险高的患者,如果把长期生存作为首要目标,由于缺乏随机实验、手术或 SBRT,哪种方式最合适仍有争论(表 25 - 1)。

表 25 - 1　早期非小细胞肺癌的常规治疗方式

	可手术的			医学原因无法手术($FEV_1 < 40\%$, $DLCO < 40\%$)
	手术	化学治疗	放射治疗	
IA 期(cT1a - bN0)	肺叶切除 + 纵隔淋巴结清扫术	否	不行术后放射治疗(除非切缘阳性,不能再次手术)	SBRT 周围型——多个方案,例如,54Gy/3F(进行组织不均匀性校正),参见 RTOG0236;34Gy/1fx 或 48Gy/4fx,参见 RTOG0915
IB 期(cT2aN0)		争议(LACE Meta 分析)		
IIA 期和有选择的 IIB 期(cT2bN0, cT3N0)		是(LACE Meta 分析)		中央型——50Gy/5fx,参见 RTOG 0813

流行病学:肺癌为世界范围内最常见的非皮肤癌症,在美国,肺癌是第三常见肿瘤(位列乳腺癌和前列腺癌之后),位于癌症死亡原因之首。美国每年预计新发病例 224 390 例,死亡 158 080 例[1]。非小细胞肺癌约占全部肺癌的 80%;其中 15%~20% 患者是早期。

危险因素:吸烟,氡,石棉,家族史,肺纤维化,职业因素(二氧化硅,镉,砷,铍,柴油废气,煤烟灰)。

解剖学:两肺均有斜裂分开肺叶,右肺还有水平裂分开肺叶。气管开始于 C3/4 椎体,隆突在 T5 椎体。淋巴结分为 1 ~ 14 区,见 Lynch 绘制的分布图[2]。

病理学

腺癌:最常见的病理类型,占全部肺癌的 38%。多数是周围型的。细支气管肺泡癌(腺癌的一个亚型)来自 II 型肺泡细胞,沿着肺泡壁生长,自然病程长。

鳞癌：约占全部肺癌的 20%，多数为中央型。

小细胞肺癌：占全部肺癌的 13%，多数跟吸烟有关（见第 27 章）。

其他：包括其他罕见的组织学类型和神经内分泌癌，如大细胞癌或类癌。

遗传学：超过 95% 的临床相关突变发生在腺癌。表皮生长因子受体（EGFR）是跨膜酪氨酸激酶。大约 17% 的非小细胞肺癌患者会发现突变，并且对厄洛替尼、吉非替尼、阿法替尼等药物敏感。约 5% 的非小细胞肺癌患者会出现间变性淋巴瘤激酶（ALK）重排。其发生与低龄、不吸烟有相关性，如克唑替尼、艾乐替尼、色瑞替尼等酪氨酸激酶抑制剂对肿瘤有效。1%~2% 的患者会出现 ROS－1 基因重排，克唑替尼对其有效[3]。BRAF V600E、MET 和 RET 是新的驱动基因，威罗菲尼、克唑替尼和卡博替尼分别对其有效。

筛查：对于年龄在 55~74 岁，每年吸烟 ≥30 包，戒烟不满 15 年的人群应用低剂量 CT 筛查。对于年龄 ≥50 岁，每年吸烟 ≥20 包，伴有一个 NCCN 肺癌危险因素（见前述）的人群也应进行筛查[4]。

临床表现：咳嗽，呼吸困难，喘息，喘鸣，咯血，厌食，体重减轻，一般状况下降，副瘤综合征如甲状旁腺激素相关蛋白（鳞状细胞癌）引起的高钙血症或肥大性肺性骨关节病。

医学检查：病史和体格检查。

实验室检查：血常规、代谢全谱分析。肺功能检测：详见 ACCP 指南[7]。实验中定义的因医学原因不能手术而行 SBRT 的标准（印第安纳大学标准）是：基线 $FEV_1 < 40\%$ 预测值，预测术后 $FEV_1 < 30\%$ 预测值，$DLCO < 40\%$ 预测值，$pO_2 < 70mmHg$，$pCO_2 > 50mmHg$，运动氧耗量 <50% 预测值。注意，这些指标不同于第 26 章用于广泛切除和根治性治疗的指标。必要时行术前心脏检查。

影像学检查：胸部 CT（如果评价淋巴结则需要应用造影剂，考虑行腹部 CT 以排除腹腔转移，至少要评价肝脏和肾上腺有无转移），PET 扫描。"病理性"淋巴结定义为短轴 >1cm、"巨块型"淋巴结肿大定义为短轴 >3cm、多发小淋巴结、放射学淋巴结外浸润或 ≥3 站淋巴结侵犯。脑影像学检查：Ⅱ期及以上的患者应行脑 MRI 检查（《NCCN 指南》，2017）；中央型 ⅠB 期患者考虑脑 MRI（《NCCN 指南》推荐）；否则颅脑影像学检查是不需要的，除非出现神经系统症状。如果行 MRI 检查存在困难，脑增强 CT 也可以[5]。

病理学检查：活检确诊（EBUS，CT 引导，或根据积液的位置/数量行胸腔穿刺；痰病理学检查的可靠性较低，至少需要 3 次结果是阴性），EBUS/纵隔镜确认 CT 或 PET 提示阳性的淋巴结，对于所有 T3 或中央型 T1－T2 肿瘤均行此项检查（EBUS/纵隔镜能观察到 2、4、7 区淋巴结。EBUS 也能观察到 10 区淋巴结）。纵隔切开术或电视辅助胸腔镜能够观察到 5 区和 6 区淋巴结，EUS 可以观察到 8 区和 9 区淋巴结。肺上沟瘤行上纵隔 MRI 检查，类癌行奥曲肽扫描。

预后因素：分期，3 个月内体重下降超过 5%，KPS <90，年龄 >70 岁，神经血管侵犯，婚姻状况。

分期

表 25 -2 《AJCC 癌症分期手册》第 8 版(2017 年)肺癌分期

T/M		cN0	cN1	cN2	cN3
T1	a ≤1cm[1]	Ⅰ A1			
	b 1.1 - 2cm	Ⅰ A2			
	c 2.1 - 3cm	Ⅰ A3	Ⅱ B	Ⅲ A	Ⅲ B
T2[2]	a 3.1 ~ 4cm	Ⅰ B			
	b 4.1 ~ 5cm	Ⅱ A			
T3	5.1 ~ 7cm				
	周围侵犯[3]	Ⅱ B			
	同一肺叶内结节		Ⅲ A	Ⅲ B	Ⅲ C
T4	>7cm				
	周围侵犯[4]				
	同侧肺不同肺叶的结节				
M1a	对侧肺叶的结节				
	胸膜结节		Ⅳ A		
	恶性胸腔/心包积液				
M1b	单一器官的单发转移				
	单个的非区域淋巴结转移				
M1c	多发的胸腔外转移		Ⅳ B		

注:≤1cm[1] =或少见的浅表扩散肿瘤,侵袭性部分仅局限于支气管壁。T2[2] =或侵犯主支气管,但没有侵犯隆突,侵犯脏层胸膜,或延伸到肺门的肺不张或阻塞性肺炎。周围侵犯[3] =侵犯壁层胸膜、胸壁、膈神经或壁层心包。周围侵犯[4] =犯膈肌、纵隔、大血管、气管、隆突、喉返神经、食管或椎体。

cN1,同侧支气管周围和(或)同侧肺门淋巴结(10 ~ 14 区);cN2,同侧纵隔和(或)隆突下淋巴结(2 ~ 9 区);cN2,对侧纵隔、肺门或任何斜角肌或锁骨上淋巴结(1 区)。

治疗模式

观察:"主动监测"不是诊断为侵袭性非小细胞肺癌的既定选项,因为即使由于医学原因无法手术的患者中,肺癌特异性死亡率是 53%[6]。因为如果不治疗,大部分患者将死于该病,所以主动监测/观察等待通常是不合适的,除非病变太小而无法诊断(见下面的孤立性肺结节部分)。

孤立性肺结节:肺实质中≤3cm 的孤立的实性结节(超过 3cm 是大的恶性肿瘤,除非证实不是肿瘤)。需要鉴别的疾病包括肉芽肿、脓肿、真菌感染、错构瘤、肺结核、转移瘤、淋巴瘤、类癌。与恶性肿瘤相关的因素包括生长速度快、无钙化、体积大(<4mm,恶性可能性

0% ;4 ~7mm,恶性可能性 1% ; >2cm,恶性可能性 75%),有毛刺(相对于边缘光滑或分叶状),气管充气征,实性(相对于磨玻璃征),明显强化,SUV 值高。如果 ≥8mm,考虑 PET - CT 或活检,见 NCCN 特定大小病灶的随访指南。正在建立的肺部结节 CT 报告分级系统(LU-RADS)是一个用于可疑肺结节随访的标准化系统。

手术:医学上能够手术患者的标准治疗手段。肺叶切除术优于楔形切除/分段切除术。电视辅助胸腔镜(VATS)肺叶切除术和开胸肺叶切除术的效果相当[8]。为了准确分期,需要进行纵隔淋巴结解剖。术前的医学检查包括肺功能测定(参见体格检查)和必要的心功能检查。

化学治疗:见后面的 LACE Meta 分析。Ⅰ期患者化学治疗总体上是无效。另外需要注意的是,优福定已证明对日本人群是有益的,但由于实验结果的不可重复性,并没有在美国应用[9]。

射频消融术(RFA):在肿瘤中放置电极并使用射频加热消融。一系列回顾性研究报道影像学 CR 率 38%~93% ,复发率 8%~43% 。CR 的相关因素包括小肿瘤、转移灶和消融区域要 4 倍于肿瘤直径。与之相应的风险是气胸。

放射治疗

适应证:以前,分次放射治疗是医学原因无法手术的患者的标准治疗,效果不如手术。然而,SBRT 效果可以与手术相媲美,而且它被认为是医学原因无法手术患者的标准治疗(而不是楔形切除或 RFA)。完全切除的Ⅰ ~ Ⅱ期患者不需要术后放射治疗(虽然 Trodella 等进行的意大利的实验显示有益,但其他实验结果是阴性的)。

剂量:镜下切缘阳性(R1)的患者术后放射治疗剂量为 54 ~ 60Gy,肉眼切缘阳性(R2)的患者术后放射治疗剂量为 ≥60Gy[9]。SBRT 剂量方案是单次剂量 10 ~ 34Gy,共 1 ~ 5fx,详见后面的资料。最常见的剂量方案包括 50Gy/5fx,60Gy/3fx,最短 8 天内结束(没有进行组织不均匀性校正,参见 RTOG0236 试验),48Gy/4fx,34Gy/次(进行组织不均匀性校正)。

毒性反应:急性反应为 SBRT 的毒性反应很轻;预期会感到疲劳,但大多数患者不会很明显。其他少见的包括咳嗽、肺炎、食管炎、亚急性胸壁疼痛。晚期毒性反应为放射性肺炎、胸壁疼痛。一般来说,呼吸功能保持稳定(一些患者改善,一些降低,通常也与基础并发症有关)。

治疗过程:见《放射肿瘤学治疗计划手册》,第 6 章。

基于循证数据的问与答

筛查和分期

● **肺癌常规的影像学筛查是否有获益?什么样的患者需要筛查?**

以前,采用胸部 X 线或痰细胞学检查进行常规筛查未显示能够降低死亡率。根据这个试验,NLST 和 NCCN 修订了指南,更改了方式。

National Lung Screening Trial(*NEJM* 2011 ,PMID 21714641):前瞻性随机试验,共入

组 54 454 例肺癌高危患者,每年 3 次分别采用低剂量 CT 或正位胸部 X 线进行筛查。低剂量 CT 组每年每 100 000 人有 247 例患者死于肺癌,而胸部 X 线组有 309 例,表明肺癌死亡率相对降低 20.0%($P=0.004$)。与胸部 X 线组相比,低剂量 CT 组其他原因死亡率也降低约6.7%($P=0.02$)。值得注意的是,低剂量 CT 组假阳性率为 96.4%,胸部 X 线组是 94.5%,但是绝大部分的假阳性($>90\%$)在扫描中都能辨识出来,没有导致不必要的检查。低剂量 CT 每筛查 320 人就能减少 1 例肺癌死亡。

结论:低剂量 CT 筛查降低了肺癌的死亡率。

- 早期肺癌的定义是什么? 为什么纵隔检查很重要?

早期肺癌通常定义为 I 期或 II 期,但是从治疗角度来讲,患者被分为淋巴结阴性或淋巴结阳性两组。例如,T1N1 患者是 II 期,但与 T2N0 患者的治疗方式不同。因此,需要仔细地进行纵隔分期。PET/CT 的敏感性为 79%(CT 为 60%)[11],但是通过纵隔镜或 EBUS 进行纵隔检查可以改善。

- 纵隔镜和 EBUS 有什么区别? 单独或联合应用的敏感性和特异性是多少?

曾经,纵隔镜检查是评估区域淋巴结的标准,但 EBUS 具有微创的优势并且能到达 10 区淋巴结(肺门淋巴结)。临床分期对于避免开胸手术是很重要的,也就是那些需要化学治疗和(或)放射治疗而不能从手术中获益的人群。历史上,由于临床分期资料不完整,25%~30% 的患者接受了不必要的开胸手术。

Annema,ASTER Trial(*JAMA* 2010,PMID 21098770):前瞻性随机试验,共 241 例可手术的非小细胞肺癌患者分别行纵隔镜或 EBUS 检查然后手术时再次纵隔镜检查。初步的结果显示对于 N2~N3 转移的患者敏感。所有患者先行 PET - CT 检查,排除 N2~N3 的患者。纵隔镜的敏感性为 79%,EBUS 为 85%,EBUS 联合纵隔镜为 94%。不必要的开胸手术:18%(纵隔镜组)对 7%(EBUS)。

结论:与纵隔镜或单独 EBUS 相比,EBUS 联合纵隔镜检查可以减少不必要的开胸手术。

医学上可以手术的患者

- 手术方式选择哪种? 楔形切除是否足够?

Ginsberg 的研究(见下面)显示相对于肺叶切除术、楔形切除术的局部控制较差,远处转移是癌症相关死亡的驱动因素。

Ginsberg(*Ann Thorac Surg* 1995,PMID 7677489):前瞻性随机试验,共 247 例周围型 T1N0 非小细胞肺癌患者,比较局限切除(段切除术或楔形切除术)和肺叶切除术的效果。因为肺叶体积小,排除右肺中叶的肿瘤。至少需要切除 2cm 的正常肺组织。注意:患者是术中随机分组。注册的患者中 40%(最终未入组)是良性疾病。

结论:手术选择肺叶切除术。

表25－3　早期肺癌比较局限切除和肺叶切除的 Ginsberg 试验结果

	LRR	非区域复发	癌症死亡	所有病因死亡
局限切除	17%	14%	25%	39%
肺叶切除	6%	12%	17%	30%
P 值	0.008	0.672	0.094	0.088

● 我们能通过亚叶切除＋近距离放射治疗来改善手术效果吗？

虽然下列的 ACOSOG 试验是阴性结果，但值得注意的是，现代楔形切除技术优于 Ginsberg 时代的楔形切除技术。

Fernando，ACOSOG Z4032（*JCO* 2014，PMID 24982457）：前瞻性随机试验，对于存在医学高风险的患者给予楔形切除 ±^{125}I－网状植入物近距离放射治疗。请注意，除了较早的 Ginsberg 的数据显示 17% 的局部失败率外，这些数据也可作为现代手术的结果引用。粗略的局部失败率，定义为吻合线、肺叶或肺门淋巴结失败，为 7.7%。两组之间局部复发的时间和类型没有差别。另外，在切缘不足（边界 <1cm，边界肿瘤比 <1，吻合线细胞学检查阳性，楔形切除的结节直径 >2cm）的患者中，近距离放射治疗没有减少局部失败，两组中 3 年总生存率为 71%。

结论：近距离放射治疗不能减少亚肺叶切除术后的局部复发，但目前局部复发的风险较低。

● 哪些早期肺癌患者可以从术后辅助放射治疗中获益？

完全切除的 Ⅰ ～ Ⅱ期患者不建议术后放射治疗。参阅局部晚期肺癌章节中 PORT Meta 分析部分。术后放射治疗的 Meta 分析显示没有 N2 淋巴结转移的患者常规术后放射治疗是有害的。注意下面的研究，因为这个试验显示在 Ⅰ 期患者是有益的，但不能常规应用，因为这个结果没有可重复性。

Trodella，Italian Trial（*Radiother Oncol* 2002；PMID 11830308）：前瞻性随机试验，完全切除（R0）的病理分期为 Ⅰ 期的非小细胞肺癌患者 104 例，分别给予辅助放射治疗或观察。放射治疗剂量 50.4Gy/28fx。靶区包括支气管残端和同侧肺门。没有治疗相关的死亡。5 年无病生存率放射治疗组占优（71% 对 60%，P = 0.039），5 年总生存率也是放射治疗组占优（67% 对 58%，P = 0.048）。

结论：在有选择的 Ⅰ 期患者中，辅助放射治疗是安全的，而且无病生存率和总生存率均是获益的。

● 哪些患者能从辅助化学治疗中获益？

基于 LACE Meta 分析，Ⅱ期患者考虑辅助化学治疗。IB 期存在争议，CALGB 研究表明对于肿瘤 ≥4cm 的患者有获益（LCAE 分析也包括这部分患者）。注意，日本的研究显示优福定有效，但在美国并没有使用[8]。

Pignon,LACE Pooled Analysis(*JCO* 2008,PMID 18506026):汇总了4584 例患者的个体数据,包括5 个非小细胞肺癌辅助化学治疗的前瞻性随机研究。中位随访时间5.2 年。总的死亡危险比为0.89(*P*=0.005),相当于5 年绝对获益5.4%。获益随分期而改变:ⅠA 期有害(HR 1.4),ⅠB 期不显著(HR 0.93),Ⅱ期(HR 0.83)和Ⅲ期(HR 0.8)有获益。一般状态好的患者获益更高。化学治疗方案、性别、年龄、组织学类型、手术方式、有计划性的放射治疗和顺铂剂量与疗效无相关性。

结论:Ⅱ~Ⅲ期非小细胞肺癌术后化学治疗具有生存获益。ⅠB 期存在争议——基于原发灶大小的分组中可获益(CALGB 9633)。ⅠA 期不建议(日本除外[8])。

Strauss,CALGB 9633(*JCO* 2008,PMID 18809614):前瞻性随机试验,完全切除的ⅠB 期非小细胞肺癌患者随机给予紫杉醇(200mg/m²)和卡铂(AUC 6)第1 天,每3 周为一周期,共4 周期或观察。384 例患者入组。3 年总生存率79% 对70%,化学治疗组获益(*P*=0.045)。5 年总生存率没有差别(60% 对57%,*P*=0.32)。

结论:虽然试验在中期分析后提前关闭,但5 年数据显示无明显总生存获益。亚组分析显示化学治疗改善了肿瘤≥4cm 患者的无病生存时间(中位无病生存时间96 个月对63 个月)和总生存时间(中位生存时间99 个月对77 个月)。

医学原因不能手术的患者

• 早期非小细胞肺癌常规放射治疗的效果如何?

历史上,因医学原因而不能手术的患者给予50~60Gy 的常规分次根治性放射治疗,或仅支持治疗。常规放射治疗的局控率为40%~60%,两年内30%~40% 的患者死于肺癌[12]。有证据表明提高剂量至70.2Gy[13]或大分割(60Gy/15fx)[14]可以获益,但是最终随着技术的进步,在绝大多数的病例中,SBRT 淘汰了以前的根治性放射治疗。介绍两个最近的试验。

Cheung,NCIC CTG BR.25(*JNCI* 2014,PMID 25074417):多中心Ⅱ期临床试验入组80 例T1-T3N0 的非小细胞肺癌患者,给予60Gy/15fx 连续照射,采用3D-CRT 技术(非IM-RT 技术),没有进行组织不均匀性校正。GTV 仅包括肿瘤,外扩1.5cm 边界(如果临近重要结构,可以在横断面上减少到1.0cm)为PTV。主要终点是两年肿瘤控制率。中位随访时间49 个月。原发肿瘤两年局控率为87.4%,两年总生存率68.7%。两年区域复发率为8.8%,远处转移率21.6%。最常见的3 级以上的毒性反应为疲劳(6.3%)、咳嗽(7.5%)、呼吸困难(13.8%)和肺炎(10%)。

结论:采用3D-CRT 技术的适形照射60Gy/15fx 可以获得良好的肿瘤控制率和总生存率,而且没有严重的毒性反应。

Nyman,SPACE Trial(*Radiother Oncol* 2016,PMID 27600155):Ⅱ期随机临床试验共102 例医学原因不能手术的Ⅰ期非小细胞肺癌患者,比较SBRT(66Gy/3fx,1 周)和3D-CRT(70Gy/35fx,7 周)的效果。中位随访37 个月。SBRT 的1 年、2 年和3 年无进展生存率分别为76%、53% 和42%,3D-CRT 的1 年、2 年和3 年无进展生存率分别为87%、54% 和42%,

没有差别。研究结束时,SBRT 组 70% 的患者没有进展,3D-CRT 组为 59%($P = 0.26$)。SBRT 组的毒性反应更低[肺炎:19%(SBRT)和 34%(3D-CRT,$P = 0.26$);食管炎:8%(SBRT)和 30%(3D-CRT,$P = 0.006$)]。

结论:两组之间无进展生存率和总生存率没有差异,但 SBRT 组疾病控制率有改善趋势,生活质量更好,毒性反应更低,因此 SBRT 是标准治疗。

● **哪些试验确立了 SBRT 的作用?**

SBRT,定义为单次高剂量,治疗次数≤5fx,首先在瑞典发展起来。印第安纳大学的 Timmerman 博士于 2003 年带领了剂量递增试验,随后进行 II 期试验,发现 60Gy/3fx 在中央性肺癌中的高毒性。在 2002 年,RTOG 0236(JAMA 2010)试验开放,确立了 SBRT 在早期周围型肺癌中的作用。由于存在关于手术价值的争论,RTOG 0618 试验在可手术患者中应用 SBRT 治疗,同时如果需要时可手术挽救。因为考虑到 60Gy/3fx(而不是 50Gy/5fx)治疗中央型肿瘤的高风险,RTOG 0813 试验研究了中央型肿瘤剂量从 50Gy/5fx 递增到 60Gy/5fx 的安全性。RTOG 0915 采用单次 SBRT 治疗周围性病灶。

Timmerman,Indiana(*Chest* 2003,PMID 14605072):37 例活检确诊的 T1 – T2N0 非小细胞肺癌进行颅外立体定向放射消融(ESR)I 期剂量递增试验。初始剂量 24Gy/3fx,逐步增加到耐受剂量 60Gy/3fx。采用压迫腹部的办法减少呼吸活动。中位随访 15.2 个月。有效率 87%(CR 27%)。6 例局部失败,剂量均小于 18Gy/fx × 3fx。1 例(14Gy × 3fx)出现症状性肺炎。

结论:ESR 具有可行性,而且有效率高。

Timmerman,Central Toxicity(*JCO* 2006,PMID 17050868):II 期试验,cT1 – T2N0M0 医学原因不能手术的患者共 70 例,SBRT 60~66Gy/3fx,1~2 周。中位随访 17.5 个月。两年局控率 95%。治疗相关的死亡 6/70 例。中位生存时间 32.6 个月,两年总生存率 54.7%。14 例患者出现 3~5 级毒性反应。出现毒性反应的中位时间是 10.5 个月。83% 的周围型肺癌患者两年内无严重毒性反应,中央型肺癌则为 54%。

结论:该方案的局控率高,但对于中央型肺癌具有较高毒性反应。

Fakiris,Indiana Phase II Update(*IJROBP* 2009,PMID 11773176):中位随访 50.2 个月。3 年局控率 88%。区域淋巴结和远处复发率分别为 8.5% 和 13%。中位生存 32.4 个月。3 年特定疾病生存率 82%,3 年总生存率 43%。T1 和 T2 的中位生存时间分别为 39 个月和 24.5 个月($P = 0.019$)。肿瘤大小和位置对局控无影响。周围型肺癌患者中 10% 的出现 3~5 级毒性反应,中央型肺癌患者则为 27%。

Onishi,Japan(*JTO* 2007,PMID 17603311):14 个研究机构的回顾性综述:1993 年 4 月至 2003 年 2 月,257 例患者,164 例 T1N0,93 例 T2N0。中位年龄 74 岁。中位随访时间 38 个月。剂量(18~75)Gy/(1~22)fx。中位 BED 值 111Gy。肿瘤 <6cm。除了确保脊髓的耐受剂量外,没有肿瘤位置的限制。包括医学原因不能手术或拒绝手术的患者。14 例(5.4%)患者出现 2 级以上的肺毒性反应。36 例(14%)出现局部进展。BED >100Gy 和 <100Gy 的局

部复发率分别为 8% 和 43%（$P < 0.001$）。可以手术而拒绝手术的患者,BED ≥ 100Gy 和 < 100Gy 的 5 年总生存率分别为 71% 和 30%（$P < 0.05$）。

结论:SBRT 对于 I 期肺癌是安全有效的。当 BED ≥ 100Gy 时,局部控制是优异的,可以手术患者的 5 年总生存与手术相似（Ginsburg 研究中,IA 期患者肺叶切除的总生存率为 70%）。

• **所有上述试验均是单中心的。有多中心研究的数据吗?**

RTOG 0236 试验可能是最重要的有关 SBRT 的试验,它在多中心协作研究中显示了 SBRT 的有效性。

Timmerman, RTOG 0236（*JAMA* 2010, PMID 20233825;Update ASTRO 2014, Abstract #56）:医学原因不能手术的 I ～ II 期非小细胞肺癌患者（周围型,T1T2N0 < 5cm）行 SBRT 治疗的多中心 II 期临床试验。处方剂量 60Gy/3fx,虽然后来的分析显示相当于组织不均匀性矫正后的剂量 54Gy/3fx。治疗时间 ≥ 8 天且 < 14 天。55 例患者可评价。3 级不良事件发生率 12.7%,4 级不良事件发生率 3.6%。没有 5 级不良事件。

表 25 - 4　RTOG 0236 试验结果

	初步结果（3 年）	长期结果（5 年）
总生存	56%	40%
中位生存	48 个月	48 个月
局控	98%	93%
肺叶控制	91%	80%
局部区域控制	87%	62%
远处失败	22%	31%

注意:RTOG 0623 试验中没有使用 EBUS。与肺叶切除术相比,肺叶失败是个大问题,并且需要单纯外照射来挽救性治疗,因为许多患者不适合化学治疗。肺叶复发采用 SBRT 挽救治疗更容易。

结论:SBRT 治疗医学原因不能手术的非小细胞肺癌患者的生存率中等,局部肿瘤控制率很高,治疗相关并发症发生率中等。长期随访显示肺叶和区域失败增加。

• **SBRT 是可手术患者合适的选择吗?**

不,SBRT 不是标准治疗。多个试验试图回答这个问题,但因为入组患者少而提前关闭了。不过,在我们等待其他随机数据的过程中,多个分析试图回答这个问题。

Chang,Pooled Analysis of STARS & ROSEL（*Lancet Oncol* 2015,PMID 25981812）:两个独立的对比 SBRT 和肺叶切除联合纵隔淋巴结清扫术的 III 期前瞻性随机试验（VU Uninersity Medical Center 和 MDACC）的汇总分析,这两个试验均因为入组太慢而早期关闭了。共入组 58 例患者。手术组 6 例死亡,SBRT 组 1 例死亡,SBRT 组 3 年总生存率 95%,手术组 79%（HR 0.14,$P = 0.037$）。无复发生存率相似:86%（SBRT 组）对 80%（手术组,$P =$

0.54）。3级以上不良事件发生率10%（SBRT组）对44%（手术组），1例术后死亡（4%）。

结论：SBRT显示了在可手术患者中的可行性，但需要更多的前瞻性随机试验。

Onishi，Japan（*IJROBP* 2011，PMID 20638194）：综述了可手术患者行SBRT的结果。中位随访55个月。SBRT后T1和T2肿瘤5年局控率分别为92%和73%。1例患者出现2级以上的呼吸系统并发症（1.1%，3级）。ⅠA期和ⅠB期5年总生存率分别为72%和62%。1例患者出现局部复发并安全地接受了手术挽救治疗。

结论：SBRT对于可手术的Ⅰ期非小细胞肺癌是安全、有效的，生存率接近手术。

Zheng，Meta-Analysis（*IJROBP* 2014，PMID 25052562）：手术或SBRT（BED≥100）治疗7071例患者的研究水平（非患者水平）的Meta分析。SBRT组和手术组的中位年龄分别为74岁或66岁，中位随访时间28个月和37个月。SBRT组和肺叶切除组1年、3年和5年总生存分别为83%和92%、56%和77%，41%和66%。可手术患者比例和年龄做校正后，SBRT和手术具有相似的无病生存和总生存。

结论：因为在可手术的患者中SBRT显示出和手术相似的效果，需要进一步的随机试验。

Timmerman，RTOG 0618（*ASCO* 2013，Abstract 7523）：可手术的Ⅰ～Ⅱ期非小细胞肺癌患者（周围型，T1－T3N0＜5cm）行SBRT治疗60Gy/3fx的单臂Ⅱ期临床试验。主要终点是肿瘤控制率，局部复发患者早期手术挽救作为方案设计的一部分。33例患者中位随访25个月。两年局部失败率（原发肿瘤和累及的肺叶）19.2%，区域失败率11.7%，远处失败率15.4%。两年无进展生存率65.4%，总生存率84.4%。

结论：SBRT显示出更高的肿瘤控制率和很低的手术挽救的需求。

- **行单次SBRT是安全的吗？**

虽然没有标准，但Ⅱ期数据已证明其安全性和有效性。

Videtic，RTOG 0915（*IJROBP* 2015，PMID 26530743）：随机Ⅱ期研究，94例医学原因不能手术的PET诊断T1－T2N0患者，比较34Gy/1fx（1组）和48Gy/4fx（2组）的效果。检测不良事件（AE）的效率＞17%。次要终点：局部控制率、总生存率和无进展生存率。中位随访30.2个月。1组中10.3%的患者出现不良事件，2组为13.3%。1组的1年局控率为97.0%，2组为92.7%。1组的两年总生存率为61.3%，2组为77.7%。1组的两年无病生存率为56.4%，2组为71.1%。

结论：34Gy/1fx具有更低的毒性反应，局控相似；34Gy/1fx值得进一步研究。

Videtic，Roswell Park 1509（*ASTRO* 2016，Abstract 17）：随机Ⅱ期研究，98例医学原因不能手术的PET诊断cT1－T2N0患者比较30Gy/1fx（1组）和60Gy/3fx（2组）的效果。检测不良事件（AE）的效率＞17%。次要终点：局部控制率，1年毒性反应，总生存率，无进展生存率。中位随访24个月。1组患者中27%出现不良事件，2组33%。1组1年无进展生存率63%，2组为50%。两年总生存率，1组70%，2组77.7%。

结论：就总生存、无进展生存和毒性反应而言，30Gy/1fx和60Gy/3fx相当。

- SBRT 治疗中央型肺癌的安全性数据有哪些?

Timmerman(*JCO* 2006)认为中央型肺癌(距离近端支气管树 2cm 以内)具有很高的风险,是"禁飞区"。

Bezjak,RTOG 0813 (*ASTRO* 2015,Abstract LBA10;ASTRO 2016,Abstract 16):旨在确定 SBRT 治疗 cT1 ~ T2 (<5cm)肺癌的最大耐受剂量和有效性的Ⅰ ~ Ⅱ期研究。中央型肺癌是指肿瘤位于气管支气管树 2cm 以内或紧邻纵隔或心包胸膜(PTV 接触到胸膜)。SBRT 剂量方案:起始剂量 10Gy/fx 总剂量 50Gy,每次增加 0.5Gy/fx,增加到 12Gy/fx,总剂量 60Gy,隔日一次,治疗时间 1.5 ~ 2 周。120 例患者入组,中位随访时间 26.6 个月。最大耐受剂量 12Gy/fx,该组的剂量限制性毒性反应发生率 7.2%。ASTRO 2016 数据更新,两个最高剂量组(11.5Gy/fx 和 12Gy/fx)中位随访 33 个月。两年局控率 88%,无进展生存率 53%,总生存率 70%,7/33 例患者出现 3 级以上毒性反应。

结论:剂量增加到 60Gy/5fx,毒性反应发生率低但级别高。

评论:除了原始的 Timmerman 定义之外,试验中还有很多方法来确定"中央型"。

(张建光 译)

参考文献

1. *Cancer Facts & Figures 2014*. Atlanta, GA: American Cancer Society; 2014.
2. Lynch R, Pitson G, Ball D, et al. Computed tomographic atlas for the new international lymph node map for lung cancer: a radiation oncologist perspective. *Pract Radiat Oncol*. 2013;3(1):54–66.
3. Shaw AT, Ou SH, Bang YJ, et al. Crizotinib in ROS1-rearranged non–small-cell lung cancer. *N Engl J Med*. 2014;371(21):1963–1971.
4. *NCCN Clinical Practice Guidelines in Oncology, Lung Cancer Screening*. https://www.nccn.org/professionals/physician_gls/pdf/lung_screening.pdf. Published 2016.
5. Yokoi K, Kamiya N, Matsuguma H, et al. Detection of brain metastasis in potentially operable non–small-cell lung cancer: a comparison of CT and MRI. *Chest*. 1999;115(3):714–719.
6. McGarry RC, Song G, des Rosiers P, Timmerman R. Observation-only management of early stage, medically inoperable lung cancer: poor outcome. *Chest*. 2002;121(4):1155–1158.
7. Brunelli A, Kim AW, Berger KI, Addrizzo-Harris DJ. Physiologic evaluation of the patient with lung cancer being considered for resectional surgery: diagnosis and management of lung cancer, 3rd ed: American College of Chest Physicians evidence-based clinical practice guidelines. *Chest*. 2013;143(5 Suppl):e166S–e190S.
8. Yan TD, Black D, Bannon PG, McCaughan BC. Systematic review and meta-analysis of randomized and nonrandomized trials on safety and efficacy of video-assisted thoracic surgery lobectomy for early-stage non–small-cell lung cancer. *J Clin Oncol*. 2009;27(15):2553–2562.
9. Kato H, Ichinose Y, Ohta M, et al. A randomized trial of adjuvant chemotherapy with uracil-tegafur for adenocarcinoma of the lung. *N Engl J Med*. 2004;350(17):1713–1721.

第 26 章

Ⅲ 期非小细胞肺癌

Matthew C. Ward, Gregory M. M. Videtic

> **速览**：Ⅲ期非小细胞肺癌由于肿瘤局部侵犯和淋巴结转移的范围不同而表现各异。与吸烟有相关性，Ⅲ期肺癌的治疗经常受到患者一般状况和伴随的其他疾病的影响。治疗的选项包括化学治疗、放射治疗和手术，单独或联合应用（表26-1）。

表26-1　Ⅲ期肺癌的常规治疗方式

治疗方式	适合人群	治疗细节
新辅助放化疗后手术（三联治疗）	一般状态良好，能耐受肺叶切除术，非大肿块单站纵隔淋巴结转移	放疗 45Gy/25fx，同步顺铂 50mg/m^2 和依托泊苷 50mg/m^2
手术	一般状态良好，cT1-3N0-1	Ⅱ期及以上行辅助化学治疗；N2 淋巴结阳性的辅助化学治疗后行术后放射治疗（50~54Gy）；切缘阳性或包膜外侵犯的行放化疗（54~60Gy）
根治性同步放化疗	一般状态良好，Ⅲ期，基线肺功能大致正常	60 Gy/30fx，同步顺铂/依托泊苷或卡铂（AUC2）/紫杉醇 45mg/m^2
序贯放化疗	一般状态略差，或Ⅲ期（任何T/N）但基线肺功能略差	化学治疗（例如，卡铂 AUC 6/紫杉醇200mg/m^2），然后放射治疗 60Gy/30fx
单纯放射治疗	一般状态差	60Gy/30fx，45Gy/15fx，30Gy/10fx
单纯姑息治疗	一般状态很差，风险很高的ⅢB期非小细胞肺癌	

流行病学，**危险因素**，**解剖学**，**病理学**，**遗传学**，**筛查**：见第 25 章。

临床表现：咳嗽，呼吸困难，气急，喘鸣，咯血，厌食，体重减轻，一般状况下降，副瘤综合征如甲状旁腺激素相关蛋白（鳞状细胞癌）引起的高钙血症或肥大性肺性骨关节病。喉返神经受侵引起的声音嘶哑（左侧最常见），霍纳综合征（上睑下垂，瞳孔缩小，无汗）。潘科斯特综合征（霍纳征、臂丛神经受侵、肩痛）。上腔静脉阻塞综合征。

诊断:病史和体格检查。

实验室检查:血常规、代谢全谱分析、肺功能检测。

影像学检查:胸部 CT(如果评价淋巴结则需要应用造影剂,考虑行腹部 CT 以排除腹腔转移,至少要评价肝脏和肾上腺有无转移),PET – CT 扫描。"病理性"淋巴结定义为短轴 >1cm、"巨块型"淋巴结肿大定义为短轴 >3cm、多发小淋巴结、影像学显示淋巴结外浸润或≥3 站淋巴结侵犯。脑影像学检查:Ⅱ期及以上的患者须行脑 MRI 检查[1];中央型 ⅠB 期患者考虑脑 MRI 检查(《NCCN 指南》推荐),否则颅脑影像学检查是不需要的,除非出现神经系统症状。如果行 MRI 检查存在困难,脑增强 CT 也可以[2]。肺功能检测(PFT):ACCP 指南制订了肺功能检测的评价标准[3]。手术患者,术前 FEV_1 >2 L(或预测值的 80%)和 DLCO >80% 预测值,一般都是安全的。对于行新辅助治疗后手术的Ⅲ期患者,如果术前 FEV_1 < 2 L,推荐切除前 DLCO >50% 且预测术后 FEV_1 ≥0.8L[4]。对于全肺切除,目前 ACCP 指南建议预测术后 FEV_1 和 DLCO 均 >60% 预测值[3]。对于根治性放化疗,治疗前 FEV_1 ≥1 ~ 1.2 L 已经作为临床试验的标准[5,6]。注意,这些不同于早期肺癌肺叶切除术的要求(见第 25 章)。

病理学检查:活检确诊(EBUS,CT 引导,或根据积液的位置及数量行胸腔穿刺;痰病理学检查的可靠性较低,至少需要 3fx 结果是阴性),PET 扫描(约 20% 的患者期别升高,可防止不必要的开胸手术,但没有改善生存)[7]。对于 T4 和(或)肺上沟瘤,行 MRI 检查以观察局部浸润程度。EBUS/纵隔镜确认 CT 或 PET 提示阳性的淋巴结,对于所有 T3 或中央型 T1 ~ T2 肿瘤均行此项检查(EBUS/纵隔镜能观察到 2、4、7 区淋巴结。EBUS 也能观察到 10 区淋巴结)。纵隔切开术或电视辅助胸腔镜能够观察到 5 区和 6 区淋巴结,EUS 可以观察到 8 区和 9 区淋巴结。肺上沟瘤行上纵隔 MRI 检查,类癌行奥曲肽扫描。

预后因素:分期,3 个月内体重减轻超过 5%,KPS <90,年龄超过 70 岁,淋巴管侵犯,婚姻状况。

分期:见《AJCC 癌症分期手册》第 8 版,第 25 章。

治疗方式

手术:手术是标准的局部治疗方式[1]。对于Ⅲ期的病变,由于需要行纵隔淋巴结切除术,不推荐亚叶切除术。应在治疗开始前确定手术计划。手术在 N2 病变中的作用存在争议(见下文)。N3 病变,体积较大的 N2 病变(>3cm)或多个 N2 淋巴结是手术的相对禁忌证。肺切除术增加了手术死亡的风险。

化学治疗:化学治疗基本上适用于所有能够耐受治疗的Ⅲ期患者。化学治疗可以在术前、术后进行,或者与放射治疗同步或序贯。和放射治疗联合的常用方案包括顺铂 50mg/m², 第 1、8、29 和 36 天,依托泊苷 50mg/m² 第 1 ~ 5 天和第 29 ~ 33 天或卡铂 AUC 2 和紫杉醇 50mg/m²,每周一次(加或不加额外两周期辅助化学治疗)。没有就最佳方案达成共识(见下面的数据)。对于根治性序贯放化疗,每 3 周给予卡铂 AUC 6 和紫杉醇 200mg/m²,两周期后放射治疗。顺铂和培美曲塞(多靶点抗代谢药)是非鳞癌的一个选择。

放射治疗

适应证:当不建议手术,或术前、术后作为辅助治疗时,放射治疗是局部根治性治疗的一项选择。新辅助放化疗给予 45Gy/25fx 后手术切除。术后,切缘阴性给予 50 ~ 54Gy/25 ~ 30fx,镜下切缘阳性或结外浸润给予 54 ~ 60Gy,肉眼残留给予 60Gy。术后治疗中,首先给予化学治疗然后放射治疗,尽管肉眼残留考虑同步放化疗。对于根治性放化疗,与序贯放化疗相比,同步放化疗具有生存优势;剂量递增到 60Gy 以上是潜在有害的,而且不能获益。对于一般状况差的患者,不适合联合放化疗,选择包括 60Gy/30fx、45Gy/15fx,或单纯姑息治疗。

毒性反应:急性为疲劳、咳嗽、呼吸短促、肺炎、食管炎。晚期为肺炎、心脏毒性、臂丛神经损伤。

治疗过程:见《放射肿瘤学治疗计划手册》,第 6 章[8]。

基于循证数据的问与答

纵隔淋巴结阴性的可手术的ⅢA 期(T3 – 4N1,T4N0)肺癌

• 哪些Ⅲ期患者是首选手术的最佳人选?

能切除而且耐受手术的 T3 – T4N1 或 T4N0 患者首选手术,特别是当 T 分期是同一肺叶多个结节,或侵犯胸壁、纵隔或主支气管,距离隆突 <2cm。对于这部分患者,诱导治疗也是可行的。对于不适合手术的患者,如果能耐受的话,可按照下列方法给予根治性放化疗。

• 哪些患者需要术后放射治疗(PORT)?

pN2 病变和切缘阳性的患者是术后放射治疗的适应证。最近 ASTRO 和 ACR 指南建议 pN2 的患者辅助化学治疗后行术后放射治疗,但 pN0 – 1 的患者常规不做术后放射治疗[9,10]。

PORT Meta-analysis (*Lancet* 1998,PMID 9690404;Update Burdett *Lung Cancer* 2005,PMID 15603857):Meta 分析包含 1965—1995 年 9 个前瞻性随机试验,共 2128 例患者,术后放射治疗剂量 40 ~ 60Gy。结果表明总体是有害的(两年总生存率绝对值下降 7%)。亚组分析显示,这个结论只限于Ⅰ ~ Ⅱ期患者,但对于Ⅲ期(N2)的患者还不明确。最近更新的数据表明对于 N2 患者的局部控制是有益的。

结论:pN2 的患者建议术后放射治疗,其他切缘阴性的患者不建议。

评论:放射治疗采用的是旧的方法和技术。

Lally,SEER(*JCO* 2006,PMID 16769986):7645 例肺叶切除术或肺切除术的Ⅱ ~ Ⅲ期患者的 SEER 分析。总体而言,术后放射治疗对生存没有影响,但在 pN2 组中是获益的,而在 pN0 – 1 组中对生存是有害的。

Douillard,ANITA Second Analysis(*IJROBP* 2008,PMID 18439766):ANITA 是前瞻性随机试验,799 例ⅠB ~ ⅢA 期(ⅢA 期占 39%)非小细胞肺癌患者术后随机分为 4 个周期长春瑞滨和顺铂化学治疗组和观察组。对于淋巴结阳性的患者推荐术后放射治疗,但不是必

需的。化学治疗组中 24% 的患者和观察组中 33% 的患者接受了术后放射治疗。总体而言，5 年总生存率提高了 8.6%，主要是ⅡA～ⅢA 期患者。计划外的亚组分析探讨了术后放射治疗的作用，发现在接受化学治疗的 pN1 患者中是有害的，没有接受化学治疗的 pN1 患者中是获益的，两组中的 pN2 患者术后放射治疗均改善了总生存。

结论：pN2 患者考虑术后放射治疗。

Robinson, NCDB pN2 Analysis（*JCO* 2015, PMID 25667283）: NCDB 的回顾性综述包括 2006—2010 年的 4483 例 pN2 患者，按照术后放射治疗进行分层（1850 例行术后放射治疗，2633 例未行术后放射治疗）。中位随访时间 22 个月。进行多变量分析，术后放射治疗与总生存改善具有相关性（中位生存时间：40.7 个月对 45.2 个月）。

- 化学治疗联合手术能改善生存吗?

术后辅助化学治疗能持续为 5 年总生存提供 5%~8% 的绝对获益。有许多相关临床试验，但很少为人熟知，包括 IALT（顺铂双药联合对观察，5 年总生存获益 4%）、ANITA（见前文），和 LACE Meta 分析（见第 35 章）[11]。

医学上可切除的 N2／纵隔淋巴结阳性患者

- 多学科治疗的原理是什么?

从前面的试验中我们知道化学治疗联合手术能改善生存（LACE Meta 分析，ANITA 试验，IALT 试验）。放射治疗联合手术可以改善 N2 患者的局部控制，并且可以改善生存。

- 与放化疗相比，三种方法联合治疗能改善 N2 患者的生存吗?

如果每种治疗方法单独应用能改善效果，那么所有三种方法联合应用也许能达到最佳的效果。INT 0139（Albain）并没有显示出总生存的优势，但对于有选择的患者可以三种方法联合应用（有争议）。

Albain, Intergroup 0139（*Lancet* 2009, PMID 19632716）: 前瞻性随机试验，429 例活检证实 N2 病变的潜在可切除的非小细胞肺癌患者，随机分为诱导放化疗 3~5 周后手术或诱导放化疗后根治性放化疗。两组诱导化学治疗方案均为顺铂 50mg/m^2 和依托泊苷 50mg/m^2 两个周期（第 1 周和第 5 周），同步放射治疗 45Gy/25fx; 根治性放化疗组继续不间断照射至 61Gy（两组患者治疗中间进行 CT 扫描和肺功能检测以评估进展情况）。局部治疗后给予两周期顺铂/依托泊苷巩固治疗。两组间中位总生存时间没有差别（23.6 个月对 22.2 个月），手术组 5 年总生存率为 27%，放化疗组为 20%。手术组无进展生存率有所改善（中位无进展生存时间 12.8 个月对 10.5 个月）。手术组治疗相关死亡率为 8%，放化疗组为 2%。探索性分析表明，与放化疗相比，肺叶切除的患者改善了总生存，但肺切除的患者没有改善。

结论：两种治疗方法之间总生存没有差别，因此更倾向于根治性放化疗，虽然对于肺叶切除的患者可以考虑三种方法联合应用。

评论：肺叶切除术的死亡率高出预期的 26%。

- **化学治疗有效的患者,手术优于放射治疗吗?**

Van Meerbeeck,EORTC 08941(*JNCI* 2007,PMID 17374834):前瞻性随机试验,N2 的非小细胞肺癌患者 3 周期含铂两药方案诱导化学治疗后随机分为手术组或放射治疗 60 ~ 62.5Gy 组。只有切缘阳性的患者给予术后放射治疗(56Gy)。61% 的患者化学治疗有效并随机分组。手术组,42% 患者显示淋巴结降期,25% 的患者淋巴结消失,5% 的患者 pCR。只有 50% 的患者完全切除。中位总生存时间没有差别:手术组 16.4 个月对放射治疗组 17.5 个月。

结论:序贯放化疗是合理的治疗选择,但是单纯诱导化学治疗没有提高手术效果(与诱导放化疗相比)。

- **诱导放化疗优于诱导化学治疗后术后放射治疗吗?**

可能不是,术后辅助放射治疗可能更好。肺叶切除患者应谨慎。

Thomas, German Lung Cancer Cooperative Group (*Lancet Oncol* 2008, PMID 18583190):Ⅲ期前瞻性随机试验,524 例ⅢA ~ ⅢB 期非小细胞肺癌患者进行侵袭性纵隔分期后随机分为顺铂/依托泊苷(3 个周期),然后手术和术后放射治疗(54Gy),或顺铂/依托泊苷(3 个周期),然后卡铂/长春地辛同时联合放射治疗(45Gy/30fx,bid),然后手术。主要研究终点:无进展生存。放化疗组在纵隔降期(46% 对 29%,$P = 0.02$)和病理缓解率(60% 对 20%,$P < 0.0001$)有优势,但无进展生存时间没有差别(9.5 个月对 10 个月)。两组中 35% 的患者需要肺切除,但放化疗组的死亡率更高(14% 对 6%)。

结论:新辅助放化疗改善了有效率,但不提高总生存率。

非手术治疗

- **单纯放射治疗是不是Ⅲ期非小细胞肺癌的最佳治疗策略?**

对于无法耐受多学科治疗的患者,单纯放射治疗是一种选择。前期的剂量递增研究表明高剂量治疗的效果较差。研究中 60Gy/30fx 作为非小细胞肺癌的标准治疗方案。在现代,一般状况差的患者选择单纯放射治疗,在 RTOG0213 研究中,45Gy/15fx 作为生物等效方案的替代方案(见下文)。

Perez,RTOG 7301(*IJROBP* 1980,PMID 6998937):Ⅲ期非小细胞肺癌根治性放射治疗剂量递增试验,分为 4 组:40Gy 分段治疗(20Gy/5fx,休息 2 周,再 20Gy/5fx)或 40Gy、50Gy、60Gy,每周 5 次。两年总生存率在 10%~18% 之间,分段治疗的生存率最低。50Gy 组和 60Gy 组的有效率更高。

结论:60Gy 是标准剂量。

Gore,RTOG 0213 (*Clin Lung Cancer* 2011,PMID 21550559):预后中等(PS 2 或体重减轻 >5%)的ⅡB ~ ⅢB 期肺癌患者,给予塞来昔布联合同步放射治疗 60Gy/30fx 或 45Gy/15fx 的Ⅰ ~ Ⅱ期临床试验。入组 13 个患者后就早期关闭了。中位总生存时间 10 个月。

结论:虽然研究效力低,但给中等预后患者的治疗提供了一个参考。

• 化学治疗后放射治疗能改善生存吗？

多个试验显示序贯放化疗改善了生存,所选研究如下。

Dillman,CALGB 8433 (*NEJM* 1990,PMID 2169587;Update Dillman *JNCI* 1996,PMID 8780630):前瞻性随机试验,155 例Ⅲ期非小细胞肺癌患者随机分为顺铂与长春碱化学治疗后放射治疗 60Gy/30fx,或单纯放射治疗 60Gy/30fx。长期结果报道 5 年总生存率为 17% 对 6%,化学治疗组占优,并且验证了初步结果。

结论:序贯放化疗优于单纯放射治疗。

Sause,RTOG 8808/ECOG 4588 (*JNCI* 1995,PMID 7707407):前瞻性随机试验,452 例不能切除的Ⅱ~ⅢB 期非小细胞肺癌患者随机分为 3 组:单纯放射治疗 60Gy/30fx;顺铂/长春碱诱导化学治疗后放射治疗 60Gy/30fx,或超分割放射治疗 69.6Gy/58fx,1.2Gy/fx,bid。每组的中位生存时间分别为 11.4 个月、13.8 个月和 12.3 个月,化学治疗组有统计学意义的显著改善。

结论:序贯放化疗优于单纯标准放射治疗和单纯超分割放射治疗。

• 同步放化疗改善了生存吗？

多个试验表明,与序贯放化疗相比,同步放化疗能改善生存,但急性毒性反应增加。所选研究如下。

Curran,RTOG 9410 (*JNCI* 2011,PMID 21903745):前瞻性随机试验,610 例不能切除的Ⅲ期非小细胞肺癌患者分为 3 组,见表 26 - 2。证实在序贯组和每天一次放射治疗的同步组之间具有统计学意义差别。

结论:同步放化疗优于序贯。

表 26 - 2　RTOG 9410 Ⅲ期肺癌试验

分组	5 年总生存	中位生存(月)
序贯顺铂/长春碱 2 个周期后放射治疗 63Gy/34fx	10%	14.6
同步顺铂/长春碱 2 个周期和同步放射治疗 63Gy/34fx	16%	17
同步顺铂/长春碱 2 个周期和同步放射治疗 69.6Gy,1.2Gy/fx,bid	13%	15.6

注:没有组织不均匀性校正的 45Gy/25fx 后加量 18Gy/9fx 总量 63Gy,与 60Gy/30fx 相当。

Aupérin,NSCLC Collaborative Group Meta Analysis(*JCO* 2010,PMID 20351327):7 个符合条件的试验中选择 6 个试验,共 1205 例患者,对每个患者的数据进行 Meta 分析。与序贯放化疗相比 ,同步放化疗的 5 年绝对生存获益为 4.5%。同步治疗降低了局部进展但对远处进展无影响,增加了食管毒性反应,没有增加肺的毒性反应。

结论:同步放化疗改善了生存,代价是可控的食管毒性反应增加。

• 同步放化疗时,最佳的化学治疗方案是什么？

应用过很多方案,但在美国,顺铂/依托泊苷和卡铂/紫杉醇是最常用的方案。卡铂/紫杉醇和顺铂/培美曲塞(用于非鳞癌)具有相似的效果,毒性降低。回顾性数据表明,卡铂/紫杉醇与放射性肺炎的增加有关,在下文中 Liang 证实了这个观点[12]。然而,其他人认为顺铂/依托泊苷更难以耐受。

Liang,China(*Ann Oncol* 2017,PMID 28137739):前瞻性随机试验,比较顺铂/依托泊苷和卡铂/紫杉醇同步放射治疗 60~66Gy 的效果。主要终点:总生存,3 年总生存率改善 17% 的检验效能。200 例患者,中位随访 73 个月。顺铂/依托泊苷组的 3 年总生存率改善 15%($P = 0.024$),中位生存时间 23.3 个月对 20.7 个月,顺铂/依托泊苷组占优。卡铂/紫杉醇组≥2 级肺炎增加(33.3% 对 18.9%,$P = 0.036$),顺铂/依托泊苷组的食管炎增加(20.0% 对 6.3%,$P = 0.009$)。

结论:顺铂/依托泊苷可能优于卡铂/紫杉醇。

Senan,PROCLAIM(*JCO* 2016,PMID 26811519):前瞻性随机试验,555 例不能手术的ⅢA~ⅢB 期非鳞癌非小细胞肺癌患者随机接受①培美曲塞 500mg/m^2 和顺铂 75mg/m^2,每 3 周一周期,共 3 个周期,加同步放射治疗 60~66Gy,然后培美曲塞巩固化学治疗,每 3 周一周期,共 4 个周期;或②顺铂 50mg/m^2,依托泊苷 50mg/m^2,每 4 周一周期,共两个周期,加相同的放射治疗,然后含铂两药方案巩固化学治疗两个周期。由于结果阴性,试验提前停止。培美曲塞没有优势,但 3~4 级不良事件发生率低。

结论:培美曲塞没有优势,但不良事件发生率更低。

Santana-Davila,VA Health Data(*JCO* 2015,PMID 25422491):回顾性综述 2001—2010 年来自美国退伍军人健康管理局的 1842 例患者数据,比较顺铂/依托泊苷与卡铂/紫杉醇的效果。进行统计学校正后,顺铂/依托泊苷没有生存优势,但与更多需要住院治疗的不良反应相关。

● 同步放化疗时,增加放射治疗剂量能提升疗效吗?

时间追溯到 20 世纪 70 年代,RTOG7301 证明 60Gy/30fx 是标准方案。RTOG9311 是Ⅰ~Ⅱ期剂量递增试验,以 V20 指标为基础,增加剂量从 70.9Gy 至 90.3Gy,没有同步化学治疗。在此基础上进行了下面的 RTOG 0617 试验。

Bradley,RTOG 0617(*Lancet Oncol* 2015,PMID 25601342):2×2 的前瞻性随机试验,544 例患者随机给予 60Gy/30fx 或 74Gy/37fx 照射,同步每周卡铂 AUC 2/紫杉醇 45mg/m^2。放射治疗后两周给予辅助化学治疗卡铂 AUC 6/紫杉醇 200mg/m^2,辅助治疗阶段第二次随机分组,加或不加西妥昔单抗。47% 的患者采用 IMRT,见表 26.3。总体而言,60Gy 组和 74Gy 组之间毒性反应发生率没有差别,但 74Gy 组≥3 级食管炎发生率增加。74Gy 组的依从性更差。西妥昔单抗增加 3 级及以上的毒性反应,但未改善总生存、无进展生存或远处转移。

结论:60Gy 是标准剂量。74Gy 是有害无益的。应用西妥昔单抗没有获益。

评论:关于 74Gy 生存率较低的假设,74Gy + 西妥昔单抗组的治疗相关死亡率最高,放射治疗对心脏的影响,74Gy 组为了安全性牺牲了 PTV 的覆盖,因此导致了失败。再次分析表明,IMRT 的剂量优越性,减少了肺的剂量,以及与生存相关的心脏 V40[13]。

表 26-3　RTOG 0617 Ⅲ期肺癌试验结果

分组	中位生存（月）	总生存率（1年）	无进展生存（中位,月）	无进展生存（1年）	局部失败（1年）	远处转移（1年）
60Gy/30fx	28.7	80%	11.8	49.2%	16.3%	32.2%
74Gy/37fx	20.3	69.8%	9.8	41.2%	24.8%	35.1%
P 值	0.004	0.004	0.12	0.12	0.13	0.48

● 在同步放化疗之前加诱导化学治疗,或同步放化疗后巩固化学治疗是否有益?

RTOG 0617 试验中根治性放化疗后应用巩固化学治疗,在《NCCN 指南》中是一个选择,但不是标准治疗,而且增加毒性反应,没有获益。诱导化学治疗也没有获益。

Belani,LAMP（*JCO* 2005,PMID 16087941）：Ⅱ期前瞻性随机试验,276 例ⅢA~B 期非小细胞肺癌患者随机给予卡铂/紫杉醇诱导化学治疗,然后单纯放射治疗 63Gy;卡铂/紫杉醇诱导化学治疗,然后放射治疗 63Gy,卡铂/紫杉醇同步化学治疗;或放射治疗 63Gy,卡铂/紫杉醇同步化学治疗,然后卡铂/紫杉醇巩固化学治疗。中位随访 39.6 个月,中位生存时间分别为 13.0 个月、12.7 个月和 16.3 个月,巩固化学治疗组占优。同步治疗组的 3~4 级食管毒性更多。

结论:在这个Ⅱ期研究中,放射治疗加卡铂/紫杉醇同步和辅助化学治疗与改善总生存具有相关性。

Hanna,Hoosier Oncology Group（*JCO* 2008,PMID 19001323;Update Jalal,*Ann Oncol* 2012,PMID 22156624）：Ⅲ期前瞻性随机试验,203 例ⅢA~B 期非小细胞肺癌患者给予顺铂/依托泊苷化学治疗同步放射治疗 59.4Gy,然后随机分为多西他赛辅助化学治疗与观察。由于结果阴性,试验提前关闭。中位生存没有显著性差别（最初数据 21.7 个月对 21.2 个月,更新后也没有差别）。多西他赛组的毒性反应增加。

结论:多西他赛巩固化学治疗增加了毒性反应,但没有生存获益。

Vokes,CALGB 39801（*JCO* 2007,PMID 17404369）：前瞻性随机试验比较诱导化学治疗后同步放化疗和单纯同步放化疗的效果。总生存没有统计学意义的差别。

结论:放化疗前的诱导化学治疗没有获益。

Ahn,Korean KCSG - LU05 - 04（*JCO* 2015,PMID 26150444）：前瞻性随机试验,437 例Ⅲ期非小细胞肺癌患者放射治疗 66Gy 同时顺铂/多西他赛化学治疗,然后随机接受额外 3 个周期多西他赛/顺铂化学治疗或不再进一步治疗。巩固化学治疗组 62% 的患者完成治疗。无进展生存时间,观察组为 8.1 个月,巩固组为 9.1 个月（P=0.36）。中位生存也没有差别（20.6 个月对 21.8 个月,P=0.44）。

结论:放化疗后额外的化学治疗没有改善治疗效果。

肺上沟瘤

一般来讲,肺上沟瘤的完全切除率很低。SWOG9416 试验改变了治疗模式,建议诱导放化疗以利于切除。

Rusch，SWOG 9416/Intergroup 0160（*J Thorac Cardiovasc Surg* 2001，PMID 11241082；Update JCO 2007，PMID 17235046）：单臂的 Ⅱ 期试验，111 例患者纵隔镜检查阴性、锁骨上淋巴结阴性 T3 – 4N0 – 1 的肺上沟瘤患者，给予两个周期顺铂/依托泊苷化学治疗，同步放射治疗 45Gy/25fx。重新评价，如果病变稳定或缩小，则在 3 ~ 5 周后行开胸手术。此后，再行两个周期化学治疗。111 例患者入组，95 例符合手术条件，83 例接受了开胸手术，72 例完全切除（92%）。开胸手术的患者中 65% 达到 CR。数据更新后，5 年总生存率为 44%，完全切除的为 56%。

结论：本试验结束后，诱导联合治疗成为肺上沟瘤的标准治疗。

（张建光 译）

参考文献

1. NCCN Clinical Practice Guidelines in Oncology: Non-small Cell Lung Cancer. 2017(4.2017). https://www.nccn.org/professionals/physician_gls/pdf/nscl.pdf
2. Yokoi K, Kamiya N, Matsuguma H, et al. Detection of brain metastasis in potentially operable non-small cell lung cancer: a comparison of CT and MRI. *Chest.* 1999;115(3):714–719.
3. Brunelli A, Kim AW, Berger KI, Addrizzo-Harris DJ. Physiologic evaluation of the patient with lung cancer being considered for resectional surgery: diagnosis and management of lung cancer, 3rd ed: American College of Chest Physicians evidence-based clinical practice guidelines. *Chest.* 2013;143(5, Suppl):e166S–e190S.
4. Edelman MJ. NRG Oncology RTOG 0839 Randomized Phase II Study of Pre-Operative Chemoradiotherapy +/– Panitumumab (IND #110152) Followed by Consolidation Chemotherapy in Potentially Operable Locally Advanced (Stage IIIA, N2+ Non-Small Cell Lung Cancer). 2014. https://www.rtog.org/ClinicalTrials/ProtocolTable/StudyDetails.aspx?study=0839
5. Bradley JD, Bae K, Graham MV, et al. Primary analysis of the phase II component of a phase I/II dose intensification study using three-dimensional conformal radiation therapy and concurrent chemotherapy for patients with inoperable non-small-cell lung cancer: RTOG 0117. *J Clin Oncol.* 2010;28(14):2475–2480.
6. Bradley JD, Paulus R, Komaki R, et al. Standard-dose versus high-dose conformal radiotherapy with concurrent and consolidation carboplatin plus paclitaxel with or without cetuximab for patients with stage IIIA or IIIB non-small-cell lung cancer (RTOG 0617): a randomised, two-by-two factorial phase 3 study. *Lancet Oncol.* 2015;16(2):187–199.
7. Fischer B, Lassen U, Mortensen J, et al. Preoperative staging of lung cancer with combined PET-CT. *N Engl J Med.* 2009;361(1):32–39.
8. Videtic GMM, Woody N, Vassil AD. *Handbook of Treatment Planning in Radiation Oncology.* 2nd ed. New York, NY: Demos Medical; 2015.
9. Rodrigues G, Choy H, Bradley J, et al. Adjuvant radiation therapy in locally advanced non-small cell lung cancer: executive summary of an American Society for Radiation Oncology (ASTRO) evidence-based clinical practice guideline. *Pract Radiat Oncol.* 2015;5(3):149–155.
10. Willers H, Stinchcombe TE, Barriger RB, et al. ACR Appropriateness Criteria(®) induction and adjuvant therapy for N2 non-small-cell lung cancer. *Am J Clin Oncol.* 2015;38(2):197–205.
11. Arriagada R, Bergman B, Dunant A, et al. Cisplatin-based adjuvant chemotherapy in patients with completely resected non-small-cell lung cancer. *N Engl J Med.* 2004;350(4):351–360.

12. Palma DA, Senan S, Tsujino K, et al. Predicting radiation pneumonitis after chemoradiation therapy for lung cancer: an international individual patient data meta-analysis. *Int J Radiat Oncol Biol Phys*. 2013;85(2):444–450.

13. Chun SG, Hu C, Choy H, et al. Impact of intensity-modulated radiation therapy technique for locally advanced non-small-cell lung cancer: a secondary analysis of the NRG Oncology RTOG 0617 randomized clinical trial. *J Clin Oncol*. 2017;35(1):56–62.

第 **27** 章

小细胞肺癌

Camille A. Berriochoa，Gregory M. M. Videtic

速览:小细胞肺癌(SCLC)通常分为局限期(适用于一个照射野内;LS-SCLC)或广泛期(出现转移;ES-SCLC)。局限期小细胞肺癌的治疗包括以铂类为基础的同步放化疗,然后化学治疗,治疗有效的患者给予脑预防照射。广泛期小细胞肺癌的治疗包括化学治疗(通常6个周期),许多人提出化学治疗后 PR 或 CR 给予胸部放射治疗,脑预防照射可预防脑转移。治疗效果通常较差,局限期小细胞肺癌的中位生存时间 20~30 个月,广泛期为 9~12 个月(表27-1)。

表27-1 小细胞肺癌的常规治疗方式

病变范围	常规治疗方式
局限期 (占30%)	• 同步放化疗,EP 方案化学治疗 4 个周期,放射治疗在化学治疗第 1 或第 2 个周期开始
	• 化学治疗:顺铂 60mg/m² 第 1 天,依托泊苷 120mg/m² 第 1~3 天,每 3 周 1 次,共 4 周期
	• 放射治疗标准剂量:45Gy/30fx/3 周,1.5Gy/fx,bid。其他的选择包括 40Gy/15fx,2.67Gy/fx;66~70Gy/33~35fx
	• 脑预防照射:治疗有效的患者,25Gy/10fx
	• T1~T2N0M0 病变(占5%)。胸外科医生评估,能手术的,切除后辅助化学治疗和脑预防照射。医学原因不能手术的病例:考虑 SBRT 替代手术
广泛期 (占70%)	• 顺铂为基础的化学治疗(4~6 个周期)
	• 有症状的部位给予姑息性放射治疗
	• 有争议的地方
	1. 没有脑转移的患者,对化学治疗有效的患者行脑预防照射(25Gy/10fx)
	2. 有选择的患者中,巩固胸部放射治疗:考虑同步化学治疗和胸部放射治疗(54Gy/36fx,bid,4 个周期化学治疗)或 4~6 个周期化学治疗后放射治疗(30Gy/10fx)。

流行病学:小细胞肺癌占全部肺癌的 15% 左右,发病率逐渐降低[1]。美国每年新诊断约 30 000 例[2]。虽然性别差异正在缩小,但更常见于男性[1]。

危险因素:几乎只发生在吸烟者身上(＞98%),且通常是重度吸烟者[3]。铀矿开采是另一个危险因素(铀衰变引起的氡暴露)[4]。

解剖学:见第 25 章。

病理学[5,6]:小细胞肺癌属于神经内分泌肿瘤,与其他肺神经内分泌肿瘤并列,包括低级别神经内分泌癌(典型类癌)、中级别(不典型类癌)和高级别[大细胞神经内分泌癌(LC-NEC)和小细胞肺癌]。光学显微镜下经典表现为成簇或片状的小圆形蓝色细胞,大小是正常淋巴细胞的 2 倍。细胞质稀疏,细胞核表现出完全分散的染色质,没有明显的核仁。有丝分裂率很高,坏死很常见。标本处理过程中通常会产生特征性的压碎伪影(诊断)。高达 30% 的 SCLC 尸检标本具有分化为 NSCLC 的区域,提示癌变发生在具有不同分化能力的多功能干细胞中。已鉴定出三种抗原簇:神经、上皮和神经内分泌。上皮标志物包括角蛋白、上皮膜抗原和 TTF1。神经内分泌和神经标志物包括 DOPA 脱羧酶、降钙素、神经元特异性烯醇化酶(NSE)、突触素、嗜铬粒蛋白 A、CD56(神经细胞黏附分子,NCAM)、胃泌素释放肽和 IGF-1。尽管这些在小细胞肺癌中很常见,但它们并不是特异性的,约 10% 的非小细胞肺癌在这些经典的神经内分泌标志物呈阳性[7]。75% 的小细胞肺癌则表达至少一种神经/神经内分泌标志物。

遗传学:与非小细胞肺癌(NSCLC)相比,EGFR、K-ras、ALK 和 p16 等驱动基因的突变很少见。

临床表现:小细胞肺癌发生在中央气道黏膜下,常常阻塞支气管。常见的影像学表现是巨大的肺门肿块和纵隔淋巴结肿大[8]。2/3 患者是广泛期,1/3 患者是局限期。常见的症状包括新发的或持续加重的咳嗽、呼吸困难、胸痛、声音嘶哑、咯血、不适、厌食和体重减轻。如果胸腔其他结构受到巨大肿块的压迫,就会出现吞咽困难或上腔静脉阻塞综合征(颜面部水肿、上肢静脉扩张、喉头水肿、精神状态改变)。最常见的远处转移部位是肝脏、肾上腺、骨和脑。诊断时 10%~20% 的患者出现脑转移,50%~80% 的患者两年内出现脑转移[9,10]。如表 27.2 所详述,患者可能出现副瘤综合征(小细胞肺癌是最常见的与副瘤综合征相关的实体瘤)[11]。从根本上说,治疗潜在的恶性肿瘤对于治疗这些综合征是必要的,但是临时管理流程见下表(表 27 - 2)。

表 27 - 2　小细胞肺癌中常见的副瘤综合征

异位抗利尿激素分泌综合征	ADH 过度分泌导致的低钠血症。可能出现精神状态的改变、癫痫发作。限水、高渗盐水、地美环素、加压素抑制剂和(或)锂制剂治疗
库欣综合征	促肾上腺皮质激素异位生成。酮康唑治疗
Lambert - Eaton 综合征	突触前膜钙通道自身抗体。近端肌肉无力,在每天的晚些时候会改善。用溴吡斯的明、泼尼松、IVIG 治疗和治疗癌症
其他(罕见)	亚急性小脑变性,亚急性感觉神经元病、边缘脑病、脑脊髓炎(抗 Hu 抗体)

医学检查[6]:病史和体格检查。鼓励戒烟[12]。

实验室检查:血常规、代谢全谱分析、肝功能检测、乳酸脱氢酶(LDH)、碱性磷酸酶、肺功能检测。

影像学检查:胸部增强 CT(包括肝脏和肾上腺)和 PET - CT(对小细胞肺癌的敏感性接近 100% ;注意,PET 可使最初诊断为局限期小细胞肺癌中 19% 患者的分期提高)[13]。如果已行 PET 检查,不再做骨扫描。增强脑 MRI(首选)或脑 CT(10% 的患者脑 CT 阳性,20% 的患者脑 MRI 阳性)[10]。

病理学:组织学诊断包括痰,支气管镜活检/细针穿刺(虽然细针穿刺并不能总是充分地区分小细胞肺癌与类癌),CT 引导下活检或胸腔穿刺术治疗胸腔积液。如果外周血涂片上有中性粒细胞减少症/血小板减少症/有核红细胞,请考虑进行骨髓活检。约 5% 的患者是 cT1 - 2N0 病变。在这种情况下,纵隔分期是必要的(见第 25 章)。如果淋巴结没有受侵,可以考虑进行前期切除(或医学上无法手术的患者行 SBRT)。

预后因素:预后良好的因素包括局限期、女性、一般状况好(0 ~ 1)、没有体重减轻、没有副瘤综合征,实验室检查(LDH、钠、白蛋白)正常,戒烟[12,14,15]。低钠血症(如果 Na < 135mmol/L,中位生存 9 个月;如果 Na≥135mmol/L,中位生存 13 个月,$P < 0.001$)[16]。LDH 与肿瘤负担相关,提示可能存在骨髓受累,可能是早期死亡的危险因素[17]。体重减轻超过 5% 是预后不良的因素[18]。

自然病程:脑转移是最常见的,高达 80%[9,10]。虽然远处失败是引起死亡的主要因素,但局部失败也是很常见的(36% ~ 52%,参见 Turrisi 试验)。不治疗,局限期小细胞肺癌中位生存 12 周,广泛期为 6 周[19]。

分期:以前按照美国退伍军人健康管理局分期系统进行分期(表 27 - 3),但现在《AJCC 癌症分期手册》是标准;见第 23 章。

表27 -3　美国退伍军人健康管理局肺癌研究组[20]

局限期	肿瘤局限于一侧胸腔(包括同侧和对侧纵隔)和同侧锁骨上淋巴结	中位生存:20 ~ 30 个月	两年总生存率:40%	5 年总生存率:20% ~ 30%
广泛期	肿瘤超出局限期,包括远处转移、恶性心包/胸腔积液,和对侧锁骨上/肺门淋巴结受累	中位生存:12 个月	两年总生存率:5%	5 年总生存率:<5%

治疗原则

手术:根据 1973 年发表的医学研究会试验结果,绝大多数局限期小细胞肺癌的标准治疗不是手术,该试验把患者随机分为手术或放射治疗,接受放射治疗的患者能观察到生存的改善(中位总生存从大约 7 个月提高到 10 个月,$P = 0.04$)[21]。然而,4% ~ 5% 的小细胞肺癌患者诊断时表现为孤立性的肺结节(SPN)。对于 T1 ~ T2 的 SPN,建议肺叶切除加纵隔淋巴结清扫,然后化学治疗,根据纵隔淋巴结病理结果决定是否放射治疗。注意:即使 pN0 的患者也要辅助化学治疗[6]。2017 年国家癌症数据库分析显示,临床 Ⅰ 期的根治性手术应用率增加,从 2004 年的 15% 增加到 2013 年的将近 30%(同一时间段内,SBRT 的应用也从 0.4% 增加到 6%)[22]。

化学治疗:与不治疗相比,化学治疗使中位生存延长了 5 倍。顺铂和依托泊苷(EP)是标准方案,与老方案同样有效且毒性更小[23,24]。目前标准是 4 个周期 EP 方案化学治疗加同步放射治疗。顺铂剂量 $60 \sim 100 mg/m^2$,第 1 天,依托泊苷 $120 mg/m^2$,第 $1 \sim 3$ 天,每 3 周一次。日本的数据显示与 EP 方案相比,广泛期小细胞肺癌应用伊立替康 + 顺铂能改善生存率(两年总生存率:19.5% 对 5.2%);然而,美国、加拿大或澳大利亚的随机研究均未能重复这个结果,可能因为日本研究人群的生物学差异[25,26]。其他的化学治疗方案,如剂量强化、三药联合、高剂量巩固、交替/序贯方案、维持治疗都没有显示总生存获益。2012 年 COCIS Meta 分析了 4 个随机试验(包括局限期和广泛期病变),为了降低不良反应用卡铂代替顺铂,显示两个铂类为基础的方案之间在有效率(两组均为 70% 左右)、无进展生存时间(两组均为 5 个月左右),或者总生存时间(均为 9 个月左右)方面均没有差别[27]。

- **放射治疗**

适应证:在化学治疗中加入放射治疗时,发现胸内失败率可以降低 50%(从 75% ~ 90% 降到 30% ~ 60%)。放射治疗也能将 2 ~ 3 年生存率提高 5.4%(见下文 Warde 和 Pignon 的试验)。EP 方案同步放化疗优于序贯放化疗。同步放化疗的优势是两种治疗方法的早期应用、更精确的放射治疗计划、短时间内高强度治疗和肿瘤放射增敏。主要的劣势是更高的毒性反应(食管炎、肺炎、骨髓移植),有可能导致治疗中断或停止。大多数研究已经证明在化学治疗第 1 和第 2 个周期开始早期放射治疗的益处。局限期小细胞肺癌治疗后达到 CR 或 PR(广泛期患者只要化学治疗有效)的患者给予 25Gy/10fx 脑预防照射,会降低脑转移发生率,改善总生存(见 Auperin Meta 分析)。值得注意的是,在选择性的早期患者中,SBRT 的效果和手术相似。2017 年多中心回顾性综述显示 SBRT 治疗 74 例 T1 - T2N0 患者的 3 年局控率非常优异(≥95%)[28]。该研究还显示随后接受化学治疗的患者改善了总生存时间(31 个月对 14 个月,$P = 0.02$)。胸部治疗后,所有化学治疗有效的局限期小细胞肺癌患者给予脑预防照射 25Gy/10fx,也有许多人主张初始化学治疗有效的没有脑转移的广泛期小细胞肺癌给予脑预防照射。

剂量:基于具有里程碑意义的 Turrisi 试验结果[29],标准加速剂量是 45Gy/30fx,1.5Gy/fx,bid,共 3 周,同步 EP 方案化学治疗。在小细胞肺癌中一天 2fx 照射的放射生物学优势包括生长分数高、细胞周期时间短、细胞存活曲线的肩部小或没有。可在化学治疗两个周期后开始放射治疗,剂量 40Gy/15fx,2.67Gy/fx[30]。虽然基于 Turrisi 的发现(下面的 CONVERT 试验也支持),许多人都认为 bid 是标准的分次模式,但 2003 年的实践调查发现只有不到 10% 的医生采用 bid 的放射治疗模式,超过 80% 的患者接受每天 1 次的放射治疗,中位剂量 50.4Gy[31]。《NCCN 指南》指出,如果每天一次照射,则应给予 60 ~ 70Gy(不是同一水平证据)。RTOG 0538 试验完成后,将提供更多关于 bid 和每天 1 次治疗效果的数据,尽管使用了更高的放射治疗剂量(70Gy/35fx,参见 RTOG 0538;66Gy/33fx,参见 CONVERT)

　　毒性反应:急性反应为疲劳、食管炎、肺炎、恶心。慢性反应为肺炎、心脏损伤、吞咽困难。

基于循证数据的问与答

局限期小细胞肺癌

• 化学治疗中加入放射治疗有获益吗?

　　基于 Warde 和 Pignon Meta 分析的结果,均显示加入胸部照射后总生存有 5% 的获益[32,33],多个随机对照试验比较了单纯化学治疗和放化疗的效果。

　　Warde,Ontario Meta Analysis(*JCO* 1992,PMID 1316951):11 项局限期小细胞肺癌单纯化学治疗和放化疗随机试验的 Meta 分析。分析显示加入放射治疗,局部控制显著改善 25.3%(47% 对 24%),两年总生存改善 5.4%(20% 对 15%),60 岁以下患者获益最大。治疗相关死亡没有显著差别。

　　Pignon,French Meta Analysis(*NEJM* 1992,PMID 1331787):13 项随机试验的 Meta 分析,2140 例局限期小细胞肺癌单纯化学治疗和放化疗比较。加入胸部放射治疗比单纯化学治疗 3 年总生存率提高 5.4%(14.3% 对 8.9%),死亡率相对减少 14%。与年龄 70 岁以上的患者相比,年轻患者(年龄 <55 岁)化学治疗中加入放射治疗的获益更大。

• 局限期小细胞肺癌理想的剂量和分次是什么?

　　存在不同的方案,但是 Turrisi 的组间试验确定的 45Gy、bid 方案是目前的标准方案[29]。一个最近的 RTOG 0923 试验是 II 期试验,目的是观察 61.2Gy/34fx 前 22 天每天 1 次、后 9 天每天 2 次的方案是否能提高治疗效果。争议持续存在,然而,近期两个 III 期试验(EORTC CONVERT 试验和 RTOG 0538 试验)研究了最佳的剂量和分次。CONVERT 试验已经结束,RTOG 0538 试验仍在进行中。

　　Turrisi,RTOG 88-15/INT 0096(*NEJM* 1999,PMID 9920950):III 期前瞻性随机试验,417 例患者同步化学治疗加每天 1 次或每天 2 次(bid)照射。化学治疗方案是顺铂 60mg/m^2,第 1 天,依托泊苷 120mg/m^2,第 1~3 天,每 3 周一个周期,共 4 个周期。放射治疗在化学治疗第一天开始,参照宾夕法尼亚大学 1988 年报道的放射治疗技术[34]。放射治疗剂量 45Gy/25fx/5 周,1.8Gy/fx,每天 1 次,或 45Gy/30fx/3 周,1.5Gy/fx,bid。照射 36Gy 时照射野避开脊髓。CR 的患者给予脑预防照射 25Gy/10fx。注意,年龄 >70 岁的亚组中食管炎的风险为 60%~70%,因此更改老年患者的剂量是很重要的。

　　结论:bid 分次方式能显著改善总生存,虽然急性 3 级食管毒性反应发生率更高,但晚期毒性反应没有增加。

　　评论:使用 45Gy/25fx 作为标准组剂量可能不是一个很好的剂量水平,其代表着肿瘤的 BED 值较低。另外,试验组测试了两个额外的变量:①缩短分次间的时间;②在较短时间内完成治疗——二者都可能有独立的改善治疗的效果。

表 27-4　Turrisi RTOG 8815/INT 0096 试验结果,小细胞肺癌超分割治疗

Turrisi	中位生存(月)	5 年总生存	局部失败 (胸腔复发)	急性 3 级食管炎
45Gy,qd	19	16%	52%	11%
45Gy,bid	23	26%	36%	27%
P 值	0.04	0.04	0.06	<0.001

Faivre-Finn,CONVERT(*Lancet Oncol* 2017,PMID 28642008):547 例局限期小细胞肺癌患者随机分为化学治疗加每天 2 次放射治疗(45Gy/30 次,bid,3 周)或每天 1 次放射治疗(66Gy/33fx,6.5 周),两组放射治疗都是在 EP 方案化学治疗第 2 周期的第 1 天开始,有指征的患者给予脑预防照射。主要终点:两年总生存。中位随访 45 个月。bid 组的两年总生存率和中位生存时间是 56% 和 30 个月,常规组是 51% 和 25 个月(*P* = 0.14)。除了 4 级中性粒细胞减少外(常规组的 38% 增加到 bid 组的 49%,*P* = 0.05),其他毒性反应是相似的。两组中,3 级食管炎是 19%。3~4 级肺炎很少见(每组都约 2%)。

结论:两组间相似的结果支持使用任何一个方案均可,但试验优异的设计表明标准组(BID)仍然是治疗标准,因为没有证明两种方案的等效性。

● 放化疗的最佳时机是什么?

在适合的患者中,放化疗应同时开始,而且参照 De Ruysscher 的 Meta 分析,SER(任何治疗开始至放射治疗结束的时间)应 <30 天[35]。历史上一直存在关于早放射治疗和晚放射治疗哪个最优的争论。有三项试验(Murray,Jeremic,Takada)表明早放射治疗有益,但是其他三个试验(CALGB,Spiro,Sun)则表明早放射治疗没有获益。然而,鉴于 Ruysscher Meta 分析的结果(特别是 SER <30 天的患者)以及 SCLC 早期治疗理论上的放射生物学优势(细胞快速更新使得肿瘤更易于再群体化,因此可能更容易受到加速治疗的影响),大多数临床医生更喜欢在化学治疗的第 1 或第 2 个周期开始放射治疗。

Murray,NCIC(*JCO* 1993,PMID 8381164):前瞻性随机试验,308 例患者给予同步化学治疗,随机分为早放射治疗组(第 2 个周期化学治疗同步,第 3 周)或晚放射治疗组(第 6 个周期化学治疗同步,第 15 周)。化学治疗方案是 CAV 和 EP 交替进行共 6 个周期。放射治疗剂量 40Gy/15fx,2.67Gy/fx。不论化学治疗后疾病是否进展,所有患者给予脑预防照射 25Gy/10fx。结果见表 27-5。两组间毒性反应是相似的。

结论:早放射治疗加同步化学治疗优于晚放射治疗。

评论:注意,第 2 周期开始放射治疗是为了避免与 CAV 方案中的阿霉素同时应用。从那时起,许多试验比较 CAV、CAV-EP 和 EP 方案,发现单纯 EP 方案的有效率和 CAV-EP 方案相当,并且优于单纯 CAV 方案[36]。因此,目前,EP 方案是标准方案,而不是 EP-CAV 联合方案。如果可行,第 1 周期开始放射治疗可能依然优于第 2 周期开始。

表 27 - 5　小细胞肺癌 Murray NCIC 的试验结果

Murray	CR	中位生存	2 年总生存	3 年总生存	5 年总生存	脑转移
早放射治疗	64%	21 个月	40%	30%	20%	18%
晚放射治疗	56%	16 个月	34%	21.5%	11%	28%
P 值	0.14	0.008			0.006	0.042

Jeremic,Yugoslavia（*JCO* 1997,PMID 9060525）:前瞻性随机试验,107 例患者给予放射治疗 54Gy/36fx,1.5Gy,bid(36/24 AP/PA,然后避让脊髓),同步每天卡铂/依托泊苷(每次 30mg/m^2),和顺铂(30mg/m^2)/依托泊苷(120mg/m^2)化学治疗 4 个周期。第 1 组先同步卡铂/依托泊苷 + 放射治疗,然后 4 个周期 EP 方案化学治疗。第 2 组先两个周期 EP 方案化学治疗,然后放射治疗 + 卡铂/依托泊苷,最后 2 个周期 EP 方案化学治疗。治疗有效的患者给予脑预防照射 25Gy/10fx。中位生存时间为 34 个月和 26 个月,5 年总生存率为 30% 和 15%,均是第 1 组占优(单变量分析 P = 0.052,多变量分析,P = 0.027)。KPS 评分为 90 ~ 100 的患者中位生存时间为 53 个月,KPS 评分为 50 ~ 80 的患者为 15 个月(P < 0.0001)。第 9 周时,CR 率为 96% 和 80%。3 ~ 4 级食管炎发生率为 28% 和 24%(无差别)。

结论:加速 bid 放射治疗总剂量 54Gy/36fx 与 Turrisi 的试验具有相似的毒性反应,生存数据令人鼓舞。

Takada,JCOG 9104（*JCO* 2002,PMID 12118018）:比较同步放化疗和序贯化学治疗后放射治疗(具体来说,第 1 个周期就开始放化疗,放射治疗 45Gy,bid 和化学治疗后进行相同的放射治疗)的效果。化学治疗第 1 周期开始放射治疗的中位生存时间为 27 个月,序贯组为 20 个月,P = 0.097。

结论:EP 方案联合同步放射治疗效果优于 EP 方案联合序贯放射治疗。

Perry,CALGB 8083（*JCO* 1998,PMID 9667265）:比较第 1 周期开始同步放化疗、第 4 周期开始同步放化疗和单纯化学治疗的效果。化学治疗方案包括环磷酰胺、依托泊苷和长春新碱,在实验后期用阿霉素替代长春新碱。放射治疗剂量 50Gy/5 周(肿瘤和纵隔照射 40Gy,局部加量 10Gy)。所有患者接受脑预防照射 30Gy。三组的中位生存时间为 13 ~ 14 个月。然而,通过 log - rank 检验的两两比较,作者表明单纯化学治疗效果不如两个包含放射治疗的方案。

结论:经过 10 年随访,包含胸部放射治疗的两组效果仍然优于单纯化学治疗。胸部放射治疗联合化学治疗改善了 CR 率和生存,毒性反应增加但可接受。

评论:采用的化学治疗方案疗效可能不如 EP 方案(表 27 - 6)。

表27 –6 小细胞肺癌 CALGB 8083 试验长期结果

CALGB 8083,10 年更新	中位生存(月)	临床失败时间(月)
Ⅰ组(第1个周期开始)	13	11
Ⅱ组(第4个周期开始)	14.5	11.2
Ⅲ组(单纯化学治疗)	13.6	8.7

注:中位生存时间和临床失败时间,Ⅲ组均比Ⅰ+Ⅱ组差(有统计学意义),但无法证明Ⅰ组和Ⅱ组哪个更好。

Spiro,UK London Lung Cancer Group (*JCO* 2006,PMID 16921033):前瞻性随机试验,325 例患者使用 NCIC 的方案,化学治疗再次使用 CAV 和 EP 方案,进行随机分组。早放射治疗组中更多的患者接受了放射治疗,92% 对 82%($P = 0.01$)。早放射治疗组中完成化学治疗的患者人数少于晚放射治疗组,69% 对 80%($P = 0.003$)。中位生存相同,13.7 个月对 15.1 个月($P = 0.23$)。

结论:未能复制 NCIC 试验中的生存优势。

评论:早放射治疗组较低的化学治疗完成率可能会掩盖早放射治疗的生存优势。

Sun,South Korea(*Ann Oncol* 2013,PMID 23592701):Ⅲ期试验,比较第 1 个周期化学治疗时开始胸部放射治疗和第 3 个周期时开始胸部放射治疗的效果。220 例患者入组。两组(CR、PFS 和 OS)的结果基本相同,但早放射治疗组中性粒细胞减少性发热更常见(22% 对 10%,$P = 0.002$)。

结论:晚放射治疗可能是有利的。

● 结合前面的试验,早进行胸部放射治疗和晚进行胸部放射治疗存在差异吗?

De Ruysscher,Netherlands Meta Analysis(*Ann Oncol* 2006,PMID 16344277):7 项试验的 Meta 分析,确定胸部放射治疗时机是否能影响局限期小细胞肺癌的生存。当包括所有 7 项试验时,早放射治疗组和晚放射治疗组之间,2 年和 5 年总生存没有改善。仅观察同步铂类的化学治疗和放射治疗的试验,早放射治疗组的 5 年总生存显著改善,OR 0.64($P = 0.02$)。在短程放射治疗组(治疗时间 <30 天),2 年生存没有差别,但 5 年总生存更好(OR 0.56,有统计学意义)。

De Ruysscher,RTT-SCLC Collaborative Group(*Ann Oncol* 2016,PMID 27436850):对 9 项试验中的患者单个进行分析,共 2305 例患者,中位随访时间 10 年。作者对 Spiro 的联合随机对照试验/Meta 分析的患者数据进行了合理化的升级,这个实验显示如果患者按照规定接受了化学治疗,早期进行胸部放射治疗可能有助于改善生存[37]。当所有试验一起进行分析时,"早或短"与"晚或长"胸部放射治疗不影响生存。然而,当分析限制在那些完成既定化学治疗的患者时,与接受"晚或长"放射治疗方案的患者相比,接受"早或短"胸部放射治疗患者观察到生存获益(HR 0.79,95% CI:0.69 ~ 0.91)。也发现,"早或短"组 3 ~ 5 级毒性反应更大:中性粒细胞减少从 59% 增加到 69%,$P = 0.001$,食管炎从 8% 增加到 14%,$P < 0.001$。有趣的是,在那些不能完成既定化学治疗方案的患者中,结果正相反("晚或长"组有生存优势:HR 1.19,95% CI:1.05 ~ 1.34)。作者得出结论,在那些完成既定化学治疗方案的

患者中,"早或短"胸部放射治疗能显著改善 5 年总生存,代价是毒性反应增加。

- **放射治疗结束的时间很重要吗?**

是的,"任何治疗开始到放射治疗结束"(SER) <30 天是关键。

De Ruysscher (*JCO* 2006,PMID 16505424):四项试验(Murray,Jeremic,Turrisi,Takada)的 Meta 分析,分析胸部放射治疗时间对局控、生存和食管炎的影响。SER 是最重要的预后指标。与长 SER 组相比,短 SER 组的 5 年总生存得到改善(RR 0.62,*P* = 0.0003)。与研究组中最短的 SER 时间相比,SER 每延长一周,5 年总生存率绝对值下降 1.83%。较短的 SER 也与重度食管炎较高的发生率相关。

- **理想的照射野大小是什么? 是按照化学治疗前还是化学治疗后的体积进行照射?**

基于 SWOG 7924 试验的随机亚组分析,似乎应该照射化学治疗后的体积而不是化学治疗前的体积,二者的局部控制和总生存是相似的。

Kies,SWOG 7924 (*JCO* 1987,PMID 3031226):前瞻性随机试验,473 例局限期小细胞肺癌患者给予诱导化学治疗(VMV-VAC ×6)。153 例(33%)诱导化学治疗后 CR 的患者随机接受胸部分段放射治疗 48Gy 和脑预防照射 30Gy 后化学治疗或继续化学治疗而不胸部放射治疗。由于远处复发,CR 患者是否胸部放射治疗,其总生存没有差别。然而,胸部放射治疗影响了肿瘤复发的模式,42 例未接受放射治疗而复发的患者中有 38 例出现胸内复发,而 36 例接受放射治疗而复发的患者中仅有 20 例出现胸内复发。191 例诱导化学治疗后 PR/SD 的患者给予放射治疗,随机分为按照化学治疗前大野照射和按照化学治疗后小野照射。两组之间总生存和复发模式没有差别。大野照射的患者骨髓抑制发生率较高,但放射性肺炎没有差别。

- **是否应把预防性的淋巴结区域包括在 CTV 内?**

由于最近影像学进展(增强 CT 和 PET - CT),几个试验已经证明不进行预防性淋巴结照射(ENI),单个淋巴结失败的发生率也很低(<5%)。然而,几乎所有的小细胞肺癌的试验都照射了肿瘤和预防性淋巴结区;这与非小细胞肺癌形成对比,其只照射 PET 阳性的病灶已作为标准。因此,是否只照射 PET 阳性的病变或照射 PET 阳性病变加肺门淋巴结(作为一个预防性区域)仍然存在争议,虽然 2008 年报告有助于提供一定的参考[38]。注意:在最近的前瞻性试验(CONVERT 试验和 RTOG 0538 试验)中 ENI 被省略了。

Baas,Netherlands (*BJC* 2006,PMID 16465191):Ⅱ期研究,38 例局限期小细胞肺癌患者给予卡铂、依托泊苷和紫杉醇化学治疗 4 个周期,在第 2 周期同步放射治疗 45Gy/25fx。仅治疗模拟定位时静脉注射造影剂确定的受侵部位(原发灶和任何 >1cm 的受侵淋巴结);治疗有效的患者给予脑预防照射(30Gy/10fx)。中位生存时间 19.5 个月,5 年总生存率 27%。3 级食管炎发生率 27%。3 ~ 4 级血液学毒性发生率为 57%。16% 的患者出现照射野内局部复发。

Van Loon,Netherlands (*IJROBP* 2010,PMID 19782478):仅有的前瞻性研究显示 PET 在小细胞肺癌选择性淋巴结照射(SNI)中的价值。60 例小细胞肺癌患者,放射治疗 45Gy、bid 和

EP 方案化学治疗。仅照射 PET 显示的原发灶和淋巴结区域(SNI)。PET 改变了 30% 的患者淋巴结受累区域。仅 3%(2 例)的患者出现孤立的淋巴结复发。12% 的患者出现急性 3 级食管炎(比 Turrisi 试验中的发生率低)。中位生存时间 19 个月。

结论:PET 有助于选择性淋巴结照射,可以降低毒性反应,局部失败率低。

Colaco,UK(*Lung Cancer* 2012,PMID 22014897):在 CT 上勾画治疗体积,仅包括原发灶和受侵淋巴结,评价复发模式。全部是三维适形放射治疗,PET 没有常规使用。38 例患者入组,31 例可评价,14 例复发但没有孤立的淋巴结复发。作者得出结论,不做基于 CT 图像的 ENI,不会导致孤立性淋巴结复发风险增高。

广泛期小细胞肺癌

• 化学治疗有效的广泛期小细胞肺癌患者需要巩固胸部放射治疗吗?

在证实化学治疗有效的患者中给予胸部照射是有利的。

Jeremic,Yugoslavia(*JCO* 1999,PMID 10561263):前瞻性随机试验,210 例广泛期小细胞肺癌患者,EP 方案 3 个周期化学治疗远处病灶达 CR,局部病灶达 CR 或 PR 后分为两组,第 1 组给予超分割放射治疗 54Gy/36fx/18d,同步卡铂/依托泊苷化学治疗,然后 EP 方案化学治疗 2 个周期;第 2 组给予 EP 方案化学治疗 4 个周期。所有远处病灶 CR 的患者给予脑预防照射(25Gy/10fx)。照射野包括大体肿瘤和同侧肺门加 2cm 边界,纵隔加 1cm 边界,双侧锁骨上。远处病灶 PR 的患者非随机地分为化学治疗或超分割放化疗,疾病进展的患者给予支持治疗或口服依托泊苷。全部患者,中位生存时间 9 个月,5 年总生存率 3.4%。1 组的中位生存时间和 5 年总生存率占优:17 个月对 11 个月,9.1% 对 3.7%($P=0.041$)。1 组的局控率没有显著改善($P=0.062$)。远处转移没有差别。两组的急性 3 ~ 4 级毒性反应发生率高。

结论:在预后好的患者中,加入超分割放射治疗比单纯化学治疗能改善总生存。

表 27 -7 广泛期小细胞肺癌巩固胸部放射治疗的 Jeremic 试验结果

210 例广泛期小细胞肺癌患者 3 周期 EP 方案化学治疗,109 例 CR 或 PR,均给予 PCI,随机分为单纯化学治疗和放化疗		5 年无局部复发生存率	5 年无远处转移生存率	中位生存时间(月)	恶心和呕吐
	放化疗(放射治疗 + 卡铂/依托泊苷化学治疗;54Gy/36fx,bid + EP 2 个周期)	20%	27%	17	4%
	单纯化学治疗(EP 4 个周期)	8.1%	14%	11	20%
		$P=0.062$	$P=0.35$	$P=0.041$	$P=0.0038$

Slotman,Netherlands(*Lancet* 2015,PMID 25230595):Ⅲ期随机对照试验,498 例化学治疗有效、WHO 一般状况评分 0 ~ 2 的广泛期小细胞肺癌患者,所有患者给予脑预防照射,随机分为胸部放射治疗(30Gy/10fx)或观察。主要终点:1 年总生存,次要终点:无进展生存

率。中位随访 24 个月。两组之间 1 年总生存率没有显著差别:胸部放射治疗组 33%,对照组 28%(HR 0.84,$P = 0.066$)。然而,第二次分析,两年总生存率是 13% 对 3%($P = 0.004$)。6 个月的无进展生存率,胸部放射治疗组 24%,对照组 7%($P = 0.001$)。两组之间毒性反应没有明显差别。

结论:对于化学治疗有效的广泛期小细胞肺癌患者,应考虑进行胸部放射治疗和脑预防性照射。

Gore,RTOG 0937(*J Thorac Oncol* 2017,PMID 28648948):Ⅱ期随机试验,伴有 1 ~ 4 个颅外转移病灶的广泛期小细胞肺癌患者,随机分为脑预防照射和脑预防照射加胸腔病灶和颅外转移灶巩固放射治疗 45Gy/15fx。97 例患者入组,中位随访 9 个月。1 年总生存率 60.1%(PCI)对 50.8%(PCI + 巩固放射治疗,$P = 0.21$)。12 个月疾病进展率 79.6%(PCI)对 75%(PCI + 巩固放射治疗),支持巩固治疗(HR 0.53,$P = 0.01$)。

结论:由于生存率高,总生存分析的效力不足。巩固治疗可以减少疾病进展但不改变总生存。

脑预防照射

● 哪些患者应该接受脑预防照射?

局部放化疗后 CR 或较好 PR 的局限期小细胞肺癌患者应接受脑预防照射,参见 Auperin Meta 分析。一些人引用 2007 年 Slotman 的研究结果来证明在化学治疗有效的广泛期小细胞肺癌应进行脑预防照射,但这存在争议。

Auperin,French Meta Analysis(*NEJM* 1999,PMID 10441603):对 1965—1995 年进行的 7 项随机对照试验中的 987 例 CR 小细胞肺癌患者进行 Meta 分析,比较有无脑预防照射的效果。注意,这项 Meta 分析中的大部分患者是局限期,但约 15% 的患者是广泛期。给予不同剂量和分次的脑预防照射。对 4 个剂量组进行分析:8Gy/1fx 对 24 ~ 25Gy/8 ~ 12fx 对 30Gy/10fx 对 36 ~ 40Gy/18 ~ 20fx。脑预防照射改善了 3 年总生存率,减少了脑转移的发生率(见表 27 - 8)。不同剂量之间,脑预防照射对总生存的影响没有显著差别。然而,随着放射治疗剂量增加,存在降低脑转移风险的趋势。化学治疗后越早期(<6 个月)进行 PCI 的患者,脑预防照射对脑转移发病率的影响越大。

表 27 - 8　脑预防照射 Auperin Meta 分析结果

	脑转移发病率	3 年总生存
脑预防照射	33.3%	20.7%
非脑预防照射	58.6%	15.3%
	$P < 0.001$	$P = 0.01$

Slotman,EORTC 08993 - 22993(*NEJM* 2007,PMID 17699816):广泛期小细胞肺癌脑预防照射的Ⅲ期随机对照试验,286 例患者,年龄 18 ~ 75 岁,PS 0 ~ 2,化学治疗有效,以前未

行放射治疗,没有脑转移的临床表现(不需要影像学检查)。脑预防照射的剂量是 20~30Gy,分次照射。不同治疗机构之间剂量可以有变化,但同一机构要使用相同的剂量分次模式。诊断和随机分组的中位间隔时间 4.2 个月。注意,主要终点是有症状脑转移的减少。各组之间颅外疾病的进展没有差别。脑预防照射的认知和情绪功能没有差别。

结论:脑预防注射科降低症状性脑转移的发生率,延长无病生存和总生存。

评论:随机分组前不需要脑影像学检查。

表 27-9 广泛期小细胞肺癌脑预防照射 Slotman 试验结果

	1 年症状性脑转移发生率	中位无病生存时间(周)	中位总生存时间(月)	1 年总生存率
非脑预防照射	40.4%	12	5.4	13.3%
脑预防照射	14.6%	14.7	6.7	27.1%
	$P < 0.001$	$P = 0.02$	$P = 0.03$	$P = 0.003$

Takahashi, Japanese (*Lancet Oncol* 2017, PMID 28343976):广泛期小细胞肺癌脑预防照射的Ⅲ期随机对照试验,入组条件:年龄≥20 岁,PS 0~2,铂类为基础的两药化学治疗有效,4 周以内的 MRI 检查没有脑转移。随机分为脑预防照射 25Gy/10fx 和非脑预防照射。脑预防照射后每 3 个月做脑 MRI,直到第 12 个月,然后第 18 个月和 24 个月各做脑 MRI。主要终点:总生存。由于可能无效,试验提前终止。

结论:在预先筛选的人群中,脑预防照射没有改善广泛期小细胞肺癌患者的总生存,虽然它降低了所有时间点上 MRI 发现的脑转移的发病率。

评论:关闭 MRI 监测,如果不做脑预防照射,应考虑重复这个结果的必要性。

表 27-10 广泛期小细胞肺癌脑预防照射 Takahashi 试验结果

	中位生存(月)	12 月时脑转移发病率	3~4 级毒性反应
脑预防照射	11.6	32.9%	2.5%
非脑预防照射	13.7	59.0%	4.0%
	$P = 0.094$	$P < 0.0001$	NS

- **脑预防照射的剂量是多少?**

25Gy/10fx 是标准剂量。EORTC/RTOG 0212 前瞻性随机试验中进行了研究[39],由 3 个剂量方案组成:25Gy/10fx,36Gy/18fx,qd,36Gy/24fx,bid。所有组的两年脑转移发病率均为 25%,无统计学差异[40,41]。

(张建光 译)

参考文献

1. Govindan R, Page N, Morgensztern D, et al. Changing epidemiology of small-cell lung cancer in the United States over the last 30 years: analysis of the surveillance, epidemiologic, and end results database. *J Clin Oncol.* 2006;24(28):4539–4544.
2. Siegel RL, Miller KD, Jemal A. Cancer statistics, 2016. *CA Cancer J Clin.* 2016;66(1):7–30.
3. Pesch B, Kendzia B, Gustavsson P, et al. Cigarette smoking and lung cancer: relative risk estimates for the major histological types from a pooled analysis of case-control studies. *Int J Cancer.* 2012;131(5):1210–1219.
4. Kreuzer M, Muller KM, Brachner A, et al. Histopathologic findings of lung carcinoma in German uranium miners. *Cancer.* 2000;89(12):2613–2621.
5. Travis WD, Brambilla E, Noguchi M, et al. International association for the study of lung cancer/American Thoracic Society/European Respiratory Society international multidisciplinary classification of lung adenocarcinoma. *J Thorac Oncol.* 2011;6(2):244–285.
6. NCCN Clinical Practice Guidelines in Oncology: Small-Cell Lung Cancer. 2016. https://www.nccn.org/professionals/physician_gls/pdf/sclc.pdf
7. Travis WD. Advances in neuroendocrine lung tumors. *Ann oncol.* 2010;21(Suppl 7):vii65–vii71.
8. Rivera MP, Mehta AC, Wahidi MM. Establishing the diagnosis of lung cancer: diagnosis and management of lung cancer, 3rd ed: American College of Chest Physicians evidence-based clinical practice guidelines. *Chest.* 2013;143(5, Suppl):e142S–e165S.
9. Nugent JL, Bunn PA Jr, Matthews MJ, et al. CNS metastases in small cell bronchogenic carcinoma: increasing frequency and changing pattern with lengthening survival. *Cancer.* 1979;44(5):1885–1893.
10. Seute T, Leffers P, ten Velde GP, Twijnstra A. Detection of brain metastases from small cell lung cancer: consequences of changing imaging techniques (CT versus MRI). *Cancer.* 2008;112(8):1827–1834.
11. Castillo JJ, Vincent M, Justice E. Diagnosis and management of hyponatremia in cancer patients. *Oncologist.* 2012;17(6):756–765.
12. Videtic GMM, Stitt LW, Dar AR, et al. Continued cigarette smoking by patients receiving concurrent chemoradiotherapy for limited-stage small-cell lung cancer is associated with decreased survival. *J Clin Oncol.* 2003;21(8):1544–1549.
13. Kalemkerian GP. Staging and imaging of small cell lung cancer. *Cancer Imaging.* 2012;11:253–258.
14. Foster NR, Mandrekar SJ, Schild SE, et al. Prognostic factors differ by tumor stage for small cell lung cancer: a pooled analysis of North Central Cancer Treatment Group trials. *Cancer.* 2009;115(12):2721-2731.
15. Albain KS, Crowley JJ, LeBlanc M, Livingston RB. Determinants of improved outcome in small-cell lung cancer: an analysis of the 2,580-patient Southwest Oncology Group data base. *J Clin Oncol.* 1990;8(9):1563–1574.
16. Hermes A, Waschki B, Reck M. Hyponatremia as prognostic factor in small cell lung cancer: a retrospective single institution analysis. *Respir Med.* 2012;106(6):900–904.
17. Lassen UN, Osterlind K, Hirsch FR, et al. Early death during chemotherapy in patients with small-cell lung cancer: derivation of a prognostic index for toxic death and progression. *Br J Cancer.* 1999;79(3-4):515-519.
18. Fearon K, Strasser F, Anker SD, et al. Definition and classification of cancer cachexia: an international consensus. *Lancet Oncol.* 2011;12(5):489–495.
19. The Diagnosis and Treatment of Lung Cancer (Update). Cardiff (UK). National Collaborating Centre for Cancer. NICE Clinical Guidelines NC, Treatment of SCLC. http://www.ncbi.nlm.nih.gov/books/NBK99023
20. Kalemkerian GP, Gadgeel SM. Modern staging of small cell lung cancer. *JNCCN.* 2013;11(1):

99–104.

21. Fox W, Scadding JG. Medical Research Council comparative trial of surgery and radiotherapy for primary treatment of small-celled or oat-celled carcinoma of bronchus: ten-year follow-up. *Lancet*. 1973;2(7820):63–65.

22. Stahl JM, Corso CD, Verma V, et al. Trends in stereotactic body radiation therapy for stage I small cell lung cancer. *Lung Cancer*. 2017;103:11–16.

23. Roth BJ, Johnson DH, Einhorn LH, et al. Randomized study of cyclophosphamide, doxorubicin, and vincristine versus etoposide and cisplatin versus alternation of these two regimens in extensive small-cell lung cancer: a Phase III trial of the Southeastern Cancer Study Group. *J Clin Oncol*. 1992;10(2):282-291.

24. Sundstrom S, Bremnes RM, Kaasa S, et al. Cisplatin and etoposide regimen is superior to cyclophosphamide, epirubicin, and vincristine regimen in small-cell lung cancer: results from a randomized phase III trial with 5 years' follow-up. *J Clin Oncol*. 2002;20(24):4665–4672.

25. Noda K, Nishiwaki Y, Kawahara M, et al. Irinotecan plus cisplatin compared with etoposide plus cisplatin for extensive small-cell lung cancer. *N Engl J Med*. 2002;346(2):85–91.

26. Lara PN Jr, Natale R, Crowley J, et al. Phase III trial of irinotecan/cisplatin compared with etoposide/cisplatin in extensive-stage small-cell lung cancer: clinical and pharmacogenomic results from SWOG S0124. *J Clin Oncol*. 2009;27(15):2530–2535.

27. Rossi A, Di Maio M, Chiodini P, et al. Carboplatin- or cisplatin-based chemotherapy in first-line treatment of small-cell lung cancer: the COCIS meta-analysis of individual patient data. *J Clin Oncol*. 2012;30(14):1692–1698.

28. Verma V, Simone CB 2nd, Allen PK, et al. Multi-Institutional experience of stereotactic ablative radiation therapy for stage I small cell lung cancer. *Int J Radiat Oncol Biol Phys*. 2017;97(2):362–371.

29. Turrisi AT 3rd, Kim K, Blum R, et al. Twice-daily compared with once-daily thoracic radiotherapy in limited small-cell lung cancer treated concurrently with cisplatin and etoposide. *N Engl J Med*. 1999;340(4):265–271.

30. Murray N, Coy P, Pater JL, et al. Importance of timing for thoracic irradiation in the combined modality treatment of limited-stage small-cell lung cancer. The National Cancer Institute of Canada Clinical Trials Group. *J Clin Oncol*. 1993;11(2):336–344.

31. Movsas B, Moughan J, Komaki R, et al. Radiotherapy patterns of care study in lung carcinoma. *J Clin Oncol*. 2003;21(24):4553–4559.

32. Perry MC, Eaton WL, Propert KJ, et al. Chemotherapy with or without radiation therapy in limited small-cell carcinoma of the lung. *N Engl J Med*. 1987;316(15):912–918.

33. Bunn PA Jr, Lichter AS, Makuch RW, et al. Chemotherapy alone or chemotherapy with chest radiation therapy in limited stage small cell lung cancer: a prospective, randomized trial. *Ann Intern Med*. 1987;106(5):655–662.

34. Turrisi AT 3rd, Glover DJ, Mason BA. A preliminary report: concurrent twice-daily radiotherapy plus platinum-etoposide chemotherapy for limited small cell lung cancer. *Int J Radiat Oncol Biol Phys*. 1988;15(1):183–187.

35. De Ruysscher D, Pijls-Johannesma M, Vansteenkiste J, et al. Systematic review and meta-analysis of randomised, controlled trials of the timing of chest radiotherapy in patients with limited-stage, small-cell lung cancer. *Ann Oncol*. 2006;17(4):543–552.

36. Fukuoka M, Furuse K, Saijo N, et al. Randomized trial of cyclophosphamide, doxorubicin, and vincristine versus cisplatin and etoposide versus alternation of these regimens in small-cell lung cancer. *J Natl Cancer Inst*. 1991;83(12):855–861.

37. Spiro SG, James LE, Rudd RM, et al. Early compared with late radiotherapy in combined modality treatment for limited disease small-cell lung cancer: a London Lung Cancer Group multicenter randomized clinical trial and meta-analysis. *J Clin Oncol*. 2006;24(24):3823–3830.

38. Videtic GMM, Belderbos JS, Spring Kong FM, et al. Report from the International Atomic Energy Agency (IAEA) consultants' meeting on elective nodal irradiation in lung cancer: small-cell lung cancer (SCLC). *Int J Radiat Oncol Biol Phys*. 2008;72(2):327–334.

39. Le Pechoux C, Dunant A, Senan S, et al. Standard-dose versus higher-dose prophylactic cra-

nial irradiation (PCI) in patients with limited-stage small-cell lung cancer in complete remission after chemotherapy and thoracic radiotherapy (PCI 99-01, EORTC 22003-08004, RTOG 0212, and IFCT 99-01): a randomised clinical trial. *Lancet Oncol.* 2009;10(5):467–474.

40. Le Pechoux C, Laplanche A, Faivre-Finn C, et al. Clinical neurological outcome and quality of life among patients with limited small-cell cancer treated with two different doses of prophylactic cranial irradiation in the intergroup phase III trial (PCI99-01, EORTC 22003-08004, RTOG 0212 and IFCT 99-01). *Ann Oncol.* 2011;22(5):1154–1163.

41. Wolfson AH, Bae K, Komaki R, et al. Primary analysis of a phase II randomized trial radiation therapy oncology group (RTOG) 0212: impact of different total doses and schedules of prophylactic cranial irradiation on chronic neurotoxicity and quality of life for patients with limited-disease small-cell lung cancer. *Int J Radiat Oncol Biol Phys.* 2011;81(1):77–84.

第 **28** 章

间皮瘤

Gregory M. M. Videtic，Bindu V. Manyam

速览：间皮瘤是一种罕见的胸部恶性肿瘤，发病率不断上升。由于就诊时病变程度和合并其他疾病，患者很少可以治愈。非转移性、可手术的、病理类型上皮型的患者可选择胸膜外全肺切除术（EPP）或胸膜切除术/剥脱术（P/D）。化学治疗和放射治疗主要用于姑息治疗，但需要时可作为围术期治疗的方法（表 28-1）。

表 28-1 间皮瘤常规治疗方式[1]

患者	治疗选项
临床 Ⅰ~Ⅲ期	● 诱导化学治疗（顺铂/培美曲塞），重新评估，P/D，然后观察
上皮型或双相型	● 诱导化学治疗（顺铂/培美曲塞），重新评估，EPP，半侧胸腔照射（54Gy）
能耐受手术	● EPP，序贯辅助化学治疗，半侧胸腔照射（54Gy）
病变能切除	● P/D，化学治疗 ± IMRT 巩固治疗
临床Ⅳ期	● 化学治疗和姑息性放射治疗
肉瘤型	
医学原因不能手术；不能切除的	

　　流行病学：美国间皮瘤发病率为每年 3000 例。发病率在 2000 年左右达到顶峰，并且 20 世纪 70 年代美国职业安全与健康管理局开始限制可接受的石棉暴露水平后，发病率一直在持续下降[2]。

　　危险因素：接触石棉是最主要的危险因素，90% 的病例与石棉有关。最常见为职业暴露（作为阻燃剂用于制造汽车制动器、造船，生产天花板瓷砖、游泳池瓷砖），日常环境中很少见。此外，石棉纤维从工人到家庭成员之间的传播。石棉工人终身患间皮瘤的风险高达 10%。石棉暴露和发病之间潜伏期 20~40 年，存在剂量 – 效应关系。已知石棉和吸烟之间存在协同作用。其他的危险因素包括电离辐射、碳纳米管和潜在的病毒癌基因和遗传易感性（BAP1 突变）[2]。

解剖学：可发生在任何部位的间皮组织，包括胸膜（80%），少见于腹膜、鞘膜或心包。EPP 手术要对胸膜同侧膈脚和膈肌后方的最低点这两个区域内的肿瘤进行确认和完全切除存在很大挑战。右侧膈脚延伸到 L3 水平，左侧到 L2 水平，胸膜腔的最低点能延伸到 L4 水平。胸膜间皮瘤发生部位：右侧 60%，左侧 35%，双侧 5%[3]。

病理学：三种病理类型包括上皮型（最常见，60%）、肉瘤型、双相型（两种类型的混合），还存在几种变异。病理类型比分期更能判断预后。免疫组化对诊断至关重要（间皮素糖蛋白敏感性 67%，特异性 98%）；骨桥蛋白和基因表达可能有帮助[2]。

筛查：没有明确提倡的筛查方法。

临床表现：大部分患者在 60 岁及以上，有 20~40 年的石棉暴露史。症状包括体重减轻、疲乏、胸痛、呼吸困难、咳嗽、声音嘶哑和吞咽困难。体检发现胸腔积液，一侧叩诊呈浊音或气体交换减少。X 线胸片提示单侧胸腔积液。间皮瘤的 X 线胸片表现包括单侧胸膜密度增加或增厚，持续性胸腔积液，纵隔移位，肺体积减小，表现为双侧间质纤维化的石棉沉滞症，并需要进一步检查。

诊断：查体和危险因素评估。

实验室检查：检测 DLCO 和 PFT，灌注显像（如果 $FEV_1 < 80\%$），心功能测定等评价手术耐受情况[4]。

影像学检查：胸部增强 CT 是必需的，也可选择 PET – CT、胸部 MRI，有助于判断能否手术。

病理学：历史上，胸腔穿刺术用于组织学诊断，但只有 26% 的患者确诊。与之相比，VATS 活检诊断率为 98%，能区分反应性增生、纤维性胸膜炎和恶性肿瘤，发现是否侵犯基质、纤维脂肪或肺实质。活检通路种植的概率为 10%，手术时应切除活检通路。潜在可切除的患者，使用纵隔镜或 EBUS 进行纵隔分期。

预后因素：分期和病理类型是最重要的预后因素。与上皮型相比，肉瘤型和双相型预后更差。一般状况差，年龄 75 岁以上，LDH 升高，血液学检查异常（血小板增多，白细胞增多，贫血）都与预后更差有关[4]。

自然病程：预后差，总生存时间 9~17 个月。远处转移少见，最常见的是骨、肝、中枢神经系统。大部分患者死于疾病局部进展（很痛苦）和呼吸衰竭、心律失常、心衰、中风。

分期：见表 28 – 2。

表 28 -2 《AJCC 癌症分期手册》第 8 版(2017 年)恶性胸膜间皮瘤分期

T/M		N cN0	cN1	cN2
T1	同侧壁层胸膜,侵犯脏层胸膜、纵隔胸膜或横膈胸膜	I A		
T2	侵犯同侧所有的胸膜表面(壁层胸膜、纵隔胸膜、横膈胸膜和脏层胸膜),并至少具备下列之一: 侵及膈肌 侵及肺实质		II	
T3	侵犯同侧所有的胸膜表面,并侵犯至少下列之一: 胸内筋膜 纵隔脂肪 胸壁软组织中的孤立、可切除病灶 非透壁性心包侵犯	I B	III A	
T4	侵犯同侧所有的胸膜表面,并侵犯至少下列之一: 胸壁多个病灶 经膈肌侵犯腹膜 直接侵犯对侧胸膜 直接侵犯纵隔器官 直接侵犯脊柱 直接侵犯心包内表面 直接侵犯心肌			III B
M1	远处转移		IV	

相比第 7 版显著改动之处:第 7 版的 T1 和 T1b 合并为第 8 版的 T1。第 7 版的 N1 和 N2 合并为第 8 版的 N1。第 7 版的 N3 重新分为第 8 版的 N2。预后分期略有改变。

cN1:同侧支气管肺、肺门、纵隔(包括内乳、膈下、心包脂肪层,肋间)淋巴结;cN2:对侧纵隔或任一侧锁骨上淋巴结。

治疗模式

手术:根治性手术只适用于仔细选择的患者,因为手术的并发症和死亡率很高(早期的一系列报道显示 EPP 的死亡率高达 31%)。手术适应证包括病变能切除、局限于单侧胸腔(临床 I ~ III 期)、没有转移、心肺功能能耐受、ECOG PS <2。几乎所有的手术结果都表明只有上皮型才可获益。双相型或肉瘤型患者的总生存与非手术治疗相似或更短。

根治性手术方式包括 EPP 或 P/D。P/D 提供了保留肺实质的机会。基于外科医生对 R0 切除的判断来决定手术方式。回顾性综述表明,与 EPP 相比,P/D 有更低的死亡率和并发症,总生存相似。有关 EPP 与 P/D 对比的结果,请参阅下面的 Flores 数据。

- EPP 是整体切除壁层胸膜、脏层胸膜、同侧肺、心包和膈肌。如果心包和膈肌没有侵犯,可以保留。

- 扩大 P/D 是切除壁层胸膜和脏层胸膜,切除所有肉眼肿瘤,以及膈肌和心包。

- P/D 是切除壁层胸膜和脏层胸膜,切除所有肉眼肿瘤,不切除膈肌和心包。

胸膜固定术是一个手术方式,用于减轻胸腔积液的症状,通过注射无菌的不含石棉的滑石粉,引起脏层和壁层胸膜粘连造成胸膜腔闭塞。之前需要置管造瘘或视频胸腔镜把胸腔积液排净。

化学治疗:化学治疗在新辅助治疗、辅助治疗和姑息治疗中均可发挥作用。顺铂和培美曲塞显示能够延长病变不能切除患者的总生存。Krug 进行的一个 Ⅱ 期多中心研究,培美曲塞和顺铂新辅助化学治疗 4 个周期,没有进展的患者给予 EPP,然后辅助放射治疗(54Gy),中位生存时间 16.8 个月[5]。能够完成所有治疗的患者中位生存时间 29.1 个月。其他可替代的方案包括顺铂 + 吉西他滨和卡铂 + 培美曲塞。

放射治疗

适应证:放射治疗具有两个主要作用,即 EPP 后的辅助治疗和姑息治疗。

剂量:EPP 患者,切缘阴性的 50 ~ 54Gy,切缘阳性的加量到 54 ~ 60Gy。有关 EPP 后放射治疗获益的数据,参见下面的内容。

毒性反应:疲乏、食管炎、肺炎(注意肺切除术后患者的对侧肺)[6]。

基于循证数据的问与答

- **EPP 的获益是什么?**

EPP 的主要目的是局部控制。EPP 的死亡率很高,但通过仔细选择合适的患者,可能获得生存获益。

Treasure,MARS Study(*Lancet Oncol* 2011,PMID 21723781):前瞻性随机试验,50 例来自英国 12 家医院的患者,新辅助化学治疗后随机分为 EPP 组和非 EPP 组,然后放射治疗。24 例随机分配接受 EPP,16 例没有接受 EPP。30 天死亡率为 12.5%。EPP 组总生存的 HR 为 1.90($P = 0.082$)。对性别、组织学亚型、分期和年龄进行调整后,EPP 组 HR 为 2.75($P = 0.016$)。

结论:研究存在缺陷,行 EPP 患者的总生存比未行 EPP 的患者更差,这表明非常谨慎地选择 EPP 适应证的重要性。

- **与 P/D 比较,EPP 的效果如何?**

数据存在冲突,其中一些显示 EPP 改善了局部控制和总生存,而另一些则认为 P/D 改善了治疗效果。EPP 显示出更高的围术期并发症和死亡率。

Flores,MSKCC(*J Thorac Cardiovasc Surg* 2008,PMID 18329481):回顾性综述了 1990—2006 年 663 例来自 3 个机构的患者,给予 EPP 或 P/D 治疗。EPP 围术期死亡率 7%,

P/D 围术期死亡率 4%。分期（$P<0.001$）、上皮型（$P<0.001$）、EPP（$P<0.001$）、多学科治疗（$P<0.001$）与改善生存显著相关。多变量分析显示与分期、病理、性别和多学科治疗对照，胸膜外全肺切除术的 HR 为 1.4（$P<0.001$）。

Lang - Lazdunski，UK（*J Thorac Oncol* 2012，PMID 22425923）：前瞻性非随机研究，22 例患者接受新辅助化学治疗、EPP、辅助放射治疗，54 例患者接受新辅助化学治疗、P/D、放射治疗和辅助化学治疗。30 天死亡率，EPP 组为 4.5%，P/D 组为 0%。EPP 组中 68% 的患者观察到并发症，P/D 为 27.7%。EPP 组 68% 的患者完成了三联治疗，P/D 组 100% 的患者完成了三联治疗。P/D 组的生存率明显高于 EPP 组（两年总生存率，49% 对 18.2%；5 年总生存率，30.1% 对 9%，$P=0.004$）。多变量分析显示，上皮型、P/D 和 R0 切除与生存改善具有相关性。

- 三联治疗是安全有效的吗？哪些患者是最适合的？

在精心选择的患者中，三联治疗是安全有效的。已证实上皮型、R0 切除和 N0 的患者采取三联治疗 5 年总生存率可高达 50%。

Sugarbaker（*J Thorac Cardiovasc Surg* 1999，PMID 9869758）：回顾性综述 183 例患者 EPP 后辅助化学治疗和放射治疗。中位随访 13 个月。围术期死亡率 3.8%，两年并发症发生率 50%。1 年生存率 37%，5 年生存率 15%。中位生存时间为 19 个月。3 个因素与生存改善显著相关：①上皮型（两年总生存率 52%，5 年总生存率 21%，中位生存时间 26 个月）；②切缘阴性（两年总生存率 44%，5 年总生存率 25%，中位生存时间 23 个月）；③EPP 淋巴结阴性（两年总生存率 42%，5 年总生存率 17%）。具有所有 3 个因素的患者两年总生存率 62%，5 年总生存率 46%，中位生存时间 51 个月。

结论：三联治疗是可行的。纵隔淋巴结评估对于筛选最适合三联治疗的患者非常重要。上皮样型、R0 切除术和胸膜外淋巴结阴性的患者生存期延长。

Pagan（*J Thorac Cardiovasc Surg* 2006，PMID 17033611）：前瞻性非随机试验，32/44 例患者 EPP 术后卡铂/紫杉醇化学治疗和放射治疗（50Gy）。30 天死亡率 4.5%，总的并发症发生率 50%。没有观察到严重并发症。中位生存时间 20 个月，5 年总生存率 19%。上皮型、R0 切除、N0 - 1 的患者 5 年总生存率 50%。

- EPP 术后的放射治疗有何获益？

据报道，EPP 术后局部复发率高达 80%。术后放射治疗显示局部区域失败率降低至 37%。

Rusch（*J Thorac Cardiovasc Surgery* 2001，PMID 11581615）：Ⅱ期试验，88 例患者给予 EPP 或 P/D 术，55 例患者术后半侧胸腔放射治疗（54Gy/30fx）。放射治疗采用光子前后对穿照射，电子线对需要屏蔽的区域加量。7/55 例（12.7%）出现局部区域失败，4 级肺炎发生率 9.1%。Ⅰ期和Ⅱ期的中位生存时间 33.8 个月，Ⅲ期和Ⅳ期的为 10 个月（$P=0.04$）。

- P/D 术后放射治疗有作用吗？

有一系列的研究评价其应用；然而，不常规推荐。

Gupta（*IJROBP* 2005，PMID 16054774）：回顾性综述，123 例患者 P/D 术后放射治疗

(54 例给予术中高剂量率或低剂量率近距离放射治疗或 P32 溶液治疗肉眼残留肿瘤),然后半侧胸腔放射治疗(平均剂量 42.5Gy)。中位生存时间 13.3 个月,两年总生存率 23%,5 年总生存率 5%。接受近距离放射治疗患者生存时间更短(11 个月对 18 个月)。1 年局控率42%,优于单纯 P/D 术的历史数据。

Lee (*J Thorac Cardiovasc Surg* 2002, PMID 12447185):回顾性综述,26 例弥漫型恶性胸膜间皮瘤患者行 P/D 术,其中 24 例行中位剂量 15Gy 的术中放射治疗,24 例术后还接受了中位剂量 41.4Gy 的外照射,12 例接受化学治疗。1 年无进展生存率 50%,大部分失败位于胸膜切除部位;肺炎发生率为 4/24(17%)。

- EPP 术后 IMRT 的作用和安全性如何?

对残留肺的平均剂量进行适当限制,IMRT 可以安全地用于 EPP 术后治疗。

Allen (*IJROBP* 2006, PMID 16751058):回顾性综述,13 例患者 EPP 术后半侧胸腔 IMRT(54Gy/30fx),顺铂或卡铂/培美曲塞辅助化学治疗。致命性肺炎发生率 46%。出现致命性肺炎的患者,肺的 V20 为 15.3% ~22.4%,V5 为 81% ~100%,肺平均剂量为 13.3 ~17Gy。

Rice (*Ann Thorac Surg* 2007, PMID 17954086):回顾性综述,63 例患者 EPP 术后 IMRT(45Gy),不常规给予化学治疗。非上皮型患者占 33%,Ⅲ期占 72%,54% 的患者出现同侧纵隔淋巴结转移。围术期死亡率 8%。接受 IMRT 的患者中位生存时间 14.2 个月,接受 3DCRT 的为 10.2 个月。淋巴结阴性的上皮型患者中位生存时间 28 月。局部区域复发率 13%,野内复发率只有 5%。致命性肺炎发生率为 9.5%,多变量分析显示 V20 可以预测肺炎相关的死亡。

- P/D 术后 IMRT 的作用和安全性如何?

有一系列的研究评价其应用;然而目前仍处于研究阶段,可能最适合在有经验的中心开展。

Chance (*IJROPB* 2015, PMID 25442335):配对分析,24 例患者 P/D 术后辅助化学治疗和半侧胸腔 IMRT 45Gy。与 EPP 术后 IMRT 24 例患者的结果比较,根据年龄、淋巴结情况、一般状况、化学治疗进行配对。中位随访时间 12.2 个月。P/D 和 IMRT 后,FVC、FEV_1和 DLCO 显著下降。P/D/IMRT 和 EPP/IMRT 相比,中位生存时间分别为 28.4 个月和 14.2 个月($P = 0.04$),中位无进展生存时间为 16.4 个月和 8.2 个月($P = 0.01$)。两组间 4 ~5 级毒性无显著差异(0% 对 12.5%;$P = 0.23$)。

Rimner, IMPRINT Trial (*JCO* 2016, PMID 27325859):Ⅱ期研究,27 例患者,接受铂类和培美曲塞新辅助化学治疗,P/D,辅助半侧胸腔 IMRT(中位剂量 46.8Gy)。中位随访 21.6 个月。2 级肺炎发生率 22%,3 级肺炎发生率 7.4%,全部给予类固醇治疗。中位无进展生存时间和总生存时间分别为 12.4 个月和 23.7 个月。两年总生存率 59%。

- 哪个化学治疗方案最有效?

在姑息治疗中,铂类两药联合方案比铂类单药方案具有更好的效果。铂类两药联合方案在新辅助治疗中也取得了良好的效果。姑息治疗中,铂类两药联合方案加入贝伐珠单抗显示生存获益。

Vogelzang, EMPHACIS Trial (*JCO* 2003, PMID 12860938)：单盲前瞻性随机试验, 456 例不适合手术的患者, 随机分为单药顺铂和顺铂联合培美曲塞, 21 天为 1 个周期。顺铂/培美曲塞组和顺铂组的中位生存时间分别为 12.1 个月对 9.3 个月 (*P* = 0.02)。顺铂/培美曲塞组的中位进展时间数显著延长 (5.7 个月对 3.9 个月, *P* = 0.001), 顺铂/培美曲塞的有效率明显更好 (41.3% 对 16.7%, *P* < 0.0001)。入组 117 例患者后, 加入叶酸和维生素 B12, 顺铂/培美曲塞组的毒性反应显著降低。

Krug (*JCO* 2009, PMID 19364962)：Ⅱ 期多中心试验, 75 例患者接受顺铂 + 培美曲塞新辅助化学治疗, 50 例接受 EPP 术, 28 例接受辅助放射治疗。对化学治疗影像学有效的患者具有延长总生存的趋势 (29.1 个月对 13.9 个月, *P* = 0.07)。全组中位生存时间 16.6 个月, 中位无进展生存时间 13.1 个月。

Zelman (*Lancet* 2016, PMID 26719230)：前瞻性随机试验, 448 例无法切除的患者随机分为顺铂/培美曲塞 ± 贝伐珠单抗, 21 天为 1 个周期, 最多 6 个周期。加入贝伐珠单抗后, 总生存时间显著延长 (18.8 个月对 16.1 个月, *P* = 0.0167)。与顺铂/培美曲塞组相比, 顺铂/培美曲塞/贝伐珠单抗组出现更多的 3 级高血压和血栓形成事件 (23% 对 0%, 6% 对 1%)。

- **如果活检通路无法手术切除, 那么预防性放射治疗能减少通路复发的机会吗?**

目前, 通路的放射治疗作用依赖于临床情况和主要治疗方式。

Bydder (*Br J Cancer* 2004, PMID 15199394)：前瞻性随机试验, 28 例患者被随机分到胸壁电子线单次照射 10Gy 组。放射治疗组和观察组的通路转移没有显著差别 (10% 对 7%, *P* = 0.53)。无通路转移生存也没有差别 (*P* = 0.82)。通路转移的粗略发生率, Abrams 穿刺针为 22%, 胸腔引流管为 9%, 细针吸取为 4%, 没有显著差别 (*P* = 0.23)。

O'Rourke (*Radiother Oncol* 2007, PMID 17588698)：前瞻性随机试验, 61 例患者胸腔引流管置入或胸膜活检术后随机分为放射治疗 21Gy/3fx 或观察。放射治疗组 4 例出现引流部位转移, 观察组 3 例。

结论：与引流部位相关的通路转移率没有显著差别 (*P* = 0.75)。

Clive, SMART Trial (*Lancet Oncol* 2016, PMID 27345639)：前瞻性随机试验, 203 例来自英国 22 家医院患者, 给予大切口的胸膜干预手术, 随机分为预防性放射治疗 (胸膜干预手术的 42 天内给予放射治疗 21Gy/3fx) 和延迟放射治疗 (发生通路转移后给予放射治疗 21Gy/3fx)。主要指标是随机化后 12 个月胸膜干预部位 7cm 内通路转移的发生率。

结论：即刻和延迟放射治疗之间, 通道转移的发生率没有显著差别 (9% 对 16%, *P* = 0.14)。

- **间皮瘤中增加放射治疗剂量有益吗?**

目前没有辅助放射治疗剂量增加到 54Gy 以上的证据。

Allen (*IJROBP* 2007, PMID 17674974)：回顾性综述, 39 例 EPP 术后半侧胸腔放射治疗的患者, 24 例剂量为 30 ~ 40Gy, 15 例为 54Gy。低剂量组局部失败率高 (50% 对 27%), 但

没有统计学意义。总生存没有显著差别。

- **放射治疗治疗间皮瘤的疼痛有效吗?**

有证据支持放射治疗在恶性胸膜间皮瘤中的姑息作用,症状控制时间可能与剂量有关。

McLeod (*J Thorac Oncol* 2015 , PMID 25654216):Ⅱ期试验,40 例患者,进行疼痛和其他症状的基线评价,然后对疼痛部位给予20Gy/5fx 照射。主要终点:第5 周时评价放射治疗部位的疼痛。在第5 周存活的患者中,47% 的患者疼痛得到改善。

de Graaf – Strukowska (*IJROBP* 1999 , PMID 10078630):回顾性综述,189 例患者,与单次剂量低于4Gy 相比,单次剂量4Gy 的局部有效率高(50% 对 39%)。效果持续时间短,中位间隔时间 69 天(间隔时间 32 ~ 363 天)后照射野内出现疼痛复发。

（张云波 译）

参考文献

1. NCCN Clinical Practice Guidelines in Oncology: Malignant Pleural Mesothelioma. https://www.nccn.org/professionals/physician_gls/pdf/mpm.pdf. Published 2017.
2. Ai J, Stevenson JP. Current issues in malignant pleural mesothelioma evaluation and management. *Oncologist*. 2014;19(9):975–984.
3. Rosenzweig KE, Giraud P. Radiation therapy for malignant pleural mesothelioma. *Cancer Radiother*. 2017;21(1):73–76.
4. Patel SC, Dowell JE. Modern management of malignant pleural mesothelioma. *Lung Cancer (Auckl)*. 2016;7:63–72.
5. Krug LM, Pass HI, Rusch VW, et al. Multicenter phase II trial of neoadjuvant pemetrexed plus cisplatin followed by extrapleural pneumonectomy and radiation for malignant pleural mesothelioma. *J Clin Oncol*. 2009;27(18):3007–3013.
6. Allen AM, Czerminska M, Jänne PA, et al. Fatal pneumonitis associated with intensity-modulated radiation therapy for mesothelioma. *Int J Radiat Oncol Biol Phys*. 2006;65(3):640–645.

第 **29** 章

胸腺瘤

Jonathan Sharrett，Gregory M. M. Videtic

速览：前纵隔罕见肿瘤，手术为主要治疗方法。术后放射治疗适用于Ⅲ期（局部晚期）病变，化学治疗通常用于潜在可切除的肿瘤以利于手术。转移性胸腺瘤可能具有很长的自然程程，全身治疗的获益有限。根据患者和肿瘤情况，给予"侵袭性"局部治疗（手术、放射治疗）可能也是适宜的（表29-1）。

表29-1 胸腺瘤的常规治疗方式

可疑胸腺肿瘤和切除可能？	是，全胸腺切除术（活检可省略）	Ⅰ期	不行辅助放射治疗
		Ⅱ期，R0 切除	不行辅助放射治疗（最近有争议）
		R1 切除或 Ⅲ ~ Ⅳa 期	术后放射治疗 45 ~ 50Gy（切缘阴性或接近），54Gy（镜下残留）
		R2 切除	术后放射治疗 ± 化学治疗（胸腺瘤和胸腺癌中化学治疗作用有争议）
	否（局部晚期、孤立或潜在可切除的转移瘤）	粗针活检后诱导化学治疗	根据肿瘤负荷/患者状态给予个体化治疗，包括化学治疗 ± 局部治疗（手术/放射治疗）

流行病学：美国每百万人的年发病率为 1.5 例。胸腺瘤通常发生在 40 ~ 60 岁成人中，男性稍占优势。占全部纵隔肿瘤约 20% ，占全部前纵隔肿瘤的一半。胸腺癌的发病率占胸腺肿瘤的不到 1% ，非常具有侵袭性，最近分析显示 5 年总生存较差，约 60%[1]。

危险因素：没有明确的发病因素。高达 50% 的胸腺瘤患者会出现重症肌无力（MG）；但 MG 患者发现胸腺瘤的情况很少见。其他少见的伴发疾病包括副瘤综合征（即红细胞再生障碍性疾病、免疫缺陷综合征和自身免疫性疾病）和其他恶性肿瘤（即淋巴瘤、卡波西肉瘤、消化道/乳腺癌）。

解剖学：胸腺是前纵隔的一个结构，淋巴引流至下颈淋巴结、内乳淋巴结和肺门淋巴结。解剖结构上，胸腺由被膜、皮质和髓质组成。组织学分类，它包括上皮细胞、网状上皮细胞（形成 Hassall 小体）、肌样细胞、淋巴细胞（"胸腺细胞"）和 B 淋巴细胞。

病理学

表 29 -2　WHO 胸腺瘤分类

WHO 类型[2,3]	组织学类型
A	髓质型
AB	混合型
B1	皮质为主型
B2	皮质型
B3	高分化胸腺癌
C	胸腺癌

临床表现:往往是在影像学检查时发现的。通常表现为肿瘤压迫引起的局部症状,包括胸痛、呼吸困难、咳嗽、膈神经麻痹和潜在上腔静脉阻塞综合征。也可出现副瘤综合征和相关并发症,重症肌无力是最常见的。

医学检查:体格检查。

实验室检查:血清 β – hCG 和 AFP(排除生殖细胞肿瘤),血常规,完全代谢谱,用以评估重症肌无力的血清抗乙酰胆碱受体抗体水平。

影像学检查:胸部增强 CT,PET – CT(可选),肺功能检测。

病理学:如果怀疑胸腺瘤而且认为能够切除,可以省略活检,直接切除。如果不能切除/医学原因不能手术,粗针活检以明确诊断(也可进行开胸活检;活检不应侵犯胸膜腔);需要多学科评估。

预后因素:Masaoka 分期,组织学类型,切除程度(R0、R1 对 R2)[4]。

自然病程:肿瘤是惰性的但具有局部侵袭性,基于分期和恶性类型/生长速率,即使是出现远处转移,也具有较长的自然病程。

分期:Koga 修订的 Masaoka 分期系统,是以手术为基础的分期(表 29 – 3)。TNM 分期系统不常用也未正式采用。

表 29 -3　胸腺瘤 Masaoka-Koga 分期系统[5]

分期	定义
I	肉眼和镜下肿瘤包膜完整
II A	镜下包膜外浸润
II B	肉眼可见肿瘤侵入周围脂肪组织或严重粘连,但未突破纵隔胸膜或心包
III	肉眼可见肿瘤侵入邻近器官(即心包,大血管或肺)
IV A	胸膜或心包受累
IV B	远处转移

治疗原则

手术:切缘阴性的全胸腺切除术是可切除病例的主要治疗方法。通常采取正中胸骨切开,即使需要部分或全肺切除术或心包切除术。应避免切除双侧膈神经,以防止严重的呼吸障碍。应在手术前用抗胆碱酯酶抑制剂控制重症肌无力的症状和体征。

化学治疗:铂类为基础的化学治疗适用于胸腺癌、不能切除的病变、医学原因不能切除肿瘤的患者。化学治疗常用于降期,以及根据切除程度用于术后治疗。对于弥漫性转移,考虑单纯化学治疗。没有随机试验来确定最佳方案。常用方案包括顺铂/阿霉素/环磷酰胺,顺铂/依托泊苷或卡铂/紫杉醇(胸腺癌)。

放射治疗

适应证:术后放射治疗(PORT)用于切缘阳性、Ⅲ期病变和任何类型的胸腺癌。

剂量:根据切除程度,R0、R1 和 R2 切除的患者分别给予 45～54Gy、55～60Gy 和 60～70Gy。医学原因不能手术的患者给予根治性放射治疗,加化学治疗,根据经验安排放化疗的顺序。

毒性反应:急性为疲劳、咳嗽、皮肤红斑。晚期为心脏并发症、甲状腺功能减退症、第二恶性肿瘤。

基于循证数据的问与答

可切除的胸腺瘤

• **不同分期的胸腺瘤完全切除的效果怎样? 什么时候考虑术后放射治疗?**

手术是局部区域病变能切除的患者的主要治疗方法,R0 切除的患者具有优异的局部控制和生存。最近术后放射治疗的作用存在争议。通常,Ⅲ～ⅣA 期病变一般手术治疗,然后术后放射治疗,与切缘无关。来自日本的大型回顾性综述表明不论分期,R0 切除术后放射治疗没有获益。如果不能再次切除,术后放射治疗仍然用于残留病灶的治疗。2008 年,Wright 等[6]推荐术后放射治疗用于Ⅱ～Ⅲ期切缘阳性或接近(<1mm)、肿瘤与胸膜有粘连或 WHO 高级别(B3)的患者,否则 R0 切除的胸腺瘤不做术后放射治疗。最近,Rimner 等在 2016 年发表文章表明在Ⅱ～Ⅲ期完全切除的胸腺瘤患者中给予术后放射治疗是有生存获益的。目前,Ⅲ期患者仍然建议术后放射治疗。

Kondo,Japan(*Ann Thorac Surg* 2003,PMID 12963221):回顾性综述,1320 例来自日本 115 家胸外科研究所的胸腺上皮肿瘤患者。Ⅰ期患者单纯手术治疗,Ⅱ期和Ⅲ期胸腺瘤和胸腺类癌患者手术和术后放射治疗。Ⅳ期胸腺瘤和胸腺癌患者放射治疗或化学治疗。Ⅲ期和Ⅳ期胸腺瘤,全切组、次全切组和不能手术组的 5 年生存率分别为 93%、64% 和 36%。另一方面,胸腺癌全切组、次全切组和不能手术组的 5 年生存率分别为 67%、30% 和 24%。全切的Ⅱ期和Ⅲ期胸腺瘤,术后放射治疗没有改变局部复发率。包括放射治疗或化学治疗的辅助治疗没有改善全切的Ⅲ期和Ⅳ期胸腺瘤和胸腺癌的预后。

结论:全部切除是治疗胸腺上皮肿瘤最重要的因素。辅助治疗可能无法改善全切的侵袭性胸腺瘤和胸腺癌的预后(表29-4)。

表29-4　Kondo等日本胸腺瘤回顾性研究结果

Masaoka 分期	I	II	III	IVA
完全切除(%)	100	100	85	42
复发(%)	1	4	28	34
5 年总生存(%)	100	98	89	71

Utsumi, Japan (*Cancer* 2009, PMID 19685527):回顾性综述,1970—2005 年 324 例完全切除的胸腺瘤。134 例给予术后放射治疗。根据 Masaoka 分期和 WHO 细胞分型测算生存率和复发模式。有和没有术后放射治疗的 10 年特定疾病生存率分别为 92.8% 和 94.4%($P=0.22$)。经过 Masaoka 分期和 WHO 细胞分型分层后的亚组分析:没有术后放射治疗的 Masaoka I 期和 II 期,以及 WHO 细胞分型 A、AB 或 B1 的 10 年特定疾病生存率为 100%。对于 Masaoka III~IV 期和 WHO 细胞分型为 B2/B 的患者,术后放射治疗没有改善效果。

结论:单纯手术切除对于 Masaoka I 期和 II 期以及 WHO 细胞分型 A、AB 和 B1 的胸腺瘤患者是足够的。此外,应确立 Masaoka III~IV 期和 WHO 细胞分型 B2/B3 胸腺瘤患者的最佳治疗策略。

Forquer, Indiana SEER Analysis(*IJROP* 2010, PMID 19427738):SEER 分析以确定术后放射治疗对胸腺瘤(T)和胸腺癌(Tc)的影响。1973—2005 年,手术切除局部(Masaoka I 期)和区域(Masaoka II~III 期)胸腺瘤患者分析总生存率和特定原因生存率。901 例 T/Tc 患者(275 例局部性病变,626 例区域性病变)进入分析。对于所有局部病变的患者,术后放射治疗没有获益,而且可能对 5 年特定原因生存率产生不利影响(91% 对 98%,$P=0.03$)。对于区域性病变,术后放射治疗改善了 5 年总生存率(76%,单纯手术 66%,$P=0.01$);然而,5 年特定原因生存率没有改善(91% 对 86%,$P=0.12$)。摘除性手术(定义为根治性或全部胸腺切除术)后,在区域性病变中术后放射治疗并没有带来获益。在多变量总生存和特定原因生存分析中,分期和年龄是生存的独立因素。对于多变量特定原因生存分析,区域性病变术后放射治疗的结果显著优于局部性病变(HR 0.167,$P=0.001$)。

结论:胸腺瘤(T)和胸腺癌(Tc)的术后放射治疗,对于局部性病变没有优势,但在区域性病变患者中发现可能存在总生存获益,特别是非摘除性手术后。

Rimner, ITMIG group(*J Thorac Oncol* 2016, PMID 27346413):利用国际胸腺肿瘤协作组(ITMIG)的大数据,确定术后放射治疗是否和完全切除的 Masaoka 或 Masaoka - Koga II 期和 III 期胸腺瘤患者的总生存率获益有相关性。符合条件的 1263 例患者中,870 例(69%)是 II 期胸腺瘤。手术加术后放射治疗的 5 年和 10 年总生存率分别为 95% 和 86%,而单纯手术的患者是 90% 和 79%($P=0.002$)。分别对 II 期($P=0.02$)和 III 期($P=0.0005$)

胸腺瘤患者分析时,总生存的获益依然显著。

结论:术后放射治疗(PORT)改善了Ⅱ期和Ⅲ期胸腺瘤患者的总生存。

• **术后放射治疗在Ⅱ期胸腺瘤中是否有用?**

直到最近,对于R0切除的Ⅱ期胸腺瘤,术后放射治疗没有指征,因为它没有显示出减少局部复发的风险或改变生存。大型的回顾性综述对此提出质疑,它表明术后放射治疗有生存获益(见上文Rimner等的研究)。小型的回顾性综述表明,肉眼胸膜粘连的患者有局部复发的获益。

Singhal,UPenn(*Ann Thorac Surg* 2003,PMID 14602300):回顾性综述167例Ⅰ期和Ⅱ期胸腺瘤患者,比较单纯手术和手术加放射治疗的效果。所有患者都是肿瘤完全切除。Ⅱ期患者中,术后放射治疗(20例)和没有术后放射治疗(20例)之间,总生存率或局部复发率没有差别。

结论:对于Ⅰ期和Ⅱ期胸腺瘤患者,切缘阴性的单纯手术切除是足够的。

Mangi,Harvard(*Ann Thorac Surg* 2002,PMID 12400741):回顾性综述49例Ⅱ期胸腺瘤患者术后±术后放射治疗。14例接受术后放射治疗,35例没有术后放射治疗。术后放射治疗没有显著改变局部或远处复发率。无论是否接受术后放射治疗,10年特定疾病生存率都是100%($P=0.87$)。

结论:Ⅱ期患者不需要辅助放射治疗,可在完全切除后观察。

Haniuda,Japan(*Ann Surg* 1996,PMID 8757387):回顾性综述1973—1992年80例完全切除的Ⅱ期胸腺瘤患者。80例患者中13例(16.3%)观察到复发。23例非侵袭性胸腺瘤患者未见复发。肉眼胸膜粘连而不是镜下浸润的侵袭性胸腺瘤患者中,11例未行纵隔术后放射治疗的患者中4例(36.4%)观察到复发,但术后放射治疗的患者中未见复发(0/10例患者,0%)。然而,镜下胸膜浸润的患者中,纵隔术后放射治疗(40%,6/15例患者)或未行纵隔术后放射治疗(30%,3/10例患者)的复发率都很高。对于镜下心包浸润的患者,术后放射治疗没有降低复发率。分析复发模式表明术后放射治疗能有效地预防局部复发,但不能控制胸膜播散,13例复发病例中12例观察到胸膜播散。

结论:术后放射治疗对肉眼胸膜粘连的患者有效,但对镜下浸润的患者无效。术后放射治疗对镜下胸膜或心包浸润的患者是不够的。

• **什么情况下建议术后同步放化疗?**

由于数据很少,依靠经验来决定;由呼吸消化道系统癌症的经验推断,表明放化疗用于肉眼残留(R2切除)的胸腺瘤或任何期别的胸腺癌术后治疗[7]。

不能切除/医学原因无法手术的胸腺瘤和胸腺癌

• **不能切除/医学原因无法手术的胸腺肿瘤有哪些治疗方法?**

不能切除的患者中,可以尝试诱导化学治疗±放射治疗作为新辅助治疗来降期。对于医学原因无法手术或依然不能切除的患者,采用联合治疗可能是合适的。对于这种少见的临床情况,根治性放射治疗的数据比较少。弥漫性转移通常采用单纯化学治疗,有症状的进展可以考虑姑息性放射治疗。

Loehrer,SWOG/SECSG/ECOG(*JCO* 1997,PMID 9294472):前瞻性单臂研究,涉及1983—1995 年 26 例局限期不能切除的胸腺瘤或胸腺癌。患者接受顺铂、多柔比星和环磷酰胺(PAC)化学治疗,每 3 周一个周期,2～4 个周期,化学治疗后 CR、PR 或稳定的患者给予原发肿瘤和区域淋巴结放射治疗 54Gy。23 例患者可评价。毒性反应轻微。化学治疗后 CR 5 例,PR 11 例(总体有效率 69.6%)。治疗失败的中位时间 93.2 个月,中位生存时间 93 个月,5 年总生存率 52.8%。

结论:PAC 方案联合化学治疗对不能切除的胸腺瘤有效。联合治疗是可行的,而且能延长无进展生存时间。联合治疗的获益超过单纯放射治疗,建议用于治疗不能切除的胸腺瘤患者。

Shin,MD Anderson(*Ann Intern Med* 1998,PMID 9669967):前瞻性队列研究,1990—1996 年,13 例新诊断的、组织学证实、无法切除的恶性胸腺瘤患者入组。环磷酰胺、阿霉素、顺铂和泼尼松诱导化学治疗 3 个周期,手术切除,术后放射治疗和相同方案巩固化学治疗 3 个周期以上。12 例患者可评价。化学治疗后 CR 3 例(25%),PR 8 例(67%),1 例有轻微的反应(8%)。11 例患者进行了手术切除,1 例拒绝手术。11 例接受放射治疗和巩固化学治疗的患者中,9 例 R0 切除(82%),2 例不完全切除(18%)。第 7 年时,所有 12 例患者均存活,中位随访时间 43 个月,10 例患者无病生存(7 年无病生存率 73%)。

结论:积极的多模式治疗可能适合局部晚期不可切除的恶性胸腺瘤。

(孙成 译)

参考文献

1. Ahmad U, Yao X, Detterbeck F, et al. Thymic carcinoma outcomes and prognosis: results of international analysis. *J Thorac Cardiovasc Surg*. 2015;149(1):95–100, 101.e1–101.e102.
2. Falkson CB, Bezjak A, Darling G, et al. Management of thymoma: systematic review and practice guideline. *J Thorac Oncol*. 2009;4(7):911–919.
3. Kondo K, Yoshizawa K, Tsuyuguchi M, et al. WHO histologic classification is prognostic indicator in thymoma. *Ann Thorac Surg*. 2004;77(4):1183–1188.
4. Safieddine N, Liu G, Cuningham K, et al. Prognostic factors for cure, recurrence and long-term survival after surgical resection of thymoma. *J Thorac Oncol*. 2014;9(7):1018–1022.
5. Masaoka A, Monden Y, Nakahara K, Tanioka T. Follow-up study of thymomas with special reference to their clinical stages. *Cancer*. 1981;48(11):2485–2492.
6. Wright CD. Management of thymomas. *Crit Rev Oncol Hematol*. 2008;65(2):109–120.
7. Clinical Practice Guidelines in Oncology: Thymomas and Thymic Carcinomas. 2017. https://www.nccn.org/professionals/physician_gls/pdf/thymic.pdf

第 6 部分

消化系统肿瘤

第 30 章

食管癌

Camille A. Berriochoa，Gregory M. M. Videtic

速览：中上段部位食管癌最常见的组织病理类型是鳞状细胞癌，常常与慢性饮酒和吸烟相关。在过去的数十年间，远端食管及胃食管连接(GEJ)部位的食管癌已经成为最常见的食管恶性肿瘤，发病率与慢性反流性食管炎、肥胖以及 Barrett 食管炎相关。外照射放射治疗应用于根治性、新辅助性、辅助性治疗，然而三种治疗模式(手术、化学治疗和放射治疗)的适当性和顺序仍然存在争议。姑息对症的食管癌患者可以从近距离后装治疗中获益(表 30 - 1)。

表 30 - 1　食管癌治疗的一般策略[1]

Ⅰ 期	Tis/T1a(鳞癌或腺癌)：内镜切除术/消融术(推荐)与食管切除术
	T1b(鳞癌)：内镜切除术/消融术
	T1b(腺癌)：食管切除术
Ⅱ 期 – ⅣA 期 (仅 T4a)	1. 术前同步化放射治疗(41.4 ~ 50.4Gy 同步化学治疗)
	或
	2. 根治性同步化放射治疗(尤其是颈段食管癌)，通常给予 50.4Gy 但局部可考虑加量至 60 ~ 66Gy
	或
	3. 术后同步化放射治疗适用于 ⅡA 期(T3N0) ~ ⅣA 期；R1/R2 切除的任何期别的患者 T2 低危病灶，<2cm，分化程度好的食管癌可考虑行食管切除术
ⅣA 期(T4b)	根治性同步化放射治疗，50.4Gy；如果肿瘤侵犯气管、大血管或心脏可以考虑同步化放射治疗
ⅣB 期	姑息性外照射(EBRT)、后装治疗、化学治疗和(或)支持治疗

流行病学：在美国，每年诊断为食管癌的新发病例数约 17 000 人，约 16 000 人死于食管癌[2]。60 ~ 70 岁为食管癌的发病高峰期。在全球范围内，鳞状细胞癌占 90%，多数病例出现在东欧和亚洲部分地区。然而，在北美和西欧国家腺癌更为常见，约占 70% 的病例[3]。两种组织学亚型都是男性更常见，但相对于男性腺癌的发病率更高。

危险因素: 对于食管鳞癌来说(助记的方法:ABCDEF)[3~5]:食管松弛症(Achalasia),饮食习惯不良(Bad diet;营养摄取不足、高脂肪、低水果/蔬菜、喝高温饮料造成黏膜烫伤),腐蚀性狭窄(Caustic stricture;碱液摄入),吸烟(Cigarette),食管发育不良(Dysplasia)/食管憩室、食管网(Esophageal webs;Plummer – Vinso综合征包括缺铁性贫血、萎缩性舌炎等)、酒精(Ethanol)、家族遗传(Familial)。对于食管腺癌来说(助记的方法:BOG)[3~5]:Barrett食管炎(食管柱状上皮化生;每年非化生区域约有0.5%的风险发生食管病变,化生区域则有1%~5%的风险发生食管病变[6~7]),肥胖(Obesity),胃食管反流病(GERD)[8],烟草(相对鳞癌危险因素较小),也与食管裂孔疝及EGFR(表皮生长因子)的多态性相关。范可尼贫血(Fanconi)引发的鳞癌和家族性Barrett食管炎引发腺癌都是极少见的[1]。

解剖学: 食管癌的解剖特点包括无真实的浆膜,从食管上端的非角化的鳞状上皮过渡到食管下端的腺状上皮,包裹着黏膜下淋巴丛,这也是食管癌跳跃式转移的原因。食管全长约25cm,起始于环咽肌,距门齿约15cm,从门齿至食管末端约40cm。食管在椎体的C6 - T10水平。胃食管连接部肿瘤的定义为:距离胃食管连接线(又称鳞柱连接线)5cm范围内的肿瘤,常根据Siewert修正的系统分型,I型肿瘤中心位于食管胃连接部解剖上1~5cm;Ⅱ型在EGJ线以上1cm及以下2cm,Ⅲ型在EGJ线下2~5cm(表30-2)。

表30-2 食管的解剖和内镜标识

解剖部位	具体描述	距门齿距离
颈段	胸上食管括约肌(UES)至胸廓进口(胸骨切迹)	15~20cm
胸上段	胸骨切迹至奇静脉	20~25cm
胸中段	奇静脉至肺静脉下端	25~30cm
胸下段	肺静脉下端至胃食管连接处(CEJ)	30~40cm
腹段	食管胃连接处至胃食管连接下5cm(详见第31章)	40~45cm
胃食管连接处/贲门	食管胃连接处至胃食管连接下5cm	40~45cm

病理学: 正如前文所述,鳞状细胞癌占全球90%的病例,但约70%的腺癌病例在北美和西欧。腺鳞混合型和鳞癌NOS将进一步分类,目的是为了分期。罕见的组织学类型包括小细胞癌和肉瘤。

临床表现[3]: 常见症状包括进行性吞咽困难、体重减轻、药物治疗无效的胃痛,黑便和(或)无症状的失血。不常见症状,患者可能出现一些症状或喉返神经麻痹如声音嘶哑、咳嗽、肺炎。要注意无症状的病例可能会通过Barrett食管炎筛查而被确诊。要证实同其他上消化道恶性肿瘤相关,其重要的是评估头颈部鳞癌相关的一些症状。

诊断检查[1]: 病史与体格检查,仔细检查颈部和腹部。

实验室检查: 血常规、综合代谢检查。对于不可切除的、复发或转移性食管腺癌行Her2-neu检查(约25%的食管腺癌Her2-neu阳性)。

影像学检查: 吞钡造影,胸部/腹部/盆腔增强 CT 应口服造影剂;PET-CT 用于远处转移的患者(对于淋巴结转移的敏感性和特异性差,分别为 50% 和 80%[13])

病理: 上消化道内镜活检。超声内镜(EUS;对于局部/淋巴结分期要比 CT 和 PET-CT 更加精确,对怀疑的淋巴结可行活检[14])。气管隆乳上的中上段食管病变应行支气管镜检查以排除气管食管瘘。

预后因素: 年龄、KPS 评分、分期、体重减轻、治疗前和诱导治疗后的吞咽困难[15]。食管患者的 RPA 证实,只有体重减少特别是 6 个月内体重减少≥10% 的患者,可作为影响预后因素。

自然病程: 目前,病变限于原发灶部位患者五年总生存率接近 40%,区域淋巴结转移者 5 年生存率为 20%,远处转移者 5 年生存率为 4%。

分期

表 30 - 3　《AJCC 癌症分期手册》第 8 版(2017 年)食管癌分期

肿瘤		淋巴结		远端转移		分化程度	
T1	a 侵犯固有层或黏膜肌层	N0	• 无区域淋巴结转移	M0	• 无远处转移	G1	• 高分化
	b 侵犯黏膜下层						
T2	• 侵犯固有肌层	N1	• 1～2 个区域淋巴结转移	M1	• 远处转移	G2	• 中分化
T3	• 侵犯外膜	N2	• 3～6 个区域淋巴结转移			G3	• 低分化
T4	a 可切除的[1]	N3	• 7 个区域淋巴结转移				
	b 不可切除的[2]						

注:可切除的[1] = 侵入胸膜、心包、膈肌、奇静脉或腹膜。不可切除的[2] = 侵犯主动脉、椎体、气管等。《AJCC 癌症分期手册》建议 pT1 至少清扫≥10 淋巴结,pT2 清扫≥20 个淋巴结,pT3 - 4 至少清扫 30 个淋巴结。

《AJCC 癌症分期手册》第 8 版
注:第 8 版包括病理 TNM 分期和新辅助化学治疗后病理,TNM 分期不显示在这里

食管鳞癌		食管腺癌	
临床分期	TNM	临床分期	TNM
0 期	Tis N0	0 期	Tis N0
Ⅰ 期	T1 N0 - 1	Ⅰ 期	T1 N0
Ⅱ 期	T2 N0 - 1	ⅡA 期	ⅡB 期
	T3 N0	T1 N1	T2 N0

(待续)

《AJCC 癌症分期手册》第 8 版(续)

食管鳞癌		食管腺癌	
Ⅲ期	T3 N1	Ⅲ期	T2 N1
	T1 – 3 N2		T3 N0 – 1
			T4a N0 – 1
ⅣA 期	T4 N0 – 2	ⅣA 期	T1 – 4a N2
	任何 T N3		T4b N0 – 2
			任何 TN3
ⅣB 期	任何 T 任何 N M1	ⅣB 期	任何 T 任何 NM1

治疗模式

手术:手术是一种广泛应用的治疗手段,手术的选择局限于局部病变和依据于以患者的身体条件、肿瘤的位置及分期为依据。颈段食管癌通常采取非手术治疗,因为病变的部位可能需要咽喉切除术形成永久的造瘘口。胸上段和胸中段肿瘤(低于环咽肌 >5cm),全食管切除胃吻合术是标准的手术治疗方案。胃食管连接处肿瘤和胸下段食管癌的标准术式为远端胃食管切除术。手术禁忌证包括远处转移、T4b 病变(侵及心脏、大血管、气管或其他周围器官)、多发多站淋巴结转移腺癌和内科并发症等。

在北美全食管切除术有三种术式:Ivor Lewis、McKeown(胸腹三切口)和经膈肌裂孔食管切除术。Ivor Lewis 食管胃切除术和 McKeown 食管胃切除术均需要右侧胸切口,对于局限性肿瘤后者更有优势。经腹食管胃切除术可用于颈段、胸段和胃食管连接部病灶,需要腹和左颈切口;开胸手术不会被采用(常导致手术时间会更短)。有一些证据表明,经腹胃食管切除术的应用,有较低的术后并发症,然而,与这种技术相关的几个缺点包括切除大、中食管肿瘤和(或)气管旁肿瘤难度较大,以及淋巴结取出率较低。在患者数量多的中心术后死亡率通常 <5%[18 – 20],但在新辅助同步化放射治疗后为 10% 或更高[21 – 23]。

对于大多数远端病变,实施纵隔和上腹部淋巴结切除术。清扫最小数目的淋巴结区以优化分期和生存期是有争议的,并且意见差异较大,从 6~23 个淋巴结数来看的回顾性证据表明[24 – 27],增加淋巴结切除个数可以提高存活率。

虽然数据正在收集,但微创手术是可行的。两个随机试验已经证实,与胸廓切开术的开放技术相比,应用微创手术(胸腔镜及上腹部腹腔镜)可减少术后并发症。

化学治疗:化学治疗常应用于 T2 – T4 或淋巴结阳性的肿瘤,包括新辅助化学治疗、术前化学治疗,辅助或根治性化学治疗[30 – 35]。在这两个术前化学治疗和根治性治疗中,最常见的方案是同步化放射治疗,方案为顺铂+持续输注 5-Fu 或卡铂+紫杉醇。根据来自胃癌的数据,静脉持续输注 5-Fu 被认为效果优于大剂量 5-Fu[1,36]。口服卡培他滨可替代持续输注 5-Fu[1]。胃食管连接部(GEJ)转移性腺癌应检测 Her2 – neu,通过 TOGA 试验证实,Her2 – neu 阳性的患者可应用曲妥珠单抗,可有生存获益[37]。注意对于远端食管腺癌是建立在胃癌的数据上,围术期 ECF 方案(表阿霉素、顺铂、5-Fu)[31]常被选用。伊立替康、依托泊苷和奥沙利铂也在研究范围内。另外,西妥昔单抗与标准的细胞毒性治疗相比没有任何获益。

- **放射治疗**

适应证:通常与化学治疗同步,用于术前或根治性治疗,选择 T2 – T4 或淋巴结阳性的肿瘤。

剂量:同步化放射治疗的标准剂量为 50 ~ 50.4Gy/25 ~ 28fx。单纯放射治疗予 64Gy/32fx(详见后文的 Herskovic)。随机临床试验显示同步化放射治疗可获益,且剂量高于 50.4Gy 时无获益[34,40]。对于术前方案的选择,以 CROSS 试验为基础,41.4Gy 是最佳剂量。近距离后装推量治疗可以选择性地应用,尽管并没有提高生存率,可能与致残相关[41,42]。

姑息性治疗:外照射技术(EBRT)和近距离后装治疗都可应用。其他手段包括扩张疗法、激光疗法、内镜下注射疗法、内镜下黏膜切除疗法、光动力学疗法、支架疗法(可应用于恶性食管瘘患者)。支架后行姑息性放射治疗是安全的。

毒性反应:急性反应为食管炎、疲劳、体重减轻、亚急性肺炎。晚期反应为食管狭窄、肺纤维化、心包炎、冠状动脉疾病。

治疗过程:见《放射肿瘤学治疗计划手册》,第 6 章[43]。

内镜治疗:早期食管癌可实施内镜治疗,应用内镜黏膜切除术(EMR)或内镜黏膜下剥离术(ESD)。这两种技术都可以切除黏膜(可能包括一部分黏膜下层),切除早期肿瘤没有损伤较深层组织。内镜黏膜切除术(EMR)能够一期切除小于 2cm 的病灶及组织。较大的病灶的切除要应用零碎敲打的方式,但病灶切缘限制。内镜黏膜下剥离术(ESD)不考虑肿瘤的大小,可以一起切除。内镜黏膜下剥离术(ESD)应用特殊的细针刀,在黏膜下层可仔细剥离病灶。内镜黏膜下剥离术(ESD)增加劳动强度和穿孔的风险。EMR 和 ESD 广泛应用后,食管狭窄是一个关心的问题。

局部消融:包括激光热破坏、多极电凝法(MPEC)、氩等离子体凝固(APC),或射频消融术、低温疗法、光动力疗法(PDT)。光动力疗法可根除高级别食管发育不良和 Barrett 食管炎。

基于循证数据的问与答

不可切除/不能手术的食管癌

- **单纯放射治疗对于食管癌是足够的吗? 是否应该加同步化学治疗?**

单纯放射治疗是不够的,因为相对于单纯放射治疗而言,同步加化学治疗可提高总生存期。Herskovic,RTOG 8501 (*NEJM* 1992,PMID 1584260;Update Al – Sarraf *JCO* 1997,PMID 8996153;Update *Cooper JAMA* 1999,PMID 10235156):Ⅲ期临床试验,前瞻性随机性研究 129 例食管癌患者,其中腺癌(12%),鳞癌(88%)cT1 – 3N0 – 1,随机分为单纯放射治疗组(64Gy/32fx)与放化同步治疗组(同步顺铂/5-Fu + 50Gy/25fx)。化学治疗治疗顺铂 75mg/m²,5-FU 1000mg/m²,第 1、5、8 和 11 周给药。最初的放射治疗射野范围从上腔静脉窝至胃食管连接处(若是远端 1/3 的肿瘤可排除上腔静脉)。对于化学治疗同步组,30Gy 的扩大野照射后缩野,肿瘤区域外扩 5cm 追加剂量 20Gy。对于单纯放射治疗组,全野行 50Gy 照射后缩野,肿瘤区域外扩 5cm 追加 14Gy。由于生存期有差异,这个试验提早结束了。5 年总生存率为 26% 与 0% ,放化同步组占优势。病变持续性存在是最主要的失败类型,放化同步组约 26% 的患者病变持续存在,单纯放射治疗组有 37% 。急性严重反应/危及生命的急性毒性反应在同步放化组为 44%/20% ,单纯放射治疗组 25%/3% 。在晚期毒性方面没有差异。

结论:当治疗非手术切除食管癌时,同步化学治疗更适合于 T1 – 3N0 – 1 期别食管癌。

- **同步化学治疗时提高放射治疗剂量是否能改善生存期?**

没有证据表明放射治疗剂量的递增可以提高疗效。2016 年 NCDB 分析[44]评价了现代不同的治疗技术实施递增的治疗剂量是否是安全的。这项回顾性研究纳入 2004—2012 年接受放射治疗的 I ~ III 期食管癌患者,剂量≥50Gy,发现剂量递增并没有生存获益,与 Minsky 试验结果一致。

Minsky,RTOG 94 – 05/INT 0123 (*JCO* 2002,PMID 11870157):一项 III 期前瞻性随机性试验,218 名 T1 – 4N0 – 1 食管癌患者,腺癌(15%)或鳞癌(85%),随机分为低剂量组(50.4Gy)和高剂量组(64.8Gy)放射治疗。两组均接受同步放化疗(顺铂 +5-Fu)。对于高剂量组,放射治疗 50.4Gy/28fx,照射范围肿瘤上下外扩 5cm,横向外扩 2cm,瘤体均匀外扩 2cm 追加剂量 14.4Gy。低剂量组的同步化学治疗方案顺铂 $75mg/m^2$,5-FU $1000mg/m^2$ 第 1、5、9 和 13 周给药,高剂量组第 1、5、11 和 15 周给药。高剂量组没有获益,试验提早就结束。见表 30 – 4。

结论:高剂量放射治疗同步化学治疗治疗没有获益,这个试验治疗相关的死亡率较高。注意,在高剂量组中 7/11 人死亡,发生时剂量≤50.4Gy。

表 30 –4　RTOG 9405 Minsky 食管癌放射治疗剂量递增放射治疗试验

	平均生存期(月)	两年总生存期	两年局控率	治疗相关性死亡
高剂量同步放化组(64.8Gy)	13.0	31%	56%	10%(7/11 死亡时剂量≤50.4Gy)
低剂量同步放化组(50.4Gy)	18.1	40%	52%	2%
P 值	无差异	无差异	0.71	

评论:一些学者做出评论,在剂量递增组观察到较高的死亡率,可能与放射治疗的剂量不相关,大多数情况下这些死亡的发生在患者治疗达到高剂量之前。

- **当患者行根治性放射治疗时,应该勾画选择性淋巴引流区吗?**

没有明确的证据建议选择性淋巴引流区不应该包括在靶区内。一项前瞻性随机临床试验验证,对于食管鳞癌,选择性与受累野淋巴结放射治疗,选择性淋巴结放射治疗效果相同但毒性反应较高[45]。

可切除的/可手术的食管癌

- **相比根治性同步化放射治疗,三联疗法可以获益吗?**

至今为止,并没有证据支持手术可以提高总生存率,尽管 PFS 得到改善是通过减少局部失败率来实现的。

Stahl,"Stahl I"(*JCO* 2005,PMID 15800321):一项Ⅲ期前瞻性随机临床试验,173 例局部晚期食管中上段鳞癌患者,uT3－4N0－1M0,年龄≤70 岁的患者,随机分为 AB 两组,A 组诱导化学治疗,术前同步化放射治疗组(40Gy/20fx),然后手术。B 组为诱导化学治疗,再根治性同步化放射治疗而不手术(≥65Gy)。诱导性化学治疗是氟尿嘧啶、依托泊苷和顺铂泵入,每 3 周一个周期共 3 个周期。同步化学治疗是 EP 方案。在 B 组中,T4 和梗阻的 T3 肿物接受 50Gy/25fx 后,体外照射瘤区加量至 65Gy,最后一周 15Gy/10fx,每天 2fx。无梗阻的 T3 肿瘤,患者接受 60Gy/30fx,瘤区 HDR 后装治疗以深度为 5mm 计算追量 4Gy×2fx。中位随访时间(MFU)为 6 年。两年的总生存率(40% 对 35%)和平均生存期(16.4 对 14.9 个月)无差异。手术组由于局部控制率的改善,提高了两年的无进展生存期(64% 对 41%,P=0.003),但治疗相关的死亡率也较高(13% 对 4%,P=0.03)。对于 A 组患者,只有 66% 的患者接受了手术,但完全切除的只有 82% 的患者。70% 接受手术的患者,至少有一个严重的并发症,11% 患者术后于医院死亡,35% 的患者达到病理完全缓解(pCR)。诱导化学治疗后缓解与提高生存率是相关的。

结论:手术与同步化放射治疗治疗提高局部控制率,但无法改善总生存期。对于诱导化学治疗有效的患者,可以考虑根治性同步化放射治疗,对于诱导化学治疗无效的患者可能从手术中获益。

Bedenne,French FFCD 9102(*JCO* 2007,PMID 17401004):一项Ⅲ期前瞻性随机性临床试验,比较可手术的 T3N0～1M0 胸段食管癌患者,比较(A)新辅助同步化放射治疗后手术治疗,(B)对同步化放射治疗有效果的患者行高剂量根治性同步放射治疗。患者均接受两个周期 5-FU 联合顺铂(第 1～5 天,第 22～26 天),并给予同步放射治疗(46Gy,4.5 周),或分段式(15Gy,1～5 天,22～26 天)同步放射治疗(研究者选择)。随后,患者治疗有效且无明显禁忌证的患者被随机分为手术组(A 组)和急性同步放化组(B 组;另外 3 个周期的 5-FU/顺铂及同步 20Gy 的放射治疗或分段式 15Gy 放射治疗)。如果两年生存率低于 10%,则认为同步化放射治疗组与手术组疗效相当。手术组与非手术组:平均生存期为 17.7 对 19.3 个月(P=0.44)。两年局部控制率(LC):手术组与根治性放化同步比较组为 66.4% 对 57.0%。手术组需要植入的支架更少(手术组与非手术组 5% 对 32%,P<0.001)。

结论:局部控制率在外科手术中得到了改善,但两组之间总生存期没有差异。

- 同单纯手术相比,化学治疗联合手术可以提高总生存期吗?

是的。多个试验研究了新辅助化学治疗和围术期化学治疗方案,都已证实可提高总生存期[33,46]。然而,局部控制率常不足(pCR 率通常<5%),而同步放化疗可能更有优势。在 MAGIC 试验中,发现围术期的 ECF 方案,广泛应用于胃食管连接处的肿瘤(这主要是一项大型的胃癌研究试验,且 20% 为胸下段或胃食管连接处腺癌)[31]。

- 同单纯手术相比,术前化放射治疗提高总生存期吗?

是的,尽管两个早期随机试验证实术前序惯性化放射治疗没有获益[47,48]。目前,几个研究证实了术前同步治疗具有显著的优势,包括 CROSS 试验其显示三种方式联合应用总生存期提高 2 倍。

Walsh,Ireland（*NEJM* 1996,PMID 8672151）：58 个患者随机入组,术前放化治疗组（顺铂/5-FU,40Gy/15fx）,与单独手术组。结果显示,术前放化治疗组的 pCR（病理完全缓解率）为 25%,且平均生存期（MS）从 11 个月提高到 16 个月（*P* = 0.01）[49]。

Bosset,EORTC Trial（*NEJM* 1997,PMID 9219702）：前瞻性随机性试验（PRT）将 I ~ II 期的食管癌患者随机分配至术前放化疗治疗组（顺铂和分段式放射治疗,37Gy 用两周时间,每周予 18.5Gy/5fx,中间停两周）和单独手术组。结果显示,26% 的放化治疗组达到 pCR,且提高了 3 年 DFS（27% ~ 35%,*P* = 0.003）,但平均生存期（MS）无差异（两组均为 18.6 个月）。值得注意的是,这项研究很早就结束了,原因是放化治疗组的术后致死率较高（12% 对 4%,*P* = 0.012）。

Tepper,CALGB 9781（*JCO* 2008,PMID 18309943）：前瞻性随机性研究,56 例患者（由食管鳞癌和食管腺癌组成）,比较术前放化治疗组（顺铂/5-Fu,50.4Gy/28fx）和单独手术组。尽管这项研究因获益较短而终止,但仍能显示出,术前放化治疗组 40% 的病理晚期缓解率（pCR）,且 PFS 从 1 年提高到 3.5 年,同时提高了平均生存期（MS）（1.8 年至 4.5 年）（*P* = 0.008）[50]。

Van Hagen,CROSS（*NEJM* 2012,PMID 22646630;Update Shapiro *Lancet Oncol* 2015,PMID 26254683）：一项III期前瞻性随机对照试验,新辅助化放射治疗 + 手术与单独手术。366 名有可能切除的食管癌患者随机分为卡铂[AUC 2mg/（mL·min）]/紫杉醇（50mg/m^2）和同步放射治疗（41.4Gy/23fx）后行手术（Tractho Rracic 或 Turthern 法）与单独手术治疗。放化疗后 4 ~ 6 周内进行手术治疗。75% 为腺癌,23% 为鳞癌,2% 为大细胞未分化癌。首次公布的平均生存期显示,术前放化疗治疗组的 MS 从 24 个月提高到 49.4 个月（*P* = 0.003）。最新公布:平均随访 84 个月。放化疗治疗组完整手术切除率（R0）是较高的,92% 对 69%（*P* < 0.001）。这些应用放化疗治疗组,病理完全缓解率 pCR 达到了 29%（亚组鳞癌为 49%）。放化疗 + 手术组与单独手术组相比,平均生存期 MS 得到提高（见表 30 – 5）。5 年 OS 从 33% 增加到 47%（*P* = 0.003）。评估数据时,因一例额外患者的死亡需要处理,5 年生存率为 7.1。

结论：对于有可能治愈的食管或胃食管连接处（GEJ）癌术前放化疗可提高患者的生存期。

表 30 – 5 食管癌新辅助同步化放射治疗的交叉试验

	新辅助同步化放射治疗 + 手术	单纯手术	*P* 值
总平均生存期	48.6 个月	24 个月	0.003
鳞癌平均生存期	81.6 个月	21.1 个月	0.008
腺癌平均生存期	43.2 个月	27.1 个月	0.038

• 新辅助化放射治疗同新辅助化学治疗相比能提高总生存期（OS）吗?

是的,Stahl 试验支持化放射治疗与单独化学治疗获益。多元 Meta 分析也支持这一观点。

Stahl,"Stahl II"（*JCO* 2009,PMID 19139439）：一项III期前瞻性随机性试验（PRT）新辅助化学治疗与新辅助化放射治疗。126 例患者（目标是 394 例患者,因不获益而结束试验）可切除的 T3 – 4NXM0（由超声内镜、CT 和腹腔镜分期）,随机分为 A 组 PLF 2.5 个周期

(顺铂/亚叶酸钙/氟尿嘧啶)与 B 组 PLF 2 个周期,然后 3 周联合同步化放射治疗,30Gy/15fx 联合顺铂/依托泊苷。两组诱导治疗后 3~4 周进行肿瘤切除。两组完全切除(R0)率为 70% 对 72% 、CR 为 2% 对 15.6% (P=0.03)、3 年 OS 为 28% 对 47% (P=0.07)。

结论:术前化放射治疗同术前单独化学治疗相比有改善总生存期(OS)。

评论:试验因证据不足提前结束。

Gebski,Australasian Group Meta Analysis (*Lancet Oncol* 2007,PMID 17329193):一项 Meta 分析包含 10 项前瞻性随机性试验(PRT)比较了新辅助化放射治疗与单独手术组,和 8 个新辅助化学治疗与单独手术组相比较的前瞻性临床试验(PRT)。新辅助化放射治疗组与单独手术组,全因死亡率 HR 为 0.81(95% CI:0.70~0.93;P=0.02),符合两年生存期 13% 绝对差异,新辅助化学治疗的 HR 为 0.90(95% CI:0.81~1.00;P=0.05),这表明两年 7% 绝对生存获益。

结论:证实了化放射治疗要比单独新辅助化学治疗更有效。

Pasquali,Network Meta Analysis (*Ann Surg* 2016,PMID 27429017):研究水平互联网(比较≥3 种治疗方法)Meta 分析,包括 33 个随机对照试验(RCT),6072 个患者被随机分为接受单独手术或新辅助化学治疗、放射治疗,或化放射治疗后手术治疗,或手术后辅助性化学治疗、放射治疗以及化放射治疗。证实新辅助化放射治疗在所有治疗中,总生存期(OS)最高。新辅助同步化放射治疗(CRT)与单独手术治疗总生存期(OS)的 HR 为 0.77(P<0.001),而新辅助性化学治疗与单独手术治疗总生存期(OS)的 HR 为 0.89(P=0.051)。

结论:对于手术切除的食管癌,新辅助化放射治疗是最有效的治疗策略。

• **如果患者先做了手术,他/她是否应该接受辅助治疗?**

是的。McDonald 试验(INT 0116)评价胃食管连接部或胃癌辅助性化放射治疗的作用。诚然,只有 20% 的患者患有胃食管连接部肿瘤,但这是一个重要的研究,证实了 IB~Ⅳ期的患者先接受了食管切除术,再行辅助同步化放射治疗(CRT)(泵入 5-FU 联合亚叶酸钙,放射治疗剂量:45Gy/25fx),提高了 3 年总生存期(从 41%~50% ,P=0.005)[51]。如前所述,最近的 Meta 分析回顾了 33 个随机临床试验,6000 个可切除食管癌的患者,结果显示,在接受手术 + 辅助治疗的患者中总生存期没有明显的改善(HR 0.87,95% CI:0.67~1.14)。而新辅助治疗后行手术治疗则明显提高生存期(HR 0.83,95% CI:0.76~0.90)[30]。

• **食管癌调强放射治疗有什么获益?**

3D 适形放射治疗通过三野或四野标准放射治疗治疗食管癌。回顾性数据表明,调强放射治疗可减轻心脏毒性,但选择和随访偏倚仍然是问题,进一步的研究是必要的。IMRT 计划指南是可行的[52]。

Lin,MDACC (*IJROBP* 2012,PMID 22867894):回顾性研究,1998—2008 年间,676 例在 MDACC 治疗的患者(413 例行 3D-CRT,263 例行 IMRT),IB~ⅣA 期食管癌患者接受化放射治疗(46% 的患者也接受手术)。采用逆概率加权调整 Cox 模型对总生存期进行比较。总生存期(OS)与分期、健康状态、PET 分期、诱导化学治疗、治疗方式(IMRT 与 3D-CRT、HR 0.72 、P<0.001)相比,具有独特的相关性。与 IMRT 相比,3D-CRT 患者有更大的死亡风险

(72.6% 对 52.9%，$P < 0.0001$) 和局部复发风险 ($P = 0.0038$)。两组间癌症特异性死亡率
(Gray 试验，$P = 0.86$) 和远处转移率无显著差异 ($P = 0.99$)。3D-CRT 组心脏死亡的累积发生
率 ($P = 0.049$) 和不明原因死亡增加 (5 年评估:3D-CRT 11.7%，IMRT 5.4%，$P = 0.0029$)。

结论:调强放射治疗可作为食管癌的治疗方法。

食管癌近距离后装治疗

• 现代食管近距离后装治疗的作用是什么?

传统意义上来说，近距离后装治疗是在食管癌外照射技术基础上发展起来的，为缓解食
管癌引起的吞咽困难姑息治疗。后装近距离治疗 ABS 共识指南已经建立起来[42]。近距离
治疗在现代使用较少，可能因为其他先进的放射治疗技术的应用、适应证的限制，以及潜在
的并发症。

• 当增加根治性化放射治疗时，后装治疗推量提高疗效吗?

这个问题在 RTOG 9207 试验中得以研究，Ⅱ 期临床试验中证实，50% 的患者发生致死性
很高的食管瘘，而且疗效并没有先前看到的单独化学治疗的结果好。值得注意的是，本试验
中同步化放射治疗的同时给予近距离治疗，这可能已经导致了高的毒性反应发生率。

Gaspar，RTOG 9207 (*Cancer* 2000，PMID 10699886)：Ⅰ ~ Ⅱ 期临床试验 49 例患者，
分期为 cT1 - 2NX - 1M0，鳞癌 (92%) 或腺癌 (8%)，长度 < 10cm，距离门齿 18cm 以上，距胃
食管连接部 ≥ 1cm，支气管镜证实无气管侵犯 (距离门齿 < 29cm)。患者同步化放射治疗，顺
铂/5-FU + 50Gy/25fx，2 周后行近距离后装推量治疗，按照 RTOG85 - 01 试验进行。第一次
近距离后装治疗，高剂量率，剂量为 15Gy/3fx (第 8、9 和 10 周)，但随后降低到 10Gy/2fx，处
方剂量深度统一滞留时间。如果选择低剂量率，则在第 8 周时剂量为 20Gy × 1 次。需要注
意，化学治疗在第 8 周和第 11 周进行。1 年总生存期 (OS) 为 49%，3 年总生存期为 29%，平
均生存期 (MS)11 个月。局部复发率为 63%。3 级毒性 59%，4 级毒性 24%，死亡率[10]。从
近距离后装治疗的第一天起，至 0.5 ~ 6 个月间，12% 患者发生食管瘘，导致这些患者 50% 死
亡。发现毒性反应后，高剂量率 (HDR) 后装治疗剂量降至 10Gy/2fx，没有观察到其他食管
瘘发生。低剂量率 (LDR) 组因不获益 (19 例患者) 而终止。

结论:近距离后装治疗不建议推荐，因为不能够改善总生存期 (OS)，并出现并发症及明
显的毒不良反应。

• 哪一个是最有效的姑息性治疗方法:是金属支架还是近距离后装治疗?

Homs，Dutch SIREC (*Lancet* 2004，PMID 15500894)：一项 Ⅲ 期前瞻性随机性试验，
209 例患者，或转移性疾病或医学上不能够手术的食管癌或胃食管连接部癌。随机分为支架
治疗或 12Gy/1fx 的近距离治疗 (10mm 直径施源器，从源轴到 1cm 处处方剂量计算，硫糖铝
4 周，终身服用奥美拉唑)。排除 > 12cm 的肿瘤、食管瘘、位于食管上括约肌 3cm 以内的肿
瘤、之前放射治疗过或使用过支架。主要终点是医生报告吞咽困难，患者报告的吞咽困难也

作为记录。支架置入术显示缓解更快速,近距离后装治疗证实梗阻的缓解时间长。支架置入术后迟发性出血多见(33%对22%,$P=0.02$);生活质量评分后装治疗有所提高,医疗费用两者相近;每组均有3例患者发生食管瘘。

结论:对于吞咽困难,后装治疗相比支架术作用更持久且并发症更少。

(耿艳 译 吴登斌 校)

参考文献

1. NCCN Clinical Practice Guidelines in Oncology: Esophageal Cancer. 2016. https://www.nccn.org/professionals/physician_gls/pdf/esophageal.pdf

2. SEER Cancer Statistics 2016. https://seer.cancer.gov/statfacts/html/esoph.html

3. Rustgi A, El-Serag HB. Esophageal carcinoma. *N Engl J Med*. 2015;372(15):1472–1473.

4. Lundell LR. Etiology and risk factors for esophageal carcinoma. *Dig Dis*. 2010;28(4–5):641–644.

5. American Cancer Society. https://www.cancer.org/cancer/esophagus-cancer/causes-risks-prevention/risk-factors.html

6. Hvid-Jensen F, Pedersen L, Drewes AM, et al. Incidence of adenocarcinoma among patients with Barrett's esophagus. *N Engl J Med*. 2011;365(15):1375–1383.

7. de Jonge PJ, van Blankenstein M, Looman CW, et al. Risk of malignant progression in patients with Barrett's oesophagus: a Dutch nationwide cohort study. *Gut*. 2010;59(8):1030–1036.

8. Rubenstein JH, Taylor JB. Meta-analysis: the association of oesophageal adenocarcinoma with symptoms of gastro-oesophageal reflux. *Aliment Pharmacol Ther*. 2010;32(10):1222–1227.

9. Siewert JR, Stein HJ. Classification of adenocarcinoma of the oesophagogastric junction. *Br J Surg*. 1998;85(11):1457–1459.

10. Rudiger Siewert J, Feith M, Werner M, Stein HJ. Adenocarcinoma of the esophagogastric junction: results of surgical therapy based on anatomical/topographic classification in 1,002 consecutive patients. *Ann Surg*. 2000;232(3):353–361.

11. Gowryshankar A, Nagaraja V, Eslick GD. HER2 status in Barrett's esophagus & esophageal cancer: a meta analysis. *J Gastrointest Oncol*. 2014;5(1):25–35.

12. Bartley AN, Washington MK, Ismaila N, Ajani JA. HER2 testing and clinical decision making in gastroesophageal adenocarcinoma: guideline summary from the college of American pathologists, American Society for Clinical Pathology, and American Society of Clinical Oncology. *J Oncol Pract*. 2017;13(1):53–57.

13. van Westreenen HL, Westerterp M, Bossuyt PM, et al. Systematic review of the staging performance of 18F-fluorodeoxyglucose positron emission tomography in esophageal cancer. *J Clin Oncol*. 2004;22(18):3805–3812.

14. Lightdale CJ, Kulkarni KG. Role of endoscopic ultrasonography in the staging and follow-up of esophageal cancer. *J Clin Oncol*. 2005;23(20):4483–4489.

15. McNamara MJ, Adelstein DJ, Allende DS, et al. Persistent dysphagia after induction chemotherapy in patients with esophageal adenocarcinoma predicts poor post-operative outcomes. *J Gastrointest Cancer*. 2016;48(2):181–189.

16. Thomas CR, Jr., Berkey BA, Minsky BD, et al. Recursive partitioning analysis of pretreatment variables of 416 patients with locoregional esophageal cancer treated with definitive concomitant chemoradiotherapy on Intergroup and Radiation Therapy Oncology Group trials. *Int J Radiat Oncol Biol Phys*. 2004;58(5):1405–1410.

17. Hulscher JB, van Sandick JW, de Boer AG, et al. Extended transthoracic resection compared with limited transhiatal resection for adenocarcinoma of the esophagus. *N Engl J Med*. 2002;347(21):1662–1669.

18. Karl RC, Schreiber R, Boulware D, et al. Factors affecting morbidity, mortality, and survival in patients undergoing Ivor Lewis esophagogastrectomy. *Ann Surg*. 2000;231(5):635–643.

19. Orringer MB, Marshall B, Chang AC, et al. Two thousand transhiatal esophagectomies: changing trends, lessons learned. *Ann Surg*. 2007;246(3):363–372; discussion 372–364.

20. Orringer MB, Marshall B, Iannettoni MD. Transhiatal esophagectomy: clinical experience and refinements. *Ann Surg*. 1999;230(3):392–400; discussion 400–393.

21. Bosset JF, Gignoux M, Triboulet JP, et al. Chemoradiotherapy followed by surgery compared with surgery alone in squamous-cell cancer of the esophagus. *N Engl J Med*. 1997;337(3):161–167.

22. Stahl M, Stuschke M, Lehmann N, et al. Chemoradiation with and without surgery in patients with locally advanced squamous cell carcinoma of the esophagus. *J Clin Oncol*. 2005;23(10):2310–2317.

23. Bedenne L, Michel P, Bouche O, et al. Chemoradiation followed by surgery compared with chemoradiation alone in squamous cancer of the esophagus: FFCD 9102. *J Clin Oncol*. 2007;25(10):1160–1168.

24. Bogoevski D, Onken F, Koenig A, et al. Is it time for a new TNM classification in esophageal carcinoma? *Ann Surg*. 2008;247(4):633–641.

25. Hu Y, Hu C, Zhang H, Ping Y, Chen LQ. How does the number of resected lymph nodes influence TNM staging and prognosis for esophageal carcinoma? *Ann Surg Oncol*. 2010;17(3):784–790.

26. Greenstein AJ, Litle VR, Swanson SJ, et al. Effect of the number of lymph nodes sampled on postoperative survival of lymph node-negative esophageal cancer. *Cancer*. 2008;112(6):1239–1246.

27. Peyre CG, Hagen JA, DeMeester SR, et al. The number of lymph nodes removed predicts survival in esophageal cancer: an international study on the impact of extent of surgical resection. *Ann Surg*. 2008;248(4):549–556.

28. Biere SS, van Berge Henegouwen MI, Maas KW, et al. Minimally invasive versus open oesophagectomy for patients with oesophageal cancer: a multicentre, open-label, randomised controlled trial. *Lancet*. 2012;379(9829):1887–1892.

29. Mariette C Meunier B, Pezet D, et al. Hybrid minimally invasive versus open oesophagectomy for patients with oesophageal cancer: a multicenter, open-label, randomized phase III controlled trial, the MIRO trial. *J Clin Oncol*. 2015;33(Suppl 3):5.

30. Pasquali S, Yim G, Vohra RS, et al. Survival after neoadjuvant and adjuvant treatments compared to surgery alone for resectable esophageal carcinoma: a network meta-analysis. *Ann Surg*. 2016; 265(3):481–491

31. Cunningham D, Allum WH, Stenning SP, et al. Perioperative chemotherapy versus surgery alone for resectable gastroesophageal cancer. *N Engl J Med*. 2006;355(1):11–20.

32. Allum WH, Stenning SP, Bancewicz J, et al. Long-term results of a randomized trial of surgery with or without preoperative chemotherapy in esophageal cancer. *J Clin Oncol*. 2009;27(30):5062–5067.

33. Boige V PJ, Saint-Aubert B. Final results of a randomized trial comparing preoperative fluorouracil/cisplatin to surgery alone in adenocarcinoma of the stomach and lower esophagus: FNLCC ACCORD 07 –FFCD 9703 trial. *J Clin Oncol*. 2007;25(18S):4510.

34. Herskovic A, Martz K, al-Sarraf M, et al. Combined chemotherapy and radiotherapy compared with radiotherapy alone in patients with cancer of the esophagus. *N Engl J Med*. 1992;326(24):1593–1598.

35. Stahl M, Walz MK, Stuschke M, et al. Phase III comparison of preoperative chemotherapy compared with chemoradiotherapy in patients with locally advanced adenocarcinoma of the esophagogastric junction. *J Clin Oncol*. 2009;27(6):851–856.

36. Wagner AD, Grothe W, Haerting J, et al. Chemotherapy in advanced gastric cancer: a systematic review and meta-analysis based on aggregate data. *J Clin Oncol*. 2006;24(18):2903–2909.

37. Bang YJ, Van Cutsem E, Feyereislova A, et al. Trastuzumab in combination with chemotherapy versus chemotherapy alone for treatment of HER2-positive advanced gastric or gastro-oesophageal junction cancer (ToGA): a phase 3, open-label, randomised controlled trial. *Lancet*. 2010;376(9742):687–697.

38. Crosby T, Hurt CN, Falk S, et al. Chemoradiotherapy with or without cetuximab in patients with oesophageal cancer (SCOPE1): a multicentre, phase 2/3 randomised trial. *Lancet Oncol*.

2013;14(7):627–637.

39. Suntharalingam M WK, Ilson D. The initial report of local control on RTOG 0436: a Phase 3 trial evaluating the addition of cetuximab to paclitaxel, cisplatin, and radiation for patients with esophageal cancer treated without surgery. *Oral Presentation*. ASTRO 2014 Annual Meeting. 2014.

40. Minsky BD, Pajak TF, Ginsberg RJ, et al. INT 0123 (Radiation Therapy Oncology Group 94-05) Phase III trial of combined-modality therapy for esophageal cancer: high-dose versus standard-dose radiation therapy. *J Clin Oncol*. 2002;20(5):1167–1174.

41. Gaspar LE, Winter K, Kocha WI, et al. A Phase I/II study of external beam radiation, brachytherapy, and concurrent chemotherapy for patients with localized carcinoma of the esophagus (Radiation Therapy Oncology Group Study 9207): final report. *Cancer*. 2000;88(5):988–995.

42. Gaspar LE, Nag S, Herskovic A, et al. American Brachytherapy Society (ABS) consensus guidelines for brachytherapy of esophageal cancer. Clinical Research Committee, American Brachytherapy Society, Philadelphia, PA. *Int J Radiat Oncol Biol Phys*. 1997;38(1):127–132.

43. Videtic GMM, Woody N, Vassil AD. *Handbook of Treatment Planning in Radiation Oncology*. 2nd ed. New York, NY: Demos Medical; 2015.

44. Brower JV, Chen S, Bassetti MF, et al. Radiation dose escalation in esophageal cancer revisited: a contemporary analysis of the National Cancer Data Base, 2004 to 2012. *Int J Radiat Oncol Biol Phys*. 2016;96(5):985–993.

45. Li T YA, Zhang X. Involved-field irradiation vs elective nodal irradiation for locally advanced thoracic esophageal squamous cell carcinoma: a comparative interim analysis of clinical outcomes and toxicities (NCT01551589, CSWOG 003). Plenary, ASTRO 2015 Annual Meeting. 2015.

46. Medical Research Council Oesophageal Cancer Working Group. Surgical resection with or without preoperative chemotherapy in oesophageal cancer: a randomised controlled trial. *Lancet*. 2002;359(9319):1727–1733.

47. Le Prise E, Etienne PL, Meunier B, et al. A randomized study of chemotherapy, radiation therapy, and surgery versus surgery for localized squamous cell carcinoma of the esophagus. *Cancer*. 1994;73(7):1779–1784.

48. Nygaard K, Hagen S, Hansen HS, et al. Pre-operative radiotherapy prolongs survival in operable esophageal carcinoma: a randomized, multicenter study of pre-operative radiotherapy and chemotherapy. The second Scandinavian trial in esophageal cancer. *World J Surg*. 1992;16(6):1104–1109; discussion 1110.

49. Walsh TN, Noonan N, Hollywood D, et al. A comparison of multimodal therapy and surgery for esophageal adenocarcinoma. *N Engl J Med*. 1996;335(7):462–467.

50. Tepper J, Krasna MJ, Niedzwiecki D, et al. Phase III trial of trimodality therapy with cisplatin, fluorouracil, radiotherapy, and surgery compared with surgery alone for esophageal cancer: CALGB 9781. *J Clin Oncol*. 2008;26(7):1086–1092.

51. Macdonald JS, Smalley SR, Benedetti J, et al. Chemoradiotherapy after surgery compared with surgery alone for adenocarcinoma of the stomach or gastroesophageal junction. *N Engl J Med*. 2001;345(10):725–730.

52. Wu AJ, Bosch WR, Chang DT, et al. Expert consensus contouring guidelines for intensity modulated radiation therapy in esophageal and gastroesophageal junction cancer. *Int J Radiat Oncol Biol Phys*. 2015;92(4):911–920.

第 **31** 章

胃癌

Bindu V. Manyam，Kevin L. Stephans，Gregory M. M. Videtic

> **速览**：大多数胃癌患者表现为局部晚期或转移性疾病。对于 cT2 – T4 分期或者淋巴结阳性的局限性疾病，在美国最常见的治疗手段除了术前新辅助化学治疗，还有术后化放射治疗。外科手术选择行部分胃切除术或是全胃切除术，应根据胃癌的位置、范围及淋巴结具体的转移情况来判断（如 D2 根治术应切除或检查至少 15 枚淋巴结）（表 31 – 1）。

表 31 – 1　胃癌的常规治疗方案

Tis /T1a(病灶 3cm,无溃疡的,分化程度较好的)	• 内镜下黏膜切除术或内镜下黏膜下层剥离术
T1a – bN0	• 胃切除术和区域淋巴结清扫术 • 无辅助治疗指征
T2 – 4N0 – 3 或 T1N +	• 胃切除术和区域淋巴结清扫术 • T2 – T4 或者淋巴结阳性疾病具备放化疗指征 • INT0116 试验:化学治疗第 45 天(氟尿嘧啶或亚叶酸钙注射治疗 5 个周期)行 45Gy/25fx 的放射治疗
T4N0 – 3	• 胃切除术和区域淋巴结清扫术 • 具备放化疗指征 • 部分疾病可能须考虑仅行新辅助化学治疗(ECF 方案包括表柔比星、顺铂联合氟尿嘧啶)或者行新辅助化学治疗联合放射治疗(45Gy/25fx)来降期后行胃切除术和区域淋巴结清扫术
M1	• 姑息化学治疗和(或)放射治疗

流行病学：据估计,2016 年美国胃癌发病例数为 26 370 例,死亡例数为 10 730 例。胃癌在美国是第 15 大癌症致死原因,且在世界范围内是第 4 大癌症致死原因。其在东亚地区最为常见(中国、日本和韩国),在美国和加拿大发病率是最低的。在美国,最常见的发病部

位在近胃端(胃食管结合部及贲门部)[1]。

危险因素:高盐摄入、腌制食品(咸鱼、腌肉和腌制蔬菜)、硝酸盐、烟熏及加工肉类、油炸食品、水果及蔬菜的低摄入、维生素 A 及维生素 C 的缺乏[2-4]、肥胖症(体重指数≥25,OR1.22)[5]、吸烟[6]和病原体(幽门螺杆菌和 EB 病毒)[7,8]、遗传学因素(HDGC 遗传性弥漫性胃癌、胃腺癌、GAPPS 胃近端息肉和 FIGC 家族性肠胃癌占 1%~3%)[9]。

解剖学

胃:胃起始于 GEJ 胃食管结合部(距门齿 40~45cm),止于胃幽门部。它由三个重要部分组成,包括胃基底部(贲门部)、胃体部和胃窦部(幽门部)。它由五个层面构成(起始于腔面),包括黏膜层、黏膜下层、肌层(外纵层、中环层、内斜层)、浆膜下层及浆膜层。胃和食管黏膜下丛丰富且肿瘤可沿胃浅层向食管播散。浆膜下层的通路使得远端的肿瘤通过浆膜下层的淋巴管丛扩散至十二指肠。

血管:血管的血供来源于腹腔干,且由三大分支构成(表 31-2)。

表 31-2　胃部的血管供给

腹腔干	分支	供给
胃左动脉	-	胃小弯/胃右侧
肝总动脉	胃右动脉	胃小弯/胃右下侧
	胃网膜右动脉	胃大弯
脾动脉	胃网膜左动脉	胃大弯上侧
	胃短动脉	胃底/胃近侧

淋巴管:在 1963 年日本胃癌研究学会(JRSGC)提出了胃癌淋巴结的 16 个分区,详见表 31-3。N1 或 N2 淋巴结分区被认为是局限型,而 N3 或 N4 淋巴结分区被认为是转移型[10]。

病理学:腺癌是胃癌最常见的组织学类型(90%~95%),其次是胃 MALT 淋巴瘤。较为罕见的组织学类型包括平滑肌肉瘤(2%)、类癌(1%)、腺棘皮癌(1%)和鳞状细胞癌(1%)。

组织学分型:将胃腺癌分为肠型和弥漫型两种类型。肠型更可能与环境暴露因素相关(幽门螺杆菌、慢性胃炎、烟草和饮食习惯等),在高危地区更为流行并且预后较好。弥漫型(俗称"皮革胃")表现为胃黏膜呈弥漫性浸润,其特点是印戒细胞(富含黏液的细胞)可形成簇状结构,其在年轻女性中更为常见,且预后较差[11]。

GEJ 肿瘤的 Siewert 分型(按部位划分):Ⅰ型源于十二指肠远端,侵至胃远端;Ⅱ型源于胃贲门部;Ⅲ型源于胃贲门下,侵至食管近端[12]。

Bormann 分型:Ⅰ型为结节型或蕈伞型;Ⅱ型为局部溃疡型;Ⅲ型为浸润溃疡型;Ⅳ型为弥漫浸润型("皮革胃")[13]。

遗传学: 在 ToGA 试验中 22% 参与的患者查出 HER-2 为阳性[14]。

筛查: 观察性研究表明,在高发病率地区进行筛查可能会降低胃癌的死亡率,然而没有随机化的数据支持这一发现[15,16]。尽管筛查时间与筛查方式各不相同,日本、韩国、委内瑞拉和智利均已实施了人口筛查(非理想随机化模型)[15,17,18]。在日本的普查建议对年龄超过 50 岁的人群行每 2 ~ 3 年一次的上消化道镜检查,或行每年一次的气钡对比造影,另外在韩国推荐对年龄在 45 ~ 70 岁的人群行每两年一次的上消化道镜检[19],在美国的普查范围包括慢性萎缩性胃炎、恶性贫血、胃腺瘤及家族性胃癌的患者。

临床表现: 症状包括体重减轻、上腹疼痛、恶心、呕吐、厌食、吞咽困难、早期饱胀感、黑便、乏力。典型的体征包括可触及的胃、振水音、淋巴结(左锁骨上 Virchow 淋巴结、左腋窝 Irish 淋巴结、脐周 Sister Mary Joseph 淋巴结)肿大、Blumer 架板(直肠架板)、Krukenberg 瘤(卵巢转移瘤)。

检查: 流程病史采集及体格检查。

实验室检查: CBC 全血细胞计数,CMP 综合代谢检查。

影像学检查: 包括胸部、腹部、盆腔增强 CT(静注或口服造影剂),CT 扫描下无远处转移证据的疾病可行 PET-CT 检查。

病理学: 食管、胃十二指肠镜(EGD)下活检(应取 6 ~ 8fx 活检),且超声内镜可用于评估肿瘤浸润深度及淋巴结分期的情况。腹腔镜用于评估临床分期为 T1b 期和更高分期的腹腔内术前情况[20]。如果发生转移则须检测 Her2 – Neu 表达情况。

预后因素: 较低的 KPS 评分,T 分期和 N 分期较晚,次全切除或肉眼可见的病灶残留(R0 > R1 > R0),弥漫型的组织学类型均是预后较差的特征[21]。意大利的一项多中心回顾性研究表明,淋巴结转移数目为 0、1 ~ 3、4 ~ 6、> 6 个的患者,术后 10 年的 OS(总生存率)分别为 92%、82%、73% 及 27%[21]。新辅助化学治疗后的代谢反应(PET SUV 最大值减少 ≥ 35%)与 MS(中位生存期)的提高相关[22]。

自然史: 大多数的患者(90%)表现为局限性或者转移性疾病,80% 的患者出现淋巴结转移,40% 的患者出现腹膜转移,以及 30% 的患者出现肝转移且预后较差。较早分期的胃癌患者(≤T1bN0 期)预后良好:黏膜受侵的患者 5 年 OS(总生存率)为 100%,累及黏膜下层的为 80%~90%[23]。

分期(表 31 –4):肿瘤的中心位于胸段食管下,GEJ(胃食管结合部),或距近胃约 5cm 且外延至 GEJ(胃食管结合部)或食管均按食管癌分期。肿瘤中心距 GEJ(胃食管结合部)大于 5cm 或 5cm 内(但不包括 GEJ 或食管)按胃癌分期。《AJCC 癌症分期手册》是基于淋巴结的数目,而 JRSGC(日本胃癌研究协会)是基于肿瘤解剖学位置、腹水细胞学阳性来定义 pM1 分期的。

表31-3 日本胃癌研究协会淋巴结分组

N1	1	贲门右侧组
	2	贲门左侧组
	3	胃小弯组
	4	胃大弯组
	5	胃幽门上组
	6	胃幽门下组
N2	7	胃左动脉组
	8	肝总动脉组
	9	腹腔动脉组
	10	脾门组
	11	脾动脉组
N3	12	肝十二指肠韧带组
	13	胰头后组
	14	肠系膜根部组
N4	15	横结肠系膜组
	16	主动脉旁组

表31-4 《AJCC 癌症分期手册》第 8 版(2017 年)胃癌 TNM 分期[24]

T/M		N	cN0	cN1	cN2	cN3a	cN3b
T1	a 肿瘤侵犯黏膜固有层或黏膜肌层						
	b 肿瘤侵犯黏膜下层		I		ⅡA		
T2	● 肿瘤侵犯固有肌层						
T3	● 肿瘤穿透浆膜下层结缔组织		ⅡB		Ⅲ		
T4	a 肿瘤侵犯脏腹膜						
	b 肿瘤侵犯邻近器官				ⅣA		
M1	● 肿瘤远处转移				ⅣB		

cN1 有 1~2 枚区域淋巴结转移;cN2 有 3~6 枚区域淋巴结转移;cN3a 有 7~15 枚区域淋巴结转移;cN3b 有≥16 枚区域淋巴结转移。

治疗模式

手术:手术治疗是主要治疗手段,其中包括内镜下手术切除(少部分患者)和部分或全胃切除术。内镜下切除术包括内镜下黏膜切除术和内镜下黏膜下剥离术,在一个回顾性资料中显示所纳入的可行内镜下手术切除的患者具有较高的局控率[25]。对于内镜下切除最合适的选择标准正在演变,传统的标准有具备整体切除的可能性,肠道组织学分型,肿瘤局限于黏膜层,无 LVSI(淋巴血管间隙受侵)和肿瘤大小 <2cm 并且无溃疡形成[26-28]。

术后切缘满意的话,部分及全胃切除生存期类似且部分胃切除改善了患者的营养状况并且提高了生存质量,除了一些近端病灶部分胃切除比全胃切除有更高的反流率及术后吻合口狭窄[29,30]。因此胃上 1/3 病变常采用全胃切除且下 2/3 病变采用部分胃切除术[30]。全胃切除术包括食管空肠吻合术联合 Roux-en-Y 吻合术来防止胆汁及胰液回流。Billroth I 式是将胃切除边缘行端对端的胃空肠吻合术。Billroth II 式是行端对边的胃空肠吻合术,闭口于十二指肠残端和胃小弯侧(胃切缘不需要吻合)。并发症包括吻合失败、出血、肠梗阻、维生素 B12 缺乏、倾倒综合征和反流病。

淋巴结清扫:尽管淋巴结清扫范围还有争议,但为了明确分期推荐至少清扫 15 组淋巴结。详见表 31 -5 是关于淋巴结清扫范围的数据。在东亚地区胃切除术联合 D2 淋巴结清扫术是标准化治疗方案[31]。

表 31 -5　胃癌淋巴结清扫范围的定义

D0	未行淋巴结清扫
D1	N1 淋巴结清扫(JRSGC)
D2	D1 切除术 N2 淋巴结(JRSGC)清扫联合远处胰、脾切除术
D3	D2 切除术联合 N3 淋巴结(JRSGC)清扫
D4	D3 切除术联合 N4 淋巴结(JRSGC)清扫

化学治疗:一个胃癌的 Meta 分析证实了使用 5-Fu 辅助化学治疗比单纯手术治疗 OS(总生存期)提高了大约 6%[32]。在美国 MAGIC 试验[33]中术前行表柔比星、顺铂和 5 Fu(ECF 方案)的新辅助化学治疗,或在 INT0116 试验[34]中行大剂量的 5-Fu 和亚叶酸钙(LCV)同步化放方案均是标准化的治疗方案。5-Fu 是胸苷酸合成酶抑制剂,LCV 是四氢叶酸的化学衍生物且能加强 5-Fu 的疗效。ToGA 试验证实了标准化学治疗方案(5-Fu 或卡培他滨联合顺铂)加入曲妥珠单抗能使无法切除的局部晚期、复发性或转移性的 Her2 - Neu 扩增的 GEJ(胃食管结合部)及胃癌患者总生存获益(13.8 个月对 11.1 个月;$P=0.00$)。

放射治疗

适应证:辅助放射治疗适应证包括 T2 - T4 分期,淋巴结阳性或切缘阳性病病灶。术前辅助放射治疗可使不能切除的病灶满足切除条件。

剂量:辅助放射治疗的剂量为 45Gy/25fx,对于切缘阳性或术后残留病灶可提高计量至 5.4Gy~5.9Gy[20]。瘤床需要覆盖且残胃癌的覆盖范围取决于高危因素和危及器官。淋巴结的覆盖范围取决于原发灶的解剖学位置(见下文)。T2 -3N0 分期的患者以及淋巴结清扫数目 >15 枚的患者可以考虑忽略淋巴结覆盖范围[35-37]。

胃周淋巴结:通常要覆盖,除非患者接近 T1 - 2aN0 分期,阴性切缘 >5cm,且 10 ~ 15 枚淋巴结已清扫。

腹腔及胰腺上淋巴结:T4 分期、淋巴结阳性的,或者 T3N0 分期且淋巴结清扫数目 < 15 枚的要覆盖。

肝门淋巴结:T4 分期或淋巴结阳性的要覆盖,除非相邻病灶仅有 1～2 枚淋巴结转移且 >15 枚淋巴结已清扫。

脾脏淋巴结:T4 分期或淋巴结阳性的要覆盖,除非远处病灶仅有 1～2 枚淋巴结转移且 >15 枚淋巴结已清扫。

食管周围远端的淋巴结:食管外扩的病灶。

毒性反应:急性反应包括乏力、恶心、呕吐、腹泻、胃炎/食管炎。慢性反应包括狭窄、肾功能不全、继发性肿瘤。

治疗过程:见《放射肿瘤学治疗计划手册》,第 7 章[38]。

基于循证数据的问与答

• 淋巴结清扫的最佳范围是什么?

研究显示,依据《NCCN 指南》行 D2 切除术时,推荐至少要切除 15 枚淋巴结,才能达到满意分期,但有关 LND 的具体范围仍存在争议。4 项随机化临床试验 Meta 分析结果表明,进行广泛 LND 无生存获益且会有更高的术后发病率和死亡率[39-42]。而另一方面,若干非随机化的临床试验研究显示,采取更彻底的 LND 改善了生存率[29,43]。

Bonenkamp,Dutch Gastric Cancer Group(*NEJM* 1999,PMID 10089184):本项前瞻性随机化试验(PRT)中,包含 711 例接受根治性切除术的胃癌患者,被随机分至 D1 LND(*n* = 380)或 D2 LND(*n* = 331)两组。与接受 D1 LND 的患者相比,接受 D2 LND 治疗的患者术后并发症的发生率(43%对 25%;$P < 0.001$)与术后死亡率(10%对 4%;$P = 0.004$)显著提高,但两组患者 5 年总生存期(OS)基本相近(45%对 47%)。

结论:与 D1 LND 相比,D2 LND 的不良反应显著且无生存获益。

• 与单纯手术相比,行新辅助化学治疗(CHT)有获益吗?

两项 PRT(MAGIC 试验/FFCD 试验)研究显示,与单独进行手术相比,患者接受新辅助 CHT 后有明显的生存获益,但是在 EORTC 40954 试验中并无生存获益[44]。新辅助 CHT 可能对有高风险远处转移(T3 或 T4 分期的肿瘤,较多临床淋巴结受累,组织学弥散)的患者部分获益。

Cunningham,MAGIC(*NEJM* 2006,PMID 16822992):此项包含 503 例 Ⅱ～Ⅳ 期(M0)患者的 PRT 研究,患者分别为可切除的胃腺癌(74%)、GEJ(11%)或下 1/3 食管癌(14%),随机化分组后行单纯手术治疗或术前每日行表阿霉素(50mg/m²)、顺铂(60mg/m²)联合 5-FU[200mg/(m²·d)]方案新辅助化学治疗 3 个周期后手术,且术后行 ECF 方案化学治疗 3 个周期。LND 的范围由外科医生来决定。中位随访时间(MFU)为 4 年,详情可见表 31-5。结果显示术前行新辅助 CHT 和单纯手术的两组,术后并发症无显著性差异(45%对 46%)。

Ychou，法国 FFCD/FNCLCC trial（*JCO* 2011，PMID 21444866）：此项包含 224 例患者的 PRT 研究中，患有可切除的胃腺癌、GEJ 和下 1/3 食管腺癌的患者被随机化分组，行单纯手术治疗或术前第一天行顺铂（$100mg/m^2$），第 1～5 天行 5-Fu（$800mg/m^2$）方案新辅助化学治疗 2～3 个周期（每 28 天为 1 个周期）后手术，且术后同样行 CHT3～4 个周期，详情可见表31－5。多变量分析（MVA）结果表明，新辅助 CHT（$P=0.01$）和胃肿瘤位置（$P<0.01$）均是有利的预后因素。新辅助 CHT 能显著提高 R0 切除率（84% 对 73%；$P=0.04$），且两组术后的复发率是相似的。

表31－5 胃癌新辅助/围术期化学治疗的 III 期临床试验

试验名称	入组例数（n）	化学治疗方案（CHT）	R0 切除率	局部复发率	远处转移率	OS（总生存率）
MAGIC 试验	250	表阿霉素	69%	14%	24%	5 年
围术期 CHT 组	253	顺铂联合 5-FU	66%	21%	37%	36% *
单纯手术组						23% *
FFCD 试验/FNCLCC 试验	113	顺铂联合 5-FU	87% *	24%	42%	5 年
围术期 CHT 组	111		74% *	26%	56%	38% *
单纯手术组						24% *
EORTC 40954 试验	72	顺铂、5-FU 联合亚叶酸钙	82% *	–	–	两年
新辅助 CHT 组	72		67% *			72.7%
单纯手术组						69.9%

＊差异有统计学意义

Xiong，China（*Cancer Invest* 2014，PMID 24800782）：此项包含前三个试验与 9 项其他的 PRT（$n = 1820$）的 Meta 分析中，比较可切除的胃癌和 GEJ 癌行多种新辅助 CHT 与单纯手术治疗的研究结果。

结论：新辅助 CHT 能显著提高患者 OS（OR 值 1.32，$P=0.01$）、3 年 PFS（OR 1.85，$P<0.0001$）和 R0 切除率（OR 1.38，$P=0.01$），但是患者手术并发症、围术期发病率和 III 或 IV 级不良反应无显著增加。

● **新辅助 CHT 和放射治疗有哪些益处？**

除了新辅助 CHT 之外，放射治疗的具体疗效尚不明确，但 Stahl 和 RTOG 9904 试验的研究显示，放射治疗有一定疗效。目前正在进行的 TOPGEAR 试验，是为评估 ECF 新辅助化学治疗方案（包括放射治疗＋ECF 辅助化学治疗）与单独行 ECF 新辅助和辅助化学治疗方案的差异。

Stahl，Germany（*JCO* 2009，PMID 19139439）：此项包含 354 例局部晚期腺癌（食管下 1/3 或胃贲门）的 PRT 中，患者在术后随机接受 15 周的 CHT（顺铂、、5-FU，联合 LCV），或在

术后 13 周同步行 CHT（顺铂联合依托泊苷）与 RT（30Gy/15fx）。与单行新辅助 CHT 疗法相比，接受新辅助放化疗联合的比仅行新辅助化学治疗的 pCR（15.6% 对 2%）和处于 N0 状态（64.6% 对 37.7%）的比率更高，对于新辅助放化疗联合和新辅助 CHT 的 3 年 OS 分别为（47.7% 对 27.7%；$P = 0.07$）。

结论：与单纯行新辅助 CHT 相比，新辅助放化疗联合能提高患者 pCR 率与生存率，但差异无统计学意义。

Ajani，RTOG 9904 试验（*JCO* 2006，PMID 16921048）：此项包含 II 期临床试验中 49 例可切除的 T2 – 3NxM0 分期的胃腺癌患者，接受诱导 CHT（顺铂、5-FU 联合亚叶酸钙）两个周期后，行 CHT（5-FU 联合紫杉醇）联合放射治疗（45Gy/25fx），后行手术治疗（建议行 D2 LND）。患者的 pCR 率为 26%，R0 切除率为 77%。其中达到 pCR 的患者的 1 年 OS 为 82%，而未达到 pCR 的患者的 1 年 OS 为 69%。

结论：患者接受新辅助放化疗联合具有 26% 的 pCR 率，这可能与 OS 较高有关。

- **新辅助 CHT 与单纯手术治疗相比有哪些益处？**

对于西方患者辅助 CHT 的作用尚不明确，目前以欧洲人群进行的试验中未显示出 CHT 对患者的生存获益（GOIRC 试验/GOIM 试验）。只有此项有关日本人群的试验（ACTS – GC 试验）中，证明了 CHT 对患者 OS 的获益，而来自韩国、中国的患者 CLASSIC 试验结果表明 CHT 对 DFS 的获益。表格 31 – 6 列出了这些试验的详细结果。

表 31 – 6　胃癌新辅助 CHT 试验结果总结

试验	N	CHT	LRR	DM	OS
ACTS – GC 试验		替加氟/吉莫斯特/奥替拉西			5 年
新辅助 CHT 组	529		8%	26%	72% *
手术组	530		13%	32%	61% *
GOIM 试验		表阿霉素/LCV/5-FU/依托泊苷	–	–	5 年
新辅助 CHT 组	112				41%
手术组	113				34%
GOIRC 试验		表阿霉素/LCV/5-FU/顺铂	–	–	5 年
新辅助 CHT 组	130				48%
手术组	128				49%
CLASSIC 试验		奥沙利铂/卡培他滨	–	–	3 年 DFS
新辅助 CHT 组	520				74% *
手术组	515				60% *

*差异有统计学意义

Sakuramoto，ACTS-GC 试验（*NEJM* 2007，PMID 17978289）：包含 1059 例 II~ III 期胃癌患者，在接受 D2 LND 术后，进行随机观察或 1 年内口服 S-1（替加氟，吉莫斯特与奥替拉

西组合）。患者中位随访时间为 3 年,其中 95% 的患者行 D2 LND,5% 行 D3 LND。与观察组相比,接受辅助 CHT 治疗的患者 3 年 OS 显著增高(80.1% 对 70.1%;$P = 0.002$)。

结论:辅助 CHT 与口服 S-1 疗法相比,能使接受 D2 LND 的东亚地区患者总生存显著获益。

QASTRC Group Meta analysis(*JAMA* 2010,PMID 20442389):涵盖 17 例患者 PRT 试验的 Meta 分析中,比较了单纯手术和辅助 CHT 的可切除胃癌患者的相关数据,行辅助 CHT 能显著提高患者的 PFS(HR 0.82;$P < 0.001$)及 5 年 OS 率(55.3% 对 49.6%;$P < 0.001$)。

结论:与单纯手术组相比,辅助 CHT 能提供患者生存获益。

- **与单纯手术相比,辅助放化疗有哪些益处?**

在美国,对于首先接受手术的患者,优先选择行放化疗治疗。

MacDonald,INT0116 试验(*NEJM* 2001,PMID 11547741;Update Smalley *JCO* 2012,PMID 22585691):包含 556 例 IB ~ IV 分期(M0)的胃癌或 R0 切除的 GEJ 腺癌患者的 PRT 试验,患者随机接受单纯手术或术后辅助放化疗。CHT 是在第 1 ~ 5 天予患者注射两个周期的 5-FU($425mg/m^2$)和亚叶酸钙($20mg/m^2$)。RT 是在第 2 周期的第一天行 45Gy/25fx 的放射治疗,RT 期间 5-FU 剂量减少至 $400mg/m^2$ 且到第 3 周期仅行 5-FU 治疗,待完成 RT 后再予患者注射两个周期以上的 5-FU 和亚叶酸钙。本项研究的中位随访时间为 5 年,详情可见表 31 - 7。D0 LND、D1 LND、D2 LND 的患者分别占 54%、36% 和 10%,T3 ~ T4 分期的占 69%,N 阳性的占 85%。当 MFU > 10 年时除了组织学弥漫型,所有亚型的患者在接受放化疗之后,OS 仍有显著提高(HR 1.32,$P = 0.0046$)。

表31 - 7　INT 0116 试验中胃癌行辅助放化疗的研究结果

	3 年无复发生存 (RFS)	中位无病生存期(DFS)	DM	局部复发率 (LRR)	中位生存时间 (MS)	3 年总生存率 (OS)
手术治疗	31%	19 个月	18%	29%	27 个月	41%
手术联合辅助放化疗	48%	30 个月	33%	19%	36 个月	50%
P 值	<0.001	<0.001	NS		0.006	0.005

- **与单纯辅助 CHT 相比,辅助放化疗有哪些益处?**

目前尚不明确。ARTIST 试验表明接受 D2 LND(R0 切除)的患者其无病生存期(DFS)获益。进一步的分析显示,N 阳性或肠型组织学类型的患者 DFS 获益。目前进行的 ARTIST II 试验正在评估辅助 CHT 和辅助放化疗的详细比较结果。

Lee,ARTIST Trial(*JCO* 2015,PMID 25559811):458 例接受 D2 LND(R0 切除)的患者,被随机分不同试验组,一组患者接受 6 个周期的 XP 方案(卡培他滨联合顺铂)化学治疗,而另一组接受两个周期的 XP 方案(卡培他滨联合顺铂)化学治疗后,行放射治疗(45Gy/

25fx），再行两个周期的 XP 方案（卡培他滨联合顺铂）化学治疗。结果表明，两组患者的 OS 相似。亚组分析表明，对于淋巴结阳性的以及肠型组织学类型的患者，在 XP 化学治疗方案中加入放射治疗，能显著改善患者的 3 年 DFS（76% 对 72%，$P = 0.04$）（94% 对 83%，$P = 0.01$）。

结论：与单纯辅助 CHT 相比，辅助放化疗不能显著改善患者的 DFS 和 OS。

评论：可能淋巴结阳性的以及肠型组织学类型的患者，接受辅助放化疗能改善其 DFS。

Verheji，CRITICS（*ASCO* 2016，Abstract 4000）：来自荷兰、丹麦和瑞典的 788 例 IB － Ⅳ（M0）分期的胃癌患者的 PRT 试验，患者接受 D2 切除术后行 3 个周期的新辅助 CHT（表阿霉素、卡培他滨联合顺铂或奥沙利铂：分别为 ECX 方案或 EOX 方案）治疗，后随机行 3 个周期的 ECX 方案或 EOX 方案化学治疗或放化疗（放射治疗为 45Gy/25fx，化学治疗为顺铂联合卡培他滨的周方案），研究结果可见表 31 － 8。87% 的患者接受大于 D1LND 的切除术且切除淋巴结中位数为 20，仅有 47% 的患者完成了辅助 CHT 和 55% 的患者完成了辅助放化疗。

表 31 －8　胃癌试验结果

	5 年 OS	≥ 3 级 GI 毒性
CHT + 手术 + 辅助 CHT	41%	37%
CHT + 手术 + 辅助放化疗	41%	42%
P 值	0.99	0.14

（吴登斌　译）

参考文献

1. PDQ Adult Treatment Editorial Board. *PDQ Gastric Cancer Treatment.* Bethesda, MD: National Cancer Institute. Updated February 2, 2017. https://www.cancer.gov/types/stomach/hp/stomach-treatment-pdq
2. Kono S, Hirohata T. Nutrition and stomach cancer. *Cancer Causes Control.* 1996;7(1):41–55.
3. Gonzalez CA, Jakszyn P, Pera G, et al. Meat intake and risk of stomach and esophageal adenocarcinoma within the European Prospective Investigation Into Cancer and Nutrition (EPIC). *J Natl Cancer Inst.* 2006;98(5):345–354.
4. Zhu H, Yang X, Zhang C, et al. Red and processed meat intake is associated with higher gastric cancer risk: a meta-analysis of epidemiological observational studies. *PloS One.* 2013;8(8):e70955.
5. Yang P, Zhou Y, Chen B, et al. Overweight, obesity and gastric cancer risk: results from a meta-analysis of cohort studies. *Eur J Cancer.* 2009;45(16):2867–2873.
6. Ladeiras-Lopes R, Pereira AK, Nogueira A, et al. Smoking and gastric cancer: systematic review and meta-analysis of cohort studies. *Cancer Causes Control.* 2008;19(7):689–701.
7. Fox JG, Dangler CA, Taylor NS, King A, Koh TJ, Wang TC. High-salt diet induces gastric epithelial hyperplasia and parietal cell loss, and enhances Helicobacter pylori colonization in C57BL/6 mice. *Cancer Res.* 1999;59(19):4823–4828.
8. Boysen T, Mohammadi M, Melbye M, et al. EBV-associated gastric carcinoma in high- and low-incidence areas for nasopharyngeal carcinoma. *Br J Cancer.* 2009;101(3):530–533.
9. Oliveira C, Pinheiro H, Figueiredo J, et al. Familial gastric cancer: genetic susceptibility, pathol-

ogy, and implications for management. *Lancet Oncol.* 2015;16(2):e60–e70.

10. Moron FE, Szklaruk J. Learning the nodal stations in the abdomen. *Br J Radiol.* 2007;80(958):841–848.

11. Correa P. Human gastric carcinogenesis: a multistep and multifactorial process—first American Cancer Society Award Lecture on Cancer Epidemiology and Prevention. *Cancer Res.* 1992;52(24):6735–6740.

12. Siewert JR, Holscher AH, Becker K, Gossner W. [Cardia cancer: attempt at a therapeutically relevant classification]. *Der Chirurg; Zeitschrift fur alle Gebiete der operativen Medizen.* 1987;58(1):25–32.

13. Hu B, El Hajj N, Sittler S, et al. Gastric cancer: classification, histology and application of molecular pathology. *J Gastrointest Oncol.* 2012;3(3):251–261.

14. Bang YJ, Van Cutsem E, Feyereislova A, et al. Trastuzumab in combination with chemotherapy versus chemotherapy alone for treatment of HER2-positive advanced gastric or gastro-oesophageal junction cancer (ToGA): a phase 3, open-label, randomised controlled trial. *Lancet.* 2010;376(9742):687–697.

15. Mizoue T, Yoshimura T, Tokui N, et al. Prospective study of screening for stomach cancer in Japan. *Int J Cancer.* 2003;106(1):103–107.

16. Kunisaki C, Ishino J, Nakajima S, et al. Outcomes of mass screening for gastric carcinoma. *Ann Surg Oncol.* 2006;13(2):221–228.

17. Llorens P. Gastric cancer mass survey in Chile. *Semin Surg Oncol.* 1991;7(6):339–343.

18. Pisani P, Oliver WE, Parkin DM, et al. Case-control study of gastric cancer screening in Venezuela. *Br J Cancer.* 1994;69(6):1102–1105.

19. Choi IJ. Endoscopic gastric cancer screening and surveillance in high-risk groups. *Clin Endosc.* 2014;47(6):497–503.

20. National Comprehensive Cancer Network. Gastric Cancer (Version 3.2017). https://www.nccn.org/professionals/physician_gls/pdf/gastric_blocks.pdf

21. Roviello F, Rossi S, Marrelli D, et al. Number of lymph node metastases and its prognostic significance in early gastric cancer: a multicenter Italian study. *J Surg Oncol.* 2006;94(4):275–280; discussion 274.

22. Lordick F, Ott K, Krause BJ, et al. PET to assess early metabolic response and to guide treatment of adenocarcinoma of the oesophagogastric junction: the MUNICON Phase II trial. *Lancet Oncol.* 2007;8(9):797–805.

23. Okada K, Fujisaki J, Yoshida T, et al. Long-term outcomes of endoscopic submucosal dissection for undifferentiated-type early gastric cancer. *Endoscopy.* 2012;44(2):122–127.

24. Amin MB, Edge S, Greene F, et al, (Eds.). *AJCC Cancer Staging Manual.* 8th ed. New York, NY: Springer Publishing; 2017.

25. Takekoshi T, Baba Y, Ota H, et al. Endoscopic resection of early gastric carcinoma: results of a retrospective analysis of 308 cases. *Endoscopy.* 1994;26(4):352–358.

26. Soetikno R, Kaltenbach T, Yeh R, Gotoda T. Endoscopic mucosal resection for early cancers of the upper gastrointestinal tract. *J Clin Oncol.* 2005;23(20):4490–4498.

27. Min YW, Min BH, Lee JH, Kim JJ. Endoscopic treatment for early gastric cancer. *World J Gastroenterol.* 2014;20(16):4566–4573.

28. Gotoda T. Endoscopic resection of early gastric cancer: the Japanese perspective. *Curr Opin Gastroenterol.* 2006;22(5):561–569.

29. Bozzetti F, Marubini E, Bonfanti G, et al. Subtotal versus total gastrectomy for gastric cancer: five-year survival rates in a multicenter randomized Italian trial. Italian Gastrointestinal Tumor Study Group. *Ann Surg.* 1999;230(2):170–178.

30. Pu YW, Gong W, Wu YY, et al. Proximal gastrectomy versus total gastrectomy for proximal gastric carcinoma. A meta-analysis on postoperative complications, 5-year survival, and recurrence rate. *Saudi Med J.* 2013;34(12):1223–1228.

31. Degiuli M, De Manzoni G, Di Leo A, et al. Gastric cancer: current status of lymph node dissection. *World J Gastroenterol.* 2016;22(10):2875–2893.

32. Group G, Paoletti X, Oba K, et al. Benefit of adjuvant chemotherapy for resectable gastric cancer: a meta-analysis. *JAMA.* 2010;303(17):1729–1737.

33. Cunningham D, Allum WH, Stenning SP, et al. Perioperative chemotherapy versus surgery alone for resectable gastroesophageal cancer. *N Engl J Med*. 2006;355(1):11–20.

34. Macdonald JS, Smalley SR, Benedetti J, et al. Chemoradiotherapy after surgery compared with surgery alone for adenocarcinoma of the stomach or gastroesophageal junction. *N Engl J Med*. 2001;345(10):725–730.

35. Tepper JE, Gunderson LL. Radiation treatment parameters in the adjuvant postoperative therapy of gastric cancer. *Semin Radiat Oncol*. 2002;12(2):187–195.

36. Smalley SR, Gunderson L, Tepper J, et al. Gastric surgical adjuvant radiotherapy consensus report: rationale and treatment implementation. *Int J Radiat Oncol Biol Phys*. 2002;52(2):283–293.

37. Wo JY, Yoon SS, Guimaraes AR, et al. Gastric lymph node contouring atlas: a tool to aid in clinical target volume definition in 3-dimensional treatment planning for gastric cancer. *Pract Radiat Oncol*. 2013;3(1):e11–e19.

38. Videtic GMM, Woody N, Vassil AD. *Handbook of Treatment Planning in Radiation Oncology*. 2nd ed. New York, NY: Demos Medical; 2015.

39. Bonenkamp JJ, Hermans J, Sasako M, et al. Extended lymph-node dissection for gastric cancer. *N Engl J Med*. 1999;340(12):908–914.

40. Cuschieri A, Weeden S, Fielding J, et al. Patient survival after D1 and D2 resections for gastric cancer: long-term results of the MRC randomized surgical trial. Surgical Co-operative Group. *Br J Cancer*. 1999;79(9–10):1522–1530.

41. Sasako M, Sano T, Yamamoto S, et al. D2 lymphadenectomy alone or with para-aortic nodal dissection for gastric cancer. *N Engl J Med*. 2008;359(5):453–462.

42. Seevaratnam R, Bocicariu A, Cardoso R, et al. A meta-analysis of D1 versus D2 lymph node dissection. *Gastric Cancer*. 2012;15(Suppl 1):S60–S69.

43. Schwarz RE, Smith DD. Clinical impact of lymphadenectomy extent in resectable gastric cancer of advanced stage. *Ann Surg Oncol*. 2007;14(2):317–328.

44. Schuhmacher C, Gretschel S, Lordick F, et al. Neoadjuvant chemotherapy compared with surgery alone for locally advanced cancer of the stomach and cardia: European Organisation for Research and Treatment of Cancer randomized trial 40954. *J Clin Oncol*. 2010;28(35):5210–5218.

第 32 章

肝细胞癌

Neil McIver Woody, Kevin L. Stephans

速览:肝细胞癌(HCC)与肝脏疾病尤其是乙型和丙型肝炎有关,对慢性乙型病毒肝炎及肝硬化这些病因的筛查,能够实现早期发现和获得更好的治疗效果。通过病理学检查或建立在 AFP 和影像学特征基础上来确定诊断。患者分期是依据巴塞罗那肝癌分期系统,如果分期符合米兰系统的话,早期肿瘤可行外科手术切除,或者肝移植。对于有多发肿瘤、较大的肿瘤、或想改善功能状态的患者可行局部治疗,包括射频消融(RFA),经动脉化学治疗栓塞(TACE),放射性栓塞(Y-90),或放射治疗(质子或 SBRT)。对于进展期的患者,索拉菲尼是一个选择,其已经证实能够提高晚期疾病总生存率(OS)。

流行病学:肝细胞癌是全世界男性癌症死亡的第二大原因,也是女性癌症死亡的第六大原因。在美国,肝细胞癌的发病率是 6/100 000[1]。肝细胞癌(HCC)在乙肝和丙肝感染率高的地区更为常见,由于丙型肝炎的流行,美国的发病率一直在升高。

危险因素:肝细胞癌与感染肝炎和肝硬化密切相关,主要与乙型和丙型肝炎病毒感染有关,目前约 80% 的病例是乙肝和丙型肝炎病毒感染。在乙型病毒性肝炎中,抗病毒治疗已被证明可以将未来的癌症风险降低 50%~60%,然而抗丙肝病毒(HCV)治疗后仍有肝细胞癌出现。其他危险因素包括男性(RR2-3)、糖尿病(RR2)、吸烟、遗传性血色素沉着症、饮酒、化学物质暴露、肥胖和接触环境中的毒素包括黄曲霉素和微囊藻毒素。

解剖学:肝脏是人体最大的实体器官,被腹膜包绕(Glisson 囊)。根据血管系统被分为八个段。左边从尾状叶(第 1 段)开始,然后是侧面(第 2、3 段),中间部分(第 4 段),右边从前下段(第 5 段)开始,顺时针方向移动;后下段、后上段和前上段分别为第 6、7 和 8 段。节段之间没有解剖边界,因此也没有阻碍肝内疾病传播的障碍。肝脏由门静脉(75%)和肝动脉双重供血。

病理学:肝细胞癌可仅通过活检或联合 AFP 和影像学各自标准诊断(参见检查部分)。肝细胞癌(HCC)是传统类型,根据小梁组织的存在和细胞核形态可以分 I~IV 级。分子标志物包括 HepPar1、白蛋白、纤维蛋白原、a1 - 抗胰蛋白酶，AFP 和 GPC-3 有助于确诊。约1% 的肝细胞癌（HCC）是纤维层状类型，目前更多见于年轻人，并且增长越缓慢预后越好。

筛查：美国肝病协会（AASLD）已经制订了筛查慢性乙型肝炎和（或）肝硬化患者的指南（2010 年更新）[2,3]。建议对以下人群每 6 个月进行一次超声检测：所有肝硬化乙肝病毒携带者；所有肝硬化乙肝携带者；非肝硬化乙肝携带者、年龄大于 40 岁的男性和年龄大于 50 岁的女性；所有肝细胞癌家族史或年龄大于 20 岁的非洲人。另外，肝硬化患者伴有丙型肝炎病毒（HCV）感染、酒精性肝硬化、血色素沉着症，以及原发性胆汁性肝硬化都应该筛查。最后，所有等待移植的患者都应该严格筛选，确保在等待移植的时候不会出现肝癌。对于发现有病变的病例，建议对 <1cm 的病例进行 3 个月的随访，而病变较大的患者应接受 4 个时相 CT 或 MRI 进行评价。在中国，一项 18 816 患者的随机试验，4AFP 和超声检查显示出较低的 58.2% 依从性，但肝细胞癌死亡率（美国没有类似的研究）却降低了 37%。《NCCN 指南》建议每 6 ~ 12 个月进行 AFP 和超声筛查[5]。

临床表现：除了与慢性肝病患者相关的症状外，肝细胞癌最常表现为无症状性疾病。患者可能有轻度到中度的腹痛、体重减轻、早期饱足感、腹泻、发烧和疲劳。对于失代偿性肝硬化的体征和症状，包括腹水、脑病、黄疸和静脉曲张出血，要保持警惕。患有肝细胞癌的患者可能出现副肿瘤综合征，包括红细胞增多症、高钙血症、低血糖症和水样腹泻。除红细胞增多症外，副肿瘤综合征与恶化预后相关。肝细胞癌（HCC）可能与皮肤特征相关，包括皮肌炎、天疱疮、癌前病变、圆周皮糠疹、迟发型皮肤卟啉症等，尽管这些对肝细胞癌来说并无特异性。

检查：详细的 H&P 检查包括对既往的肝病和治疗史的评估。

实验室检查：血清学乙型病毒性肝炎（HBV）和丙型病毒性肝炎（HCV）及 AFP 检查。用完整的代谢方案评价肝功能，指标包括（胆红素、白蛋白、肝转氨酶）凝血 PT/INR、肾功能（尿素氮，肌酐）和血细胞计数（CBC）。

影像学检查：4 个时相 CT 或 MRI 评估病变，对于有指征的进行活检。时相必须包括肝动脉期、门静脉期和延迟期，也包括增强前期。对于肝硬化（或其他高风险的患者）病变 ≥1cm（病变 <1cm 是不确定的）[6-9]。美国肝病学会（AASLD）、器官获取与移植网络（OPTN）、欧洲肝病学会（EASL）、肝脏影像报告和数据系统（LI-RADS）应该采用多重评价标准。影像学特点包括动脉期强化、假包膜、静脉期延长和增长。标准不适用于无肝细胞癌（HCC）危险因素的患者。注意血管浸润的病变可能有不同的特征。胸部、腹部和盆腔 CT 进行完整的系统分期。如果有症状就进行骨骼扫描。PET-CT 不推荐。

病理学检查：大多数情况下，不需要进行活检（如果符合先前的诊断标准）。穿刺活检可能与很小的针道种植风险相关，如果不确定病灶可以切除，那么在诊断和治疗同时切除可能更好。

预后因素：肿瘤分期、功能状态、Child-Pugh 评分（表 32 - 1）以及是否出现转移性疾病。在某些情况下，这更取决于肝硬化而不是肿瘤。

表 32 -1　慢性肝脏疾病 Child – Pugh 功能分级

评估	1 分	2 分	3 分
血清总胆红素(mg/dL)	<2	2 ~ 3	>3
血浆白蛋白(g/dL)	>3.5	2.8 ~ 3.5	<2.8
凝血酶原时间(s)	<4.0	4.0 ~ 6.0	>6.0
或 INR	<1.7	1.7 ~ 2.3	>2.3
腹水	无	轻	重
脑病	无	1 ~ 2 度或需要药物治疗	3 ~ 4 度或难治脑病

Child-pugh 评分

分数	级别	两年生存率
5 ~ 6	A	85%
7 ~ 9	B	57%
10 ~ 15	C	35%

　　分期:虽然肝细胞癌(HCC)有 AJCC TNM 分期系统,但大多数患者都是根据巴塞罗那临床肝癌分期系统(BCLC)进行分期[10]。这个分期系统包括肝脏和患者的功能状态以及肿瘤特征,同时有推荐的治疗策略(表 32 -2)。

表 32 -2　肝细胞癌(HCC)巴塞罗那分期系统(BCLC)

	期别特征	治疗方式
极早期(0)	ECOG PS 0,Child-Pugh A	切除术
	单发病灶 <2cm	
早期(A)	ECOG PS 0,Child-Pugh A – B	肝移植
	1 ~ 3 病灶 <3cm	射频消融术
中期(B)	ECOG PS 0,Child-Pugh A – B	动脉栓塞化学治疗
	不符合 A 分期的多个病灶	
晚期(C)	ECOG PS 0 – 2,Child-Pugh A – B	索拉非尼
	门静脉侵犯、淋巴结转移或远处转移	
终末期(D)	ECOG PS >2 或 Child-Pugh C	支持治疗

表 32 -3　《AJCC 癌症分期手册》第 8 版(2017 年)肝细胞癌(HCC)分期

T/M		N cN0	cN1
T1	a 孤立肿瘤 ≤2cm	ⅠA	
	b 无血管浸润的孤立肿瘤 >2cm	ⅠB	
T2	● 有血管浸润的孤立肿瘤 >2cm	Ⅱ	
	● 多发肿瘤 <5cm		ⅣA
T3	● 多发肿瘤,至少一个 >5cm	ⅢA	
T4	● 侵犯门静脉或肝静脉主要分支		
	● 直接侵犯邻近器官(胆囊除外)	ⅢB	
	● 内脏腹膜穿孔		
M1	远处转移	ⅣB	

cN1,区域淋巴结

治疗模式:由于依照巴塞罗那(BCLC)分期系统,因此治疗是依据肿瘤、患者和肝功能。对于早期患者手术切除或移植是首选的治疗方法,而非外科治疗方法包括射频消融(RFA)、Y90 栓塞、动脉栓塞化学治疗(TACE)和放射治疗,其可用于根治性治疗或肝转移前弥补性治疗[11-14]。全身治疗是针对晚期疾病的。

预防:婴儿接种疫苗可降低乙型肝炎病毒(HBV)感染的发生率和减少其发展为肝细胞癌(HCC)的发生率。1984 年,在中国台湾开始的普遍接种研究显示,小儿肝细胞癌病例减少了 50%[15]。对乙肝病毒(HBV)和丙肝病毒(HCV)感染的患者都应该进行相同的治疗,并应采取预防措施以避免传播[5]。

手术:对于早期患者,手术切除是主要的治疗方法。对于很小的早期病变,部分肝切除具有良好的治愈率[16]。然而,根据肿瘤特征或肝功能,很多患者不适合进行部分肝叶切除术。在这种情况下,原位肝移植可以作为一个替代选择。对于没有肝硬化的患者,部分肝切除术的治愈率与肝移植相当[17]。因为肝脏移植手术常应用于非癌性特征的患者,其应仔细选择接受,肝脏移植是依据米兰标准,定义为单一肿瘤 ≤5cm 或 ≤3 个肿瘤且肿瘤 ≤3cm,无肝外扩散或血管浸润。依据米兰标准的致结果,5 年总生存率(OS)接近 70%,而复发率 <15%[18]。加利福尼亚大学旧金山分校(UCSF)已经认可肝细胞癌(HCC)扩大的标准:单一病灶直径 ≤6.5cm 或两个病变直径 ≤4.5cm 且总的肿瘤直径 ≤8cm,当采用扩大的标准时,证实有较低的复发率[19]。MELD(终末期肝脏疾病模型)死亡风险评分系统,是选择移植患者的分层依据。MELD 评分与老的 Child-Pugh 评分相同且目的一致,是以肌酐、胆红素和 INR 为依据[20]。此外,列入名单的肝细胞癌(HCC)的患者,是以排除反应风险的得分为依据,如果肿瘤进展就不适合肝移植。对于癌症和非癌症移植候选者,通过获得的分数值来调换权衡应用移植器官的时间。例如,共享器官联合网(UNOS)应用标准,肝细胞癌(HCC)单

病灶2~5cm之间,或2~3个病灶而没有任何一个病灶>3cm,和MELD评分为22分。

化学治疗:肝细胞癌(HCC)的患者常伴有较差的肝功能,化学治疗(CHT)因此难以实施。研究已证实多种药物只有很小的获益而且具有明显的毒性。SHARP随机性试验,已经完成对于进展期的患者(不是其他手术或局部疗法候选者)比较索拉非尼与安慰剂的实验[21],证实索拉非尼的中位总生存期(MS)有了明显的提高,从7.9个月提高到10.7个月。索拉非尼的放射影像学反应率为2%,服用索拉非尼的患者有较高不良反应事件发生率,与安慰剂相比分别为80%与25%。索拉非尼的用量是400mg,每天两次。

放射治疗

适应证:传统意义上,因肝脏自身的敏感性,放射治疗对于肝细胞癌(HCC)患者仅有微小的治疗作用。然而,包括SBRT和质子治疗在内的技术的改进表明放射治疗在肝癌的局部治疗中也是可行的,在某些情况下可能比其他消融术更可取。尽管比较数据正在展开进行,但对于血管侵犯、肿瘤血栓、不可见的病灶或那些有侧支循环的病例(参见下面门静脉血栓问题),同介入技术相比更具有优势。放射治疗对于Child-Pugh C级的患者不建议应用,而对于Child-Pugh B级也必须慎重对待。

剂量:剂量因技术而异。方案为54~60Gy/3fx或50Gy/5fx,剂量减少是以正常肝组织剂量限制为依据的。

毒性反应:放射治疗诱导的肝脏疾病(RILD)是最可怕的并发症,发生在放射治疗后1~2个月(变化范围0.5~8个月)。两种类型:典型(疲劳,疼痛,肝大,无黄疸的腹水,碱性磷酸酶增高而不是AST/ALT),而不典型的(黄疸,ALT/AST比值增高)。放射治疗诱导的肝脏病(RILD)的出现,尚无有效的治疗方法[22]。

治疗过程:见《放射肿瘤学治疗计划手册》,第7章[11-13]。

射频消融(RFA):为经皮或腹腔镜技术,在病变区域进行热消融。应用 个或更多的探头获得最佳的热消融。较大的病变和有难度的位置,诸如肝顶叶、尾状叶、中央胆管树、毗邻主要血管、被膜下区域、邻近胆囊、小肠、肾和胃,都是不确定的。获益包括仅需一天的治疗和高控制率,特别适合小肿瘤[23,24]。

栓塞:即经动脉化学治疗栓塞(TACE),将肿瘤血管的动脉栓塞与化学治疗药物的灌注相结合,增加化学治疗药物的循环时间,从而增加凋亡和坏死。TACE通常被认为对具有包膜病变且没有血管浸润或肝外扩散和保肝功能的患者适合。TACE在门静脉癌栓应用时,其安全性和有效性的数据有限。以前患者分别接受TACE及单独栓塞治疗,但一项112例的随机对照试验比较TACE和单独栓塞治疗和保守治疗,显示在总生存期(OS),TACE组优于保守治疗组[25],TACE组两年总生存期63%,单独栓塞组50%,而对照组为27%。TACE组的生存获益存在着争议,其他TACE随机性研究没有证实同保守治疗相比生存有获益[26]。TACE应用化学治疗(CHT)混合碘油或载药微球(DEB)。研究证实常规和DEB TACE比较没有显著的差异。应用化学药物包括顺铂、阿霉素和丝裂霉素C。80%接受TACE治疗的患者会出现栓塞后综合征,包括右上腹疼痛、恶心、肠梗阻、疲劳、发烧和通常持续3~4天的转氨酶升高。多达 15% 的患者可能会出现不可逆的肝毒性。

放射性栓塞：钇 90 微粒（Y-90），Y-90 是纯 β 射线的发射体，平均能量约 1 兆电子伏特（1 Mev）。微球是通过肝动脉输送，而肝细胞癌（HCC）的供血动脉系统要远多于门静脉系统。患者在放射性栓塞之前，需要 99mTc 标记凝集白蛋白扫描，有利于预测放射性微粒的分布。如果肺部暴露 ≥30Gy 是可以预见的，或肺分流超过 20%，或观察到胃肠道剂量超量，就需要重新放置导管。如果肝靶区没有明显的分流而不能分离，那么方案是禁忌的。其他禁忌证还包括脑病、Child-Pugh C 级或胆管梗阻。纵向的队列研究，291 例患者接受 Y-90 526fx 治疗，证实总进展时间为 7.9 个月。Child-Pugh A 级患者的中位生存期（MS）为 17.2 个月，而 Child-Pugh B 级的患者的中位生存期（MS）为 7.7 个月，Child-Pugh B 级伴有门静脉癌栓的患者中位生存期（MS）为 5.6 个月[27]。Y-90 可能对门静脉癌栓特别有用，对 30 名患者进行前瞻性研究后发现其中位总生存期为 13 个月。然而，13% 的患者出现二级肝胆毒性，17% 的患者需要住院治疗[28]。另外，碘 131 标记的碘油也用于放射性栓塞。

基于循证数据的问与答

• SBRT 对肝细胞癌（HCC）目前有明确作用的关键研究有哪些？

Bujold，Princess Margaret Phase I & II 期（*JCO* 2013，PMID 23547075）：来自加拿大肝脏 SBRT 的前瞻性 I 期和 II 期研究的联合分析。102 名不适合 TACE、RFA 和外科手术的肝细胞癌（HCC）患者入组，治疗剂量为 24 ~54Gy/6fx。52% 的患者接受过肝脏治疗，55% 的患者有肿瘤血管癌栓。1 年的局控率（LC）为 87%，30% 治疗的患者 III 级毒性，7 例治疗的患者可能存在 V 级毒性。中位总生存期（MOS）是 17 个月。伴有肿瘤血管癌栓的患者总生存期（OS）较差，分别为 42% 和 27%。

Sanuki，Japan（*Acta Oncol* 2014，PMID 23962244）：来自日本的回顾性研究（RR），185 名患者，277 肝细胞癌（HCC）病灶，不适合手术或经皮消融治疗而使用 SBRT 技术，35（Child-Pugh B 级）或 40Gy（Child-Pugh A 级）/5fx，中位随访 24 个月。3 年局控率（LC）和总生存期（OS）分别为 91% 和 70%。13% 的患者具有 III 级毒性，和 10.3% 治疗的患者的 Child-Pugh 评分下降 2 分。

Yoon，Korea（*PLoS One* 2013，PMID 24255719）：注册研究 93 例 SBRT 治疗肝细胞癌（HCC）患者，肿瘤 < 6cm 不适合手术或其他皮下疗法，Child-Pugh 或 B 级，肿瘤距离危及器官要大于 2cm。剂量是 30 ~60Gy/3 ~4d。血管浸润或肝外转移的患者要被排除。中位随访（MFU）25.6 个月，3 年局控率（LC）和总生存期（OS）分别为 92.1% 和 53.8%；6.5% 的治疗患者有肝脏毒性，1 名患者因基准位置问题而出现化脓性休克。

结论：SBRT 是与高的局控率（LC）和总生存期（OS）相关的。毒性率是微不足道的，特别是对于较高风险的患者。

● Child-Pugh B 级和 C 级的患者选择 SBRT 是安全的吗？

可以选择 Child-Pugh B 级的患者作为治疗对象。

Culleton，Princess Margaret（*Radiother Oncol* 2014，PMID 24906626）：回顾性研究，29 名患者，Child-Pugh B（28 人），Child-Pugh C（1 人），治疗剂量 30Gy/6fx。中位总生存期（MS）是 7.9 个月，16 名治疗后的患者进行肝功能检测，在 3 个月内 63% 治疗的患者 Child – Pugh 指数下降 2 个或者以上分值。

结论：选择 Child-Pugh B 的患者，SBRT 是可行的，但是缺乏 Child-Pugh C 患者的数据。

● 肝移植前应用 SBRT 作为过渡有哪些数据？

对于大多数系列移植后疗效却是最好的。

O'Connor，Baylor University（*Liver Transpl* 2012，PMID 22467602）：来自贝勒回顾性研究（RR），10 名患者，11 个肿瘤，剂量 33 ~ 54Gy/3fx，SBRT 作为移植前的过渡。中位肿瘤大小 3.4cm，所有患者中位移植等待时间 163 天后进行移植。中位随访时间（MFU）是 62 个月，所有患者无疾病生存。SBRT 治疗 11 个肿瘤，其中移植时 3 个肿瘤出现病理学完全缓解（PCR）。

Facciuto，Mount Sinai（*J Surg Oncol* 2012，PMID 21960321）：回顾性研究（RR），27 名患者，39 个病灶，列入肝移植应用 SBRT 的治疗。患者接受 24 ~ 36Gy/2 ~ 5fx，其中大多数患者接受 28Gy/4fx。17 名患者（63%）进行肝移植，而 37% 的肿瘤出现完全（CR）或部分（PR）缓解。

Andolino，Indiana University（*IJROBP* 2011，PMID 21645977）：回顾性研究（RR），SBRT 治疗 60 例肝细胞癌（HCC）患者，限制性肝脏治疗剂量 40 ~ 44Gy/3 ~ 5fx。中位随访时间（MFU）27 个月。两年局控率（LC）和总生存期（OS）分别为 90% 和 67%。23 名患者（38.3%）进行了移植。

结论：SBRT 作为移植前的过渡是可行的。

● 常规放射治疗治疗肝细胞癌（HCC）的可行性有哪些前瞻性证据？

Mornex，French Phase Ⅱ（*IJROBP* 2006，PMID 17145534）：前瞻性 Ⅱ 期临床试验，Child-Pugh A/B 接受 66Gy/33fx 肝细胞癌（HCC）患者，一个病灶 <5cm，或者 2 个病灶 ≤3cm 不适合手术切除。27 个患者被纳入，25 个患者可评价。92% 的患者对治疗有效包括 80% 的完全缓解（CR）。Child-Pugh B 级 11 名患者中有 2 人出现为 Ⅳ 级毒性，相比较 Child-Pugh A 级 16 名患者中 3 人发展为 Ⅲ 级毒性。

结论：病灶区高剂量常规放射治疗与肝细胞癌（HCC）极高的控制率是相关的。

● 常规放射治疗或 SBRT 能否与 TACE 联合应用来改善预后？

应用 SBRT 联合 TACE 或作为解救性治疗，其表现出安全性和有效性。

Jacob，UAB（*HPB*［*Oxford*］2015，PMID 25186290）：回顾性研究，肝细胞癌（HCC）> 3cm 患者，TACE（*n* = 124）组与 TACE + SBRT 45Gy/3fx 超过 7 天（*n* = 37）组。局部控制率

（LR）明显低于患者接受 TACE + SBRT 组，为 10.8% 与 25.8%（$P = 0.04$）。当调查肝移植 TACE + SBRT 患者时，发现相比 TACE 单独组患者有较高总生存期（OS）。

Seong Korea Series（*IJROBP* 2003，PMID 12527045）：回顾性研究（RR），158 例不能手术切除的肝细胞癌（HCC）患者，局部放射治疗 + TACE。平均放射治疗剂量 48.2Gy，1.8Gy/fx。缓解率是 67.1%，两年和 5 年总生存期（OS）分别为 30.5% 和 9%，各自从诊断开始计算时间。

Honda，Japan（*Hepatogastroenterology* 2014，PMID 24895789）：回顾性研究，28 例符合米兰标准的肝细胞癌患者，TACE 治疗后 + SBRT。1 年局控率（LC）和总生存期（OS）分别为 96.3% 和 92.6%。没有观察到严重的毒性反应。

Honda，Japan（*J Gastroenterol Hepatol* 2013，PMID 23216217）：病例对照性研究，30 例患者 TACE + SBRT 治疗组同 38 例 TACE 单独治疗组比较。TACE + SBRT 联合治疗组没有观察到Ⅲ级毒性事件，而无疾病生存期（DFS）从 4.2 个月提高到 15.7 个月，除外 SBRT + TACE 组。

结论：TACE 治疗后给予常规放射治疗和 SBRT 都是可行的。

● 常规放射治疗或 SBRT 能否改善门静脉癌栓的预后，它能与其他方法安全联合使用吗？

Zhang，China（*IJROBP* 2005，PMID 15667964）：回顾性研究，158 例伴有门静脉癌栓或下腔静脉癌栓的肝细胞癌（HCC）患者，包括没有接受治疗、TACE、手术切除或放射治疗 30 ~ 60Gy 的患者。放射治疗的应用是同提高生存或中位生存相关，EBRT 加或不加其他疗法、TACE、手术切除和保守治疗，其中位生存期分别为 8 个月、5 个月、4 个月和 1 个月。

Kang，Beijing（*Mol Clin Oncol* 2014，PMID 24649306）：前瞻性研究，101 例肝细胞癌（HCC）和门静脉癌栓患者，随机分为 SBRT + TACE、TACE + SBRT 和单独 SBRT 组。SBRT 21 ~ 60Gy/6fx，中位剂量为 40.2Gy。1 年局控率（LC）倾向于改善，SBRT + TACE、TACEA + SBRT、SBRT 分别为 55.9%、48.6% 和 43.3%。应用 SBRT 治疗癌栓患者，17.8% 达到完全缓解（CR），52.5% 达到了部分缓解（PR）。TACE + SBRT 依次应用组是同 Child – Pugh 评分增加率略相关，同其他组相比较分别为 40.5%、32% 和 30%。

结论：常规放射治疗和 SBRT 可改善具有门静脉癌栓的肝细胞癌患者的预后，并与 TACE 联合应用是安全的。依次应用 SBRT + TACE 方法可能是对保护肝功能最有利的。

● 有哪些数据可能是用来比较肝细胞癌（HCC）消融治疗的疗效？

比较各种疗法疗效的数据是有限的。

Lin，Taiwan（*Gut* 2005，PMID 16009687）：前瞻性、随机性研究（PRT），187 例 < 3cm 的肝细胞癌（HCC）的患者，随机分为 RFA、乙醇消融或醋酸栓塞组。射频消融（RFA）组同乙醇和醋酸组相比 3 年总生存期（OS）明显增高，分别为 74%、51% 和 53%。射频消融组（RFA）是同主要并发症发生率相关，同其他组相比分别为 4.8% 和 0%。

Wahl，Michigan（*JCO* 2016，PMID 26628466）：回顾性研究（RR），224 例患者，RFA 组

(161 例患者,250 个肿瘤)或 SBRT 组(63 例患者,83 个肿瘤)。SBRT 治疗组的患者,有较低的 Child-Pugh 评分和治疗前 AFP 较高水平和更多的治疗病史。一年无局部进展期(FFLP),应用 SBRT 较 RFA 组有所增加,分别为 97.4% 和 83.6%。病灶增大是与射频消融(RFA)的控制下降相关,但是 SBRT 没有发生。对于 >2cm 肿瘤,SBRT 组一年无局部进展期(FFLP)明显增加,HR 3.35(P=0.025)。1 年或两年总生存期(OS)无差异。

Bush,Loma Linda(*IJROBP* 2016,PMID 27084661):前瞻性随机性研究(PRT),69 例新诊断的肝细胞癌(HCC)患者,或符合米兰标准或符合旧金山移植标准,随机分为 TACE 组与质子治疗组 70.2Gy/15fx。中位肿瘤大小是 3.2cm,中位 AFP 值是 23。中位随访期(MFU)28 个月,两年局控率(LC)质子组较高,分别为 88% 与 45%(P=0.06),但是两年总生存期(OS),没有显著性差异。治疗 30 天以内总住院时间,TACE 组明显延长,分别为 166 和 24 天(P<0.01),而且质子治疗组移植前患者是同较高的完全缓解率(CR)相关,分别为 25% 与 10%(P=0.38)。

结论:射频消融(RFA)是优于乙醇消融。对于肝细胞癌(HCC),瘤体 >2cm,SBRT 可能优于射频消融(RFA)。而对于移植前的过渡,相比 TACE 可能质子治疗有更好的疗效和较低的毒性。

Salem,Northwestern(*Gastroenterology* 2016,PMID 27575820):随机性 Ⅱ 期研究,BCLC 分期或 B 级 45 例患者,随机分为 TACE 组和 Y-90 组。排除 Child-Pugh 或血管浸润患者。TACE 组中位进展时间是 6.8 个月,不及 Y-90 组(>26 个月)(P=0.007)。接受 Y-90 治疗 15 例患者,有 13 例进行了移植,而相比接受 TACE 组 10 例患者中只有 7 例进行移植,两组总生存期(OS)无差异。

● 对于肝细胞癌(HCC)质子治疗有优势吗?

鉴于质子剂量学特性,保留正常肝组织可能具有益处,但这种临床获益仍需要进一步确定。

Hong,Proton Phase Ⅱ(*JCO* 2016,PMID 26668346):前瞻性 Ⅱ 期研究,不能手术切除肝细胞癌(HCC)或胆管癌,接受 58 ~ 67.5GyE/15fx 质子治疗。肿瘤距离肝门 2cm 以内接受 58GyE,而更多的外周肿瘤接受 67.5GyE。49 例肝细胞癌(HCC)患者入组,但是 5 例没有接受质子治疗而被排除。肝细胞癌(HCC)患者两年总生存期是 63.2%,而只有 2 例患者局部治疗失败(LF)。

Fukumitsu,Japan(*IJROBP* 2009,PMID 19304408):来自日本的一项前瞻性研究,51 例肝细胞癌患者,距离肝门区 >2cm,接受治疗剂量 66GyE/10fx。3 年总生存期(OS)49.2% 和 3 年局控率(LC)94.5%。只有 3 名患者进展为 Ⅱ 级毒性。

Bush,Loma Linda(*Gastroenterology* 2004,PMID 15508084):一项 Ⅱ 期质子治疗的研究,肝细胞癌(HCC)患者,Child-Pugh A 级,接受 63GyE/15fx。34 例患者完成治疗。中位随访(MFU)20 个月,中位肿瘤大小 5.7cm。两年局控率(LC)和总生存(OS)分别为 75% 和 25%。

Hata,Japan(*Cancer* 2005,PMID 15981284):回顾性研究(RR),12 例患者,门静脉癌栓,接受质子治疗 50 ~72GyE/10 ~22fx。中位随访(MFU)2.3 年,PFS 67%,而放射治疗后 2

例患者仍然长期无病生存 4.3 年和 6.4 年。

结论：质子治疗是与肝细胞癌（HCC）极好的局部控制（LC）相关的，而对于门静脉癌栓也是可行的。

（吴登斌 译）

参考文献

1. Liu M, Cheng S, Huang A. Chapter 60: Cancer of the liver and hepatobiliary tract. In: Halperin E, Wazer D, Perez C, Brady L, eds. *Perez and Brady's Principles and Practice of Radiation Oncology.* 6th ed. Philadephia, PA: Lippincott Williams & Wilkins; 2013:1203–1215.
2. Bruix J, Sherman M, Practice Guidelines Committee, American Association for the Study of Liver Diseases. Management of hepatocellular carcinoma. *Hepatology.* 2005;42(5):1208–1236. doi:10.1002/hep.20933
3. Bruix J, Sherman M, American Association for the Study of Liver Diseases. Management of hepatocellular carcinoma: an update. *Hepatology.* 2011;53(3):1020–1022. doi:10.1002/hep.24199
4. Zhang BH, Yang BH, Tang ZY. Randomized controlled trial of screening for hepatocellular carcinoma. *J Cancer Res Clin Oncol.* 2004;130(7):417–422. doi:10.1007/s00432-004-0552-0
5. NCCN Panel Members. NCCN Guidelines version 1. 2016. Hepatobiliary Cancers. https://www.nccn.org/professionals/physician_gls/pdf/hepatobiliary.pdf
6. Bruix J, Sherman M, American Association for the Study of Liver Diseases. Management of hepatocellular carcinoma: an update. *Hepatology.* 2011;53(3):1020–1022. doi:10.1002/hep.24199
7. European Association for the Study of the Liver, European Organisation for Research and Treatment of Cancer. EASL-EORTC clinical practice guidelines: management of hepatocellular carcinoma. *J Hepatol.* 2012;56(4):908–943. doi:10.1016/j.jhep.2011.12.001
8. Pomfret EA, Washburn K, Wald C, et al. Report of a national conference on liver allocation in patients with hepatocellular carcinoma in the United States. *Liver Transpl.* 2010;16(3):262–278. doi:10.1002/lt.21999
9. American College of Radiology. Liver Imaging Reporting and Data System (LI-RADS). 2017. https://www.acr.org/Quality-Safety/Resources/LIRADS
10. Forner A, Reig ME, de Lope CR, Bruix J. Current strategy for staging and treatment: the BCLC update and future prospects. *Semin Liver Dis.* 2010;30(1):61–74. doi:10.1055/s-0030-1247133
11. Graziadei IW, Sandmueller H, Waldenberger P, et al. Chemoembolization followed by liver transplantation for hepatocellular carcinoma impedes tumor progression while on the waiting list and leads to excellent outcome. *Liver Transpl.* 2003;9(6):557–563. doi:10.1053/jlts.2003.50106
12. Kulik LM, Atassi B, van Holsbeeck L, et al. Yttrium-90 microspheres (TheraSphere) treatment of unresectable hepatocellular carcinoma: downstaging to resection, RFA and bridge to transplantation. *J Surg Oncol.* 2006;94(7):572–586. doi:10.1002/jso.20609
13. O'Connor JK, Trotter J, Davis GL, et al. Long-term outcomes of stereotactic body radiation therapy in the treatment of hepatocellular cancer as a bridge to transplantation. *Liver Transpl.* 2012;18(8):949–954. doi:10.1002/lt.23439
14. Llovet JM, Fuster J, Bruix J. Intention-to-treat analysis of surgical treatment for early hepatocellular carcinoma: resection versus transplantation. *Hepatology.* 1999;30(6):1434–1440.
15. Chang MH, Chen CJ, Lai MS, et al. Universal hepatitis B vaccination in Taiwan and the incidence of hepatocellular carcinoma in children. Taiwan Childhood Hepatoma Study Group. *N Engl J Med.* 1997;336(26):1855–1859. doi:10.1056/NEJM199706263362602
16. Poon RT, Fan ST, Lo CM, et al. Long-term survival and pattern of recurrence after resection

of small hepatocellular carcinoma in patients with preserved liver function: implications for a strategy of salvage transplantation. *Ann Surg*. 2002;235(3):373–382.

17. Iwatsuki S, Starzl TE, Sheahan DG, et al. Hepatic resection versus transplantation for hepatocellular carcinoma. *Ann Surg*. 1991;214(3):221–228; discussion 228–229.

18. Mazzaferro V, Regalia E, Doci R, et al. Liver transplantation for the treatment of small hepatocellular carcinomas in patients with cirrhosis. *N Engl J Med*. 1996;334(11):693–699. doi:10.1056/NEJM199603143341104

19. Yao FY, Xiao L, Bass NM, et al. Liver transplantation for hepatocellular carcinoma: validation of the UCSF-expanded criteria based on preoperative imaging. *Am J Transplant*. 2007;7(11):2587–2596.

20. Wiesner R, Edwards E, Freeman R, et al. Model for end-stage liver disease (MELD) and allocation of donor livers. *Gastroenterology*. 2003;124(1):91–96. doi:10.1053/gast.2003.50016

21. Llovet JM, Ricci S, Mazzaferro V, et al. Sorafenib in advanced hepatocellular carcinoma. *N Engl J Med*. 2008;359(4):378–390. doi:10.1056/NEJMoa0708857

22. Benson R, Madan R, Kilambi R, Chander S. Radiation induced liver disease: a clinical update. *J Egypt Natl Canc Inst*. 2016;28(1):7–11. doi:10.1016/j.jnci.2015.08.001

23. Tateishi R, Shiina S, Teratani T, et al. Percutaneous radiofrequency ablation for hepatocellular carcinoma: an analysis of 1000 cases. *Cancer*. 2005;103(6):1201–1209. doi:10.1002/cncr.20892

24. Tanabe KK, Curley SA, Dodd GD, et al. Radiofrequency ablation: the experts weigh in. *Cancer*. 2004;100(3):641–650. doi:10.1002/cncr.11919

25. Llovet JM, Real MI, Montana X, et al. Arterial embolisation or chemoembolisation versus symptomatic treatment in patients with unresectable hepatocellular carcinoma: a randomised controlled trial. *Lancet*. 2002;359(9319):1734–1739.

26. Groupe d'Etude et de Traitement du Carcinome Hépatocellulaire. A comparison of lipiodol chemoembolization and conservative treatment for unresectable hepatocellular carcinoma. *N Engl J Med*. 1995;332(19):1256–1261. doi:10.1056/NEJM199505113321903

27. Salem R, Lewandowski RJ, Mulcahy MF, et al. Radioembolization for hepatocellular carcinoma using Yttrium-90 microspheres: a comprehensive report of long-term outcomes. *Gastroenterology*. 2010;138(1):52–64. doi:10.1053/j.gastro.2009.09.006

28. Kokabi N, Camacho JC, Xing M, et al. Open-label prospective study of the safety and efficacy of glass-based yttrium 90 radioembolization for infiltrative hepatocellular carcinoma with portal vein thrombosis. *Cancer*. 2015;121(13):2164–2174. doi:10.1002/cncr.29275

第 33 章

胰腺癌

Charles Marc Leyrer, Mohamed E. Abazeed

> **速览**:胰腺癌易于广泛扩散,因此预后差,常常表现为局部病灶手术难以切除并且对化学治疗和放射治疗相对不敏感。根据疾病分期的不同和患者体力状态的差异,中位生存期在 3~24 个月之间。发现疾病时,仅有 15% 的患者是可以切除的。20% 是有可能切除的,然而,这些患者中仅有 60% 可以达到手术切缘阴性(表 33-1)。

表 33-1 胰腺癌综合治疗模式

背景	初始选择	后续治疗
可切除性疾病	手术	单纯化学治疗[1]
		− 5-FU
		− 吉西他滨 ± 卡培他滨
		− 5-FU 为基础的多药方案(如 FOLFIRINOX)
		− 5-FU 为基础的多药方案(如 FOLFIRINOX)
		化学治疗后同步化放射治疗 45~54Gy,同步 5-FU 或吉西他滨
	新辅助化学治疗 手术	辅助化学治疗或同步化放射治疗
可能切除性疾病	新辅助化学治疗后同步化放射治疗(45~54Gy),重新评估后,手术	
局部晚期/不可切除	初始化学治疗	同步化放射治疗或体部立体定向放射治疗(SBRT)(成熟的数据支持后者)
	SBRT(如果有症状)	化学治疗
	单独化学治疗	
远处转移	单药或多药的全身治疗 ± 姑息性手术/胆管支架/放射治疗	

流行病学:2017 年美国约有 53 670 例新发病例,其中 43 090 例死亡;在美国肿瘤死亡原因排名第四位[2]。男性发病率高于女性(1.3:1);非洲裔美国人发病率高于白种人,而在发展中国家更常见[3-6]。40 岁以下罕见,中位诊断年龄 60 岁[7]。发病高峰为 60~70 岁,这使得积极治疗受到挑战。

高危因素:慢性胰腺炎(RR 16~69),吸烟(RR 1~3),BMI 指数高(RR 1~2),慢性糖尿病(RR 1~3),重度饮酒(RR 2~4),食用红肉(RR 1~1.5),接触碳氢化合物/农药/重金属[8-10]。有新证据表明感染过幽门螺旋杆菌、乙肝病毒、丙肝病毒的人群风险上升[8,11]。遗传因素包括家族遗传背景,遗传性胰腺炎(PRSS1/SPINK1,RR 50 – 67),黑色素斑 – 胃肠多发性息肉综合征(STK11/LKB1,RR 132),家族性非典型性多发性痣 – 黑瘤综合征(FAMMM 综合征,CDKN2A/TP16,RR 48),*BRCA*1/*BRCA*2 突变(RR 2 – 7),遗传性非息肉病性结直肠癌(Lynch 综合征)(MLH1/MSH2/MSH6/PMS2),或运动失调性毛细血管扩张症[8,12-17]。5% ~ 10%的患者有遗传因素,如果有一个一级亲属患病,患者相对危险度 RR 1.5 ~ 13;如果有两个,RR 18;如果有三个,RR 57[18-21]。其他的危险因素包括非 O 型血(RR 1 ~ 2),部分胃切除术/胆囊切除术/阑尾切除术,咖啡/茶[8,22-24]。

解剖学:胰腺位于腹膜后,在 L1/L2 前面。它分为头部(包括钩突部分)、颈部、体部、尾部。头部位于十二指肠曲,紧挨着肠系膜上静脉右侧,尾部延伸向脾脏。体部和尾部肿瘤,腹膜受累非常常见。静脉回流经由门静脉系统。肿瘤浸润后通过门静脉系统引起肺或胸膜转移。胰腺导管、副导管与胆总管汇合经由法特壶腹部通过 Oddi 括约肌进入十二指肠。胰腺直接邻近或接近胃、十二指肠、空肠、肾脏、脾脏,多个血管(腹腔干,肠系膜上动脉,脾动脉和相应的静脉,以及门静脉),以及胆总管。腹腔干在 T11/T12 椎体水平,肠系膜上动脉在 L1 水平。

淋巴系统:区域淋巴引流,胰周围、腹腔、肠系膜上、肝门和腹主动脉旁淋巴结。常通过门静脉系统转移到肝脏。胰腺头部和颈部肿瘤的引流是沿着胆总管、肝总动脉、门静脉、胰十二指肠周围,肠系膜上静脉至肠系膜上动脉右后壁。胰体胰尾部肿瘤引流沿着肝总动脉、腹腔干、脾动脉和脾门。

病理学:超过 80% 为导管腺癌[25]。大约 60% 来源于胰头,15% 来源于胰体和胰尾,20% 弥漫分布于胰腺[25]。壶腹周围癌可能起源于胰头、远端胆总管、法特壶腹或邻近的十二指肠。腺泡细胞肿瘤与脂肪坏死、脂肪酶升高、荨麻疹、嗜酸粒细胞增多、多关节痛和预后不良相关。其他包括黏液性囊腺瘤和腺鳞状癌[26]。另一种组织学分型包括印戒癌、髓质癌、腺鳞癌、浆液性癌、腺泡/导管/神经内分泌混合癌。全部胰腺癌的约 5% 伴有漫长自然史和循环多肽的非活跃内分泌肿瘤[27]。

遗传学:90% 以上存在 KRAS 和 p53 癌基因突变[25,28]。基质金属蛋白酶(MMP)或 EG-FR 过表达,为 60% ~ 70%。TP53 突变在 60%。约 30% 胰腺癌存在 SMAD4 肿瘤抑制基因突变或缺失;预后不良与较高转移性癌和存活时间短相关[25,28]。

筛查:国际胰腺癌筛查(CAPS)协会建议使用 EUS 和(或)MRI/MRCP 来筛查高危人群(不是 CT)。高危人群定义为 Peutz – Jeghers 综合征的患者;遗传性胰腺炎的患者;有一级亲属患胰腺炎的和三个或更多一、二、三级亲属患胰腺癌的患者;有 *BRCA*1/2,p16 和 HNPCC 突变的携带者,同时又有一个或更多的一级亲属患胰腺癌的患者[29,30]。关于什么年龄开始或结束筛查或监测,如何管理检出的病灶和要求的筛查间隔,没有达成共识。通过超声内镜(EUS)筛查要比 MRI 或 CT 影像可获得更高的检出率[31]。

临床表现:疼痛(40% ~ 60%)特别是上腹部放射到背部,呈间断性,因进食加重或特定的体位而减轻,例如前倾位、左侧卧位或胎儿的体位;体重下降(80% ~ 85%);疲乏(85%);

恶心(约 25%);腹泻/脂肪泻;黄疸(约 55%),常伴无胆色粪便和(或)尿色加深;肝大[32-34]。典型的、可以切除的、起源于胰头的、无痛性的黄疸患者,要比梗阻性黄疸的那些患者具有更好的预后。患者在临床症状出现之前 2~3 年,可能发展为糖尿病。

临床表现:扩大的无触痛的胆囊(Courvoisier 征),游走性血栓性静脉炎(Trousseau 征),左锁骨上窝淋巴结(Virchow 征),左腋窝淋巴结(Irish 淋巴结),脐周结节(Sister Mary Joseph 结节),直肠结节样板状肿物(Blumers shelf),脐周瘀斑(Cullen 征),或侧腹瘀斑(Grey Turner 征)。

检查:病史与体格检查,全血计数(CBC),血生化(包括肝功能),CA 19-9(对于 Lewis 抗原阴性患者无法检出),胰腺 CT(动脉和静脉期),或 MRI(腹部和盆腔)。全身分期应用 CT(PET-CT 有争议,33% 隐性糖尿病确诊时 CT 未发现)[35]。通过 EUS、ERCP 或 CT 引导下活检。对于手术可以切除的患者,在手术之前穿刺活检没有必要。可是,对于局部晚期不可切除或转移性疾病的患者中(转移灶的活检可以实施),或参加临床试验,在应用新辅助治疗之前活检是必需的。EUS 可以提供最佳的 T/N 分期,而因其更好的诊断率、安全性和更低的腹膜种植风险,穿刺活检是最有效的方法[31,36,37]。ERCP(通过刷检/活检)可能对于需要放置支架的症状性梗阻性黄疸有利。ERCP 有助于寻找隐匿的原发灶(好处是不需要增强而且没有增加 ERCP 后胰腺炎的风险)[38]。对于腹膜性疾病,腹腔镜分期可以被用来考虑评估;不过,这些方法因不同医院术前影像质量不同而有所区别。

预后因素:年龄,分期,分级,KPS,病理,部位(头部位置更有益和更早发现),内脏动脉受累及,切除范围,对新辅助治疗的反应,周围神经侵犯,淋巴结状态/比例,以及手术前、后血清 CA19-9 水平[42-46]。

自然病程:35% 局部复发,34% 远处转移,在 ESPAC-1 研究中两项均为 27%(见后文 Neoptolemos)。

分期

表 33-2 《AJCC 癌症分期手册》第 8 版(2017 年)胰腺外分泌癌分期

T/M	N	cN0	cN1	cN2
T1	a ≤0.5cm	Ⅰ A	Ⅱ B	Ⅲ
	b >0.5 且 <1cm			
	c 1~2cm			
T2	● 2.1~4cm	Ⅰ B		
T3	● >4cm	Ⅱ A		
T4	● 侵犯[1]			
M1	● 远处转移	Ⅳ		

＊相比第 7 版的变动包括 T1a-c 亚分类并且增加了 N2 分类(以往仅有 N0-1)。

注:侵犯[1] = 腹腔干、肠系膜上动脉和(或)肝总动脉。

cN1,1~3 淋巴结;cN2,>4 淋巴结。

治疗模式

手术:手术是目前唯一有可能治愈胰腺癌的手段。目前接近 20% 是可以手术切除的疾病。约 20% 可切除的胰腺癌患者实际上并没有在手术时得到根治性切除(如腹膜受累等)。现在约 50% 的患者出现转移性疾病(通常是肝、腹膜、肺)。其余的患者是不符合手术切除标准的切除性疾病(即,肿瘤既不能完全手术切除,也不能不手术切除),或为局部晚期不能手术的疾病。最后,约 15% 新发胰腺癌患者是单纯根治手术切除的。Whipple 术式(胰十二指肠切除术)是标准治疗术式,包括胰头胰体全切、远端胃、十二指肠、近端空肠、胆囊、胆总管下段。4 个前瞻性随机性试验显示,不同种类的胰十二指肠切除术没有生存差异,包括保留幽门、次全胃保留、微侵袭技术[47-50]。另外,更广泛的手术切除,包括扩大淋巴结清扫和动脉切除,没有改善生存[50,51]。大型的医学中心手术死亡率 5%[52]。Whipple 手术后残存器官都连接在空肠(胰肠吻合术,胃空肠吻合术和胆总管空肠吻合术)伴随迷走神经切除术。最常见切缘阳性部位是腹膜后缘。胰腺尾部病变应按病变累及情况行远端胰腺切除术。对于胰体/尾病灶伴随腹腔动脉受累的高选择患者,Appleby 术式可能是一种选择(包括脾切除术、远端胰腺切除术和腹腔动脉切除术,根据肝脏灌注相关循环)。术后并发症包括吻合漏所致腹膜炎、脓肿、自身消化、出血、胃排空延迟(表 33-3)。

表 33-3 《NCCN 指南》可切除性标准[53]

可切除	1. 动脉:肿瘤不接触腹腔干、肠系膜上动脉和肝总动脉。
	2. 静脉:没有影像学证据证实肿瘤接触肠系膜上静脉和门静脉或接触≤180°且静脉轮廓规则
可能切除	1. 接触肠系膜上静脉/门静脉 >180°或 <180°且静脉轮廓不规则
	2. 肠系膜上静脉/肝门受侵(扭曲/狭窄/闭塞/血栓),可以被切除/重建
	3. 胰头/钩突部肿瘤: 侵犯肝总动脉,但不累及腹腔干或肝动脉分支 接触肠系膜上动脉但≤180° 接触解剖变异的动脉(如,替代或副动脉)
	4. 体/尾部肿瘤:接触腹腔干≤180°或 >180°没有主动脉受侵,且胃十二指肠动脉未受侵下腔静脉局部受侵
不可切除	1. 远处转移,包括非区域淋巴结转移
	2. 胰头/钩突部肿瘤接触肠系膜上动脉的第一空肠分支或体/尾部肿瘤接触腹腔干和主动脉
	3. 侵犯腹腔干 >180°
	4. 由于肿瘤侵犯或栓塞不能重建肠系膜上静脉或门静脉(甚至是血栓)
	5. 大动脉受侵或包绕
	6. 胰头/钩突部肿瘤接触大部肠系膜上静脉的空肠引流支

　　化学治疗:应用于辅助治疗和新辅助治疗中,也应用于局部进展不能手术的疾病或转移性疾病。从历史角度上看,5-FU 是最常应用的药物,尽管吉西他滨的应用正逐渐被认识(见后文讨论),两药被认为与改善总生存期具有相关性。多药方案,诸如 FOLFIRINOX 已经证实是有前景的,源于Ⅲ期转移性疾病资料中,相对于单药吉西他滨而言,证实提高了生存期。吉西他滨为基础的联合方案(如吉西他滨/白蛋白结合型紫杉醇)显示出生存优势。在日本,对于术后患者,口服 S-1 对比吉西他滨显示出更高的生存期和更小的毒性。然而,这个结果在美国没有被重复[57]。

- **放射治疗**

　　适应证:放射治疗可以应用于术后、新辅助、根治性和姑息性治疗中。术前放射治疗常用于可能切除患者,尝试降期和甚至没能切除也能够提高局控。辅助性放射治疗是存在争议的(见下文临床试验),但是可以提高疗效。对于不能切除的或局部进展期患者根治性放射治疗可以提高生存(见下文临床试验),减少肝衰竭(LF)和减轻疼痛。对于局部进展肿瘤,许多人倾向于初始化学治疗后序贯同步放化疗或 SBRT,其中 SBRT 用于局部进展或稳定疾病来避免过度治疗,针对那些因转移性疾病导致死亡的患者(见 ASCO 指南)[58]。

　　剂量:根治性的、辅助性的和新辅助性治疗通常给予 50.4Gy/25fx。

　　毒性反应:急性为乏力、皮炎、腹泻、食欲减退、体重减轻、胃溃疡。慢性为乏力、皮肤变色、肝脏/肾脏功能失调、肠梗阻、胃肠溃疡、干性/色素沉着性皮肤。

　　治疗过程:见《放射肿瘤学治疗计划手册》,第 7 章[59]或 RTOG 勾画指南[60]。

　　姑息治疗:姑息性放射治疗能够改善 65% 以上患者的疼痛控制[61-62]。Whipple 方案对于十二指肠梗阻和黄疸提供姑息性治疗。其他手术包括肝管空肠吻合术 ± 胃空肠吻合术。内镜下支架植入(通常可切除疾病选用塑料支架而不可切除疾病选择扩张的金属支架)是优先选择的方法(相比经皮的支架)。腹腔丛和胸膜内神经阻滞对于某些患者来讲可以有效地长期缓解疼痛。然而,对于治疗的一些患者缓解是暂时的,其他患者治疗后仅略微缓解[63-65]。

基于循证数据的问与答

可切除的胰腺癌

- **手术治疗胰腺癌是否是必要的?**

　　Riall 等认为,如果可以的话,手术可以带来显著的生存获益。腹膜后淋巴结清扫术不是必需的,因为无法获得 OS 获益;保留幽门会带来更高的切缘阳性的风险(21% 对 5%)。

　　Doi,Japon(*Surg Today* 2008,PMID 18958561):日本多中心随机对照试验。入组条件:年龄 20~75 岁,PS 0~2 可切除胰腺癌 ACA(没有侵及肠系膜上动脉/肝总动脉,没有腹主动脉旁淋巴结阳性)。随机分组:手术(胰腺十二指肠切除术或远端胰腺切除术 + 区域淋巴结切除)对比同步化放射治疗(持续5-FU 静点 $200mg/(m^2 \cdot d)$ 且 50.4Gy/28fx,4 野技术,肿瘤外扩1~3cm,包括区域淋巴结)。因为生存优势提前关闭(入组了 42/150)。所有的生存期结果支持手术切除。中位生存期(MS)12.1 个月与8.9 个月,3 年总生存(OS)20% 与0%($P < 0.03$);5 年总生存(OS)10% 与0%(没有生存)。局部控制(LC)没有报道。

结论:手术显著提高可切除胰腺癌的 OS。

Riall,Johns Hopkins(*Ann Surg* 2002,PMID 12192322;Update Riall,*J Gastrointest Surg* 2005,PMID 16332474):保留幽门胰腺十二指肠切除术对比壶腹周围癌远端胃切除腹膜后淋巴结切除的随机对照试验(RCT)。299 例患者(57% 胰腺,22% 壶腹,17% 远端胆管,3% 十二指肠)。随访(MFU)5.3 年。5 年总生存(OS)13% 对 29%(标准与根治术式; $P = 0.13$)。切缘阳性率:21% 对 5%(标准与根治术式; $P = 0.002$)。

结论:没有证据显示远端胃切除 + 腹膜后淋巴结切除术,在生存上优于保留幽门的胰腺十二指肠切除术。与根治性胰十二指肠切除术相比具有类似的死亡率,且增加了并发症和手术时间。

- **辅助性化放射治疗同单独手术相比是否有益?**

以下两个临床试验结果显示,对比单纯手术,术后辅助化放射治疗是否获益,结论是有争议的。

Kalser,GITSG 91 -73(*Arch Surg* 1985,PMID 4015380;Confirmation Arm,*Cancer* 1987,PMID 3567862):43 例患者前瞻性随机性试验(PRT)。入组条件:术后切缘阴性没有腹膜受累患者。排除壶腹周围的,胰岛细胞及囊腺癌患者。随机分组:术后化放射治疗与观察组。治疗方案是分段式,40Gy/休息 2 周 +5-Fu $500mg/(m^2 \cdot dL)$ 3 周,每 20Gy 间隔,然后两年之内每周应用 5-Fu 或直至复发。放射治疗包括胰腺、胰腺床和区域淋巴结。不全胰头十二指肠切除术占 68%,全胰头十二指肠切除术占 32%。25% 没有在术后 10 周内开始辅助治疗。化放射治疗提高了中位生存期(MS)(20 个月对 11 个月),而且两年总生存(OS)(42% 对 15%)。

结论:根治性切除术后联合应用辅助性化放射治疗是有效的,优于未应用辅助治疗。

评论:研究开展 8 年后,在 1985 年因两组获益差试验提前终止,化放射治疗组表现出了早期生存优势。另外,1987 年试验关闭后,其余的 30 例患者接受了辅助性化放射治疗,证明结果可复制("确认组")。

表 33-4 GITSG 91 -73 辅助胰腺试验结果

GITSG	MS(Mos)	两年 OS	5 年 OS
单纯手术	11	15%	5%
辅助性放化疗	20	42%	15%
观察组	18	46%	17%

Klinkenbijl,EORTC 40891(*Ann Surg* 1999,PMID 10615932;Reanalysis Garofalo,*Ann*

Surg 2006 PMID 16858208；Update Smeenk,*Ann Surg* 2007,PMID 17968163）：218 例患者术后放射治疗前瞻性随机性试验（PRT），包括 T1 - 2N0 - 1a 胰头癌 ACA（$n = 114$）或 T1 - 3N0 - 1a 壶腹周围胰腺癌 ACA（$n = 104$）S/P 切除术的患者。N1a 定义为切除标本中的淋巴结。切缘阳性者被纳入。随机分组：辅助性同步化放射治疗（40Gy 分段式,同步 5-FU 25mg/kg d1 ~ 5 和 d 29 ~ 34）与没有辅助性治疗。化学治疗与 GITSG 9137 研究中类似,没有持续化学治疗。辅助治疗组比观察组胰头癌多,壶腹周围癌少。总之,生存没有差异,但此项研究证据不足。辅助性化放射治疗对于胰头癌（不包括壶腹周围的）是有益的,已成为一种趋势。Garofalo 等的研究显示了辅助性化放射治疗对于胰头癌患者两年总生存轻度获益（37% 对 23%；$P = 0.049$）,虽然这是一个单侧检验。

　　结论：不推荐常规应用术后辅助化放射治疗；12 年随访确认了没有益处。

　　评论：研究的局限性包括患者切缘阳性,没有持续性化学治疗,分段放射治疗,放射治疗剂量低,没有放射治疗质控,并且包括了壶腹周围癌和 N1a 的患者。20% 患者随机分组到化放射治疗组,但并没有接受（表 33 - 5）。

表 33 - 5　胰腺癌辅助性化放射治疗 EORTC 40891 研究结果

EORTC 40891（12 年更新）	中位生存期（年）	5 年总生存	10 年总生存	中位无进展生存时间（年）	5 年 PFS	10 年 PFS	中位生存时间胰头癌（年）
单纯手术	1.6	22%	18%	1.2	20%	17%	1
辅助性化放射治疗	1.8	25%	17%	1.5	21%	16%	1.3
P 值	NS	NS	NS	NS	NS	NS	NS

● 术后化放射治疗相比术后化学治疗有优势吗？

　　尚有争议。基于 ESPAC - 1 试验,术后化学治疗有获益,而术后化放射治疗没有获益,并且可能是不利的[66,67]。然而,EORTC 40891 和 ESPAC - 1 研究均有几个缺陷,而基于 GITSG 91 - 73 研究结果,不能排除化放射治疗是一种可以被接受作为辅助性治疗的机会。这是目前正在进行的Ⅲ期临床试验 RTOG 0848 要解答的问题。

　　Neoptolemos,ESPAC - 1（*Lancet* 2001 PMID 11716884；Update Neoptolemos *NEJM* 2004,PMID 15028824）：前瞻性随机性试验（PRT）,541 例胰导管癌手术患者,按照 2 × 2 析因设计,随机分为术后观察组、单纯化学治疗组、化放射治疗组和化放射治疗 + 维持化学治疗组。改变促进获益,随机分在相比较的主要治疗组之中（化放射治疗组与无化放射治疗组,或者化学治疗与无化学治疗组）。化学治疗 5-FU 425mg/（$m^2 \cdot d$）1 ~ 5 + 亚叶酸钙 20mg/m^2,每 28 天,6 个周期。化放射治疗方案为 40Gy 分段式（20Gy/10fx + 5-FU 500mg/m^2 静脉注射,休息 2 周,再进行 20Gy/10fx + 5-FU 500mg/m^2 静脉注射）。285 例患者随机分配到 2 × 2 设计：68 例进入 ± 化放射治疗组和 188 例进入 ± 化学治疗组。随访 47 个月。81% RO 切除,19% 患者有阳性切缘。从术后到治疗的中位时间在化学治疗组中是 46 天,化放组 61 天。预后因素为较高的分级,淋巴结阳性,肿瘤 >2cm。QOL 参数两组相同。当校正预后因素时,辅助性化放射治疗是没有获益的(MS 16.1 与 15.5 化放组,HR 1.18,CI:0.90 ~ 1.55,P = 0.24)。辅助化学治疗组存在生存优势(MS 14 与 19.7 化学治疗组,HR 0.66,P = 0.0005)。

结论:单纯化学治疗相比观察组可以提高生存。5-FU 为基础化放射治疗不能改善生存,而可能引起有害的作用。

评论:研究的局限性包括没有中心质控(QA),选择性偏倚(医生允许选择哪个随机化),允许临床医生有机会选择治疗背景(化学治疗或化放射治疗),近 1/3 观察组和 1/3 化学治疗组接受放射治疗。放射治疗剂量不足——设计在 40Gy,但是有机会选择 60Gy。

表 33 - 6　胰腺癌 ESPAC 1 结果

ESPAC 1:2 ×2 区组(2004)	中位生存期(月)	治疗失败时间(月)	5 年总生存
同步放化疗	15.9	10.7	10%
非同步放化疗	17.9	15.2	20%
P 值(±同步放化疗)	0.05	0.04	
化学治疗	20.1	15.3	21%
非化学治疗	15.5	10.5	8%
P 值(±化学治疗)	0.009	0.02	

Stocken, Pancreatic Cancer Meta Analysis Group (*Br J Cancer* 2005, PMID 15812554):系统回顾和 5 个随机试验(GITSG,Norway,EORTC,Japan,ESPAC1)的 Meta 分析,1136 例患者进行辅助性化学治疗和化放射治疗。化学治疗显示出死亡风险减少 25%(HR 0.75,95% CI:0.64 ~ 0.90,P = 0.001),而改善中位生存(MS)19 个月与 13.5 个月(没有化学治疗组)。与化放治疗组比较死亡风险没有显著性差异(HR 1.09,95% CI:0.89 ~ 1.32,P = 0.43)。亚组分析表明化放对于切缘阳性者疗效更好,而单独化学治疗组疗效差。

结论:化学治疗是有效的辅助治疗而不是化放射治疗,除非患者具有切缘阳性的疾病。

表 33 - 7　Stocken Meta 分析结果

Stocken Meta 分析	中位生存期(月)	两年总生存	5 年总生存
单纯化学治疗	19.0	38%	19%
观察组(化学治疗)	13.5	28%	12%
同步放化学治疗	15.8	30%	12%
观察组(同步放化疗)	15.2	34%	17%

Morganti,Multi-Institution Retrospective Pool(*IJROBP* 2014,PMID 2522017):多中心回顾性研究,患有胰腺浸润性癌(T1 - 4,N0 - 1,M0)且行 R0 - 1 切除术的 955 例连续患者。

随访21.0个月。623例接受放射治疗,575例接受化放射治疗,462例接受辅助性化学治疗。同步放化疗组5年生存率41.2%,而没有接受治疗的是25.7%。多元分析(HR=0.72,CI:0.6~0.87,P=0.001),化放射治疗仍然明显获益。R1切除术,淋巴结阳性,更高的术后T分期,肿瘤直径>20mm在多重变量分析上与生存呈负相关。化放射治疗和每年胰腺切除术超过10例中心的治疗,是与改善生存相关的(HR=1.14,CI:1.05~1.23,P=0.002)。

结论:尽管是回顾性研究,接受化放射治疗的患者总生存(OS)得到提高。

● **吉西他滨术后化学治疗是否优于单纯手术?**

是的,像ESPAC-1(应用5-FU),德国CONKO-001显示了辅助化学治疗的优势。

Oettle,CONKO-001 (*JAMA* 2007 PMID 17227978,Update Oettle,*JAMA* 2013,PMID24104372):354例患者前瞻性随机性研究(PRT)。入组标准:T1-4N0-1M0 R0-1切除术后患者。术后患者CA19-9或CEA超过正常值上限的2.5倍被排除。随机分组:观察或6个周期吉西他滨(4周重复,1000mg/m² 第1、8、15天)。意向性分析,也包括预先设定的"符合标准的"生存分析,是建立在接受至少1个完整周期吉西他滨辅助治疗组和对照组没有辅助化学治疗或放射治疗的患者基础上。随访时间136个月。83%接受了R0切除。基于2013年JAMA报道,辅助治疗组的中位无病生存期(HR 0.55,P<0.001),总生存和中位生存期(HR 0.76,P=0.01)均得到改善。

结论:对于术后胰腺癌患者,吉西他滨提高了无病生存期(DFS)和总生存期(OS)。

表33-8 德国辅助化学治疗CONKO-001试验结果

CONKO-001 2013更新	中位DFS	5年OS	10年OS
单纯手术	6.7月	10.4%	7.7%
吉西他滨辅助治疗	13.4月	20.7%	12.2%
*P*值	<0.001	0.01	0.01

● **什么是最佳的辅助化学治疗方案?**

吉西他滨,5-FU/亚叶酸钙,吉西他滨/卡培他滨联合都是每版《NCCN指南》所推荐的[53]。

Neoptolemos,ESPAC-3 (*JAMA* 2010,PMID 20823433):1088例手术切除胰腺癌(ACA)患者的前瞻性随机性试验(PRT),随机分为5-FU 425mg/m² 静脉注射+亚叶酸钙20mg/m² 静脉注射,第1~5天,每28天一个周期;另一组吉西他滨1000mg/m² 静脉注射超过30分钟,每周一次,每4周为一个周期,共设计6个周期。随访34.2个月。在QOL评分上没有显著差异。

结论:吉西他滨对比5-FU/亚叶酸钙在生存期或无进展生存期(PFS)没有获益,但是有较低的毒性。

评论:5-FU方案比Burris更强烈(见表33-9)。

表 33-9　胰腺癌辅助化学治疗 ESPAC-3 结果

ESPAC-3	中位 PFS(月)	中位生存期(月)	两年 OS	治疗相关的严重不良事件
辅助 5-FU/亚叶酸钙	14.1	23.0	48.1%	14%
辅助吉西他滨	14.3	23.6	49.1%	7.5%
P 值	0.53	0.39	NS	<0.001

Neoptolemos,ESPAC-4(*Lancet* 2017,PMID 28129987):730 例患者Ⅲ期前瞻性随机性试验(PRT)入组标准:年龄 >18 岁,ACA 胰腺癌 S/P 手术切除 R0-1 的患者。随机分组:6 周期吉西他滨(1000mg/m², 每周一次, 每 4 周中的第 1~3 周)或吉西他滨(同一方案)联合卡培他滨(1660mg/m², 第 1~21 天, 每 28 天)。主要终点目标是总生存期(OS)。随访时间 43.2 个月。吉西他滨 + 卡培他滨组同吉西他滨单药组相比较, 中位生存期(MS)明显延长(HR 0.82,P=0.032)。多重分析(MVA)表明, 治疗方式, 切缘阳性, 高级别, 区域淋巴结阳性, 术后较高 CA19-9 和肿瘤较大, 其总生存期(OS)较差。QOL 评分上没有显著差异(HR 0.10,CI: 0.29-0.09,P=0.3)。吉西他滨联合卡培他滨组有更显著的 3~4 级中性粒细胞减少, 腹泻和手/足/口腔综合征。**结论**:对于 ACA 胰腺癌术后辅助性治疗, 推荐辅助性吉西他滨 + 卡培他滨作为新的辅助治疗手段。

表 33-10　胰腺癌化学治疗 ESPAC-4 试验结果

ESPAC-4	中位生存期(月)	5 年 OS	局部复发	5 年 PFS
吉西他滨	25.5	16.3%	66%	11.9%
吉西他滨 + 卡培他滨	28	28.8%	65%	18.6%
P 值	0.032		0.715	

• **什么是最佳的辅助性化放射治疗方案?**

Regine,RTOG 97-04(*JAMA* 2008,PMID 18319412;Update Regine *Ann Surg Oncol* 2011,PMID 21499862):451 例患者前瞻性随机性试验(PRT), 入组标准:T1-4N0-1M0 胰腺癌(ACA)(不包括壶腹癌)术后放射治疗(GTR)、KPS 评分 >60。随机分组:5-FU 持续性泵入[250mg/(m²·d)] ×3 周→化放射治疗→持续性泵入 5-FU 4 周, 休息 2 周, 持续 2 个月;或每周给予吉西他滨(每周 1000mg/m² 30 分钟) ×3→化放射治疗→吉西他滨 3 周, 休息 1 周, 应用 2 个月。化放射治疗 50.4Gy/28fx(45Gy 后缩野)每周同步 5-FU250mg/(m²·d), 持续性泵入。所有患者和(或)胰头肿瘤患者的主要终点目标是总生存期(OS)。毒性是次要终点目标。中位随访时间(OFS)1.48 年, 而仍生存的患者 6.98 年。N1 占 61%, T3~T4(更多在吉西他滨组)占 75%, 切缘阳性占 34%(25% 不知道切缘状态), 胰头肿瘤占 86%。总之, 在总生存期(OS)和无疾病进展期(DFS)上没有差异。在调整统计分析计划变量后, 通过多重变量分析(MVA)、淋巴结状态、肿瘤直径和切缘状态的变量, 吉西他滨组与 5-FU 相比较没有获益,中位生存期分别为(MS)20.5 与 17.1 个月,5 年总生存期(OS)分别为 22% 与 18%(HR 0.84,P=0.12)。

结论:化放治疗前后应用吉西他滨或 5-FU 的患者,生存期没有差异。吉西他滨有更强的血液毒性。

评论:RTOG 97-04 第二个分析表明放射治疗质控和遵守流程影响生存。此外,根据报告术后患者 CA19-9 >90 U/mL(HR 3.1,P<0.0001),生存期明显缩短[69]。

表 33-11 RTOG 97-04 胰腺癌化放射治疗结果

RTOG 97-04(所有患者)	局部复发	中位生存期(月)	3 年总生存	4 级血液毒性
5-FU 组	28%	16.9	22%	1%
吉西他滨组	23%	20.5	31%	14%
P 值	NS	0.09		<0.001

边缘可切除的胰腺癌

• 新的辅助化放射治疗依据是什么?

新辅助化放射治疗可帮助患者降低分期,缩小淋巴结,降低切缘阳性率,提高可能切除患者的切除率。治疗方案包括 5-FU 同步放射治疗和吉西他滨同步放射治疗。最近,研究焦点集中到新辅助化学治疗方案联合更强烈的化学治疗方案加或不加放射治疗,例如 FOLFIRINOX,改良 FOLFIRINOX 和吉西他滨/多西他赛/卡培他滨或吉西他滨/卡培他滨+放射治疗[70-72]。

Strobel,Heidelberg Germany(Surgery 2012,PMID 22770956):来自前瞻性数据库,257 例被确诊为局部晚期不可切除胰腺癌的患者,接受新辅助化放射治疗(77.4%)或化学治疗(22.6%)。所有患者接受手术切除者(46.7%)或仅接受探查术者(55.3%)。有 6 例(5%)为 T0 肿瘤,36 例(30.0%)为 R0,61 例(50.8%)为 R1,16 例(13.3%)为 R2 切除术。切除术的中位术后生存期相比探查术组更长(12.7 个月与 8.8 个月,P<0.0001)。R0 的中位术后生存期是 24.6 个月,R1 是 11.9 个月,R2 是 8.9 个月。R0 切除术后 3 年总生存率为 24%。

结论:40% 的不能切除患者可进行 R0/R1 切除并且其生存率与最初可切除患者相似。

Laurence,Australian Meta Analysis(J Gastrointest Surg 2011,PMID 21913045):通过对 19 项研究进行的系统性回顾和 Meta 分析来证实获益和并发症同新辅助化放射治疗治疗可切除和初始不可切除胰腺癌的相关性。不可切除胰腺癌患者与可切除胰腺癌患者相比显示出相似的生存结局。只有 40% 新辅助治疗后最终手术切除。新辅助化放射治疗同减少阳性切缘率相关。虽然围术期死亡率风险有所增加,但是并不显著增加胰腺瘘形成或总并发症。

结论:以上总生存(OS)研究的数据可能较差,而且不能够提供明确的结论。然而,新辅助治疗可能减少阳性切缘的风险,但是增加围术期并发症/死亡的风险。

Gillen,Munich Meta Analysis(*PLOS Med* 2010,PMID 20422030):系统性回顾和Meta分析了前瞻性和回顾性的研究评价新辅助化放射治疗、放射治疗或化学治疗,随后重新分期和手术探查或手术切除。111 项研究(4934 患者)根据他们评估最初肿瘤可切除或肿瘤不可切除或可能切除,进行分组。可切除患者术后中位生存期 23.3 个月,初始不能切除患者 20.5 个月。初始可以切除患者 CR 率 3.6%,PR 率 30.6%,然而初始不可切除肿瘤 CR 率 4.5% 且 PR 率 30.2%。

结论:新辅助治疗后再评估应该被考虑,对于有不能手术切除想法的患者,因为 1/3 的患者最终经历了手术,而且其生存与那些最初有切除想法的患者相似。

局部晚期/不可切除胰腺癌

● **化学治疗是否能改善晚期胰腺癌患者的症状?**

Burris(*JCO* 1997,PMID 9196156):126 例患者多中心前瞻性随机性试验(PRT)。入组标准:有症状的局部晚期(不可切除)或转移性疾病,随机分为吉西他滨 1000mg/m²,每周 1 次 7 周,休息 1 周,然后每周 3 次,4 周;或 5-FU 组(600mg/m²),每周 1 次。"临床获益反应"评价,它包括疼痛评价(疼痛消耗和疼痛强度)、KPS 评分和体重。临床获益要求持续性(定义为超过 4 周)提高 1 个以上变量,而其他变量没有下降。吉西他滨组临床获益反应的中位时间是 7 周,5-FU 组患者是 3 周,平均时限分别是 18 周与 13 周。吉西他滨组有更多的治疗相关副作用。

结论:对于晚期、有症状的患者,吉西他滨增加了临床获益反应,而且提高了总生存(OS)。治疗有很好的耐受性(表 33 - 12)。

表 33 - 12 胰腺癌 Burris 试验结果

	临床获益	中位生存期(月)	1 年总生存
5-FU	4.8%	4.41	2%
吉西他滨	23.8%	5.65	18%
P 值	0.0022	0.0025	

● **对于局部晚期不可切除胰腺癌,根治性化放射治疗依据是什么?**

就可切除胰腺癌而言,由于随机研究结果的矛盾,放射治疗作为局部晚期或不可切除胰腺癌的标准治疗尚存在争议。总的来说,首先放置胆管支架(如果有黄疸),然后诱导性化学治疗再分期,之后再进行化放射治疗或单独持续性化学治疗(参见 ASCO 指南)[58]。下述试验(见表33 - 13)支持应用化放射治疗,然而近期试验(Chauffert,Krishnan 和 Hammel)均不支持化放射治疗。

表33-13 支持应用化放射治疗治疗局部晚期/不可切除胰腺癌的临床试验

临床试验	年份	分组	结果	注释
Mayo Clinic[73]	1969	单纯放射治疗 化放射治疗(35~40Gy ± 5-FU)	中位生存期10.4个月(化放射治疗)对6.3个月(单纯放射治疗)	
GITSG 9273[74]	1981	单纯放射治疗(60Gy) 化放射治疗(40Gy) 化放射治疗(60Gy)	1年总生存40%对10%	放射治疗每20Gy给予两周休息,化学治疗给予5-FU同步和维持
GITSG 9283[75]	1988	单纯化学治疗 化放射治疗	1年总生存41%对19%	单纯化学治疗:SMF(链佐星,丝裂霉素和5-FU) 化放射治疗是54Gy + 同步5-FU
ECOG E4201[76]	2008	单纯化学治疗(吉西他滨) 化放射治疗(吉西他滨 + 50.4Gy/28fx)	中位生存9.2个月对11.1个月支持吉西他滨/放射治疗($P = 0.017$)	进度过慢提早终止

Chauffert, French FFCD-SFRO (*Ann Oncol* 2008, PMID 18467316):119例局部晚期患者和WHO PS-0前瞻性随机试验(PRT)。随机分组:诱导性化放射治疗组(60Gy/30fx,持续静脉泵入5-FU 300mg/m², 第1~5天,6周;联合顺铂20mg/m², 第1~5天,6周),或单独诱导性吉西他滨组(每周1000mg/m², 7周)。两组都维持吉西他滨治疗(每周1000mg/m², 3~4周),直到疾病进展或出现毒性反应。由于化放射治疗糟糕的生存期,试验提前终止。化放射治疗组中位生存期(MS)较低(8.6个月对13个月,$P = 0.03$),而毒性反应较高(诱导期间3~4级毒性反应36%对22%,维持期间32%对18%)。

结论:同单独应用吉西他滨相比,如前所述,证明诱导性化放射治疗毒性反应增加和疗效差。

评论:这项试验化放射治疗方案不是标准的,而且具有毒性反应。

Krishnan, MD Anderson(*Cancer* 2007, PMID 17538975):323例局部晚期胰腺癌回顾性研究。247例行化放射治疗(同步5-FU或者吉西他滨),76例接受诱导性吉西他滨联合放射治疗(近85%接受30Gy/10fx),同步5-FU(41%),吉西他滨(39%)或卡培他滨(20%)。随访时间(MFU)5个月。诱导性化放射治疗提高了中位生存时间(MS)(12个月对8个月;$P < 0.001$)和局部进展时间(6个月对9个月,$P = 0.003$)。

结论:优化患者选择是由诱导化学治疗后进展制订选择化放射治疗方案的依据,这可能是最理想的治疗策略,而且值得前瞻性随机性研究来证实。

Hammel, LAP07(*JAMA* 2016, PMID 27139057):442例患者前瞻性随机性试验(PRT)。随机分为两组:第一组吉西他滨(1000mg/m² 每周1次,3周)或吉西他滨联合厄罗替尼(100mg/d,4个月)。4个月后无进展的患者再次随机分组,化学治疗 ± 放射治疗[54Gy联合卡培他滨1600mg/(m²·d)]。接受厄罗替尼的患者治疗结束后继续接受厄罗替尼维持治疗。随访36.7个月,269个患者在4个月后没有进展。化学治疗中位生存期为16.5个月,化学治疗 + 放射治疗为15.2个月($P = 0.83$)。应用吉西他滨的中位生存期为13.6个月,应用吉西他滨联合厄罗替尼的为11.9个月($P = 0.09$)。应用化放射治疗局部复发降低显著(32%对46%,$P=0.03$)且不伴随3~4级毒性反应,除了恶心。

结论:在总生存期方面,化放射治疗和单纯化学治疗或者外加吉西他滨联合厄罗替尼作为化学治疗维持治疗对比无显著差异。

评论:规范化放射治疗和质控后,化放射治疗组只有32%患者按照每一个方案进行治疗,而50%的患者发生了较小的偏差和18%的患者有较大的偏差。

- SRS/SBRT 对于胰腺癌安全和有效吗?

SBRT 提供了一种很好的解决方案,安全地降低了局部复发,且不延迟化学治疗。《NCCN 指南》目前允许 SBRT 应用于经过筛选的患者。

Chang,Stanford(*Cancer* 2009,PMID 19117351):77 例不可切除胰腺癌患者的回顾性研究(58%局部进展;14%不能手术;8%局部复发;19%转移)应用射波刀®单次 25Gy 治疗,21%接受常规体外放射治疗(EBRT)45~54Gy。96%的患者接受了不同的以吉西他滨为基础的化学治疗方案,余下的4%没有接受化学治疗,直至他们出现远处转移。5%在6个月和12个月时出现孤立的局部失败。6个月和12个月无疾病进展时间(PFS)分别是26%和9%。6个月和12个月的总生存(OS)分别为56%和21%。2级以上的急性毒性是5%。3级以上的晚期毒性9%。

结论:单次 25Gy 分割照射提供了有效的局部控制手段,需要关注晚期毒性,最常见的毒性反应是溃疡。事实上,一项先前未照射过单次分割25Gy 照射的后期73例患者,进行队列研究,剂量–体积分析十二指肠的毒性,证实十二指肠毒性12个月的风险是29%[77]。

Pollom,Stanford Update(*IJROBP* 2014,PMID 25585785):167 例患者的回顾性研究,接受 SBRT 治疗采用单次 fx 治疗(45.5%)或5fx(54.5%)方案。随访时间(MFU)为7.9个月。不同分割方案复发率没有差异,单次分割6/12个月局部复发率(LR)分别为5.3%与9.5%,而多次分割照射分别为3.4%和11.7%。不同分割方式的生存率没有差异,单次分割放射治疗6/12个月生存率67%与30.8%,而多次分割放射治疗分别为75.7%与34.9%。5fx 分割方案在≥2级毒性反应有显著下降。单次分割组6/12个月≥3级胃肠道毒性发生率为8.1%与12.3%,而多次分割组毒性发生率都为5.6%,没有显著性差异。

结论:多次分割 SBRT 技术可以减少胃肠道毒性,而不会导致局部控制下降。

Mahadevan,Harvard(*IJROBP* 2011,PMID 21658854):回顾性研究,47 例患者接受吉西他滨[1000mg/(m^2·周)×3周,休息1周]直至不能耐受,至少6个周期或进展。2个周期后没有转移的患者受 SBRT 治疗(正常组织耐受量基础上的剂量24~36Gy,3fx 分割),在3~4周期间进行,而且不中断化学治疗。生存者的中位随访时间(MFU)21个月。47例最初的患者中,17%在两个周期吉西他滨化学治疗后发生了转移。接受了 SBRT 治疗的所有患者中位生存时间20个月,中位无病进展时间15个月。局部控制率85%。54%的患者(21/39)发生进展转移。晚期3级毒性,如9%(3/39)发生消化道出血和梗阻。

结论:合理选择局部失败的患者,证实为早期转移性疾病的那些人。SBRT 这种局部疗法可以安全地实施而不中断化学治疗。

Moningi, Johns Hopkins（*Ann Surg Oncol* 2015, PMID 25564157）:2010—2014 年 88 例胰腺癌患者接受 SBRT 治疗的回顾性研究。目的是评估总生存(OS)和局部无进展生存期(PFS)。74 例患者为局部晚期,14 例为可能切除。局部晚期随访 14.5 个月,可能切除随访 10.3 个月。大部分患者采用了 SBRT 前化学治疗,25Gy ~ 33Gy/5fx。中位生存期(MS)为 18.4 个月,中位无进展生存期为 9.8 个月。只有 3 例患者发生≥3 级毒性反应,5 例患者发生迟发≥2 级胃肠道毒性反应。19 例患者接受手术切除,其中 15 例(79%)存在局部晚期病变,16 例(84%)实施切缘阴性手术。

结论:化学治疗后 SBRT 无论对局部晚期还是可能切除的胰腺癌所引起的急性或迟发性毒性反应都是低的。多数接受切除手术患者不伴有放射线照射相关反应。

- **胰腺癌有术中放射治疗/术中电子束放射治疗(IORT/IOERT)的数据吗?**

目前的数据有限。Sindelar 等[78]研究了手术联合 60Gy 体外放射治疗(EBRT)分段式与 25Gy IOERT,每周 18 ~ 22 MeV 电子束,接着 50GyEBRT,1.5 ~ 1.75Gy/fx,两组生存时间没有显著差异。两组 12 个月中位生存期(MS)(无生存)、无疾病进展时间(DFS)(20 个月对 12 个月)没有显著差异。但是局部控制率有显著差异(80% 对 0%),IOERT 组有获益。Willett 等回顾分析了 150 例不能切除、没有转移、应用 IOERT 和 EBRT/5-FU 治疗的患者[79]。术中放射治疗开始于 15Gy,然而由于局部失败增加至 20Gy,1 年总生存 54%,两年总生存 15%,3 年总生存 7%,较小的肿瘤有更好总生存(OS)。注意晚期并发症发生在 15% 长期生存者之中(8/150),超过 3 ~ 4 年。

（吴登斌　译）

参考文献

1. Twombly R. Adjuvant chemoradiation for pancreatic cancer: few good data, much debate. *J Natl Cancer Inst*. 2008;100(23):1670–1671.
2. Siegel RL, Miller KD, Jemal A. Cancer statistics, 2017. *CA Cancer J Clin*. 2017;67(1):7–30.
3. Boyle P, Hsieh CC, Maisonneuve P, et al. Epidemiology of pancreas cancer (1988). *Int J Pancreatol*. 1989;5(4):327–346.
4. Hariharan D, Saied A, Kocher HM. Analysis of mortality rates for pancreatic cancer across the world. *HPB (Oxford)*. 2008;10(1):58–62.
5. Yao JC, Eisner MP, Leary C, et al. Population-based study of islet cell carcinoma. *Ann Surg Oncol*. 2007;14(12):3492–3500.
6. Ma J, Siegel R, Jemal A. Pancreatic cancer death rates by race among US men and women, 1970–2009. *J Natl Cancer Inst*. 2013;105(22):1694–1700.
7. Yao JC, Hassan M, Phan A, et al. One hundred years after "carcinoid": epidemiology of and prognostic factors for neuroendocrine tumors in 35,825 cases in the United States. *J Clin Oncol*. 2008;26(18):3063–3072.
8. Barone E, Corrado A, Gemignani F, Landi S. Environmental risk factors for pancreatic cancer: an update. *Arch Toxicol*. 2016;90(11):2617–2642.
9. Fuchs CS, Colditz GA, Stampfer MJ, et al. A prospective study of cigarette smoking and the risk

of pancreatic cancer. *Arch Intern Med.* 1996;156(19):2255–2260.

10. Michaud DS, Giovannucci E, Willett WC, et al. Physical activity, obesity, height, and the risk of pancreatic cancer. *JAMA.* 2001;286(8):921–929.

11. Hassan MM, Li D, El-Deeb AS, et al. Association between hepatitis B virus and pancreatic cancer. *J Clin Oncol.* 2008;26(28):4557–4562.

12. Giardiello FM, Brensinger JD, Tersmette AC, et al. Very high risk of cancer in familial Peutz-Jeghers syndrome. *Gastroenterology.* 2000;119(6):1447–1453.

13. van Lier MG, Wagner A, Mathus-Vliegen EM, et al. High cancer risk in Peutz-Jeghers syndrome: a systematic review and surveillance recommendations. *Am J Gastroenterol.* 2010;105(6):1258–1264.

14. Lim W, Olschwang S, Keller JJ, et al. Relative frequency and morphology of cancers in STK11 mutation carriers. *Gastroenterology.* 2004;126(7):1788–1794.

15. de Snoo FA, Bishop DT, Bergman W, et al. Increased risk of cancer other than melanoma in CDKN2A founder mutation (p16-Leiden)-positive melanoma families. *Clin Cancer Res.* 2008;14(21):7151–7157.

16. Roberts NJ, Jiao Y, Yu J, et al. ATM mutations in patients with hereditary pancreatic cancer. *Cancer Discov.* 2012;2(1):41–46.

17. Iqbal J, Ragone A, Lubinski J, et al. The incidence of pancreatic cancer in BRCA1 and BRCA2 mutation carriers. *Br J Cancer.* 2012;107(12):2005–2009.

18. Olson SH, Kurtz RC. Epidemiology of pancreatic cancer and the role of family history. *J Surg Oncol.* 2013;107(1):1–7.

19. Klein AP. Genetic susceptibility to pancreatic cancer. *Mol Carcinog.* 2012;51(1):14–24.

20. Klein AP, Hruban RH, Brune KA, et al. Familial pancreatic cancer. *Cancer J.* 2001;7(4):266–273.

21. Solomon S, Das S, Brand R, Whitcomb DC. Inherited pancreatic cancer syndromes. *Cancer J.* 2012;18(6):485–491.

22. Amundadottir L, Kraft P, Stolzenberg-Solomon RZ, et al. Genome-wide association study identifies variants in the ABO locus associated with susceptibility to pancreatic cancer. *Nat Genet.* 2009;41(9):986–990.

23. Wolpin BM, Chan AT, Hartge P, et al. ABO blood group and the risk of pancreatic cancer. *J Natl Cancer Inst.* 2009;101(6):424–431.

24. Genkinger JM, Li R, Spiegelman D, et al. Coffee, tea, and sugar-sweetened carbonated soft drink intake and pancreatic cancer risk: a pooled analysis of 14 cohort studies. *Cancer Epidemiol Biomarkers Prev.* 2012;21(2):305–318.

25. Esposito I, Konukiewitz B, Schlitter AM, Kloppel G. Pathology of pancreatic ductal adenocarcinoma: facts, challenges and future developments. *World J Gastroenterol.* 2014;20(38):13833–13841.

26. La Rosa S, Sessa F, Capella C. Acinar Cell carcinoma of the pancreas: overview of clinicopathologic features and insights into the molecular pathology. *Front Med (Lausanne).* 2015;2:41.

27. Klimstra DS. Nonductal neoplasms of the pancreas. *Mod Pathol.* 2007;20(Suppl 1):S94–S112.

28. Winter JM, Maitra A, Yeo CJ. Genetics and pathology of pancreatic cancer. *HPB (Oxford).* 2006;8(5):324–336.

29. Canto MI, Goggins M, Hruban RH, et al. Screening for early pancreatic neoplasia in high-risk individuals: a prospective controlled study. *Clin Gastroenterol Hepatol.* 2006;4(6):766–781; quiz 665.

30. Canto MI, Harinck F, Hruban RH, et al. International Cancer of the Pancreas Screening (CAPS) Consortium summit on the management of patients with increased risk for familial pancreatic cancer. *Gut.* 2013;62(3):339–347.

31. Canto MI, Hruban RH, Fishman EK, et al. Frequent detection of pancreatic lesions in asymptomatic high-risk individuals. *Gastroenterology.* 2012;142(4):796–804; quiz e714–e795.

32. Porta M, Fabregat X, Malats N, et al. Exocrine pancreatic cancer: symptoms at presentation and their relation to tumour site and stage. *Clin Transl Oncol.* 2005;7(5):189–197.

33. Kalser MH, Barkin J, MacIntyre JM. Pancreatic cancer: assessment of prognosis by clinical presentation. *Cancer.* 1985;56(2):397–402.

34. Bakkevold KE, Arnesjo B, Kambestad B. Carcinoma of the pancreas and papilla of Vater: present-

ing symptoms, signs, and diagnosis related to stage and tumour site: a prospective multicentre trial in 472 patients. Norwegian Pancreatic Cancer Trial. *Scand J Gastroenterol.* 1992;27(4):317–325.

35. Chang JS, Choi SH, Lee Y, et al. Clinical usefulness of (1)(8)F-fluorodeoxyglucose-positron emission tomography in patients with locally advanced pancreatic cancer planned to undergo concurrent chemoradiation therapy. *Int J Radiat Oncol Biol Phys.* 2014;90(1):126–133.

36. Poley JW, Kluijt I, Gouma DJ, et al. The yield of first-time endoscopic ultrasonography in screening individuals at a high risk of developing pancreatic cancer. *Am J Gastroenterol.* 2009;104(9):2175–2181.

37. Langer P, Kann PH, Fendrich V, et al. Five years of prospective screening of high-risk individuals from families with familial pancreatic cancer. *Gut.* 2009;58(10):1410–1418.

38. Hennedige TP, Neo WT, Venkatesh SK. Imaging of malignancies of the biliary tract: an update. *Cancer Imaging.* 2014;14:14.

39. Ahmed SI, Bochkarev V, Oleynikov D, Sasson AR. Patients with pancreatic adenocarcinoma benefit from staging laparoscopy. *J Laparoendosc Adv Surg Tech A.* 2006;16(5):458–463.

40. Allen VB, Gurusamy KS, Takwoingi Y, et al. Diagnostic accuracy of laparoscopy following computed tomography (CT) scanning for assessing the resectability with curative intent in pancreatic and periampullary cancer. *Cochrane Database Syst Rev.* 2013;(11):CD009323.

41. Warshaw AL, Gu ZY, Wittenberg J, Waltman AC. Preoperative staging and assessment of resectability of pancreatic cancer. *Arch Surg.* 1990;125(2):230–233.

42. Gillen S, Schuster T, Meyer Zum Buschenfelde C, et al. Preoperative/neoadjuvant therapy in pancreatic cancer: a systematic review and meta-analysis of response and resection percentages. *PLoS Med.* 2010;7(4):e1000267.

43. Andren-Sandberg A. Prognostic factors in pancreatic cancer. *N Am J Med Sci.* 2012;4(1):9–12.

44. Bilici A. Prognostic factors related with survival in patients with pancreatic adenocarcinoma. *World J Gastroenterol.* 2014;20(31):10802–10812.

45. Tas F, Sen F, Keskin S, et al. Prognostic factors in metastatic pancreatic cancer: older patients are associated with reduced overall survival. *Mol Clin Oncol.* 2013;1(4):788–792.

46. Eloubeidi MA, Desmond RA, Wilcox CM, et al. Prognostic factors for survival in pancreatic cancer: a population-based study. *Am J Surg.* 2006;192(3):322–329.

47. Tran KT, Smeenk HG, van Eijck CH, et al. Pylorus preserving pancreaticoduodenectomy versus standard Whipple procedure: a prospective, randomized, multicenter analysis of 170 patients with pancreatic and periampullary tumors. *Ann Surg.* 2004;240(5):738–745.

48. Lin PW, Shan YS, Lin YJ, Hung CJ. Pancreaticoduodenectomy for pancreatic head cancer: PPPD versus Whipple procedure. *Hepatogastroenterology.* 2005;52(65):1601–1604.

49. Seiler CA, Wagner M, Bachmann T, et al. Randomized clinical trial of pylorus-preserving duodenopancreatectomy versus classical Whipple resection-long term results. *Br J Surg.* 2005;92(5):547–556.

50. Yeo CJ, Cameron JL, Lillemoe KD, et al. Pancreaticoduodenectomy with or without distal gastrectomy and extended retroperitoneal lymphadenectomy for periampullary adenocarcinoma, part 2: randomized controlled trial evaluating survival, morbidity, and mortality. *Ann Surg.* 2002;236(3):355–366; discussion 366–358.

51. Riall TS, Cameron JL, Lillemoe KD, et al. Pancreaticoduodenectomy with or without distal gastrectomy and extended retroperitoneal lymphadenectomy for periampullary adenocarcinoma—Part 3: update on 5-year survival. *J Gastrointest Surg.* 2005;9(9):1191–1204; discussion 1204–1196.

52. Langer B. Role of volume outcome data in assuring quality in HPB surgery. *HPB (Oxford).* 2007;9(5):330–334.

53. NCCN Clinical Practice Guidelines in Oncology: Pancreatic Adenocarcinoma. 2017. https://www.nccn.org

54. Conroy T, Desseigne F, Ychou M, et al. FOLFIRINOX versus gemcitabine for metastatic pancreatic cancer. *N Engl J Med.* 2011;364(19):1817–1825.

55. Goldstein D, El-Maraghi RH, Hammel P, et al. nab-Paclitaxel plus gemcitabine for metastatic pancreatic cancer: long-term survival from a phase III trial. *J Natl Cancer Inst.* 2015;107(2).

doi:10.1093/jnci/dju413

56. Moore MJ, Goldstein D, Hamm J, et al. Erlotinib plus gemcitabine compared with gemcitabine alone in patients with advanced pancreatic cancer: a phase III trial of the National Cancer Institute of Canada Clinical Trials Group. *J Clin Oncol.* 2007;25(15):1960–1966.

57. Maeda A, Boku N, Fukutomi A, et al. Randomized phase III trial of adjuvant chemotherapy with gemcitabine versus S-1 in patients with resected pancreatic cancer: Japan Adjuvant Study Group of Pancreatic Cancer (JASPAC-01). *Jpn J Clin Oncol.* 2008;38(3):227–229.

58. Balaban EP, Mangu PB, Khorana AA, et al. Locally advanced, unresectable pancreatic cancer: American Society of Clinical Oncology clinical practice guideline. *J Clin Oncol.* 2016;34(22):2654–2668.

59. Videtic GMM, Woody N, Vassil AD. *Handbook of Treatment Planning in Radiation Oncology.* 2nd ed. New York, NY: Demos Medical; 2015.

60. Goodman KA, Regine WF, Dawson LA, et al. Radiation Therapy Oncology Group consensus panel guidelines for the delineation of the clinical target volume in the postoperative treatment of pancreatic head cancer. *Int J Radiat Oncol Biol Phys.* 2012;83(3):901–908.

61. Morganti AG, Trodella L, Valentini V, et al. Pain relief with short-term irradiation in locally advanced carcinoma of the pancreas. *J Palliat Care.* 2003;19(4):258–262.

62. Ceha HM, van Tienhoven G, Gouma DJ, et al. Feasibility and efficacy of high dose conformal radiotherapy for patients with locally advanced pancreatic carcinoma. *Cancer.* 2000;89(11):2222–2229.

63. Arcidiacono PG, Calori G, Carrara S, McNicol ED, Testoni PA. Celiac plexus block for pancreatic cancer pain in adults. *Cochrane Database Syst Rev.* 2011;(3):CD007519.

64. Wong GY, Schroeder DR, Carns PE, et al. Effect of neurolytic celiac plexus block on pain relief, quality of life, and survival in patients with unresectable pancreatic cancer: a randomized controlled trial. *JAMA.* 2004;291(9):1092–1099.

65. Eisenberg E, Carr DB, Chalmers TC. Neurolytic celiac plexus block for treatment of cancer pain: a meta-analysis. *Anesth Analg.* 1995;80(2):290–295.

66. Neoptolemos JP, Dunn JA, Stocken DD, et al. Adjuvant chemoradiotherapy and chemotherapy in resectable pancreatic cancer: a randomised controlled trial. *Lancet.* 2001;358(9293):1576–1585.

67. Neoptolemos JP, Stocken DD, Friess H, et al. A randomized trial of chemoradiotherapy and chemotherapy after resection of pancreatic cancer. *N Engl J Med.* 2004;350(12):1200–1210.

68. Abrams RA, Winter KA, Regine WF, et al. Failure to adhere to protocol specified radiation therapy guidelines was associated with decreased survival in RTOG 9704: a Phase III trial of adjuvant chemotherapy and chemoradiotherapy for patients with resected adenocarcinoma of the pancreas. *Int J Radiat Oncol Biol Phys.* 2012;82(2):809–816.

69. Berger AC, Winter K, Hoffman JP, et al. Five year results of US intergroup/RTOG 9704 with postoperative CA 19-9 ≤90 U/mL and comparison to the CONKO-001 trial. *Int J Radiat Oncol Biol Phys.* 2012;84(3):e291–e297.

70. Paniccia A, Edil BH, Schulick RD, et al. Neoadjuvant FOLFIRINOX application in borderline resectable pancreatic adenocarcinoma: a retrospective cohort study. *Medicine (Baltimore).* 2014;93(27):e198.

71. Blazer M, Wu C, Goldberg RM, et al. Neoadjuvant modified (m) FOLFIRINOX for locally advanced unresectable (LAPC) and borderline resectable (BRPC) adenocarcinoma of the pancreas. *Ann Surg Oncol.* 2015;22(4):1153–1159.

72. Sherman WH, Chu K, Chabot J, et al. Neoadjuvant gemcitabine, docetaxel, and capecitabine followed by gemcitabine and capecitabine/radiation therapy and surgery in locally advanced, unresectable pancreatic adenocarcinoma. *Cancer.* 2015;121(5):673–680.

73. Moertel CG, Childs DS Jr, Reitemeier RJ, et al. Combined 5-fluorouracil and supervoltage radiation therapy of locally unresectable gastrointestinal cancer. *Lancet.* 1969;2(7626):865–867.

74. Moertel CG, Frytak S, Hahn RG, et al. Therapy of locally unresectable pancreatic carcinoma: a randomized comparison of high dose (6000 rads) radiation alone, moderate dose radiation (4000 rads + 5-fluorouracil), and high dose radiation + 5-fluorouracil: The Gastrointestinal Tumor Study Group. *Cancer.* 1981;48(8):1705–1710.

75. Treatment of locally unresectable carcinoma of the pancreas: comparison of combined-modality therapy (chemotherapy plus radiotherapy) to chemotherapy alone. Gastrointestinal Tumor Study Group. *J Natl Cancer Inst.* 1988;80(10):751–755.

76. Loehrer PJ Sr, Feng Y, Cardenes H, et al. Gemcitabine alone versus gemcitabine plus radiotherapy in patients with locally advanced pancreatic cancer: an Eastern Cooperative Oncology Group trial. *J Clin Oncol.* 2011;29(31):4105–4112.

77. Murphy JD, Christman-Skieller C, Kim J, et al. A dosimetric model of duodenal toxicity after stereotactic body radiotherapy for pancreatic cancer. *Int J Radiat Oncol Biol Phys.* 2010;78(5):1420–1426.

78. WF S, TJ K. Randomized trial of intraoperative radiotherapy in resected carcinoma of the pancreas. *Int J Radiat Oncol Biol Phys.* 1986;12(1):148.

79. Willett CG, Del Castilo CF, Shih HA, et al. Long-term results of intraoperative electron beam irradiation (IOERT) for patients with unresectable pancreatic cancer. *Ann Surg.* 2005;241(2):295–299.

第 **34** 章

结直肠癌

Ehsan H. Balagamwala, Sudha R. Amarnath

速览:结直肠癌(CRC)是美国第三大最常见的癌症。如伴有家族性腺瘤性息肉病(FAP)或遗传性非息肉性结肠癌(HNPCC),年轻时发生 CRC 的风险会增加。手术切除是标准的治疗手段,包括完整的直肠系膜切除术(TME),通过直肠低位前切除术(LAR,保留括约肌,又称 Dixon 手术)或经腹部会阴联合切除术(APR,不保留括约肌,又称 Miles 手术)。新辅助放射治疗是高危患者的标准治疗手段,尤其是伴有阳性淋巴结或 cT3~T4 的,并可以降低 LRR。放射治疗剂量为 50.4Gy/28fx,同时持续输注 5-FU 或口服卡培他滨,手术在其后 7~8 周,另外,也可以单独给予 25Gy/5fx 放射治疗,7~10 天后手术,也是可以接受的标准手段(表 34-1)。

表 34-1 结肠癌的一般治疗策略

	治疗选择
Ⅰ期	cT1N0 只行经肛门局部切除
	低危者,观察(病变 pT1 <3cm,<30% 周长,距肛缘 8cm 以内,1~2 级,切缘 >3mm,无 LVSI)
	高危者,行 TME 手术(APR/LAR) + 辅助治疗(pT1 病灶切缘阳性、LVSI、低分化肿瘤或 pT2)
	cT2N0 行 TME 手术(APR/LAR)
	pT1~T2N0,不需要辅助治疗;pT3N0 或 pT1-3N1-2,行辅助性化放射治疗 ± 辅助化学治疗
Ⅱ~Ⅲ期	术前化放射治疗/放射治疗 + TME 手术(APR/LAR) + 辅助化学治疗(有争议)。短程放射治疗不推荐用于 T4 或多发淋巴结转移。如果伴有肠梗阻,诱导治疗前可能需要转移结肠造口术
ⅣA 期(可切除的转移灶)	基于 MDT 的个体化治疗。一般选择包括:
	1.联合化学治疗 + 放射治疗(短程或长程),然后分期,或同步切除(原发灶及转移灶) + 辅助化学治疗
	2.或化放射治疗,然后分期,或同步切除(原发灶及转移灶) + 辅助性化学治疗
孤立性的盆腔肿块或吻合口复发	可切除的:术前化放射治疗→切除 ± IORT
	不可切除的:化学治疗 ± 放射治疗
	如果既往盆腔 RT,应考虑一天 2fx 的再次照射

流行病学:结直肠癌是美国第三常见大癌症,在癌症相关死亡原因排行榜中,男性第二,女性第三。2007 年,结直肠癌发病 135 430 例,其中直肠癌 95 520 例。与妇女和高加索人相比,男性和非洲裔美国人的发病率更高。虽然发病率在男女两性中都在下降,但在年轻人中却急剧上升。在美国,结直肠癌发病的平均终生风险为 5%[3]。

危险因素:年龄、男性、炎症性肠病(尤其是溃疡性结肠炎)、高脂、低纤维、饮酒、吸烟、家族史、遗传综合征(见表 34 – 2)、糖尿病、红肉、胆囊切除术。保护因素包括非甾体消炎药、纤维、维生素 B6。

表34 –2 家族性结直肠癌综合征

家族性腺瘤性息肉病 FAP	腺瘤性结直肠息肉病(APC)基因,位于 5 号染色体,出现常染色体显性基因突变。结直肠癌在年轻人中较多,通常不起源于腺瘤。变异体包括 Gardener(肉瘤,骨瘤,硬纤维瘤)和 Turcot(GBM,髓母细胞瘤)
遗传性非息肉性结肠癌 HNPCC(林奇综合征)	由于错配修复基因突变导致微卫星不稳定,hMLH1、hMSH2、hMSH6 或 PMS2 的出现最常见,同时伴发肿瘤或以后发生癌变都是可能的。HNPCC 患者也有子宫癌、卵巢癌、胃癌、小肠癌、肝胆系统肿瘤、脑瘤、肾盂输尿管癌等风险

解剖学:直肠癌定义为跨越或低于腹膜反射的病变(标志是距离肛缘约 11cm 处的中横褶皱)或位于 12cm 以内的病变。如果病灶完全在此水平以上,则按结肠癌治疗(注意:有的临床研究曾以距离边缘 16cm 为界)。直肠分层:黏膜、黏膜肌层、黏膜下层、固有肌层、浆膜层及脂肪层。直肠长度为 12~15cm,起始于直肠乙状结肠交界(约 S3),延伸至肛门直肠环,非常接近齿状线。直肠近段 1/3 由前后两面腹膜覆盖,由直肠上动脉供应(来自 IMA)。直肠中间 1/3 由前腹膜覆盖,直肠中动脉由髂内动脉供应。下位直肠不被腹膜化,由直肠下动脉从阴部内动脉供应。肛门直肠环由内外括约肌和提肛肌组成。肠系膜不是真正的肠系膜,而是松散的结缔组织,在后方较厚。它包含 IMA 的末端分支需要切除以进行适当的手术(稍后见 TME)。肛门直肠环:①肛门内括约肌的特征,为肛门失禁所必需;②功能性括约肌保留手术的下界;③直肠癌扩散的淋巴分水岭。肛门直肠环以上的肿瘤倾向于沿直肠中血管的分布转移到髂内淋巴结,而可能延伸到肛管的肿瘤,它可能通过直肠下血管和髂外血管转移到腹股沟淋巴结。淋巴引流:直肠上半部分区域沿直肠上动脉被引流至直肠旁、骶前、乙状结肠和肠系膜下淋巴结。直肠下半部则沿直肠中动脉引流至髂内淋巴结。延伸至肛管(齿状线以下)的肿瘤可引流至腹股沟淋巴结。向前侵入(盆腔器官)的肿瘤可引流至髂外淋巴结。转移模式:肝脏是结肠癌和直肠癌转移最常见的位置。与结肠癌相比,直肠癌有更多的肺癌倾向。直肠上段肿瘤沿直肠上静脉向门脉系统扩散并进入肝内。直肠中段、下段肿瘤沿直肠中、下静脉扩散,累及髂内淋巴结,也可进入全身血液循环,累及肺部。

病理学:90% 以上的直肠癌是腺癌,15%~20% 的腺癌含有胶质样胞外黏蛋白,但无预后意义。然而,有印戒(细胞内黏蛋白)的肿瘤占腺癌的 1%~2%,预后较差。其他组织学有:小细胞、类癌、平滑肌肉瘤及淋巴瘤。

筛查：对于平均风险患者，《NCCN 指南》建议在 50 岁时进行结肠镜检查，如果阴性，每 10 年检查一次。如果发现息肉，根据息肉的风险，每 3 年或 5 年重复一次结肠镜检查。其他筛查包括粪便检查、CT 结肠成像，或软管乙状结肠镜与粪肠的结合。粪便检查包括粪肠、粪便免疫化学（FIT）或粪便 DNA；如果阳性，则进行结肠镜检查。在高危患者中，从 40 岁开始筛查，或在受影响一级亲属初诊前 10 年开始筛查，然后每 5 年重复结肠镜检查。对于 IBD 患者，每年一度的结肠镜检查应在症状发作后 8～10 年开始。如果是 FAP 患者，应在息肉病发病后行选择性结肠切除术或直肠结肠切除术。如果是 HNPCC 患者，从 20～25 岁开始，每隔 1～2 年进行一次结肠镜检查。

临床表现：便血是直肠和低位乙状结肠癌最常见的症状。腹痛在结肠癌中更常见。其他症状：便秘，腹泻，大便变细，局部晚期疾病，里急后重，腹部下坠，直肠急迫，排空不足，尿路刺激症状，臀部和会阴疼痛。

诊断：病史与体格检查，包括直肠指诊（判断肿瘤的大小、位置、活动能力及括约肌功能状态）和女性盆腔检查。

实验室检查：血常规，肝功能检查，CEA（可对不同分期的独立生存产生不良影响）。

流程：结肠镜检查/活检。

影像检查：胸部 CT，腹部 CT，骨盆 CT。盆腔增强 MRI 是临床分期的标准检查。如果没有 MRI，可以用直肠超声替代其价值。PET-CT 不是常规检查，但有许多临床应用价值。

预后因素：分期（T，N）、环切缘（CRM）和淋巴管浸润（LVI）是最重要的影响因素。身体状态、AJCC 分期、分化分级（G3 更差）、手术、化学治疗的管理和放射治疗前及放射治疗期间的血红蛋白水平（<12g/dL 对 ≥12g/dL）均能预测生存期的改善。术前 CEA >5ng/mL 与较差的 RFS 和 OS 有关。Gunderson 等对总共 3791 例的 5 个临床研究的资料进行了 Meta 分析，手术 + 辅助化学治疗和（或）放射治疗是治疗方案，结果显示：T 分期和 N 分期均是影响生存的独立因素。可将患者分为四个危险组：低度危险组（T1 - T2N0）、中度危险组（T1 - T2N1/T3N0）、中高危险组（T1 - T2N2，T3N1 或 T4N0）和高危险组，而中高危险组和高危险组患者被认为值得推荐三联合治疗方案，中度危险组则被认为是边缘性的，可选可不选的，价值有待考虑（表 34 - 3）。

分期

表 34 - 3　《AJCC 癌症分期手册》第 8 版（2017 年）直肠癌分期

T/M		N　cN0	cN1a	cN1b	cN1c	cN2a	cN2b
T1	• 侵犯黏膜下层	I	ⅢA				
T2	• 侵犯黏膜肌层						
T3	• 侵犯直肠周软组织	ⅡA	ⅢB				
T4	A 侵犯内脏腹膜	ⅡB					
	B 侵犯或附着于邻近器官/结构	ⅡC		ⅢC			

（待续）

表 34-3（续）

T/M		N cN0	cN1a	cN1b	cN1c	cN2a	cN2b
M1a	远处转移至 1 个器官,但无腹膜转移			ⅣA			
M1b	远处转移≥2 个器官,无腹膜转移			ⅣB			
M1c	有腹膜转移,有或无其他器官或部位的转移			ⅣC			

与第 7 版相比,无重大变化,只是新加了 M1c。

注:腹膜,包括肿瘤性肠穿孔和肿瘤通过炎症区向内脏腹膜表面持续侵入。

cN1a,1 个区域性淋巴结;cN1b,2~3 个区域性淋巴结;cN1c,无阳性区域性淋巴结,但浆膜下、肠系膜下、非腹膜外结肠或直肠周围有肿瘤细胞沉积;cN2a,4~6 个区域性淋巴结;cN2b,≥7 区域性淋巴结。

治疗模式

手术:手术是治疗的主要方式。T1 肿瘤的治疗是经肛门切除。其他期别肿瘤均应行腹部严格的 TME 切除术(LAR 或 APR),并切除至少 12 枚淋巴结,进行分期。

局部切除(经肛门切除或经肛门内镜显微手术):适用于 T1 肿瘤,其最大直径 <3cm,不超过直肠周长 30%,位于齿状线 8cm 以内或低于直肠中瓣膜,组织病理为低级别并无 LVSI[1]。

低位前切除术:保留括约肌及结肠肛门吻合术(或结肠 J 袋或结肠成形术)。目前认为肿瘤远端 2cm 甚至更少的边缘是足够的,关键的切缘是环切缘(CRM),阴性与否是预后的最重要因素。

腹会阴切除术:对于距肛门缘 <5cm 的肿瘤,认为不可能保留括约肌。直肠乙状结肠经腹部切口缝合,肛管则经会阴切口拔出。需要永久性结肠造口术,发病率更高。与保留括约肌手术相比,NSABP R-04 在 1 年内没有表现出较差的生活质量,但整体生活质量却是不同的[9]。

全直肠系膜切除术:这是实施 APR 或 LAR 的参考标准。切除直肠系膜时,应切除相关的血管和淋巴管、脂肪组织,直肠系膜可通过锐性剥离形成团块,这种方法能够保护交感神经。TME 能提高局部控制率,改善交感神经损伤的后遗症(如阳痿、逆行射精和尿失禁),但与常规手术的标准钝性解剖分离相比,吻合口漏率较高。

化学治疗:化学治疗可改善局控率和总生存率,同时可减少远处转移的风险[10]。

适应证:术前/术后 T3/T4、N1/N2 患者、切缘阳性或局部复发风险高(高级别阳性或近切缘)。

同步化学治疗

1.持续静脉输注 5-Fu:与放射治疗同步进行,可提高 LC、DFS 和 OS(依据梅奥诊所和 NCCTG 研究),与推注 5-FU 相比,其复发率和远处转移发生率较低,4 年 OS 从 60% 上升到 70%。放射治疗期间的 PVI 5-Fu 剂量为 225mg/m^2。

2.卡培他滨:有几项试验表明,与 PVI 5-Fu 相比,它并不太差。德国三期临床研究(包括术前和术后放化疗)显示,远处转移有明显的减少,有 OS 和 DFS 获益的趋势。NSABP R-

04 研究证实了卡培他滨与 PVI 5-FU 的等效性。与 5-FU 相比,卡培他滨与手足综合征、疲劳、直肠炎和白细胞减少有关。同步剂量为 $825mg/m^2$,每天两次,每周 5 天。不同步放射治疗,剂量为 $1000 \sim 1250mg/m^2$,每天两次,14 天,每 3 周一个循环。

3. 奥沙利铂:不推荐,因为多个研究中,虽然毒性增加,但没有观察到任何益处。

4. 伊立替康和贝伐单抗:多个二期研究显示,联合卡培他滨可作为长程放化疗的一部分,具有良好的耐受性,但仍处于研究阶段。

辅助化学治疗:辅助化学治疗的作用目前存在争议,通常在德国直肠癌研究中进行(见 Sauer 等)。常用方案包括 FOLFOX、CAPEOX、5-FU 或 5-FU + LCV。爱慕研究使用辅助 FOL-FOX,提高了 3 年的 DFS(72% 对 63%)。类似的 CAO/ARO/AIO – 04 研究中,术前 5-FU ± 奥沙利铂放化疗,然后手术和辅助 5-FU LCV ± 奥沙利铂的结果显示,使用奥沙利铂可明显地改善 DFS[21]。相比之下,最近的病例 Meta 分析显示,在接受术前放化疗的患者(随后均手术治疗)中,继续辅助化学治疗的患者没有比不接受辅助化学治疗的患者有任何优势[22,23]。

放射治疗:放射治疗可改善局部控制率,减少直肠癌死亡,并可能改善总生存率[24]。

术前放射治疗:适应于 cT3 ~ T4 或 cN1 – 2。有两种治疗方式,即短疗程(25Gy/5fx,1 周内手术,淋巴结阳性者,加辅助化学治疗)或长疗程(50.4Gy/28fx,7 ~ 8 周后手术)。短疗程放射治疗后,5 天后手术者,术后并发症开始增加,10 天后手术者,术后并发症则显著增加。虽然短程放射治疗后等待 4 ~ 5 周,会让分期明显下降(44% 对 13%),但对于保留括约肌手术没有获益[25]。

术后放射治疗:适应于 pT3 ~ T4,pN1 – 2(Ⅱ~ Ⅲ期),切缘阳性,分化差[26]。肿瘤有残留的,放射治疗剂量要提升至 55 ~ 60Gy。伴有严重肠梗阻的患者,放射治疗前要行结肠造口术。相对放射治疗禁忌证:活动性炎症性肠病,结缔组织病。

治疗过程:见《放射肿瘤学治疗计划手册》[27],第 7 章。

其他方式:小 T1 肿瘤可选择热电凝或腔内放射治疗、HDR 近距离治疗。

基于循证数据的问与答

长疗程放射治疗

• **为什么在直肠癌标准治疗中,手术之外要加入放化疗?**

GITSG 7175(*NEJM*, 1985, PMID 2859523; Update Thomas, *Radiother Oncol* 1988, PMED 3064191):术前放射治疗 227 例,Dukes B2 和 C 直肠(T3 ~ T4 或 N +)ACA,R0 切除,无转移,肿瘤远端距肛缘 <12cm。随机分组:①手术,②术后化学治疗(静脉推注 5-FU/M-CCNU),③术后放射治疗 40 ~ 48Gy,常规分割,或④术后放化疗:40Gy 或 44Gy,常规分割,+ 5-FU $500mg/m^2$,然后辅助 5-Fu/M-CCNU,如化学治疗单臂。研究因为放化疗的显著获益,很快就终止了研究。总体上,化学治疗降低了远处转移的发病率(20% 对 30%),放射治疗

降低局部复发率(16%对25%)。

结论:辅助放化疗能改善直肠癌的局部控制率和总生存率(表34-4)。

表34-4 GITSG 7175 直肠癌研究结果

	7年局部复发率	7年总生存率
手术	24%	36%
手术+放射治疗	27%	46%
手术+化学治疗	20%	46%
手术+放化疗+辅助化学治疗	11%	56%

Fisher,NSABP R-01(*JNCI* 1988,PMID 3276900):555例Dukes B期(AJCC T3N0)和C期(淋巴结阳性)直肠癌患者,根治术后随机分为三组:①单纯手术;②术后化学治疗CC-NU、长春新碱和5-Fu(MOF);③术后放射治疗(46~47Gy)。化学治疗提高了5年OS(53%对43%,$P=0.05$)和5年DFS(42%对30%,$P=0.006$);放射治疗改善了5年LR(16%对25%,$P=0.06$),但没有改善OS。

结论:辅助化学治疗改善OS,放射治疗降低LR。

Krook,NCCTG 794751(*NEJM* 1991,PMID 1997835):204例T3~T4或N+的直肠癌患者,肿瘤肛门缘12cm内,手术后随机分为两组:①术后放射治疗组45Gy/25fx+5.4Gy瘤床及邻近淋巴结加量和②术后放化疗组5-FU推注+司莫司汀1个月,然后推注5-FU 500mg/m²(与放射治疗同步),再两个月的联合5-FU/司莫司汀。与单纯放射治疗相比,放化疗改善了OS、DFS、LR和DM(远处转移)的发生率。

结论:辅助放化疗优于单纯放射治疗。

• **在辅助治疗中,增加放射治疗对化学治疗的价值是什么?**

Wolmark,NSABP R-02(*JNCI* 2000,PMID 106990969):694例Dukes B期(AJCC T3N0)和C期(淋巴结阳性)的直肠癌患者,手术切除后随机分为两组:①单纯术后辅助化学治疗($n=348$)和②术后放射治疗+化学治疗($n=346$)。所有女性患者($n=287$)接受5-FU+LV,男性患者接受MOF($n=207$)或5-Fu+LV($n=200$)。放射治疗明显改善了放化疗的局部控制率。

结论:在化学治疗中加入放射治疗可改善LC,但对OS无明显影响(表34-5)。

表34-5 NSABP R-02 直肠癌研究结果

NSABP R-02	5年OS	5年DFS	5年LR
术后化学治疗	60%	54%	13%
术后放化疗	62%	56%	8%
P值	0.38	0.90	0.02

● 为何术前放化疗优于术后放化疗？

Sauer, Germen Rectal Study (*NEJM* 2004 , PMED 15496622 , Update *JCO* 2012 , PMED 22529255) : 823 例直肠癌患者,年龄≤75 岁,伴有 cT3 ~ T4 或 cN + ,肿瘤下缘距肛缘≤16cm, 随机分组为:①术前放化疗,放射治疗 DT 50.4Gy/28fx,同时连续灌注 5-FU,6 周后行 TME 手术;②术后放化疗,术后 4 周开始放射治疗 50.4Gy/28fx,瘤床加量 5.4Gy。所有患者均行 TME 手术,辅助化学治疗于术后 4 周开始,或在完成 4 个周期的 5-FU 500mg/m^2 静脉推注的 术后放化疗后开始。主要研究终点是 OS。术前组的患者依从性为 90% ,高于术后组的 50%。总的来说,保括约肌手术在术前组并不常见,尽管术前组的治疗提高了那些最初认为 需要 APR 的患者行保括约肌手术的可能性(39% 对 19% , *P* = 0.004)。放化疗改善了急性 和晚期毒性(14% 对 25% 晚期毒性),放射治疗减低了 10 年局部复发率。术前治疗通过降 低分期,提高了保肛手术的可能性,病理完全缓解率为 8% ,淋巴结受累降低(40% 对 25%)。 DR、OS 或 DFS 没有改善。术后组有 18% 的患者因临床分期而过度分期。

结论:术前化学治疗 RT 可改善 LC,降低肿瘤分期,减弱晚期不良反应,且优于术后放化疗。

表 34 - 6　German 直肠癌研究的长期随访结果

	10 年 LR	10 年 DM	10 年 OS	10 年 DFS	急性毒性 3 ~ 4 级	晚期毒性 3 ~ 4 级
术前放化疗	7%	29.8%	59.6%	68.1%	27%	14%
术后放化疗	10%	29.6%	59.9%	67.8%	40%	24%
P 值	0.048	0.9	0.85	0.65	0.001	0.01

Roh, NSABP R - 03 (*JCO* 2009 , PMID 19770376) : 267 例患者(原计划入组 900 例), cT3 ~ T4 或 N + 直肠腺癌,病变距肛缘 < 15cm,M0 随机分组为:①术前组 5-FU 500mg/m^2 和 甲酰四氢叶酸 500mg/m^2 × 6 周,放化疗 50.4Gy/28fx,同步化学治疗 5-FU + LV;②术后放化 疗(方案与术前相同)。主要终点是 DFS 和 OS。研究显示,术前放化疗与术后放化疗相比, DFS 有所改善,分别为 64.7% 和 53.4% (*P* = 0.01),但 OS 的差异无显著性(*P* > 0.05)。研 究的病理晚期缓解率为 15%。

结论:虽然证据力量不足,但支持术前放化疗作为首选方法。

● 与单纯长疗程放射治疗相比,同步化学治疗能改善预后吗?

Gérard, FFCD 9203/France (*JCO* 2006 , PMID 17008704) : T3 ~ T4NxM0 的直肠腺癌 患者,随机分组为:①术前放射治疗 45Gy/25fx,②术前放化疗在第 1 周和第 5 周给予推注 5- FU + LCV。这两组有 50% 接受了 5-FU 辅助化学治疗。主要终点为 OS。放化疗降低了局部 复发率(8.1% 对 16.5% , *P* < 0.05)和病理完全缓解率(11.4% 对 3.6% , *P* < 0.05),同时付出 了 3 ~ 4 级毒性增加的代价(15% 对 3% , *P* < 0.05)。括约肌保存方面无变化。

Bosset, EORTC 22921 (*NEJM* 2006 , PMID 16971718 , Update *JCO* 2007 , PMID 17906203) : 1011 例 T3 或可切除的 T4 的直肠癌患者,年龄≤80 岁,距肛缘 < 15cm,随机分组

为①术前放射治疗;②术前化学治疗;③术前放射治疗和术后化学治疗;④术前放化疗和术后化学治疗。盆腔放射治疗 45Gy/25fx,5-FU350mg/(m² · d)。TME 不是常规术式。主要终点是 OS。每个分组的 5 年的局部复发率分别为 17.1%、8.7%、9.6% 和 7.6%。OS 没有影响。

结论:虽然证据力量不足,但支持术前放化疗作为首选方法。

- **术前放化疗与手术时间间隔的增加是否会影响病理完全缓解率?**

Lefevre,GRECCAR – 6（*JCO* 2016,PMID 27432930）: 24 个中心的 265 例 cT3/4 或 cN + 中下直肠癌患者符合入组要求。放化疗方案:45 ~ 50Gy,5-FU 或卡培他滨。放化疗后随机分成两组,术后 7 周手术组和术后 11 周手术组。主要终点是病理完全缓解率。病例中 cT3 者占 82%,由于转移进展或其他原因,没有手术者占 3.4%。总的来说,有 47 例(18.6%)获得病理完全缓解率,两组没有差别,分别为 15% 和 17.4%（*P* = 0.598）。但是,在 11 周手术的病例中,发病率明显升高,分别为 44.5% 和 32%（*P* = 0.04）,TME 手术质量也明显差(78.7% 对 90%,*P* = 0.02)。

结论:放化疗后 11 周的等待未增加病理完全缓解率。较长的等待时间可能与更高的发病率和更困难的手术切除有关。

- **由于病理完全缓解率(pCR)与改善预后相关,那么,在术前长疗程放化疗后再增加额外的化学治疗能够提高 pCR 么?**

Garcia – Aguilar（*Lancet Oncol* 2015,PMID 26187751）:2 期临床研究,非随机性分为四组:1 组是先行放化疗 +6 ~ 8 周手术,2 组 ~ 4 组都是先行长疗程放化疗及手术,再分别给予 2 个、4 个或 6 个的 mFOLFOX6 化学治疗。主要终点是病理完全缓解率。292 例中的 259 例资料完善可以分析。四组的 pCR 分别为:18%(1 组)、25%(2 组)、30%(3 组)、38%(4 组),*P* = 0.0036。研究组与 pCR 呈独立相关。新辅助治疗组的 3、4 级毒性反应明显增加,2 组 3%、3 组 18%、4 组 28%。

结论:术前应用 mFOLFOX 6 对直肠癌的非手术治疗有一定的价值。

- **对于术前治疗已达到临床完全缓解的患者,可以考虑不做手术吗?**

这是研究计划中的可以变动的内容,但不是研究计划之外的标准。

Habr – Gama,Brazil（*Ann Surg* 2004,PMID 15383798）: 265 例远端直肠腺癌患者,cT2 ~ T4,淋巴结阳性率 24%,接受了 50.4Gy/28fx 和 5-FU/LCV 的治疗。临床完全缓解者有 71 例(占 26.8%),还有 8.3% 的术后 pT0。随访所有病例,临床完全缓解患者的 5 年 OS 是 100%,而术后 pT0 组的 5 年 OS 只有 88%。

Habr – Gama,Brazil（*Semin Radiat Oncol* 2011,PMID 21645869）:对 1991—2009 年 173 例新辅助放化疗病例进行的回顾性研究。放射治疗 50.4 ~ 54Gy,同步 5-FU 化学治疗;cT3/T4 者 63%,cTxN1 ~ N2 者 21%。平均随访时间 65 个月。67 例(39%)获得临床完全缓解,其中 13% 接受直肠活检,87% 未经手术治疗。有 15 例复发(21%),其中 8 例只是局部复发,7 例出现远处转移。中位复发时间为 38 个月。在 8 例复发病例中,有 7 例成功被救治。

5 年 OS 为 96%,5 年 DFS 为 72%。

结论: 早期回顾性研究资料表明,将手术作为采取放化疗的临床完全缓解患者的抢救治疗是可行的。

Renehan,OnCoRe(*Lancet Oncol* 2016,PMID 26705854):采用源于英国的"观察与等待"策略的倾向匹配队列研究,对术前放化疗后取得临床完全缓解的患者观察。259 例患者中 228 例接受了手术,31 例(12%)获得临床完全缓解,并接受"观察与等待"。另外有 98 例临床完全缓解的患者通过国家登记,共有 129 例接受"观察和等待"管理。平均随访时间 33 个月。129 例中,44 例(34%)局部复发,41 例中有 36 例抢救治疗成功。在配对分析中,"观察与等待"组和"放化疗后即刻手术"组之间的无病生存率无显著差异(88% 对 78%,$P = 0.04$)。3 年 OS 的差异无差异(96% 对 87%,$P = 0.02$)。观察组与等待组的 3 年无造口生存率显著提高(74% 对 47%)。

结论: 如果不计较 3 年 OS,许多患者是可以"观察和等待"的。

- **cT3N0 直肠癌患者是否可以不做放射治疗?**

这一群体被"边缘化",可能无法从放射治疗中受益。然而,考虑到术前分期的准确性和术后放射治疗的不等价性,许多人建议 cT3N0 的患者接受术前放射治疗。

Guillem,MSKCC(*JCO* 2008 PMID 18202411):188 例 cT3N0 直肠癌患者先行术前放化疗,再行切除术。回顾性分析发现,病理完全缓解率(pCR)为 20%,但有 22% 的患者已累及直肠系膜淋巴结,并经病理证实。

- **术前放化疗后肿瘤反应是否能够判断预后?**

Patel,Mercury Study(*JCO* 2011,PMID 21876084):111 例的前瞻性队列研究中,两组术前分别接受了单纯长疗程放射治疗或长疗程放化疗,而且术前 4~6 周进行了 MRI 检查。所有病例均应在固有肌以外至少有 5mm 的初始肿瘤扩展。结果显示:MRI 对 OS(HR 4.4)和 DFS(HR 3.3)有明显的预测作用。如果治疗后 MRI 显示环切缘累及,LR 的风险就明显增加(28% 对 12%,$P < 0.05$)。对受累 pCRM 患者的 5 年 OS 分别为 30%、63%($P = 0.001$),DFS 分别为 34%、63%($P < 0.001$),LR 分别为 26.4%、6.5%($P < 0.001$)。

结论: MRI 判断肿瘤消退可预测 DFS 和 OS,MRI 发现 CRM 受累与 LR 的风险增加有关。

Fokas,German Rectal Trial Posthoc Analysis(*JCO* 2014,PMID 24752056):参见前述的德国直肠癌研究的详细情况。作者根据存活肿瘤与纤维化的对比(肿瘤消退分级,TRG)来评估病理反应:0 级,无消退;1 级,轻度消退(以明显纤维化为优势的瘤体占整个瘤体的 25%);2 级,中度消退(以明显纤维化为优势的瘤体占整个瘤体的 26%~50%);3 级,较好消退(以明显纤维化为优势的瘤体占整个瘤体 50% 以上);4 级,完全消退(无存活肿瘤细胞,仅有纤维肿块)。平均随访时间 132 个月。多因素分析表明,ypN+、TRG 仅为 DM 和 DFS 的独立预后者,pYN+ 和 LVSI 为 LR 的预测指标。Cienfuegos 等还证实,在 pNl/LVSI 的病例中,TRG 对 OS 没有影响。但是,在患者不带有 pNl/LVSI 中,TRG 对 OS 和 DFS 有预测作用[29]。最后,病理反应与 DFS、LR、DM(远处转移)相关(表 34 - 7)。

表 34 - 7　德国直肠癌研究中肿瘤消退分级的第二次分析

10 年结果	远处转移率	无病生存率
TRG 4	10.5%	89.5%
TRG 2/3	29.3%	73.6%
TRG 0/1	39.6%	63%
P 值	0.005	0.008

短疗程放射治疗

• 术前短疗程放射治疗与单纯手术相比有效吗?

Folkesson,Swedish Rectal Cancer Trial (*NEJM* 1997,PMID 9091798;Update *JCO* 2005,PMID 16110023):1861 例可切除直肠癌患者,年龄 <80 岁,计划腹部手术,无转移,随机分为两组:①25Gy/5fx,术后 1 周内手术;②单独手术。主要终点为 LR 和术后死亡率。结果见表 34 - 8。

结论:术前放射治疗与单纯手术相比,LC 和 OS 有明显改善。

评论:不清楚包括了多少 T1,多少是非 TME 手术,以及在放射治疗组中晚期小肠梗阻增加的风险是多少。

表 34 - 8　瑞士直肠癌研究项目短疗程放射治疗的结果

	13 年 LR	13 年 OS	13 年 CSS
术前放射治疗 25Gy/5fx	9%	38%	72%
单纯手术	26%	30%	62%
P 值	<0.001	0.004	<0.001

• 如果做了 TME,短程放射治疗还会有好处吗?

Kapiteijn,Dutch CKVO 9504 (*NEJM* 2001,PMID 11547717;Updates *Ann Surg* 2007 PMID 17968156, *Lancet Oncol* 2011 PMID 21596621):1861 例临床可切除直肠腺癌患者,无转移,肿瘤下缘距肛缘 <15cm,随机分为两组:①放射治疗 25Gy/5fx, + TME 手术;②单纯 TME 手术。主要终点是 LR。10 年 LR 由 11% 降至 5%(P<0.0001),OS 或 DM 无变化。值得注意的是,Ⅲ期患者的 OS 有统计学上的显著性,是获益的,但是其环周切缘却是阴性的 (50% 对 40%,P=0.03)。

结论:术前放射治疗 25Gy/5fx,显著改善了 LC,即使有良好的手术(TME),但没有改善 OS。

• 术前短疗程放射治疗比术后放化疗好吗?

Sebag - Montefiore,MRC CR 07 (*Lancet* 2009,PMID 19269519):1350 例可切除直肠

ACA 患者,肿瘤远端距肛缘 <15cm,无转移,随机分为两组:①25Gy/5fx + 手术;②手术 + 术后放化疗(45Gy/25fx),同步 5-FU 化学治疗,主要用于环周切缘阳性者。主要终点是 LR。大多数淋巴结阳性者接受了辅助化学治疗。术前短疗程与 LR(4.4% 对 10.6%,$P<0.0001$)和 DFS(77.5% 对 71.5%,$P=0.013$)的提高有关,但与 OS(70.3% 对 67.9%,$P=0.40$)无关。

结论:术前短疗程优于选择性的术后放化疗。

• 术前长疗程放化疗与术前短疗程放射治疗比较如何?

Bujko,Polish Study (*Br J Surg* 2006,PMID 16983741):312 例 cT3 ~ T4 患者,没有发现括约肌受累,随机分为两组:①放射治疗 25Gy/5fx,随后 7 天内 TME 手术;②50.4Gy/28fx,同时输注 5-FU + LV,随后 4 ~ 6 周 TME 手术。主要终点为保存括约肌。表34 – 9 中括约肌保护、LR、OS 或 DFS 均无差异。

结论:与短疗程放射治疗相比,长疗程放化疗没有增加 OS、LC 或晚期毒性反应。

评论:这项研究的局限性包括,临床分期没有 US 或 MR 检查结果,没有标准的术后化学治疗,不是所有患者都做 TME,放射治疗也没有质控。

表34 –9　波兰直肠癌短疗程放射治疗研究结果

	4 年局部复发率	4 年无病生存	5 年总生存	3 ~4 级早期毒性反应	3 ~4 级晚期毒性反应	CRM 切缘阳性
术前放化疗	15.5%	55.6%	66%	18%	7%	4.4%
术前短疗程放射治疗	10.6%	58.4%	67%	3%	10%	12.9%
P 值	2	NS	NS	<0.001	0.36	0.017

Ngan,TROG Intergroup Trial (*JCO* 2012,PMID 23008301):326 例 cT3N0 – 2M0 直肠腺癌患者,均在距肛缘 12cm 之内(超声或 MRI 分期),随机分为两组:①放射治疗 25Gy/5fx(1 周内完成),3 ~7 天内手术,6 个周期 5-FU 加叶酸化学治疗;②放射治疗 50.4Gy/28fx,持续输注 5-FU ($225mg/m^2$),4 ~6 周内手术,5-FU 加叶酸化学治疗 4 个周期。主要观察终点是 LR。平均随访时间 5.9 年。表34 – 10 中 LR、DR、OS 或晚期 3 ~4 级毒性无差异。对于远端肿瘤患者,2 组和 1 组的 LR 分别为 12.5%、3%,$P=NS$。

结论:短疗程术前放射治疗与术前放化疗的疗效相当,不增加晚期毒性。

表34 –10　TROG 长疗程与短疗程放射治疗的结果对比

TROG 01.04	3 年 LR	5 年 DR	5 年 OS	晚期 3 ~4 级毒性
长疗程	4.4%	30%	70%	8.2%
短疗程	7.5%	27%	74%	5.8%
P 值	0.24	0.92	0.62	NS

• 短疗程放射治疗完成后,需要多久方可手术?

Pach,Polish(*Langenbecks Arch Surg* 2012,PMID 22170083):该项研究包含154例患者,接受短疗程放射治疗,然后分别随机接受了早期手术(7~10天)或延迟(4~5周)手术。延迟手术组患者,降低分期的概率要比早期组的高得多(44%对13%)。在括约肌保留程序、LC或OS无差异。

结论:在有限规模的前瞻性研究中,短疗程RT术后延迟手术是可行的,降低分期率较高。

Erlandsson,Stockholm Ⅲ Trial(*Lancet Oncol* 2017,PMID 28190762):840例可切除的直肠腺癌,没有转移灶。患者被随机分成3组:①短疗程放射治疗25Gy/5fx,一周内手术;②短疗程放射治疗后4~8周内手术;③长疗程放射治疗50Gy/25fx,放射治疗后4~8周手术。三组的LR分别是2.2%、2.8%和5.5%(*P*=NS)。三组之间的术后并发症是没有差别的。然而,仅对短程放射治疗患者进行评估时,第2组的术后并发症风险低于第一组,分别为41%和53%(*P*=0.001)。

结论:短疗程放射治疗后即刻手术与延迟手术的肿瘤疗效相似。同样,长疗程RT与两种短程方案相似。短疗程放射治疗后术后并发症在延迟手术患者中较少。

评论:长疗程放射治疗组没有给予化学治疗,研究方案只在中心注册,而且新辅助化学治疗也没有被报道,只有很少有患者(<20%)接受辅助性化学治疗。由于这些缺陷,很难解释这个研究的结果。

• IMRT治疗直肠癌安全有效吗?

Hong,RTOG 0822(*IJROBP* 2015,PMID 26163334):这项二期临床研究的对象是低位至中段直肠癌患者,cT3~T4、N0-2,行IMRT 45Gy/25fx加三维放射治疗局部加量5.4Gy/fx,同步联合卡培他滨联合奥沙利铂化学治疗。主要终点是Ⅱ级消化系统毒性的改善,RTOG 0247中可见。79例入组,68例可分析,51%的患者出现Ⅱ级或更高的胃肠道毒性,与历史对照相比,未见明显改善。15%的患者获得了病理性完全缓解,4年的LRF为7.4%。

结论:IMRT是可行的,但与历史对照没有显示出明显的毒性改善作用。

Arbea,Spain(*IJROBP* 2012,PMID 22079731):直肠癌Ⅱ期临床研究,T3/T4和(或)N+,采取术前IMRT 47.5Gy/19fx,同步卡培他滨联合奥沙利铂化学治疗。100例入组,病理完全缓解率13%,78%的患者降期。

结论:术前IMRT联合卡培他滨联合奥沙利铂是可行的。

复发的直肠癌

• 复发的直肠癌再次放射治疗的结果是什么?

Valentini,STORM(*IJROBP* 2006,PMID 16414206):这项2期非随机性临床研究中,对曾放射治疗<55Gy的直肠癌盆腔复发,KPS≥60分的患者,进行了研究。术前RT:PTV2(GTV+4cm)30Gy/25fx,1.2Gy/次,BID,后程对PTV1加量,PTV1(GTV+2cm),10.8Gy/

9fx,1.2Gy/fx,bid。同步持续静脉输注 5-FU。放射治疗后 6 ~ 8 周接受手术切除。59 例入组。距离再次放射治疗的中位时间是 27 个月(最小 9 个月),86% 的患者完成了治疗,8.5% 的患者获得了病理学完全缓解。3 级消化道毒性出现率 5.1%。总有效率是 44.1%。

Guren, Norway(*Radiother Oncol* 2014,PMID 25613395):对七项前瞻性和回顾性研究资料进行了全面梳理。中位初始剂量为 50.4Gy。大多数研究采用 1.2Gy,bid,或 1.8Gy/fx,同步 5-FU 化学治疗。GTV 外扩 2 ~ 4cm 靶区的中位总剂量为 30 ~ 40Gy。在可以切除与不可切除的患者中,中位生存期分别是 39 ~ 60 个月和 12 ~ 16 个月。82% ~ 100% 患者的症状得到了良好的缓解,急性腹泻只有 9% ~ 20% 的患者报告,但晚期毒性未见充分的报告。

Mohiuddin, Kentucky(*Cancer* 2002,PMID 12209702):103 例患者以前治疗过的中位剂量为 50.4Gy。再次放射治疗的剂量为 30Gy(1.2Gy/fx,bid)或 30.6Gy(0.8Gy/fx,bid),再补量 6 ~ 20Gy,中位总剂量 34.8Gy。34 例进行了切除,6 例保留了括约肌。5 年 OS 为 19%。止血 100%。

Ng, Peter MacCallum, Australia(*J Med Imaging Radiat Oncol* 2013,PMID 23870353):56 例患者接受了再次放射治疗,剂量 39.6Gy/22fx,1.8Gy/fx,其中 80% 患者接受了同步化学治疗 PVI 5-FU,最后 91% 的患者完成了治疗。可切除患者的中位生存期是 39 个月,不可切除者只有 15 个月,12.5% 的患者出现了 3 级急性毒性反应。

结论:再程放射治疗在直肠癌中是安全可行的,能提供极好的姑息治疗。行根治性切除术者生存率较高。

- **患有孤立性肝转移的病例,还能治愈吗?**

Choti, John Hopkins(*Ann Surg* 2002,PMID 12035031):1984—1999 年切除治疗结直肠癌肝转移 226 例。平均随访时间 46 个月。5 年的总 OS 是 40%(早些年 31%,晚些年 58%),10 年的 OS 是 26%。

结论:结直肠癌肝转移切除术后,治愈和长期生存是可能的,尤其是做了解剖性切除的。

(李可敏 译 吴登斌 校)

参考文献

1. NCCN Rectal Cancer Guidelines. 2017. https://www.nccn.org/professionals/physician_gls/pdf/rectal.pdf
2. Siegel RL, Fedewa SA, Anderson WF, et al. Colorectal cancer incidence patterns in United States, 1974–2013. *J Natl Cancer Inst.* 2017;109(8). doi:10.1093/jnci/djw322
3. Siegel RL, Miller KD, Jemal A. Cancer Statistics, 2017. *CA Cancer J Clin.* 2017;67(1):7–30. doi:10.3322/caac.21387
4. Ekbom A, Helmick C, Zack M, Adami HO. Ulcerative colitis and colorectal cancer. *N Engl J Med.* 1990;323(18):1228–1233. doi:10.1056/NEJM199011013231802
5. NCCN Colorectal Screening Guidelines. 2017. https://www.nccn.org/professionals/physician_gls/pdf/colorectal_screening.pdf
6. NCCN Genetic/Familial High-Risk Assessment: Colorectal. 2017. https://www.nccn.org/pro-

fessionals/physician_gls/pdf/genetics_colon.pdf

7. Rades D, Kuhn H, Schultze J, et al. Prognostic factors affecting locally recurrent rectal cancer and clinical significance of hemoglobin. *Int J Radiat Oncol Biol Phys.* 2008;70(4):1087–1093. doi:10.1016/j.ijrobp.2007.07.2364

8. Gunderson LL, Sargent DJ, Tepper JE, et al. Impact of T and N stage and treatment on survival and relapse in adjuvant rectal cancer: pooled analysis. *J Clin Oncol Off J Am Soc Clin Oncol.* 2004;22(10):1785–1796. doi:10.1200/JCO.2004.08.173

9. Russell MM, Ganz PA, Lopa S, et al. Comparative effectiveness of sphincter-sparing surgery versus abdominoperineal resection in rectal cancer: patient-reported outcomes in National Surgical Adjuvant Breast and Bowel Project randomized trial R-04. *Ann Surg.* 2015;261(1):144–148. doi:10.1097/SLA.0000000000000594

10. Buyse M, Zeleniuch-Jacquotte A, Chalmers TC. Adjuvant therapy of colorectal cancer: why we still don't know. *JAMA.* 1988;259(24):3571–3578.

11. O'Connell MJ, Martenson JA, Wieand HS, et al. Improving adjuvant therapy for rectal cancer by combining protracted-infusion fluorouracil with RT therapy after curative surgery. *N Engl J Med.* 1994;331(8):502–507. doi:10.1056/NEJM199408253310803

12. Hofheinz R-D, Wenz F, Post S, et al. ChemoRT with capecitabine versus fluorouracil for locally advanced rectal cancer: randomised, multicentre, non-inferiority, phase 3 trial. *Lancet Oncol.* 2012;13(6):579–588. doi:10.1016/S1470-2045(12)70116-X

13. Allegra CJ, Yothers G, O'Connell MJ, et al. Neoadjuvant 5-FU or capecitabine plus RT with or without oxaliplatin in rectal cancer patients: phase III randomized clinical trial. *J Natl Cancer Inst.* 2015;107(11). doi:10.1093/jnci/djv248

14. Aschele C, Cionini L, Lonardi S, et al. Primary tumor response to preoperative chemoRT with or without oxaliplatin in locally advanced rectal cancer: pathologic results of STAR-01 randomized phase III trial. *J Clin Oncol Off J Am Soc Clin Oncol.* 2011;29(20):2773–2780. doi:10.1200/JCO.2010.34.4911

15. Gérard J-P, Azria D, Gourgou-Bourgade S, et al. Comparison of two neoadjuvant chemoRT regimens for locally advanced rectal cancer: results of phase III trial ACCORD 12/0405-Prodige 2. *J Clin Oncol Off J Am Soc Clin Oncol.* 2010;28(10):1638–1644. doi:10.1200/JCO.2009.25.8376

16. Hong TS, Moughan J, Garofalo MC, et al. NRG oncology RT Therapy Oncology Group 0822: phase 2 study of preoperative ChemoRT therapy using intensity modulated RT therapy in combination with capecitabine and oxaliplatin for patients with locally advanced rectal cancer. *Int J Radiat Oncol Biol Phys.* 2015;93(1):29–36. doi:10.1016/j.ijrobp.2015.05.005

17. Cai G, Zhu J, Palmer JD, et al. CAPIRI-IMRT: Phase II study of concurrent capecitabine and irinotecan with intensity-modulated RT therapy for treatment of recurrent rectal cancer. *Radiat Oncol Lond Engl.* 2015;10:57. doi:10.1186/s13014-015-0360-5

18. García M, Martinez-Villacampa M, Santos C, et al. Phase II study of preoperative bevacizumab, capecitabine and RT for resectable locally-advanced rectal cancer. *BMC Cancer.* 2015;15:59. doi:10.1186/s12885-015-1052-0

19. Salazar R, Capdevila J, Laquente B, et al. Randomized phase II study of capecitabine-based chemoRT with or without bevacizumab in resectable locally advanced rectal cancer: clinical and biological features. *BMC Cancer.* 2015;15:60. doi:10.1186/s12885-015-1053-z

20. Hong YS, Nam B-H, Kim K-P, et al. Oxaliplatin, fluorouracil, and leucovorin versus fluorouracil and leucovorin as adjuvant CHT for locally advanced rectal cancer after preoperative chemoRT (ADORE): open-label, multicentre, phase 2, randomised controlled trial. *Lancet Oncol.* 2014;15(11):1245–1253. doi:10.1016/S1470-2045(14)70377-8

21. Rodel C, Liersch T, Fietkau R, et al. Preoperative chemoRT and postoperative CHT with 5-fluorouracil and oxaliplatin versus 5-fluorouracil alone in locally advanced rectal cancer: results of German CAO/ARO/AIO-04 randomized phase III trial. *J Clin Oncol.* 2014;32:5s(Suppl; abstr 3500). http://meetinglibrary.asco.org/content/133115-144

22. Breugom AJ, Swets M, Bosset J-F, et al. Adjuvant CHT after preoperative (chemo)RT and surgery for patients with rectal cancer: systematic review and meta-analysis of individual patient data.

Lancet Oncol. 2015;16(2):200–207. doi:10.1016/S1470-2045(14)71199-4

23. Colorectal Cancer Collaborative Group. Adjuvant RT for rectal cancer: systematic overview of 8,507 patients from 22 randomised trials. *Lancet Lond Engl*. 2001;358(9290):1291–1304. doi:10.1016/S0140-6736(01)06409-1

24. Cammà C, Giunta M, Fiorica F, et al. Preoperative RT for resectable rectal cancer: meta-analysis. *JAMA*. 2000;284(8):1008–1015.

25. Pach R, Kulig J, Richter P, Gach T, et al. Randomized clinical trial on preoperative RT 25 Gy in rectal cancer–treatment results at 5-year follow-up. *Langenbecks Arch Surg*. 2012;397(5):801–807. doi:10.1007/s00423-011-0890-8

26. Song C, Song S, Kim J-S, et al. Impact of postoperative chemoRT versus CHT alone on recurrence and survival in patients with stage II and III upper rectal cancer: propensity score-matched analysis. *PloS One*. 2015;10(4):e0123657. doi:10.1371/journal.pone.0123657

27. Videtic GMM, Woody N, Vassil AD, eds. *Handbook of Treatment Planning in RT Oncology*. 2nd ed. New York, NY: Demos Medical; 2015.

28. Wo JY, Mamon HJ, Ryan DP, Hong TS. T3N0 rectal cancer: RT for all? *Semin Radiat Oncol*. 2011;21(3):212–219. doi:10.1016/j.semradonc.2011.02.007

29. Cienfuegos JA, Rotellar F, Baixauli J, et al. Impact of perineural and lymphovascular invasion on oncological outcomes in rectal cancer treated with neoadjuvant chemoRT and surgery. *Ann Surg Oncol*. 2015;22(3):916–923. doi:10.1245/s10434-014-4051-5

第 35 章

肛管癌

Aditya Juloori，Sudha R. Amarnath

速览：肛管鳞状细胞癌是一种相对罕见但通常可治愈的癌症。治疗标准是以氟尿嘧啶(5-Fu)联合丝裂霉素(MMC)的同步放化疗。选择 T1N0 分化良好的肛周癌病例进行局部广泛切除术(WLE)并获得 1cm 的切缘。治疗相关的急性毒性反应通常是严重的，但应避免中断治疗，因为延长治疗时间与增加失败率有关。IMRT 已被证明可以减少血液、胃肠道(GI)和皮肤的毒性，但这一技术需要专业知识支持(表 35 –1)。

表 35 –1 肛管癌一般治疗原则

分期	治疗推荐 *
T1N0(肛周病变,分化良好)	WLE ± 放化疗如果切缘不足
T1/T2N0(肛管)	原发肿瘤 50.4Gy/28fx,淋巴结(LN)42Gy/28fx
T3/T4N0	原发肿瘤 54Gy/30fx,淋巴结(LN)45Gy/30fx
	原发肿瘤 54Gy/30fx
淋巴结阳性	淋巴结：≤3cm:50.4Gy/28fx
	>3cm:54Gy/30fx

＊IMRT 剂量参考 RTOG 05291[1]

　　流行病学：在美国,2016 年新诊断的肛管癌约 8000 例,其中有 1000 例死于肛管癌。生存时间风险是 1/500[2]。占胃肠道肿瘤的 2.5%[3](直肠癌通常是 10 倍)。在过去的 30 年男性和女性的发生率均有增长。诊断的平均年龄为 60 多岁[2]。女性肛管癌发病率为男性的 2 倍[2]。在这个 HAART(高效抗反转录病毒治疗)时代,发病率并没有降低[4]。

　　危险因素：HPV(最常见的是 HPV-16,但也有 18、31、33 和 45)[2]。在大规模的肛管癌研究中,高风险 HPV DNA 检测率达 84%[5]。其他危险因素包括艾滋病毒(HIV)感染,宫颈、外阴或阴道癌(与 HPV 相关的),器官移植后的免疫抑制,吸烟,肛交史。

　　解剖学：肛管长度为 4cm,并从肛门边缘(无毛发的和有毛发的鳞状上皮之间的明显连接处)延伸至齿状线(在单层的柱状上皮细胞与复层的鳞状上皮细胞之间的距离)。肛周是肛门边缘 5cm 处的皮肤。肛管被内部和外部肛门括约肌环绕。

组织学: 三个区域分别为,肛皮区是肛门边缘;移行区位于肛管,结束于齿状线,包括无毛发的鳞状上皮;真黏膜开始于齿状线并包含 Morgagni 隐窝,以及直肠起始真黏膜前 2cm 的移行上皮。

淋巴管: 对于在齿状线以下的肿瘤,引流模式是从髂外到腹股沟区及股骨区淋巴结。在齿状线以上,引流模式与直肠癌相似:直肠周围和髂内。

病理学: 75%～80% 是鳞状细胞癌。其他更罕见的肛管癌包括腺癌(治疗上参考直肠癌)、黑素瘤、神经内分泌肿瘤、类癌、Kaposi 肉瘤、平滑肌肉瘤和淋巴瘤。肛周皮肤肿瘤(SCC,BCC,黑素瘤,Bowen,Paget)应该被视为皮肤癌。

临床表现: 45% 的病例表现为直肠出血,30% 表现为疼痛或者直肠肿块感[6]。更近端的肿瘤患者也可以表现为肠蠕动的改变。在病例中,约 50% 表现为局部病变,30% 表现为区域淋巴结的转移,10% 表现为远处转移(最常见的是肝和肺)[7]。对于有括约肌病变或分化差的肿瘤,淋巴结转移风险增加。

体格检查: 体格检查,仔细注意腹股沟淋巴结检查和直肠指诊检查,确定肿瘤范围和括约肌功能。对于女性患者行妇科检查/宫颈筛查。

实验室检查: CBC(血常规),BMP(骨形成蛋白),LFT(肝功能),CEA,HIV 如果有高危因素(如 HIV + 查 CD4)。对于原发肿瘤行肛门镜活检,手术切除活检或可疑的腹股沟淋巴结细针穿刺活检(FNA),以及 HPV 的状态。乙状结肠镜/结肠镜检查也是可行的。

影像学检查: 胸部 CT,腹部 CT,盆腔 CT,盆腔增强 MRI,PET-CT。

预后因素: 在 RTOG 98 – 11 的报道中,男性、淋巴结阳性和肿瘤大小 >5cm 是独立预后因素,有更差的总生存时间。

分期

表 35 –2　《AJCC 癌症分期手册》第 8 版(2017 年)肛管癌分期

T/M		cN0	cN1a	cN1b	cN1c
T1	• ≤2cm	I			
T2	• 2.1～5cm	ⅡA		ⅢA	
T3	• >5cm	ⅡB			
T4	• 侵犯邻近器官 1	ⅢB		ⅢC	
M1	• 远处转移			Ⅳ	

相比第 7 版,重大变化包括:修订 N 分期[之前的 N1:直肠周围,N2:单侧髂内和(或)腹股沟,N3:直肠周围和腹股沟淋巴结转移,或双侧髂内或双侧腹股沟淋巴结转移,修订组分期(描述新ⅡA/ⅡB 期,新ⅢC 期)]。

注:器官 1 = 侵犯阴道、尿道、膀胱。侵犯直肠壁、直肠周围皮肤、皮下组织,或括约肌并不总是 T4。

cN1a,腹股沟,肠系膜,或髂内淋巴结转移;cN1b,髂外淋巴结转移;cN1c,髂外淋巴结转移同时任意腹股沟、肠系膜或髂内淋巴结的转移。

治疗模式

手术:在 20 世纪 70 年代之前,肛管癌是通过经腹会阴切除术(APR)和永久性结肠造瘘术治疗的,其 5 年总生存率 T1 - T2 病变为 60% ,T3 为 40% ,淋巴结转移为 20% 。在 20 世纪 70 年代,Nigro 建立了术前新辅助放化疗提高了肿瘤完全缓解率(CR)。同步放化疗是现在的治疗标准,但没有前瞻性研究与手术治疗相比较。《NCCN 指南》推荐对于分化良好 T1N0 的肛周肿瘤,局部切除是一种治疗方法[8]。切缘足够(>1cm)的患者可以选择观察。切缘阳性的患者须进行再次切除,辅助放射治疗,或放化疗。

化学治疗:由 Nigro 提出的根治性放化疗是针对 T2 以上及 N + 患者。治疗标准是两个周期的 5-Fu/MMC 与放射治疗同步进行;5-FU 剂量为 $1000mg/m^2$,第 1 ~ 4 天和第 29 ~ 32 天(第 5 周开始)。丝裂霉素与 5-FU 同步,两个周期,第 1 天和第 29 天,$10mg/m^2$ 静脉泵入。主要自限性毒性为 MMC 引起的中性粒细胞减少。

放射治疗

适应证:除了 T1N0 肛周肿瘤 WLE 手术治疗后,其他病例均适用于放射治疗,尽管单独放射治疗可能适合 T1N0(有争议的)。对于其他 (cT2 - T4 或者 N +),保留器官是同步放化疗的标准。

剂量:没有前瞻性的数据来确定放射治疗的剂量。RTOG 0529 定义了一个共同的标准(见表 35 - 1 所示的剂量)。在现代领域,对于肛管癌 IMRT 被认为是合适的方式。

毒性反应:急性为皮肤脱屑、疲劳、恶心、呕吐、腹泻、尿道炎、膀胱炎、疼痛、中性粒细胞减少症。晚期为膀胱炎、直肠炎、性功能障碍(女性)、不孕、骶骨不全骨折、第二恶性肿瘤、肠道狭窄、瘘管、色素沉着、大便失禁。

基于循证数据的问与答

• 非手术治疗肛门癌的依据是什么?

从历史上看,原始治疗是 APR 手术,在美国韦恩州立大学的研究中证明了术前同步放化疗可以得到良好的 CR 率,因此单独的放射治疗是可行的。尽管在回顾性的研究中根治性的放化疗在保留括约肌功能上可获益,但并没有Ⅲ期临床试验与手术进行对比。在原始的 Nigro 研究中不包括 T1 病例。

Leichman,Wayne State"Nigro Regimen"(*Am J Med* 1985,PMID 3918441):一项回顾性研究(RR),45 例患者(T2 及以上),予以 5-Fu 持续泵入 96 小时($1000mg/m^2$) ×2 个周期第 1 ~ 4 天和第 29 ~ 30 天,同时静脉泵入 MMC 1 个周期($15mg/m^2$)第一天。放射治疗是 30Gy/15fx,3 周时间,对于盆腔和腹股沟淋巴结采用前后对穿(AP/PA)技术。放化疗结束4 ~ 6 周后进行组织活检。所有患者中有 6 人接受了原始的 APR 手术治疗,其中有 5 人得到了病理上完全缓解(PCR)。因此,在剩余的研究中,APR 手术治疗仅用于治疗后病理阳性的患者。84% 患者在放化疗后病理是阴性的,在这个群体中观察到89% 总生存期(OS)在 50 个月且没有复发。总的来说,5 年总生存率为 67%,5 年无结肠造瘘生存率(CFS)为 59%。

结论:单纯的根治性放化疗对于肛管癌是有效的。

• 同步放化疗优于单纯的放射治疗吗?

两个大型的随机实验已经证实了这个问题的答案。两个实验包含了更多局部进展的病例,并证实放射治疗联合化学治疗提高了病理完全缓解率 pCR,局部控制率 LC,无结肠造瘘生存率 CFS 和疾病特异生存时间 DSS,尽管没有提高总生存时间 OS。添加化学治疗并没有增加患者的晚期毒性。ACT I 的更新持续了 13 年,显示辅助放化疗可以使患者获益。

UK ACT I (*Lancet* 1996, PMID 8874455; Update Northover, *Br J Cancer* 2010, PMID20354531):一项前瞻性的随机实验(PRT),577 例患者,分期 II ~ IV 期的肛管鳞癌随机分为单纯放射治疗组和放化疗组。放射治疗方案是根据传统推荐的剂量 45Gy/20fx 或 45Gy/25fx。在放化疗中,方案是两个周期化学治疗,5-Fu 持续泵入(1000mg/m^2 1 ~ 4 天或 750mg/m^2 1 ~ 5 天),贯穿于放射治疗的第一周和最后一周。1 个周期 MMC 静脉泵入,12mg/m^2,第 1 天。6 周的时候进行临床的疗效评价,对于放射治疗有缓解的患者另外接受外照射 15Gy 加量或铱^{192}后装加量 25Gy。对于放射治疗无反应的患者进行挽救性的手术治疗。观察的终点是局部治疗失败的时间(LF),见表 35 - 3。同步放化疗能够显著提高患者的 LC(局部控制率)和 CSS(肿瘤特异性生存时间)。同步化学治疗可出现更严重的急性毒性,但是同步化学治疗的患者中晚期毒性并没有升高。13 年的更新证实了对于 100 例进行同步放化疗的患者,仅有 25 例患者出现局部复发,12.5% 死于肛管癌,而在晚期毒性反应上没有区别。尽管在前五年里同步放化疗的患者非肛管癌相关性死亡增加了,但是并没有在长期时间观察到。

结论:化学治疗联合放射治疗提高患者的 LC 和 CSS,没有增加远期毒性反应。

表 35 - 3　ACT I 肛管癌同步放化疗的原始结果

	3 年 LF	3 年 OS	3 年 CSS	急性毒性发生率	晚期毒性发生率
RT	61%	58%	61%	39%	38%
RT + 5-FU/MMC	39%	65%	72%	48%	42%
P 值	< 0.0001	0.25	0.02	0.03	0.39

Bartelink,EORTC 22861 (*JCO* 1997,PMID 9164216):一项前瞻性的随机试验(PRT),103 例患者,分期在 T3 - T4 或 N +,随机分为单纯放射治疗组和放化疗组。放射治疗是 45Gy/25fx,6 周后进行评价,PR 的患者进行 20Gy 加量,CR 的患者进行 15Gy 加量。对于没有疗效的患者进行 APR 手术治疗。化学治疗方案是 5-Fu 750mg/m² 持续静脉泵入第 1 ~ 5 天和第 29 ~ 33 天,和单药 MMC15mg/m² 第 1 天,见表 35 - 4。同步放化疗提高了患者 LC(局部控制率)、CSF(无结肠造瘘生存率)和 CR(完全缓解率),但没有提高 OS(总生存时间)。在

严重毒性反应上没有统计学差异。

结论:同步放化疗与单纯根治性放射治疗相比提高了肿瘤治疗疗效。

表 35 - 4　肛管癌放化疗 EORTC 结果

	5 年 CR	5 年 LC	5 年 CFS	5 年 OS
RT(*n* =52)	54%	50%	40%	56%
RT +5-Fu/MMC(*n* =51)	80%	68%	72%	56%
P 值	0.02	0.02	0.002	0.17

- 同步单药 5-Fu 化学治疗与同步 5-Fu/MMC 相比是否足够?

多项研究显示添加 MMC 到 5-Fu 为基础的放化疗可以提高 LC、CSF 和 OS,尽管毒性反应更大。更值得注意的是 RTOG87 - 04 玛格丽特公主医院的研究证实了添加 MMC 的重要性[9]。

Flam,ECOG 1289/RTOG 8704(*JCO* 1996,PMID 8823332):一项随机性前瞻性试验(PRT),291 例肛管癌患者,分期为任何 T/N,接受根治性放化疗,随机分为同步 5-Fu 单药组和 5-Fu 联合 MMC 组。方案为 5-Fu 1000mg/㎡ 持续泵入第 1 ~ 4 天和第 28 ~ 33 天,MMC 10mg/㎡ 静脉泵入第 1 天和第 28 天。放射治疗为盆腔 45Gy/25fx,如放射治疗结束后仍有明显病灶,局部加量 5.4Gy。放化疗结束后 4 ~ 6 周进行组织活检。如病理是阳性的,需要进行大于 9Gy 的放射治疗补量,并同步 5-Fu + 顺铂化学治疗。患者有残余肿瘤进行 APR 手术治疗。对与同步 MMC 化学治疗组,4 年的结肠造瘘率下降(9% 对 22%,*P* = 0.002),CSF 提高(71% 对 59%,*P* = 0.014),DFS 提高(73% 对 51%,*P* = 0.003)。OS 两组之间没有统计学意义。在 MMC 组 4 ~ 5 级毒不良反应更高(23 对 7%,*P*≤0.001)。其中 24 例患者在初始放化疗后接受了挽救性放化疗,50% 被治愈。

结论:尽管 MMC 增加了毒性反应,但提高了患者无病生存率(DFS)和无结肠造瘘时间。挽救性的放化疗相对于挽救性的 APR 手术治疗对患者来说是合理的。

- 丝裂霉素(MMC)能被顺铂代替吗?

RTOG98 - 11 显示用顺铂代替丝裂霉素,并进行诱导化学治疗显著降低了血液毒性,但是提高了结肠造口率,降低了无病生存率和总生存率。然而,ACT Ⅱ试验提出用顺铂代替丝裂霉素不影响肿瘤的完全缓解率。因为 ACT Ⅱ显示了化学治疗方案在治疗缓解率上是相同的,98 - 11 的结果建议显示诱导化学治疗可能是有害的。

Ajani,RTOG 9811(*JAMA* 2008,PMID 18430910;Update Gunderson *JCO* 2012,PMID 23150707):一项前瞻性随机试验(PRT),649 例患者,分期为 T2 ~ T4,N0 - N3,随机分为 a 组:放射治疗 + 同步 5-FU/MMC,b 组:放射治疗 + 诱导/同步 5-FU/顺铂。放射治疗是 45Gy/25fx,2Gy/fx,对于 T3 ~ T4,N + 或 T2 接受 45Gy 后有残余病灶的患者,原发肿瘤和转移的淋巴结加量至 55 ~ 59Gy。选择性的淋巴结区域照射 30.6 ~ 36Gy/17 ~ 20fx。标准

组的化学治疗方案是 5-Fu 1000mg/㎡ 持续泵入第 1～4 天和第 29～32 天,MMC 10mg/㎡ 静脉泵入第 1 天和第 29 天。在实验组,首先给两个周期 5-Fu 诱导化学治疗,放射治疗开始在第 57 天给第 3 周期 5-Fu 化学治疗,结束给第 4 周期化学治疗。顺铂也同样给 4fx: 75mg/㎡ 静脉给药 第 1、29、57、85 天,在放射治疗开始前行两个周期治疗,见表 35 - 5。在标准组 OS 和 DSF 是提高的。

结论:同步 5-Fu/MMC 不联合诱导化学治疗仍作为标准方案。

表 35 - 5　RTOG98 - 11 结果

	5 年 OS	5 年 CFS	5 年 DFS	3～4 级血液毒性	3～4 级非血液毒性
RT + 同步 5-Fu/MMC	78.3%	71.9%	67.8%	61%	74%
RT + 诱导/同步 5-Fu/顺铂	70.7%	65%	57.8%	42%	74%
P 值	0.026	0.05	0.006	0.0013	NS

James,UK ACT Ⅱ (*Lancet Oncol* 2013,PMID 23578724):一项前瞻性随机试验(PRT),940 例 T1～T4 患者,2×2 模式随机分组,一组为 5-Fu/顺铂同步化学治疗,一组为 5-Fu/MMC 同步化学治疗,待同步放化疗结束后进行二次随机分组,一组为维持治疗组进行两个周期 5-Fu 化学治疗,一组进行观察。放射治疗剂量为 50.4Gy/28fx。中位随访时间为 5.1 年。对于任何化学治疗组完全缓解率为约 90%。维持化学治疗组 3 年无进展生存期(PFS) 是 74%,观察组为 73%(*P* = NS)。

结论:MMC/5-Fu + RT 仍为标准方案,在标准治疗结束进行维持化学治疗不能获益。

● **提高剂量是否有优势?**

RTOG920810 提示提高剂量是没有作用的,尽管研究受到治疗中断的限制。患者接受 59.4Gy 放射治疗联合 5-Fu/MMC 同步化学治疗,强制性休息两周(然后修订了进行持续治疗没有休息)。提高剂量能够增加结肠造瘘率,但比较历史上方案(RTOG8704)OS 或 LC 没有显著的统计学意义。最近的 ACCORD 03 试验支持了这一发现,高剂量放射治疗并没有提高疗效(见下面)。

● **我们需要加诱导化学治疗或高剂量补量吗?**

ACCORD 03 的结果与 RTOG9811 是一致的,诱导化学治疗是没有获益的。一项回顾性的研究建议对于 T4 的患者进行诱导化学治疗可以在无结肠造瘘生存上获益,尽管这还没有经过前瞻性试验的验证。在这个时候没有放射治疗高剂量补量的作用。

Peiffert,ACCORD 03 (*JCO* 2012,PMID 22529257):一项前瞻性随机试验(PRT), 307 例肛管鳞癌患者(肿瘤≥4cm 或 N +)随机按 2×2 模式分组,±诱导化学治疗并再次分为标准组和同步放化疗后高剂量补量组(45Gy/25fx,同步 5-Fu/顺铂)。标准组补量 15Gy。高剂量加量组:对于 CR 或 80% 以上缓解加量 20Gy,部分缓解(肿瘤缩小 < 80%)

加量 25Gy,见表35 – 6。中位随访时间 50 个月,在这 4 组间没有显著的统计学意义。至观察的终点,对于诱导化学治疗($P = 0.37$)和高剂量补量($P = 0.067$)在无结肠造瘘生存率 CFS 上没有优势。

结论:诱导化学治疗或放射治疗高剂量补量无明显获益。作者推论高剂量补量有提高 CFS 的趋势,应进一步评估放射治疗剂量的高低。

表35 – 6　肛管癌 ACCORD03 结果

分组	5 年 CFS	5 年 LC	5 年 DSS
诱导化学治疗 + 同步放化疗 + 标准加量	69.6%	72.0%	76.6%
诱导化学治疗 + 同步放化疗 + 高剂量加量	82.4%	87.9%	88.8%
同步放化疗 + 标准加量	77.1%	83.7%	80.6%
同步放化疗 + 高剂量加量	72.7%	78.0%	75.9%

- **IMRT 技术能否获益?**

Ⅱ期临床试验 RTOG 05291 评价了 IMRT 在肛管癌上的作用。有历史上标准的 3D – CRT 技术相比较,IMRT 能够显著减少血液毒性,胃肠道反应和皮肤毒性。《NCCN 指南》一致推荐 IMRT 优于 3D 适形放射治疗;然而 IMRT 需要专业技术才能实行。在研究中 81% 患者经审核后需要重新制定计划。RTOG 0529 可以当作肛管癌 IMRT 治疗适用的指南。

- **根治性放化疗后复发什么样的挽救治疗最适合?**

对于根治性放化疗治疗失败的患者 APR 手术治疗可以作为挽救治疗的一种方式。挽救性手术治疗的结果由于少量的患者群体和选择性偏差,在文献中有很大的差异。一项来自华盛顿大学的研究,22 例患者接受了挽救性 APR 手术治疗,结果显示了只有 65% 的手术患者获得了阴性切缘,最终有 50% 的人群在中位时间 9 个月出现了挽救性 APR 术后的再次复发[12]。

- **对于 T1N0 的患者推荐的治疗方案?**

在最初的 Nigro 的研究中没有包含这一类患者;这些患者也同样没有包括在 RTOG 9811、ACT Ⅰ、ACT Ⅱ,或者 EORTC22861 的研究中。《NCCN 指南》推荐对于肛周肿瘤行局部切除并有足够的切缘(定义为 1cm),肛管病变推荐同步放化疗。对于切缘不足的患者推荐再次手术切除(首选)或局部放射治疗联合或不联合同步化学治疗。回顾性的一系列研究显示这一类患者经过根治性的放射治疗可以获得很好的疗效。

(吴登斌 译)

参考文献

1. Kachnic LA, Winter K, Myerson RJ, et al. RTOG 0529: phase 2 evaluation of dose-painted intensity modulated radiation therapy in combination with 5-fluorouracil and mitomycin-C for reduction of acute morbidity in carcinoma of anal canal. *Int J Radiat Oncol Biol Phys*. 2013;86(1):27–33.
2. American Cancer Society-Anal Cancer. What is anal cancer? 2016. http://old.cancer.org/cancer/analcancer/detailedguide/anal-cancer-what-is-anal-cancer
3. Siegel RL, Miller KD, Jemal A. Cancer statistics, 2016. *CA Cancer J Clin*. 2016;66(1):7–30.
4. Crum-Cianflone NF, Hullsiek KH, Marconi VC, et al. Anal cancers among HIV-infected persons: HAART is not slowing rising incidence. *AIDS (London, England)*. 2010;24(4):535–543.
5. Frisch M, Glimelius B, van den Brule AJ, et al. Sexually transmitted infection as cause of anal cancer. *N Engl J Med*. 1997;337(19):1350–1358.
6. Ryan DP, Compton CC, Mayer RJ. Carcinoma of anal canal. *N Engl J Med*. 2000;342(11):792–800.
7. Altekruse SF, Kosary CL, Krapcho M, et al, eds. *SEER Cancer Statistics Review, 1975–2007, National Cancer Institute*. Bethesda, MD. (Based on November 2009 SEER data submission, posted to the SEER website, 2010). http://seer.cancer.gov/csr/1975_2007
8. NCCN Clinical Practice Guidelines in Oncology: Anal Carcinoma. 2017. https://www.nccn.org
9. Cummings BJ, Keane TJ, O'Sullivan B, et al. Epidermoid anal cancer: treatment by radiation alone or by radiation and 5-fluorouracil with and without mitomycin C. *Int J Radiat Oncol Biol Phys*. 1991;21(5):1115–1125.
10. Konski A, Garcia M Jr, John M, et al. Evaluation of planned treatment breaks during radiation therapy for anal cancer: update of RTOG 92-08. *Int J Radiat Oncol Biol Phys*. 2008;72(1):114–118.
11. Moureau-Zabotto L, Viret F, Giovaninni M, et al. Is neoadjuvant chemotherapy prior to radio-chemotherapy beneficial in T4 anal carcinoma? *J Surg Oncol*. 2011;104(1):66–71.
12. Stewart D, Yan Y, Kodner IJ, et al. Salvage surgery after failed chemoradiation for anal canal cancer: should paradigm be changed for high-risk tumors? *J Gastrointest Surg*. 2007;11(12):1744–1751.

第 7 部分

泌尿系统肿瘤

第 36 章

低危前列腺癌

Yvonne D. Pham, Rahul D. Tendulkar

速览:低危前列腺癌包括通常由筛查 PSA 或直肠指检(T1 - T2a)发现的局限于器官的病变、PSA <10ng/mL 且 Gleason 评分(GS)≤6。标准治疗方案包括积极监测、前列腺切除术、外照射放射治疗(EBRT)、近距离放射治疗等(见表 36 - 1)。每种治疗方案的前列腺癌相关生存率都能 >95%。因此,治疗方案的选择要依据患者喜好及治疗相关不良反应的性质来决定。绝大多数指南都推荐只有在患者预期生存时间 >10 年时,才进行治疗。高剂量放射治疗比起"常规"剂量放射治疗更能提高生化控制。不推荐在低危前列腺癌治疗中同步内分泌治疗。PROST-QA 和 PROTECT 实验中包括患者报告的结果,将有助于患者选择。

表36 -1 低危前列腺癌治疗方案总览

治疗方案	总览/个例	优点	缺点	患者选择
观察等待	无更多检查,有症状后治疗	无过度治疗风险,降低费用	可能无法发现疾病已进展	患者有严重并发症,和(或)生命有限
积极监测	严格管理下的随诊,PSA 监测和重复活检,可考虑基因检测和 MRI 引导下活检	可避免马上出现不良反应并可降低费用	患者焦虑;有疾病进展风险;总疗程中费用增加	依从性好的、伴低风险并发症患者,或伴中等风险并发症、想积极尝试不同治疗的患者
根治性前列腺切除术	微创或开腹,通常包括盆腔淋巴结清扫术	切除前列腺/全部肿瘤,有效缓解阻塞性症状;可获得病理分期;可避免射线的辐射危害	手术风险;有发生勃起功能障碍的高风险,比非手术治疗的尿失禁风险高	较年轻、健康的患者积极抵触放射治疗,或有明显阻塞性症状,或担心放射治疗后尿道和膀胱相关症状的患者

(待续)

表36 –1(续)

治疗方案	总览/个例	优点	缺点	患者选择
IMRT(常规分割)	74～80Gy,7～9周完成	放射治疗后长期随访,得到的"金标准"	长程治疗造成不便,有潜在晚期毒性,包括膀胱炎、直肠炎、勃起功能障碍、第二原发肿瘤	
MRT(大分割)	60～70Gy,4～5.5周完成	缩短治疗时间,大型随机对照试验支持此治疗方法,比常规分割IMRT费用低	治疗时间仍然较长而不便;有潜在晚期毒性,包括膀胱炎、直肠炎、勃起功能障碍、第二原发肿瘤	患者积极要求避免手术干预,或特殊关心前列腺切除术后勃起功能障碍和尿失禁等
ISBRT(超大分割)	35～40Gy,分5fx完成,隔日1fx治疗	明显缩短总治疗时间;晚期毒性方面呈现有利结果	无长期随访数据;有潜在晚期毒性,包括膀胱炎、直肠炎、勃起功能障碍、第二原发肿瘤	
近距离治疗	使用I-125/P-103低剂量率治疗,或用Ir-192高剂量率治疗	单日即可完成治疗(LDR);微创;可长期随访	发生急性下尿路症状(LUTS);有潜在晚期毒性,包括尿潴留、膀胱炎、勃起功能障碍、第二原发肿瘤	

流行病学:2016年全美新发病180 890例,疾病相关死亡26 120例[1]。美国男性有14%的终生发病风险,是美国男性最常见的非皮肤性恶性肿瘤,紧随肺癌之后,成为致死率第二位的肿瘤。经过筛查,确诊的中位年龄是60岁。发病率最高的人种是斯堪的纳维亚人,最低的是亚洲人。在美国,非洲裔美国人发病率最高,其次是高加索裔[(1.5～2):1]。

高危因素:年长、非洲裔美国人(虽经偏移调整后,仍有发病年龄低、恶性程度高的特性)、家族史是已知最强风险因子[2,3,4]。生殖系统突变基因测序体现出的DNA修复:生殖系统 BRCA2 突变可预示高 Gleason 评分及预后更差[5,6]。其他提示前列腺癌高风险的症状包括林奇综合征、BRCA2、范可尼贫血、HOXB13[7-9]。

解剖学:前列腺由2/3的腺体组织和1/3的纤维肌肉组织构成。腺体组织分成三个带:①外周带(占前列腺体积的70%,属于前列腺癌的主要发病区);②中央带(占前列腺体积的25%,5%的前列腺癌发病于此);③移行带(占前列腺体积的5%,前列腺增生发生于此)。神经血管束位于前列腺的后侧面。神经血管束基质(或前区)从膀胱颈的平滑肌延伸至尿道、前列腺尖部和外括约肌。精囊(SV)与腺体同轴,紧贴前列腺的腹背侧面汇入射精管,并进入精阜处前列腺尿道部。前列腺和精囊位于直肠和膀胱之间。典型的前列腺差异如下(标准差):腹 – 背 2.4mm,上下 2.1mm,中 – 侧 0.4mm;精囊是腹 – 背 3.5mm,上下 2.1mm,中 – 侧 0.8mm[10]。前列腺的淋巴引流区包括髂内、髂外、闭孔和骶前淋巴引流区,有时还会直接到髂总淋巴引流区。精囊的淋巴引流区通常是髂外淋巴引流区。

病理学:95%的前列腺癌是腺癌。其他组织学分类如小细胞癌(神经内分泌癌)、导管腺癌、移行细胞癌、肉瘤样癌和肉瘤预后较差[11-14]。Gleason 评分的依据是恶性细胞的组织结构。目前对穿刺活检的推荐是,把最普遍和最高级别的部分汇总定 Gleason 评分(GS),因为任何数量的高级别肿瘤都可能表明前列腺内有一个更显著且尚不能计数的肿瘤成分。如果存在比两种主要高级别肿瘤更恶性的成分(<5%),则仅在根治性前列腺切除术标本中给予三级分级[15]。囊外延伸(ECE)约占临床局限性病变的 45%,96% 在 2.5mm 以内[16]。精囊累及率随风险组而增加:低危 1%,中危 15%,高危 30%,累及长度中位数为 1.0cm,精囊累及风险大于 2.0cm 1%[17]。国际泌尿外科病理学会最近开发了一个基于 GS 的分组系统,表明随着年龄的增长,生化复发的风险增加[18](表 36 – 2)。

表 36 – 2　ISUP 协作组[18]

分级组	Gleason 评分	生化复发风险率
1	≤6	参考值
2	3 + 4 = 7	1.9
3	4 + 3 = 7	5.4
4	8	8.0
5	9 或 10	11.7

筛查:美国泌尿学协会(AUA)建议对 55 ~ 69 岁、预期寿命超过 10 年的男性每隔一两年进行 PSA 筛查。对于年龄在 40 ~ 54 岁、具有更高风险特征(种族为非洲裔美国人或有家族史)的男性,应个体化制订筛查决策[19]。游离 PSA(游离 PSA/总 PSA 的比率,游离 PSA 越低,预示癌症风险越高)和 PSA 增长速度(> 0.75ng/mL/年)可以提高筛查的阳性预测值[20]。诊断 1 年 PSA 增长速度 >2ng/mL 与前列腺癌死亡风险增加有关[21]。PSA 半衰期约为 2.2 天。PSA 水平可随前列腺炎、尿潴留、直肠指检、射精、TUS 活检、TURP 和 BPH 增加。临床治疗 BPH 时使用 5α – 还原酶抑制剂(如纳斯德胺),在 6 个月内可降低 PSA 50%,头两年降低 2 倍,长期使用可降低 2.3 倍[22,23]。国家筛查指南不推荐单独使用直肠指检单独筛查(PPV 仅 4% ~ 11%)[24]。直肠指检和 PSA 联合筛查由医生自行决定,任何怀疑 PSA 患者都推荐直肠指检[19]。直肠指检仅可触诊前列腺的后侧和外侧,这从根本上限制了它的筛查用途,但 85% 的前列腺癌起源于这些部位。在一项研究中,直肠指检敏感性为 53%,特异性为 86%[25]。一项多中心筛查研究表明 PSA 比直肠指检检出前列腺癌更多(82% 对 55%,

$P = 0.001$)[26]。前列腺抗原3(PCA3)是恶性细胞过表达的 RNA 生物标志物,在"专注的"直肠指检(从左到右至少 6 个触点)中可在尿液中发现;此检查可使高阴性率(88%)患者避免重复癌症活检,但并不常规使用[27]。

临床表现:前列腺癌通常是无症状的,大多数由 PSA 值决定,TURP 时偶然发现。一些局部晚期疾病的患者可能出现梗阻性尿路症状(尿流弱或尿流间断)、多尿,较少出现排尿困难和血尿。原因不明的骨痛可能提示转移性疾病,但在低风险前列腺癌患者中很少发生。

诊断:病史和体检,包括直肠指检、评估基线的尿、肠和性功能。AUA 评分(又称国际前列腺症状评分或 IPSS)可以用来评估基于不完全排空、频率、间歇性、急迫性、尿不尽、劳累和睡眠的泌尿功能(共 7 个问题,每个问题得分范围 0 ~ 5 分;总分 35 分;得分越高表示症状越糟糕)。男性性健康量表(SHIM)评分通常用于评估基线勃起功能(共 5 个问题,每个问题得分范围 0 ~ 5 分,总分 25 分;得分越高表示勃起更好)。

实验室检查:PSA,如果需要手术应术前检查。

病理:TRAS 引导下随机活检,包括切取 8 ~ 12 个组织块是最常见的诊断方法。有系统综述表明,与传统前列腺活检技术相比,MRI 定位活检可以检出样本较少、临床特征不明的癌症[28]。

影像学:在低风险前列腺癌中没有常规做分期扫描的要求。

预后因素:前列腺癌的危险分层主要基于直肠指检的临床分期、治疗前 PSA、GS/活检分级、活检组织中包含肿瘤的数量。有几个风险分类,包括《NCCN 指南》、D'Amico,以及美国癌症联合委员会(《AJCC 癌症分期手册》)的风险列表(表 36-3 和表 36-4)。MSKCC 提出了一个有不利因素的中等风险类别:初始 GS4,活检组织阳性数≥50%,或具有多个中等风险因素(cT2b-c,PSA 10~20ng/mL,或 GS 7 分),与具有有利因素的中等风险类别相比,这些因素可以独立预测 PCSM 上升、远处转移,和 PSA 无复发期[29]。还存在其他预后因素,包括肿瘤体积(>4cm³,PSA 失败时间较短)[30]、活检 PNI(与较高的阳性边缘率相关,但未显示为 PSA 复发的独立预测因子)[31],以及存在播散性癌细胞(在三个随机试验中,每 7.5mL 中有 5 个播散的癌细胞与较短的 OS 相关联)[31]。UCSFCAPRA 列线图包括年龄(≥50 岁对 50 岁)、PSA、GS、临床分期(T1/T2 对 T3a)、穿刺活检阳性率(<34% 对 ≥ 34%)等项目来预测疾病复发或进展的可能性[38]。现已开发出几种基于组织的测序结果以确定预后,包括癌基因型 DX 基因组前列腺评分(Genomic Health,Redwood City,California),测量 17 个基因表达,用于极低危、低危和较好中危的患者,可预示根治性前列腺癌切除术后患者的复发风险、前列腺癌相关死亡以及病理学侵袭性(GS≥4 +3 或 pT3)[34]。这个测试以及其他测试手段可以用于预期寿命大于 10 年的患者,这些患者可能是积极监测(AS)或根治治疗的候选者[35]。

自然史:早期患者 10 年死亡风险 <10%。许多肿瘤在确诊后 10 ~ 15 年内持续无痛,但超过 15 年,PCSM 的发生率是 3 倍(由每年 15/1000 人升至每年 44/1000 人)[36]。根据 Pound 对前列腺切除术后发生生化复发的患者研究,在生化复发后发生转移的时间中位数是 8 年,在远处转移发生后死亡的中位数是 5 年[37]。

分期

表 36 - 3　《AJCC 癌症分期手册》第 8 版(2017 年)前列腺癌分期

cT		pT		N		M	
T1	a 偶发肿瘤体积 ≤所切除组织体积的 5%			N0	• 无区域淋巴结转移	M1a	• 无区域淋巴结转移
	b 偶发肿瘤体积 > 所切除组织体积的 5%						
	c 穿刺活检发现的肿瘤(如由于 PSA 升高),但不明显						
T2	a 肿瘤明显局限于单侧叶的一半(≤1/2)	T2	• 器官局限性疾病	N1	• 有区域淋巴结转移	M1b	• 有骨转移
	b 肿瘤明显大于单侧叶的一半,但局限于该单侧叶						
	c 肿瘤明显侵犯双侧叶						
T3	a 肿瘤突破前列腺包膜	T3	a 肿瘤突破前列腺包膜或镜下侵犯膀胱颈			M1c	• 转移至其他器官,伴或不伴骨转移
	b 肿瘤侵犯精囊		b 肿瘤侵犯精囊				
T4	肿瘤侵犯除精囊外的邻近结构	T4	• 肿瘤侵犯除精囊外的邻近结构				

《AJCC 癌症分期手册》第 8 版(2017 年)前列腺癌分期

Ⅰ	cT1a – c,cT2a 或 pT2 + PSA < 10ng/mL + 分级组 1
ⅡA	cT1a – c 或 cT2a + PSA≥10 and < 20ng/mL + 分级组 1
	cT2b – c + PSA < 20ng/mL + 分级组 1
ⅡB	T1 – T2,PSA < 20ng/mL,分级组 2
ⅡC	T1 – T2,PSA < 20ng/mL,分级组 3
	T1 – T2,PSA < 20ng/mL,分级组 4
ⅢA	T1 – T2,PSA≥20,分级组 1 ~ 4
ⅢB	T3 – T4,任何 PSA,分级组 1 ~ 4
ⅢC	任何 T,任何 PSA,分级组 5
ⅣA	任何 T,N1,任何 PSA,任何分级组
ⅣB	任何 T,M1,任何 PSA,任何分级组

相比第 7 版的显著改动之处:删去 pT2 亚分类,合并分级,更新了 M1 亚分类,并更新了Ⅱ、Ⅲ分期。

表 36 -4 前列腺癌风险等级表(不同于《AJCC 癌症分期手册》)

《NCCN 指南》风险分级[35]		D'Amico 风险表[38]	
极低危	T1		
	GS ≤6		
	PSA <10ng/mL		
	穿刺活检阳性 <3 针		
	任何针的肿瘤 <50%		
	PSA 密度 <0.15ng/mL/g		
低危	T1 – T2a,	低危	T1 – T2a,或
	GS ≤6/分级组 1,		GS ≤6,或
	PSA <10ng/mL		PSA <10ng/mL
中危	T2b – T2c,或	中危	T2b,或
	GS 3 +4 =7/分级组 2,或		GS 7,或
	GS 4 +3 =7/分级组 3,或		PSA 10~20ng/mL
	PSA 10~20ng/mL		
高危	T3a,或	高危	≥T2c,或
	GS 8/分级组 4,或		GS 8~10,或
	GS 9~10/分级组 5,或		PSA >20ng/mL
	PSA >20ng/mL		
极高危	T3b – T4,或		
	初始 Gleason 分级组 5/分级组 5,或		
	GS 8~10 且活检阳性 >4 针/分级组 4 或 5		

治疗模式

积极监测(AS)和观察性等待(WW): AS 包括对患者 PSA、直肠指诊等定期监测,活检及发现的进展证据,以促成潜在的治愈治疗。这与 WW 不同,监测继续进行,但治疗仅在症状发展时才开始。基因组图谱可以帮助确定适合积极监测的患者。对观察性等待的建议也不尽相同,可以考虑包括绝大多数低风险(GS <6)和预期寿命较长的癌症患者[35](大于 10年),而《NCCN 指南》推荐针对极低风险和预期寿命大于 20 年的患者[35,39]。

预防: 尽管在指南中对使用 5α – 还原酶抑制剂防止前列腺癌进展有争议,但 REDEEM试验显示度他雄胺比安慰剂有更低的 3 年前列腺癌进展率(38% 对 48%,$P =0.009$)[40]。目前非那雄胺未被 FDA 批准用于预防前列腺癌。

手术: 根治性前列腺切除术(RP)的方法包括耻骨后或腹腔镜/机器人等方法。在一个单中心临床研究中,机器人手术和开放手术进行了比较,6 周和 12 周的早期结果显示,手术切缘阳性率、术后并发症、术中不良事件等相似。患者的报告也提示,对于控尿和性功能,这两种技术的结果相似。会阴入路省略了淋巴结清扫和精囊摘除,并已被证明与生化失败、边缘阳性、切口囊肿和直肠损伤的较高发生率有关[42]。开腹手术、腹腔镜和机器人技术的阳性边缘率估计分别为 23%、15% 和 14%[43]。围术期并发症较少，包括死亡（<1%），直肠损伤（<1%），血栓栓塞（1%~3%），心肌梗死（1%~8%），切口感染（<1%），失血及盆腔疼痛[44,45]。阳痿和尿失禁是最常见的并发症。双侧神经保留术后阳痿发生率估计不超过 50%，单侧神经保留术后阳痿发生率不超过 75%。经评估，32% 患者术后尿控满意，40% 偶尔遗尿，7% 频繁遗尿，1%~2% 无法控尿[46]。标准淋巴结清扫仅涉及闭孔和髂外淋巴结。

放射治疗

适应证：对于低危前列腺癌患者，既往没有接受过盆腔放射治疗或内分泌性肠疾病等禁忌证，根治性放射治疗是一种选择。

剂量：在一些随机试验中，随着常规 EBRT 剂量增加，已显示生化结果获得改善，但 OS 没有改善（见后文）。在实践中，剂量分割模式变化很大。常见的常规分割方案为 78Gy/39fx 或 79.2Gy/44fx。在大型前瞻性试验中已经测试了适度的大分割方案，如 70Gy/28fx 或 60Gy/20fx。对于 SBRT，尽管 SBRT 没有在随机试验中与 IMRT 对比，36.2Gy 分 5fx，隔日一次治疗是常用的方案。近距离放射治疗常用于低危前列腺癌，其疗效与外科手术和 EBRT 相当，但是没有随机试验将这些治疗方式逐一进行比较以评估临床效果。LDR 近距离治疗的剂量为 I^{125}：144~145Gy，PD^{103}：125Gy。对于低危和有利的中危前列腺癌，EBRT 联合近距离放射治疗推量或联合 ADT 治疗没有提升疗效，单独治疗已足够。放射治疗后，PSA 监测应在每 6 个月内。根据 RTOG – ASTRO Phoenix 共识，生化失败的定义是比治疗后 PSA 最低点高 2ng/mL。一些患者在治疗后会有 PSA"反跳"的现象，尤其在近距离治疗后，并不代表疗效欠佳。

毒性反应：急性：疲劳，排尿困难，频率，潴留，直肠里急后重，腹泻。晚期：狭窄，膀胱炎，直肠炎，性功能障碍，第二恶性肿瘤。在这些治疗方法之间已经比较了对生活质量的影响，都与尿、肠和性功能方面相关（见 PROTECTT 和 PROST – QA 试验）。

治疗过程：见《放射肿瘤学治疗计划手册》，第 8 章[48]。

其他：其他治疗，如高频超声（HIFU）和冷冻治疗是新兴的技术，但根据《NCCN 指南》不建议作为一线治疗使用。

基于循证医学数据的问与答
筛查与预防

• **PSA 筛查的价值何在？为何美国预防服务工作组（USPSTF）先前建议禁止 PSA 筛查？**

尽管应用 PSA 可发现早期局部病变，并降低远处转移发生率，USPSTF 在 2012 年仍反对 PSA 筛查（见同年出版的指南）[49]。有三个关于筛查的主要试验，从方法学上指出，PSA 筛查的重要性似乎比报告的更大。ERSPC 和瑞典人试验显示了降低因前列腺癌死亡而 PLCO 试验则是相反结论。对 PLCO 试验的质疑之一是，自筛查开始，很难保持人群留在"观察"组内。

Schröder, European Randomized Study of Screening for Prostate Cancer（ERSPC）（*NEJM* 2009，PMID 19297566；Update *Lancet* 2014，PMID 25108889）：162 388 名 55~69 岁

男性随机分为平均每 4 年筛查组和观察组。大多数中心在 PSA $\geqslant$3ng/mL 时穿刺活检。第一终止点是因前列腺癌死亡(PCM)。筛查组每年每千人前列腺癌发生率是 9.55,而对照组是 6.23。筛查组在 13 年时有 355 名患者因前列腺癌死亡,而对照组有 545 名,两组 PCM 比为 0.79($P = 0.001$),提示每 781 名需要筛查的人中有 27 人需要治疗,从而阻止了 1 人死亡。

结论: 从 PSA 筛查的随机队列研究中观察到 PCM 的降低。

评论: 没有报告治疗方法,试验组被平衡,对照组中总筛查率没有报告;欧洲各中心间使用方法差异大,如直肠指检、TRUS、筛查区间等。虽然增加了生存降低了疾病进展,但付出了过度检查和过度治疗的代价。

- **5α - 还原酶抑制剂能阻止前列腺癌发生吗?**

是的,5α - 还原酶抑制剂能降低发生低危前列腺癌的风险。

Thompson, PCPT Trial(*NEJM* 2003, PMID 12824459; Update *NEJM* 2013, PMID 23944298):18 880 名男性随机分成组非那雄胺组(5mg/d)与安慰剂组。临界值 PSA$\leqslant$3ng/mL;非那雄胺组中 10.5% 诊断为前列腺癌,而安慰剂组中有 14.9% 诊断为前列腺癌,两者有统计学差异(RR 0.7,95%CI: 0.65~0.76,$P < 0.001$)。与安慰剂相比,非那雄胺明显降低低危前列腺癌(GS 2~6)的风险(RR 0.57,95%CI: 0.52 对 0.63,$P < 0.001$)。与安慰剂相比,非那雄胺组的前列腺癌比对照组级别更高(GS 7~10;3.5% 对 3.0%)。两组间患者生存率无差异(RR 1.17,$P = 0.05$)。非那雄胺组与安慰剂组患者 15 年总生存率无差异(78% 对 78.2%)。

结论: 非那雄胺降低了 1/3 的前列腺癌发生风险,相对降低了 43% 的低级别前列腺癌风险。

Andriole, REDUCE Trial(*NEJM* 2010, PMID 20357281):每日度他雄胺 0.5mg 组和安慰剂组,为期 4 年,研究囊括了 PSA 2.5~10ng/mL(50~60 岁)或 3.0~10ng/mL(60 岁以上)的患者,度他雄胺组中 19.9% 诊断为前列腺癌,安慰剂组中有 25.1% 诊断为前列腺癌,前列腺癌的相对风险降低 22.8%,度他雄胺组的绝对风险降低 5.1%。度他雄胺组与安慰剂相比,GS 5~6 的肿瘤较少(13.2% 对 18.1%,$P < 0.001$),并占全体前列腺癌的 70%。GS 7~10 肿瘤的组间差异无统计学意义。在 3 和 4 年间,度他雄胺组与安慰剂组相比,GS 8~10 肿瘤更多($P = 0.003$)。各组间 OS 无差异。

结论: 度他雄胺降低了前列腺癌风险,主要体现在 GS 5~6 的肿瘤。

评论: 高 GS 肿瘤的增加可能是由于腺体萎缩和活检范围增加所致。

积极监测

- **对男性的积极监测,其长期结果如何?**

Klotz(*JCO* 2010, PMID 19917860; Update JCO 2015, PMID 25512465):在 AS 下进行 993 名患者的单臂队列研究。在 1995 年至 1999 年期间,包含所有 GS $\leqslant$6 和 PSA $\leqslant$10ng/mL 的患者,如果患者年龄大于 70 岁,则要求 PSA $\leqslant$15ng/mL 或 GS $\leqslant$ 3 +4(7)。从 2000 年以后,

限制为 GS ≤6 和 PSA ≤10ng/mL，以及有利中危[PSA 10～20ng/mL 和(或)GS 3 +4]，合并明显其他疾病，预期寿命 <10 年的患者。两者皆有优良的 10 年和 15 年前列腺癌的存活率，分别为 98.1% 和 94.3%。933 例中仅有 15 例(占 1.5%)死于前列腺癌，2.8% 例死于转移性疾病。10 年和 15 年的 OS 率分别为 80% 和 62%。在 5 年、10 年和 15 年时，75.7%、63.5% 和 55% 的患者仍然未治疗并保持 AS。患者因其他原因的死亡比例比前列腺癌高 9.2 倍。

结论：对于低危和选择有利的中危患者，AS 似乎是安全的。

5α - 还原酶抑制剂能帮助接受 AS 的患者吗?

Fleshner，REDEEM Trial(*Lancet* **2012，PMID 22277570)：** 302 名 Gleason 评分 5～6，PSA ≤11 的患者，在 AS 中随机分为度他雄胺每日 0.5mg 组和安慰剂组。患者 1 年中每 3 个月随访 1fx，然后每 6 个月复查 PSA，每 18 个月复查直肠指检。所有患者均在 18 个月和 3 年复查活检或 PSA/直肠指检。疾病进展定义为 ≥4 针阳性，1 针内有 50% 以上 Gleason 评分 4 级。3 年时，度他雄胺组前列腺癌进展率从 48% 降至 38%(HR 0.62，95% CI：0.43～0.89，P=0.009)。

结论：度他雄胺可能有助于减少 AS 中患者的进展。

早期治疗是否优于积极监测或观察等待?

Bill-Axelson，Scandinavian Prostate Cancer Group - 4(SPCG - 4)(*NEJM* **2011，PMID 21542742；QOL** *Lancet Oncol* **2011，PMID 21821474；** *NEJM* **2014，PMID 24597866)(表 36 - 5)：** 695 例早期前列腺癌随机分成根治手术组和观察等待组。观察等待组的进展定义为明显的 ECE 或梗阻症状/排尿需要干预。T2 为 76%，T1C 为 12%(不是后 PSA 时代的当前人群)。入组资格：年龄 <75 岁，T1 - T2，PSA <50ng/mL，预期寿命 >10 年；有 6.6% 的患者在根治切除术后有淋巴结转移。根治术后组具有较高的每天最低尿漏比率(41% 对 11%)及勃起障碍(84% 对 80%)，但有更低的尿路梗阻发生率(29% 对 40%)。肠功能障碍、焦虑、抑郁、幸福感和主观 QOL 的发生率相似。在随访 18 年时，每 8 名需要干预的患者中能阻止 1 名死亡。

结论：在所有研究终点，根治性手术组都有统计学意义的差异。

评论：由于混杂了不同分期的入组患者，这些结果可能不容易适用于低危人群。

表 36 -5 前列腺切除术 SPCG -4 试验结果

	18 年单发转移率	18 年远处转移率	18 年器官转移率
观察等待	28.7%	38.3%	68.9%
前列腺切除术	17.7%	26.1%	56.1%
P 值	0.001	<0.001	<0.001

Wilt，PIVOT Trial(NEJM **2012，PMID 22808955；Update** *NEJM* **2017，PMID 28700844)：** 731 名男性随机分为 AS 组与前列腺根治术组。包括 T1 - T2、任何级别、PSA <50、<75 岁、预期寿命 >10 年的患者。低危占 40%，中危占 34%，高危占 21%。AS 组：对 PSA 翻倍时间 <3 年，GS 进展到 4 +3(或更多)或临床进展的患者给予根治治疗。中位随访

时间 2.7 年(更新)。根治手术组中,有 7.4% 死于前列腺癌或治疗,而观察组则为 4%($P=0.06$,无统计学差异)。RP 与 AS 的全因死亡率无差异(61.3% 对 66.8%,$P=0.06$),但 RP 降低了中危但不是低危的 ACM。

结论:RP 与 AS 相比,并没有显著降低 ACM 或 PCM。

评论:有效率是合理的(全因死亡率的绝对风险降低 5.5%),并且更多显效率将可能导致的 P 值更有意义。

Hamdy,UK PROTECT(*NEJM* 2016,PMID 27626136;QOL Donovan *NEJM* 2016,PMID 27626365)(表 36-6):1643 名 50~69 岁局限性前列腺癌患者,随机分为积极监测组(AM 组,只监测 PSA)、外科手术组和放射治疗加 ADT 组。AM 组中位年龄 62 岁,PSA 中位值 4.6ng/mL(3~19.9),GS 6 分占 77%,T1c 期占 76%,第一年里每 3 个月检测 PSA,第二年起每 6~12 个月检测。在前 12 个月中如果 PSA 上升 50% 则启动评估是否继续监测或转入治疗。放射治疗组患者在放射治疗前有 3~6 个月的 ADT,并与放射治疗同步使用,放射治疗使用 3D-CRT,总剂量为 74Gy/37fx。结果:随访时间 10 年,比较前列腺癌相关生存(PC-SS)。积极监测组、手术组和放射治疗组每 1000 人每年的前列腺癌相关死亡分别是 1.5、0.9 和 0.7,各组间无统计学差异($P=0.48$)。积极监测组的疾病相关死亡和疾病进展率高于手术组和放射治疗组。在积极监测组($n=545$)中有 54.8% 的患者在 10 年时接受了根治性治疗。手术组($n=391$)有 2% 的患者在术后 PSA >0.2ng/mL,5 人接受了挽救放射治疗,9 人因 pT3 或切缘阳性接受了术后放射治疗。pT3 患者占 29%,其中 24% 切缘阳性。手术组需要治疗患者中每 27 人中阻止 1 人发生转移,放射治疗组需要治疗患者中每 33 人中阻止 1 人发生转移,手术加放射治疗组需要治疗患者中每 9 人中阻止 1 人发生临床进展。

结论:无论哪个治疗组,PCM 都在 1% 以下。手术组与放射治疗组的疾病进展率和转移率都要显著低于积极监测组。PROTECT 试验中的 ACM 和 PCSM 要显著低于 SPCG-4 或 PIVOT 试验。

表 36-6 PROTECT 随机试验的结果

	5 年前列腺癌相关生存	10 年前列腺癌相关生存	临床进展病例数量(每 1000 人每年)	骨转移病例数量(每 1000 人每年)	所有死亡病例数量(每 1000 人每年)
积极监测	99.4%	98.8%	22.9	6.3	10.9
手术	100%	99%	8.9	2.4	10.1
放射治疗	100%	99.6%	9.0	3.0	10.3
P 值	0.48	0.48	<0.001	0.004	0.87

外照射放射治疗

• 使用常规分割的外照射放射治疗,提高剂量是否能增进疗效?

至少已有 5 个主要的随机临床试验,每个都证实在常规分割放射治疗中,随照射剂量的提高较传统的低剂量照射(70Gy 以内,1.8~2.0Gy/fx),在生化控制上有更多获益,但总生存无差别,同时直肠出血率也更高。现在在常规分割模式下,标准的剂量是 78~80Gy(见表 36-7)。

表 36 -7　前列腺癌放射治疗剂量爬坡 Ⅲ 期试验汇总

	Pollack, MDACC[50]	Zietman, MGH[51]	Al-Mamgani, Dutch[52]	Dearnaley, MRC[53]	Michalski,RTOG 0126（ASCO 2015）
剂量（Gy）	70 对 78	70.2 对 79.2	68 对 78	64 对 74	70.2 对 79.2
数量	301	393	669	843	1499
技术方式	4 野盒式和3D 适形	4 野盒式和质子推量	3D 适形	3D 适形	3D 适形或 IMRT
MFU（年）	8.7	8.9	5.8	5.3	7
生化控制率	5 9% 对 78% （P = 0.004）	6 7.6% 对 83.3% （P < 0.0001）	4 5% 对 56% （P = 0.03）	6 0% 对 71% （P = 0.0007）	5 5% 对 70% （P < 0.0001）

- **大分割放射治疗是否安全有效？**

已经有几项随机临床试验对比了大分割放射治疗（总剂量 60 ~ 70Gy, 2.4 ~ 4Gy/fx）与常规分割放射治疗。潜在的优势包括方便了患者，降低了费用，并潜在提高了疗效（基于推测低 α/β 值肿瘤的敏感性）。随访时间中等，中位随访时间是 5 ~ 8 年。这是一个合理的治疗选择，但需要更长时间的随访来确定其临床疗效和毒性的非劣效性。

表 36 -8　对前列腺癌进行大分割放射治疗的总结

作者,机构	中位随访时间	风险级别	大分割组	常规分割组	结果
Hoffman, MDACC（AS-TRO2016）	8.4 年	低危 - 中危	总剂量 72Gy, 2.4Gy/fx	总剂量 75.6Gy 1.8Gy/fx	8 年 bRFS 89.3% 对 84.6%,10 年 89.3% 对 76.3%,P = 0.034,大分割组占优。总生存和 GI 或 GU 毒性无差别（但大分割组直肠出血更多,无统计学意义）。5 年后控制较好
Pollack,Fox Chase[54]	5.7 年	低危 - 高危	总剂量 70.2Gy, 2.7Gy/fx	总剂量 76Gy, 2Gy/fx	5 年 bRFS 76.7% 对 78.6%（P 值无统计学意义）。毒性无差别（除了那些 IPSS > 12 的控尿较差患者,大分割组有更高毒性）
Lee,RTOG 0415[55]	5.8 年	低危	总剂量 70Gy, 2.5Gy/fx	总剂量 73.8Gy, 1.8Gy/fx	DFS 无统计学意义（HR 0.85;95% CI:0.64 ~ 1.14）,BF 也无统计学意义（HR 0.77;CI:0.51 ~ 1.17）。大分割组不劣于常规分割组。大分割组晚期 2 级 GI 毒性更高（18.3% 对 11.4%,P = 0.002）; GU 也毒性更高（26.2% 对 20.5%,P = 0.06）,但在患者报告中无显著临床差异（ASTRO 2016）

（待续）

表36 -8(续)

作者, 机构	中位随访时间	风险级别	大分割组	常规分割组	结果
Dearnaley, CHHiP[56]	5.2 年	全部(大多数为中危)	总剂量 60 或 57Gy, 3Gy/fx	总剂量 74Gy, 2Gy/fx	5 年 bRFS：88.3%(74Gy)对90.6%(60Gy 大分割)对 85.9%(57Gy 大分割)。60Gy 大分割组不劣于 74Gy 组, 但 57Gy 大分割组对 74Gy 组未能显示非劣性。各组间 GI/GU 毒性无差别
Incrocci, HYPRO/荷兰[57]	5 年	中危 – 高危	总剂量64.6Gy, 3.4Gy/fx	总剂量 78Gy, 2Gy/fx	治疗失败率：大分割组 20%对常规分割组 22%。5 年 RFS：大分割组 80.5%对常规分割组 77.1%($P=0.36$)。大分割组 3 级以上迟发 GU 毒性明显高于常规分割组(19.0%对12.9%；$P=0.021$)
Arcangeli, 意大利[58,59]	9 年	高危	总剂量 62Gy, 3.1Gy/fx	总剂量 80Gy, 2Gy/fx	10 年 FFBF：大分割组72%对常规分割组 65%($P=0.148$)。两组迟发毒性无差别
Catton, PROFIT[60]	6 年	中危	总剂量 60Gy, 3Gy/fx	总剂量 78Gy, 2Gy/fx	两组 5 年 都是 15%(HR=0.96；90%CI：0.77~1.2)。大分割组不劣于常规分割组。迟发 3 级以上 GI 和 GU 毒性无统计学差异

- **使用超大分割放射治疗的 SBRT(>4~10Gy/fx)是否安全有效?**

SBRT 的生化控制和毒性结果与常规分割高剂量 3D/IMRT 放射治疗旗鼓相当, 但需要更长时间的随访。患者应被告知此为短期随访结果, 且缺乏 SBRT 的随机试验数据。

表36 -9 选择 SBRT 治疗前列腺癌的总结

研究	患者数量	单次剂量	分次	总剂量	中位随访时间(年)	生化控制率
Meier 等(2016)[61]	309	7.25~8	5	PTV 36.25Gy, 前列腺推量至 40Gy	5.1	97.1%
Kotecha 等(2016)[62]	24	7.25~10	5	PTV 36.25Gy, 前列腺推量至 50Gy(避开尿道, 膀胱和直肠)	2.1	95.8%
Katz 等(2016)[63]	515	7~7.25	5	35~36.25Gy	7	8 年：低危:93.6%, 中危:84.3%高危:65%

(待续)

表 36 -9（续）

研究	患者数量	单次剂量	分次	总剂量	中位随访时间(年)	生化控制率
Chen 等(2013)[64]	100	7 ~ 7.25	5	35 ~ 36.25Gy	2.3	99%
King 等(2012)[65]	67	7.25	5	36.25Gy	2.7	94%
Boike 等(2011)[66]	45	9 ~ 10	5	45 ~ 50Gy	2.5	100%
Freeman 等(2011)[67]	41	7.25	5	35 ~ 36.25Gy	5	93%
Madsen 等(2007)[68]	40	6.7	5	33.5Gy	3.4	90%

- **SBRT 治疗后的迟发毒性如何?**

有一些 SBRT 治疗后短期随访 GI/GU 毒性的报道,但观察晚期毒性需要更长时间的随访。Katz 等[69]发现 90% 的毒性发生在治疗后 3 年内。斯坦福大学较早的经验显示 QOD 的 SBRT治疗,其治疗相关毒性要小于每天一次的治疗方式,因此大多数中心使用 QOD 的治疗模式[65]。

表 36 -10 选择前列腺癌 SBRT 治疗的毒性结果汇总

研究	剂量	MFU(年)	晚期 GI 毒性	晚期 GU 毒性
Meier 等(2016)[61]	36.25Gy(SIB to 40Gy)/5fx	5.1	2 级 2%	2 级 12%
Kotecha 等(2016)[62]	36.25Gy(SIB to 50Gy)/5fx	2.1	2 级 8%	2 级 8%
Katz 等(2014)[69]	35 ~ 36.25Gy/5fx	6	2 级 4%	2 级 9%
				3 级 2%
King 等(2012)[65]	36.25Gy/5fx	2.7	1 级和 2 级 16%	1 级 23%
			G1 - 2	2 级 5%
				3 级 3%
Freeman 等(2011)[67]	36.25Gy/5fx	5	1 级和 2 级 15.5%	1 级和 2 级 32%
				3 级 2.5%

- **根治性前列腺切除术、外照射放射治疗、近距离治疗之间的不良反应比较如何?**

通常来说,手术后尿失禁和阳痿状况较严重,外照射放射治疗对于结/直肠的刺激性较多,近距离治疗的尿道刺激和尿道梗阻更差。放置直肠分隔器可有效降低对直肠的照射剂量从而显著降低放射治疗不良反应。

Sanda,PROST-QA(*NEJM* 2008,PMID 18354103):是第一个主要的关于患者及配偶报告其生活质量的前瞻性试验(非随机)。对 1201 名患者和 625 名配偶进行前瞻性问卷调查(最长 24 个月),了解对局限性 T1 - T2 期前列腺癌患者进行根治性前列腺切除、近距离治疗、外照射放射治疗前后的状况。外照射放射治疗后的患者基线并发症最多,其次为近距离放射治疗和手术。手术组虽然有更好的基线功能,但对于性和尿失禁方面更差。保留神经的外科手术能更好地恢复性生活质量。外照射放射治疗有更高的尿路刺激性、梗阻性不良反应和肠道毒性。近距离放射治疗大体积前列腺,其尿道刺激症状更高。使用 ADT 可降低活力分数。在 MVA 中,与患者总体满意度相关的最重要因素依次是性功能、活力和尿控功能。降低患者健康相关生活质量的相关因素包括肥胖、前列腺体积大、初始 PSA 升高、高龄以及非洲裔美国人。

　　Donovan,PROTECT Trial QOL(*NEJM* 2016,PMID 27626365): 是与前述相同的试验(Hamdy 等),患者通过调查问卷提供报告,包括诊断前、6 个月、12 个月、每年 1 次直至 6 年。手术对性功能和尿失禁负面影响最大,6 个月时能完成性交程度的勃起充足度:AS 52% ,放射治疗 22% ,手术 12% 。放射治疗在 6 个月时对性功能影响最大,然后逐渐恢复和稳定(注:所有患者均接受了短程 ADT)。放射治疗对尿失禁无明显影响,但排尿和夜尿问题在治疗后 6 个月时达到高峰,12 个月后恢复,与其他组相似。放射治疗组 6 个月随访时肠功能较其他组差,但能恢复正常(血便频率除外,血便频率为 5% 以下),其他组肠功能稳定。AM 组性功能逐渐下降(勃起能力 3 年时 41% ,6 年时 30%),泌尿功能也逐渐下降。各组间焦虑、抑郁、一般健康相关或癌症相关的生活质量差异无统计学意义。

（张天　译）

参考文献

1. Siegel RL, Miller KD, Jemal A. Cancer statistics, 2016. *CA Cancer J Clin.* 2016;66(1):7–30.
2. Hoffman RM, Gilliland FD, Eley JW, et al. Racial and ethnic differences in advanced-stage prostate cancer: the Prostate Cancer Outcomes Study. *J Natl Cancer Inst.* 2001;93(5):388–395.
3. Hamilton RJ, Aronson WJ, Presti JC Jr, et al. Race, biochemical disease recurrence, and prostate-specific antigen doubling time after radical prostatectomy: results from the SEARCH database. *Cancer.* 2007;110(10):2202–2209.
4. Hemminki K, Ji J, Forsti A, et al. Concordance of survival in family members with prostate cancer. *J Clin Oncol.* 2008;26(10):1705–1709.
5. Agalliu I, Gern R, Leanza S, Burk RD. Associations of high-grade prostate cancer with BRCA1 and BRCA2 founder mutations. *Clin Cancer Res.* 2009;15(3):1112–1120.
6. Castro E, Goh C, Olmos D, et al. Germline BRCA mutations are associated with higher risk of nodal involvement, distant metastasis, and poor survival outcomes in prostate cancer. *J Clin Oncol.* 2013;31(14):1748–1757.
7. Raymond VM, Mukherjee B, Wang F, et al. Elevated risk of prostate cancer among men with Lynch syndrome. *J Clin Oncol.* 2013;31(14):1713–1718.
8. Tischkowitz M, Easton DF, Ball J, et al. Cancer incidence in relatives of British Fanconi Anaemia patients. *BMC Cancer.* 2008;8:257.
9. Ewing CM, Ray AM, Lange EM, et al. Germline mutations in HOXB13 and prostate-cancer risk. *N Engl J Med.* 2012;366(2):141–149.
10. Deurloo KE, Steenbakkers RJ, Zijp LJ, et al. Quantification of shape variation of prostate and seminal vesicles during external beam radiotherapy. *Int J Radiat Oncol Biol Phys.* 2005;61(1):228–238.
11. Tetu B, Ro JY, Ayala AG, et al. Small cell carcinoma of the prostate: Part I: a clinicopathologic study of 20 cases. *Cancer.* 1987;59(10):1803–1809.
12. Robinson B, Magi-Galluzzi C, Zhou M. Intraductal carcinoma of the prostate. *Arch Pathol Lab Med.* 2012;136(4):418–425.
13. Palou J, Wood D, Bochner BH, et al. ICUD-EAU International Consultation on Bladder Cancer 2012: urothelial carcinoma of the prostate. *Eur Urol.* 2013;63(1):81–87.
14. Markowski MC, Eisenberger MA, Zahurak M, et al. Sarcomatoid carcinoma of the prostate: ret-

rospective review of a case series from the Johns Hopkins Hospital. *Urology.* 2015;86(3):539–543.

15. Gordetsky J, Epstein J. Grading of prostatic adenocarcinoma: current state and prognostic implications. *Diagn Pathol.* 2016;11:25.

16. Davis BJ, Pisansky TM, Wilson TM, et al. The radial distance of extraprostatic extension of prostate carcinoma: implications for prostate brachytherapy. *Cancer.* 1999;85(12):2630–2637.

17. Kestin L, Goldstein N, Vicini F, et al. Treatment of prostate cancer with radiotherapy: should the entire seminal vesicles be included in the clinical target volume? *Int J Radiat Oncol Biol Phys.* 2002;54(3):686–697.

18. Epstein JI, Egevad L, Amin MB, et al. The 2014 International Society of Urological Pathology (ISUP) consensus conference on Gleason Grading of Prostatic Carcinoma: definition of grading patterns and proposal for a new grading system. *Am J Surg Pathol.* 2016;40(2):244–252.

19. Gershman B, Van Houten HK, Herrin J, et al. Impact of prostate-specific antigen (PSA) screening trials and revised PSA screening guidelines on rates of prostate biopsy and postbiopsy complications. *Eur Urol.* 2016;71(1):55–65.

20. Catalona WJ, Partin AW, Slawin KM, et al. Use of the percentage of free prostate-specific antigen to enhance differentiation of prostate cancer from benign prostatic disease: a prospective multicenter clinical trial. *JAMA.* 1998;279(19):1542–1547.

21. D'Amico AV, Chen MH, Roehl KA, Catalona WJ. Preoperative PSA velocity and the risk of death from prostate cancer after radical prostatectomy. *N Engl J Med.* 2004;351(2):125–135.

22. Guess HA, Heyse JF, Gormley GJ. The effect of finasteride on prostate-specific antigen in men with benign prostatic hyperplasia. *Prostate.* 1993;22(1):31–37.

23. Thompson IM, Goodman PJ, Tangen CM, et al. The influence of finasteride on the development of prostate cancer. *N Engl J Med.* 2003;349(3):215–224.

24. Schroder FH, van der Maas P, Beemsterboer P, et al. Evaluation of the digital rectal examination as a screening test for prostate cancer. Rotterdam section of the European Randomized Study of Screening for Prostate Cancer. *J Natl Cancer Inst.* 1998;90(23):1817–1823.

25. Mistry K, Cable G. Meta-analysis of prostate-specific antigen and digital rectal examination as screening tests for prostate carcinoma. *J Am Board Fam Pract.* 2003;16(2):95–101.

26. Catalona WJ, Richie JP, Ahmann FR, et al. Comparison of digital rectal examination and serum prostate specific antigen in the early detection of prostate cancer: results of a multicenter clinical trial of 6,630 men. *J Urol.* 1994;151(5):1283–1290.

27. Wei JT, Feng Z, Partin AW, et al. Can urinary PCA3 supplement PSA in the early detection of prostate cancer? *J Clin Oncol.* 2014;32(36):4066–4072.

28. Moore CM, Robertson NL, Arsanious N, et al. Image-guided prostate biopsy using magnetic resonance imaging-derived targets: a systematic review. *Eur Urol.* 2013;63(1):125–140.

29. Zumsteg ZS, Spratt DE, Pei I, et al. A new risk classification system for therapeutic decision making with intermediate-risk prostate cancer patients undergoing dose-escalated external-beam radiation therapy. *Eur Urol.* 2013;64(6):895–902.

30. D'Amico AV, Whittington R, Malkowicz SB, et al. Calculated prostate cancer volume greater than 4.0 cm^3 identifies patients with localized prostate cancer who have a poor prognosis following radical prostatectomy or external-beam radiation therapy. *J Clin Oncol.* 1998;16(9):3094–3100.

31. D'Amico AV, Wu Y, Chen MH, et al. Perineural invasion as a predictor of biochemical outcome following radical prostatectomy for select men with clinically localized prostate cancer. *J Urol.* 2001;165(1):126–129.

32. Goldkorn A, Ely B, Quinn DI, et al. Circulating tumor cell counts are prognostic of overall survival in SWOG S0421: a phase III trial of docetaxel with or without atrasentan for metastatic castration-resistant prostate cancer. *J Clin Oncol.* 2014;32(11):1136–1142.

33. Punnen S, Freedland SJ, Presti JC Jr, et al. Multi-institutional validation of the CAPRA-S score to predict disease recurrence and mortality after radical prostatectomy. *Eur Urol.* 2014;65(6):1171–1177.

34. Cullen J, Rosner IL, Brand TC, et al. A biopsy-based 17-gene genomic prostate score predicts recurrence after radical prostatectomy and adverse surgical pathology in a racially diverse

population of men with clinically low- and intermediate-risk prostate cancer. *Eur Urol.* 2015;68(1):123–131.

35. National Comprehensive Cancer Network. Prostate Cancer (Version 2) 2017. www.nccn.org/professionals/physician_gls/PDF/prostate.pdf

36. Johansson JE, Andren O, Andersson SO, et al. Natural history of early, localized prostate cancer. *JAMA.* 2004;291(22):2713–2719.

37. Pound CR, Partin AW, Eisenberger MA, et al. Natural history of progression after PSA elevation following radical prostatectomy. *JAMA.* 1999;281(17):1591–1597.

38. D'Amico AV, Whittington R, Malkowicz SB, et al. Biochemical outcome after radical prostatectomy, external beam radiation therapy, or interstitial radiation therapy for clinically localized prostate cancer. *JAMA.* 1998;280(11):969–974.

39. Chen RC, Rumble RB, Loblaw DA, et al. Active surveillance for the management of localized prostate cancer (cancer care ontario guideline): American Society of Clinical Oncology Clinical Practice Guideline Endorsement. *J Clin Oncol.* 2016;34(18):2182–2190.

40. Fleshner NE, Lucia MS, Egerdie B, et al. Dutasteride in localised prostate cancer management: the REDEEM randomised, double-blind, placebo-controlled trial. *Lancet.* 2012;379(9821):1103–1111.

41. Yaxley JW, Coughlin GD, Chambers SK, et al. Robot-assisted laparoscopic prostatectomy versus open radical retropubic prostatectomy: early outcomes from a randomised controlled phase 3 study. *Lancet.* 2016;388(10049):1057–1066.

42. Boccon-Gibod L, Ravery V, Vordos D, et al. Radical prostatectomy for prostate cancer: the perineal approach increases the risk of surgically induced positive margins and capsular incisions. *J Urol.* 1998;160(4):1383–1385.

43. Sooriakumaran P, Srivastava A, Shariat SF, et al. A multinational, multi-institutional study comparing positive surgical margin rates among 22,393 open, laparoscopic, and robot-assisted radical prostatectomy patients. *Eur Urol.* 2014;66(3):450–456.

44. Alibhai SM, Leach M, Tomlinson G, et al. 30-day mortality and major complications after radical prostatectomy: influence of age and comorbidity. *J Natl Cancer Inst.* 2005;97(20):1525–1532.

45. Van Hemelrijck M, Garmo H, Holmberg L, et al. Thromboembolic events following surgery for prostate cancer. *Eur Urol.* 2013;63(2):354–363.

46. Stanford JL, Feng Z, Hamilton AS, et al. Urinary and sexual function after radical prostatectomy for clinically localized prostate cancer: the Prostate Cancer Outcomes Study. *JAMA.* 2000;283(3):354–360.

47. Roach M, 3rd, Hanks G, Thames H, Jr., et al. Defining biochemical failure following radiotherapy with or without hormonal therapy in men with clinically localized prostate cancer: recommendations of the RTOG-ASTRO Phoenix Consensus Conference. *Int J Radiat Oncol Biol Phys.* 2006;65(4):965–974.

48. Videtic GMM, Woody N, Vassil AD. *Handbook of Treatment Planning in Radiation Oncology.* 2nd ed. New York, NY: Demos Medical; 2015.

49. U.S. Preventive Services Task Force. Prostate cancer: screening. 2012. https://www.uspreventiveservicestaskforce.org/Page/Document/UpdateSummaryFinal/prostate-cancer-screening

50. Kuban DA, Tucker SL, Dong L, et al. Long-term results of the M. D. Anderson randomized dose-escalation trial for prostate cancer. *Int J Radiat Oncol Biol Phys.* 2008;70(1):67–74.

51. Zietman AL, Bae K, Slater JD, et al. Randomized trial comparing conventional-dose with high-dose conformal radiation therapy in early-stage adenocarcinoma of the prostate: long-term results from Proton Radiation Oncology Group/American College of Radiology 95-09. *J Clin Oncol.* 2010;28(7):1106–1111.

52. Al-Mamgani A, van Putten WL, Heemsbergen WD, et al. Update of Dutch multicenter dose-escalation trial of radiotherapy for localized prostate cancer. *Int J Radiat Oncol Biol Phys.* 2008;72(4):980–988.

53. Dearnaley DP, Sydes MR, Graham JD, et al. Escalated-dose versus standard-dose conformal radiotherapy in prostate cancer: first results from the MRC RT01 randomised controlled trial.

Lancet Oncol. 2007;8(6):475–487.

54. Pollack A, Walker G, Horwitz EM, et al. Randomized trial of hypofractionated external-beam radiotherapy for prostate cancer. *J Clin Oncol.* 2013;31(31):3860–3868.

55. Lee WR, Dignam JJ, Amin MB, et al. Randomized phase III noninferiority study comparing two radiotherapy fractionation schedules in patients with low-risk prostate cancer. *J Clin Oncol.* 2016;34(20):2325–2332.

56. Dearnaley D, Syndikus I, Mossop H, et al. Conventional versus hypofractionated high-dose intensity-modulated radiotherapy for prostate cancer: 5-year outcomes of the randomised, non-inferiority, phase 3 CHHiP trial. *Lancet Oncol.* 2016;17(8):1047–1060.

57. Incrocci L, Wortel RC, Alemayehu WG, et al. Hypofractionated versus conventionally fractionated radiotherapy for patients with localised prostate cancer (HYPRO): final efficacy results from a randomised, multicentre, open-label, phase 3 trial. *Lancet Oncol.* 2016;17(8):1061–1069.

58. Arcangeli S, Strigari L, Gomellini S, et al. Updated results and patterns of failure in a randomized hypofractionation trial for high-risk prostate cancer. *Int J Radiat Oncol Biol Phys.* 2012;84(5):1172–1178.

59. Arcangeli G, Saracino B, Arcangeli S, et al. Moderate hypofractionation in high-risk, organ-confined prostate cancer: final results of a phase III randomized trial. *J Clin Oncol.* 2017;35:1891–1897. doi:10.1200/JCO.2016.70.4189

60. Catton CN, Lukka H, Gu CS, et al. Randomized trial of a hypofractionated radiation regimen for the treatment of localized prostate cancer. *J Clin Oncol.* 2017;35(17):1884–1890. doi:10.1200/JCO.2016.71.7397

61. Meier R, Beckman A, Henning G, et al. Five-year outcomes from a multicenter trial of stereotactic body radiation therapy for low- and intermediate-risk prostate cancer. *Int J Radiat Oncol Biol Phys.* 2016;96(2, Suppl):S33–S34.

62. Kotecha R, Djemil T, Tendulkar RD, et al. Dose-escalated stereotactic body radiation therapy for patients with intermediate- and high-risk prostate cancer: initial dosimetry analysis and patient outcomes. *Int J Radiat Oncol Biol Phys.* 2016;95(3):960–964.

63. Katz A, Formenti SC, Kang J. Predicting biochemical disease-free survival after prostate stereotactic body radiotherapy: risk-stratification and patterns of failure. *Front Oncol.* 2016;6:168.

64. Chen LN, Suy S, Uhm S, et al. Stereotactic body radiation therapy (SBRT) for clinically localized prostate cancer: the Georgetown University experience. *Radiat oncol.* 2013;8:58.

65. King CR, Brooks JD, Gill H, Presti JC, Jr. Long-term outcomes from a prospective trial of stereotactic body radiotherapy for low-risk prostate cancer. *Int J Radiat Oncol Biol Phys.* 2012;82(2):877–882.

66. Boike TP, Lotan Y, Cho LC, et al. Phase I dose-escalation study of stereotactic body radiation therapy for low- and intermediate-risk prostate cancer. *J Clin Oncol.* 2011;29(15):2020–2026.

67. Freeman DE, King CR. Stereotactic body radiotherapy for low-risk prostate cancer: five-year outcomes. *Radiat Oncol.* 2011;6:3.

68. Madsen BL, Hsi RA, Pham HT, et al. Stereotactic hypofractionated accurate radiotherapy of the prostate (SHARP), 33.5 Gy in five fractions for localized disease: first clinical trial results. *Int J Radiat Oncol Biol Phys.* 2007;67(4):1099–1105.

69. Katz AJ, Kang J. Quality of life and toxicity after SBRT for organ-confined prostate cancer, a 7-year study. *Front Oncol.* 2014;4:301.

70. Hamstra DA, Mariados N, Sylvester J, et al. Continued benefit to rectal separation for prostate radiation therapy: final results of a phase III trial. *Int J Radiat Oncol Biol Phys.* 2017;97(5):976–985.

第 **37** 章

中高危前列腺癌

Bindu V. Manyam, Rahul D. Tendulkar

> **速览:** 前列腺癌的临床表现呈高度异质性。大多数中危患者和几乎所有高危患者都能从根治性治疗中获益(而不是密切随访)。根治性治疗的治疗模式不断演变,基于现有数据,很难确定治疗原则(表 37 – 1)。

表 37 – 1　中高危前列腺癌治疗规范[1]

定义(《NCCN 指南》)	治疗选择
中危 cT2b – c 或 Gleason 评分 7 分 或 PSA 10 ~ 20ng/mL	• 积极随访(预期寿命 < 10 年) • 外照射 ± 短程内分泌治疗(4 ~ 6 个月) • 近距离治疗 • 根治性手术:有不良预后因素(切缘阳性,精囊腺受侵,包膜外侵犯,术后 PSA 仍可测)的患者行辅助或挽救外照射
高危 cT3a 或 Gleason 评分 8 ~ 10 分 或 PSA > 20ng/mL **极高危** T3b – T4 主要 Gleason 5 分 > 4 分 Gleason 评分 8 ~ 10 分	• 外照射 + 长程内分泌治疗(2 ~ 3 年) • 外照射 + 近距离治疗加量 + 长程内分泌治疗(2 ~ 3 年) • 根治性手术(有选择的患者):有不良预后因素(切缘阳性,精囊腺受侵,包膜外侵犯,术后 PSA 仍可测)的患者外照射后的辅助或挽救外照射。如果淋巴结阳性,考虑内分泌治疗 ± 盆腔外照射 • 单纯内分泌治疗适合无法接受局部治疗的患者
临床淋巴结阳性	• 放射治疗 + 长程内分泌治疗(2 ~ 3 年) • 单纯内分泌治疗

单纯内分泌治疗

流行病学: 前列腺癌是男性最常见的非皮肤癌恶性肿瘤,也是男性癌症死亡的首要原因。预计新发病例 180 890 例,15% 为高危患者[2,3]。据估计,2011—2013 年,确诊为中高危前列腺癌的男性增加了 6%[4]。

危险因素: 年龄增加是前列腺癌最强的危险因素。前列腺癌在非裔美国人男性中更为常见,其前列腺特异性抗原(PSA)升高较早。许多研究表明,PSA 水平较高,Gleason 评分(GS)较高,诊断时疾病期别晚,生化复发率显著高(HR 1.28,95% CI:1.07 ~ 1.54,P = 0.006),即使对社会经济、临床和病理等混杂因素调整后也是如此[5,6]。家族史,特别是父亲患前列腺癌后生存期不足 24 个月,其子患前列腺癌的风险增高[7]。DNA 修复的基因中胚系突变在前列腺癌中更为常见。最常见的是,胚系 *BRCA2* 突变可能与较高的 Gleason 评分和预后差有关[8,9]。其他与前列腺癌风险增加有关的综合征是林奇综合征、范可尼贫血和 HOXB13[10 - 12]。

解剖学,病理学,筛查,临床表现:见第 36 章。Partin 表和 Roach 公式[2/3PSA + (Gleason 评分 6) × 10]都评估了盆腔淋巴结转移的风险(有过高估计的倾向)[33,34]。

接诊:病史及查体,包括直肠指诊和评估基线泌尿系统、肠道和性功能。

实验室检查: PSA 和其他术前检查。

影像学:高危患者推荐骨扫描(《NCCN 指南》推荐含以下任一因素: T1 和 PSA ≥20;T2 和 PSA ≥10;T3/4;有症状)。根据《NCCN 指南》,盆腔 CT 或 MRI 推荐用于 T3 – T4 患者或 T1 – T2 患者且"诺谟图提示预测淋巴结转移概率 >10%"。18F 钠氟 PET – CT 在骨转移性疾病的检测中具有较高的敏感性和特异性,但未作为常规推荐,可个体化选择。其他新的成像模式(如,PSMA PET)正在研发中。

自然病史:美国康涅狄格州肿瘤登记处的一项研究表明,Gleason 评分 8 ~ 10 分的未经治疗的患者在 15 年内死于前列腺癌的可能性为 60%~ 87%[13]。在 PIVOT 研究中,前列腺癌根治术可使中高危患者绝对全因死亡率降低 10.5%(HR 0.7,95% CI:0.54 ~ 0.92,P = 0.01)。对 PSA >10ng/mL 患者,根治性前列腺切除术较观察可降低前列腺癌死亡率(5.6% 对12.8%;P = 0.02)[14]。

预后因素与分期:预后因素、《AJCC 癌症分期手册》第 8 版的分期和风险分层,请参见第 36 章。

治疗模式

积极随访: 中、高危前列腺癌不推荐观察,但随访观察可能对体积小、预后好的中危患者(GS 3 + 4 =7)的患者和(或)预期寿命有限且并发症多的患者有益[15]。

手术:根治性前列腺切除术是中高危前列腺癌的一种选择,尽管有些患者因 PSA 升高需要术后放射治疗。目前还没有比较前列腺癌根治术与外照射治疗高危前列腺癌的随机研究。有关手术方式的详细信息,请参见第 36 章。

雄激素剥夺治疗(ADT):决定是否应用内分泌治疗、内分泌治疗的时间和顺序取决于疾病特征和患者因素。一般情况下,高危患者建议外照射联合 2 ~ 3 年内分泌治疗;中危患者建议外照射联合 4 ~ 6 个月内分泌治疗。最常用的是 GnRH 激动剂单独使用或联合口服抗雄激素药物(联合雄激素阻断)。抗雄激素药物单独用于治疗转移性前列腺癌或不能行根治性治疗的患者。副作用包括性功能障碍、性欲下降、疲劳、体重增加、潮热、认知改变、抑郁、骨质疏松症和潜在心血管疾病。

表 37 -2　雄激素剥夺治疗

方案	机制	举例
手术去势	去除 90%~95% 的循环睾酮,使睾酮迅速下降。	双侧睾丸切除术
促性腺激素释放激素(GnRH)激动剂	促黄体生成素诱导初始刺激和随后的睾酮释放,然后逐渐下降。到第 20~28 天,睾丸激素水平在去势范围内。睾酮初始短暂升高可能会加重患者的疼痛。通常在黄体激素释放激素激动剂治疗开始同时使用抗雄激素药物 1 个月,以避免这种"闪烁"现象	亮丙瑞林(7.5mg/m),醋酸戈舍瑞林(3.6mg/m),曲普瑞林、布舍瑞林
GnRH 拮抗剂	抑制睾酮,同时避免"闪烁"现象	地加瑞克
类固醇雄激素拮抗剂	与前列腺中雄激素受体的结合抑制睾酮和双氢睾酮(DHT)	醋酸甲地孕酮,醋酸环丙酮
非甾体雄激素拮抗剂	与雄激素受体结合并抑制前列腺中睾酮和双氢睾酮的结合	比卡鲁胺(50mg),氟他胺(肝毒性),恩杂鲁胺(男性乳房发育症)
抑制肾上腺	抑制多种肾上腺类固醇的合成	酮康唑(减少睾酮最快的药物)
5α 还原酶抑制剂	抑制催化睾酮转化为双氢睾酮的酶	非那雄胺,杜塔西德
CYP17A1 抑制剂	抑制由肾上腺和瘤内甾体类物质转化来的雄激素。与泼尼松同时给予。批准用于激素抵抗的转移性前列腺癌。最近的数据也表明,激素敏感时与抗雄激素治疗[16,17]同时应用也有好处	阿比特龙

放射治疗

适应证:一般来说,外照射适合所有中高危前列腺癌患者。在中高危和高危患者中,外照射可联合近距离治疗。部分中危患者外照射可联合短程内分泌治疗(4~6 个月)。高危患者可采用盆腔淋巴结照射联合新辅助和辅助内分泌治疗(2~3 年)[18]。

剂量:几项随机研究表明,随着剂量的提高(与传统剂量相比),前列腺和精囊腺放射治疗剂量从 74Gy 提高到 79.2Gy ,无生化复发率提高了 10%~ 20% ,但生存率无改变(详见第 36 章)[19-22]。如果计划进行近距离放射治疗加量,外照射剂量通常为 45Gy[23]。

Kestin 等对前列腺切除术标本的病理分析表明,精囊腺浸润的中位长度为 1cm,90% 在 2cm 以内。PSA≥10ng/mL、Gleason 评分 ≥7 分或 ≥cT2b 的患者常伴随精囊腺受侵。因此,对于中危和高危者[24],Sohayda 等分析前列腺切除术后标本,并确定在 90% 的病例中,肿瘤于包膜外延伸 4mm,这提示了 CTV 外扩边界(通常 ≥5mm)[25]。

毒性反应:外照射常见的急性毒性包括疲劳、排尿困难、尿频、里急后重。如果盆腔淋巴结照射,腹泻和痉挛是常见的。晚期毒性不太常见,包括放射性膀胱炎、尿道狭窄、放射性直肠炎、肠梗阻、瘘和继发性恶性肿瘤。

治疗过程:见《放射肿瘤学治疗计划手册》[26]第 8 章。

基于循证医学数据的问与答

● 对于局部晚期前列腺癌,内分泌治疗基础上加入外照射是否有好处?

两项研究表明,内分泌治疗联合外照射优于内分泌治疗。一个早年的研究(Fellows)没有显示外照射联合内分泌治疗的优势,然而这个研究本身存在缺陷。

Widmark,SPCG – 7/SFU0 – 3(Lancet 2009,PMID 19091394):前瞻性随机研究纳入了 47 个中心的 875 例 T1b – T2 和 G2 – G3 或 T3,PSA <70ng/mL,N0,M0 患者,随机接受内分泌治疗(3 个月完全雄激素阻断序贯氟他胺 250mg 治疗)或内分泌治疗 + 前列腺/精囊腺外照射(70Gy)。中位随访时间 7.6 年。

结论:内分泌治疗联合放射治疗可以改善无生化复发(bPFS)、癌症特异生存(CSS)和总生存(OS),但与高危前列腺癌患者的毒性增加有关。

表 37 – 3　SPCG – 7 研究结果*

10 年数据	bPFS	CSS	OS	性功能障碍	尿道缩窄	尿急	失禁
ADT	25%	76%	61%	81%	0%	8%	3%
ADT + EBRT	74%	88%	70%	89%	2%	14%	7%

* 全部结果差异有统计学意义。

Warde,NCIC CTG PR. 3/MRC UK PR 07(Lancet 2011,PMID 202056152;更新 Mason JCO 2015,PMID 25661677):前瞻性随机研究入组 1205 例 T3 – T4N0 或 T1 – T2 和 PSA > 40ng/mL,或 PSA >20ng/mL 和 Gleason 评分 >8 分患者,随机接受终身内分泌治疗(双侧睾丸切除术或 GnRH 激动剂)或内分泌治疗 + 外照射(前列腺和精囊腺 64 ~ 69Gy,盆腔淋巴结 45Gy)。中位随访 8 年。ADT 联合外照射相比 ADT 改善了 7 年 OS(74% 对 66% ,P = 0.033)。前列腺癌特异死亡风险显著降低(HR 0.46,P <0.001)。

结论:终身内分泌治疗联合放射治疗可改善高危前列腺癌患者的生存。

Fellows,英国 MRC 研究(BJU 1992,PMID 1422689):前瞻性随机研究入组 277 例 cT2 – T4N0M0 的前列腺癌患者,随机接受外照射(88 例),睾丸切除术(90 例),或联合方案(99 例)。结果:外照射较单纯睾丸切除延长无远处转移生存时间,但外照射联合内分泌治疗相较单纯内分泌治疗未改善局部控制率和总生存率。

结论:对局部晚期前列腺癌外照射与单纯睾丸切除术无优势。

评论:研究效力不足无法显示两组生存差异,外照射非最优选择,两组的生存率都低于预期。

- **对于中危患者,在外照射基础上加入内分泌治疗是否优于外照射?**

RTOG 9408 显示外照射 66.6Gy 后加入 4 个月的内分泌治疗,各个研究终点都有所改善。RTOG 0815 在现代放射治疗技术下,采用剂量增加方案研究这一问题。

Jones,RTOG 9408(*NEJM* 2011,PMID 21751904):前瞻性随机研究入组 1979 例 T1b - T2b 且 PSA ≤20ng/mL 前列腺癌患者随机接受外照射(全盆腔 46.8Gy,前列腺加量19.8Gy,总共 66.6Gy)或新辅助和同步内分泌治疗(戈舍瑞林或亮丙瑞林×4 个月,从放射治疗前 2 个月开始)。35% 为低危患者,54% 为中危患者,11% 为高危患者。中位随访 9.1 年。

结论:使用短程新辅助和同步内分泌治疗联合外照射显著降低了生化复发、远处转移和前列腺癌特异性死亡,并改善了总生存。事后风险分析表明,中危患者获益,低危患者无获益。

表37 -4 RTOG 9408 研究结果*

10 年数据	BF	DM	PCSM	OS
外照射	41%	8%	8%	57%
外照射 + 内分泌治疗(4 个月)	26%	6%	4%	62%

* 全部结果具有统计学意义。

- **对于高危或局部晚期前列腺癌,内分泌治疗与外照射连用是否优于单纯外照射?**

多项研究已证明在内分泌治疗联合外照射的优势。这些研究中很多没采用加量外照射,所有研究都进行了盆腔淋巴结照射。后续研究在入组标准、治疗时序和内分泌治疗时间上存在异质性。

Bolla,EORTC 22863(*Lancet* Oncol 2010,PMID 20933466):前瞻性随机研究入组 415 例 T1 - T2N0 且低分化(17%)或 T3 - T4N0 - 1(93%)患者随机接受外照射(全盆腔照射 50Gy/25fx,前列腺和精囊腺加量20Gy/10fx)+ 内分泌治疗(戈舍瑞林从外照射第 1 天开始,持续 3 年 + 醋酸环丙孕酮 1 个月)或单纯外照射。中位随访 65.7 个月。

结论:外照射开始同时激素治疗(GnRH 激动剂 3 年),可改善高危或局部晚期前列腺癌患者的无生化失败生存(bPFS)、无病生存(DFS)和总生存(OS)。

表37 -5 EORTC 22683 研究结果*

10 年数据	bPFS	DFS	OS
外照射	18%	23%	40%
外照射 + 内分泌治疗(3 年)	38%	48%	58%

* 全部结果具有统计学意义。

Roach,RTOG 8610（*JCO* 2008,PMID 18172188）：前瞻性随机研究入组 456 例 T2 - T4N0 - 1 前列腺癌患者随机接受外照射（全盆腔照射 44 ~ 46Gy 及前列腺加量 20 ~ 25Gy,共计 65 ~ 70Gy）+ 新辅助及同步内分泌治疗（戈舍瑞林 4 个月,外照射前 2 个月开始 + 氟他胺 4 个月）。

结论：联合 4 个月新辅助及同步内分泌治疗改善了无病生存、前列腺癌特异死亡率,但未改善总生存,心血管死亡率未增加。

评论：Gleason 评分 2 ~ 6 分的患者 OS 改善,但 Gleason 评分 7 ~ 10 分患者无生存获益,这表明 4 个月内分泌治疗对高危患者可能不足。

表 37 - 6　RTOG 8610 研究结果*

10 年数据	LF	DM	PCSM	OS	心血管死亡率
EBRT	42%	47%	3%	34%	9%
EBRT + 内分泌治疗（4 个月）	30%	35%	11%	43%	12.5%
					$P = 0.32$

* 除 OS 外全部结果具有统计学意义。

Pilepich,RTOG 8531（*IJROBP*,2005,PMID 15817329）：前瞻性随机研究入组 945 例 T3 或 N1 前列腺癌患者随机接受外照射（全盆腔 44 ~ 46Gy 及前列腺加量 20 ~ 25Gy）+ 内分泌治疗（末次放射治疗开始使用戈舍瑞林,然后每月 1fx）或单纯外照射。中位随访 7.6 年,Gleason 评分≤6 分患者中 10 年生化失败率两者无显著性差异（57% 对 51% ;$P = 0.26$）,但在 Gleason 评分≥7 分患者中,单纯放射治疗组的生化失败率显著高于联合组（52% 对 42% ;$P = 0.026$）。两组心血管死亡率无显著性差异（联合内分泌治疗组 8% 对单纯放射治疗组 11%）。

结论：外照射联合内分泌治疗改善了 Gleason 评分≥7 分患者的预后。

表 37 - 7　RTOG 8531 研究结果*

10 年数据	LF	DM	bNED	OS
EBRT	38%	39%	9%	39%
EBRT + 终身内分泌治疗	23%	24%	31%	49%

* 全部结果具有统计学意义。

D'Amico *JAMA* 2015,PMID 26393854）：前瞻性随机研究入组 206 例中高危患者,随机接受放射治疗 70Gy（不照射淋巴结）联合或不联合 6 个月的内分泌治疗。中位随访 4.5 年、7.6 年和 16.6 年时更新结果。前两次随访结果显示联合内分泌治疗可改善 OS 和 CSS。最终结果显示两组远期生存无差别,但没有或很少的并发症患者受益,而在中度至重度并发症患者中,联合治疗组的总体死亡率更高。

结论：内分泌治疗可使并发症少的患者获益,慎用于并发症多的患者（见下文 Meta 分析）。

- **当放射治疗剂量增加时,合并内分泌治疗是否依然有生存获益?**

早期的结果表明,在剂量增加时代,联合内分泌治疗至少可降低生化失败,甚至可能降低远处转移。

Bolla,EORTC 22991(*JCO* 2016,PMID 26976418):前瞻性随机研究入组 819 例中危或高危前列腺癌患者(T1b – c 和 PSA > 10ng/mL 或 Gleason 评分 ≥7 分或 cT2aN0 且 PSA ≤ 50ng/mL)随机接受同步或辅助内分泌治疗(GnRH 激动剂,6 个月)联合外照射(可由各中心选择 70Gy,74Gy 或 78Gy)或单纯外照射。D'Amico 研究中 75% 为中危患者,25% 为高危患者。放射治疗采用 3D – CRT(83%)或 IMRT(17%);25% 患者接受 70Gy,50% 患者接受 74Gy,25% 患者接受 78Gy(接受 78Gy 的患者 > 50% 采用 IMRT)。联合内分泌治疗改善了 5 年无生化复发生存(HR 0.52,$P < 0.001$)和 5 年无临床复发生存(HR 0.52,$P = 0.001$),所有三个剂量组都有获益。

结论:放射治疗剂量增加联合 6 个月内分泌治疗改善了无生化失败生存(bDFS)和无临床失败生存(cDFS)。

表 37 – 8　EORTC 22991 研究结果

5 年数据	bDFS	cDFS	DM	OS
EBRT	70%	81%	8%	88%
EBRT + 内分泌治疗	83%	89%	4%	91%
P 值	< 0.001	0.001	0.05	无

Nabid,Canadian(*GU ASCO* 2015,abstract 5):前瞻性随机研究入组 600 例中危前列腺癌患者随机短程内分泌治疗(比卡鲁胺和戈舍瑞林 6 个月)联合常规剂量外照射(70Gy,1 组)或加量外照射(76Gy,2 组);或单纯加量外照射(76Gy,3 组)。中位随访 75.4 个月。1 ~ 3 组生化失败率为 12.5%、8% 和 21.5%,第 3 组的生化失败率显著高于第 1 组($P = 0.023$)和第 2 组($P = 0.001$)。两组的 OS 无显著差别。

结论:对于中危前列腺癌患者,短程内分泌治疗联合外照射在放射治疗剂量较低的情况下,相比单纯加量外照射可获得更好的生化控制和无复发生存。

- **内分泌治疗的最佳持续时间是多长?**

对于高危前列腺癌患者,长程内分泌治疗较短程内分泌治疗显示出生存获益。最近的数据表明,即使在加量时代(DART),2 ~ 3 年内分泌治疗仍有好处。对于中危前列腺癌患者,短期内分泌治疗(4 ~ 6 个月)与长程内分泌治疗效果相似。

Hanks,RTOG 9202(*JCO* 2003,PMID 14581419;**更新** Horwitz *JCO* 2008,PMID 18413638):前瞻性随机研究入组 1554 例 cT2c – 4 和 PSA < 150ng/mL 前列腺癌患者随机接受新辅助和同步短程内分泌治疗(戈舍瑞林和氟他胺 ×4 个月)和(全盆腔照射 45Gy 及前列腺及精囊腺加量 70Gy)或长程内分泌治疗 28 个月和外照射。

结论：长程内分泌治疗可提高全组患者 DFS,但未提高 OS。Gleason 评分 8～10 分的患者可从长程内分泌治疗中获得生存获益。

表37-9　RTOG 9202 研究结果

10 年数据	DFS	BF	LF	DM	DSS	OS(所有 GS)	OS[GS(8～10)]
4mADT + 外照射	13%	68%	22%	26%	84%	52%	32%
28mADT + 外照射	22%	52%	12%	18%	89%	54%	45%
P 值	0.0001	<0.0001	0.0002	0.0002	0.0001	0.25	0.006

Bolla,EORTC 22961(*NEJM* 2009,PMID 19516032):前瞻性随机研究入组 970 例 cT2c-4 或 N1 和 PSA<150ng/mL 前列腺癌患者随机接受短程内分泌治疗(曲普瑞林×6 个月)和外照射(全盆照射 50Gy,对前列腺和精囊腺加量至 70Gy)或长程内分泌治疗(36 个月)和外照射。中位随访 6.4 年。结论:长程内分泌治疗(3 年)较短程内分泌治疗(6 个月)延长了生存,两组生活质量和致死性心脏事件无差异(4% 对 3%)。

表37-10　EORTC 22961 研究结果[*]

5 年数据	bPFS	CSS	OS	男性乳房发育	尿失禁
6mADT + 外照射	59%	95%	81%	7%	10%
36mADT + 外照射	78%	97%	85%	18%	18%

[*] 全部结果具有统计学意义。

Pisansky,RTOG 9910(*JCO* 2015,PMID 25534388):前瞻性随机研究入组 1579 例中危前列腺癌患者放射治疗(70.2Gy/39fx)前随机接受 8 周或 28 周新辅助内分泌治疗,然后 8 周同步内分泌治疗(共 16 周对 36 周)。中位随访 8.7 年。

结论:对于中危患者,短程和长程内分泌治疗疗效相似。

表37-11　RTOG 9910 研究结果

10 年数据	生化复发	CSS	OS
4m 内分泌治疗 + 外照射	27%	95%	66%
9m 内分泌治疗 + 外照射	27%	96%	67%
P 值	0.77	0.45	0.62

Denham,Trog 9601(*Lancet* Oncol 2011,PMID 21440505):前瞻性随机研究入组 802 例 cT2b-4N0 患者,按分期分层(T2b/c 对 T3/T4)和 PSA(<20 和≥20ng/mL)随机分为新

辅助和同步内分泌治疗(戈舍瑞林和氟他胺×3个月)+外照射(66Gy至前列腺和精囊腺)或新辅助和同步内分泌治疗(6个月)联合外照射或单纯外照射。85%为高危患者。与单纯外照射相比,3个月的内分泌治疗减少了PSA进展(HR 0.72,$P=0.003$),并改善了无事件生存率(HR 0.72,$P<001$)。6个月内分泌治疗与单纯外照射相比进一步改善了PSA进展(HR 0.57,$P<0.0001$)和无事件生存率(HR 0.57,$P<0.0001$)。3个月内分泌治疗未降低远处转移率、前列腺癌特异死亡率或ACM,而6个月内分泌治疗显著降低远处转移率(HR 0.49,$P=0.001$),前列腺癌特异死亡率(HR 0.49,$P=0.0008$)和ACM(HR 0.49,$P=0.0008$),与仅外照射相比。

结论:对高危前列腺癌患者来说,6个月内分泌治疗,其疗效比3个月的内分泌治疗更优。

Zapatero,DART 01/05 GICOR(*Lancet* Oncol 2015,PMID 25702876):前瞻性随机研究入组355例患者,其中包括中危者(47%)和高危者(53%)(cT1c – T3a、N0M0和PSA<100ng/mL),随机为新辅助和同步短程内分泌治疗(戈舍瑞林×4个月)和高剂量放射治疗(76~82Gy)或长程内分泌治疗(戈舍瑞林×28个月)和外照射。盆腔放射治疗非必需。中位随访63个月。

结论:与短程内分泌治疗相比,长程内分泌治疗明显改善预后(包括OS),即使联合高剂量放射治疗也是如此。高危前列腺癌患者获益更多($P=0.01$)。

表37 –12　DART 01/05 GICOR 研究结果

5 年数据	bDFS	CSS	OS
短程内分泌治疗 + 外照射	81%	83%	86%
长程内分泌治疗 + 外照射	89%	94%	95%
P 值	0.019	0.009	0.009

● 与内分泌治疗相关的心血管毒性显著吗?

多个集合分析结论不一致。一些研究显示在使用内分泌治疗时没有显著增加心血管毒性,而另一些则显示心血管死亡人数增加,出现致死性心肌梗死的时间更短,特别是在65岁以上的患者中。研究一直表明,内分泌治疗的时长不影响心血管事件的发生[27 – 29]。

D'Amico,Meta Analysis(*JCO*,2007年,PMID 17557956):纳入3个前瞻性随机研究的1372例患者的集合分析,分别接受了单纯外照射或外照射联合3个月或6个月内分泌治疗。年龄超过65岁的患者接受6个月内分泌治疗后出现致死性心肌梗死的时间较短($P=0.017$)。3个月和6个月内分泌治疗没有差异,在年龄小于65岁的患者中没有差异。

结论:与单纯外照射相比,内分泌治疗可缩短致命心肌梗死的发生时间。

Nguyen,Meta Analysis(JAMA,2011年,PMID 22147380):对8项随机研究的4141例患者进行系统评价,证明接受内分泌治疗的患者与没接受内分泌治疗的患者的心血管相关死亡率无明显差别(11%对11.2%,RR 0.93;$P=0.41$)。与短程内分泌治疗(≤6个月)相比,长程内分泌治疗(>3 年)未增加心血管相关死亡风险。

结论:在中高危前列腺癌患者中,内分泌治疗未增加心血管相关死亡风险;然而,内分泌治疗确实降低了前列腺癌相关死亡率和整体死亡率。

- **在前列腺切除术前进行内分泌治疗有好处吗?**

Klotz,Canadian(*J UROL*,2003 年,PMID 12913699):前瞻性随机研究入组 213 例随机到前列腺切除术与新辅助内分泌治疗(醋酸环丙孕酮×3 个月)或单纯前列腺切除术。中位随访 6 年。新辅助内分泌治疗可使术后切缘阳性率降低 50%,但两组生化失败率没有差异(34% 对 37%,P=0.07)。

结论:联合内分泌治疗未改善患者预后,不作为标准治疗。

- **盆腔淋巴结照射是否有好处? 哪些患者需考虑盆腔淋巴结照射?**

盆腔结节照射是否有好处一直存在争议。RTOG 9413 是一个很难解释的试验,其结果显示淋巴结转移风险 ≥15% 的患者盆腔淋巴引流区照射可能获益。而其他试验表明,对盆腔淋巴引流区照射的好处有限。然而,由于早年的入组高危患者的研究大多数选择的是全盆照射,高危患者可考虑选择性淋巴结照射。目前,这个问题正在 RTOG 0924 上进行研究,与这相关的是预后不良的中危患者和预后良好的高危患者。

Roach,RTOG 9413 (*JCO* 2003, PMID 12743142;更新 Lawton *IJROBP* 2007, PMID 17531401;更新 Roach *ASTRO* 2013 摘要 260):前瞻性随机研究入组 1275 例临床局部前列腺癌患者 PSA ≤100ng/mL,根据 Roach 公式淋巴结阳性的风险≥15%。治疗见表 37.13。主要研究终点 PFS。新辅助和同步内分泌治疗为外照射前 2 个月和外照射时给予戈舍瑞林或亮丙瑞林联合氟他胺。辅助内分泌治疗是 4 个月。外照射采用四野箱式照射,全盆腔剂量为 50.4Gy,对前列腺加量 19.8Gy。早期文章显示,与单纯前列腺放射治疗相比,全盆照射可改善 PFS。在二次更新(Lawton)中,没有发现这种 PFS 差异,但全盆放射治疗联合新辅助内分泌治疗组与其他组两两比较时(P=0.065)表现出 PFS 延长的趋势。

结论:新辅助/同步内分泌治疗联合全盆照射,淋巴结转移的风险为≥15%。

评论:由于 2×2 设计,这一研究存在争议,RTOG 0924 正在进一步调查。

表 37 –13　RTOG 9413 研究

2013 更新	PFS	BF	OS
新辅助/同步内分泌治疗和全盆照射	60%	30%	88%
新辅助/同步内分泌治疗和前列腺照射	44%	43%	83%
辅助内分泌治疗和全盆照射	49%	37%	81%
辅助内分泌治疗和全盆照射	50%	37%	82%
P 值	0.03	0.01	无意义

Roach,RTOG 9413 亚组分析(*IJROBP* 2006,PMID 17011443):RTOG 9413 研究的二

次分析,以确定盆腔野的大小是否对 PFS 有影响。"小盆腔野"(MP)被定义为≥10×11cm,但<11×11cm,7 年 PFS 分别为 40%、35% 和 27%,分别为全盆腔照射,"小盆腔野"和前列腺野(P=0.02)。野的扩大与 3~4 度晚期胃肠道毒性增加有关,但与 3~4 度泌尿系毒性无关。

结论:放射治疗野大小显著影响 PFS,结果支持对淋巴结转移风险≥15% 的患者应采取综合治疗。

Pommier, GETUG - 01 (*IJROBP* 2016, PMID 2778949):前瞻性随机研究入组 446 例与 cT1b - 3N0 前列腺癌随机接受全盆腔外照射(46Gy 与前列腺加量至 66~70Gy)或前列腺外照射(66~70Gy)。患者被分为低危组(cT1~T2、Gleason 评分 6 分 和 PSA < 正常上限的 3 倍)与高危组(cT3 或 Gleason 评分 >6 或 PSA > 正常上限的 3 倍)。高危患者接受 6 个月内分泌治疗。中位随访 11.4 年。两组 EFS 和 OS 无差异。一个事后的亚组分析显示,在未接受内分泌治疗的情况下,全盆腔照射有显著获益。

结论:盆腔淋巴引流区放射治疗对 EFS 或 OS 均无改善。

评论:该研究因放射治疗剂量较低(中位 68Gy),且靶区上界过低,位于骶 1/2 水平而饱受争议。

表 37 - 14 GETUG - 01 结果

10 年结果	EFS	OS
全盆腔 IMRT	52%	71%
前列腺 IMRT	54%	71%
P 值	0.485	0.517

● 对高危患者采用大分割照射安全有效吗?

以下研究为大分割的研究,仅入组中、低危患者。详细信息请参见第 36 章,包括 CHHiP 研究,该研究入组了 12% 的高危患者。

Dearnaley, CHHiP UK(Lancet Oncol 2016, PMID 27339115):三臂的前瞻性随机非劣效研究,患者按 1:1:1 随机至 74Gy/37fx/4 周,60Gy/20fx/4 周或 57Gy/19fx/3.8 周。主要终点为生化失败或临床失败。入组 3216 名男性患者,中位随访 62 个月。73% 为中危患者,12% 为高危患者。97% 的人接受了内分泌治疗,中位内分泌治疗时间为 24 个月。5 年无生化失败率为 88.3%(74Gy),90.6%(60Gy),85.9%(57Gy)。其中 60Gy 组而不是 57Gy 组,是不劣于 74Gy,且不良作用相似。

结论:推荐标准剂量为 60Gy/20fx。

Incrocci, HYPRO Netherlands(*Lancet* Oncol 2016, PMID 27339116):前瞻性随机研究(优效性设计)804 例中危(26%)- 高危(74%)前列腺癌患者随机分为 64.6Gy/19fx,每周放射治疗 3fx 和 78Gy/39fx。内分泌治疗由各中心决定,66% 的患者接受了内分泌治疗,中位时间 32 个月。主要研究终点:5 年无复发生存(任何生化复发,局部区域复发,远处转移,或内分泌失败）。中位随访 60 个月。5 年无复发生存率为 80.5%（大分割放射治疗），而 77.1%（常规分割放射治疗），$P = 0.36$。医生记录的大分割组急性泌尿系毒性和急性胃肠道毒性显著高于常规分割组 30。

结论：本研究大分割放射治疗的方案未显示优势，不作为推荐。

Catton，PROFIT Canadian（*JCO* 2017，PMID 28296582）：前瞻性随机研究入组 1206 例中危前列腺癌患者（cT1 - 2，Gleason 评分 6 分和 PSA 10 ~ 20ng/mL；cT2b - c，Gleason 评分 6 分，PSA < 20ng/mL；cT1 - 2、Gleason 评分 7 分和 PSA < 20ng/mL）随机分为常规分割组（78Gy/39fx）或大分割组（60Gy/20fx），靶区为前列腺和精囊腺根部，无内分泌治疗。中位随访 6 年。常规分割组 5 年生化失败不劣于大分割照射（21% 对 21%，$P = 0.044$）。急性 3 级胃肠道/泌尿系毒性在两组间无统计学差异，大分割放射治疗数值上降低了 > 3 度晚期毒性（3.5% 对 5.4%）。

结论：大分割放射治疗不劣于常规分割，对中危前列腺癌患者未明显增加急性或晚期毒性。

Arcangeli，Italy（IJROBP 2012，PMID 22537541；Updated *JCO* 2017，PMID 28355113）：前瞻性随机研究入组 168 例高危前列腺癌随机接受常规分割放射治疗（常规分割 80Gy/40fx/8 周），或大分割放射治疗（62Gy/20fx/5 周）与 9 个月内分泌治疗。中位随访 9 年。严重的晚期消化道/泌尿系毒性的发生率无显著性差异。常规分割与大分割相比，10 年无生化复发生存（FFBF）（72% 对 65%）、总生存（OS）（64% 对 75%）、前列腺癌特异生存（FFBF）（88% 对 95%）没有显著差异。回顾性多因素分析显示大分割放射治疗是 PCSS 和 FFBF 的预后因素。

结论：与常规分割相比，大分割具有相似的癌症相关毒性，但该研究未达到其主要研究终点，即降低晚期毒性。

● **近距离治疗与外照射联合能否增效？**

近距离治疗加量与毒性增加相关，但可能高危患者有获益[31,32]。

Morris，ASCENDE - RT（*IJROBP* 2016，PMID 28262473）：前瞻性随机研究入组 398 例中危（31%）和高危前列腺癌患者接受新辅助和同步内分泌治疗 8 个月联合外照射（全盆腔 46Gy/23fx），然后随机接受外照射前列腺加量（32Gy/16fx）或 I - 125 低剂量率近距离加量治疗（处方最小外周剂量 115Gy）。与外照射加量相比，近距离加量组的 9 年无复发生存（定义为最低值 + 2ng/mL）明显增加（83% 对 62%，$P < 0.001$），但也具有较高的泌尿系毒性。

结论：与外照射加量相比，低剂量率近距离治疗显著提高了高危前列腺癌生化控制，但对泌尿系毒性的风险也较高。

● **仅低剂量率近距离治疗对预后好的中危前列腺癌是否足够？**

Prestige，RTOG 0232（*ASTRO* 2016，摘要 7）：前瞻性随机研究入组 579 例预后良好中危前列腺癌（定义为：T1c - T2b；Gleason 评分 2 ~ 6 分且 PSA 10 ~ 19ng/mL 或 Gleason 评分 7 分且 PSA < 10ng/mL）患者随机接受外照射（前列腺和精囊腺 45Gy/25fx；淋巴结可不照射）

后低剂量率近距离治疗联合 Pd – 103(100Gy)或 I – 125(110Gy)或仅有近距离治疗与 Pd – 103(125Gy)或 I – 125(145Gy)。外照射的加入未改善 5 年无进展生存。两组 ≥2 级和≥3 级的急性毒性相似,但近距离放射治疗 + 外照射组 ≥2 级(53% 对 37%;$P = 0.0001$)和≥3 级(12% 对 7%;$P = 0.039$)晚期毒性较高。

结论:在近距离治疗中加入外照射并没有显著改善 5 年的无进展生存,对于预后良好的中危前列腺癌患者确实增加了晚期毒性。

- **在高危前列腺癌患者治疗中联合化学治疗有作用吗?**

目前高危前列腺癌患者中长程内分泌治疗和加量外照射基础上再联合化学治疗好处尚不清楚。前瞻性随机研究随访有限,但生化控制显著改善,《NCCN 指南》将化学治疗作为高危前列腺癌患者的一类推荐[1]。应根据患者和疾病的特点个体化选择化学治疗。

Rosenthal,RTOG 9902(*IJROBP* 2015,PMID 26209502):前瞻性随机研究入组 397 例高危前列腺癌(68% 为 Gleason 评分 8 ~ 10 分和 24% 为 cT3 – T4)随机接受外照射 + 长程内分泌治疗(GnRH 激动剂 × 24 个月)与辅助紫杉醇、雌二醇氮芥、口服依托泊苷化学治疗(CHT)对比外照射和内分泌治疗。中位随访 9.2 年。

结论:在标准的外照射 + 长程内分泌治疗基础上联合化学治疗,未改善高危前列腺癌患者的预后。

表 37 – 15　RTOG9902 结果

10 年结果	生化复发	局部复发	远处转移	无病生存	总生存
外照射 + 内分泌治疗 + 化学治疗	54%	7%	14%	26%	63%
外照射 + 内分泌治疗	58%	11%	16%	22%	65%
P 值	0.82	0.09	0.42	0.61	0.81

Sandler,RTOG 0521(ASCO GU 2015):前瞻性随机研究入组 612 例高危前列腺癌患者(Gleason 评分 7 ~ 8 分与 PSA > 20ng/mL,以及任何 T 分期;Gleason 评分 8 分、cT2 和任何 PSA;或 Gleason 评分 9 ~ 10 分,任何 T 分期,任何 PSA)随机接受外照射(75.6Gy) + 长程内分泌治疗(24 个月)序贯化学治疗(多西他赛 × 6 个周期)或外照射 + 长程内分泌治疗。与单独外照射联合长程内分泌治疗相比,外照射联合内分泌治疗联合化学治疗可显著提高 4 年 OS(93% 对 89%;$P = 0.04$)和 5 年 DFS(73% 对 66%;$P = 0.05$)。

结论:在外照射和长程内分泌治疗的基础上加入辅助化学治疗,可使高危前列腺癌患者获得生存获益。

Fizazi,GETUG 12(*Lancet* Oncol 2015,PMID 26028518):前瞻性随机研究入组 207 例高危前列腺癌患者(cT3 – T4 或 Gleason 评分≥8 分;PSA > 20ng/mL;pN1)随机到长程内分泌治疗(GnRH 激动剂 × 3 年)与化学治疗(多西他赛和雌二醇氮芥 × 4 个周期)或单独内分泌治疗。全身治疗 3 个月后,行前列腺癌根治术或外照射局部治疗。中位随访 8.8 年。化学治疗组 8 年无复发生存显著提高（62% 对 50% ; $P = 0.017$）。

结论：多西他赛和雌莫司汀化学治疗联合长程内分泌治疗联合局部治疗（前列腺癌根治术或外照射），可显著改善高危前列腺癌患者的无复发生存。

淋巴结阳性的前列腺癌

● 临床淋巴结阳性的患者治疗？

从历史上看，对淋巴结阳性患者的治疗参考转移性前列腺癌的治疗规范，而早期研究的问题集中在进展后即时还是延迟内分泌治疗。目前的治疗模式已经发生了变化，因为较新回顾性分析表明了外照射的好处（辅助治疗的信息详见第 38 章）。

Lin，NCDB（ *JNCI* 2015，PMID 25957435）：分析 NCDB 数据库中 3450 例的临床淋巴结阳性且无远转的前列腺癌患者。内分泌治疗联合外照射 5 年的全因死亡率（ACM）降低了 50%（HR 0.50，95% CI：0.37 ~ 0.67; $P < 0.001$）。

结论：内分泌治疗联合外照射可显著延长临床淋巴结阳性前列腺癌患者的生存。

Rusthoven，SEER（ *IJROBP* 2014，PMID 24661660）：SEER 数据库中 796 例临床淋巴结阳性和 2991 例病理淋巴结阳性的患者。在临床淋巴结阳性患者中，43% 的患者接受了外照射，57% 的患者未接受局部治疗。两组 10 年 OS 分别为 45% 和 29%（ $P < 0.001$），前列腺癌特异生存率为 67% 和 53%（ $P < 0.001$）。病理淋巴结阳性患者有相似的结果。

结论：回顾性分析表明，淋巴结阳性患者在全身治疗的基础上加入局部治疗可获益。

（于舒飞 译　张天 校）

参考文献

1. Network NCC. Clinical Practice Guidelines in Oncology Prostate Cancer. 2017. https://www.nccn.org/professionals/physician_gls/pdf/prostate_blocks.pdf
2. Cooperberg MR, Broering JM, Carroll PR. Time trends and local variation in primary treatment of localized prostate cancer. *J Clin Oncol.* 2010;28(7):1117–1123.
3. Institute NC. Surveillance, Epidemiology, and End Results Program Prostate Cancer. 2016. https://seer.cancer.gov/statfacts/html/prost.html
4. Drazer MW, Huo D, Eggener SE. National prostate cancer screening rates after the 2012 US preventive services task force recommendation discouraging prostate-specific antigen-based screening. *J Clin Oncol.* 2015;33(22):2416–2423.
5. Hoffman RM, Gilliland FD, Eley JW, et al. Racial and ethnic differences in advanced-stage prostate cancer: the Prostate Cancer Outcomes Study. *J Nat Cancer Inst.* 2001;93(5):388–395.
6. Hamilton RJ, Aronson WJ, Presti JC Jr, et al. Race, biochemical disease recurrence, and prostate-specific antigen doubling time after radical prostatectomy: results from the SEARCH database. *Cancer.* 2007;110(10):2202–2209.
7. Hemminki K, Ji J, Forsti A, et al. Concordance of survival in family members with prostate cancer. *J Clin Oncol.* 2008;26(10):1705–1709.

8.   Agalliu I, Gern R, Leanza S, Burk RD. Associations of high-grade prostate cancer with BRCA1 and BRCA2 founder mutations. *Clin Cancer Res.* 2009;15(3):1112–1120.

9.   Castro E, Goh C, Olmos D, et al. Germline BRCA mutations are associated with higher risk of nodal involvement, distant metastasis, and poor survival outcomes in prostate cancer. *J Clin Oncol.* 2013;31(14):1748–1757.

10. Raymond VM, Mukherjee B, Wang F, et al. Elevated risk of prostate cancer among men with Lynch syndrome. *J Clin Oncol.* 2013;31(14):1713–1718.

11. Tischkowitz M, Easton DF, Ball J, et al. Cancer incidence in relatives of British Fanconi Anaemia patients. *BMC cancer.* 2008;8:257–261.

12. Ewing CM, Ray AM, Lange EM, et al. Germline mutations in HOXB13 and prostate-cancer risk. *N Engl J Med.* 2012;366(2):141–149.

13. Albertsen PC, Hanley JA, Fine J. 20-year outcomes following conservative management of clinically localized prostate cancer. *JAMA.* 2005;293(17):2095–2101.

14. Wilt TJ, Brawer MK, Jones KM, et al. Radical prostatectomy versus observation for localized prostate cancer. *N Engl J Med.* 2012;367(3):203–213.

15. Chen RC, Rumble RB, Loblaw DA, et al. Active surveillance for the management of localized prostate cancer (Cancer Care Ontario Guideline): American Society of Clinical Oncology Clinical practice guideline endorsement. *J Clin Oncol.* 2016;34(18):2182–2190.

16. James ND, de Bono JS, Spears MR, et al. Abiraterone for prostate cancer not previously treated with hormone therapy. *NEJM.* 2017;377(4):338–351.

17. Fizazi K, Tran N, Fein L, et al. Abiraterone plus prednisone in metastatic, castration-sensitive prostate cancer. *NEJM.* 2017;377(4):352–360.

18. Zapatero A, Guerrero A, Maldonado X, et al. High-dose radiotherapy with short-term or long-term androgen deprivation in localised prostate cancer (DART01/05 GICOR): a randomised, controlled, phase 3 trial. *Lancet Oncol.* 2015;16(3):320–327.

19. Pollack A, Zagars GK, Starkschall G, et al. Prostate cancer radiation dose response: results of the M. D. Anderson phase III randomized trial. *Int J Radiat Oncol Biol Phys.* 2002;53(5):1097–1105.

20. Zietman AL, Bae K, Slater JD, et al. Randomized trial comparing conventional-dose with high-dose conformal radiation therapy in early-stage adenocarcinoma of the prostate: long-term results from Proton Radiation Oncology Group/American College of Radiology 95-09. *J Clin Oncol.* 2010;28(7):1106–1111.

21. Al-Mamgani A, van Putten WL, Heemsbergen WD, et al. Update of Dutch multicenter dose-escalation trial of radiotherapy for localized prostate cancer. *Int J Radiat Oncol Biol Phys.* 2008;72(4):980–988.

22. Dearnaley DP, Sydes MR, Graham JD, et al. Escalated-dose versus standard-dose conformal radiotherapy in prostate cancer: first results from the MRC RT01 randomised controlled trial. *Lancet Oncol.* 2007;8(6):475–487.

23. Orio PF 3rd, Nguyen PL, Buzurovic I, et al. The decreased use of brachytherapy boost for intermediate and high-risk prostate cancer despite evidence supporting its effectiveness. *Brachytherapy.* 2016;15(6):701–706.

24. Kestin L, Goldstein N, Vicini F, et al. Treatment of prostate cancer with radiotherapy: should the entire seminal vesicles be included in the clinical target volume? *Int J Radiat Oncol Biol Phys.* 2002;54(3):686–697.

25. Sohayda C, Kupelian PA, Levin HS, Klein EA. Extent of extracapsular extension in localized prostate cancer. *Urology.* 2000;55(3):382–386.

26. Videtic GMM. *Handbook of Treatment Planning in Radiation Oncology.* 2nd ed. New York, NY: Demos Medical; 2014.

27. Nguyen PL, Je Y, Schutz FA, et al. Association of androgen deprivation therapy with cardiovascular death in patients with prostate cancer: a meta-analysis of randomized trials. *JAMA.* 2011;306(21):2359–2366.

28. D'Amico AV, Denham JW, Crook J, et al. Influence of androgen suppression therapy for prostate cancer on the frequency and timing of fatal myocardial infarctions. *J Clin Oncol.*

2007;25(17):2420–2425.

29. Tsai HK, D'Amico AV, Sadetsky N, et al. Androgen deprivation therapy for localized prostate cancer and the risk of cardiovascular mortality. *J Natl Cancer Inst*. 2007;99(20):1516–1524.

30. Aluwini S, Pos F, Schimmel E, et al. Hypofractionated versus conventionally fractionated radiotherapy for patients with prostate cancer (HYPRO): acute toxicity results from a randomised non-inferiority phase 3 trial. *Lancet Oncol*. 2015;16(3):274–283.

31. Hoskin PJ, Rojas AM, Bownes PJ, et al. Randomised trial of external beam radiotherapy alone or combined with high-dose–rate brachytherapy boost for localised prostate cancer. *Radiother Oncol*. 2012;103(2):217–222.

32. Morton G, Loblaw A, Cheung P, et al. Is single fraction 15 Gy the preferred high-dose–rate brachytherapy boost dose for prostate cancer? *Radiother Oncol*. 2011;100(3):463–467.

33. Eifler JB, Feng Z, Lin BM, et al. An updated prostate cancer staging nomogram (Partin tables) based on cases from 2006 to 2011. *BJU Int*. 2013;111(1):22–29. https://www.ncbi.nlm.nih.gov/pubmed/22834909

34. Nguyen PL, Chen MH, Hoffman KE, et al. Predicting the risk of pelvic node involvement among men with prostate cancer in the contemporary era. *Int J Radiat Oncol Biol Phys*. 2009;74(1):104–109. https://www.ncbi.nlm.nih.gov/pubmed/19286330

第 **38** 章

前列腺癌术后

Camille A. Berriochoa, Rahul D. Tendulkar

速览：根治性前列腺切除术(RP)后,25%~30%的患者将有术后 PSA 升高(pT3 病变或切缘阳性者超过 50%)。行辅助放射治疗,还是观察至生化复发后行挽救治疗仍然是有争议的。三项随机研究(SWOG 8794,德国 ARO 9602 和 EORTC 22911)表明,即时治疗(即在 6 个月内放射治疗)无生化复发时间延长 20%~25%。其中,只有 SWOG 研究发现了 DMFS 和 OS 的改善。一些试验(RAVES,RADICALS,GETUG-17 和 EORTC 22043-30031)正在进行或最近关闭。如果选择观察,在低 PSA 水平的早期挽救放射治疗可改善 bRFS 和 DM,同时在两项研究(RTOG 9601 和 GETUG 16)中内分泌治疗可改善预后。一种常用的挽救放射治疗剂量为 70Gy/35fx;RTOG 使用 64.8~70.2Gy,1.8Gy/fx。部分医生认为对于有多种不良病理因素(切缘阳性,Gleason 评分高,精囊腺受侵)或基因组学显示高风险的患者应使用辅助放射治疗,然而更多医生选择挽救放射治疗而非辅助放射治疗[1](表 38-1)。

表 38-1 前列腺癌术后治疗规范

初始治疗	病理	后续治疗选择
根治性前列腺切除	无不良预后因素或淋巴结转移	密切随访*
	有不良预后因素(切缘阳性,Gleason 评分高,精囊腺受侵)或基因组学显示高风险,无淋巴结转移	辅助外照射
		密切随访*
	有淋巴结转移	内分泌治疗外照射
		密切随访*
	术后 PSA 可测无远转证据	挽救外照射内分泌治疗
		密切随访*[如果低分级且 PSA 倍增时间长和(或)预计生存寿命有限]

*密切随访:每 6~12 个月查 PSA+每年直肠指诊。

流行病学：每年约有 23 万前列腺癌新发病例,3 万死亡病例。超过 90% 的患者为局部病变,超过一半接受过前列腺癌根治术。前列腺癌术后监测 PSA 敏感性高且生化复发并不少见:对于中危前列腺癌的男性,5 年无生化复发率低于 80%,10 年无生化复发率低于 65%。对于高危/极高危患者,5 年无生化复发率低于 70%,10 年无生化复发率低于 55%[3]。85% 的患者行腹腔镜/机器人手术[4]。总体而言,25%～30% 的前列腺癌术后患者会出现生化复发(>50% 为 pT3 或切缘阳性)。

危险因素,解剖,病理学,筛查,临床表现:详见第 36 章。

遗传学:多基因检测以选择适合辅助放射治疗的患者,该作用正在演变。

检查:病史和体格检查用于排除远处转移性疾病。直肠指诊对吻合口复发有高度敏感性和特异性。

实验室检查:PSA。

影像学

骨扫描(Tc－99m):PSA 高,PSA 倍增时间短,有症状,或前期行内分泌治疗患者须考虑行骨扫描。在一项含 414 例骨扫描的研究中,转移性前列腺癌患者 14% 骨扫描阳性,PSA 在 0 和 10 之间只有 4% 的患者阳性[5]。

腹盆 CT:考虑术前治疗 T3－T4 或 T1－T2 且列线图预测淋巴结转移的风险 >10%。术后 PSA 未下降到检测不到的水平。

前列腺素:In－111 卡洛马肽:单克隆抗体 PSMA(前列腺特异性膜抗原)。灵敏度27%～76%,因此效果不明确[6]。对技术和解读的要求很高。

18F－NaF PET－CT:18F 氟化钠 PET(不是通常的 18F 葡萄糖 PET)。氟化物可被骨吸收。与 TC－99m 骨扫描相比药代动力学更优,从注射到成像时间更短,骨吸收更高,血液清除速度更快,辐射剂量更低,图像质量更高。

11－胆碱 PET－CT:C－11 优先由高密度的细胞膜摄取,出现在癌细胞迅速繁殖的区域。能够检测大约半数的局部复发或远处转移[7]。

值得注意的是,对于 F18 和 C11 PET 假阳性仍然是一个严重问题,而且其学习曲线较陡。前列腺癌影像学评估检测晚期复发(RADAR)工作组推荐对 PSA >5ng/mL 或在前一次扫描阴性后 PSA 翻倍者[8]使用 18F－NaF PET/CT 进行生化复发骨骼评估。

MRI:术后影像学复发的数据越来越多[9,10],也可能有助于指导治疗计划[11]。请注意,3T MRI 对于前列腺分辨率高,作为首选。

病理:仅在查体或影像学检查发现可疑病变时应行活检。前列腺切除手术标本应行病理检查。

预后因素:根据 Stephenson 和 Tendulkar 的列线图:手术切缘(切缘阳性者能从挽救放射治疗中获益),Gleason 评分,PSA 水平,PSA 倍增时间,PSA 反应(内分泌治疗前后的上升率与下降率之比,比率 <1 者有生存时间延长 3 倍),从手术到生化复发的间隔,无精囊腺受累[12,13]。手术标本中的第三系模式 4 或 5 应归类为高风险。

自然病程:前列腺癌术后局部复发最常见的部位:①膀胱尿道吻合口(约 2/3 的局部复

发);②膀胱颈;③后三角。生化复发后的存活时间不同人群中差异很大,4~15年不等[15]。从病史上看,前列腺癌切除术后的中位影像学转移时间为8年,发现宏转移至死亡的中位时间为5年[16]。

分期:关于《AJCC癌症分期手册》第8版的分期和风险分层,见第36章[17]。

治疗模式

手术:前列腺癌根治术仍然是临床局限期前列腺癌最常见的治疗手段[12]。耻骨后腹腔镜机器人手术和经会阴切口前列腺切除术均可采用。经会阴入路的特点是无法行淋巴结清扫(早期风险患者生存无影响),未切除精囊腺(与较高的生化复发率相关),以及更严重的直肠损伤或大便失禁[18]。切缘阳性见于20%~25%的患者,并且最常位于前列腺的后外侧,部分原因是此处靠近神经[19]。

前列腺癌根治术后生化复发:AUA定义在手术后可检测到或PSA上升至≥0.2ng/mL,再次确认PSA≥0.2ng/mL[20]。注意ASTRO和Phoenix定义指的是放射治疗后的生化复发。前列腺癌根治术后PSA进展风险:如果是低危前列腺癌,生化复发率<10%;如果切缘阳性或T3病变,生化复发率~50%;如果淋巴结阳性,生化复发率约80%[12,21]。

急性不良反应:失血0.5~1L、盆腔疼痛、0%~2%死亡率、性功能障碍、尿失禁、直肠损伤(<1%)、血栓栓塞事件(1%~3%)、MI(1%~8%)、伤口感染(<1%)、阴茎轻微萎缩[22,23]。

晚期不良反应:前列腺癌结果研究(PCOS)量化前列腺切除术后患者报告的结局。在手术后18个月后,60%的患者出现性功能障碍,8%的患者出现大便失禁。在术前性功能正常的患者中,报告术后性功能丧失的比例取决于手术时是否进行双侧神经保留性手术(56%勃起障碍)、单侧神经保留性手术(58%勃起障碍)和非神经保留性手术(66%勃起障碍)。关于控制排尿,32%的男性可完全控制,40%偶尔泄漏,7%频繁泄漏,1%~2%的患者尿失禁[24]。PCOS的结果在2013年更新,发现与接受放射治疗的患者相比,接受前列腺癌根治术的患者更容易出现尿失禁(5年OR:5.10)和ED(5年OR:1.96),尽管在15年的尿失禁发生率相同[25]。PROST-QA是第一个报告患者及其配偶QOL的研究,详见第36章[26]。英国PROTECT研究是第一个随机研究(手术对外照射对积极监测),发现早期患者接受前列腺癌根治术后性功能丧失和尿失禁的发生率最高[27]。

化学治疗:目前不推荐辅助化学治疗。STAMPEDE研究发现,激素敏感的转移性前列腺癌患者一线内分泌治疗联合多西他赛可获得生存获益,尽管目前尚不清楚是否适用于非转移性复发的患者(HR 0.95,95% CI:0.62~1.47)。

雄激素剥夺:考虑抗雄激素治疗与挽救放射治疗同时用于疗前PSA在0.2~4ng/mL。有关抗雄激素治疗的剂量和用药的详细信息,请参见第37章。

放射治疗

适应证:请参阅第37章。

辅助治疗:在没有可测量病灶的情况下进行治疗,一般在手术后6个月内(虽然在正在进行的 RAVES 研究要求 4 个月内）。通常在手术后 3~4 个月尿失禁或其他术后并发症缓解后开始。理由：在疾病负荷最小的情况下,预防高危患者复发。经典适应证：切缘阳性,包膜外侵犯(pT3a),精囊腺受侵(pT3b)。

挽救治疗：在可检测到的疾病(PSA 升高或可见病灶)的情况下进行治疗。理由：放射治疗可根除局部复发/残存前列腺癌。临床适应证：可见局部复发,术后 PSA 持续升高,PSA升高。

盆腔淋巴结：病理淋巴结阳性患者推荐盆腔淋巴结照射(见后文讨论)。对于病理淋巴结阴性的患者,可考虑选择性淋巴结照射。RTOG 0534 研究针对这一问题,入组 pT2 - 3N0/X患者(不考虑手术切缘)展开研究。

剂量：通常在 64~70.2Gy,1.8~2Gy 每分次,总剂量 66Gy 以上可改善生存。

治疗过程：见《放射肿瘤学治疗计划手册》,第 8 章。

基于循证数据的问与答

• 在生化失败后,挽救放射治疗相比观察有好处吗?

Trock,Hopkins(*JAMA* 2008,PMID 18560003)：1982—2004 年入组 635 例前列腺癌根治术后生化复发或局部复发的患者;397 例观察,仅 160 例接受挽救放射治疗,78 例接受挽救放射治疗 + 内分泌治疗。前列腺癌疾病特异生存定义从复发到因前列腺癌死亡的时间。复发后中位随访 6 年(前列腺癌术后中位随访 9 年)。与观察相比,挽救放射治疗使疾病特异生存提高了 3 倍(HR 0.34,$P < 0.001$)。PSA 倍增时间≤6 个月和生化复发后两年内接受挽救放射治疗的患者有生存获益。抗雄激素治疗未增加放射治疗的获益。

• 前列腺切除术后辅助放射治疗是否改善了高危患者的预后?

pT3 病变、切缘阳性和 Gleason 评分较高者,前列腺切除术后的生化复发率为 70%~75%[28,29]。因此,三项主要研究评估了立即(“辅助”)前列腺床放射治疗作用与观察的影响。在这三项研究中,辅助放射治疗使无生化失败生存率提高了 20%~30% ,只有 SWOG 研究发现无远处转移失败时间和总生存有改善。另有两项 Meta 分析(Ontario 和 Cochrane),结果相互矛盾。一些人认为目前 PSA 检测敏感,治疗毒性低,低危患者也应推行辅助治疗。然而,这些研究都没有具体说明观察失败的患者挽救治疗的时间或类型。医生可自主决定,结果挽救治疗五花八门,甚至一些患者未能接受挽救治疗。

Swanson,SWOG 8794 (*JCO* 2007,PMID 17105795;Updated *J Urology* 2009,PMID 19167731)：前瞻性随机研究入组 425 例前列腺癌根治术后 T3N0 和(或)切缘阳性患者随机接受辅助放射治疗(60~64Gy)或观察。不同步内分泌治疗。PSA 监测 1 年内每 3 个月 1次,两年内每 6 个月 1 次,以后每年 1 次。主要研究终点：无远处转移生存。次要研究终点：无生化复发生存时间(生化复发定义为 PSA≥0.4ng/mL)。中位随访 12.7 年。观察组 33%患者结果最终接受放射治疗,50% 患者最终需要抗雄激素治疗。辅助放射治疗改善了所有研究终点：生化复发(从 64% 下降到 34%，$P<0.005$)，中位无远转生存(14.7 年对 12.9 年，HR 0.71，$P=0.016$，NNT = 12，以降低 12.6 年时 1 例死亡)和 OS(中位 15.2 年对 13.3 年，HR 0.72，$P=0.023$，NNT = 9.1 以降低在 12.6 年时 1 例死亡)。放射治疗组 QOL 在 6 个月和两年时劣于观察组，但 5 年时两组相当。三个风险组均可从放射治疗中获益。

结论：辅助放射治疗改善了 pT3 或切缘阳性前列腺癌的总生存、远处转移率和生化复发率。

评论：约 30% 的患者在"辅助"放射治疗之前 PSA >0.2ng/mL，所以这不是真正的辅助治疗的研究。

Bolla，EORTC 22911(*Lancet* 2005，PMID 16099293；Updated Lancet 2012，PMID 23084481)：前瞻性随机研究入组 1005 例患者前列腺癌根治术后立即接受 60Gy 放射治疗后的"等待和观察"(W & S)、pT3N0 和(或)切缘阳性。前列腺癌切除术后 16 周内开始放射治疗。放射治疗是 4 野照射 50Gy/25fx 后给予 10Gy 前列腺床加量。生化复发的定义是比最低点增加 0.2ng/mL 或在连续三次升高，每次间隔 2 周。中位随访 10.6 年，每位患者测 PSA 7fx。在等待观察组中，56% 接受挽救放射治疗，23% 接受内分泌治疗。主要研究终点：无生化失败生存率(bRFS)。

评论：与 SWOG 研究一样，在"辅助"放射治疗之前，约 30% 的患者 PSA >0.2ng/mL。

表38-2　EORTC 前列腺癌辅助放射治疗结果

	10 年无生化失败率	5 年无临床复发生存	10 年局部区域复发率	3~4 度晚期毒性	10 年毒性	10 年总生存	10 年远处转移率
辅助放射治疗	62%	70%	7%	5.3%	70.8%	77%	10.1%
等待观察	39%	65%	16%	2.5%	59.7%	80%	11%
P 值	<0.001	0.054	<0.001	0.052	0.001	无差异	无差异

Wiegel，德国 ARO 96-02(JCO 2009，PMID 19433689；Updated Eur Urol 2014，PMID 24680359)：前瞻性随机研究入组 385 例前列腺癌根治术后 T3N0 的患者(任何切缘状态)随机分为辅助放射治疗或等待观察。主要研究终点：无生化失败生存率(bRFS)。手术后 8~12 周开始行三维适形放射治疗给予前列腺瘤床+精囊腺 60Gy/30fx，CTV 至 PTV 外扩 1cm。在 78 例未到达"PSA 检测不到"患者中，有 70 例因接受了 66.6Gy 放射治疗而出组。生化复发定义为由检测不到至检测到并在 3 个月时再次增加。随机至放射治疗组的患者 19% 未接受放射治疗。观察组中 3% 的患者选择接受放射治疗。辅助放射治疗未显著改善无远处转移生存和总生存。仅报告 1 例 3 级膀胱毒性，共 5 例 2 级泌尿系统和(或)直肠毒性。

结论：辅助放射治疗使 pT3 患者生化复发风险下降 49%，并且是安全的。

注释：ARO 使用了最先进的放射治疗技术，最敏感的 PSA 试剂盒保证随机之前检测不到 PSA，并且仅纳入 pT3 患者。

表 38 – 3 德国 ARO 9602 研究前列腺癌的辅助放射治疗

	5 年无生化失败生存率（PSA 测不到）	≥1 级毒性	10 年无生化失败生存率
辅助放射治疗	72%	22%	56%
观察	54%	4%	35%
P 值	0.0015	<0.001	<0.001

- 在三项辅助放射治疗研究联合分析时，放射治疗是否有明显的好处？

Morgan，Ontario Meta Analysis（*Radiother Oncol* 2008，PMID 18501455）：对三个前瞻性随机研究进行了分析，合计 1743 例患者，pT3 和（或）切缘阳性。总生存无获益；辅助放射治疗可明显降低无生化失败生存率（HR 0.47，P <0.00001）。EORTC22991 是唯一报道毒性的研究，发现 5 年的 3 级或以上的消化道或泌尿系毒性没有显著差异（均 <5%），但辅助放射治疗后任何等级的毒性（54%～64%，P = 0.005）都会增加。辅助放射治疗与积极监测相比未改善生存，但无生化失败生存率有显著改善，且没有严重的晚期毒性。

Daly，Cochrane Review（*Cochrane Database Syst Rev* 2011，PMID 22161411）：研究水平的分析，随访时间比 Ontario 长。得出结论，辅助放射治疗确实改善了无远转生存和总生存。随访 5 年两组无明显差异，然而随访 10 年放射治疗组显现出优势。研究者发现 NNT = 10。

- 早期挽救放射治疗优于辅助放射治疗吗？

早期挽救治疗可以减少不必要的照射，但如果疾病的进展也可能会影响疗效。这是正在进行的研究（RAVES，RADICALS，GETUG – 17 和 EORTC22043 – 30031）的课题。如果早期开始挽救放射治疗，策略可能是相似的。VCU 的回顾性数据表明，只要治疗前 PSA <1ng/mL，辅助治疗和挽救治疗（n =157）疗效相似[30]。UCLA 数据（King）显示，PSA 每增加 0.1ng/mL，治愈率降低约 3%[31]。随后显示的其他回顾性数据也表明，早期开始挽救性治疗可改善预后。

Stish，Mayo Clinic（*JCO* 2016，PMID 27480153）：1987—2013 年期间，单中心的 1106 例前列腺癌根治术后接受挽救放射治疗的患者。排除了术后 PSA ≥0.1ng/mL 的患者。中位随访 9 年。多因素分析显示病理肿瘤分期、Gleason 评分和挽救治疗前 PSA 与生化复发、远处转移和前列腺癌相关死亡有关。内分泌治疗与无生化失败生存相关；放射治疗剂量 >68Gy 也与无生化失败生存有关。

结论：早期挽救放射治疗能显著降低生化失败、远处转移和前列腺癌相关死亡的风险（即使从手术日期开始计算）。

表 38 – 4 梅奥诊所早期挽救性放射治疗的结果（Stish 等）

	10 年结果		P 值
	PSA ≤0.5ng/mL	PSA >0.5ng/mL	
生化失败率	60%	68%	<0.001
远处转移率	13%	25%	<0.001
前列腺癌相关死亡率	6%	13%	0.02
总生存率	83%	73%	0.14

● **是否有一个列线图可用来描述哪些患者最适合挽救放射治疗？**

Stephenson 列线图可用来预测挽救放射治疗的效果。Tendulkar 对该列线图进行了更新,以预测在超敏感 PSA 时代挽救放射治疗的疗效。

Stephenson,多中心列线图(JCO 2007,PMID 17513807)：多中心回顾性研究 1540 例患者评估挽救放射治疗后 6 年无生化失败生存的预测因素。所有患者在 PSA ≥ 0.2ng/mL 时接受治疗,6 年的无生化失败生存率为 32%。PSA ≤ 0.50ng/mL 接受治疗的患 6 年无病生存率为 48%,包括 41% 患者 PSA 倍增时间 ≤ 10m 或 Gleason 评分 8 ~ 10。有意义的变量是手术切缘、放射治疗前的 PSA、Gleason 评分、PSA 倍增时间、放射治疗前或放射治疗中内分泌治疗(均为 $P < 0.001$)和淋巴结转移($P = 0.019$)。

Tendulkar,多中心列线图(JCO 2016,PMID 27528718)：多中心回顾性纳入 2460 例前列腺癌根治术淋巴结阴性患者,术后 PSA 可测,接受挽救放射治疗内分泌治疗,包括术后 PSA < 0.2ng/mL 的患者。PSA 水平较低时(甚至低于 AUA 生化复发标准)接受挽救放射治疗可改善无生化失败生存率和远处转移率。

表 38 - 5　Tendulkar 列线图结果

挽救放射治疗 PSA	0.01 ~ 0.2 ng/mL	0.21 ~ 0.5 ng/mL	0.51 ~ 1.0 ng/mL	1.01 ~ 2 ng/mL	>2.0ng/mL	P 值
5 年 bRFS	71%	63%	54%	43%	37%	< 0.001
10 年 DM	9%	15%	19%	20%	37%	< 0.001

● **基因组学分析有助于患者进行风险分层吗？**

Den,22 基因分类(JCO 2015,PMID 25667284)：22 个选定的生物标志物合成一个基因组分类(GC)评分。GC 分数较低(< 0.4),辅助放射治疗与挽救放射治疗没有差异。GC 分数高(≥ 0.4)的情况下,辅助放射治疗可降低转移率(6% 对 23%)。

结论：基因组分类可确定合适辅助放射治疗的患者。

评论：需要前瞻性研究验证。

● **挽救放射治疗联合内分泌治疗有什么好处？**

两项比较挽救放射治疗和内分泌治疗的随机研究都显示了联合内分泌治疗对无生化复发生存的优势,RTOG 96 - 01 显示 12 年 OS 提高 5%。值得注意的是,RTOG96 - 01 研究中患者接受两年的比卡鲁胺,而 GETUG 研究患者接受了 6 个月的戈舍瑞林,一些医生根据 GETUG 研究得出 6 个月内分泌治疗是合理的,尽管术后内分泌治疗的最佳持续时间和给药方式尚不清楚。

Shipley,RTOG 9601(NEJM 2017,PMID 28146658)：前瞻性随机研究入组 761 例生化失败的患者(术后 PSA 0.2 ~ 4.0ng/mL)和 pT2 且切缘阳性或 pT3,N0,然后接受挽救放射治

疗(64.8Gy/36fx)后随机接受 24 个月的比卡鲁胺 150mg Qd 与安慰剂。入组时中位 PSA 为 0.6ng/mL。中位随访 12.6 年。

结论：挽救性放射治疗联合内分泌治疗可改善生化失败率、远处转移率、前列腺癌特异性死亡率和总生存率，且副作用可耐受。

评论：入组时 PSA 高，按现代标准放射治疗剂量过低。

表 38-6　RTOG 9601

	12 年 bF	12 年 DM	12 年 PCM	12 年 OS	3~4 度晚期膀胱毒性	3~4 度晚期肠道毒性	男性乳房发育
放射治疗 + 安慰剂	68%	23%	13%	71%	6.7%	1.6%	11%
放射治疗 + 比卡鲁胺	44%	14%	6%	76%	7%	2.7%	70%
P 值	<0.001	<0.001	<0.001	0.04	无差异	无差异	<0.001

Carrie，GETUG - AFU 16(*Lancet Oncol* 2016，PMID 27160475)：一项前瞻性随机研究入组 743 例的 PSA 术后检测不到，随后上升到 0.2 ~ 2.0ng/mL 的患者，随机接受单纯放射治疗或放射治疗 + 6 个月戈舍瑞林(10.8mg 第 1 天和 3 个月后)。放射治疗采用 3D - CRT 或 IMRT，剂量为 66Gy/33fx。中位随访 63 个月。放射治疗联合内分泌治疗提高了 5 年无生化失败生存率(从没有内分泌治疗的 62% 提高到联合内分泌治疗的 80%，P < 0.0001)。两组间的泌尿系毒性或性功能障碍发生率无明显差异(均≤8%)。

• **挽救放射治疗是否可以采用大分割方案？**

威斯康星大学的一项研究(Kruser 等)评估了 108 例接受挽救放射治疗(65Gy/26fx，2.5Gy/fx)的患者。4 年的无生化失败率为 67%，作者得出结论认为，"大分割放射治疗可能提供一种方便、资源节约型、耐受性良好的挽救治疗方法"[32]。此外，德国 PRIAMOS 研究采用了 54Gy/1.8fx 放射治疗前列腺床；短期随访显示不良反应轻[33]。Gladwish 等(多伦多)发表了他们采用 51Gy/17fx 放射治疗的 I/ II 期研究的不良反应结果[34]。这两个研究分别入组不超过 40 例患者，生存结果未知。

• **前列腺癌术后或放射治疗后何时开始挽救内分泌治疗？**

Duchesne，TOAD(*Lancet Oncol* 2016，PMID 27155740)：来自澳大利亚、新西兰和加拿大的前瞻性随机研究。入组 293 名患者，其中 PSA 复发(n = 261)或不可治愈(n = 32)随机接受立即内分泌治疗(在随机后 8 周内)或延迟内分泌治疗(建议在随机后超过两年行内分泌治疗，除非有治疗指征)。包括接受前列腺癌根治术、外照射或根治术后挽救放射治疗的患者。对于外照射后患者的生化复发，研究者最初使用 ASTRO 定义后来过渡到 Phoenix 定义。前列腺癌根治术后生化复发定义为 PSA≥0.2ng/mL。排除有明显转移的患者，那些接受≥12 个月内分泌治疗作为前期治疗患者或任何患者完成前期内分泌治疗的时间≤12 个月，中位随访 5 年。5 年 OS 从延迟内分泌治疗的 86% 提高到立即内分泌治疗的 91%(P =

0.047）。Cox 回归显示即刻内分泌治疗的 OS 的 HR（未调整）为 0.55，$P = 0.05$。延迟内分泌治疗的中位延迟时间为 18 个月，比预定的两年短，因为期间 58% 的患者出现临床进展。

结论：即刻内分泌治疗比延迟内分泌治疗能改善 OS。

评论：生存曲线直到 5 年才开始分开。请注意，所有患者都包括在内（包括术后和无法治愈的患者），不限于手术后组，差异有统计学意义。

● 前列腺切除术后有淋巴结阳性的患者应该如何治疗？

目前还没有前瞻性随机研究来评估淋巴结阳性前列腺癌术后放射治疗。经典的研究是 Messing 研究和 Briganti 的配对分析。

Messing（*NEJM* 1999，PMID 10588962；Updated *Messing Lancet Oncol* 2006，PMID 16750497）：多中心前瞻性随机研究入组 98 名男性与 pT1b－T2 前列腺癌根治术后发现淋巴结阳性随机接受即刻或延迟内分泌治疗。1 组：即刻内分泌治疗，或戈舍瑞林 3.6mg 每月或双侧睾丸切除术（根据患者意愿）。2 组：延迟内分泌治疗，直到疾病的进展。中位随访 11.9年。即刻内分泌治疗组有生存获益（HR 1.84，$P = 0.04$），前列腺癌特异生存（HR 4.09，$P = 0.004$）和 无复发生存（HR 3.42，$P < 0.0001$）。第 2 组 79% 的患者在 5 年内接受治疗。

结论：术后即刻内分泌治疗改善淋巴结阳性前列腺癌患者的生存。

评论：在前 PSA 时代进行的研究，PSA 尚未被用来指导决策（例如，只有临床上可见的结节为是局部失败）；延迟内分泌治疗组疗前的平均 PSA 为 14ng/mL；36 个中心中 14 个没有 Gleason 评分；这种不平衡可能造成生存差异。

Briganti（Eur Urol 2011，PMID 21354694）：对 pT2－4，淋巴结阳性的前列腺癌患者回顾性配对分析，比较内分泌治疗联合放射治疗与单纯内分泌治疗的效果。703 例患者根据以下因素配对：年龄，T 分期，Gleason 评分，切缘，淋巴结个数，随访时间。中位随访 100 个月。10 年总生存为 55% 对 74%（$P < 0.001$）和 10 年疾病特异生存 70% 对 86%（$P = 0.004$），放射治疗与内分泌治疗连用获益更多。

结论：放射治疗与内分泌治疗联合可能会改善淋巴结阳性患者的疾病特异生存和总生存。

评论：回顾性分析；缺乏标准放射治疗剂量和内分泌治疗时间；无放射治疗前 PSA 数据。

● 是否能够对前列腺切除术后淋巴结阳性的患者进行风险分层？

Abdollah 等在 2014 年发表的文章中评估辅助放射治疗在治疗 pN1 前列腺癌中的作用[35]。他们对 1988—2010 年期间接受前列腺癌根治术和盆腔淋巴结清扫后接受内分泌治疗联合或不联合放射治疗的 1100 多例 pN1 患者进行了评估，研究者根据 4 个变量对前列腺癌特异死亡风险进行分层：包括受累淋巴结个数、病理 Gleason 评分、肿瘤分期和切缘状态。抗雄激素治疗和放射治疗联合可使①阳性淋巴结≤2 枚、Gleason 评分 7~10、pT3b/pT4 病变或切缘阳性（HR 0.30，$P = 0.002$）或②3~4 枚淋巴结阳性（HR 0.21，$P = 0.02$）的患者获益最多。当 OS 作为研究终点时，这些结果再次得到验证。

● 开腹前列腺切除术和机器人手术有什么显著区别吗？

在 2000—2011 年期间接受前列腺切除术的 20 000 多名男性中，切缘阳性患者的生存率为 18%，没有显著统计学差异。低水平的中心切缘阳性率更高，这说明医院和手术医生的经验非常重要[36]。两项大型观察性研究表明，微创手术可缩短住院时间，减少并发症。来自 Herry Ford 中心的 Trum 系列研究发现，接受机器人手术的患者较少输血(OR 0.34)，较少出现术中(OR 0.47)或术后(OR 0.86)并发症，推迟出院的风险下降(定义为 >2 天，OR 0.28)[37]。一项 SEER 数据库分析发现，机器人前列腺切除术后泌尿生殖系统并发症率增加(4.7% 对 2.1%)、尿失禁(15.9% 对 12.2%，每 100 人/年)和勃起障碍(27% 对 19%，每 100 人/年)[38]。来自研究型医院的一系列研究表明，这两种手术方式的住院时间相似，出院后恢复没有差异[39]。一项医疗保险研究表明，约 30% 的患者在手术后出现尿失禁，约 90% 的人出现性功能障碍(与手术类型无关)。在美国 85% 的前列腺切除术采用机器人手术[4]。一项澳大利亚的随机研究对比机器人手术和开放性前列腺癌切除术，发现 6 周和 12 周的排尿功能和性功能两组间相似[40]。本研究的不足包括病例数相对较少(n = 326)且随访时间短。

(于舒飞　译　张天　校)

参考文献

1. Kalbasi A, Swisher-McClure S, Mitra N, et al. Low rates of adjuvant radiation in patients with nonmetastatic prostate cancer with high-risk pathologic features. *Cancer*. 2014;120:3089–3096.
2. Prostate Cancer, NCCN Clinical Practice Guidelines in Oncology. 2016. https://www.nccn.org/professionals/physician_gls/pdf/prostate.pdf
3. Boorjian SA, Karnes RJ, Rangel LJ, et al. Mayo Clinic validation of the D'amico risk group classification for predicting survival following radical prostatectomy. *J Urol*. 2008;179:1354–1360; discussion 1360–1361.
4. Barry MJ, Gallagher PM, Skinner JS, et al. Adverse effects of robotic-assisted laparoscopic versus open retropubic radical prostatectomy among a nationwide random sample of Medicare-age men. *J Clin Oncol*. 2012;30:513–518.
5. Dotan ZA, Bianco FJ Jr., Rabbani F, et al. Pattern of prostate-specific antigen (PSA) failure dictates the probability of a positive bone scan in patients with an increasing PSA after radical prostatectomy. *J Clin Oncol*. 2005;23:1962–1968.
6. Beresford MJ, Gillatt D, Benson RJ, et al. A systematic review of the role of imaging before salvage radiotherapy for post-prostatectomy biochemical recurrence. *Clin Oncol (R Coll Radiol)*. 2010;22:46–55.
7. Brush JP. Positron emission tomography in urological malignancy. *Curr Opin Urol*. 2001;11:175–179.
8. Crawford ED, Stone NN, Yu EY, et al. Challenges and recommendations for early identification of metastatic disease in prostate cancer. *Urology*. 2014;83:664–669.
9. Sella T, Schwartz LH, Swindle PW, et al. Suspected local recurrence after radical prostatectomy: endorectal coil MR imaging. *Radiology*. 2004;231:379–385.
10. Silverman JM, Krebs TL. MR imaging evaluation with a transrectal surface coil of local recurrence of prostatic cancer in men who have undergone radical prostatectomy. *AJR Am J Roentgenol*. 1997;168:379–385.
11. Miralbell R, Vees H, Lozano J, et al. Endorectal MRI assessment of local relapse after surgery for prostate cancer: a model to define treatment field guidelines for adjuvant radi-

otherapy in patients at high risk for local failure. *Int J Radiat Oncol Biol Phys*. 2007;67: 356–361.

12. Tendulkar R, Stephans K. Contemporary external beam radiotherapy. In Klein EA, Jones JS, eds. *Management of Prostate Cancer*. 3rd ed. New York, NY: Humana Press; 2012:243–261.

13. Stephenson AJ, Scardino PT, Kattan MW, et al. Predicting the outcome of salvage radiation therapy for recurrent prostate cancer after radical prostatectomy. *J Clin Oncol*. 2007;25:2035–2041.

14. Connolly JA, Shinohara K, Presti JC, Jr., et al. Local recurrence after radical prostatectomy: characteristics in size, location, and relationship to prostate-specific antigen and surgical margins. *Urology*. 1996;47:225–231.

15. Freedland SJ, Humphreys EB, Mangold LA, et al. Risk of prostate cancer-specific mortality following biochemical recurrence after radical prostatectomy. *JAMA*. 2005;294:433–439.

16. Pound CR, Partin AW, Eisenberger MA, et al. Natural history of progression after PSA elevation following radical prostatectomy. *JAMA*. 1999;281:1591–1597.

17. Edge SB, Byrd DR, Compton CC, et al., eds. *AJCC Cancer Staging Manual*. 7th ed. New York, NY: Springer Publishing; 2010.

18. Lance RS, Freidrichs PA, Kane C, et al. A comparison of radical retropubic with perineal prostatectomy for localized prostate cancer within the Uniformed Services Urology Research Group. *BJU Int*. 2001;87:61–65.

19. Iczkowski KA, Lucia MS. Frequency of positive surgical margin at prostatectomy and its effect on patient outcome. *Prostate Cancer*. 2011;2011:1–12.

20. Cookson MS, Aus G, Burnett AL, et al. Variation in the definition of biochemical recurrence in patients treated for localized prostate cancer: the American Urological Association Prostate Guidelines for Localized Prostate Cancer Update Panel report and recommendations for a standard in the reporting of surgical outcomes. *J Urol*. 2007;177:540–545.

21. Soloway M, Roach M, 3rd. Prostate cancer progression after therapy of primary curative intent: a review of data from prostate-specific antigen era. *Cancer*. 2005;104:2310–2322.

22. Martis G, Diana M, Ombres M, et al. Retropubic versus perineal radical prostatectomy in early prostate cancer: eight-year experience. *J Surg Oncol*. 2007;95:513–518.

23. Alibhai SM, Leach M, Tomlinson G, et al. 30-day mortality and major complications after radical prostatectomy: influence of age and comorbidity. *J Natl Cancer Inst*. 2005;97:1525–1532.

24. Stanford JL, Feng Z, Hamilton AS, et al. Urinary and sexual function after radical prostatectomy for clinically localized prostate cancer: the Prostate Cancer Outcomes Study. *JAMA*. 2000;283:354–360.

25. Resnick MJ, Koyama T, Fan KH, et al. Long-term functional outcomes after treatment for localized prostate cancer. *N Engl J Med*. 368:436–445.

26. Sanda MG, Dunn RL, Michalski J, et al. Quality of life and satisfaction with outcome among prostate-cancer survivors. *N Engl J Med*. 2008;358:1250–1261.

27. Donovan JL, Hamdy FC, Lane JA, et al. Patient-reported outcomes after monitoring, surgery, or radiotherapy for prostate cancer. *N Engl J Med*. 2016;375(15):1425–1437.

28. Han M, Partin AW, Zahurak M, et al. Biochemical (prostate specific antigen) recurrence probability following radical prostatectomy for clinically localized prostate cancer. *J Urol*. 2003;169:517–523.

29. Nguyen CT, Reuther AM, Stephenson AJ, et al. The specific definition of high risk prostate cancer has minimal impact on biochemical relapse-free survival. *J Urol*. 2009;181:75–80.

30. Hagan M, Zlotecki R, Medina C, et al. Comparison of adjuvant versus salvage radiotherapy policies for postprostatectomy radiotherapy. *Int J Radiat Oncol Biol Phys*. 2004;59:329–340.

31. King CR. The timing of salvage radiotherapy after radical prostatectomy: a systematic review. *Int J Radiat Oncol Biol Phys*. 2012;84:104–111.

32. Kruser TJ, Jarrard DF, Graf AK, et al. Early hypofractionated salvage radiotherapy for postprostatectomy biochemical recurrence. *Cancer*. 117:2629–2636.

33. Katayama S, Striecker T, Kessel K, et al. Hypofractionated IMRT of the prostate bed after radical prostatectomy: acute toxicity in the PRIAMOS-1 trial. *Int J Radiat Oncol Biol Phys*. 2014;90:926–933.

otherapy in patients at high risk for local failure. *Int J Radiat Oncol Biol Phys.* 2007;67: 356–361.

12. Tendulkar R, Stephans K. Contemporary external beam radiotherapy. In Klein EA, Jones JS, eds. *Management of Prostate Cancer.* 3rd ed. New York, NY: Humana Press; 2012:243–261.

13. Stephenson AJ, Scardino PT, Kattan MW, et al. Predicting the outcome of salvage radiation therapy for recurrent prostate cancer after radical prostatectomy. *J Clin Oncol.* 2007;25:2035–2041.

14. Connolly JA, Shinohara K, Presti JC, Jr., et al. Local recurrence after radical prostatectomy: characteristics in size, location, and relationship to prostate-specific antigen and surgical margins. *Urology.* 1996;47:225–231.

15. Freedland SJ, Humphreys EB, Mangold LA, et al. Risk of prostate cancer-specific mortality following biochemical recurrence after radical prostatectomy. *JAMA.* 2005;294:433–439.

16. Pound CR, Partin AW, Eisenberger MA, et al. Natural history of progression after PSA elevation following radical prostatectomy. *JAMA.* 1999;281:1591–1597.

17. Edge SB, Byrd DR, Compton CC, et al., eds. *AJCC Cancer Staging Manual.* 7th ed. New York, NY: Springer Publishing; 2010.

18. Lance RS, Freidrichs PA, Kane C, et al. A comparison of radical retropubic with perineal prostatectomy for localized prostate cancer within the Uniformed Services Urology Research Group. *BJU Int.* 2001;87:61–65.

19. Iczkowski KA, Lucia MS. Frequency of positive surgical margin at prostatectomy and its effect on patient outcome. *Prostate Cancer.* 2011;2011:1–12.

20. Cookson MS, Aus G, Burnett AL, et al. Variation in the definition of biochemical recurrence in patients treated for localized prostate cancer: the American Urological Association Prostate Guidelines for Localized Prostate Cancer Update Panel report and recommendations for a standard in the reporting of surgical outcomes. *J Urol.* 2007;177:540–545.

21. Soloway M, Roach M, 3rd. Prostate cancer progression after therapy of primary curative intent: a review of data from prostate-specific antigen era. *Cancer.* 2005;104:2310–2322.

22. Martis G, Diana M, Ombres M, et al. Retropubic versus perineal radical prostatectomy in early prostate cancer: eight-year experience. *J Surg Oncol.* 2007;95:513–518.

23. Alibhai SM, Leach M, Tomlinson G, et al. 30-day mortality and major complications after radical prostatectomy: influence of age and comorbidity. *J Natl Cancer Inst.* 2005;97:1525–1532.

24. Stanford JL, Feng Z, Hamilton AS, et al. Urinary and sexual function after radical prostatectomy for clinically localized prostate cancer: the Prostate Cancer Outcomes Study. *JAMA.* 2000;283:354–360.

25. Resnick MJ, Koyama T, Fan KH, et al. Long-term functional outcomes after treatment for localized prostate cancer. *N Engl J Med.* 368:436–445.

26. Sanda MG, Dunn RL, Michalski J, et al. Quality of life and satisfaction with outcome among prostate-cancer survivors. *N Engl J Med.* 2008;358:1250–1261.

27. Donovan JL, Hamdy FC, Lane JA, et al. Patient-reported outcomes after monitoring, surgery, or radiotherapy for prostate cancer. *N Engl J Med.* 2016;375(15):1425–1437.

28. Han M, Partin AW, Zahurak M, et al. Biochemical (prostate specific antigen) recurrence probability following radical prostatectomy for clinically localized prostate cancer. *J Urol.* 2003;169:517–523.

29. Nguyen CT, Reuther AM, Stephenson AJ, et al. The specific definition of high risk prostate cancer has minimal impact on biochemical relapse-free survival. *J Urol.* 2009;181:75–80.

30. Hagan M, Zlotecki R, Medina C, et al. Comparison of adjuvant versus salvage radiotherapy policies for postprostatectomy radiotherapy. *Int J Radiat Oncol Biol Phys.* 2004;59:329–340.

31. King CR. The timing of salvage radiotherapy after radical prostatectomy: a systematic review. *Int J Radiat Oncol Biol Phys.* 2012;84:104–111.

32. Kruser TJ, Jarrard DF, Graf AK, et al. Early hypofractionated salvage radiotherapy for postprostatectomy biochemical recurrence. *Cancer.* 117:2629–2636.

33. Katayama S, Striecker T, Kessel K, et al. Hypofractionated IMRT of the prostate bed after radical prostatectomy: acute toxicity in the PRIAMOS-1 trial. *Int J Radiat Oncol Biol Phys.* 2014;90:926–933.

第 39 章

膀胱癌

Michael A. Weller, Camille A. Berriochoa, Rahul D. Tendulkar

> **速览**: 膀胱癌是第二常见的泌尿生殖系肿瘤,超过 90% 为尿路上皮癌。约 70% 为浅表病变经 TURBT ± 膀胱灌注治疗。肌壁浸润性膀胱癌(MIBC)患者常采用根治性膀胱切除和围术期的化学治疗。选择性膀胱保存(SBP)可用于特定患者。诱导放化疗后完全缓解率(CR)高达 80%,70%~80% 的患者无局部复发,可保留膀胱(表 39 - 1)。

表 39 - 1 膀胱癌治疗规范

	治疗选择
浅表肿瘤(Ta,Tis,T1)	TURBT 后监测或膀胱灌注(BCG 对丝裂霉素)或膀胱切除术(高危患者)
T2 ~ T4a(可膀胱切除患者)	根治性膀胱切除 ± 新辅助顺铂为基础的化学治疗或膀胱保留治疗(SBP):最大限度 TURBT,然后同步放化疗至 40 ~ 45Gy,然后行膀胱镜,如果 CR 则加量至 65Gy,然后随访
T2 ~ T4(不可手术患者)	同步放化疗(推荐,可耐受化学治疗者)或放射治疗(不可耐受化学治疗者)
转移性	化学治疗(例如顺铂/吉西他滨) + 必要时姑息放射治疗

CR = T0/Tis/Ta;如果诱导放化疗后膀胱镜检查提示 T1 则行挽救性膀胱切除术。

选择性膀胱保留的患者:单灶 <5cm 经 TURBT 完整切除,cT2 ~ T3(和特定的 T4a),cN0,足够的膀胱功能,随访依从性好,无肾积水,无相关的原位癌(CIS),无炎症性肠病(IBD),无放射治疗史。

流行病学: 2016 年,约有 77 000 新发病例(80% 为男性),约 16 000 例死亡[1]。平均年龄 70 岁[2]。北美/西欧发病率最高[3]。白人男性的发病率大约是非裔美国人或拉丁裔人口的两倍。

危险因素: 大多数病例与环境暴露有关,吸烟是最主要的危险因素,吸烟患者膀胱癌的风险是不吸烟患者的 2 ~ 5 倍,大约 50% 的病例与吸烟有关。其他因素包括化学品接触(工业芳香胺、多环芳烃、染发剂、氯化水、砷)、药物(苯乙酸 – 容器镇痛药、环磷酰胺)、血吸虫病(与鳞状细胞有关)、慢性炎症(慢性尿路感染、膀胱炎、结石)、辐射暴露[3]。

解剖学: 膀胱可分为膀胱体(输尿管开口上方)、膀胱三角区(输尿管开口和尿道开口之间的区域)和膀胱颈部。从内到外分为尿道上皮(由移行细胞和薄基底膜组成的上皮层)、固有层(厚层纤维结缔组织)和逼尿肌(平滑肌排列由内向外为纵向、环形和纵向)。膀胱通过脐尿管固定在腹壁上。顶部有腹膜覆盖,前、下、后侧有膀胱周脂肪。第一站淋巴结包括髂外、髂内、闭孔、膀胱周和骶前淋巴结。第二站淋巴结是髂总淋巴结[4]。

病理学: 移行细胞癌(在美国 >90%)、鳞状细胞癌(约 3%)、腺癌(约 2%)、小细胞癌(约 1%)、所有其他病理类型 <1%(肉瘤、淋巴瘤、黑色素瘤等)。在血吸虫病疫区,鳞状细胞癌占大多数。腺癌以脐尿管癌为主,预后较非脐尿管腺癌好。

临床表现: 肉眼或镜下血尿为最常见的症状。如果出现肉眼血尿,膀胱癌的风险为 10%~20%。少数患者以膀胱阻塞性症状和膀胱刺激征为首发症状。

检查: 病史及查体。

实验室检查: 尿细胞学检查细胞学敏感性低(34%),但特异性高(>98%)[5]。CBC,CMP,碱性磷酸酶。

方法: 膀胱镜检查。如果膀胱中发现可疑病变,建议行 TURBT。TURBT 具有诊断和治疗 T1 病变双重作用。对肿瘤附近的部位进行随机或有针对性的活检,以评估缺损或 CIS,以及前列腺活检。活检标本应评估是否肌层浸润。

影像学: 如果膀胱镜下表现为实性、高级别、或肌壁浸润型,TURBT 前建议行腹部和盆腔 CT 或 MRI。应行全泌尿道成像(例如,平扫或增强 CT 尿路造影,包括延迟显像或 MRI 尿路造影)。如果肌肉受侵,应行胸部影像学检查。如果碱性磷酸酶升高或骨痛,建议骨扫描。不推荐 PET-CT。

预后因素: 分期,分级,多中心,肿瘤大小,复发,存在 CIS,脉管瘤栓,生长模式(微乳头和巢状更差)。

分期

表 39-2　《AJCC 癌症分期手册》第 8 版膀胱癌分期(2017 年)

T/M		N cN0	cN1	cN2	cN3
T1	浸润皮下结缔组织	I			
T2	浸润浅肌层(内 1/2)	II			
	浸润深肌层(外 1/2)				
T3	浸润膀胱外组织(镜下浸润)		IIIA		IIIB
	浸润膀胱外组织(肉眼浸润)				
T4	浸润前列腺、子宫、阴道				
	浸润盆壁、腹壁			IVA	
M1a	非区域淋巴结转移				
M1b	远处转移			IVB	

与《AJCC 癌症分期手册》第 7 版相比加入了 M1 期、III 期和 IV 期分组
cN1,单盆腔淋巴结(真骨盆内,膀胱周,闭孔,髂内,髂外或骶前);cN2,在真骨盆内的多个淋巴结;cN3,髂总淋巴结。

治疗模式

手术

TURBT：诊断的第一步，也是 Ta、Tis 或 T1 非肌壁浸润性膀胱癌的治疗方式。经过选择的 Ta 或没有危险因素的低级别 T1 可在 TURBT 后观察。Tis、高级别 Ta 或 T1、细胞学阳性、复发或多灶的患者推荐辅助膀胱灌注。最大限度 TURBT 是肌壁浸润性膀胱癌保留膀胱治疗的第一步。

膀胱切除术：根治性膀胱切除术与尿路改道是多复发浅表肿瘤标准治疗手段，以及高级别 T1 伴 CIS，肌壁浸润型膀胱癌以及特殊病理类型。该技术包括完整切除膀胱、壁腹膜、尿道、膀胱周围脂肪、下输尿管、双侧盆腔淋巴结、近端尿道（男性）、整个尿道（所有女性以及 CIS、多灶、累及膀胱颈部或尿道前列腺部的男性患者）、前列腺、精囊、输精管（男性），子宫、输卵管、卵巢、子宫颈、阴道穹窿（女性）。根据《NCCN 指南》，双侧盆腔淋巴结清扫应清扫至少包括闭孔、髂内、髂外和髂总淋巴结[6]。SWOG 8710 显示清扫 10 枚以上淋巴结可提高生存率[7]。2016 年 ASCO 指南指出，cT2 - T4a 膀胱癌的标准治疗方法是顺铂为基础的新辅助化学治疗后行根治性膀胱切除术，对于高度选择患者和不能行膀胱切除术的患者，行功能保留的同步放化疗可作为替代治疗[8]。

尿路改道：尿路改道包括非自控的或是自控的。以前，非自控尿路改道是标准治疗（例如，回肠代膀胱术）。随着技术的进步，从广义上讲，这些技术是归类为自控经皮分流（例如，科克、印第安纳、迈阿密袋），需要自我导尿或（更为常见）原位新膀胱术，直接连接到尿道使用外括约肌控制排尿。

膀胱灌注：局部给予高浓度药物，以根除可见的肿瘤细胞并防止复发。卡介苗（BCG）是一种减毒活分枝杆菌，可起到免疫治疗的作用，被认为是 TURBT 后高级别 Ta、Tis 或 T1 的首选辅助治疗方法。卡介苗在术后 3~4 周开始，每周 1 次，共 6 周。Meta 分析显示，卡介苗在 Tis、Ta 和 T1 中优于丝裂霉素 C10[9]。常见的不良反应包括尿频（71%）、膀胱炎（67%）、发热（25%）和血尿（23%）[10]。值得注意的是，尿频和排尿困难等急性毒性可能会很严重，导致许多患者无法完成整个 6 周的疗程。

化学治疗：可行的围术期化学治疗包括膀胱切除术前或术后化学治疗，同步放化疗是膀胱保留治疗的一部分，也可用于转移性膀胱癌。新辅助化学治疗的证据级别比辅助化学治疗更高——项 Meta 分析的结果显示，与手术相比，新辅助化学治疗联合手术的生存获益为 5%[11]。

围术期化学治疗：以顺铂为基础的方案，包括剂量密集的甲氨蝶呤、长春碱（MCV）、多柔比星和顺铂方案（DD-MVAC）、吉西他滨/顺铂和甲氨蝶呤、顺铂和长春碱（MCV）。这两个方案没有经随机研究进行头对头比较。

同步放化疗：通常是含顺铂的双药联合方案。《NCCN 指南》提供的参考方案为：顺铂 $15mg/m^2$ 第 1~3 天，第 8~10 天，第 15~17 天和紫杉醇 $50mg/m^2$ 在第 1 天、第 8 天和第 15 天；顺铂 $15mg/m^2$ 第 1~3 天，第 8~10 天，第 15~17 天和氟尿嘧啶 $400mg/m^2$ 第 1~3 天，第 8~10 天和第 15~17 天；或氟尿嘧啶 $500mg/m^2$ 第 1~5 天和 16~20 天和丝裂霉素 C $12mg/m^2$ 第 1 天。

转移性膀胱癌：吉西他滨/顺铂或 DD-MVAC 均为 1 类证据。

放射治疗

适应证：对于不适合进行膀胱切除术或拒绝行膀胱切除术的患者，根治性放射治疗联合膀胱保留手术（SBP）可作为膀胱切除术的替代治疗，或姑息治疗。膀胱切除术后辅助放射治疗的作用正在演变，pT3－T4、切缘阳性或包膜外受侵的患者考虑放射治疗（瘤床和阳性切缘给予54～60Gy，盆腔淋巴结45～50.4Gy，见辅助治疗指南[12]）。

选择性膀胱保留术：单灶肿瘤<5cm后完成TURBT，cT2～T3（和部分T4a），cN0，足够的膀胱功能，能坚持随访，无肾积水，无相关的原位癌，无炎症性肠病，无盆腔放射治疗史。

治疗模式：最大限度的TURBT→同步放化疗40～45Gy→膀胱镜检查→如果完全缓解（T0/Tis/Ta）加量到约64Gy→随访。如果在诱导放化疗后的膀胱镜检查中≥T1，则行挽救性膀胱切除。

剂量：存在多种方案，通常全盆腔放射治疗40～45Gy，然后加量到为64Gy，1.8～2.0Gy/fx。如果行根治性同步放化疗（例如，不能行膀胱切除术的患者），则无须中断治疗接受膀胱镜检查。另一种分割模式是根据BC2001[13]所示的55Gy/20fx。RTOG的临床研究通常采用选择性淋巴结照射，但在BC2001中未使用（见下文）。对于临床阳性的淋巴结，在保证安全的情况下，可同步加量至64Gy。

毒性反应：急性：疲劳、恶心、腹泻、尿急、尿频。晚期：膀胱炎、纤维化、直肠炎、小肠炎。

治疗过程：见《放射肿瘤学治疗计划手册》，第8章[14]。

基于循证数据的问与答

• SBP 的合理性如何？

保留膀胱治疗以避免根治性膀胱切除＋尿路改道的潜在并发症是很有吸引力的，特别是对那些老年或合并多种并发症的患者。1980—1990年，RTOG进行了一系列2期临床研究，对这些研究进行集合分析显示，经临床分期的患者保留膀胱治疗与膀胱切除的历史数据相比，毒性较低，生存结果相似。目前尚无比较SBP和根治性膀胱切除术的随机试验。值得注意的是，临床分期不足很常见；因此，在解读比较SBP和膀胱切除术的回顾性分析时，必须谨慎。

Mak，RTOG pooled analysis（*JCO* 2014，PMID 25366678）：5项RTOG前瞻性2期临床研究的集合分析显示：468例临床T2（61%），T3（35%），T4（4%）的患者。全组患者中位随访时间4.3年，存活患者中位随访7.8年。在同步放化疗后，69%的患者达到完全缓解。5年OS与T分期相关：T2为62%，T3～T4为49%（*P*=0.002）。

结论：保留膀胱治疗长期DSS可与膀胱切除术系列相似，可作为手术的备选方案。

表39-3　RTOG 的集合分析

	总生存	疾病特异生存	肌壁浸润复发	非肌壁浸润复发	远处转移
5 年	57%	71%	13%	31%	31%
10 年	36%	65%	14%	36%	35%

● 选择性膀胱保存后的毒性率是否令人望而却步？

虽然保留膀胱治疗的存活率可与膀胱切除术相媲美，但人们对晚期毒性感到担忧。RTOG 联合分析表明，高级别毒性并不常见。

Efstathiou，RTOG Pooled Analysis（*JCO* 2009，PMID 1963619）：四项 RTOG 试验共 285 例患者。中位随访 5.4 年。≥3 度晚期泌尿系毒性和胃肠道毒性分别为 5.7% 和 1.9%。没有 4 级晚期毒性，也没有患者因治疗相关毒性需要进行膀胱切除术。

结论：晚期毒性不应成为保留膀胱治疗的阻碍。

● 在 SBP 之前，行新辅助化学治疗有什么好处吗？

根治性膀胱切除术前行新辅助化学治疗可提高生存率[11]。RTOG 8903 研究评估了新辅助化学治疗对保留膀胱治疗的效果，但这一研究和其他回顾性分析[23]显示在根治性同步放化疗之前行新辅助化学治疗无获益。

Shipley，RTOG 8903（*JCO* 1998，PMID 9817278）：前瞻性随机研究评估新辅助化学治疗对保留膀胱治疗的效果。123 例 cT2 - T4a 肌壁浸润性膀胱癌患者接受了 TURBT 然后随机接受或不接受两周期的新辅助 MCV 方案化学治疗（甲氨蝶呤、顺铂、长春碱）。所有的患者接受 1.8Gy/fx 共 39.6Gy 的盆腔照射，同步顺铂，治疗结束 4 周后接受了膀胱镜检查。如果未达 CR，则进行膀胱切除术。如果达到 CR，继续加量 25.2Gy 并同步顺铂。中位随访 5 年。两组 CR 率（61% 对 55%）、5 年生存率（48% 对 49%）、远处转移率（33% 对 39%）或保留膀胱生存率（36% 对 40%）无差异。

结论：SBP 前的新辅助化学治疗增加了毒性，并未改善预后。

● 根治性放射治疗联合化学治疗能否改善预后？

单纯放射治疗的局部复发率很高，早期数据表明同步化学治疗是有好处的。因此进行了 BC2001（UK Bladder Cancer）研究。

James，BC2001（*NEJM* 2012，PMID 22512481）：前瞻性随机研究入组 360 例 T2 - T4a 膀胱癌（包括腺癌，移行细胞癌和鳞癌）患者，随机接受单纯放射治疗或放射治疗联合 5 - Fu 500mg/m^2 第 1~5 天和第 16~20 天和丝裂霉素 C 12mg/m^2 第 1 天（非必需但允许新辅助化学治疗）。放射治疗 55Gy/20fx 或 64Gy/32fx，不照射盆腔淋巴结。值得注意的是，此研究不要求疗中行膀胱镜检查；因此，所有患者都接受根治性治疗。主要研究终点是无局部区域复发生存。

结论：放射治疗同步 5-Fu 和丝裂霉素 C 可提高无局部区域复发生存，有改善总生存的趋势（但 OS 的统计效力不足）。

表 39-4 UK BC2001 膀胱癌根治放射治疗的研究

BC2001	两年无局部复发生存	浸润性局部复发	非浸润性局部复发	两年膀胱切除率	5 年生存率
放射治疗	54%	19%	17%	17%	35%
同步放化疗	67%	11%	14%	11%	48%
P 值	0.03	0.01		0.07	0.16

● **靶区是否需要包括整个膀胱？选择性盆腔淋巴结照射有好处吗？**

鉴于肿瘤定位困难以及膀胱癌多灶性倾向，标准的治疗建议即使是局限期靶区仍应包括全膀胱。然而，避开未受侵膀胱可能减轻毒性，因此 BC2001 评估了部分膀胱照射的毒性。RTOG 研究采用选择性淋巴结照射，称为"小盆腔"野，上界位于 S2～S3 椎体以便保护肠道，以备将来行尿路改道。BC2001 并没有规定选择性淋巴结照射，靶区范围为全膀胱外扩 1.5cm，确实包括骨盆下部和闭孔淋巴结。在 76 例区域复发患者中，只有 10 例为盆腔淋巴结复发。

Huddart，BC2001（*IJROBP* 2013，PMID23958147）：219 例（BC2001 的亚组）随机接受标准的全膀胱放射治疗（PTV 包括膀胱外壁加上肿瘤向外延伸范围外扩 1.5cm）与减少高量体积放射治疗（2 个 PTV 的定义：PTV1 与对照组相同，剂量为处方剂量的 80%，PTV2 定义为 GTV + 1.5cm）。患者排空膀胱后定位。两年无局部复发生存率（61% 对 64%）、3～4 级急性毒性（23% 对 23%）、两年 3～4 级晚期毒性（2.4% 对 5.4%）或膀胱容量下降（降低体积组较全膀胱照射膀胱容量增加 76mL，差异无统计学意义）。

结论：降低高剂量体积放射治疗与对照组两年无局部区域复发生存和晚期毒性无差别。

● **超分割有好处吗？**

超分割放射治疗证据不足，两项早期的随机对照临床研究显示，超分割优于常规分割，而最近的前瞻性随机研究显示超分割放射治疗增加毒性却未改善生存[25]。这些研究均未采用同步化学治疗。已完成的 2 期随机研究 RTOG0712 超分割放射治疗联合化学治疗为其中的一组，可能适用于特定患者。

● **膀胱切除术后辅助放射治疗有好处吗？**

膀胱切除术后很少采用辅助放射治疗。然而，某些患者有较高的局部复发率（约 30% 为 T3 – T4，约 70% 为切缘阳性[7]）。1992 年发表的一项随机研究表明，局部控制和无复发生存在 T3 – T4 患者中具有一定的获益；然而，这项研究的 80% 为鳞状细胞癌[26]。一项对失败的模式分析显示，在切缘阴性和 >pT3 患者中，76% 的局部复发灶已包括在覆盖髂血管和闭孔淋巴结的 CTV 中，可以减少肠道和代膀胱的剂量。在切缘阳性的情况下，瘤床和骶前淋巴结失败的概率大大增加[27]，适当地扩大 CTV 由此导致的潜在毒性增加也被列入指南[12]。典型的方案将包括瘤床给予 45～50.4Gy 和阳性切缘或包膜外受侵可加量至 54～60Gy[6]。

● **放射治疗在经过选择的 T1 非肌层浸润性膀胱癌中是否有作用？**

TURBT + 膀胱灌注是高级别浅表肿瘤患者标准治疗，然而仍有许多患者局部复发。复发患者的标准治疗是膀胱切除术。放射治疗可能成为在 BCG 灌注后残存高级别 T1 或复发性 T1 的患者保留膀胱的一个选择。目前尚无足够证据，正在进行的 RTOG 0926 着力于解决这一问题。

（于舒飞 译 张天 校）

参考文献

1. Siegel RL, Miller KD, Jemal A. Cancer statistics, 2016. *CA Cancer J Clin.* 2016;66(1):7–30.
2. Scosyrev E, Noyes K, Feng C, Messing E. Sex and racial differences in bladder cancer presentation and mortality in the US. *Cancer.* 2009;115(1):68–74.
3. Pelucchi C, Bosetti C, Negri E, et al. Mechanisms of disease: the epidemiology of bladder cancer. *Nat Clin Pract Urol.* 2006;3(6):327–340.
4. Edge SB, American Joint Committee on Cancer. *AJCC Cancer Staging Manual.* 7th ed. New York, NY: Springer Publishing; 2010.
5. Lotan Y, Roehrborn CG. Sensitivity and specificity of commonly available bladder tumor markers versus cytology: results of a comprehensive literature review and meta-analyses. *Urology.* 2003;61(1):109–118; discussion 118.
6. National Comprehensive Cancer Network. Bladder cancer. Clinical practice guidelines in oncology. *J Natl Compr Canc Netw.* 2017;1:2017.
7. Herr HW, Faulkner JR, Grossman HB, et al. Surgical factors influence bladder cancer outcomes: a cooperative group report. *J Clin Oncol.* 2004;22(14):2781–2789.
8. Milowsky MI, Rumble RB, Booth CM, et al. Guideline on muscle-invasive and metastatic bladder cancer (European Association of Urology Guideline): American Society of Clinical Oncology Clinical Practice Guideline Endorsement. *J Clin Oncol.* 2016;34(16):1945–1952.
9. Sylvester RJ, van der Meijden AP, Witjes JA, Kurth K. Bacillus calmette-guerin versus chemotherapy for the intravesical treatment of patients with carcinoma in situ of the bladder: a meta-analysis of the published results of randomized clinical trials. *J Urol.* 2005;174(1):86–91; discussion 91–82.
10. Shelley MD, Court JB, Kynaston H, et al. Intravesical bacillus calmette-guerin in Ta and T1 bladder cancer. *Cochrane Database Syst Rev.* 2000;(4):CD001986.
11. Collaboration ABCM-a. Neoadjuvant chemotherapy in invasive bladder cancer: a systematic review and meta-analysis. *Lancet.* 2003;361(9373):1927–1934.
12. Baumann BC, Bosch WR, Bahl A, et al. Development and validation of consensus contouring guidelines for adjuvant radiation therapy for bladder cancer after radical cystectomy. *Int J Radiat Oncol Biol Phys.* 2016;96(1):78–86.
13. James ND, Hussain SA, Hall E, et al. Radiotherapy with or without chemotherapy in muscle-invasive bladder cancer. *N Engl J Med.* 2012;366(16):1477–1488.
14. Videtic GMM, Woody N, Vassil AD. *Handbook of Treatment Planning in Radiation Oncology.* 2nd ed. New York, NY: Demos Medical; 2015.
15. Shipley WU, Prout GR, Einstein AB, et al. Treatment of invasive bladder cancer by cisplatin and radiation in patients unsuited for surgery. *JAMA.* 1987;258(7):931–935.
16. Kaufman DS, Shipley WU, Griffin PP, et al. Selective bladder preservation by combination treatment of invasive bladder cancer. *N Engl J Med.* 1993;329(19):1377–1382.
17. Tester W, Porter A, Asbell S, et al. Combined modality program with possible organ preservation for invasive bladder carcinoma: results of RTOG protocol 85-12. *Int J Radiat Oncol Biol Phys.* 1993;25(5):783–790.
18. Tester W, Caplan R, Heaney J, et al. Neoadjuvant combined modality program with selective organ preservation for invasive bladder cancer: results of Radiation Therapy Oncology Group phase II trial 8802. *J Clin Oncol.* 1996;14(1):119–126.
19. Kaufman DS, Winter KA, Shipley WU, et al. The initial results in muscle-invading bladder cancer of RTOG 95-06: phase I/II trial of transurethral surgery plus radiation therapy with concurrent cisplatin and 5-fluorouracil followed by selective bladder preservation or cystectomy depending on the initial response. *Oncologist.* 2000;5(6):471–476.
20. Hagan MP, Winter KA, Kaufman DS, et al. RTOG 97-06: initial report of a phase I–II trial of selective bladder conservation using TURBT, twice-daily accelerated irradiation sensitized

with cisplatin, and adjuvant MCV combination chemotherapy. *Int J Radiat Oncol Biol Phys.* 2003;57(3):665–672.

21. Kaufman DS, Winter KA, Shipley WU, et al. Phase I–II RTOG study (99-06) of patients with muscle-invasive bladder cancer undergoing transurethral surgery, paclitaxel, cisplatin, and twice-daily radiotherapy followed by selective bladder preservation or radical cystectomy and adjuvant chemotherapy. *Urology.* 2009;73(4):833–837.

22. Stein JP, Lieskovsky G, Cote R, et al. Radical cystectomy in the treatment of invasive bladder cancer: long-term results in 1,054 patients. *J Clin Oncol.* 2001;19(3):666–675.

23. Shipley WU, Kaufman DS, Zehr E, et al. Selective bladder preservation by combined modality protocol treatment: long-term outcomes of 190 patients with invasive bladder cancer. *Urology.* 2002;60(1):62–67; discussion 67–68.

24. Coppin CM, Gospodarowicz MK, James K, et al. Improved local control of invasive bladder cancer by concurrent cisplatin and preoperative or definitive radiation. The National Cancer Institute of Canada Clinical Trials Group. *J Clin Oncol.* 1996;14(11):2901–2907.

25. Horwich A, Dearnaley D, Huddart R, et al. A randomised trial of accelerated radiotherapy for localised invasive bladder cancer. *Radiother Oncol.* 2005;75(1):34–43.

26. Zaghloul MS, Awwad HK, Akoush HH, et al. Postoperative radiotherapy of carcinoma in bilharzial bladder: improved disease free survival through improving local control. *Int J Radiat Oncol Biol Phys.* 1992;23(3):511–517.

27. Baumann BC, Guzzo TJ, He J, et al. Bladder cancer patterns of pelvic failure: implications for adjuvant radiation therapy. *Int J Radiat Oncol Biol Phys.* 2013;85(2):363–369.

第 40 章

睾丸癌

Ehsan H. Balagamwala, Rahul D. Tendulkar

> **速览**:睾丸肿瘤中,40%为精原细胞瘤,60%为非精原细胞瘤(NSGCT)。85%的精原细胞瘤就诊时为Ⅰ期。初始治疗为经腹股沟睾丸切除术及高位精索结扎(而不是经阴囊活检术)。精原细胞瘤治疗策略见表40-1。NSGCT术后辅助治疗根据分期不同,可行nsRPLND、化学治疗或维持治疗。

表40-1 睾丸精原细胞瘤治疗策略

精原细胞瘤	初始治疗	辅助治疗措施
Ⅰ期		密切随访:15%~20%复发
		卡铂(AUC 7×1~2个周期):<5%失败(TE9试验)
	经腹股沟睾丸切除术及高位精索结扎	放射治疗:腹主动脉旁淋巴结区20Gy/10fx。<5%失败(TE10/TE18试验)
Ⅱ期		ⅡA:改良狗腿式野放射治疗,20Gy/10fx后加量至30Gy
		ⅡB:倾向化学治疗。改良狗腿式野放射治疗,20Gy/10fx后加量至36Gy
		ⅡC:EP×4或BEP×3(放射治疗或手术作为挽救性治疗)
Ⅲ期		EP×4或BEP×3(放射治疗或手术作为挽救性治疗)

流行病学:每年新发病例8700例,死亡380例。在15~34岁最常见实体瘤,占男性恶性肿瘤1%。5%为双侧(原发或转移)。10年生存率大于95%。目前分为两大类:精原细胞瘤,发病年龄在30~40岁;NSGCT,发病年龄在20~30岁。世界范围内近50年发病率增加了一倍。大于60岁,淋巴瘤是最常见的睾丸肿瘤。

危险因素:腹腔隐睾发生癌变的概率为5%,因而必须切除。腹股沟隐睾发生癌变的可能性为1/80,因而宜于青春期前行睾丸固定术。20%的精原细胞瘤发生于有隐睾史的患者的正常睾丸中。50%生精小管生殖细胞内瘤(ITGCNU)于5年内会发展为浸润性恶性肿瘤。其他危险因素包括尿道下裂、雄激素不敏感综合征、睾丸发育不良、既往对侧睾丸癌病史、睾丸外精原细胞瘤病史、家族史、白种人及HIV感染。

解剖学:解剖分层(从外至内):皮肤、阴囊筋膜、精索外筋膜、提睾肌筋膜、精索内筋膜、鞘膜的壁层、鞘膜脏层及白膜。生精小管汇合成睾丸网。精索动脉直接起源于腹主动脉。右侧精索静脉在肾静脉下汇入下腔静脉,左侧直接汇入左肾静脉。淋巴结转移由睾丸网经精索沿精索静脉至腹膜后、腹主动脉旁淋巴结,位于 T11 – L4 水平,经乳糜池及胸导管至后纵隔、锁骨上淋巴结及腋窝淋巴结。睾丸癌一般不转移至腹股沟区域,除非阴囊经手术破坏过(多见于经阴囊穿刺、疝修补术及输精管切除术等)。

病理学[5]:绝大多数(95%)睾丸癌为 GCT,精原细胞瘤占 40%,NSGCT 占 60%;少数(5%)为非 GCT,如 Leydig 细胞、足细胞、横纹肌肉瘤及淋巴瘤等。精原细胞瘤包括经典型(85%)、间变型(10%)及精细胞型(5%),治疗方式一样。间变型有很高的有丝分裂相,但是预后无差异。精细胞类型发生于年龄偏大的患者(大于 50 岁),预后佳。纯粹精原细胞瘤含有滋胚层巨细胞者仍被认为是纯粹精原细胞瘤,10%~15% 的患者会出现 β – hCG 升高。NSGCT 包括胚胎癌、畸胎瘤、绒毛膜癌、内皮窦癌及混合癌等。CIS 比浸润性癌早 3~5 年,而且在浸润性癌近处 100% 可发现(精细胞癌及婴儿肿瘤除外)。AFP 在纯精原细胞瘤中不会升高,因含有滋胚层巨细胞,纯精原细胞瘤中 10%~15% 的患者会出现 β – hCG 升高。AFP 在肝细胞癌及肝脏疾病中也会上升。β – hCG 水平在绒毛膜癌中非常高,而且高黄体生成素水平、GI、GU、肺及乳腺癌中也有上升。LDH 没有特异性,约一半的精原细胞瘤中发现 LDH 升高。

表40 –2　不同组织学类型睾丸癌的特点

GCT	年龄	特征	AFP 上升 (%)	β – hCG 升高
精原细胞瘤 (40%)	30~40	放射治疗敏感;就诊时 80% 局限;淋巴途径转移;较晚失败	0%	9%
NSGCT (60%)	20~30	放射治疗抗拒;就诊时 70% 远处转移;常血行转移;早期失败	50%	60%
● 胚胎癌	25~35	最常见的 NSGCT;恶性度高,就诊时 >60% 远转(肺、肝)	70%	60%
● 畸胎瘤	25~35	第二常见 NSGCT;多胚层来源;分成熟及幼稚型; >75% NSGCT 含畸胎瘤成分	38%	25%
● 绒毛膜癌	20~30	少见;极高 β – hCG 水平,AFP 常正常;血行转移;可伴出血	0%	100%
● 卵黄囊癌	<10	最常见的儿童 GCT,80% <2 岁,见于纵隔,化学治疗拮抗,见 Schiller – Duval 包体	75%	25%

临床表现:典型为无痛睾丸肿块,少数可有钝痛(10% 为锐痛),肿胀,下腹或肛周感觉异常,里急后重。50% 伴无生育能力。5% 患者因 hCG 的雌激素效应导致乳腺发育。10% 可见远处转移所致症状。

鉴别诊断:精索癌、精索扭转、附睾炎、阴囊积水、精索静脉曲张、疝气、血管瘤或精囊肿。

诊断流程:睾丸肿瘤的双手触诊,睾丸癌常为硬或固定的肿物。腹部触诊以发现肿大淋巴结或内脏累犯,检查是否有锁骨上淋巴结转移,检查胸部是否有乳腺发育。双侧阴囊彩超可发现低回声肿物,精原细胞瘤无囊性区域,而 NSGCT 呈非均质性,其中包括钙化、囊性结构及边界不规则。彩超尚不足以明确肿瘤分期,需要外科参与(精原细胞瘤准确性为44% ,NSGCT 为 8%)。

实验室:CBC、CMP 及肿瘤标志物(AFP、β – hCG、LDH)。

影像学:胸片、CT(腹、盆腔,必要时包括胸部)。PET 作用有限,对精原细胞瘤的意义较NSGCT 大,可改变 10% 患者的分期。如果有症状、β – hCG 水平及肺多发转移应行脑部检查。提供精子分析,治疗前储存精子。

预后因素

精原细胞瘤:分期、非肺转移(NPVM)。

NSGCT:下腔静脉累犯、非肺转移、S3、原发纵隔、胚胎成分占优势者[9]。

自然病史:Ⅰ 期 <3cm 的精原细胞瘤经腹股沟睾丸根治术后失败率为 12.2% , >3cm的失败率为 20.3% 。但是,对头两年未失败的患者,其后 5 年内失败率仅为 3.9% 及 5.6% 。90% 患者淋巴转移失败者为腹主动脉旁淋巴结转移,有 10% 同时有盆腔淋巴结转移。淋巴结交叉对方转移,从右侧至左侧者发生率为 15% ,而从左向右的罕见。后期远处转移是可能的。

分期

表 40 –3 《AJCC 癌症分期手册》第 8 版(2017 年)睾丸癌分期系统

pT		cN		pN		M	
Tis	• 原位癌	N1	• 局部淋巴结 ≤2cm	N1	• 局部淋巴结≤2cm • ≤5 阳性淋巴结	M1a	• 非腹膜后淋巴结 • 肺转移
T1	a 局限于睾丸,及附睾内,无 LV-SI, <3cm b 局限于睾丸、附睾内,无 LVSI,≥3cm	N2	• 局部淋巴结 > 2cm, ≤5cm	N2	• 局部淋巴结 > 2cm,≤5cm • >5 阳性淋巴结,≤5cm,且无 ECE	M1b	• 非肺的其他脏器转移
T2	• 局限于睾丸,有 LVSI 累及	N3	• 局部淋巴结 >5cm	N3	局部淋巴结 >5cm		
T3	• 累犯精索			S 分期系统(血清标志物)			
T4	• 累犯阴囊				AFP(ng/mL)	LDH	β – hCG(mIU/mL)
				S0	WNL	WNL	WNL
				S1	< 1000	< 5000	<1.5 × 正常值
				S2	1000 ~ 10000	5000 ~ 50000	1.5 ~ 10 × 正常值
				S3	> 10000	> 50000	>10 × 正常值

分组

Ⅰ A	T1	N0	M0	S0

(待续)

表 40 –3(续)

ⅠB	T2 – 4	N0	M0	S0
ⅠS	任何 T	N0	M0	S1 – 3
ⅡA	任何 T	N1	M0	S0 – 1
ⅡB	任何 T	N2	M0	S0 – 1
ⅡC	任何 T	N3	M0	S0 – 1
ⅢA	任何 T	任何 N	M1a	S0 – 1
ⅢB	任何 T	N1 – 3	M0	S2
	任何 T	任何 N	M1a	S2
ⅢC	任何 T	N1 – 3	M0	S3
	任何 T	任何 N	M1a	S3
	任何 T	任何 N	M1b	任何 S

与《AJCC 癌症分期手册》第 7 版变化如下:将 T1 分为 T1a/b,附睾累及归为 T2,睾丸门累及为 T2,精索不连续累及为 M1。

注:附睾 = 可包括睾丸网侵犯。侵犯 = 包括睾丸门处软组织、附睾、穿透包绕白膜外表面的脏侧内膜层。

精原细胞瘤治疗模式: 混合型精原细胞瘤及 NSGCT,基于其中 NSGCT 成分采取相应治疗方案。单纯精原细胞瘤的治疗策略如下:

密切随访: Ⅰ期精原细胞瘤推荐,但必须有良好的随访依从性。《NCCN 指南》推荐如下:体格检查第 1 年,每 3 ~ 6 个月一次;2 ~ 3 年期间每 6 ~ 12 个月一次;其后每年一次。腹部及盆腔 CT 检查第 1 年中于第 3、6 及 12 个月各一次;第 2 ~ 3 年期间每 6 ~ 12 个月一次;第 4 ~ 5 年每 12 ~ 24 个月检查一次[12]。

手术: 标准治疗为高位精索结扎的经腹股沟睾丸根治切除术。RPLND 仅适于部分 NSGCT,而非精原细胞瘤。

化学治疗: 应根据病理分期决定辅助化学治疗。对Ⅰ期精原细胞瘤可行单药卡铂(AUC 7)×1 ~ 2 周期。对Ⅱ ~ Ⅲ期患者建议 BEP 方案(博来霉素、依托泊苷、顺铂)×3 个周期,或 EP 方案(依托泊苷、顺铂)×4 个周期。

放射治疗: Ⅰ期患者放射治疗方案为腹主动脉旁淋巴结区 20Gy/10fx。对ⅡA 期患者改良狗腿式野放射治疗,20Gy/10fx 后加量至 30Gy,ⅡB 期倾向化学治疗,可采用改良狗腿式野放射治疗,20Gy/10fx 后加量大体肿瘤可加量至 36Gy。绝大多数建议包括左侧肾门区。禁忌证包括马掌型肾、小肠炎性病变、相关遗传综合征可增加继发恶性肿瘤风险者及既往该部位曾接受过放射治疗。放射治疗不良反应包括恶心、呕吐、腹泻、疲乏、继发恶性肿瘤等。对有生育愿望者可于治疗前储存精子。

基于循证数据的问与答

Ⅰ期精原细胞瘤

● 哪些数据支持对Ⅰ期精原细胞瘤选择密切随访观察?

Ⅰ期精原细胞瘤发生失败及死亡的概率较小。尽管目前尚无前瞻性随机研究结果佐证,但是一项大型回顾性文献分析(包括14项研究,共2060例患者)发现仅17%患者失败(其中9%发生于两年后),且因挽救性治疗非常有效,因精原细胞瘤死亡者为0.3%。另一项研究显示对于<4cm,且未侵犯睾丸网的患者,失败率仅为6%。一项丹麦研究显示平均复发时间为13.7个月,73.4%复发发生在前两年,22.2%复发发生于第3~5年,只有4.3%复发发生于5年后。15年DSS及OS分别为99.3%及91.6%。因而,对依从性良好的Ⅰ期患者有理由采取密切随访观察的措施。尽管对这类患者推荐采取随访观察,仍有40%患者接受了辅助治疗[16,17]。

- 对Ⅰ期精原细胞瘤术后辅助放射治疗采用"狗腿式野"是否必要?腹部条形野是否足够?

Ⅰ期精原细胞瘤患者盆腔复发罕见。MRC TE10临床试验结果显示腹部条形野应成为标准放射治疗野,而"狗腿式野"只作为经腹股沟及阴囊行手术并干扰淋巴引流途径。

Fossa,MRC TE10(*JCO* 1999,PMID 10561173):478例Ⅰ期精原细胞瘤患者术后放射治疗随机分为两组:狗腿式野(包括腹主动脉旁淋巴结+单侧髂淋巴结区DL)及腹主动脉旁淋巴结区野(PAS)。两组放射治疗剂量均为30Gy/15fx。平均随访时间为4.5年。两组3年RFS及OS无差异。每组均有9例失败,但是PAS组有4例患者出现盆腔淋巴结转移,而DL则无。PAS组急性放射性反应较少(恶心、呕吐、腹泻及白细胞减少等),而且与DL组相比精子数量较高(11%对35%的无精症)。其中PAS组有1例患者死于疾病本身。

结论:PAS为Ⅰ期(T1~T3)标准治疗,保留DL野用天前腹股沟或阴囊手术。

表40-4　MRC TE10试验结果

MRC TE10	3年RFS	3年OS	盆腔失败	无精症
PAS	96%	99.3%	4(2%)	11%
DL	96.6%	100%	0(0%)	35%
*P*值	NS	NS	–	<0.001

- Ⅰ期精原细胞瘤的最佳放射治疗剂量是多少?

基于MRC TE18研究,Ⅰ期精原细胞瘤标准计量为20Gy/10fx。

Jones,MRC TE18(*JCO* 2005,PMID 15718317):前瞻性随机试验,625例Ⅰ期精原细胞瘤(pT1-3N0)随机分为20Gy/10fx组及30Gy/15fx组,均采用腹主动脉旁淋巴结区野(PAS),范围自T11~L5。试验设计为评估无精率及两年RFS。平均随访时间为61个月。结果显示OS及RFS两组间无明显差异。30Gy/15fx组中有10例失败,20Gy/10fx组有11例失败,二者也无差异。但是,低剂量组的急性放射性反应较低,4周时中重度疲乏及对日常生活影响明显好于高剂量组;但是,12周时两组间无明显差异,均恢复至基线水平。出现6例新发肿瘤,均在30Gy/15fx组。

结论:20Gy/10fx组疗效与30Gy/15fx组一致,急性反应降低。

表 40 -5　MRC TE18 试验结果

MRC TE18	两年 RFS	急性中重度损伤	4 周时仍不能正常工作
20Gy	97%	5%	28%
30Gy	97.7%	20%	46%
P 值	NS	<0.001	<0.001

- **化学治疗在Ⅰ期精原细胞瘤中的价值?**

基于 MRC TE19 临床试验,卡铂单药化学治疗疗效不亚于放射治疗,且毒性反应较低。

Oliver,MRC TE19(*Lancet* 2005,PMID 16039331;Oliver *JCO* 2011,PMID 21282539):前瞻性随机临床试验,1477 例Ⅰ期精原细胞瘤患者随机分为单药卡铂组(1 个周期,AUC 7)、20Gy/10fx 放射治疗组(365)及 30Gy/15fx 组(54%)、中间剂量组(10%)、DL 野(13%)及 PAS 野(87%)。临床试验以两年 RFS >3% 为有差异。平均随访时间为 6.5 年。与放射治疗组相比,卡铂组腹主动脉旁淋巴结失败率较高,而盆腔、纵隔及锁骨上淋巴结失败率较低,且继发 GCT 肿瘤发病率低(卡铂组 2 例,放射治疗组 15 例,HR =0.22,P =0.03),急性消化不良(8% 对 17%)、中重度沮丧(7% 对 24%)及失去正常生活能力(19% 对 38%)显著降低;但是,血小板减少发生率明显增多(12% 对 2%)。只有 1 例患者死亡,出现在放射治疗组。得到预期剂量的化学治疗组患者较低剂量患者的 RFS 高(96.1% 对 92.6%)。

结论:对Ⅰ期精原细胞瘤而言,卡铂单药化学治疗疗效不亚于放射治疗,副作用较少。

表 40 -6　MRC TE19 结果

MRC TE19	2 年 RFS	3 年 RFS	5 年 RFS	新发 GCT
放射治疗	96.7%	95.9%	96%	15(1.7%)
卡铂	97.7%	94.7%	94.7%	2(0.3%)

Oliver, *ASCO* 2005:Ⅱ期临床研究,针对Ⅰ期精原细胞瘤患者比较 2 个周期与 1 个周期卡铂化学治疗疗效。521 例患者接受两周期卡铂化学治疗,结果显示 2.9% 失败率,继发 GCT 为 0,GCT 相关死亡为 0,非 GCT 死亡率为 1.3%。316 例患者接受 1 个周期化学治疗,结果显示 4.4% 失败率(接受 400mg/m^2 患者失败率为 8.6%,接受 AUC 7 的患者失败率为 2.5%),继发 GCT 发生率 1%,无 GCT 及非 GCT 死亡。

结论:该结果初步显示存在量效关系,需要进一步研究。

- **Ⅰ期精原细胞瘤疗后失败的患者预后如何?**

Choo,Toronto(*IJROBP* 2005,pmid 15708251):前瞻性单臂研究,包括 88 例Ⅰ期精原细胞瘤。平均随访时间为 12.1 年。15 年 RFS 为 80%。17 例患者失败,88% 为膈下位置。挽救性治疗:14 例采用放射治疗(25~35Gy),3 例采用化学治疗(3~4 个周期 BEP)。所有患者经挽救性治疗后完全缓解。

结论:Ⅰ期精原细胞瘤治疗失败后采用放射治疗或化学治疗挽救性治疗是安全有效的。

Mead,UK TE Summary Analysis(*JNCI* 2011,PMID 21212385):将 TE10、TE18 及 TE19 临床试验汇总分析。总计 3049 例患者,平均随访时间 6.4~12 年。CSS 为 99.8%,98 例失败,但是只有 4 例于 3 年后失败(0.2%)。4 例患者因远处转移死亡。对于采用 DL 野放射治疗失败患者,11/16 患者失败部位为纵隔及颈部。对于采用 PA 野放射治疗失败患者,20/54(37%)失败发生于盆腔,14/54(26%)失败发生于纵隔及颈部。对于采用卡铂化学治疗失败患者,18/27(67%)失败发生于腹膜后。

结论:失败模式与采用治疗方式相关。

Ⅱ期精原细胞瘤

• 为何放射治疗对ⅡA 及ⅡB 期精原细胞瘤患者比化学治疗更好?

Krege,German Testicular Cancer Study Group(*Ann Oncol* 2006,PMID 16254023):Ⅱ期临床试验,对ⅡA 期患者采用卡铂化学治疗(AUC 7,4 周期)×3 周期(51 例),ⅡB 期给予 4 周期(57 例)。81% 患者达到 CR,16% PR 及 2% SD。13% CR 患者失败,需要挽救性治疗。总体失败率为 18%。

结论:对于ⅡA 及ⅡB 期患者,单纯化学治疗尚不足以有效控制肿瘤。

毒性反应及继发性恶性肿瘤风险

• 睾丸肿瘤辅助治疗后发生继发性恶性肿瘤的危险因素有哪些?

睾丸肿瘤放射治疗或化学治疗后,发生继发性恶性肿瘤的概率比较高。基于继发肿瘤的危害,选择辅助治疗方式更为重要。

Travis,NIH(*JNCI* 2005,PMID 16174857):从人口登记注册中获得 >40 000 例睾丸癌存活者,经统计计算出稽获第二实体瘤绝对及相对危险度。对 35 岁诊断为睾丸癌且存活 10 年者,其患第二实体瘤的风险为 1.9,且在 35 年时仍存在统计上的明显差异。来源于肺、结肠、膀胱、胰腺及胃的恶性肿瘤占额外新增加癌症患者的 60%。胸膜间皮瘤及食道癌发病率也有所增加。对单纯采用放射治疗的患者发生第二实体瘤的风险为 2,化学治疗为 1.9,二者均采用的为 2.9。对于 35 岁时发现精原细胞瘤或非精原细胞瘤的患者,在其后 40 年累计发生实体瘤的概率分别为 36% 及 31%(而一般人群为 23%)。需要注意的是,作者估计有 16% 患者曾接受胸部放射治疗。

结论:接受过放射治疗和(或)化学治疗的睾丸癌生存者,在其后至少 35 年内患实体瘤的风险会增加。

Kier,Danish Nationwide Cohort(*JAMA Oncology* 2016,PMID 27711914):丹麦全国流行病调查显示有 5190 例接受过辅助治疗的睾丸癌患者(2804 例精原细胞瘤,2386 例非精原细胞瘤)。患者接受密切随访观察、腹部放射治疗、BEP 化学治疗及多线化学治疗。平均随访时间 14.4 个月。20 年累计第二恶性肿瘤发生率在随访观察、腹部放射治疗、BEP 化学治疗及多线化学治疗组分别为 7.8%、13.5%(HR 1.8)、7.6% 及 9.2%(HR 1.7),一般人群为 7%。

基于第二恶性肿瘤引起死亡风险增加包括 BEP 化学治疗(HR 1.6)、放射治疗(HR 2.1)及多线化学治疗(HR 5.8)。

结论:基于第二恶性肿瘤所带来的死亡风险,对不同人群的最佳辅助治疗模式选择是必要的。

(王凤玮 姬晓彤 译)

参考文献

1. Siegel RL, Miller KD, Jemal A. Cancer statistics, 2016. *CA Cancer J Clin*. 2016;66(1):7–30. doi:10.3322/caac.21332

2. Yacoub JH, Oto A, Allen BC, et al. ACR Appropriateness criteria staging of testicular malignancy. *J Am Coll Radiol*. 2016;13(10):1203–1209. doi:10.1016/j.jacr.2016.06.026

3. Von der Maase H, Rørth M, Walbom-Jørgensen S, et al. Carcinoma in situ of contralateral testis in patients with testicular germ cell cancer: study of 27 cases in 500 patients. *Br Med J Clin Res Ed*. 1986;293(6559):1398–1401.

4. Fosså SD, Chen J, Schonfeld SJ, et al. Risk of contralateral testicular cancer: a population-based study of 29,515 U.S. men. *J Natl Cancer Inst*. 2005;97(14):1056–1066. doi:10.1093/jnci/dji185

5. Wilder RB, Buyyounouski MK, Efstathiou JA, Beard CJ. Radiotherapy treatment planning for testicular seminoma. *Int J Radiat Oncol Biol Phys*. 2012;83(4):e445–e452. doi:10.1016/j.ijrobp.2012.01.044

6. Marth D, Scheidegger J, Studer UE. Ultrasonography of testicular tumors. *Urol Int*. 1990;45(4):237–240.

7. Ng SP, Duchesne G, Tai KH, et al. Can positron emission tomography (PET) complement conventional staging of early-stage testicular seminoma? *Int J Radiat Oncol*. 2016;96(2, Suppl):E253. doi:10.1016/j.ijrobp.2016.06.1258

8. *AJCC Cancer Staging Manual*. New York, NY: Springer Science+Business Media; 2016.

9. International Germ Cell Consensus Classification: a prognostic factor-based staging system for metastatic germ cell cancers. International Germ Cell Cancer Collaborative Group. *J Clin Oncol*. 1997;15(2):594–603.

10. Nayan M, Jewett MAS, Hosni A, et al. Conditional risk of relapse in surveillance for clinical stage I testicular cancer. *Eur Urol*. 2017;71(1):120–127. doi:10.1016/j.eururo.2016.07.013

11. Von der Maase H, Specht L, Jacobsen GK, et al. Surveillance following orchidectomy for stage I seminoma of the testis. *Eur J Cancer Oxf Engl 1990*. 1993;29A(14):1931–1934.

12. NCCN Guidelines: Testicular Cancer Version 2.2017. https://www.nccn.org/professionals/physician_gls/pdf/testicular.pdf

13. Groll RJ, Warde P, Jewett MAS. A comprehensive systematic review of testicular germ cell tumor surveillance. *Crit Rev Oncol Hematol*. 2007;64(3):182–197. doi:10.1016/j.critrevonc.2007.04.014

14. Albers P, Albrecht W, Algaba F, et al. Guidelines on testicular cancer: 2015 Update. *Eur Urol*. 2015;68(6):1054–1068. doi:10.1016/j.eururo.2015.07.044

15. Mortensen MS, Lauritsen J, Gundgaard MG, et al. A nationwide cohort study of stage I seminoma patients followed on a surveillance program. *Eur Urol*. 2014;66(6):1172–1178. doi:10.1016/j.eururo.2014.07.001

16. Matulewicz RS, Oberlin DT, Sheinfeld J, Meeks JJ. The evolving management of patients with clinical stage I seminoma. *Urology*. 2016;98:113–119. doi:10.1016/j.urology.2016.07.037

17. Wymer KM, Pearce SM, Harris KT, et al. Adherence to National Comprehensive Cancer Network Guidelines for Testicular Cancer. *J Urol*. 2016;197(3 Pt 1):684–689. doi:10.1016/j.juro.2016.09.073

18. Oliver T, Dieckmann K-P, Steiner H, Skoneczna I. Pooled analysis of phase 2 reports of 2 v 1 course of carboplatin as adjuvant for stage 1 seminoma. *ASCO Meet Abstr*. 2005;23(16, Suppl):4572.

第 **41** 章

阴茎癌

Rupesh Kotecha, Omar Y. Mian, Rahul D. Tendulkar

速览:阴茎癌较少见。主要淋巴引流至腹股沟淋巴结,约50%临床增大的淋巴结为转移性淋巴结,其余为反应性。外科措施包括部分或全部阴茎切除术,基于疾病分期及淋巴转移危险因素可考虑腹股沟和(或)盆腔淋巴结清扫术。对选择性早期患者(T1 - T2,<4cm,且阴茎主体侵犯<1cm)可考虑外照射放射治疗或组织间照射。对局部晚期患者可采取新辅助化学治疗(TIP×4 个周期)±放射治疗,然后行手术切除或根治性同步放化疗(表41 - 1)。

表41 -1　阴茎癌的总治疗策略

分期	治疗手段
Tis 或 Ta	光动力治疗,局部切除术,激光治疗,阴茎头切除术,Mohs 切除术
T1	1~2 级:局部切除术,激光治疗,阴茎头切除术,Mohs 切除术,放射治疗
	3 级:局部切除术,部分或全阴茎切除术,放射治疗,同步放化疗
T2 - T4	局部切除术,部分或全阴茎切除术,放射治疗,同步放化疗,新辅助化学治疗(TIP),手术

　　流行病学:在美国罕见,占实体瘤的0.1%,2017 年新发 2100 例,死亡 360 例。在发展中国家更常见,平均发病年龄60 岁。相当一部分患者因诊断延误或观念落后,导致治疗延迟。

　　危险因素:流行病学因素包括单身、未婚、未行包皮环切术。医学因素包括 HPV 感染、尖锐湿疣、外伤、尿道撕裂、包皮过长、HIV、吸烟、感光剂、UV 光化学治疗。其中30%~50%为 HPV +(更常见于 16~18 岁),阳性者预后偏好。

　　解剖学:一般分为根、体及头三部分。阴茎悬固定于耻骨支,一对阴茎海绵体由筋膜分隔并延续至头部。尿道由尿道海绵体包绕。海绵体外由两层筋膜包绕:浅层筋膜由阴囊达特斯筋膜延续而成,深层筋膜(Buck 氏)包绕着可膨胀充血的海绵体,作为保护屏障。提供阴茎血液供应的阴茎深动脉,来源于前庭球动脉,是髂内动脉的分支。淋巴引流为双侧及序贯式的,从腹股沟浅部至深部股动脉淋巴结,然后进入盆腔。区域淋巴结包括腹股沟浅层及深层淋巴结及髂脉管淋巴结。前哨淋巴结(Cloquet)位于下腹及隐血管的中前方。

病理学:95% 为鳞状细胞癌,其他少见类型包括黑色素瘤、移行细胞癌、基底细胞癌、卡波西肉瘤、淋巴瘤、帕吉特病及转移癌。鳞状细胞癌可于镜下分为如下亚型:经典型、乳头状、疣性状、基底细胞样、疣状及癌肉瘤样。低级别(1~2 级)占 80%;分化差的高级别鳞癌(3 级)、基底细胞样及癌肉瘤亚型预后相对较差。疣状癌及低级别肿瘤往往局部生长,罕见转移。

临床表现:常表现为局部肿块或皮表异常,往往发生于阴茎头部、冠状沟及包皮(侵及阴茎体少见,<10%)。常见症状包括:红肿、溃疡、出血及继发感染。应与癌前病变相鉴别,如鲍恩样丘疹病、鲍恩样疾病、凯拉增生性红斑、结节性硬化病、湿疹、癌样乳头状瘤及卡波西肉瘤。其中鲍恩样丘疹病、鲍恩样疾病及凯拉增生性红斑与 HPV + 有关,且均考虑为原位癌。区域局部晚期肿瘤先转移至腹股沟淋巴结区,然后至盆腔、腹膜后淋巴结区。大约 50% 临床增大的淋巴结为转移性淋巴结,其余为反应性,多因感染所致。就诊时 <10% 患者出现远处转移。

诊断流程:阴茎及腹股沟详细体检。如怀疑感染,可考虑先用 4~6 周抗生素。

病理学:阴茎局部肿物穿刺或切检可获取病理,如首次未获明确诊断,可再次切检。尿道膀胱镜可用来检测下尿道。

影像学检查:盆腔、腹部 CT 及胸片为常规检查。MRI 及超声检查可用于明确病变浸润深度。如考虑存在海绵体侵犯应行 MRI 检查。如考虑病变更晚可行骨扫描。高危患者可考虑行 PET - CT,尤其淋巴结细针穿刺活检或淋巴结清扫术阳性的患者。

实验室检查:CBC、CMP、ALK。

预后因素:LN +(与 T 分期、组织学分级、p53 +、LVSI、PNI、静脉血栓相关)、淋巴结外侵犯(ENE)。部分数据显示 HPV + 可能预后较好(尚未经更多数据支持)。

分期

表 41 -2　《AJCC 癌症分期手册》第 8 版分期

T/M		cN0	cN1	cN2	cN3
T1	a 无 LVSI、PNI 或 G3/癌肉瘤	I			
	b LVSI、PNI 或 G3/癌肉瘤	II A	III A	III B	
T2	累犯体部海绵体 ± 尿道				
T3	累犯体部海绵体 ± 尿道	II B			
T4	累犯邻近结构(阴囊、前列腺、耻骨联合)	IV			
M1	远处转移				

*与第 7 版相比主要改动为 T1[1] 根据发病部位划分,T2 以海绵体累犯确定,T3 以累犯海绵体为标准。
cN1:单侧活动肿大淋巴结;cN2:单侧活动≥2 淋巴结;cN3:肿大固定淋巴结或盆腔淋巴结肿大。

治疗模式：欧洲泌尿学会发表了治疗指南,总结如下[3]。

手术：一般而言,低危可手术切除的病灶(Tia,Ta,Tb)宜采取器官保留治疗措施(表41-3)。T1 G3 高危患者及 T2-T4 患者宜根据肿瘤部位及疾病侵犯范围行阴茎部分(移除头部及相邻体部)或全部切除术。对 T1 G3 未累犯头部及其下海绵体者,可考虑单纯切除皮肤部分。远端 T2-T3 如果可以获得阴性切端可采取局部切除(至少保留 2cm 以上以维持其勃起功能)。一项大型回顾性研究显示大多数患者进行部分肿瘤切除(只有 23% 患者行完全切除)[4],局部复发率 <10%;最常见的副作用为尿道狭窄(4%~9%),精神心理障碍也较为常见,甚至部分患者有自杀倾向。术后患者也可寻求器官重建。对于拒绝手术的患者,可采用组织间插植。对于无法手术切除的原发肿瘤或巨大转移淋巴结先行术前化学治疗 ± 放射治疗,然后手术。

表41-3 早期阴茎癌治疗策略汇总

分期	治疗	备注
Tis,Ta,Tia	局限切除	目的为保留阴茎长度及功能
Tis	外部治疗	5-FU 软膏及咪喹莫特软膏,4~6 周
Tis	激光治疗	能够高效保留性功能及满意度
Tis	头部整体表层清除	外科将表皮及表皮下组织剥离至海绵体,然后继以皮肤移植
Tis,T1	Mohs 术	逐层切除,以最大保留器官正常部分
Tis,T1	放射治疗	组织间照射或外照射

LN 评估：如对原发肿瘤进行评估外,也应评估淋巴结转移情况,基于临床检查的假阳性率及假阴性率均较高(表41-4 和表41-5)[5]。T 分期、组织学分级、p53 +、LVSI、PNI、静脉血栓均与淋巴结转移相关,基于危险因子分级可用于指导腹股沟淋巴结的治疗。如临床及影像学未发现肿大淋巴结,可采取动态 SLNB(敏感性高,需要经验)[6]。如未行前扫淋巴结清扫,可行浅层或改良腹股沟淋巴结清扫术,但副作用及并发症较高。对于临床或影像学有肿大淋巴结的患者,先行细针穿刺活检。如活检阳性,行单侧腹股沟浅层及深层淋巴结清扫术,以及对侧浅层淋巴结清扫术。淋巴清扫术后,如果只有一个淋巴结转移,不推荐做盆腔淋巴结清扫;如果为多发淋巴结转移或有结外侵犯,推荐行盆腔淋巴结清扫术。对 N2 患者,采用新辅助化学治疗(TIP 4 个周期)± 放射治疗,然后手术。

表41-4 临床上腹股沟淋巴结阴性评估总结

危险度评估	原发肿瘤因素	对腹股沟 LN cN0 的治疗措施
低危组	pTis,Ta,T1 G1,且无 LVSI	动态 SLNB,或浅层或改良腹股沟淋巴结清扫术

(待续)

表 41 -4 （续）

危险度评估	原发肿瘤因素	对腹股沟 LN cN0 的治疗措施
中危组	pT1aG2,且无 LVSI	动态 SLNB,或浅层或改良腹股沟淋巴结清扫术;病情早依从性好的可随访观察
		• 如 LN - :随访观察
		• 一个淋巴结转移,且无 ENE,腹股沟清扫术
		• 两个 LN 转移或 ENE,完整的腹股沟、盆腔淋巴结清扫术
高危组	pT1b 或 G3,或 LVSI	动态 SLNB,或浅层或改良腹股沟淋巴结清扫术
		• 如 LN - :随访观察
		• 一个淋巴结转移,且无 ENE,腹股沟清扫术
		• 两个 LN 转移或 ENE,完整的腹股沟、盆腔淋巴结清扫术

表 41 -5　腹股沟浅层淋巴结细针穿刺阳性的淋巴结总结

临床状况	腹股沟 cN + 的治疗策略
单一肿大淋巴结 <4cm,低危患者(pTis,Ta,T1G1)	如 FNA - :肿大淋巴结切检
	如 FNA + :腹股沟淋巴结清扫术
	• 如 1 LN + ,无 ENE:随访观察
	• 如 2 LN + ,或 ENE:盆腔淋巴结清扫
单一肿大淋巴结 <4cm,高危患者(pT1 或 G3,或 LVSI)	如 FNA - :浅层或改良腹股沟淋巴结清扫术
	如 FNA + :腹股沟淋巴结清扫术
	• 如 1 LN + ,无 ENE:随访观察
	• 如 2 LN + ,或 ENE:盆腔淋巴结清扫
多发或双侧肿大淋巴结	如 FNA - :浅层或改良腹股沟淋巴结清扫术,术中冰冻病理检查
	如FNA + :腹股沟淋巴结清扫术,如 2 LN + ,或 ENE 加盆腔淋巴结清扫。或新辅助化学治疗(TIP 4 个周期) ± 放射治疗,然后手术

化学治疗:化学治疗模式总结与表 41 - 6。在一项 II 期临床研究中,39/60 患者 TIP 方案化学治疗有效,其中 10 例局部晚期患者达到 ypN0[7]。对化学治疗有效及进展的患者 5 年生存率分别为 50% 、8% 。TPF 有效率稍低,耐受性略差。辅助性化学治疗由于新辅助化学治疗的使用而有所下降,但是对高危患者可考虑使用。

表 41 -6　阴茎癌化学治疗

分类	适应证	化学治疗方案
新辅助	1:原发肿瘤无法切除	• TIP(紫杉醇 $175mg/m^2$ dL,异环磷酰胺 $1200mg/m^2$ dL ~ 3,顺铂 $25mg/m^2$ dL ~ 3),q3 ~ 4 周,4 周期
	2:腹股沟巨大淋巴结 +	
	3:双侧腹股沟淋巴结 +	• TPF(多西他赛、顺铂、氟尿嘧啶)

(待续)

表41-6 （续）

分类	适应证	化学治疗方案
辅助	1. 盆腔 LN +	• TIP 方案
	2. ENE	
	3. 双侧 LN +	
	4. >3 LN +	
转移性	KPS≥80	• TIP
		• DF(DDP 100mg/m² dL,5 - FU 100mg/m² dL ~5)
		• IP(DDP 80mg/m² dL,伊立替康 60mg/m² dL/8/15)
		• 考虑帕尼单抗、西妥昔单 ± 化学治疗

放射治疗：用于器官保留的根治性治疗（单纯放射治疗或放化同步治疗，基于宫颈癌、肛管癌的良好疗效）；局部晚期无法手术的新辅助放射治疗（或新辅助同步放化疗）；或转移性病变的姑息性放射治疗。治疗前首先行包皮环切术，以最大限度暴露病灶并可减少黏膜炎症的发生。早期病变器官保留根治性放射治疗包括外照射技术（局控率44%~65%，器官保留率58%~86%）、组织间插植（局控率70%~86%，器官保留率74%~88%）。单纯组织间插植可应用于低危(T1~T2)、<4cm 病灶且阴茎体浸润 <1cm。对期别更晚的肿瘤，单纯外照射、放化同步治疗或组织间插植补量均可考虑。

表41-7 阴茎癌的放射治疗原则

期别	放射治疗选择
早期(T1~T2) <4cm	根治性外照射、组织间插植或同步放化疗，原发灶 ± 淋巴引流区
早期(T1~T2) >4cm	根治性同步放化疗（原发灶 ± 淋巴引流区）
局部晚期(T3~T4 或 N+)	根治性同步放化疗（原发灶 ± 淋巴引流区）
术后,切缘阳性	辅助性放射治疗,靶区为原发灶及手术疤痕区,如淋巴清扫不彻底包括淋巴引流区
术后,N+	辅助性同步放化疗,靶区为原发灶及手术疤痕区及局部淋巴引流区,可包括盆腔淋巴引流区

外照射放射治疗：见第8章[8]。体位可采用仰卧或俯卧位,阴茎采用固定装置固定（蜡模、塑料管、热塑体膜等）。如采用前后野治疗腹股沟淋巴引流区,可考虑蛙形姿势,这样前野可用电子线补充。靶区应包括阴茎全长,如临床淋巴结侵犯或有风险也应包括在内。

放射治疗剂量：既往剂量 50~55Gy[4-10]，目前阴茎全长剂量 45~50Gy,然后局部加量至 65~70Gy。低分割放射治疗模式 52.5Gy/16fx 也是一种选择[11]。淋巴引流区预防剂量 45~50Gy,治疗剂量 65~70Gy。

组织间插植：ABS - GEC - ESTRO 指南（Crook 等制订）总结如下[12]。组织间插植理想的病灶应为 <4cm 病灶且阴茎体浸润 <1cm（典型 T1~T2,选择性 T3 病变）,较大病灶往往

局部复发率及晚期反应较高。须做表面模型以放置放射源或施源器。膀胱内放置带球囊导尿管以确定尿道位置,在阴茎一侧放置模板以做固定,垂直于阴茎至多可横排插植 6 针,1cm 间隔。对较小肿瘤治疗靶区为肿瘤 + 1.5 ~ 2cm 边界;较大肿瘤需包括头部及阴茎体部。等水肿消退后再插针。LDR 剂量为 60 ~ 65Gy/6 ~ 7d,尿道剂量限制于 50Gy。如使用 HDR 放射源,尚无标准治疗剂量。3Gy/fx,2fx/d,连续 9 天共 54Gy;3.2Gy/fx,2fx/d,连续 6 天共 38.4Gy 都可以耐受。治疗间隔应≥6 小时,为减少阴茎坏死,V125 < 40%,V150 < 20%。为减少尿道狭窄,尿道剂量 V115 < 10%,V90 < 95%。最小融合区域为 125%。

不良反应:放射性皮炎、排尿异常、皮肤毛细血管扩张、尿道狭窄(10% ~ 40%)、尿道瘘、勃起障碍、阴茎纤维化、阴茎溃疡(3% ~ 15%,组织间照射发生率较高)及肠梗阻。

基于循证数据的问与答

● 阴茎癌既往治疗疗效如何? 手术或放射治疗,何者疗效更好?

手术与放射治疗均为重要治疗手段,有些回顾性研究显示手术局部控制率较高,但是心理创伤较大。

Sarin(*IJROBP* 1997,PMID:9240637):前瞻性分析 101 例 Ⅰ ~ Ⅳ 期患者,分别采用 EBRT(59)、组织间照射(13)及阴茎切除术(29),平均随访 5.2 年。36 例患者治疗失败,23 例接受部分阴茎切除术,3 例全阴茎切除术,2 例接受放射治疗,6 例接受同步放化疗。5、10 年生存率分别为 57%、39%,5、10 年 CSS 分别为 66%、57%,5、10 年 LC 分别为 60% 及 55%。手术切除与放射治疗 + 挽救性手术二者局部控制率无明显差异。外照射组中 5 例患者出现中度尿道狭窄,2 例重度狭窄,2 例行手术切除(1 例坏死,1 例尿道损伤)。手术组中有 2 例出现自杀行为。

Ozsahin(*IJROBP* 2006,PMID:16949770):60 例鳞状细胞癌患者,随机分为手术(27 例)或放射治疗(29 例),其中 70% 患者 cN0,22 例患者因切缘阳性或淋巴结行术后放射治疗,29 例患者基于器官保留行放射治疗,4 例患者拒绝放射治疗。放射治疗平均剂量为 52Gy(26 ~ 74.5Gy),其中 7 例采用组织间加量 15 ~ 25Gy。1 例患者采用单独组织间照射。29 例患者中 19 例接受淋巴结区域放射治疗(36 ~ 66Gy)。手术组局部复发率 13%,保留器官组为 56%。临床淋巴结阳性患者行淋巴结清扫术中 9/11 得到控制,单独放射治疗组中 5/7 例得到控制。73% 的局部复发患者接受挽救性手术。全组 5、10 年生存率分别为 43% 及 25%。

● 局部切除术后疗效如何?

对于复发风险低的局灶性患者(Tis,Ta,Tb),目前趋势为局部切除。近期的长期随访数据显示局部复发率低。重要的是,既往标准切缘为 2cm,当前标准为阴性切缘外 0.5cm。

Philippou(*J Urol* 2012,PMID:2281837):英国一项研究自 2002—2010 年累计 179 例浸润性阴茎癌患者,采用器官保留手术(包皮切除、局部广切术),平均手术安全切缘为阴性切缘外 5mm。平均随访时间为 43 个月。术后局部复发率为 9%,区域复发率 11%,远处转移率为 5%。5 年 DSS 为 55%。局部孤立复发的病灶,5 年 DSS 为 92%,区域复发的患者为 38%。5 年 LRFS 为 86%。肿瘤组织学分级、分期、LVSI 为局部复发的独立预测因素。手术切缘的距离不是复发的显著预测因子。

结论:阴茎保留的局切术是安全的,且 5mm 安全切缘与局部低复发相关。局部复发对 OS 没有影响。

• 单纯放射治疗是否对早期病变足够?

单独放射治疗是一种器官保留的治疗模式。有淋巴结转移的预后较差。因复发较常见,需密切随访观察。

McLean(*IJROBP* 1993,PMID：8454480):1970—1985 年间,26 例 I~Ⅱ期鳞癌患者及 11 例 CIS,放射治疗剂量为 35~60Gy,淋巴结剂量在 38~51Gy,平均年龄为 61 岁,平均随访 9.7 年,5 年 OS 62%,LN - 为 79%,LN + 为 12%。26 例患者中 21 例达 CR,其中 11 例复发(3 例阴茎复发,2 例阴茎 + 淋巴结,4 例 LN,2 例远处转移)。7 例患者尿道口狭窄及包皮炎,7 例有其他晚期反应(皮肤毛细血管扩张、纤维化、尿道硬化、溃疡),8 例患者后期行阴茎切除术(6 例为复发、2 例为放射治疗并发症)。

• 早期阴茎癌组织间治疗疗效如何?

组织间插植对早期阴茎癌局控率较高。

Crook(*World J Urol* 2009,PMID：19395183):67 例患者,平均随访 4 年,5 年 OS 59%,10 年 CSS 84%,5、10 年器官保留率分别为 88% 及 67%。软组织坏死率 12%,尿道硬化发生率 9%。6/11 例区域复发者经淋巴清扫术 ± 放射治疗。

De Crevoisier(*IJROBP* 2009,PMID：19395183):144 例阴茎头部鳞癌患者,采用组织间插植,剂量达 65Gy。10 年阴茎复发率 20%,腹股沟淋巴结复发率 11%,腹股沟淋巴结转移率 6%。10 年 CSS 92%。10 年免阴茎切除术的可能性为 72%。硬化发生率为 23%,坏死发生率为 22%。

• 对 LN + 阴茎癌患者辅助放射治疗是否有价值?

阴茎癌发病率低,对 LN + 患者辅助化学治疗的价值往往依据宫颈癌患者数据。一项荷兰的研究与既往资料相比,支持辅助放射治疗;同时,也指出盆腔淋巴结转移放射治疗的缺点。

Graafland(*J Urol* 2010,PMID：20723934):156 例淋巴结转移的阴茎癌患者,行治疗性淋巴结切除术。对腹股沟淋巴结转移 >1 个及结外侵犯患者,行辅助性放射治疗(50Gy/25fx),占总患者的 45%。平均随访时间 57.8 个月,5 年 CSS 为 61%。有无淋巴结外侵犯的 5 年 CSS 分别为 42% 及 80%。结外累犯、盆腔淋巴结转移患者的 CSS 较差。

结论:尽管采用辅助放射治疗,结外累犯、盆腔淋巴结转移患者的预后仍差,但是,与其他数据未行辅助放射治疗的数据相比,行术后放射治疗患者的生存率更高。

(金莹莹 王凤玮 译)

参考文献

1. Siegel RL, Miller KD, Jemal A. Cancer statistics, 2017. *CA Cancer J Clin*. 2017;67(1):7–30.
2. *AJCC Cancer Staging Manual, Eighth Edition*. 8th ed. New York, NY: Springer Publishing; 2017.
3. Hakenberg OW, Comperat EM, Minhas S, et al. EAU guidelines on penile cancer: 2014 update. *Eur Urol*. 2015;67(1):142–150.
4. Solsona E, Bahl A, Brandes SB, et al. New developments in the treatment of localized penile cancer. *Urology*. 2010;76(2 Suppl 1):S36–S42.
5. Heyns CF, Fleshner N, Sangar V, et al. Management of the lymph nodes in penile cancer. *Urology*. 2010;76(2 Suppl 1):S43–S57.
6. Graafland NM, Lam W, Leijte JA, et al. Prognostic factors for occult inguinal lymph node involvement in penile carcinoma and assessment of the high-risk EAU subgroup: a two-institution analysis of 342 clinically node-negative patients. *Eur Urol*. 2010;58(5):742–747.
7. Dickstein RJ, Munsell MF, Pagliaro LC, Pettaway CA. Prognostic factors influencing survival from regionally advanced squamous cell carcinoma of the penis after preoperative chemotherapy. *BJU Int*. 2016;117(1):118–125.
8. Videtic GMM, Woody N, Vassil AD. *Handbook of Treatment Planning in Radiation Oncology*. 2nd ed. New York, NY: Demos Medical; 2015.
9. Neave F, Neal AJ, Hoskin PJ, Hope-Stone HF. Carcinoma of the penis: a retrospective review of treatment with iridium mould and external beam irradiation. *Clin Oncol (R Coll Radiol)*. 1993;5(4):207–210.
10. Munro NP, Thomas PJ, Deutsch GP, Hodson NJ. Penile cancer: a case for guidelines. *Ann R Coll Surg Engl*. 2001;83(3):180–185.
11. Azrif M, Logue JP, Swindell R, et al. External-beam radiotherapy in T1-2 N0 penile carcinoma. *Clin Oncol (R Coll Radiol)*. 2006;18(4):320–325.
12. Crook JM, Haie-Meder C, Demanes DJ, et al. American Brachytherapy Society–Groupe Europeen de Curietherapie–European Society of Therapeutic Radiation Oncology (ABS-GEC-ESTRO) consensus statement for penile brachytherapy. *Brachytherapy*. 2013;12(3):191–198.

第 42 章

尿道癌

Rupesh Kotecha，Rahul D. Tendulkar

> **速览**：尿道癌为罕见肿瘤，常表现为局部晚期，尤其是近端肿瘤，该疾病预后较差。病理类型中以鳞状细胞癌最常见，其次是尿路上皮癌。治疗该病的方法包括早期疾病的手术治疗(尽可能保留器官)和晚期疾病的综合性治疗。目前尚无前瞻性随机试验可以指导治疗。

流行病学：尿道癌非常罕见(<1% 泌尿生殖系统恶性肿瘤)。SEER 数据显示，1973—2002 年，登记在册的男性尿道癌患者 1075 例，女性患者 540 例[1]。年发病率约 500 例，超过一半的患者死于该疾病[2]。

危险因素：慢性炎症：既往有性病史、尿道炎、尿道狭窄(可能继发于外伤)、尿道憩室、尿潴留、感染。HPV 感染，或既往尿路上皮癌。

解剖学：**男性**：男性尿道起始于膀胱颈的尿道内口，终于尿道外口(20~21cm 长)，分为尿道前列腺部(10% 肿瘤发病率；由移行上皮组成)、球膜部(60%；移行上皮)和阴茎部(30%；复层柱状上皮)，在平滑肌处为鳞状上皮。**女性**：女性尿道短于男性(3~4cm 长)，分为后段(近 2/3，移行细胞)和前段(后 1/3，鳞状上皮)。

病理学：通常，尿道肿瘤以鳞状细胞癌为主，其次为尿路上皮癌。腺癌少见，一般由尿道周围腺组织引起(斯基恩氏腺)。混合性肿瘤亦可见。

临床表现：可表现为尿路梗阻症状(尿潴留、排尿困难)，血尿，尿道分泌物，疼痛，肿胀，阴茎异常勃起，尿路刺激症状，性交困难。疾病发现时往往即为晚期，因为症状常常归因于良性疾病(如泌尿系统感染、尿道狭窄)。肿瘤可局部侵犯阴茎，扩散至盆腔淋巴结(近段尿道淋巴引流区)或腹股沟淋巴结(远段尿道淋巴引流区)，可出现明显的淋巴结转移。对于尿道癌来说，临床上可疑的淋巴结常常即是转移(相比之下，阴茎癌只有大约 50% 的 CN +证实是 PN +)。此外，只有 10% 的患者出现远处转移(肺、肝、骨)。

诊断流程：泌尿系统全面的病史与体格检查(包括女性的妇科检查)。EUA(触诊生殖器、尿道、直肠、会阴)和膀胱尿道镜以评估疾病的进展程度。可选择行逆行尿道造影。

实验室检查：全血细胞计数，尿道分泌物，尿液细胞学(对下尿道尿路上皮癌更敏感)[3]。

影像学检查：原发灶和盆腔的 CT 或 MRI 检查。胸部 CT ± 骨扫描。PET 非常规检查。

活检:经尿道活检。

预后因素:高龄预后较差,肿瘤位置(近端劣于远端)、肿瘤大小(>2cm 劣于 <2cm)、较高的淋巴结分期、组织学分级高、出现远处转移均是预后不良的因素[4-7]。

分期

表 42 -1A　《AJCC 癌症分期手册》第 8 版(2017 年)男性阴茎尿道癌和女性尿道癌分期

T/M	N	cN0	cN1	cN2
T1	● 肿瘤侵犯尿道黏膜下结缔组织	I		
T2	● 肿瘤侵犯阴茎海绵体或尿道周围肌肉	II	III	IV
T3	● 肿瘤侵犯阴茎海绵体或阴道前壁			
T4	肿瘤侵犯邻近器官			
M1	远处转移			

注:区域淋巴结包括腹股沟区(表浅或深部),膀胱周围,闭孔,髂内外淋巴引区。cN1,单个淋巴引流区;cN2,多个淋巴引流区。

表 42 -1B　《AJCC 癌症分期手册》第 8 版(2017 年)前列腺尿道癌分期

Tis	原位癌侵犯前列腺部尿道或尿道周围或前列腺腺管,无间质浸润
T1	肿瘤侵犯尿道黏膜下结缔组织
T2	肿瘤直接从尿路上皮表面或前列腺腺管侵犯前列腺腺管周围间质
T3	肿瘤侵犯尿道周围脂肪
T4	肿瘤侵犯邻近器官(如膀胱壁、直肠壁)

治疗模式:目前尚无前瞻性试验指导治疗,只有一系列回顾性研究可供参考。根据患者的性别、位置、疾病进展程度和组织学进行治疗。

总体原则

局限性疾病:外科治疗,小病灶可选择经尿道肿瘤切除,大病灶可选择尿道部分切除(部分或全部尿道切除)。可考虑行放射治疗以保留器官。

局部晚期疾病:新辅助化学治疗 ± 术后放射治疗

转移性疾病:化学治疗 ± 姑息性局部治疗。

表 42 -2　常规治疗模式

男性(Ta,Tis,低级别 T1)	经尿道(内镜)切除或电切;远端病变行远端尿道切除术
男性(高级别 T1)	节段性切除并端 - 端吻合术
男性(T2)	尿道次全切除术和会阴尿道造口术
女性(Ta,T1,T2)	局部切除与根治性放射治疗
T3 - T4 或者 LN +	新辅助化学治疗 ± 术后放射治疗(根据手术切除程度),或者根治性放化疗(保留手术以备挽救)。伴有 LN + 的患者行腹股沟淋巴结清扫术

手术:无论在男性还是女性,腹股沟淋巴结清扫术是有争议的,但通常临床或影像学淋巴结阳性的患者推荐行该手术治疗。前哨淋巴结活检尚无相关数据。尽管某些中心正在实施该项治疗。

男性:对于小的 Tis – T1 病变,内镜切除是可行的。远端肿瘤行远端尿道切除术。对于较大的肿瘤或内镜无法完整切除的肿瘤,采取节段性切除及端 – 端吻合术。T2 病变(不包括海绵体受侵)行尿道次全切除和会阴尿道造口术。T3 – T4 病变通常须行全阴茎切除术、膀胱前列腺切除术和腹会阴前切除会阴重建术。

女性:T1 病变可行内镜切除(必须保留尿道括约肌以维持排尿功能)。中期病变采用全尿道切除并封闭膀胱颈,同时行尿流改道术。局部广泛期病变须行盆腔淋巴结清扫和阴道切除术。

化学治疗:新辅助化学治疗用于局部晚期疾病 ± 术前放射治疗(根据组织学类型)。鳞状细胞癌常采用 5-FU + 顺铂或 5-FU + MMC 治疗。尿路上皮癌通常采用顺铂为基础的化学治疗方案,如吉西他滨 + 顺铂或 ddMVAC(剂量密集型甲氨蝶呤、长春新碱、阿霉素和顺铂)。

放射治疗:放射治疗前,男性应行包皮环切术,以预防包皮炎和包茎。

术后辅助性放射治疗:根据手术范围或切缘阳性,原发灶(pT3 ~ T4)为局部晚期的患者须行术后放射治疗。

新辅助放射治疗:术前放射治疗或放化疗可以减小肿瘤负荷和肿瘤范围,达到手术要求。

根治性放射治疗:考虑到男性远端肿瘤和女性近端肿瘤的器官保留,T1 ~ T2 病变可考虑行单纯放射治疗,但对较晚期病变则须行序贯或同步放化疗。

姑息性放射治疗:无法根治的局部晚期病变,可缓解症状。

剂量:外照射的剂量为 45 ~ 50.4Gy,范围包括原发灶和腹股沟、髂内外淋巴引流区。近距离放射治疗适用于病灶 < 2 ~ 3cm 且淋巴结阴性的患者。大肿块或淋巴结阳性的患者先行外照射,此后亦可行近距离放射治疗。外照射后近距离放射治疗的剂量通常为 20 ~ 25Gy。

毒性反应:急性放射损伤包括放射性皮炎、局部疼痛、纤维化、放射性膀胱炎、尿道炎。晚期放射损伤包括慢性阴茎水肿、瘘和尿道狭窄(须行活检以预防复发)。

治疗过程:见《放射肿瘤学治疗计划手册》,第 8 章。

基于循证数据的问与答

● 早期尿道癌患者是否有保留器官的方法?

一些研究结果显示了较为乐观的前景,根治性放射治疗(近距离放射治疗 ± EBRT)能够替代手术治疗。

Sharma,All India Institute(*J Contemp Brachytherapy* 2016,PMID26985196):随机选取 10 例女性尿道癌患者(5 例复发,5 例初治),行高剂量率近距离放射治疗(2 ~ 3 个非手动

放射源通过塑料导管置于肿瘤区,范围为肿瘤外扩5mm)±外照射(原发灶、腹股沟、髂内外淋巴引流区)。病灶<3cm的患者,行单纯近距离放射治疗,42Gy/14fx,7天,一日两次。病灶>3cm的患者,于外照射(首次放射治疗50.4Gy,既往放射治疗后复发病例36Gy)后继续行近距离放射治疗,增量18~21Gy/4~7fx,一日两次。边界清楚并且易于置入放射源的肿瘤,外照射前先行近距离放射治疗;外照射后无导致治疗延迟的脱皮现象,而且短时间内可获得较高剂量,MFU25个月。6例患者肿瘤完全消失,4例患者复发(2例腹股沟淋巴结,1例髂血管淋巴结,1例二者均有)。所有接受近距离放射治疗的5例患者均出现湿性脱皮。Ⅱ级毒性反应占30%。

结论:虽是小样本,但证实了近距离放射治疗可获得良好的LRC,并且毒性反应可耐受。区域淋巴结的放射治疗推荐肿瘤>2cm的患者,因其淋巴结失败率高于预期。

●局部晚期尿道癌患者是否有保留器官的方法?

一些研究结果显示了较为乐观的前景,根治性同步放化疗可以用于拒绝手术的患者或手术为非首选的患者(手术作为替代治疗)。然而,对放化疗无效的患者预后较差(尽管实施了挽救性手术)。

Kent,Lahey Clinic(*J Urol* 2015,PMID25088950):随机选取26例男性患者,行2个周期的5-FU 1000mg/m² + MMC 10mg/m²,同步行外照射,45~55Gy/25fx,范围包括生殖器、会阴、腹股沟和髂外淋巴引流区。除1例患者外均为鳞状细胞癌;88%的患者至少为T3或者淋巴结+;79%的患者达到了CR,21%的患者治疗无效(这些患者均死于尿道癌,尽管实施了挽救性手术)。CR的患者中,42%复发,中位时间12.5个月。5年DSS 68%,DFS 43%,OS 52%。

结论:同步放化可保留部分患者的器官。

●是否有数据支持局部晚期尿道癌患者行新辅助化学治疗或同步放化疗?

对于局部晚期患者,新辅助治疗可以缩小肿瘤,减少手术切除的范围。

Gakis,Multi – Institutional(*Ann Oncol* 2015,PMID 25969370):1993—2012年,10个中心治疗的124例(86例男性,38例女性)尿道癌患者的多中心随机研究。31%采用新辅助化学治疗,15%采用新辅助同步放化疗+辅助性化学治疗,54%采用辅助性化学治疗。新辅助治疗对于LN+病变疗效较好,并且能够缩小手术范围(避免膀胱切除术)。新辅助化学治疗的RR为25%,新辅助同步放化疗的RR为33%。采用新辅助化学治疗或新辅助同步放化疗的患者3年OS为100%,而单纯手术仅为50%,手术+辅助性化学治疗仅为20%。新辅助治疗能够改善3年RFS和OS。

结论:T3或LN+的患者,新辅助化学治疗或新辅助同步放化疗,与手术或手术+化学治疗相比,具有较好的疗效。

(张文华　译)

参考文献

1. Swartz MA, Porter MP, Lin DW, Weiss NS. Incidence of primary urethral carcinoma in the United States. *Urology*. 2006;68(6):1164–1168.
2. Visser O, Adolfsson J, Rossi S, et al. Incidence and survival of rare urogenital cancers in Europe. *Eur J Cancer*. 2012;48(4):456–464.
3. Touijer AK, Dalbagni G. Role of voided urine cytology in diagnosing primary urethral carcinoma. *Urology*. 2004;63(1):33–35.
4. Gakis G, Morgan TM, Efstathiou JA, et al. Prognostic factors and outcomes in primary urethral cancer: results from the international collaboration on primary urethral carcinoma. *World J Urol*. 2016;34(1):97–103.
5. Rabbani F. Prognostic factors in male urethral cancer. *Cancer*. 2011;117(11):2426–2434.
6. Champ CE, Hegarty SE, Shen X, et al. Prognostic factors and outcomes after definitive treatment of female urethral cancer: a population-based analysis. *Urology*. 2012;80(2):374–381.
7. Dalbagni G, Zhang ZF, Lacombe L, Herr HW. Female urethral carcinoma: an analysis of treatment outcome and a plea for a standardized management strategy. *Br J Urol*. 1998;82(6):835–841.
8. Videtic GMM, Woody N, Vassil AD. *Handbook of Treatment Planning in Radiation Oncology*. 2nd ed. New York, NY: Demos Medical; 2015.

第 8 部分

妇科肿瘤

第 43 章

宫颈癌

Monica E. Shukla, and Sheen Cherian

速览: 绝大多数宫颈癌患者都是由 HPV(人类乳头状病毒)感染所致。随着巴氏涂片筛查的广泛应用,宫颈癌的发病率和死亡率已明显降低。目前由 FDA 批准的三种 HPV 疫苗可预防宫颈癌。早期宫颈癌多采用外科手术治疗,而中晚期患者则采用放射治疗 ± 化学治疗。而放射治疗应采用外照射放射治疗联合阴道近距离放射治疗。而术后放射治疗 ± 化学治疗则应用于病理,提示存在风险的患者(表 43 – 1)。

表 43 – 1 宫颈癌治疗原则[1]

早期	
IA1(不保留生育功能)	筋膜外子宫切除(1 类)或单纯近距离治疗
IA1(保留生育功能)	W/淋巴血管间隙:CKC(宫颈椎切术)/3mm 切缘阴性
	W/淋巴血管间隙:CKC(宫颈椎切术)/3mm 切缘阴性 + PLND(盆腔淋巴结清扫)(± PALNS 淋巴结)或根治性子宫颈切除术 + PLND 盆腔淋巴结清扫
IA2(不保留生育功能)	改良根治性子宫颈切除术(2 类) + PLND(± PALNS 淋巴结)盆腔淋巴结清扫或盆腔外放射治疗 + 近距离放射治疗
IA2(保留生育功能)	CKC 宫颈椎切术/3mm 切缘阴性 + PLND(± PALNS 淋巴结)盆腔淋巴结清扫或根治性子宫颈切除术 + PLND(± PALNS 淋巴结)盆腔淋巴结清扫
IB1 或 IIA1(不保留生育功能)	广泛全子宫切除术(3 类) + PLND(± PALNS 淋巴结)盆腔淋巴结清扫或明确的腔外放射治疗 + 近距离放射治疗 ± 合并化学治疗
肿瘤 <2cm 的 IB1(保留生育功能)	IB1(<2cm)(生育保留)根治性子宫颈切除术 + PLND(± PALNS 淋巴结)盆腔淋巴结清扫
局部晚期	
IB2, IIA2 – IVA	外照射 + 近距离放射治疗 + 同步化学治疗

流行病学: 美国 2016 年宫颈癌新增病例数约为 12 900 例,死亡 4100 例[2]。而欠发达国家宫颈癌发病率更高(约占新增病例的 85%)。随着宫颈癌筛查的应用,现癌前病变远高

于浸润性癌。近几十年,由于筛查的普及,发病率和死亡率已稳步下降。发病的中位年龄为49岁,西班牙和非裔美国女性的发病率较高。

危险因素:90%以上的宫颈癌患者与HPV的感染有关,其中HPV16/18致癌风险最高,占总病例的65%~70%(其他致癌分型为31、33、45、52、58)[3],其他危险因素包括吸烟,免疫受损状态(如移植、艾滋病),性病病史,初次性交年龄小,多个性伴侣,多次流产,较低的社会经济地位,以及己烯雌酚宫内暴露(与宫颈/阴道透明细胞腺癌有关)。

解剖学:子宫颈:子宫下部,近似圆锥体。宫颈管由柱状上皮覆盖,通过它将宫腔与阴道相连。子宫颈的远端进入阴道(称宫颈外口),其由鳞状上皮细胞覆盖。其交界处称为宫颈上皮移形带或转区,是最常见的癌变部位。子宫阔韧带和主韧带将子宫和子宫颈分别连接于骨盆侧壁。子宫骶韧带将下段子宫连接到骶骨。子宫颈淋巴引流是通过这些韧带到达以下区域:骶前、闭孔、髂内、髂外、髂总动脉和腹主动脉旁淋巴结。最常见的远处传播部位是肺、锁骨上淋巴结(通过胸导管)、骨和肝脏。

病理学:鳞状细胞癌(70%~75%);腺癌(20%~25%);腺鳞癌(5%)。年轻患者腺癌发生率较高。腺癌常表现为肿瘤体积较大("桶状宫颈"),局部治疗失败风险较高,且该病理类型对巴氏筛查敏感性低,其发病率升高。HPV检测可能会提高其敏感性。较少见的组织学类型包括透明细胞腺癌、小细胞癌、神经内分泌癌、肉瘤(青少年横纹肌肉瘤)、黑色素瘤、腺样囊性癌。

筛查:目前ACOG对宫颈癌筛查的推荐(2016)[4]为,年龄21~29岁:每3年行巴氏筛查,不推荐HPV检测;年龄30~65岁:每5年进行巴氏筛查联合HPV检测,或每3年单独行巴氏检测;年龄≥65岁:无中/重度不典型增生者,连续3fx筛查阴性或者10年内两次筛查阴性,且最近一次在5年内,无必要进一步筛查。接种HPV疫苗仍然遵守此建议。

临床表现:无症状体检发现,阴道分泌物异常,性交后出血,性交痛及盆腔疼痛。

诊断:详细询问妇科相关病史,重视腹部/盆腔检查,妇科检查向下延伸至阴道,两侧宫旁的检查以及子宫骶韧带、直肠的检查,锁骨上和腹股沟淋巴结的查体。询问吸烟史,考虑HIV检测。

实验室检查:全血细胞计数/完全代谢谱,怀孕测试。

病理学检查:阴道镜下宫颈活检;如活检不足以确定病变浸润深度,或部分病变阴道镜显示不清,或希望保留生育的能力的早期病变可行冷刀锥切术;麻醉下行膀胱镜/结直肠镜检查(对晚期如怀疑膀胱或直肠受侵),必要时放置输尿管支架。

影像学检查:PET/CT(淋巴结分期)[5]、盆腔MRI(评估肿瘤周围侵犯程度和指导是否保留生育功能);根据FIGO分期只有以下检查结果才可以改变分期:阴道镜,冷刀锥切术,膀胱镜,直肠镜,CXR,静脉肾盂造影(IVP)。

预后因素:分期、年龄、肿瘤大小(≥4cm更差)、淋巴结受累,脉管癌栓,治疗后PET/CT提示摄取增高[6],治疗时间延长(>56天),贫血(血红蛋白<10g/dL)。

分期

表 43 - 2 《AJCC 癌症分期手册》第 8 版(2017 年)宫颈癌分期

AJCC		FIGO
T1	IA 局限在子宫颈,微损伤 1a1 < =3mm DOI, < 7mm 在水平方向传播 1a2 3 ~ 5mm DOI, < 7mm 在水平方向传播 IB 局限在子宫颈,临床可见 1b1 < =4mm 1b2 >4mm	I
T2	II 超出子宫颈但不侵犯阴道壁或阴道一段 1/3 2a1 < =4cm,临床可见 2a2 >4cm 2b 子宫旁组织浸润	II
T3	a 浸润阴道下段 1/3,没有扩展到骨盆侧壁 b 扩展到骨盆侧壁或引起肾积水或不正常肾脏	III
T4	● 侵犯膀胱、直肠或超出骨盆外	IVA
N0	● 无区域淋巴结转移	
N0(i +)	● 分离肿瘤细胞直径≤0.2mm	
N1	● 区域淋巴结转移(包括主动脉旁)	
M0	● 无远处转移	
M1	● 远处转移	IVB

与第 7 版相比的改动为:主动脉旁淋巴结不再分期为 M1,N1WW FIGO IIIB 中去除。

治疗模式

观察:请参考《ACOG 指南》对于 ASCUS、LSIL、HSIL、ASC-H、AGC 的管理条例。

预防:ACS、CDC 和 ACOG 建议 11 ~ 12 岁的男孩和女孩接种 9 价 HPV 疫苗(包括 6,11,16,18,31,33,45,52,58)并在 26 岁之前继续追打疫苗。HPV6 和 HPV11 可引起约 90% 的生殖器疣。

手术:目前主要用于 IA1 ~ IB1 和 IIA,同时可以行双侧卵巢 + 输卵管切除,但是当需要生育保留时不建议选择,应尽量选择术后不需要进行辅助放射治疗的低风险患者行手术治疗,因为双重治疗增加并发症发生概率。

冷刀锥形切除术(CKC):切除包括宫颈外和宫颈内的圆锥状组织块,使用手术刀,避免电手术伪影,这有助于准确评估并保证其金标准。

根治性宫颈切除术:即保留生育能力的手术,切术子宫颈、阴道上段及宫旁组织,在子宫体底部做环扎术或"荷包缝合"。

第一类称为"简单"或"筋膜外子宫切除术":切除子宫体及宫颈,宫旁组织保留完整。

第二类称为改良根治性子宫切除术:切除子宫体、宫颈、1 ~ 2cm 阴道及宫旁组织广泛切除术。

第三类为根治性子宫切除术:切除范围包括子宫体,子宫颈,1/4~1/3 阴道,且宫旁组织切除范围至骨盆或骶骨。

辅助子宫切除术:通常不行辅助性子宫切除,因为 DFS 及 OS 无获益[7]。注意:对于在放射治疗或者放化疗后局部仍持续代谢活跃,并排除其他部位转移,手术可作为挽救性治疗,以期改善预后。

化学治疗

定义:对于局部进展期同步放化疗较单纯放射治疗可改善 DFS 和 OS(见下文)。每周顺铂 40mg/m² 已成为标准同步化学治疗方案,常见的替代方案是顺铂/5-FU。其他同步方案有:每周顺铂 + 吉西他滨(pCR 率、PFS 和 OS 均高于顺铂单药,但是以极高的毒性反应为代价);还有每周顺铂 + 贝伐单抗注射液方案(其在 RTOG0417 试验中评估,结果令人振奋,OS 为 81%)[9]。

辅助化学治疗:术后放射治疗同时给予化学治疗可改善切缘阳性、宫旁组织受侵和淋巴结阳性患者的总生存(见下文)。目前术后放化疗后再进行辅助化学治疗是比较热门的研究(在研试验 – GOG274/RTOG 1174/ANZGOG0902,一项Ⅲ期临床试验,在以顺铂为基础放化疗后 ± 辅助性 4 周期紫杉醇联合卡铂方案)。

转移性宫颈癌:双药联合方案疗效好于单药方案[10]。GOG240 试验表明在顺铂/紫杉醇或拓扑替康/紫杉醇方案加上贝伐单抗可改善 PFS(2 个月)和 OS(3.7 个月)[11]。

放射治疗

外放射治疗(EBRT)

适应证:EBRT 适用于≥IA2 期所有非手术治疗的患者,通过影像学和(或)手术淋巴结分期确定靶区覆盖子宫、宫颈、宫旁组织、子宫骶韧带及高危淋巴结。给予足够的阴道照射范围(2~3cm 为最常见肿瘤侵犯区域)。对于淋巴结阴性患者,靶区包括髂内、髂外、闭孔和骶前淋巴引流区(上缘 L4 – L5,常包括髂总淋巴引流区);对盆腔淋巴结阳性患者要包括髂总淋巴引流区;对于较高位置淋巴结转移可将上界照射野扩展到肾血管水平或更高位置。如阴道下段 1/3 受侵应包括腹股沟淋巴引流区。

剂量:45Gy/25fx。对于宫旁受侵或淋巴结转移严重的患者可考虑增加放射治疗剂量至 50~54Gy。对于体积较大的淋巴结理论上需要≥65~66Gy 才可以控制,可考虑小剂量放射治疗后予以手术切除。通过后装补量可将中心原发肿瘤提高至 80Gy(体积较小)或 85Gy~90Gy(体积较大)的剂量(见下文)。使用调强放射治疗技术治疗宫颈癌是存在争议的,且仍在发展中,如果确定使用调强放射治疗技术,需要通过彻底的影像学检查了解疾病程度是非常重要的,其轮廓必须完整和准确,必须考虑到由于直肠/膀胱充盈而引起的盆腔器官运动[12]。

术后外照射放射治疗

适应证:适用于子宫全切术后存在高复发风险的患者,根据 Sedlis 标准,以下三项中危因素中存在两项推荐术后行单纯辅助放射治疗:淋巴血管间隙受侵、中或外 1/3 间质浸润、肿瘤大小≥4cm。Rotman 数据更新表明放射治疗也改善腺癌或腺鳞癌治疗结果(见下文)。需要同时给予化学治疗的三个阳性因素:淋巴结阳性、手术切缘阳性,宫旁组织阳性(见 Peters 结果)。而紧邻切缘或切缘阳性或外 1/3 间质浸润须补充阴道近距离放射治疗。

剂量:45～50.4Gy/25～28fx。IMRT 适用于尤其是进行延伸野放射治疗靶区覆盖腹膜后淋巴引流区或包括较严重转移淋巴结时[13]。IMRT 更常用于术后辅助放射治疗[14](详情请参阅 RTOG 0418 及相关图集)。

近距离放射治疗:可用于早期病例(IA1)的单独治疗,但更多地应用盆腔外照射放射治疗(EBRT)的补充治疗,提高总剂量而达到治疗目的。阴道残端近距离放射治疗适用于术后紧邻切缘或切缘阳性患者外照射后的补充治疗。最常用的且疗效确定的是外照射放射治疗。外照射放射治疗＋近距离放射治疗较仅行外照射放射治疗可改善 OS 仅在给予同步化学治疗时[15]。施源位置的正确放置和剂量对达到最佳效果至关重要[16]。在第一次施源器植入是要进行反复临床检查并行影像学扫描。一般情况下腔内治疗即可,但是在某些特殊情况下需要插植技术(例如,解剖上阴道狭窄不适合放置腔内施源器、肿瘤横向广泛浸润、阴道下段受侵以及宫颈口无法探及等)。目前有将腔内与插植结合起来的施源器。麻醉通常可让患者感觉舒适并使插入质量提高。ABS 2012 指南建议三维图像用于靶区勾画和制订物理计划[17]。基于 MRI 图像的计划是更好的,较常规计划比较有更好的肿瘤覆盖率,其对膀胱、乙状结肠和直肠有更好的限制作用[18]。GEC - ESTRO 指南[19]为三维治疗计划定义了高危 CTV(HR - CTV)和中危 CTV(IR - CTV)。

剂量:ABS 推荐＜4cm 残留肿瘤剂量 EQD2≥80Gy(5.5Gy×5fx),对≥4cm 残留肿瘤或不敏感肿瘤剂量 EQD2:85～90Gy(6Gy×5fx)[20]。IR - CTV 应≥60Gy。而 A 点剂量仍作为参考。

毒性反应:急性反应包括疲劳,腹泻,直肠压迫,腹胀/肠痉挛,膀胱炎/尿道炎,皮肤红斑,如果腹股沟淋巴引流区或外阴在照射野范围内,可能会出现皮肤脱屑等症状。晚期反应包括直肠出血,肠梗阻,血尿,瘘形成(消化道或泌尿系),阴道溃疡/坏死(一年内发生率为5%～10%,一般在6个月内通过局部护理可治愈),阴道狭窄(使用扩张器),不孕(约2Gy),卵巢衰竭(5～10Gy),导致髂骨、骶骨骨质疏松引起功能不全性骨折。

治疗过程:见《放射肿瘤学治疗计划手册》,第9章[21]。

基于循证数据的问与答

手术治疗

- **哪些因素预示盆腔淋巴结受累风险高或预后差?**

Delgado, GOG 49 (*Gynecol Oncol* 1989, PMID 2599466; Delgado *Gynecol* Oncol 1990,PMID 2227547):本篇前瞻性研究报道共入组 645 例宫颈鳞癌浸润深度＜3mm 的Ⅰ期患者且无腹主动脉旁淋巴结转移,行根治性子宫切除术＋盆腔及腹主动脉旁淋巴结清扫术。分析淋巴结阳性的相关因素为:浸润深度、宫旁浸润、肿瘤分级、肿瘤体积和隐匿性肿瘤。结果显示 3 年无病间期(DFI)有阳性淋巴结和无阳性淋巴结分别为 74% 和 86%。3 年 DFI 相关因素为:浸润深度(深 1/3＜中 1/3＜浅 1/3 浸润)、肿瘤大小(隐匿性、＜3cm、≥3cm)、宫旁受侵和淋巴脉管间隙受侵犯。带动 GOG92 试验(Sedlis)的进展(见下文)。

- **全子宫切除术后辅助性放射治疗的适应证是什么?**

Sedlis 试验确定了这些危险因素,尽管其纳入标准很难记,但是"三个危险因素中的任意两个"都是简化它的好办法,而且通常是正确的。危险因素包括:淋巴脉管间隙浸润,中、深1/3 间质浸润,肿瘤大小≥4cm。

Sedlis,GOG 92(*Gynecol Oncol* 1999,PMID 10329031;Update Rotman *IJROBP* 2006,PMID 16427212):一项Ⅲ期前瞻性随机分组临床试验,将 277 例 FIGO IB 宫颈癌患者随机分为根治性子宫切除术＋盆腔淋巴结清扫加或不加辅助放射治疗两组。术后,病理提示淋巴结阴性及以下四种情况:①LVSI 和 1/3 深层间质浸润;②LVSI 和中 1/3 间质浸润且肿瘤≥2cm;③LVSI 及浅层 1/3 间质浸润且肿瘤≥5cm;④无 LVSI,深 1/3 或中 1/3 间质浸润且肿瘤≥4cm。术后 4~6 周给予全盆腔放射治疗,放射治疗剂量为 46~50.4Gy/23~28fx,放射治疗降低局部复发率(28%~15%,$P = 0.019$),改善了无复发生存率(RFS)(79%~88%,$P = 0.008$)。长期随访结果显示局部复发率持续获益,术后放射治疗也降低了腺癌/腺鳞癌复发的风险(44%~9%)。

● 术后有哪些因素是辅助放化疗指标,而不是单纯放射治疗?

Peters 标准包括以下三个因素中的任何一个("three Ps"):阳性切缘、宫旁受侵犯和有阳性淋巴结,作为辅助性放化疗的适应证。

Peter,GOG109(*JCO* 2000,PMID10764420;Monk *Gynecol Oncol* 2005,PMID15721417):一项Ⅲ期前瞻性随机分组临床试验,243 例 FIGO IA2－ⅡA期宫颈癌患者,且病理提示切缘阳性、淋巴结阳性或有显微镜下提示宫旁浸润,随机分为辅助放射治疗加或者不加化学治疗,放射治疗剂量给予 49.3Gy/29fx,化学治疗方案为:顺铂 70mg/m^2 和 5-FU1000mg/(m^2·d)(给药时间超过 96h)。共给予 4 个周期化学治疗,前两周期同步化学治疗,95% 是 FIGO ⅠB 期。

结论:化学治疗提高了 OS(71%~81%,$P = 0.007$)和 PFS(63%~80%,$P = 0.003$)。随后 Monk 的回顾性分析质疑化学治疗对较小肿瘤(≤2cm)和只有一个阳性淋巴结的获益。

● FIGO ⅠB～ⅡA 期患者应该接受手术治疗还是放射治疗?

IA 期患者可以通过筋膜外全子宫切除术很好的控制,因疾病的程度ⅡB～ⅣA 期更适合放化疗。而对ⅠB～ⅡA 期肿瘤的治疗是具有挑战性和患者特异性的。手术优于放射治疗的主要优点是性功能和卵巢功能,消除继发性恶性肿瘤的风险。

Landoni,Italian Trial(*Lancet* 1997,PMID 9284774):一项Ⅲ期前瞻性随机分组临床试验,将 343 例 FIGO IB～ⅡA 期宫颈癌患者随机分为手术组或根治性放射治疗组。69% 的 IB 期肿瘤直径≤4cm。EBRT 给予 40~53Gy,随后给予 CS－137 LDR 后装治疗使 A 点达 70~90Gy。当淋巴管造影显示为髂总动脉或腹主动脉旁淋巴结取样阳性,那么相应淋巴引流区给予 45Gy,受累的淋巴结增加 5~10Gy。在手术组中,辅助性放射治疗推荐用于术后病理提示＞pT2a,宫颈间质肿瘤＜3mm"安全"边界,肿瘤侵犯周围组织或阳性淋巴结。辅助放射治疗为盆腔给予 50.4Gy(±45Gy 至腹主动脉旁淋巴引流区,病理提示阳性)。中位随访为 87 个月。两组的 5 年 OS 和 DFS 相同,分别为 83% 和 74%。手术组复发率为 25%,放射治疗组为 26%。严重毒性反应:手术组发生率为 28% 和放射治疗组为 12%($P = 0.0004$),与手术手术相比,放射治疗组腺癌的预后较差(DFS 66% 对 47%,$P = 0.05$;OS 70% 对 59%,$P = 0.02$)。

结论:手术和放射治疗都可作为 IB～IIA 期宫颈癌的选择,虽然放射治疗有更好的耐受性,但手术可以改善腺癌的预后。联合治疗的毒性反应比单纯放射治疗更为严重。

- **放射治疗后的子宫切除术是否能提高整体生存率?**

Keys,GOG 71(*Gynecol Oncol* 2003,PMID 12798694):一项Ⅲ期前瞻性随机分组临床试验,256 例 FIGO IB 期的"不理想"或"大肿块"(现在的 IB2 期)宫颈癌患者随机分为放射治疗±行筋膜外全子宫切除术,单放射治疗组全骨盆放射治疗 40Gy,放射治疗+子宫切除术组放射治疗 45Gy,随后两组均给予腔内放射治疗,仅行放射治疗组 A 点腔内放射治疗剂量为 40Gy,加手术组 A 点腔内放射治疗剂量为 30Gy。术后 2~6 周行筋膜外全子宫切除术。两组之间 OS(58% 对 56%)及 PFS(62% 对 53%)没有差异,两组 3~4 级毒性反应发生率为10%。肿瘤大小为 4cm、5cm、6cm,可得益于放射治疗+手术。

结论:辅助全子宫切除术不能改善生存率。

明确的治疗方案

- **联合放化疗是否比单纯放射治疗(EFRT)更有益处?**

是的。根据越来越多的证据,NCI 在 1999 年发布临床通告,推荐放射治疗同期给予顺铂化学治疗治疗浸润性宫颈癌。除了以下经典试验,还有一些随机临床试验和荟萃分析表明,放化疗联合治疗较单纯放射治疗可改善浸润性宫颈癌的 DFS 和 OS[22,23]。

Morris,RTOG 9001(*NEJM* 1999,PMID 10202164;Update Eifel *JCO* 2004,PMID 14990643):一项Ⅲ期前瞻性临床随机研究,共计入组 389 例患者,入组标准为ⅡB~Ⅳ期或肿瘤大小≥5cm 的ⅠB~ⅡA 期或病理证实盆腔淋巴结转移的患者,随机分为 EFRT 组及全盆腔放射治疗并同期给予化学治疗组,给予 3 个周期化学治疗,化学治疗方案为顺铂 $75mg/m^2$联合 5-FU $4000mg/m^2$(每三周方案,化学治疗时间超过 96h)。同期化学治疗组靶区范围从L4~L5 间隙到耻骨联合下或肿瘤下界 4cm,单纯放射治疗组靶区上界至 L1~L2 间隙。两组均给予 4Gy/25fx。中位随访 6.6 年数据更新,结果显示 8 年 OS 从 41% 提高到 67%,晚期毒性反应相似,5 年局部复发率和远处转移率也得到改善。

结论:顺铂联合 5-FU 方案同步化学治疗改善了 OS,且晚期毒性反应无明显增加。

Keys,GOG 123(*NEJM* 1999,PMID 10202166):一项Ⅲ期前瞻性随机分组临床试验,369 例巨块型 IB 期宫颈癌(即现在的 IB2 期),筋膜外全子宫切除术后给予术后留床及淋巴引流区放射治疗(外照射 45Gy+低剂量率后装放射治疗)±化学治疗(每周顺铂 $40mg/m^2$,最多 6个周期)。同步化学治疗组 PFS 和 OS 有所改善(PFS HR 0.51,OS HR 0.54,均 $P<0.01$)。

结论:同步顺铂可改善 OS。

- **哪些患者需给予同步化学治疗?**

《NCCN 指南》建议"巨块型"肿瘤(即为ⅠB2 期、ⅡA2 期和更高期别)应同时给予铂类为基础的化学治疗。对于ⅠB1 和ⅡA1 期同步是有选择性的。对于有 LVSI 的ⅠA1 期或ⅠA2 期手术是一个很好的选择,但如果不行手术治疗,化学治疗亦可不做[1]。

●什么是标准的同步化学治疗方案?

已有多项单药或联合方案的研究,但目前顺铂每周方案是最常见的,顺铂/5-FU 也是常见的选择方案。

Rose,GOG 120(*NEJM* 1999,PMID 10202165;Update Rose *JCO* 2007,PMID 17502627):一项三臂前瞻性随机临床研究,526 例ⅡB～ⅣA 期无腹膜后淋巴结受侵的宫颈癌患者,按化学治疗方案随机分为三组:同步顺铂组(40mg/m^2,每周方案,6 周期);羟基脲联合顺铂 + 5-FU 组;羟基脲组。EBRT 的剂量为 40.8Gy/24fx(ⅡB 期、ⅢB～ⅣA 期给予 51Gy/30fx),随后给予阴道近距离放射治疗。盆腔野上缘为 L4～L5 间隙。中位随访 35 个月,单药羟基脲组表现出更差的 PFS 和 OS,但单药顺铂组和多药方案疗效相当,三药联合组急性毒性更为严重。

结论:顺铂为基础的同步放化疗可改善 PFS 和 OS,且长期随访晚期毒性未见增加。

●总治疗时间(OTT)对患者的治疗结果有什么影响?

EBRT + 近距离放射治疗的 OTT 应该≤56 天[24],其他的 OTT 限制被确定为≤49 天[25] 或≤63 天[26],如果是体积较大肿瘤消退明显,近距离放射治疗应在 EBRT 后的 1～7 天内开始。另外,对于位置较好或者肿瘤体积较小的原发性肿瘤,可在 EBRT 最后两周交叉进行近距离放射治疗。一般建议在近距离放射治疗期间避免化学治疗和 EBRT。

●MRT 有利于术后放射治疗吗?

一项早期Ⅲ期临床试验证实了 IMRT 治疗子宫切除术后的妇科恶性肿瘤的获益、安全性和有效性。

Klopp,RTOG 1203/TIME – C(*ASTRO* 2016,Abstract #5):一项Ⅲ期前瞻性临床研究比较术后盆腔 IMRT 放射治疗和常规四野放射治疗(包括宫颈癌和子宫内膜癌)的毒性反应和 QOL。根据病情决定是否给予顺铂化学治疗。从放射治疗开始 5 周,根据 PRO-CTCAE,常规放射治疗组的腹泻/大小便失禁的不良事件更高,且 FACT-Cx 评分也下降更多。

Chopra,TATA Memorial,India(*ASTRO* 2015,Abstract #8):一项Ⅲ期前瞻性随机分组临床研究,比较 3DCRT 与 IG – IMRT 在宫颈癌辅助放(化)疗中的应用。主要目的:减少≥2 级的肠道晚期毒性发生,120 例患者入组,中位随访 20 个月。晚期≥2 级的肠毒性为 25% 和 11.4%(*P* = 0.13)。≥3 级的晚期毒性发生率为 17.6% 和 3.2%(*P* = 0.02)。

结论:≥2 级的晚期毒性反应发生率无差异,≥3 级的晚期毒性反应有所改善。

●高剂量率(HDR)和低剂量率(LDR)近距离治疗有何区别?

LDR 一般给予超过 1～2fx,每次 1～3 天,在此期间患者应保持严格的卧床以保证施源器和放射源的位置。尽管尽了最大的努力,但这很难保证患者的舒适度和长时间的固定。施源器位置的改变会导致剂量分布的改变。医护人员对暴露放射源的接触也是一个主要问题。与 HDR 相比,LDR 的主要理论优势是剂量率更低,这可增强亚致死损伤的修复[27]。多年来,关于 HDR 导致毒性增加的担忧一直没有在研究中得到证实。在接受调查的美国机构中,85% 的人使用 HDR[28],虽然施源器需要频繁插入,但治疗时间很短(约 10 分钟)。远程后装治疗基本消除了医护人员接触风险,不同位置驻留时间不同来实现治疗靶区的剂量和避免危及器官受量,在一些机构使用的脉冲剂量率(PDR),结合了 HDR 和 LDR 的优点。LDR:剂量率 0.6～0.8Gy/hr，一般为 Cs－137 为放射源，半衰期为 30 年，贝塔衰减能量为 662keV。HDR：放射源为 Ir－192，剂量率＞12Gy/hr，半衰期为 74 天，伽马衰变能量为 380keV。

- 近距离放射治疗中 HR－CTV 与 A 点的处方剂量区别是什么？

在 CT/MRI 广泛使用之前，可以通过前后定位片确定施源器的位置。剂量处方为 2D 点（宫颈口上 2cm，侧 2cm，纵列平面）大致对应阔韧带内侧（子宫动脉与输尿管交叉处）。剂量估计在 B 点（从 A 点水平处 5cm 左右）代表盆腔侧壁/闭孔淋巴引流区。根据 ICRU 38 报道，记录了膀胱和直肠的最大剂量。膀胱：在侧膜上的 Foley 球囊的后表面，直肠：阴道壁后缘与卵圆孔交叉 0.5cm 处。CT/MRI 研究表明，足够的剂量并不总是能很好地覆盖 HR-CTV[29]，且根据 ICRU 膀胱和直肠点不能准确地预计危及器官的最大剂量[30,31]，在容积规划时代，靶区（HR-CTV，IR-CTV）和危及器官（膀胱，直肠，乙状结肠，小肠）可在三维空间精确勾画，并通过 DVH 对这些结构进行空间和定量评估。在规划过程中可以修改剂量分布以充分覆盖目标避免 OAR，这是目前计划/报告的首选方法。

（马娜 译）

参考文献

1. National Comprehensive Cancer Network. Cervical cancer (Version I.2017). https://www.nccn.org

2. National Cancer Institute: Surveillance, Epidemiology and End Results Program. Cancer Stat Facts: Cervix Uteri Cancer. https://seer.cancer.gov/statfacts/html/cervix.html

3. Cancer NCI-C. Causes and Prevention–HPV and Cancer. https://www.cancer.gov/about-cancer/causes-prevention/risk/infectious-agents/hpv-fact-sheet

4. Gynecologists TACoOa. Cervical Cancer Screening. http://www.acog.org/Patients/FAQs/Cervical-Cancer-Screening

5. Tsai CS, Lai CH, Chang TC, et al. Prospective randomized trial to study impact of pretreatment FDG-PET for cervical cancer patients with MRI-detected positive pelvic but negative para-aortic lymphadenopathy. *Int J Radiat Oncol Biol Phys*. 2010;76(2):477–484.

6. Schwarz JK, Siegel BA, Dehdashti F, Grigsby PW. Metabolic response on post-therapy FDG-PET predicts patterns of failure after RTy for cervical cancer. *Int J Radiat Oncol Biol Phys*. 2012;83(1):185–190.

7. Keys HM, Bundy BN, Stehman FB, et al. Radiation therapy with and without extrafascial hysterectomy for bulky stage IB cervical carcinoma: randomized trial of Gynecologic Oncology Group. *Gynecol Oncol*. 2003;89(3):343–353.

8. Duenas-Gonzalez A, Cetina-Perez L, Lopez-Graniel C, et al. Pathologic response and toxicity assessment of chemoRTy with cisplatin versus cisplatin plus gemcitabine in cervical cancer: randomized phase II study. *Int J Radiat Oncol Biol Phys*. 2005;61(3):817–823.

9. Schefter T, Winter K, Kwon JS, et al. RTOG 0417: efficacy of bevacizumab in combination with definitive radiation therapy and cisplatin CHT in untreated patients with locally advanced cervical carcinoma. *Int J Radiat Oncol Biol Phys*. 2014;88(1):101–105.

10. Long HJ, 3rd, Bundy BN, Grendys EC, Jr., et al. Randomized phase III trial of cisplatin with or without topotecan in carcinoma of uterine cervix: Gynecologic Oncology Group Study. *J Clin Oncol*. 2005;23(21):4626–4633.

11. Tewari KS, Sill MW, Long HJ, 3rd, et al. Improved survival with bevacizumab in advanced cervical cancer. *N Engl J Med*. 2014;370(8):734–743.

12. Lim K, Small W, Jr., Portelance L, et al. Consensus guidelines for delineation of clinical target

volume for intensity-modulated pelvic RTy for definitive treatment of cervix cancer. *Int J Radiat Oncol Biol Phys*. 2011;79(2):348–355.

13. Vargo JA, Kim H, Choi S, et al. Extended field intensity modulated radiation therapy with concomitant boost for lymph node-positive cervical cancer: analysis of regional control and recurrence patterns in positron emission tomography/computed tomography era. *Int J Radiat Oncol Biol Phys*. 2014;90(5):1091–1098.

14. Klopp AH, Moughan J, Portelance L, et al. Hematologic toxicity in RTOG 0418: phase 2 study of postoperative IMRT for gynecologic cancer. *Int J Radiat Oncol Biol Phys*. 2013;86(1):83–90.

15. Gill BS, Lin JF, Krivak TC, et al. National Cancer Data Base analysis of radiation therapy consolidation modality for cervical cancer: impact of new technological advancements. *Int J Radiat Oncol Biol Phys*. 2014;90(5):1083–1090.

16. Viswanathan AN, Moughan J, Small W, Jr., et al. Quality of cervical cancer brachytherapy implantation and impact on local recurrence and disease-free survival in radiation therapy oncology group prospective trials 0116 and 0128. *Int J Gynecol Cancer*. 2012;22(1):123–131.

17. Viswanathan AN, Thomadsen B, American Brachytherapy Society Cervical Cancer Recommendations C, American Brachytherapy S. American Brachytherapy Society consensus guidelines for locally advanced carcinoma of cervix. Part I: general principles. *Brachytherapy*. 2012;11(1):33–46.

18. Zwahlen D, Jezioranski J, Chan P, et al. Magnetic resonance imaging-guided intracavitary brachytherapy for cancer of cervix. *Int J Radiat Oncol Biol Phys*. 2009;74(4):1157–1164.

19. Potter R, Haie-Meder C, Van Limbergen E, et al. Recommendations from gynaecological (GYN) GEC ESTRO working group (II): concepts and terms in 3D image-based treatment planning in cervix cancer brachytherapy-3D dose volume parameters and aspects of 3D image-based anatomy, radiation physics, radiobiology. *Radiother Oncol*. 2006;78(1):67–77.

20. Viswanathan AN, Beriwal S, De Los Santos JF, et al. American Brachytherapy Society consensus guidelines for locally advanced carcinoma of cervix. Part II: high-dose–rate brachytherapy. *Brachytherapy*. 2012;11(1):47–52.

21. Videtic GMM, Woody N, Vassil AD. *Handbook of Treatment Planning in Radiation Oncology*. 2nd ed. New York, NY: Demos Medical; 2015.

22. Green JA, Kirwan JM, Tierney JF, et al. Survival and recurrence after concomitant CHT and RTy for cancer of uterine cervix: systematic review and meta-analysis. *Lancet*. 2001;358(9284):781–786.

23. ChemoRTy for Cervical Cancer Meta-Analysis C. Reducing uncertainties about effects of chemoRTy for cervical cancer: systematic review and meta-analysis of individual patient data from 18 randomized trials. *J Clin Oncol*. 2008;26(35):5802–5812.

24. Song S, Rudra S, Hasselle MD, et al. Effect of treatment time in locally advanced cervical cancer in era of concurrent chemoRTy. *Cancer*. 2013;119(2):325–331.

25. Perez CA, Grigsby PW, Castro-Vita H, Lockett MA. Carcinoma of uterine cervix: I. impact of prolongation of overall treatment time and timing of brachytherapy on outcome of radiation therapy. *Int J Radiat Oncol Biol Phys*. 1995;32(5):1275–1288.

26. Chen SW, Liang JA, Yang SN, et al. adverse effect of treatment prolongation in cervical cancer by high-dose-rate intracavitary brachytherapy. *Radiother Oncol*. 2003;67(1):69–76.

27. Liu R, Wang X, Tian JH, et al. High dose rate versus low dose rate intracavity brachytherapy for locally advanced uterine cervix cancer. *Cochrane Database Syst Rev*. 2014(10):CD007563.

28. Viswanathan AN, Erickson BA. Three-dimensional imaging in gynecologic brachytherapy: survey of American Brachytherapy Society. *Int J Radiat Oncol Biol Phys*. 2010;76(1):104–109.

29. Potter R, Kirisits C, Fidarova EF, et al. Present status and future of high-precision image-guided adaptive brachytherapy for cervix carcinoma. *Acta Oncologica*. 2008;47(7):1325–1336.

30. Pelloski CE, Palmer M, Chronowski GM, et al. Comparison between CT-based volumetric calculations and ICRU reference-point estimates of radiation doses delivered to bladder and rectum during intracavitary RTy for cervical cancer. *Int J Radiat Oncol Biol Phys*. 2005;62(1):131–137.

31. Hashim N, Jamalludin Z, Ung NM, et al. CT based 3-dimensional treatment planning of intracavitary brachytherapy for cancer of cervix: comparison between dose-volume histograms and ICRU point doses to rectum and bladder. *Asian Pac J Cancer Prev*. 2014;15(13):5259–5264.

第 44 章

子宫内膜癌

Shireen Parsai，Jonathan Sharrett，Sudha R. Amarnath

速览:子宫内膜癌是美国最常见的妇科恶性肿瘤。临床上患者应进行经腹全子宫切除术(TAH)/双侧输卵管卵巢切除术(BSO)或宫颈间质受累时根治性子宫切除术和腹膜细胞活检检查。根据盆腔和主动脉旁淋巴结切除术进行分期是有争议的,可考虑作为较大的深部浸润或高级别肿瘤等的危险因素。术后的治疗方案应由病理特征决定。GOG33、GOG 99 和 PORTEC 研究把子宫内膜癌患者分为低危、中危或高危组。局部晚期子宫内膜癌的治疗方式不断更新中,但临床上常规应用手术与放化疗相结合进行治疗。

表 44-1　子宫内膜癌的常见治疗方式(详见 ASCO/ASTRO 指南)[1-2]

分期	TAH/BSO 术后辅助治疗
ⅠA 期:Ⅰ~Ⅱ级	观察*
ⅠA 期:Ⅲ级或ⅠB期:Ⅰ~Ⅱ级	阴道穹隆近距离放射治疗效果较好**
ⅠB期:Ⅲ级	盆腔放射治疗效果较好
Ⅱ期	盆腔放射治疗联合阴道近距离放射治疗,同时联合或不联合化学治疗
Ⅲ~Ⅳ期	放化疗结合治疗,或化学治疗联合或不联合肿瘤定向照射均可
不能手术	子宫,子宫颈,上阴道,盆腔淋巴结,以及其他相关区域进行肿瘤引导外照射治疗(45~50.4Gy)联合腔内增强照射同时联合化学治疗

*若存在高危因素(年龄>60岁,淋巴血管侵犯),可以考虑阴道穹隆近距离放射治疗。

**若不满足手术适应证但存在其他高危因素(年龄>60岁,淋巴血管侵犯)可考虑骨盆放射治疗。

流行病学:子宫内膜癌是美国最常见的妇科恶性肿瘤(值得注意的是,宫颈癌是第二常见的妇科恶性肿瘤),每年有超过 60 000 例新发患者,并有超过 10 000 例患者死亡(子宫内膜癌是第二大常见的妇科癌症死亡原因)[3]。子宫内膜癌的终生致癌风险为 2.8%[4]。子宫内膜癌为全世界中继宫颈癌后第二种最常见的妇科癌症[5]。确诊时患者中位年龄为 62 岁,其中 7% 的患者年龄 <45 岁[4]。

危险因素:子宫内膜癌的主要危险因素是内源性或外源性雌激素过量而没有反式黄体酮:①生理性:肥胖,未生育,月经初潮和绝经期晚[6-8];②病理性:糖尿病,多囊卵巢综合征[6-8];③暴露:三苯氧胺雌激素治疗[9];④保护性:联合有机氯,孕激素,锻炼身体[6,10];⑤家族史/遗传学:Ⅱ级 Lynch 综合征,遗传性非息肉病性结直肠癌(又名 HNPCC)的亚型,与子宫内膜癌危险增加有关。HNPCC 是 DNA 错配修复基因(MMR)中的常染色体显性突变。与 3% 的一般人群子宫内膜癌的终生癌症风险相比,HNPCC 可将子宫内膜癌的终生风险从 27% 增加至 71%[11-12]。在一般人口中,在小于 50 岁的被确诊为子宫内膜癌的患者应考虑进行 HNPCC 筛查[13]。对于该患者群体,筛查子宫内膜癌的建议如下。对于可能有 HNPCC 的患者应采取预防性 TAH/BSO 治疗[14]。

解剖学:包括子宫颈上部 2/3(由底和体组成),子宫颈和子宫下段占子宫的 1/3。输卵管和圆形韧带进入子宫的外角。子宫和子宫体通过连接子宫-宫颈的宫颈管分开。子宫壁由最内层到最外层的子宫内膜、子宫肌层和浆膜组成。有三种支撑子宫的主要韧带,包括阔韧带、子宫骶韧带和横向韧带(又称 Mackendrodt 或 Cardinal 韧带)。

淋巴系统:区域淋巴管包括双侧宫旁、闭孔、髂内(又称腹下)、髂外、髂总动脉、主动脉旁(PA)、骶前和骶骨[3,15-16]。基底病变可直接侵入主动脉旁淋巴结,而宫颈病变可横向排出至宫旁、闭孔和骨盆淋巴结。

病理学:子宫内膜癌有两种病理类型:

▪ Ⅰ型(约 80%):多为早期,分化较好。子宫内膜样病理结构,分级为 1~2 级。雌激素反应阳性(主要危险因素如前所述应与雌激素过量而没有反式黄体酮有关)。主要为二倍体。此种类型的肿瘤发生机制由多个步骤组成:典型的子宫内膜增生逐渐发展为复杂的非典型增生,被称为癌前病变;随后,子宫内膜上皮内瘤形成(EIN),最终变成子宫内膜癌[17]。

▪ Ⅱ型(10%~20%):分化较差,分级为 3 级。表现为非子宫内膜样组织,包括浆液细胞和透明细胞。可能与雌激素或子宫内膜增生无关,其是从萎缩性子宫内膜发展而来。非整倍体。多数Ⅱ型患者(81%)在肿瘤早期就发生了 TP53 突变,这可能是区分两种亚型疾病进展速率的原因[6,18-19]。

除了了解子宫内膜癌的分期以外,还需要了解肿瘤的等级。分级系统根据腺体的分化程度(用非鳞状或非鳞状固体生长模式百分比表示)并且对应肿瘤的侵袭性进行划分。1级、2级和3级肿瘤分别具有 ≥5%、6%~50% 和 > 50% 的非鳞状或非鳞状固体生长模式。此外,若组织中存在乳头状浆液性和透明细胞组织被划分为 3 级。需要注意的是,核异型与建筑等级不成比例,1级和2级肿瘤的等级提高[3,19]。最近,"MELF"模式(微囊,细长,碎片化)已被证实可能与更高级的病理特征相关,并且可能需要结合淋巴结分期,其对患者生存情况的影响尚不清楚[20-21]。

遗传学:多种基因突变与子宫内膜癌的发生有关,其中最常见的是 PIK3CA 通路,具体来说是指 PTEN 突变,这些突变被认为是致癌过程中的早期事件。TP53 突变仅见于 3 级子宫内膜样癌(尽管致癌通路尚未完全阐明,但其可能代表癌症发生的最后步骤)。30%~40%的患者由于散发病例和遗传性 Lynch 综合征中 MLH1 启动子高甲基化的丧失而导致 DNA 错配修复机制丧失[6,19,22-23]。

筛查:癌症遗传学联合会建议在一年一次的子宫内膜取样检查中确诊 HNPCC 的患者进行筛查,同时应针对 30~35 岁女性进行阴道超声的检查[24]。

临床表现:90%左右的患者的临床症状表现是阴道出血。其他症状包括腹部/盆腔疼痛,腹胀,尿道/直肠出血,晚期患者可能表现为便秘等症状[6,13,16]。

诊断流程

病史及体格检查:仔细检查外生殖器、阴道和子宫颈、直肠并用双手进行骨盆检查。注意增大的子宫,或肿瘤累及宫颈、阴道及其他宫旁组织。

实验室检查:全血细胞计数;可有选择性地进行肝功及肿瘤标志物 CA125 的检查[13]。

影像学检查:目的是根据子宫肌层/宫颈浸润情况和淋巴结转移情况推测复发风险从而决定手术方案。应使用阴道 B 超检查子宫内膜条纹情况。如果子宫内膜条纹异常增厚,应进行活组织检查进一步评估。使用胸部 X 线检查胸部,核磁是术前诊断肿瘤局部分期的首选成像方式。然而,它在检测淋巴结或腹膜受累方面效果一般,同时它仅适用于怀疑局部晚期或在医学上不可操作的条件下进行。PET-CT 仍然是检测淋巴结转移的最佳影像方式,但非常规检查。对于晚期高级别肿瘤可考虑胸部/腹部/骨盆 CT 检查以排除转移灶[3,6,13]。

检查程序:宫腔镜检查下的活检术是诊断子宫内膜癌的金标准,活检组织学结果可作为术前评估。如果子宫内膜活检无法诊断但恶性肿瘤表现却持续存在,则应进行分段式子宫扩刮术[6,13]。

预后因素:预后不良因素包括年龄,分期,肿瘤大小,淋巴结血管侵犯,浸润深度,分级,透明细胞/乳头状浆液组织学表现,淋巴结受累和子宫下段受累[25-26]。

自然史:子宫内膜癌的发生可能与子宫内膜增生的背景有关。单纯性增生伴有约1%的风险会发生恶变,复杂的增生恶变的风险约占3%,单纯异型性发生恶变的风险为10%,复杂异型性发生恶变的风险在30%~40%。通常,复杂性是指腺体结构,而非典型性是指细胞形态。在确诊子宫内膜癌时,病变约67%局限在子宫内,21%的病变扩散到区域淋巴结和其他器官,约8%的病变可发生远处转移[6]。远处转移最常见的部位是阴道和肺[19]。透明细胞癌可转移至腹部/盆腔腹膜的表面或网膜[3]。阴道是最常见的局部复发部位[27]。

分期:AJCC 的 TNM 分期系统同时考虑到了临床和病理因素,而 FIGO 分期系统结合了手术和病理的情况。临床分期系统均是在首次放射治疗或化学治疗之前对肿瘤情况进行评估[3]。

表44-2 《AJCC癌症分期手册》第8版(2017年)子宫颈癌和癌肉瘤的分期

AJCC		FIGO
T1	a 肿瘤局限于子宫内膜或侵犯 <50% 的子宫肌层	IA
	b 肿瘤侵犯≥50% 的子宫肌层	IB
T2	• 侵犯宫颈基质,但不延伸到子宫外	II
T3	a 通过直接延伸或转移侵犯浆膜层和(或)附件 *	IIIA
	b 通过直接延伸或转移或使宫旁组织的参与侵犯阴道 *	IIIB
N0(i+)	• 孤立肿瘤细胞群≤0.2mm	
N1mi	• 盆腔淋巴结受侵(0.2~2.0mm)	IIIC1
N1a	• 盆腔淋巴结受侵(>2.0mm)	
N2mi	• 腹主动脉旁淋巴结侵犯(伴或不伴有骨盆淋巴结侵犯)(0.2~2.0mm)	IIIC2
N2a	• 腹主动脉旁淋巴结侵犯(伴或不伴有骨盆淋巴结侵犯)(>2.0mm)	
T4	• 侵犯膀胱和(或)肠黏膜膀胱和(或)肠黏膜的侵袭(除去大疱水肿)	IVA
M1	• 远处转移	IVB

相比第7版的显著变化包括对子宫肉瘤的重新定义分期,子宫内膜上皮癌被认为是T1,去除Tis分期并重新定义N1mi/N2mi分期。

* 大疱水肿细胞学结果应报告阳性,但临床分期不会因此改变。

FIGO 1988版本与2009版本的不同之处如下:IA,肿瘤局限于子宫内膜;IB,侵犯<50% 的子宫肌层;IC,侵犯≥50% 的子宫肌层;IIA,仅宫颈腺体受累;IIB,侵犯宫颈间质。

治疗模式

手术:经腹全子宫切除术/双侧输卵管、卵巢切除术(又称简单或I型子宫切除术)是早期子宫内膜癌的标准治疗方法。腹腔镜检查目前已被越来越多应用,针对肿瘤严重侵犯宫颈的患者应行根治性子宫切除术。需要根据腹膜表面情况调整手术分期,对高风险肿瘤应进行大网膜和腹膜活组织检查[6]。是否切除盆腔及前后淋巴结是有争议的(参见后文的ASTEC研究),目前从前哨淋巴结到全盆腔及前后淋巴结切除术最合理的方案仍是未知的。为避免过度治疗,外科医生在制订治疗方案时应考虑淋巴结转移低风险的患者,这类患者主要特点为:①肿瘤侵犯<50% 子宫肌层;②肿瘤大小<2cm;③组织学分化良好或中等[28-29]。根据FIGO分期标准,应该清扫任何可疑的淋巴结,并且对高风险肿瘤患者应进行完整的盆腔淋巴结切除术和切除大部分前后淋巴结[19]。

并发症:可能引起淋巴水肿,原因有8%~50%取决于清扫的淋巴结数量、放化疗的辅助应用、术前使用非甾体抗炎药等[30]。II型子宫内膜癌的治疗方式包括经腹全子宫切除术/双侧输卵管、卵巢切除术、盆腔及前后淋巴结切除术、大网膜切除术和腹膜活组织检查术[6]。

化学治疗:低中风险肿瘤的患者一般不采用化学治疗作为其标准辅助治疗方式,同时应鼓励高风险肿瘤患者参与相关临床试验。目前,常用的化学治疗方案为卡铂/紫杉醇,同时,每周顺铂通常在放射治疗期间应用(参见以下研究)。

放射治疗

适应证:放射治疗一般用于全子宫切除术/双侧输卵管、卵巢切除术后,或不能耐受手术的患者。阴道口近距离放射治疗的适应证为包括中高风险肿瘤组,通常包括分级为 1 ~ 2 级同时侵犯 ≥50% 的子宫肌层的肿瘤,或分级为 3 级侵犯 <50% 子宫肌层的肿瘤(参见以下研究和美国近距离放射治疗协会 ABS 指南[1,31]);除此之外近距离放射治疗还可作为盆腔外照射治疗后的补充治疗(除了侵犯宫颈间质或阳性边缘等危险因素外,其他情况疗效一般)。盆腔外照射一般应用于高风险早期肿瘤患者(分级为 3 级,侵犯 ≥50% 子宫肌层)。

剂量:对于阴道口近距离放射治疗,PORTEC 2 研究(见后文)使用 21Gy/3fx 的方案,每周治疗时规定 0.5cm 深度,除此之外其他近距离治疗方案也很常见(参见 ABS 指南)。调强放射治疗作为体外放射治疗的升级方式,常用于术后辅助治疗,剂量一般在 45 ~ 50Gy[13]。对于不能手术的患者,请参阅 ABS 指南中相关内容[32]。

毒性反应:急性毒性包括疲劳、腹泻、恶心、骨髓抑制、排尿困难、尿频等;晚期毒性包括阴道狭窄,阴道干涩,少数患者会发生放射性膀胱炎、直肠炎、骶骨缺如性骨折、肠梗阻、肠瘘等。

治疗过程:见《放射肿瘤学治疗计划手册》,第 9 章[33]。

基于循证数据的问与答

早期子宫内膜癌

• 子宫内膜癌患者如何分类?

子宫内膜癌在病理类型上被分为低、中、高风险组。Aalders(见后文)是第一个证明了三组之间存在差异的研究。GOG 33(见后文)是一项外科研究,证明非浸润性(旧 IA 期)肿瘤具有"低"风险;浸润性肿瘤(旧 ⅡB 期,ⅡC 期和隐匿 ⅡA ~ ⅡB 期)具有"中等"风险;任何 Ⅲ~ Ⅳ 期或侵入性透明细胞/乳头状细胞具有 "高"风险。GOG 33 研究进一步将"中等"风险组细分为中低风险组和中高风险组(参见下文 GOG 99 研究)。GOG 99 和 PORTEC 根据每个分组都阐明了辅助治疗的优势。

• 哪些病理改变与淋巴结受累相关?

GOG 的早期研究表明,侵袭深度和分级与淋巴结受累高度相关。

Creasman,GOG 33 分期(*Cancer* 1987 ,PMID 3652025):对 1977—1983 年接受全子宫切除术/双侧输卵管卵巢切除术、盆腔和主动脉夹层腹膜细胞学治疗的 681 名女性患者进行前瞻性观察研究。多因素分析结果显示,肿瘤分级、入侵深度和腹膜内疾病可预测淋巴结转移,详见表 44 – 3。

表 44 -3　GOG 33 研究子宫内膜癌的结果

入侵深度	腹主动脉旁和盆腔淋巴结转移率					
	1 级		2 级		3 级	
	腹主动脉旁	盆腔	腹主动脉旁	盆腔	腹主动脉旁	盆腔
局限于子宫内膜内	0%	0%	3%	3%	0%	0%
侵犯肌层	1%	3%	4%	5%	4%	9%
侵犯中度子宫肌层	5%	0%	0%	9%	0%	4%
侵犯深层子宫肌层	6%	11%	14%	19%	23%	34%

注意:腹主动脉旁淋巴受累 2/3 的可能性是由于盆腔淋巴结受累,30%~55% 盆腔淋巴结阳性的患者同时有腹主动脉旁淋巴结受累。

Morrow,GOG 33(*Gynecol Oncol* 1991 ,PMID 1989916):与前一篇研究相同,但相关的病理改变和复发情况是新添加的前瞻性研究。895 例患者是 FIGO Ⅰ期和Ⅱ期(隐匿性)的子宫内膜样型肿瘤:①盆腔淋巴结阴性但孤立的腹主动脉旁淋巴结阳性的患者并不常见,约占 2.2% ;②48 例患者有腹主动脉旁淋巴结浸润,占 5.4% 。其中,47 例患者肿瘤分级在 1 级以上:盆腔淋巴结强阳性浸润,附件强阳性浸润,或深度穿透子宫肌层(98% 的患者有腹主动脉旁淋巴结浸润,这些患者可用于进行淋巴结分期);③结论:在无转移的患者中,淋巴血管空间浸润,浸润深度和分级与无复发间隔相关;④肿瘤分级在 2~3 级,侵犯大于 1/3 子宫肌层的患者辅助放射治疗后有较低的局部控制失败率(32.4% 对 48.4%)。

Katsoulakis,SEER(*Int JGynecol Obstet* 2014 ,PMID 25194213):1998—2003 年("现代背景下")的 SEER 数据库分析,包括 4052 例患者。盆腔淋巴结转移情况见表 44 -4。

表 44 -4　SEER 数据库中淋巴结浸润情况

	1 级		2 级		3 级	
	盆腔	腹主动脉旁	盆腔	腹主动脉旁	盆腔	腹主动脉旁
Ⅰ A	1%	0%	2%	0%	1%	1%
Ⅰ B	2%	0%	3%	1%	3%	2%
Ⅰ C	3%	3%	8%	5%	12%	8%
Ⅱ A	7%	3%	10%	4%	10%	5%
Ⅱ B	8%	4%	13%	8%	19%	12%

- **早期子宫内膜癌是否需要进行盆腔淋巴结清除术?**

术中显示无淋巴结转移的可能性时,盆腔和主动脉旁淋巴结是否清扫不会改变肿瘤分期,但可能有助于指导治疗少数肿瘤分期后续上升的患者。以下两个研究均显示,早期子宫内膜癌患者是否进行盆腔淋巴结清扫不会影响患者无病生存率和总生存率的改变。

Kitchener,ASTEC Trial(*Lancet* 2009 ,PMID 19070889):共纳入 1408 例接受全子宫切除术/双侧输卵管卵巢切除术的患者进行前瞻性临床试验,随机分配是否进行淋巴结清扫术。肿瘤分期为Ⅰ~ⅡA期的患者占80%；两组中40%的患者接受了体外照射，中位随访时间37个月。结果显示两组的总体生存率差异无统计学意义（HR=1.04；P=0.83）；"未行淋巴结切除术"组的患者无复发生存率略高，但差异无统计学意义（HR=1.25；P=0.14）。

结论：早期子宫内膜癌患者接受淋巴结切除术后总体生存率和无复发生存率无明显的优势。

Bendetti, Italian Trial（*JNCI* 2008, PMID 19033573）：共纳入514例接受全子宫切除术/双侧输卵管卵巢切除术的患者进行I期临床试验，随机分配患者是否进行淋巴结切除术。80%的患者肿瘤分期在Ⅰ~ⅡA期，其中排除了I期但侵犯<50%子宫肌层的患者。中位随访时间为49个月。结果显示接受淋巴结清扫术的患者淋巴结受累的比例较高（P<0.001）。是否经过淋巴结清扫术的患者5年无病生存率（82对81%）和5年总体生存率（90对86%）均没有差别。

结论：淋巴结清扫术可以提高肿瘤分期，但对无病生存率和总体生存率无影响。

● **哪些患者在全子宫切除术/双侧输卵管卵巢切除术后辅助放射治疗有好处？**

具有不良疾病特征的早期患者存在宫外疾病和复发的风险。高风险的特征各不相同，早些时候，GOG-33报道高风险特征包括：深子宫肌层受累，较高肿瘤等级，宫颈受累，年龄较大，淋巴结血管受累，肿瘤较大等。

Keys, GOG-99（*Gynecol Oncol* 2004, PMID 14984936）：共纳入392例接受全子宫切除术/双侧输卵管卵巢切除术的"中等风险"的子宫内膜癌患者进行前瞻性临床试验，进行盆腔和主动脉旁淋巴结取样，根据细胞学结果随机将患者分为无辅助治疗或全盆腔放射治疗（WPRT）。纳入标准按照旧FIGO IB~隐秘期和Ⅱ期患者（2009新版 IA期、IB期和Ⅱ~隐秘期）更新。根据GOG-33，本研究仅修订了中高等风险组患者（HIR）的纳入标准：①年龄>70岁，同时存在任意一个危险因素（肿瘤分级为2级或3级，淋巴结血管浸润，外1/3子宫肌层浸润）；②年龄>50岁，有两个危险因素；③任何年龄有三个危险因素。其余其他患者均为中低等风险组（LIR）。辅助放射治疗的剂量为50.4Gy/28fx，主要终点是累积复发发生率（CIR），本研究没有有关总体生存情况的有利数据。中位随访时间为69个月，本研究中IA期患者占59%，其中82%的患者肿瘤分级在1或2级。经放射治疗后中高等风险组患者局部复发率从26%降到6%；中低等风险组患者局部复发率从6%降到2%。在接受放射治疗的患者中有3例患者发生了盆腔和阴道复发，其中2例实际上是停止了放射治疗。放射治疗可对血液系统、胃肠道系统，泌尿系统和皮肤造成损伤。

结论：辅助放射治疗可以降低早期中高风险子宫内膜癌患者的局部复发率。

评论：肿瘤分级2级的患者被归为3级，尽管2级的特点与1级相似。

表44-5　GOG-99研究结果

GOG-99	所有患者两年内任何部位复发率	中高风险组患者两年内任何部位复发率	4年总体生存率
手术	12%	26%	86%
手术+放射治疗	3%	6%	92%
P值	0.007	0.007	0.557

Scholten, PORTEC 1(*IJROBP* 2005, PMID 15927414; Update Creutzberg *IJROBP* 2011, PMID 21640520): 共纳入 714 例接受全子宫切除术/双侧输卵管卵巢切除术的I期子宫内膜癌患者进行前瞻性临床试验, 患者接受宫颈细胞学检查, 根据结果选择是否接受盆腔放射治疗 (无阴道近距离放射治疗或盆腔淋巴结清扫)。纳入标准为肿瘤分级 2~3 级同时侵犯 <1/2 子宫肌层或肿瘤分级 1~2 级同时侵犯 ≥1/2 子宫肌层(有时处在 IB/IC 期)的子宫内膜癌患者。本研究中 IC 期患者 99 例, 肿瘤分级在 3 级的患者没有进行随机分配, 而是在手术给予了放射治疗。放射治疗的方案是术后 8 周内完成 2~4 个射野 46Gy/23fx。中位随访时间为 97 个月。多因素分析结果显示, 采取放射治疗以及年龄 <60 岁是降低局部复发率的有益预后因素。3 个危险因素(年龄 ≥60 岁, 侵犯 >50% 子宫肌层, 肿瘤级别为 3 级)中至少有两个患者更容易在接受放射治疗后获益。孤立阴道复发的 35 例患者中, 治疗后完全有效的患者 31 例, 占 89%, 其中 24 例患者在后期随访中也一直保持完全有效的状态。阴道复发后 3 年总生存率为 73%。13.3 年的随访, 15 年的数据多因素分析结果显示, 肿瘤级别 3 级、年龄 >60 岁和侵犯子宫肌层三个因素可以同时影响患者局部复发率和子宫内膜癌死亡率。需要注意的是, 75% 左右的复发部位位于阴道穹隆。中心病理学研究表明, 肿瘤级别从 2 级转向 1 级会有明显的改变。

结论: 对IB 期 1~2 级或IA 期 2~3 级子宫内膜癌患者术后进行放射治疗可有效降低局部复发率, 但是对总体生存率无影响。对于IA 期 2 级或 <60 岁IB 期 1~2 级或IA 期 2~3 级的患者不建议在术后进行放射治疗。在术后接受放射治疗可以有效地改善复发后患者总体生存率。放射治疗对于阴道复发是有效的。IB 期 3 级的患者具有早期即发生远处转移和提高子宫内膜癌相关死亡率的高风险。对于仅有低中危险发生复发的患者应避免使用辅助 WPRT。

表 44 -6 PORTEC -1 的结果

15 年的数据	局部复发率	总体生存率	远处转移率	丧失基本功能	尿道/肠道症状	第二恶性肿瘤
NAT	16%	60%	7%	61.60%	23.6%/14.1%	13%
WPRT	6%	52%	9%	50.50%	28.1%/19.5%	19%
P 值	<0.0001	0.14	0.26	0.004	<0.001	0.12

- 阴道近距离放射治疗后追加盆腔放射治疗是否有好处?

Aalders, Norway(*Obstet Gynecol* 1980, PMID 6999399): 共纳入 540 例接受全子宫切除术/双侧输卵管卵巢切除术(无淋巴结清扫/取样或腹膜细胞学检测)的 I 期子宫内膜癌患者进行前瞻性临床研究, 患者均进行阴道近距离照射后随机分到无其他治疗及追加外照射治疗两组。总体情况来说, 追加放射治疗组降低了患者 9 年的局部复发率(6.9% 对 1.9%), 提高了远处转移率(5.4% 对 9.9%)。是否追加放射治疗不会影响患者 5 年总体生存率。亚组分析结果显示, 追加放射治疗可以提高肿瘤级别为 3 级同时子宫肌层浸润 >50% 或者有淋巴结血管侵犯(72%~82%)的患者 9 年总体生存率。

结论: 只有肿瘤级别为 3 级, 同时子宫肌层浸润 >50% 或者有淋巴结血管侵犯的患者可以在阴道近距离放射治疗后追加盆腔外照射治疗中获益,其他 I 期患者仅单独采用阴道近距离放射治疗即可。

表 44-7 追加盆腔放射治疗治疗子宫内膜癌 Aalders（Norway）研究结果

	5 年的总生存率	9 年总生存率	局部复发率	远处转移率	死于远处转移
未追加盆腔放射治疗	91%	90%	6.9%	5.4%	4.6%
追加盆腔放射治疗	89%	87%	1.9%	9.9%	9.5%
P 值	NS	NS	<0.01	NS	$0.10 > P > 0.05$

Blake,MRC ASTEC-NCIC EN.5 Pooled Results（*Lancet* 2009,PMID 19070891）：用全子宫切除术/双侧输卵管卵巢切除术联合或不联合辅助外照射治疗的 905 例高风险子宫内膜癌的前瞻性临床研究。其中 29% 的患者接受了淋巴结切除术,接受清扫术的患者中 4% 被发现具有阳性淋巴结浸润。如有需要患者可选择腔内照射,但前提条件是试验环境下能否实施,确认后接受或不接受外照射两组内均应有患者接受腔内照射（51% 对 52%）。本研究中对高风险的定义是:肿瘤级别为 3 级,IB 期,宫颈腺体受累,浆液性乳头状或透明细胞型。腹主动脉旁淋巴结阳性不算高风险患者。外照射的方案为 40~46Gy/20~25fx。本研究中患者中位年龄为 65 岁。有外照射的患者较无外照射的患者来说急性毒性和慢性毒性均较高（急性:60% 对 26%；慢性:7% 对 3%）,5 年总体生存率为 84%；疾病特征生存率 89%；无复发生存率 78%,是否接受外照射对三种生存率无影响。接受外照射可以有效降低孤立阴道/盆腔复发率（32% 对 6.1%,$P = 0.038$）。

结论:虽然外照射可以降低局部复发的风险,但是由于其存在的急慢性毒性,所以对于中度风险和高度风险的患者术后体外放射治疗一般不建议实施。

Kong（*J Natl* Cancer Inst 2012,PMID 22962693）：Meta 分析纳入 7 项比较患者接受外照射与不接受外照射（包括阴道内照射）的临床随机对照试验,和 1 项比较患者接受阴道内照射与不接受其他治疗的临床研究。结果显示外照射可以有效降低局部复发率（HR 0.36,$P < 0.001$）但是对总体生存率（HR 0.99,$P = 0.95$）、病因生存率、远处转移率均无影响。体外照射与患者急慢性毒性的发生有关。

结论:外照射可以降低局部复发率但是对患者生存情况无影响,同时可以一定程度上降低患者生存质量。

Sorbe,Swedish Intermediate Risk（*IJROBP* 2012,PMID 21676554）：随机临床研究纳入 527 例患者行全子宫切除术/双侧输卵管卵巢切除术后辅助阴道内照射,之后随机分配到是否进行 WPRT 的两组中。纳入标准:只有 1 个危险因素（肿瘤级别 3 级,IB 期或非整倍体 DNA）的 I 期子宫内膜样组织类型患者。治疗方案为 WPRT46Gy 联合阴道内照射或单纯的阴道内照射（3Gy × 6,5.9Gy × 3 或 20Gy ×1,深度 5mm）。单纯阴道内照射组有 15 例盆腔内复发,联合 WPRT 组仅有 1 例复发（单纯对联合 5 年复发率:5% 对 1.5%）,两组 5 年生存率分别为 89% 和 90%,差异无统计学意义($P=0.548$)。子宫肌层的浸润深度是影响患者预后的因素,但是肿瘤级别和 DNA 倍数性不是影响预后的因素。WPRT 的毒性较低($<2\%$),但是与单纯阴道腔内放射治疗相比差异无统计学意义。

结论:即使阴道腔内照射联合 WPRT 可以有效降低局部复发率,但对患者生存情况无影响,若高风险患者同时满足 2 个以上危险因素的可以考虑辅助追加 WPRT。单纯阴道腔内照射应该作为中等风险组患者辅助治疗方式的一项选择。

- **阴道口近距离放射治疗是否可以减少低风险妇女患者的复发?**

Sorbe,Swedish Low Risk(*Int JGyn Cancer* 2009,PMID 19574776):随机临床研究纳入 645 例患者行全子宫切除术/双侧输卵管卵巢切除术后接受或不接受阴道内照射(高剂量率或低剂量率)。纳入标准为 1988 年版 FIGO IA/B 期,1~2 级的所有患者。使用阴道柱形施源器或卵圆体黏膜下 5mm 3~8Gy 每次,3~6fx。接受阴道腔内照射的患者阴道内复发率为 1.2%;未接受阴道腔内照射的患者复发率为 3.1%,两者差异无统计学意义($P=0.114$)。肿瘤级别 1~2 级的患者副作用较小,接受腔内照射的患者毒不良反应发生率为 2.8%,未接受的患者毒性反应发生率为 0.6%。

结论:阴道腔内照射不能有效降低患者局部复发率,对于本研究纳入患者术后可以不接受阴道腔内照射。

评论:可能某些其他低风险或中等风险的患者(只有 IB 期,2 级期或具有淋巴结血管浸润的肿瘤,或具有较高年龄的患者)可能受益于阴道腔内近距离放射治疗。

- **如何在阴道口近距离照射和外照射当中选择合适的辅助治疗方式?**

其关键在于选择合适的患者。GOG-99 和 PORTEC 研究报道结果显示,子宫内膜癌患者复发部位大多在阴道穹窿,需要注意的是,28% 左右的部位是偏离中心的侧壁。同时,GOG99 研究纳入的患者是经过手术治疗的,然而在 PORTEC-2 研究中经过中心病理学检查后发现,研究中许多患者风险较低。

Nout,PORTEC-2(*Lancet* 2010,PMID 20206777):随机临床试验研究纳入 427 例中高风险患者行全子宫切除术/双侧输卵管卵巢切除术(无盆腔淋巴结清扫)后一组接受外照射(46Gy/23fx),一组接受阴道腔内照射(高剂量率 21Gy/3fx 或低剂量率 30Gy)。纳入标准为肿瘤 IB 期 1~2 级或 IA 期 3 级年龄 ≥60 岁的患者;或者肿瘤侵犯至子宫颈腺体组织 1~3 级任何年龄的患者;排除侵犯 >1/2 子宫肌层 3 级的患者。中位随访时间为 45 个月。结果显示接受阴道腔内照射的患者生存质量(社交情况,腹泻、大便失禁情况以及日常活动量表评分 ADL 限制情况)较高。中心通路检查:肿瘤 2 级重复性差,重新审查时,大多数患者肿瘤等级为 1 级(详见表 44-8)。多因素分析结果显示,高风险及淋巴结血管浸润是影响患者总体生存率和无复发生存率的因素。

结论:阴道腔内治疗及外照射治疗两组患者阴道复发率、总体生存率、无病生存率无明显差异。阴道腔内照射可以提升中高风险子宫内膜癌患者的生存质量,与外照射相比,腔内照射会存在 2% 的 3 级慢性胃肠道毒副作用。

表 44 - 8　PORTEC - 2 对子宫内膜癌的结果

5 年结果	阴道复发	局部复发率	盆腔内复发	PFS	OS	1~2 级胃肠道毒性		通路描述	1 级	2 级	3 级
EBRT	1.6%	2.1%	1.5%	82.7%	84.8%	53.8%		临床研究	48%	45%	7%
VBT	1.8%	5.1%	0.5%	78.1%	79.6%	12.6%		综述	79%	9%	12%
P 值	0.74	0.17	0.30	0.74	0.57	无统计学意义					

McMeekin,GOG 0249(*SGO* 2014,Late - Breaking Abstract 1):全子宫切除术/双侧输卵管卵巢切除术治疗患者的临床前瞻性研究。然后随 FIGOI期子宫内膜的女性随机化符合 HIR 标准的 GOG -99,Ⅱ期或I~Ⅱ期浆液/透明细胞癌。(随机将 FIGO 分级系统中I期子宫内膜样癌依据 GOG -99 研究中出现中高等风险的标准随机分配)。术后将患者随机分配到全盆腔外照射组(45~50.4Gy/25~28fx)与阴道口近距离照射联合持续 3 个周期 q3 周的卡铂/紫杉醇化学治疗组。Ⅱ期或浆液/透明细胞病理类型的患者可以选择在外照射之前进行腔内照射。结果显示两组两年无复发生存率(外照射 82% 对 84% 近距离放射治疗联合化学治疗)和总体生存率(外照射 93% 对 92% 近距离放射治疗联合化学治疗)差异无统计学意义;各复发部位患者例数差异无统计学意义(阴道内:5 对 3;盆腔:2 对 9;腹主动脉旁淋巴结:2 对 3;远处转移:32 对 24);近距离放射治疗联合化学治疗组患者毒性反应(恶心、亚铁血红素异常、神经病变)较外照射(腹泻)表现明显。综合结果显示对于两组治疗方式那种较优未得出有意义的结果。

结论:由于较高的毒性反应(远期疗效和生命质量评估有待进一步研究)并且对于控制盆腔内复发没有什么实质性作用,因此化学治疗联合阴道口近距离治疗子宫内膜样癌患者较外照射治疗无明显优势。

- **风险因素淋巴结血管浸润(LVSI)有多强?**

LVSI 一直被认为是局部和远处复发的强风险因素。

Bosse,Pooled PORTEC 1 & 2(*Eur J Cancer* 2015,PMID 26049688):汇集 PORTEC - 1 和 PORTEC - 2 的研究分析结果显示,实质性 LVSI(弥散性或多灶性 LVSI 而非局灶性或无 LVSI)是影响骨盆区域复发(HR =6.2)、远处转移(HR =3.6)和 OS(HR =2.0)的独立因素。对于无 LVSI、局灶性 LVSI 和实质性 LVSI 三组,5 年盆腔内控制失败风险分别为 1.7%,2.5% 和 15.3%。在具有显著 LVSI 的患者中,外照射后 5 年盆腔复发率为 4.3%,单独近距离放射治疗为 27.1%,无额外治疗为 30.7%。

- **术后调强放射治疗(IMRT)是否会降低与治疗相关的毒性,同时保持控制率?**

IMRT 可降低肠,膀胱,直肠毒性的风险。

Klopp,RTOG 1203/TIME - C(*ASTRO* 2016,Abstract #5):术后比较 IMRT 与传统的四野放射治疗对患者毒性反应及生存质量的临床前瞻性研究(包括宫颈癌和子宫内膜癌患者)。顺铂可根据患者疾病情况酌情给予。放射治疗开始 5 周后,传统放射治疗组患者经历了 PRO – CTCAE 导致腹泻/大便失禁等更多高级别不良事件以及 FACT – Cx 评分的下降。这些差异随着时间的推移会有所改变。

结论:IMRT 可改善急性毒不良反应和生活质量。

Klopp,RTOG 0418(*IJROBP* 2013,PMID 23582248):临床Ⅱ期试验共纳入 83 例患者术后接受盆腔 IMRT 和传统四野放射治疗(包括宫颈癌和子宫内膜癌)。子宫内膜癌患者接受单纯的 IMRT,宫颈癌的患者接受 IMRT 联合顺铂。IMRT 治疗方案为:盆腔淋巴结和阴道 50.4Gy/28fx。

结论:接受顺铂化学治疗的患者中,骨髓 V40 > 37% 的患者 2 级以上血液系统毒性反应发生率较高(75% 对 40%)。

Viswanathan,RTOG 0921(*Cancer* 2015,PMID 25847373):一项临床Ⅱ期试验共纳入 34 例高风险子宫内膜癌患者术后接受 IMRT 联合顺铂/贝伐单抗、卡铂/紫杉醇治疗。纳入标准:IC 期或ⅡA 期 3 级/乳头状浆液性/透明细胞子宫内膜癌患者或ⅡB 期 2 ~ 3 级或Ⅲ~ⅣA期任何分级的患者。结局指标包括不良事件发生率、总体生存率(OS)、盆腔控制失败率、局部控制失败率、远处转移率及无病生存率。共有 30 例患者满足条件,其中 23.3% 的与治疗相关的非血液系统毒性反应在 90 天内发生,在治疗后一年内增加了 20%。两年总体生存率为 96.7%,无病生存率为 79.1%。中位随访时间 26 个月后 IMRT 各照射野均得到了控制,同时 FIGO Ⅰ期到ⅢA 期患者无复发。

结论:IMRT 和贝伐单抗是安全且有效的。

晚期子宫内膜癌

• 晚期子宫内膜癌的界定标准是什么?

自然而然的,任何Ⅲ~ⅣA 期子宫内膜癌患者应该被定义为晚期,但一些研究如 GOG99 和 PORTEC – 1 把高风险早期的患者(IB 期 3 级,Ⅱ期或乳头状浆液性/透明细胞病理类型)也被划分为晚期子宫内膜癌。

• 对于局部晚期子宫内膜癌来说单独的化学治疗是否较单独的放射治疗疗效要好?

Randall,GOG 122(*JCO* 2006,PMID 16330675):临床前瞻性研究纳入 442 例(可评估 396 例)Ⅲ~Ⅳ期子宫内膜癌患者,将其分为两组,一组接受全腹放射治疗(WART),一组接受阿霉素 – 顺铂(AP)化学治疗。纳入标准为肿瘤侵犯子宫 TAH/BSO,分期手术后残留肿瘤 <2cm(允许为腹主动脉旁淋巴结)。放射治疗的方案为 30Gy/20fx,AP/PA +15Gy 后装放射治疗 ± PA LN。三周共 7 个疗程的 AP 额外还需要加 1 个疗程的顺铂(P)。患者中位年龄 63 岁,中位随访时间 74 个月,50% 的患者病理类型为子宫内膜样型,超过 75% 的患者是ⅢC ~ⅣA/B 期的患者。放射治疗组中有 84% 的患者完成了治疗,化学治疗组中只有 63% 患者完成了治疗。与 WART 治疗方式相比,AP 有超过 3 级以上的血液系统(88% 对 14%)、胃肠系统、心血管系统及神经系统毒性反应。但是 AP 较 WART 可以显著提高患者 5 年无进展生

存率(50% 对 38%,$P<0.01$)和总生存率(55% 对 42%,$P<0.01$),同时还可以降低首次腹膜外治疗失败率(10% 对 19%)。WART 组患者盆腔控制失败率为 13%,腹膜复发率为16%;AP 组患者盆腔控制失败率为 18%,腹膜复发率为 14%。

结论:临床上Ⅲ期或Ⅳ期的患者经 AP 治疗后可有效提高患者总体生存率和无进展生存率,但不良反应较大。

评论:此结果可能存在争议,因为虽然整体实验设计是随机的,但是未报告调整前的临床试验重点而做事后阶段性调整会削弱整个结果的可信性。此外,未完全切除病变(最高可达 2cm)的患者接受放射治疗,由于被实施的剂量不充分,而导致结果的局限性。

Maggi, Italy(*Br J Ca* 2006, PMID 16868539):临床前瞻性研究纳入 345 例高风险子宫内膜癌患者,将其分为两组,一组接受放射治疗,一组接受化学治疗。两组患者治疗前均经过全子宫切除术/双侧输卵管卵巢切除术治疗,同时可能进行盆腔及腹主动脉旁淋巴结清扫术。纳入标准为 FIGO 分期Ⅰ期 3 级,Ⅱ期 3 级并伴有 >50% 子宫肌层浸润,和Ⅲ期(224 例)局限在盆腔的患者。随机分配到放射治疗组的患者接受 45~50Gy 的盆腔外照射,针对淋巴结阳性的患者应追加 45Gy 腹主动脉放射治疗。随机分配到化学治疗组的患者接受 $600mg/m^2$ 的环磷酰胺,$45mg/m^2$ 的阿霉素,$50mg/m^2$ 的顺铂,一共 28 天,5 个周期。中位随访时间为95.5个月。结果显示,放射治疗组合化学治疗去 7 年总生存率均为 62%,放射治疗组患者 7 年无进展生存率为 56%,化学治疗组为 60%。虽然没有统计学意义,但局部和远处复发的累积发病率曲线显示放射治疗组的患者局部控制率较好,而化学治疗组患者远处转移控制较好。

结论:放射治疗和化学治疗对于晚期子宫内膜癌患者总体生存率及无进展生存率影响差异均无统计学意义,两组治疗后患者毒不良反应均在可接受范围内。针对盆腔放射治疗联合细胞毒性治疗与单独放射治疗疗效比较的随机临床试验是目前研究的热点。

Susumu, JGOG 2033(*Gynecol Oncol* 2008, PMID 17996926):本研究为一项多中心临床Ⅲ期试验,针对中等和高风险同时浸润 >50% 子宫肌层的子宫内膜样腺癌患者分别采用盆腔放射治疗和以铂类为基础的化学治疗。共纳入 385 例患者,随机分配至放射治疗组(193 例)和化学治疗组(192 例),放射治疗组最低接受最低 40Gy 的照射,化学治疗组的方案为环磷酰胺 - 阿霉素 - 顺铂(CAP)。纳入标准为浸润 >50% 子宫肌层,IC~ⅢC 期(ⅢC期仅占 11.9%),经过全子宫切除术/双侧输卵管卵巢切除术治疗并进行手术分期的患者。放射治疗剂量45~50Gy(前后对穿野),化学治疗进行至少 3 个疗程。结果显示:盆腔放射治疗组合 CAP 化学治疗组患者 5 年无进展生存率为 83.5% 和 81.8%(差异无统计学意义),5年总体生存率为85.3% 和 86.7%(差异无统计学意义)。偶然进行高风险患者亚组分析包括:①>70 岁或 3 级子宫内膜样腺癌的 IC 期患者;②Ⅱ期或ⅢA 期患者(细胞学诊断阳性)。结果显示 CAP 化学治疗组患者无进展生存率及总体生存率相对较高(无进展生存率:83.8% 对 66.2%,$P=0.024$;总体生存率:89.7% 对 73.6%,$P=0.006$)。

结论:与放射治疗相比,术后辅助化学治疗可能更适用于中高风险期子宫内膜腺癌患者。

评论:本研究中亚组分析没有进行分层分析,此结果可能有一定的局限性。由于只有

11.9%的ⅢC期患者,所以不能按疾病临床分期进行随机化分组。

Johnson(*Gynecol Oncol* 2010,PMID 21975736):Meta分析共纳入5项前瞻性临床研究超过2000例女性患者,比较辅助化学治疗联合其他治疗以及单纯化学治疗两种治疗方案的效果。其中有4项研究比较以铂类为基础的化学治疗与放射治疗之间的差异。化学治疗组的患者除盆腔外其他部分首次复发后绝对危险度降低5%;不添加放射治疗组有关死亡风险绝对危险度降低4%。

结论:术后患者经铂类相关化学治疗后若不添加放射治疗整体疗效较差。

评论:由于资料不足,本研究没有评估盆腔复发率,不能直接比较是否添加放射治疗对患者疾病状态的影响,所以根据现有资料结果无法确定哪种更为有效。在临床治疗过程中可以针对不同患者特征有选择性地应用放射治疗,使其发挥更大的价值。

Galaal(*Cochrane Database Syst Rev* 2014,PMID 24832785):Meta分析共纳入4项临床随机对照试验研究包含1269例FIGO分期为Ⅲ~Ⅳ期的子宫内膜癌患者,比较术后辅助化学治疗与辅助放射治疗或放化疗联合的疗效差异。纳入标准为JGOG 2033和GOG122所有研究都被纳入了,其中只有两项研究报道了有关预后的数据,因此有关预后部分结果只结合了这两项研究共计620例患者的情况。需要注意的是,其中第4项GOG184临床前瞻性研究比较的是放射治疗后进行化学治疗,比较顺铂/阿霉素/紫杉醇化学治疗方案与顺铂/阿霉素的疗效差异。结果显示放射治疗后添加化学治疗可有效提高患者总体生存率(HR=0.75,95% CI:0.57~0.99)和无进展生存率(HR=0.74,95% CI:0.59~0.92)。根据调整/未调整患者总体生存情况进行的敏感性分析及亚组分析结果显示,Ⅲ期内及Ⅲ~Ⅳ期之间差异无统计学意义。化学治疗的不良反应发生率高于放射治疗患者,但两组治疗相关死亡率差异无统计学意义。

结论:对于Ⅲ~Ⅳ期子宫内膜癌患者来说与放射治疗相比,化学治疗可以提高患者25%的生存时间。有关化学治疗与放化疗结合的疗效比较分析需要更多的研究进行更深入的探索(见后文)。

● 化学治疗联合单独放射治疗是否安全和有效?

与既往结果相比,多项研究结果表明各种化学治疗方案联合放射治疗治疗患者更为有效。

Greven,RTOG 9708(2年:*IJROBP* 2004,PMID 15093913;4年:Gynecol Oncol 2006,PMID 16545437):临床Ⅱ期试验研究纳入44例经高风险子宫内膜癌患者,观察化学治疗联合盆腔放射治疗对患者的安全性与毒性反应。所有患者在之前均进行了全子宫切除术/双侧输卵管卵巢切除术。纳入标准为IB期2-3级,Ⅱ期或Ⅲ期患者。盆腔放射治疗方案为45Gy/25fx,化学治疗方案为1~28天连续给予50mg/m² 顺铂。盆腔放射治疗后患者接受单次低剂量率20Gy或3fx高剂量率18Gy的阴道腔内放射治疗。放射治疗结束后在化学治疗28天治疗后补充4个疗程的50mg/m² 顺铂和175mg/m² 紫杉醇。98%的患者完成了全部治疗方案。中位随访时间为4.3年。耐受的最大1级慢性毒性占16%;2级占41%;3级占16%;4级占5%,此外,4年内盆腔、局部和远处复发率分别为2%、2%和19%。4年总生存率和无病生存率为85%和81%;Ⅲ期患者4年总体生存率和无病生存率分别为77%和72%,该分期下的患者无复发。

结论:综合治疗后所有患者的局部控制情况较好,暗示放射治疗和化学治疗叠加效果较好。

Homesley,GOG 184(*Gynecol Oncol* 2009,PMID 19108877):临床前瞻性研究共纳入 552 例Ⅲ~Ⅳ期(改变除腹主动脉以外的腹部疾病)经子宫切除术/两侧卵巢输卵管切除术(未行淋巴结清扫术)的 552 例患者,随机分配到放射治疗和化学治疗组,放射治疗组盆腔/外照射方案为盆腔 50.4Gy,当腹主动脉旁淋巴结阳性或未行淋巴结清扫术的患者应给予腹主动脉旁淋巴结 43.5Gy;化学治疗组治疗方案为顺铂 + 阿霉素(CD)联合或不联合紫杉醇(P)。CD 化学治疗组与 CDP 化学治疗组 3 年无复发生存率分别为 62% 和 64%。然而,亚组分析结果显示 CDP 组对于术后有残留的患者来说有 50% 可能性可降低复发和死亡风险(95% CI:0.26~0.92)。

结论:术后和放射治疗后追加紫杉醇和阿霉素并不能有效改善患者无复发生存率,却增加了患者毒性反应的发生。

评论:与 GOG122 结果相反,其原因可能是由于本研究中纳入的Ⅳ期患者分期不符合标准。

- **联合放化疗是否会比其他治疗方案效果要好?**

最新的研究表明放射治疗可以降低局部复发率,化学治疗可以降低远处转移率。虽然放化疗联合的治疗细节正在研究中可能还不够清楚,但是放化疗联合确实能使患者达到较好的疗效。

de Boer,PORTEC 3(*ASCO* 2017,Abstract 5502):临床前瞻性研究共纳入 686 例经子宫切除术的高风险子宫内膜癌患者(FIGO 分期 IB 期 3 级伴或不伴有淋巴结血管浸润,Ⅱ~Ⅲ期或浆液性/透明细胞病理类型),随机将患者分为放射治疗组或放化疗联合组。放射治疗组治疗方案为 48.6Gy/27fx,化学治疗方案为单药顺铂(每周 50mg/m²,4 周),随后辅助卡铂 AUC5/紫杉醇 175mg/m²,每三周方案,4 个周期。中位随访时间 60.2 个月。结果显示放射治疗组与放化疗联合组相比 5 年总体生存率分别为 83.9% 和 76.7%(HR = 0.79,95% CI 0.57~1.12,P = 0.183)。两组无失败生存率(FFS)分别为 71.8% 和 75.5%。亚组分析结果显示Ⅲ期患者在放化疗联合组效果较好。

结论:较单独放射治疗相比,放化疗联合可能不能有效提高所有患者 FFS 和总体生存率,但可以提高Ⅲ期患者 FFS。

Matei,GOG 255(*ASCO* 2017,Abstract 5505):临床前瞻性研究共纳入 813 例Ⅲ~ⅣA 期子宫癌或 Ⅰ~Ⅱ期浆液性/透明细胞病理类型(细胞学检查阳性)患者,经过理想肿瘤细胞减灭术(剩余 <2cm 残渣)后随机分配到放化疗后追加 4 个周期卡铂/紫杉醇治疗组和单独只使用卡铂/紫杉醇 6 个周期治疗组。中位随访时间 47 个月。结果显示,两组作为主要结局指标的无复发生存率(RFS)差异无统计学意义(HR = 0.9)。放化疗联合组可以降低阴道(3% 对 7%)和盆腔/腹主动脉旁(10% 对 21%)复发率,但是远处转移在放化疗联合组较为常见(28% 对 21%)。3 级以上的毒性反应在放化疗联合组较为少见(58% 对 63%)。

结论:与单独化学治疗相比,放化疗不能有效地提高Ⅲ~ⅣA 期子宫内膜癌患者的 RFS。

Hogberg,EORTC 55991(*ASCO* 2007,Abstract 5503):Ⅲ期临床试验研究共纳入 332 例经子宫切除术/两侧卵巢输卵管切除术(大多数患者进行了淋巴结清扫术)同时辅助盆腔放射治疗的患者,根据追加或不追加化学治疗分为两个治疗组。纳入标准:Ⅰ期,Ⅱ期(隐匿期)，ⅢA 期(只包括腹水细胞学检查阳性)，或者ⅢC 期(仅有盆腔淋巴结阳性)以及任何阶段的透明细胞癌、浆液性乳头状癌或者未分化癌。大多数患者肿瘤特征包含其中至少两项：3 级，浸润 >50% 子宫肌层或非整倍体 DNA。放射治疗的剂量为 44Gy，同时可根据患者情况选择性进行阴道腔内近距离照射以提高疗效。化学治疗方案是前文提到过的 AP，之后进行卡铂/紫杉醇，TAP 或 TEP。若疗效迟缓可提前终止治疗。中位随访时间为 4.3 个月。IC 期患者占 50%，3 级患者占 50%，92% 的患者完成了治疗。40% 的患者接受了近距离照射，27% 的患者没有完全完成化学治疗方案的治疗。无化学治疗组和有化学治疗组相比 5 年无进展生存率(PFS)分别为 72% 和 79%，差异有统计学意义(P=0.03)；5 年总生存率(OS)分别为 76% 和 83%，差异无统计学意义(P=0.1)，添加化学治疗有助于改善患者生存情况。对于子宫内膜样病理类型的患者两组的 PFS 分别为 73% 和 83%，差异有统计学意义(P=0.03)；OS 分别为 75% 和 86%，差异无统计学意义(P=0.08)。

结论：虽然放化疗结合与单独放射治疗治疗高风险患者总体生存率差异无统计学意义，但综合来说还是放化疗联合更为有效。

Kuoppala(*Gyn Oncol* 2008，PMID 18534669)：临床前瞻性研究纳入 156 例经子宫切除术/两侧卵巢输卵管切除术的患者(其中 80% 接受了淋巴结清扫术)，将患者随机分成盆腔放射治疗和序贯放化疗联合两个治疗组。盆腔放射治疗的方案为 28Gy/14fx 3 周内完成；序贯放化疗联合组治疗方案为：放射治疗 28Gy – 化学治疗 – 放射治疗 28Gy – 化学治疗，其中化学治疗的方案是顺铂/表阿霉素/环磷酰胺。纳入标准为 FIGO 分期 IA~B 期 3 级或 IC~ⅢA 期 1~3 级的患者。两治疗组相比 5 年无病生存率(DFS)、局部复发率(LR)、远处转移率(DM)以及总体生存率(OS)差异均无统计学意义。

结论：对于高风险子宫内膜癌患者来说，放射治疗后追加化学治疗并不能有效提高患者总体生存率，降低患者局部复发率。化学治疗后患者急性毒性较小，但出现了较高的肠道并发症。

Hogberg，Pooled Results of MaNGO ILIADE – Ⅲ and EORTC 55991(*Eur J Cancer* 2010，PMID 20619634)：数据来源于两个有关放射治疗和化学治疗的临床前瞻性研究，分为两个治疗组，一个治疗组患者只接受放射治疗，另外一个治疗组患者接受化学治疗和放射治疗。不论患者是否具有相关风险因素，只要患者是浆液性、透明细胞或退行性癌则纳入本研究，然而，患者在 ILIADE Ⅲ期浆液性、透明细胞癌被排除。放射治疗的方案为 45Gy/25fx。若肿瘤浸润到子宫颈则应追加阴道腔内近距离放射治疗。化学治疗的方案为 $60mg/m^2$ 的阿霉素 $+50mg/m^2$ 顺铂，每 3 周方案，共计 3 个周期。结果显示，只接受放射治疗的患者与接受放化疗的患者 5 年 PFS 分别为 69% 和 78%，5 年 OS 分别为 75% 和 82%，差异无统计学意义，两组病因相关生存率(CSS)差异有统计学意义。亚组分析结果显示添加化学治疗对于浆液性、透明细胞癌患者无明显优势。

结论：追加化学治疗有助于改善患者 PFS 并具有改善 OS 的趋势。

• 放射治疗和化学治疗理想的治疗顺序是什么？

添加化学治疗的最优顺序目前是不清楚的，但是 Geller 和 Secord 提出"三明治"治疗顺序(化学治疗→放射治疗→化学治疗)效果较好。然而,与之相关的都是一些小的回顾性研究,有说服力的研究需要各复杂治疗方案组内患者病理类型保持平衡。

Geller(*Gynecol Oncol* 2011,PMID 21239048):Ⅱ期临床试验采用"三明治"疗法治疗Ⅲ~Ⅳ期及复发的子宫内膜癌患者(2例),具体方案如下:卡铂+多西他赛化学治疗后采用放射治疗,放射治疗完成后采用化学治疗巩固治疗。42例临床分期为Ⅲ~Ⅳ期(在ⅢA期里排除细胞学)或活检证实复发的患者纳入本研究。多西他赛+卡铂治疗3个周期后,进行区域放射治疗(IFRT)45Gy,同时选择性进行阴道腔内近距离照射,之后再追加3个周期的多西他赛+卡铂。中位随访时间为28个月,有7例患者未满随访。KM曲线法进行生存分析结果显示患者1年、3年、5年OS分别为95%、90%和71%,1年、3年、5年PFS分别为87%、71%和64%。

结论:针对晚期或复发的子宫内膜癌患者的放射治疗夹在化学治疗中间的"三明治"疗法有待进一步临床研究验证。

Secord(*Gynecol Oncol* 2007,PMID 17688923):回顾性研究纳入1975—2006年Duke/UNC中临床分期Ⅲ~Ⅳ期经子宫切除术/两侧卵巢输卵管切除术(伴或不伴有盆腔、腹主动脉旁淋巴结清扫术)后化学治疗的356例患者,有一些患者之后又接受了放射治疗。51例患者是"三明治"疗法,即化学治疗-放射治疗-化学治疗,9例患者采用化学治疗-放射治疗,15例患者采用放射治疗-化学治疗,结果显示,三治疗方案组的3年OS分别为:91%、47%和65%;3年PFS分别为69%、19%和60%。

结论:有关治疗顺序效果的比较有待进一步研究探讨。

评论:回顾性研究、样本含量较小、病理类型分布不平衡和复杂的治疗模型都会对本研究结果造成局限。

Secord(*Gynecol Oncol* 2009,PMID 19560193):多中心回顾性研究纳入1993—2007年接受术后辅助治疗的109例临床分期为Ⅲ期和Ⅳ期的子宫内膜癌患者。其中44例患者是化学治疗-放射治疗-化学治疗即"三明治"疗法,占41%;17%的患者接受放射治疗-化学治疗;42%患者接受化学治疗-放射治疗。

结论:"三明治"疗法、化学治疗-放射治疗和放射治疗-化学治疗三组3年PFS为69%、52%和47%,差异有统计学意义($P=0.025$);3年总生存率为88%、57%和54%,差异有统计学意义。

评论:由于样本量较少,有待进一步研究验证。

癌肉瘤

● 癌肉瘤是什么? 它与其他子宫内膜癌治疗方案上有何区别?

癌肉瘤是与间质混合而成的一种高级别的肿瘤,病理学上称为"恶性苗勒管混合瘤",属于子宫肉瘤的一种(详见"子宫肉瘤"章节),通常采用针对高级别肿瘤的治疗方式进行治疗,常规的治疗方式与高级别子宫内膜癌相似:首先要进行彻底的手术治疗,包括大网膜切除术、彻底的腹腔冲洗液冲洗、盆腔和腹主动脉旁淋巴结清扫术。

癌肉瘤是罕见肿瘤,通常恶性程度较高,目前针对其辅助治疗方式情况的研究主要是回顾性的。EOTRC 55874 研究中报道了一些有关癌肉瘤的信息(详见"子宫肉瘤"章节),其中报道了癌肉瘤经盆腔放射治疗后与对照组相比患者局部控制率有所上升(47% 对 24%)。同时,French SARCGYN 研究(详见"子宫肉瘤"章节)中也报道了有关癌肉瘤的相关信息,其结果表明,与单独盆腔放射治疗相比,化学治疗联合放射治疗可以有效地提高癌肉瘤患者DFS。此后出现了基于 GOG150 的有关单独不同化学治疗方案治疗癌肉瘤的研究报道。然而,包括 NCDB、SEER 和其他大型的实验中心的多种回顾性调查研究结果显示,无论对于盆腔放射治疗或是阴道近距离疗法,辅助添加化学治疗都是有好处的,但目前来说,针对癌肉瘤的最佳辅助治疗方案仍在研究中[34-40]。

Wolfson,GOG 150(*Gynecol Oncol* 2007,PMID 17822748):临床前瞻性研究纳入术后残留 <1cm 的I- Ⅳ期子宫内膜癌患者,随机将其分配到全腹放射治疗(WART)组和顺铂 + 异环磷酰胺 + 美司钠(CIM)3 周期化学治疗组。WART 治疗方案是一天两次 30Gy/30fx,此后由于治疗效果进展缓慢方案调整为一天 1 次 30Gy/20fx。WART 治疗后,全骨盆进行了 20Gy/20fx、一天 2 次的巩固照射,而后改成 19.8Gy/11fx、一天 1 次的巩固照射。本研究中共纳入 232 例患者,其中I- Ⅱ期患者占44%,Ⅲ~ Ⅳ期患者占57%。中位随访时间为 5 年,经过年龄和肿瘤分期的分组后结果显示,CIM 组复发率(21%)和死亡率(相对危险度 =0.712,*P*=0.085)均比 WART 组低。

结论:多种化学治疗方案对患者治疗疗效有益。

评论:本研究采用的是以前被淘汰的放射治疗技术,并且并没有回答当代关于联合化学治疗和盆腔放射治疗的热点问题。

(马娜 译)

参考文献

1. Klopp A, Smith BD, Alektiar K, et al. The role of postoperative radiation therapy for endometrial cancer: executive summary of an American Society for Radiation Oncology evidence-based guideline. *Pract Radiat Oncol*. 2014;4(3):137–144.
2. Meyer LA, Bohlke K, Powell MA, et al. Postoperative radiation therapy for endometrial cancer: American Society of Clinical Oncology Clinical Practice Guideline Endorsement of the American Society for Radiation Oncology Evidence-Based Guideline. *J Clin Oncol*. 2015;33(26):2908–2913.
3. Siegel RL, Miller KD, Jemal A. Cancer statistics, 2016. *CA Cancer J Clin*. 2016;66(1):7–30.
4. Cancer stat facts: endometrial cancer. http://seer.cancer.gov/statfacts/html/corp.html
5. Torre LA, Siegel RL, Ward EM, Jemal A. Global cancer incidence and mortality rates and trends: an update. *Cancer Epidemiol Biomarkers Prev*. 2016;25(1):16–27.
6. Morice P, Leary A, Creutzberg C, et al. Endometrial cancer. *Lancet*. 2016;387(10023):1094–1108.
7. Renehan AG, Tyson M, Egger M, et al. Body-mass index and incidence of cancer: a systematic review and meta-analysis of prospective observational studies. *Lancet*. 2008;371(9612):569–578.
8. Hernandez AV, Pasupuleti V, Benites-Zapata VA, et al. Insulin resistance and endometrial cancer risk: a systematic review and meta-analysis. *Eur J Cancer*. 2015;51(18):2747–2758.
9. Shapiro S, Kelly JP, Rosenberg L, et al. Risk of localized and widespread endometrial cancer in relation to recent and discontinued use of conjugated estrogens. *N Engl J Med*. 1985;313(16):969–972.

10. Beavis AL, Smith AJ, Fader AN. Lifestyle changes and the risk of developing endometrial and ovarian cancers: opportunities for prevention and management. *Int J Women's Health.* 2016;8:151–167.

11. Barrow E, Robinson L, Alduaij W, et al. Cumulative lifetime incidence of extracolonic cancers in Lynch syndrome: a report of 121 families with proven mutations. *Clin Genet.* 2009;75(2):141–149.

12. Koornstra JJ, Mourits MJ, Sijmons RH, et al. Management of extracolonic tumours in patients with Lynch syndrome. *Lancet Oncol.* 2009;10(4):400–408.

13. NCCN Clinical practice guidelines in oncology. https://www.nccn.org/professionals/physician_gls/pdf/uterine.pdf

14. Schmeler KM, Lynch HT, Chen LM, et al. Prophylactic surgery to reduce the risk of gynecologic cancers in the Lynch syndrome. *N Engl J Med.* 2006;354(3):261–269.

15. AJCC on Cancer. 662–667. www.cancerstaging.org

16. Halperin EC, Wazer DE, Perez CA, Brady LW. *Perez and Brady's Principles and Practice of Radiation Oncology.* 6th ed. Philadelphia, PA: Lippincott Williams & Wilkins; 2013.

17. Owings RA, Quick CM. Endometrial intraepithelial neoplasia. *Arch Pathol Lab Med.* 2014;138(4):484–491.

18. Kuhn E, Wu RC, Guan B, et al. Identification of molecular pathway aberrations in uterine serous carcinoma by genome-wide analyses. *J Natl Cancer Inst.* 2012;104(19):1503–1513.

19. Amant F, Mirza MR, Koskas M, Creutzberg CL. Cancer of the corpus uteri. *Int J Gynaecol Obstet.* 2015;131(Suppl 2):S96–S104.

20. Kihara A, Yoshida H, Watanabe R, et al. Clinicopathologic association and prognostic value of microcystic, elongated, and fragmented (MELF) pattern in endometrial endometrioid carcinoma. *Am J Surg Pathol.* 2017.

21. Sanci M, Gungorduk K, Gulseren V, et al. MELF pattern for predicting lymph node involvement and survival in grade I–II endometrioid-type endometrium cancer. *Int J Gynecol Pathol.* 2017;1–5.

22. Mutter GL, Lin MC, Fitzgerald JT, et al. Altered PTEN expression as a diagnostic marker for the earliest endometrial precancers. *J Natl Cancer Inst.* 2000;92(11):924–930.

23. Kandoth C, Schultz N, Cherniack AD, et al. Integrated genomic characterization of endometrial carcinoma. *Nature.* 2013;497(7447):67–73.

24. Lindor NM, Petersen GM, Hadley DW, et al. Recommendations for the care of individuals with an inherited predisposition to Lynch syndrome: a systematic review. *JAMA.* 2006;296(12):1507–1517.

25. Benedetti Panici P, Basile S, Salerno MG, et al. Secondary analyses from a randomized clinical trial: age as the key prognostic factor in endometrial carcinoma. *Am J Obstet Gynecol.* 2014;210(4):363.e361–363.e310.

26. Doll KM, Tseng J, Denslow SA, et al. High-grade endometrial cancer: revisiting the impact of tumor size and location on outcomes. *Gynecol Oncol.* 2014;132(1):44–49.

27. Creutzberg CL, van Putten WL, Koper PC, et al. Surgery and postoperative radiotherapy versus surgery alone for patients with stage-1 endometrial carcinoma: multicentre randomised trial. PORTEC Study Group. Post Operative Radiation Therapy in Endometrial Carcinoma. *Lancet.* 2000;355(9213):1404–1411.

28. Milam MR, Java J, Walker JL, et al. Nodal metastasis risk in endometrioid endometrial cancer. *Obstet Gynecol.* 2012;119(2 Pt 1):286–292.

29. Neubauer NL, Lurain JR. The role of lymphadenectomy in surgical staging of endometrial cancer. *Int J Surg Oncol.* 2011;2011:1–7.

30. Beesley VL, Rowlands IJ, Hayes SC, et al. Incidence, risk factors and estimates of a woman's risk of developing secondary lower limb lymphedema and lymphedema-specific supportive care needs in women treated for endometrial cancer. *Gynecol Oncol.* 2015;136(1):87–93.

31. Small W, Jr., Beriwal S, Demanes DJ, et al. American Brachytherapy Society consensus guidelines for adjuvant vaginal cuff brachytherapy after hysterectomy. *Brachytherapy.* 2012;11(1):58–67.

32. Schwarz JK, Beriwal S, Esthappan J, et al. Consensus statement for brachytherapy for the treatment of medically inoperable endometrial cancer. *Brachytherapy.* 2015;14(5):587–599.

33. Videtic GMM, Woody N, Vassil AD. *Handbook of Treatment Planning in Radiation Oncology.* 2nd ed.

New York, NY: Demos Medical; 2015.

34. Seagle BL, Kanis M, Kocherginsky M, et al. Stage I uterine carcinosarcoma: matched cohort analyses for lymphadenectomy, chemotherapy, and brachytherapy. *Gynecol Oncol*. 2017;145(1):71–77.

35. Odei B, Boothe D, Suneja G, et al. Chemoradiation versus chemotherapy in uterine carcinosarcoma: patterns of care and impact on overall survival. *Am J Clin Oncol*. 2017;1–8

36. Cha J, Kim YS, Park W, et al. Clinical significance of radiotherapy in patients with primary uterine carcinosarcoma: a multicenter retrospective study (KROG 13-08). *J Gynecol Oncol*. 2016;27(6):1–12.

37. Zwahlen DR, Schick U, Bolukbasi Y, et al. Outcome and predictive factors in uterine carcinosarcoma using postoperative radiotherapy: a rare cancer network study. *Rare Tumors*. 2016;8:42–48.

38. Manzerova J, Sison CP, Gupta D, et al. Adjuvant radiation therapy in uterine carcinosarcoma: a population-based analysis of patient demographic and clinical characteristics, patterns of care and outcomes. *Gynecol Oncol*. 2016;141(2):225–230.

39. Sozen H, Çiftçi R, Vatansever D, et al. Combination of adjuvant chemotherapy and radiotherapy is associated with improved survival at early stage type II endometrial cancer and carcinosarcoma. *Aust N Z J Obstet Gynaecol*. 2016;56(2):199–206.

40. Guttmann DM, Li H, Sevak P, et al. The impact of adjuvant therapy on survival and recurrence patterns in women with early-stage uterine carcinosarcoma: a multi-institutional study. *Int J Gynecol Cancer*. 2016;26(1):141–148.

第 **45** 章

外阴癌

Matthew C. Ward，Sudha R. Amarnath

> **速览**:外阴癌罕见,最常见的病理类型为鳞癌,常发生于有 HPV 感染史或苔藓硬化症史的老年女性。手术及高风险患者术后行辅助放射治疗可作为外阴癌的首选治疗方式。目前术后放射治疗常规行调强放射治疗,但在技术上也有一定的挑战性。目前,除了新辅助疗法的应用外,尚缺乏有关联合化学治疗的前瞻性数据研究(表 45 – 1)。

表 45 –1 外阴癌常规治疗方式[1]

分期	初步治疗	后续治疗
外阴上皮内瘤变(VIN)	局部切除,外阴剥脱术,局部5-FU,咪喹莫特,激光烧灼	无
ⅠA 期	局部广泛切除术	若最终病理结果显示浸润程度≤1mm、切缘阴性,同时无其他危险因素则不需要其他辅助治疗
ⅠB～Ⅱ期	根治性局部切除或改良根治性外阴切除术与腹股沟前哨淋巴结活检(对于距中线大于2cm分化良好的肿瘤可行单侧前哨淋巴结活检)	外阴放射治疗适应证:边缘 <8mm (同时应结合是否有淋巴血管侵犯,浸润深度 >5mm,肿瘤大小,组织学类型) 腹股沟和盆腔淋巴结放射治疗适应证:2 个及以上淋巴结阳性,淋巴结以外受侵,存在不可切除的阳性淋巴结。特别是腹股沟淋巴结清扫少于 12 个且均为阴性,可根据危险因素考虑联合化学治疗(没有明确的指南)
Ⅲ～ⅣA 期	顺铂单周方案的新辅助放化疗	对病病理证实为完全缓解,可考虑确认腹股沟淋巴结情况 如果病理证实可能没完全缓解,则行保留器官的手术

　　流行病学:较罕见,2016 年大约有 5950 例病例,1110 死亡病例[2-3],外阴癌是妇科常见肿瘤的第四位。白人女性较黑人或西班牙裔女性风险略高[4]。发病的高峰年龄为 70 ~ 79 岁。

　　危险因素:一般来说,两个主要病因是 HPV 感染和外阴营养不良[4]。与 HPV 相关的危险因素:第一次性交时年龄较小,多性伴侣,生殖器疣。外阴上皮内瘤(VIN)与 HPV 感染有关。最常见的高危 HPV 亚型是 HPV16、18 和 33。阴道营养不良,如硬化性苔藓,是慢性炎症性病变,与老年患者的外阴癌相关。硬化性苔藓恶变的风险约为 5%[4]。VIN Ⅲ级的恶性转化风险为 80%[5]。

解剖学:外阴由阴阜、阴蒂、大阴唇和小阴唇组成。阴唇系带后部连接小阴唇。外阴由会阴体向后界定。神经支配是由阴部神经提供的(S2~S4)。巴塞林腺体在大阴唇后部;弧拱是尿道周围组织。通过表层腹股沟淋巴结引流,但也直接进入腹股沟深节。除腹股沟淋巴结外,阴蒂病变可直接排出骨盆淋巴结(闭孔,内部或外部)[4]。Cloquet/Rosenmüller 淋巴结是最深的腹股沟淋巴结,经典地与额外的骨盆转移相关[6]。根据 AJCC,盆腔淋巴结较远(FIGO ⅣB 期),经 GOG 37(以下的 Homesley)研究结果表明有较差的预后,但在目前此结果已受到质疑[7]。

病理学:大约 90% 是鳞状细胞癌,5%~10% 是黑素瘤,其余是罕见类型,例如由前庭大腺引起的腺癌。基底细胞癌与 HPV 有关;角化与外阴营养不良有关。疣状癌是鳞状变体,外观疣状,很少转移。在鳞状癌中,《NCCN 指南》已将两种生长模式确定为手术后的危险因素:喷雾或弥散型。喷雾型与肿瘤的"手指"相关,其延伸比肿瘤主体更深入真皮组织。弥散型与 > 1mm 的肿瘤相连,并且通常与间质性结缔组织形成深度侵袭[4]。乳腺外 Paget 外阴病可能与浸润癌有关,约占 80%[8]。腹股沟淋巴结的风险与肿瘤厚度有关,如果肿瘤厚度 ≤1mm,发生淋巴结转移的风险为 2.6%,肿瘤厚度为 2~5cm,发生风险分别为 8.9%,18.6%,30.9%,33.3%,若厚度 >5mm,则风险为 47.9%(与间质侵入深度不同,肿瘤厚度为以 GOG 36 测量)[9]。对于单侧病变,GOG 36 对侧腹股沟受累的风险为 8%。腹股沟淋巴结转移率若 20% 则有 53% 可能性发生对侧淋巴结转移[10]。

临床表现:患者可表现为红斑、溃疡病变,可能与出血、瘙痒或疼痛有关。腹股沟淋巴结可以是可触及的和(或)伴随溃疡。若有黑色变色应考虑黑色素瘤。外阴癌约 20% 同时伴有宫颈癌。肺是远处转移的最常见部位。

诊断流程:病史及体格检查应进行盆腔和直肠检查。

实验室检查:全血细胞计数,肝功能检查。

病理学检查:HPV 检测活组织检查。同时可考虑行麻醉下直肠镜检查或乙状结肠镜检查。

影像学检查:除非转移性疾病的症状,否则胸部 X 线检查是足够的。盆腔核磁检查,有助于手术或放射治疗计划的实施(局部晚期病变)。核磁对肿瘤分期和淋巴结转移的准确性约为 85%[11]。也考虑应用 PET - CT 评估临床进展或淋巴结情况[1]。

鉴别诊断:表皮囊肿,雀斑,良性前庭大腺体疾病,肢端脊索瘤,脂溢性角化病,结节性汗腺腺瘤,硬化性苔藓,尖锐湿疣。

预后因素:对于无远处转移的患者来说淋巴结浸润是最重要的影响预后的因素。切缘状态,浸润深度,肿瘤向外浸润情况,肿瘤分级,淋巴结血管侵犯,肿瘤大小,神经侵犯。

分期

表 45-2　外阴癌《AJCC 癌症分期手册》第 8 版(2017 年)和 FIGO 2009 分期情况

AJCC			FIGO
T1	a 局限于外阴或会阴部,大小≤2cm,间质侵犯 <1mm		IA
	b 局限于外阴或会阴部,大小 >2cm,间质侵犯 >1mm		IB
T2	• 侵及会阴附近结构(尿道远端 1/3,下 1/3 阴道,或肛管)		Ⅱ
T3	• 侵及尿道近端 2/3,上 2/3 阴道,膀胱/直肠黏膜或固定于盆骨		ⅣA
N0(i +)	• 孤立肿瘤细胞群 <0.2mm		
N1	a 1~2 个淋巴结,均 <5mm		ⅢA
	b 1 个淋巴结,≥5mm		
N2	a ≥3 个淋巴结,均 <5mm		ⅢB
	b ≥2 个淋巴结,均≥5mm		
	c 有淋巴结转移的同时有淋巴结外浸润		ⅢC
N3	• 固定或溃疡的淋巴结		ⅣA
M1	• 远处转移		ⅣB

* 与第 7 版相比,第 8 版没有实施重大改变。外阴黑色素瘤分开进行。

治疗模式

手术:手术切除后辅助放射治疗是治疗外阴癌的标准方式,具体方案由病变的大小和位置决定。对于 T1 病变,可行局部广泛切除。对于 T2 或更高级别的病变,应行改良根治性外阴切除术(也称为"根治性局部切除术",需要切除包含肿瘤未累及部位的整个外阴)。对于选择良好局限性病变,半切除术是合适的。对于不能耐受必要切除程度的大 T3 病变,适当的非手术治疗是适当的。对于原发性肿瘤,应切除至深筋膜和骨膜,临床边缘至少 1cm,病理边缘为 8mm(见 Heaps)[13]。对于切缘阳性或紧邻切缘,应考虑再次切除。对于临床上无淋巴结转移且浸润深度≤1mm 的患者(FIGO IA 期),不需要行淋巴结清扫。对于临床上淋巴结阴性的 IB～Ⅱ期患者,需行前哨淋巴结活检。如果同时使用 Tc-99m 和蓝色染料预测淋巴结转移情况灵敏度为 91%,阴性预测值为 96%[14]。对于健侧淋巴结行前哨淋巴结活检分期是可行的(距离中线 >2cm,不侵及中央结构)。如前哨淋巴结阳性,《NCCN 指南》建议放射治疗或放化疗,或根据术后详细病理提示的危险因素进行放射治疗(参见以下指示)。对于临床上提示淋巴结阳性的患者,建议至少行前哨淋巴结活检,即使核磁检查不准确率约 15%(GOG 36 试验提示前期行 MRI 检查,假阴性率为 23.9%)[9,11]。如果活组织检查呈阳性并且淋巴结不是固定或溃疡的,则建议进行腹股沟淋巴结清扫术(通常包括腹股沟浅淋巴结和腹股沟深淋巴结)。如果存在固定淋巴结转移,明确建议行放射治疗,而外科治疗的方式依赖外科医生的偏好。既往,根治性外阴切除术 + 双侧腹股沟淋巴结清扫术是常见的手术方式,但术后并发症发生率高(50%)。现在对于那些需要完全腹股沟淋巴结清扫的患者,原发性肿瘤通常独立于腹股沟淋巴结清扫处理,需要 2～3 个切口,从而改善恢复。原发肿瘤和腹股沟切口之间存在肿瘤复发的可能,但很少见。

化学治疗:目前尚没有前瞻性数据证实同步放化疗治疗外阴癌的获益的数据。美国国家癌症数据库的数据表明对淋巴结阳性患者辅助化学治疗可以获益[15]。尽管实践模式各不相同,但最常见的方案仍是每周一次的顺铂(通常为 40mg/m²)。对于局部晚期患者,新辅助化学治疗是一种选择,并已对各种方案进行前瞻性评估,包括顺铂/5-FU 或 5-FU/丝裂霉素 C[16]。NCCN 允许对 T1b－T2 期显微镜下存在阳性淋巴结的患者行新辅助化学治疗。NCCN 建议对于直径 >4cm 的 T2 患者或需要切除膀胱、尿道或直肠等器官的 T3 患者进行新辅助化学治疗[1]。

放射治疗

适应证:目前最明确的数据是对于≥2 个淋巴结阳性的(下文为 GOG 37)或切缘 <8mm 或切缘阳性的患者行术后辅助放射治疗[17]。对于单个淋巴结阳性的数据尚不明确,但腹股沟淋巴结清扫数目≤12 时,放射治疗可能获益(可能不适用于前哨淋巴结)[18]。NCCN 指出原发肿瘤治疗的危险因素包括:淋巴血管间隙受侵,边缘 <8mm,肿瘤大小,浸润深度(界限值不清,常以 >5mm 为界限),弥漫性或喷雾组织学特征。腹股沟淋巴结治疗的危险因素包括≥2 个阳性淋巴结,淋巴结外浸润或临床上提示腹股沟淋巴结阳性。

剂量(根据 NCCN 和 Gaffney 共识指南[1,19]):对于切缘阴性的术后治疗,建议外阴剂量为 45～50.4Gy,但淋巴结血管间隙浸润或切缘阳性患者可能需要更高的剂量。根据美国国家癌症数据中心,最佳切缘剂量可以是 54～59.9Gy[20]。对于严重患者(即局部晚期病例),推荐剂量为 60Gy 至 >70Gy(在决定剂量时应考虑肿瘤部位、大小、反应、化学治疗和毒性)。对于未累及的淋巴结,推荐剂量为 45～50Gy。对于无法切除的淋巴结,根据大小和安全性推荐给予 60～70Gy[1]。新辅助化学治疗常规给予区域淋巴结 45Gy,然后可局部加量至 57.6Gy/32fx(参考下面 GOG 205),尽管开放试验 GOG 279 试验将大肿瘤剂量增加至 64Gy/34f(高危淋巴引流区 60Gy,低危淋巴引流区 45Gy)。而淋巴结外浸润,考虑给予 54～64Gy。常见的急性反应包括伤口破裂,皮肤湿性脱屑,膀胱炎,直肠炎。晚期反应包括盆腔功能不全骨折,阴道和皮肤纤维化,淋巴水肿,放射性直肠炎,膀胱炎,肠梗阻。

治疗过程:见《放射肿瘤学治疗计划手册》,第 9 章[21]。

其他治疗方式:激光消融,对于 VIN 的患者可行局部 5-FU 或咪喹莫特(免疫反应调节剂)。

基于循证数据的问与答

辅助治疗

• 哪些经手术切除后的外阴癌患者可以外阴放射治疗获益?

经典的,有足够数据证明切缘较近(<8mm)或切缘阳性的患者辅助放射治疗获益[22]。淋巴血管间隙受侵、肿瘤大小、浸润深度和弥散或喷雾组织学也是《NCCN 指南》考虑的推荐

因素[1]。应注意的是,淋巴结阴性的患者通常只照射外阴而不是大面积照射。

Heaps,UCLA(*Gynecol Oncol* 1990,PMID 2227541):对 1957—1985 年手术治疗外阴鳞状细胞癌 135 例患者进行回顾性分析,其中 91 例边缘 ≥8mm,无局部复发。44 例边缘 <8mm,其中 21 例局部复发。其他因素包括淋巴血管间隙受侵,浸润深度(>9.1mm)和喷雾组织类型与局部复发率高相关。**结论**:切缘 <8mm 有 50% 可能性局部复发。

Faul,Pittsburgh(*IJROBP* 1997,PMID 9226327):回顾性分析 62 例切缘 <8mm 的外阴癌患者,31 例术后接受放射治疗[31],例随访观察。放射治疗组和观察组局部复发率分别为 16% 和 58%。放射治疗可改善切缘阳性和切缘较近患者的局部复发率(两者均 *P* <0.01)。

结论:辅助放射治疗适用于这一高风险患者。

- **对于腹股沟淋巴结阳性的患者,盆腔淋巴结是应手术还是放射治疗?**

Homesley,GOG37(*Obstet Gynecol* 1986,PMID 3785783;Kunos *Obstet Gyencol* 2009,PMID 19701032):一项Ⅲ期前瞻性随机临床试验,1977—1984 年外阴鳞癌患者行根治性外阴切除 + 双侧腹股沟淋巴结清扫,病理提示一个或一个以上腹股沟淋巴结阳性(51% 临床淋巴结阳性)(GOG 36 首要研究腹股沟淋巴结转移,如结果为阳性,那患者可入组 GOG 37)。患者在术中随机分为盆腔淋巴结清扫术及放射治疗组(盆腔及腹股沟 45~50Gy,5~6.5 周)。腹股沟照射深度为 2~3cm。照射野从 L5/S1 至闭孔上缘。原发肿瘤外阴部不在照射野范围内。由于生存差异显著,入组 114 例后提前关闭。手术组中 28% 的患者盆腔淋巴结阳性(N0-1 患者为 14%,N2-3 患者为 45%)。初步报告显示手术组与放射治疗组两年 OS 为 54% 及 68%(*P* =0.03)。对于腹股沟阳性淋巴结≥2 放射治疗获益明显。在 6 年的数据更新中,所有患者的 OS 差异并不明显,但是对于固定、溃疡的腹股沟淋巴结或阳性淋巴结≥2 的差异仍然存在。放射治疗组外阴复发率为 9%(外阴未行放射治疗),而手术组为 7%。盆腔淋巴结阳性患者的两年 OS 为 23%(10/15 死亡),因此盆腔淋巴结阳性分为 FIGO ⅣB 期(这在目前受到质疑[7])。晚期疗效相似。

结论:放射治疗可改善≥2 个阳性腹股沟淋巴结患者的 OS,盆腔淋巴结清扫不作为常规推荐。

表 45-3 外阴癌的 GOG 37 结果

	2 年 OS	6 年 OS	中位生存期(N2-3)	两年腹股沟复发
放射治疗	68%	51%	40 个月	5%
盆腔淋巴结清扫	54%	41%	12 个月	24%
P 值	0.03	0.18	0.01	0.02

- **哪些术后患者可以从腹股沟淋巴结和盆腔淋巴结的辅助放射治疗中获益?**

Homesley/GOG 37 提供最强的数据,并支持对 2 个以上阳性淋巴结的腹股沟和盆腔进行淋巴结放射治疗。《NCCN 指南》推荐放射治疗用于任何阳性淋巴结,包括前哨淋巴结,尤其是在 SEER 数据支持下淋巴结 >2mm[1]。

Parthasarathy, Stanford SEER Analysis(*Gynecol Oncol* 2006, PMID 16889821):1988—2001 年的 SEER 数据确定为外阴鳞状细胞癌,其中一个阳性淋巴结。包括 208 例患者。92% 接受根治性外阴切除术治疗,单侧或双侧腹股沟淋巴结清扫术,中位清扫淋巴结数目为 13。102 例患者接受辅助放射治疗,106 例没有接受放射治疗。两组 5 年疾病特异存活率为 77% 和 61%(P=0.02)而淋巴结清扫数目少于 12 放射治疗组更为获益(疾病特异存活率为 77% 对 55%,P=0.035),但是淋巴结数目大于 12 两组无明显差异(放射治疗组 77% 对 67%,P=0.23)。

结论:辅助放射治疗可以改善阳性淋巴结的疾病特异存活率,特别是淋巴结清扫数目≤12 时。

● **放射治疗对于腹股沟治疗是否足够或腹股沟淋巴结清扫是否必要?**

Stehman, GOG 88(*IJROBP* 1992, PMID 1526880):一项 Ⅲ 期前瞻性随机临床试验,入组 52 例阴道鳞癌临床无转移或无可疑淋巴结患者,行外阴根治性切除后随机分为腹股沟淋巴结清扫组或放射治疗组。包含 T1 ~ T3 患者但是 T1 患者需要淋巴脉管间隙受侵或浸润深度≥5mm。放射治疗仅对腹股沟淋巴结照射,而盆腔及外阴不进行放射治疗,照射剂量为 50Gy,深度为 3cm,推荐使用电子线,光子也允许。手术组患者病理提示淋巴结阳性者术后行腹股沟区及盆腔半侧放射治疗(基于前面的 GOG 37)。由于放射治疗组复发率高试验提前停止,71% 的肿瘤为 2.1 ~ 4.0cm。25 例腹股沟淋巴结清扫患者中有 5 例阳性淋巴结。放射治疗组 PFS 和 OS 均劣于手术组。腹股沟淋巴结清扫术组的淋巴水肿(28% 对 0%)和急性 3 ~ 4 级毒性(22 对 10)均较放射治疗组严重。

结论:本研究中放射治疗不如腹股沟淋巴结清扫术。

评论:Koh 等对 50 例病例的回顾性分析证实,中位股深血管深度为 6.1cm(范围 2.0 ~ 18.5cm)。23 例 GOG 88 放射治疗组治疗处方剂量位于 3cm 深度。

表 45 -4　GOG 88 外阴癌的结果

	2 年 OS	2 年 PFS
根治性外阴切除 + 腹股沟放射治疗	60%	65%
根治性外阴切除 + 淋巴结清扫(如淋巴结阳性再补充放射治疗)	85%	90%
P 值	0.035	0.033

● **哪些术后患者从辅助放化疗中获益?**

由于缺乏前瞻性数据,目前尚不明确。如果给予同步放化疗,推荐每周顺铂方案[19]。

Gill, Pittsburgh NCDB Analysis(*Gynecol Oncol* 2015, PMID 25868965):分析 1998—

2011 年经手术治疗的腹股沟淋巴结阳性的外阴鳞状细胞癌患者,同步化学治疗率为 26%(2006 年为 41%)。同步化学治疗用于淋巴结转移数目多,ⅣA 期患者和切缘阳性。同步化学治疗在某些特定模型下可该少 OS。

结论:辅助放化疗对淋巴结阳性患者有益。

- **前哨淋巴结活检对谁足够?**

根据《NCCN 指南》,前哨淋巴结活检是腹股沟淋巴结清扫可选替代的标准,用于体格检查阴性、影像学检查阴性、单个外阴肿瘤直径 <4cm 且无阴道手术病史可能改变了腹股沟淋巴结引流。如果仅行单侧前哨淋巴结清扫且为阳性,应根据《NCCN 指南》考虑对侧行放射治疗[1]。

Levenback,GOG 173(*JCO* 2012,PMID 22753905):对 452 名外阴鳞状细胞癌女性进行单臂试验,肿瘤浸润 ≥1mm,肿瘤直径为 2~6cm,临床上无腹股沟淋巴结转移。患者行前哨淋巴结活检后行腹股沟淋巴结清扫术,452 例患者中 418 例前哨淋巴结活检准确(92%)。淋巴结转移发生率为 32%,假阴性率为 8.3%。敏感性 91.7%,假阴性预测值(1 - 阴性预测值)在所有人中为 3.7%,在肿瘤 <4cm 时为 2.0%。

结论:前哨淋巴结活检是腹股沟淋巴结清扫术的合理替代方案。

Van der Zee,GROINSS - V(*JCO* 2008,PMID 18281661):2000—2006 年治疗的 403 例患者单臂试验,单病灶外阴鳞状细胞癌分期为 T1~T2,肿瘤直径 <4cm,浸润深度 >1mm,临床上无淋巴结转移。患者行前哨淋巴结根治性切除。如果前哨淋巴结为阴性,则不行腹股沟淋巴结清扫。如果 2 个及以上淋巴结阳性或肿瘤外侵,建议术后补充放射治疗 50Gy。623 例腹股沟接受了前哨淋巴结活检,如前哨淋巴结为阴性,腹股沟复发率为 2.3%,3 年 OS 为 97%。

结论:前哨淋巴结阴性与腹股沟复发率低有关,应将其作为标准。

晚期患者新辅助的明确治疗

- **新辅助治疗是否适用于那些需要根治性手术的患者?**

多项前瞻性试验和回顾性数据[24] 已经证明了这种方法对于不可切除的外阴原发性肿瘤和不可切除的腺癌的安全性和可行性。

Moore,GOG 101 Unresectable Primary Cohort(*IJROBP* 1998,PMID 9747823):一项Ⅱ期临床研究,73 例Ⅲ~Ⅳ期外阴鳞癌患者(T3~T4,无论淋巴结状态)需要超过根治性外阴切除术的治疗。这部分需要无法切除的原发肿瘤,蒙大拿州报告如下要求的不可切除腹股沟肿瘤。患者(两部分)接受分段放射治疗,先通过前后对穿野对原发病灶放射治疗至 47.6Gy,然后对 N2~N3 患者行盆腔和腹股沟淋巴结放射治疗;每一疗程给予 23.8Gy,在前 4 天化学治疗时给予 1.7Gy,两次/日,然后改为每日一次,总治疗时间为 12 天。每疗程间隔 1.5~2.5 周。在每个疗程,给予顺铂 50mg/m^2 和 4 天输注 5-FU 100mg/m^2。诱导治疗后 4~8

周进行手术。对于残留不可切除肿瘤给予 20Gy,显微镜下边缘阳性给予 10 ~ 15Gy。完全临床观察 46.5%,53.5% 患者有残留肿瘤。只有 2 例(2.8%)有无法切除的残留肿瘤,而 3 例手术需要肠道/膀胱切除。

结论:术前放化疗可行,可降低盆腔脏器切除率。

Montana, GOG 101 Unresectable Lymph Code Cohort (*IJROBP* 2000, PMID 11072157):Ⅱ期研究的第二部分,包括 46 例患者,按照与 Moore 相同的治疗方案,除了腹股沟及盆腔淋巴结。38/40 患者可切除,pCR 率为 40.5%。淋巴结控制率 36/37 例(97%)。

结论:术前化学治疗可行,控制率高。

Moore, GOG 205(*Gynecol Oncol* 2012, PMID 22079361):一项单臂Ⅱ期试验,对于局部进展期肿瘤行同步放化疗,放射治疗给予 57.6Gy/32fx,同时每周给予顺铂 40mg/m² ,然后进行手术。58 名可评估的患者,69% 完成治疗。37 例(64%)临床完全缓解,29 例(占 64% 的 78%)病理完全缓解。值得注意的是,GOG 205 的病理完全缓解率为 50% ,GOG 101 为 31%。

结论:顺铂联合放射治疗的诱导方案具有较高的反应率,且毒性反应可接受。

(马娜 译)

参考文献

1. NCCN Clinical Practice Guidelines in Oncology: Vulvar Cancer; 2017. https://www.nccn.org/professionals/physician_gls/pdf/vulvar.pdf
2. Cancer Facts & Figures 2016; 2016. http://www.cancer.org/research/cancerfactsstatistics/cancerfactsfigures2016.
3. Siegel RL, Miller KD, Jemal A. Cancer statistics, 2016. *Cancer J Clin*. 2016;66(1):7–30.
4. Chino JP, Havrilesky LJ, Montana GS. Carcinoma of the vulva. In: Halperin EC, Wazer DE, Perez CA, Brady LW, eds. *Principles and Practice of Radiation Oncology*. 6th ed. Philadelphia, PA: Lippincott Williams & Wilkins; 2013:1502–1516.
5. Alkatout I, Schubert M, Garbrecht N, et al. Vulvar cancer: epidemiology, clinical presentation, and management options. *Int J Women's Health*. 2015;7:305–313.
6. Chu CK, Zager JS, Marzban SS, et al. Routine biopsy of Cloquet's node is of limited value in sentinel node positive melanoma patients. *J Surg Oncol*. 2010;102(4):315–320.
7. Thaker NG, Klopp AH, Jhingran A, et al. Survival outcomes for patients with stage IVB vulvar cancer with grossly positive pelvic lymph nodes: time to reconsider the FIGO staging system? *Gynecol Oncol*. 2015;136(2):269–273.
8. van der Linden M, Meeuwis KA, Bulten J, et al. Paget disease of the vulva. *Crit Rev Oncol Hematol*. 2016;101:60–74.
9. Homesley HD, Bundy BN, Sedlis A, et al. Prognostic factors for groin node metastasis in squamous cell carcinoma of the vulva (a Gynecologic Oncology Group study). *Gynecol Oncol*. 1993;49(3):279–283.
10. Kunos C, Simpkins F, Gibbons H, et al. Radiation therapy compared with pelvic node resection for node-positive vulvar cancer: a randomized controlled trial. *Obstet Gynecol*. 2009;114(3):537–546.
11. Kataoka MY, Sala E, Baldwin P, et al. The accuracy of magnetic resonance imaging in staging of

vulvar cancer: a retrospective multi-centre study. *Gynecol Oncol.* 2010;117(1):82–87.

12. Pecorelli S. Revised FIGO staging for carcinoma of the vulva, cervix, and endometrium. *Int J Gynaecol Obstet.* 2009;105(2):103–104.

13. Heaps JM, Fu YS, Montz FJ, et al. Surgical-pathologic variables predictive of local recurrence in squamous cell carcinoma of the vulva. *Gynecol Oncol.* 1990;38(3):309–314.

14. Meads C, Sutton AJ, Rosenthal AN, et al. Sentinel lymph node biopsy in vulval cancer: systematic review and meta-analysis. *Br J Cancer.* 2014;110(12):2837–2846.

15. Gill BS, Bernard ME, Lin JF, et al. Impact of adjuvant chemotherapy with radiation for node-positive vulvar cancer: A National Cancer Data Base (NCDB) analysis. *Gynecol Oncol.* 2015;137(3):365–372.

16. Reade CJ, Eiriksson LR, Mackay H. Systemic therapy in squamous cell carcinoma of the vulva: current status and future directions. *Gynecol Oncol.* 2014;132(3):780–789.

17. Faul CM, Mirmow D, Huang Q, et al. Adjuvant radiation for vulvar carcinoma: improved local control. *Int J Radiat Oncol Biol Phys.* 1997;38(2):381–389.

18. Parthasarathy A, Cheung MK, Osann K, et al. The benefit of adjuvant radiation therapy in single-node-positive squamous cell vulvar carcinoma. *Gynecol Oncol.* 2006;103(3):1095–1099.

19. Gaffney DK, King B, Viswanathan AN, et al. Consensus recommendations for radiation therapy contouring and treatment of vulvar carcinoma. *Int J Radiat Oncol Biol Phys.* 2016;95(4):1191–1200.

20. Chapman BV, Gill BS, Viswanathan AN, et al. Adjuvant radiation therapy for margin-positive vulvar squamous cell carcinoma: defining the ideal dose-response using the National Cancer Data Base. *Int J Radiat Oncol Biol Phys.* 2017;97(1):107–117.

21. Kotecha R, Cherian S. Gynecologic radiotherapy. In: Videtic GMM, Woody NM, eds. *Handbook of Treatment Planning.* 2nd ed. New York, NY: Demos Medical; 2015.

22. Ignatov T, Eggemann H, Burger E, et al. Adjuvant radiotherapy for vulvar cancer with close or positive surgical margins. *J Cancer Res Clin Oncol.* 2016;142(2):489–495.

23. Koh WJ, Chiu M, Stelzer KJ, et al. Femoral vessel depth and the implications for groin node radiation. *Int J Radiat Oncol Biol Phys.* 1993;27(4):969–974.

24. Beriwal S, Coon D, Heron DE, et al. Preoperative intensity-modulated radiotherapy and chemotherapy for locally advanced vulvar carcinoma. *Gynecol Oncol.* 2008;109(2):291–295.

第 46 章

阴道癌

Camille A. Berriochoa,Sudlha R. Amarnath

> **速览**:阴道癌是一种罕见的恶性肿瘤,原发于阴道,不涉及子宫颈或外阴。80%左右阴道癌为鳞状细胞癌,发生于阴道上 1/3(60%~80%)的后部[1,2],由于尿道、膀胱和直肠的闭合,不适合进行器官保留手术切除。因此,治疗阴道癌一般采用放射治疗联合或不联合化学治疗。近距离治疗常被推荐作为巩固性治疗,植入在腔内或是组织内取决于肿瘤侵入深度(≤0.5cm 植入腔内,>0.5cm 植入间质)(表 46-1)。

表 46-1 阴道癌一般治疗方式[3,4]

分期	治疗方式
上皮内瘤变 1~2 级	通常进行密切观察,80% 的病变会自行消退[5]
CIS(上皮内瘤变 3 级)	手术(局部切除,部分或完全阴道切除术),局部用 5-FU,或用放射治疗。放射治疗方案通常用 60Gy 的腔内近距离放射治疗,阴道累及阴道黏膜部分采用 70Gy 巩固治疗
I 期	对于阴道上 1/3 处病变,可行根治性子宫切除术、盆腔淋巴结切除术和部分阴道切除术。如果位于下 2/3,则需要行全阴道切除术(或外阴阴道切除术)与腹股沟淋巴结清扫和重建(如,厚度植皮)。如果患者不能耐受手术,则需要放射治疗。如果病变深度≤0.5cm,单独应用近距离照射可以实现阴道表面剂量达到 60~65Gy*(高剂量率 21~25Gy,5~7Gy/周),同时针对肿瘤外扩 2cm 边缘处追加 20~30Gy(高剂量率 14~18Gy)用于保护阴道。若病变深度 >0.5cm 应进行全盆腔 45Gy 外照射,之后进行近距离放射治疗,在规定植入后 0.5cm 处 25~35Gy 的巩固治疗
II 期(阴道下的浸润深度≤0.5cm)	全盆腔采用 45Gy 放射治疗,然后行 25~35Gy 腔内植入近距离放射治疗
II~IVA 期	(阴道周围/宫旁受累):全盆腔 45Gy 外照射,然后在组织内植入近距离照射 25~35Gy,使总剂量达到 75~80Gy。手术适应证是完全切除双侧腹股沟病态淋巴结,并警告这是高度病态的手术。对于阴道下 1/3 的肿瘤,腹股沟淋巴结可采用 45~50.4Gy 放射治疗。若临床诊断存在阳性淋巴结则需追加 20~25Gy。可能需要考虑射野需要足够大,从而可以覆盖腹股沟淋巴结

流行病学:阴道癌很少见,占所有妇科癌症的不到 3%,美国每年约有 4000 例。80% 以上的肿瘤组织学是鳞状细胞癌,10% 左右是腺癌,还有其他一些不常见的组织学类型,包括黑色素瘤、小细胞和淋巴细胞和包含其他亚型的良性肿瘤。诊断为鳞状阴道癌的患者中位年龄为 65 岁。

解剖学:阴道是一个从子宫延伸至前庭的黏膜纤维肌管。尿道和膀胱直接位于阴道前路。后阴由腹膜皱褶从直肠中分离出来,称为"直肠子宫袋"(道格拉斯袋)。阴道向尾部延伸,延伸至直肠,会阴的体部将这两个部位分隔在最下方。盆腔筋膜、输尿管和提肛肌在阴道外侧。由于阴道与子宫成 90°角,所以后壁(约 9cm)比前壁(约 7cm)长。子宫颈伸入阴道腔,形成前、后、外侧穹窿。阴道结构如下:层内黏膜(没有角化,复层鳞状上皮,没有腺体)→固有层(结缔组织)→肌层(内圆和外纵向层)→动脉外膜(薄,外结缔组织)。阴道有两个胚胎来源:上 1/3 来自子宫管,下 2/3 来自泌尿生殖窦(淋巴引流)。上 1/3 的引流模式类似于子宫颈(闭孔和盆腔淋巴结),下 1/3 流到腹股沟淋巴结然后到髂外。病变中 1/3 可以去往不同的方向,远处转移可见于主动脉旁淋巴结、肺、肝和骨。

病理学[9]

表 46 -2　阴道癌病理类型总结

发病率	阴道癌亚型	特点
罕见	3 级阴道上皮内瘤变	大多数是多灶性的,可能涉及所有的阴道表面
75%~95%	鳞状上皮细胞癌	大多数无角化和中度分化
5%~10%	腺癌(非透明细胞)	可能与其他原发性疾病(卵巢、子宫内膜、肾脏等)有关。另外,阴道非透明细胞腺癌预后很差
	腺癌(透明细胞)	与子宫内 DES 暴露有关;如果暴露,1/1000 的发病风险。年龄较小。有 95% 的病例出现阴道腺病
<5%	黑色素瘤	入侵管腔,倾向于侵入阴道表面而不是侵入墙壁。黑色素区别于肉瘤。种族:白人比黑人更常见。总体生存率 <20%
罕见	葡萄状肉瘤(胚胎性横纹肌肉瘤)	婴儿和儿童最常见的阴道肿瘤。"葡萄"外生型团块状特征。恶性程度较高。采用手术、多药化学治疗和 X 线放射治疗(总体生存率 90%)
罕见	疣状肉瘤(鳞状细胞癌的变种),浆液性乳头状细胞癌,小细胞,梭形细胞上皮瘤,其他肉瘤和淋巴瘤	疣状肉瘤表现为大,疣状,真菌团。具有局部侵袭性但很少转移,因此预后良好

危险因素：阴道癌危险因素与宫颈癌相似，包括近期吸烟史，多个终身性伴侣，以及第一次性交年龄过早等[11,12]。后两个危险因素导致阴道癌与 HPV 暴露有关，多个研究表明75% 以上的阴道上皮内瘤变（VAIN）或侵袭性阴道癌中有 HPV 的 DNA 表达，其中以 HPV - 16 和 HPV - 18 亚型居多[13,14]。此外，妇科肿瘤的癌前病变、子宫内膜（透明细胞腺癌）DES 暴露、饮酒均与阴道癌的发生有关，而对于前期是否有盆腔的 X 线照射对于阴道癌的发生目前尚存争议[11,15,16]。

临床表现：多数（50% ~ 60%）阴道癌患者临床表现为性交后阴道出血，然而有高达20% 左右的患者无明显临床症状[1]。也有患者表现为阴道分泌物过多或排尿困难等症状。肿瘤晚期的患者会有明显的阴道和（或）骨盆的疼痛，其暗示着肿瘤已经入侵周围组织[1,2]。若患者在诊断出妇科肿瘤癌前病变后 5 年内确诊阴道癌，则确诊时应该被界定为复发。阴道癌的鉴别诊断包括宫颈癌、外阴癌，以及卵巢、肾脏或其他来源的转移性肿瘤。

诊断：病史及体格检查（H&P）应包括深入腹腔及盆腔的检查。需要注意的是阴道窥器检查可能会漏诊一些较前或较后的病灶，为了避免这种情况发生，应在离开穹窿体时旋转内镜。盆腔检查应包括双手出诊以及膀胱和直肠的检查。麻醉阴道进行宫颈活检及阴道镜的检查（用乙酸涂敷，病灶部分呈白色，可通过 Schiller 试验验证结果——Lugol 溶液可以染色正常组织细胞但不能给肿瘤组织染色）。同时进行膀胱镜以及直肠乙状结肠镜检查其他部位的恶性病变。

实验室检查：全血检查、完整代谢情况（应特别注意肌酐和肝功能情况）。

影像学检查：胸部/腹部/盆腔 CT 检查，胸部 X 线检查，建议做核磁（MRI）或 PET - CT 等更高级的检查。核磁检查有较高的灵敏度（95%）和特异度（90%）[17]。国际妇产科协会（FIGO）分期确认依靠体检及以下五项：胸部 X 线检查、静脉肾盂造影检查、膀胱镜检查、直肠乙状结肠镜检查和灌肠检查。

预后因素

表46 -3 阴道癌的预后因素

预后较好	HPV(+)；鳞状细胞癌、浸润长度 1/3 阴道（与浸润超过 1/3 阴道的患者相比 5 年无病生存率：61% 对 25%）[18]；病灶位于阴道上 1/3 处，放射治疗总剂量 >75Gy（与 <75Gy 相比两年无进展生存率：76% 对 40%）[19]；较小的肿瘤直径（ <4 ~ 5cm[10,20,21]）；可能由于肿瘤扩散的解剖性特点，之前接受过子宫切除术的患者有更好的预后
预后较差	高级别的临床分期，较大的肿瘤（早期肿瘤直径≥4 ~ 5cm），有临床症状，淋巴结浸润，腺癌，非上皮源性肿瘤，累及骨盆壁，鳞状细胞癌中 HER - 2/neu 过表达，P53 突变，较长的治疗时间，与 DES 暴露无关[19]，HIV 感染[23]

分期

表 46 - 4　《AJCC 癌症分期手册》第 8 版和 FIGO 阴道癌分期情况[8,20,24-26]

AJCC		FIGO	淋巴结转移的危险
T1	a 病灶未超出阴道,直径≤2cm	I	6%~14%
	b 病灶未超出阴道,直径 >2cm		
T2	a 病灶入侵阴道旁组织,但是未侵犯骨盆壁,直径≤ 2cm *	II	23%~32%
	b 病灶入侵阴道旁组织,但是未侵犯骨盆壁,直径 >2cm *		
T3	• 侵犯骨盆壁 • 侵犯阴道下 1/3 段 • 肾盂积水或肾功能丧失 *	III	78%
N1	• 骨盆或腹股沟淋巴结转移		
T4	• 入侵膀胱、直肠和(或)超过真骨盆 * *	IVA	83%
M1	• 远处转移	IVB	

AJCC 分期分级

IA	T1aN0M0
IB	T1bN0M0
II A	T2aN0M0
II B	T2bN0M0
III	T3N0M0,T1 - 3N1M0
IVA	T4N0 - 1M0
IVB	M1

《AJCC 癌症分期手册》第 8 版和第 7 版的区别主要在于 T1a/b 和 T2a/b 的界定。

＊骨盆壁包括肌肉、筋膜、神经血管结构或者骨盆的骨骼成分。

＊＊大疱性水肿定义为 T4 是不够充分的。

治疗模式[3,4,9]

手术:广泛局部切除术可适用于 III 级阴道鳞状上皮内瘤变(VAIN3)或原位癌。对于更严重的病变,应行子宫切除术联合局部阴道切除术。对于远端的 1/3 病灶,切除术不是不可实行,但多数情况需要与脏器去除术(除了要保留直肠以外,需要全部切除或切除上段的阴道及膀胱)相联合。多个手术案例已经证实 I 期病变的病理淋巴结受累约 10% , II 期病变约 30%[24,25]。因此,应详细检查骨盆淋巴结,若病灶位于远端阴道则应详细检查腹股沟淋巴结。手术范围受这些淋巴结情况的影响,而器官的保守放射治疗可以提高患者的生存质量。

化学治疗:现今,每周 40mg/m² 的顺铂可以联合其他系列的化学治疗药物进行治疗,例如顺铂可以联合 5-氟尿嘧啶(5-FU),这是通过宫颈癌的化学治疗数据推断出来的(参考下文的回顾性研究数据结果)。

放射治疗

适应证:放射治疗明确地应用于典型的 Ⅱ~ⅣA 分期的病灶。

剂量:放射治疗通常是 45Gy/25fx 针对全骨盆的外照射(50.4Gy/28fx 也比较常见)。针对术后或腹股沟淋巴结治疗时,调强放射治疗(IMRT)将优于四野(射野)放射治疗方式。依据肿瘤入侵深度可针对腔内和间质进行高剂量率(HDR)的近距离辅助放射治疗。常见的间质近距离放射治疗方案是 25Gy/5fx;《美国近距离放射治疗指南》中有相应的细节阐述[3]。如果辅助近距离放射治疗是不可行的,则早期肿瘤可考虑辅助 64~70Gy 外照射治疗,涉及淋巴结浸润的应考虑 55~66Gy 外照射治疗。

毒性反应:急性毒性反应包括阴道刺激征、疼痛、排尿困难和直肠炎。慢性毒性反应包括阴道狭窄、直肠炎、器官瘘、出血、肠梗阻、尿失禁、出血性膀胱炎、尿道狭窄、性功能障碍。影响毒性反应发生的危险因素包括肿瘤部位、分期及吸烟史[19]。迟发性放射治疗毒性反应造成肠道损伤的占 5%,膀胱损伤伴随阴道炎的发病率为 64%[27]。

治疗过程:见《放射肿瘤学治疗计划手册》,第 9 章[28]。

基于循证数据的问与答

● 有哪些研究证据阐述了现今的治疗方法及预后情况?

大多数关于阴道癌的治疗数据是可溯源的,其中被引用最多的是以下两篇研究。

Frank,MDACC(*IJROBP* 2005,PMID 15850914):该篇文献纳入 193 例阴道鳞状细胞癌患者的回顾性调查研究,患者均无妇科肿瘤癌前病变。FIGO 分期显示 Ⅰ 期的患者占 26%,Ⅱ 期的患者占 50%,Ⅲ 期的患者占 20%,Ⅳ 期的患者占 4%。患者治疗时间介于 1970—2000 年不等。119 例(62%)患者经过外照射联合内照射的治疗方式(外照射中值为 85Gy,内照射中值为 81Gy);63 例(32%)患者只接受了外照射(中值 66Gy),11 例(6%)患者只接受了内照射(中值 65Gy)。18 例患者经历过彻底的手术治疗。单独的外照射治疗一般适用于晚期、体积庞大以及同时患有其他疾病的患者。有 22% 的晚期癌症患者接受了化学治疗。近年来,甚至对于 Ⅰ 期的肿瘤患者外照射也常作为辅助内照射的治疗方式(见表46.5)。9 例 Ⅰ 期的患者只接受了近距离放射治疗,其中有 3 例患者治疗失败导致了周围淋巴结转移。4 例患者采取了新辅助化学治疗方式进行治疗,但全部由于肿瘤的进展而死亡。相反,9 例患者采取与其他治疗方式并行的化学治疗方案,其中有 4 例患者疗效评价为 NED(无疾病证据)。

结论:病灶大小影响阴道癌患者预后情况。病灶直径 <4cm 与直径 >4cm 的患者疾病特征性存活率(DSS,82% 对 60%)差异有统计学意义($P=0.027$);肿瘤分期可以预测患者生存情况及毒性反应情况;患者肿瘤复发的主要模式是局部复发(Ⅰ~Ⅱ 期的患者占 68%,Ⅲ~Ⅳ 期的患者占 83%);对于肿瘤晚期的患者合理的治疗方案应该采用放化疗相结合的方式。

表 46-5 MDACC 关于阴道癌文献结果概述

FIGO 分期	5 年 DSS	5 年阴道控制率	5 年盆腔控制率	严重不良反应
Ⅰ	85%	91%	86%	4%
Ⅱ	78%		84%	9%
Ⅲ	58%	83%	71%	21%（有统计学意义）
Ⅳ				

Tran, Stanford (*Gynecol Oncol* 2007, PMID 17363046)：该篇文献是纳入 78 例阴道鳞状细胞癌患者的回顾性调查研究，均在 1959—2005 年经过放射治疗。患者的平均年龄为 65 岁。FIGO 分期为Ⅰ期的患者占 42%，Ⅱ期的患者占 29%，Ⅲ期的患者占 17%，ⅣA/B 期的患者占 11%。62% 的患者经过外照射和内照射联合应用，22% 的患者只接受过外照射治疗，13% 的患者只接受过内照射的治疗。腔内照射的患者（占 46%）平均剂量为 41Gy，间质内照射的患者（占 31%）平均剂量为 33Gy。62% 的患者经过外照射后全阴道进行了内照射。多因素分析结果显示，肿瘤分期、血红蛋白含量（ <12.5mg/dL）及子宫切除史是影响 DSS 预后的因素（ $P<0.02$ ）。这三个因素及肿瘤大小是影响患者肿瘤局部控制率（LRC）的因素（ $P=0.01$ ）。26 例患者治疗失败：其中 13 例原位控制失败，9 例局部控制失败，10 例有远处转移；26 例患者中有 16 例仅因为盆腔部位控制失败。局部控制失败的患者中位生存时间为 14 个月。35 例患者病灶位于阴道下 1/3 段，其中 22 例（63%）患者接受了选择性腹股沟疝放射治疗，治疗无失败的患者；此外 13 例患者未接受选择性腹股沟疝放射治疗，之中有 1 例患者治疗失败。毒性反应：并发症等级在 3/4 级的患者占 14%；肿瘤大小（ ≥4cm）和剂量（70Gy）是影响患者预后的独立因素（ $P<0.05$ ）。

结论：放射治疗针对分期为Ⅰ~Ⅱ期的阴道癌患者来说是有效的治疗方式；大多数治疗失败的原因是局部问题，并且大多数死于阴道癌的患者是由于局部控制失败而不是发生远处转移；血红蛋白的水平有时在治疗过程中具有一定的临床意义。

评论：作者建议，有必要开展评估矫正贫血症的研究，然而从宫颈癌文献推断，输血可能与贫血患者预后改善无关[29]。

表 46-6 Stanford 关于阴道癌文献结果概述

FIGO 分期	5 年局部控制率	5 年无远处转移生存率	5 年 DSS
Ⅰ	83%	100%	92%
Ⅱ	76%	95%	68%
Ⅲ	62%	65%	44%
Ⅳ	30%	18%	13%

• 治疗过程中是否有必要联合化学治疗？

目前尚无相关的前瞻性研究报道。然而，多数研究表明阴道癌和宫颈癌在流行病学、危险因素、组织学特征和解剖学特征等几个方面具有相似性，同时多个关于宫颈癌的随机试验结果表明，联合化学治疗后可有效提高患者的无进展生存率及生存率。在没有前瞻数据的前提下,以下几个研究一定程度上为化学治疗是否应作为联合治疗方式提供了依据。

Rajagopalan,UPMC(*Gynecol Oncol* 2014,PMID 25281493):国家癌症数据库(NC-DB)分析了1998—2011年的14 000例阴道癌患者的治疗方式以及预后情况。其中有60%的患者接受了放射治疗,接受放射治疗的患者中有48%的患者联合了化学治疗,并随着1998年到2011年时间的增长,应用化学治疗作为辅助联合治疗的情况越来越多。研究结果显示联合化学治疗之后患者中位生存时间有所延长,从41个月延长至56个月($P<0.0005$)。多因素分析结果显示年龄较小、较高的设施容量、鳞状病理类型、合并化学治疗、接受内照射治疗,以及较低的肿瘤分期几个因素是提高患者生存率的独立影响因素。

Miyamoto,Harvard(*PLoS One* 2013,PMID 23762284):一项单中心的回顾性研究纳入71例阴道癌患者,其中51例患者接受放射治疗,20例患者接受化学治疗。随访3年后,接受化学治疗联合的患者3年生存率为79%高于只接受放射治疗的患者56%,而且差异有统计学意义($P=0.037$)。3年的无病生存率(DFS)有联合化学治疗的患者(73%)也高于只接受放射治疗(43%)的患者,而且差异有统计学意义($P=0.011$)。多因素分析结果显示,联合化学治疗有助于提高患者的DFS(HR0.31,$P=0.04$)。

结论:对于阴道癌的患者来说联合化学治疗有助于改善其预后情况。

Samant,Ottawa(*IJROBP* 2007,PMID 17512130):一项单中心的回顾性研究纳入12例早期阴道癌患者全部接受以顺铂为基础的放射治疗联合化学治疗治疗方案。平均随访时间为4年。12例患者中10例患者为鳞状上皮癌,2例患者为腺癌。肿瘤分期情况显示,Ⅱ期患者6例;Ⅲ期患者4例、ⅣA期患者2例。所有的患者均接受了中位剂量为45Gy/25fx的盆腔外照射治疗,同时10例患者接受了30Gy的间质内照射,2例患者接受了30Gy腔内照射。经治疗后,患者5年局部控制率可达92%,5年生存率为66%。2例患者由于严重的毒性反应需要手术改善。

结论:把放射治疗联合化学治疗作为控制阴道癌的方法可以有效地提高局部控制率,同时其发生的毒性反应也在可接受的范围内。

(马娜 译)

参考文献

1. Gallup DG, Talledo OE, Shah KJ, Hayes C. Invasive squamous cell carcinoma of the vagina: a 14-year study. *Obstet Gynecol*. 1987;69(5):782–785.
2. Rubin SC, Young J, Mikuta JJ. Squamous carcinoma of the vagina: treatment, complications, and long-term follow-up. *Gynecol Oncol*. 1985;20(3):346–353.
3. Beriwal S, Demanes DJ, Erickson B, et al. American Brachytherapy Society consensus guidelines for interstitial brachytherapy for vaginal cancer. *Brachytherapy*. 2012;11(1):68–75.
4. Lee LJ, Jhingran A, Kidd E, et al. ACR Appropriateness Criteria management of vaginal cancer. *Oncology*. 2013;27(11):1166–1173.
5. Aho M, Vesterinen E, Meyer B, et al. Natural history of vaginal intraepithelial neoplasia. *Cancer*. 1991;68(1):195–197.

6. Mock U, Kucera H, Fellner C, et al. High-dose–rate (HDR) brachytherapy with or without external beam radiotherapy in the treatment of primary vaginal carcinoma: long-term results and side effects. *Int J Radiat Oncol Biol Phys.* 2003;56(4):950–957.

7. Siegel RL, Miller KD, Jemal A. Cancer statistics, 2015. *Cancer J Clin.* 2015;65(1):5–29.

8. Creasman WT, Phillips JL, Menck HR. The National Cancer Data Base report on cancer of the vagina. *Cancer.* 1998;83(5):1033–1040.

9. Perez CA, Brady LW, Halperin EC, Wazer DE. *Principles and Practice of Radiation Oncology.* 6th ed. Wulters Kluwer, Lippincott Williams & Williams; 2013.

10. Chyle V, Zagars GK, Wheeler JA, et al. Definitive radiotherapy for carcinoma of the vagina: outcome and prognostic factors. *Int J Radiat Oncol Biol Phys.* 1996;35(5):891–905.

11. Madsen BS, Jensen HL, van den Brule AJ, et al. Risk factors for invasive squamous cell carcinoma of the vulva and vagina: population-based case-control study in Denmark. *Int J Cancer.* 2008;122(12):2827–2834.

12. Daling JR, Madeleine MM, Schwartz SM, et al. A population-based study of squamous cell vaginal cancer: HPV and cofactors. *Gynecol Oncol.* 2002;84(2):263–270.

13. Alemany L, Saunier M, Tinoco L, et al. Large contribution of human papillomavirus in vaginal neoplastic lesions: a worldwide study in 597 samples. *Eur J Cancer.* 2014;50(16):2846–2854.

14. Sinno AK, Saraiya M, Thompson TD, et al. Human papillomavirus genotype prevalence in invasive vaginal cancer from a registry-based population. *Obstet Gynecol.* 2014;123(4):817–821.

15. Lee JY, Perez CA, Ettinger N, Fineberg BB. The risk of second primaries subsequent to irradiation for cervix cancer. *Int J Radiat Oncol Biol Phys.* 1982;8(2):207–211.

16. Boice JD, Jr., Engholm G, Kleinerman RA, et al. Radiation dose and second cancer risk in patients treated for cancer of the cervix. *Radiat Res.* 1988;116(1):3–55.

17. Chang YC, Hricak H, Thurnher S, Lacey CG. Vagina: evaluation with MR imaging. Part II. Neoplasms. *Radiology.* 1988;169(1):175–179.

18. Stock RG, Chen AS, Seski J. A 30-year experience in the management of primary carcinoma of the vagina: analysis of prognostic factors and treatment modalities. *Gynecol Oncol.* 1995;56(1):45–52.

19. Frank SJ, Jhingran A, Levenback C, Eifel PJ. Definitive radiation therapy for squamous cell carcinoma of the vagina. *Int J Radiat Oncol Biol Phys.* 2005;62(1):138–147.

20. Shah CA, Goff BA, Lowe K, et al. Factors affecting risk of mortality in women with vaginal cancer. *Obstet Gynecol.* 2009;113(5):1038–1045.

21. Rajagopalan MS, Xu KM, Lin JF, et al. Adoption and impact of concurrent chemoradiation therapy for vaginal cancer: a National Cancer Data Base (NCDB) study. *Gynecol Oncol.* 2014;135(3):495–502.

22. Tran PT, Su Z, Lee P, et al. Prognostic factors for outcomes and complications for primary squamous cell carcinoma of the vagina treated with radiation. *Gynecol Oncol.* 2007;105(3):641–649.

23. Merino MJ. Vaginal cancer: the role of infectious and environmental factors. *Am J Obstet Gynecol.* 1991;165(4 Pt 2):1255–1262.

24. Al-Kurdi M, Monaghan JM. Thirty-two years' experience in management of primary tumours of the vagina. *Br J Obstet Gynaecol.* 1981;88(11):1145–1150.

25. Davis KP, Stanhope CR, Garton GR, et al. Invasive vaginal carcinoma: analysis of early-stage disease. *Gynecol Oncol.* 1991;42(2):131–136.

26. Cancer AJCo. *AJCC Cancer Staging Manual.* 8th ed. New York, NY: Springer Publishing; 2017.

27. Lian J, Dundas G, Carlone M, et al. Twenty-year review of radiotherapy for vaginal cancer: an institutional experience. *Gynecol Oncol.* 2008;111(2):298–306.

28. Videtic GMM, Woody N, Vassil AD. *Handbook of Treatment Planning in Radiation Oncology.* 2nd ed. New York, NY: Demos Medical; 2015.

29. Bishop AJ, Allen PK, Klopp AH, et al. Relationship between low hemoglobin levels and outcomes after treatment with radiation or chemoradiation in patients with cervical cancer: has the impact of anemia been overstated? *Int J Radiat Oncol Biol Phys.* 2015;91(1):196–205.

第 **47** 章

子宫肉瘤

Michael A. Weller, Sudha R. Amarnath

速览:子宫肉瘤是罕见的肿瘤,约占所有子宫内恶性肿瘤的3%。它是来源于子宫肌层和结缔组织的间质性肿瘤(而子宫内膜癌是源于上皮组织,这是与子宫肉瘤的区别),一般来说更具侵袭性。子宫肉瘤可分为非上皮源性和混合型两种。非上皮源性子宫肉瘤包括内膜间质肉瘤(ESS)、平滑肌肉瘤(LMS)以及未分化的子宫内膜肉瘤(UES),混合型子宫肉瘤指的是腺肉瘤,此外,还有子宫癌肉瘤,但是它不再被认为是肉瘤并且其治疗方式也与癌症相类似(见第44章)。一般来说,有手术指征的患者应实行全子宫切除术以及双侧输卵管、卵巢切除术(BSO),术后根据危险因素采取一定的辅助治疗(表47-1)。

表47-1 子宫肉瘤术后辅助治疗指南

	LMS/UES	ESS/腺肉瘤
Ⅰ期	观察(化学治疗应用正在研究中)	观察的同时应用内分泌治疗
Ⅱ期	观察(化学治疗应用正在研究中)	内分泌治疗的同时⊥放射治疗
Ⅲ~ⅣA期	化学治疗±放射治疗	内分泌治疗的±放射治疗
ⅣB期	化学治疗±姑息性放射治疗	内分泌治疗的±姑息性放射治疗

流行病学:子宫肉瘤是罕见肿瘤,发病率约为0.3/10万/年(包括具有代表性的癌肉瘤)[1-2]。占子宫部位疾病的9%[3],2015年约有1600例子宫肉瘤患者。子宫肉瘤的中位年龄在60岁左右(LMS/ESS的患者年龄较小,癌肉瘤的患者年龄较大)。

危险因素:高龄,种族(非洲裔美国人发病率大约为2倍)[4],他莫昔芬(黑匣子警告)、盆腔放射治疗以及遗传综合征(遗传的平滑肌瘤病和肾脏细胞癌症综合征)。

解剖学:见第44章。

病理学:WHO和ACP相继报道了子宫肉瘤的分类情况[5-6]。子宫肉瘤被认为是一种恶性肿瘤(早些时候易与Müllerian肿瘤混淆)。

非上皮源性(间叶细胞)
▪ 子宫内膜间质肉瘤

- 子宫内膜间质结节——良性的,仅通过手术便可治愈。

- 子宫内膜间质肉瘤(ESS)——低级别,雌激素/孕激素受体趋于阳性,轻度异型性罕见有丝分裂,"手指样"预测。

- 未分化子宫内膜肉瘤(UES)——高级别,明显的异型性,高有丝分裂活动,侵蚀性。

■ 子宫平滑肌肉瘤(LMS)——全部都是高级别,与传统的平滑肌瘤不同,LMS 具有丰富的有丝分裂,显著的细胞异型性,并且具有局部凝固性坏死。同时存在雌激素/孕激素受体的表达。LMS 包括两个亚型:上皮样型以及黏液样型。

混合型(间质细胞肉瘤)

■ 腺肉瘤——良性上皮组织与恶性间质的混合体。一个被称为"肉瘤过度增大"的变异体,预后较差。

临床表现:最常见的症状是阴道不规则出血、盆腔疼痛症以及子宫包块。一些患者为偶然发现。

诊断:病史及查体应主要检查盆腔,包括双手触诊以及子宫颈涂片检查。

影像学检查:胸部、腹部以及盆腔 CT 检查,应用核磁 MRI 评估是否具有手术适应证,PET/CT 不是必要的检查,但是在《NCCN 指南》上作为一项推荐的检查方式[7]。

病理学检查:病理类型的确诊依据子宫内膜活检术的结果(癌肉瘤是由于子宫内膜内层引起的,因此,通过子宫内膜活检术可确诊其病理类型)。

预后因素:年龄、种族、肿瘤分期、分级、是否接受手术以及是否有淋巴血管的侵犯(LVSI)。

分期

表 47-2　子宫肉瘤《AJCC 癌症分期手册》第 8 版(2017 年)以及 FIGO 的分期情况[8]*

ALCC	LMS 和 EES		腺肉瘤	FIGO
T1	a 最大肿瘤直径≤5cm		局限于子宫内膜或子宫颈	Ⅰ A
	b 肿瘤最大径≥5cm		局限于 1/2 子宫肌层内	Ⅰ B
	c 不适用		达到或超过 1/2 子宫肌层	Ⅰ C
T2	a 附件受侵		附件受侵	Ⅱ A
	b 盆腔其他组织受侵		盆腔其他组织受侵	Ⅱ B
T3	a 肿瘤侵犯其他腹部组织(1 处)		肿瘤侵犯其他腹部组织(1 处)	Ⅲ A
	b 肿瘤侵犯其他腹部组织(多于 1 处)		肿瘤侵犯其他腹部组织(多于 1 处)	Ⅲ B
N1	• 区域淋巴结转移		• 区域淋巴结转移	Ⅲ C
T4	• 膀胱或直肠受侵		• 膀胱或直肠受侵	Ⅳ A
M1	• 远处转移		• 远处转移	Ⅳ B

*《AJCC 癌症分期手册》第 7 版中无子宫肉瘤的相关规定,是第 8 版中新增的部分。

治疗模式

手术:通常情况下,若有手术适应证的患者应及时实行子宫切除术和双侧输卵管、卵巢切除术(BSO)。BSO 手术有遗漏是导致绝经前期妇女患 LMS 的原因,有回顾性研究表明,是否行 BSO 手术对患者无病生存率无影响[9]。若患者体内雌激素或孕激素受体为阳性的话应引起高度注意。分碎术不是必要的,由于良性原因而行分碎术无意间导致女性患者的不良预后曾引发了 2014 年食品药品监督管理局的安全警告[10-11]。

淋巴结清扫术:所有有淋巴结肿大或子宫外疾病的女性患者应接受淋巴结清扫术(LND)。如果 LMS 局限于子宫内部,发生淋巴结转移是比较罕见的(分期在I~II期的患者发生淋巴结转移的概率 <5%),所以淋巴结清扫术是没有必要的[12]。关于 ESS 的淋巴结阳性情况在文献中的报道不一致。美国监察、流行病学和最终结果(SEER)数据库一项研究分析结果显示淋巴结情况与肿瘤的分级有关(低级别的肿瘤大概 8% 以下,高级别的肿瘤在 12% 左右)[13]。淋巴结转移影响预后情况,然而行淋巴结清扫术不会影响患者无病生存率以及生存率。

化学治疗:子宫内膜间质肉瘤(ESS)目前一般不采取化学治疗。美国妇科肿瘤协作组(GOG)目前对于低级别的 LMS 正在进行有关辅助化学治疗的研究(方案为 4 个周期吉西他滨加多西紫杉醇,然后是 4 个周期的阿霉素)。对于高级别的 LMS 或未分化子宫内膜肉瘤(UES)通常推荐多种化学治疗药物的联合治疗,治疗方案包括紫杉醇/吉西他滨(对 LMS 效果较好),阿霉素/异环磷酰胺,阿霉素/达卡巴嗪,吉西他滨/达卡巴嗪,吉西他滨/长春瑞滨。这些药物方案已经由大量临床研究认同。

抗内分泌治疗:对于低级别的 ESS 或雌激素/孕激素受体为阳性的 LMS 患者,抗激素治疗的药物选择包括选项包括甲羟孕酮、醋酸甲地孕酮、芳香化酶抑制剂、促性腺激素释放激素类似物。

放射治疗

适应证:通常患者可以不放射治疗。对于 LMS,唯一一篇前瞻性数据结果显示放射治疗对于患者的局部控制率及生存情况无影响[14]。对于高级别的 ESS,回顾性研究的预后结果不一致,研究表明经过放射治疗后患者局部控制率可能稍有改善,但是患者生存情况并没有改善[15]。

剂量:如果应用放射治疗,采用"肿瘤直接放射治疗"通常需要照射盆腔 ± 腹主动脉淋巴结,予以 45~50Gy 照射剂量,同时可以选择是否行近距离放射治疗。

基于循证数据的问与答

● 对于子宫肉瘤的患者是否应该加放射治疗作为辅助治疗方式?

支持子宫肉瘤辅助放射治疗的文献很少,通常为回顾性研究。这些研究表明放射治疗对可能改善患者的局部控制率,但是对生存情况无影响。唯一一篇前瞻性研究的文献来自 EORTC 55874。

Sampath,UC Davis(*IJROBP* 2010 PMID 19700247):研究中共纳入国家肿瘤数据库(NODB,专用数据集)中的 3650 例子宫肉瘤患者。主要包括肉瘤、肌瘤和混合瘤。其中包括 51% 的癌肉瘤,25% LMS,15% ESS,4% 腺肉瘤,5% 其他类型肉瘤。30% 的患者是 I 期;37%

的患者分期未知;Ⅱ~Ⅳ期分别是 7%、12% 和 13%。在整个研究以及所有亚组中,辅助放射治疗可以提高局部控制率,但对于生存率无明显改善(5 年总生存为 37%)。多因素分析结果显示,患者年龄、肿瘤分期、分级、病理类型和淋巴结情况是影响患者生存时间的独立因素。

结论:放射治疗可以有效提高子宫肉瘤患者的局部无复发生存率(LRFFS)。

表 47-3 Sampath 研究结果:子宫肉瘤的放射治疗

分组	5 年 LRFFS(%)		Log-rank P 值
	未接收放射治疗	接受放射治疗	
癌肉瘤	80	90	<0.001
LMS	84	98	<0.01
ESS	93	97	<0.05
全部	85	93	<0.01

Reed,EORTC 55874(*European Journal of Cancer* 2008,PMID 18378136):此研究为一项Ⅲ期临床试验,共纳入 224 例分期为Ⅰ~Ⅱ期的子宫肉瘤患者(其中 99 例为 LMS,92 例为癌肉瘤,30 例为 ESS,3 例为其他)。这些患者均经过子宫切除术、双侧输卵管卵巢切除术治疗,他们被随机分入放射治疗组和对照组,放射治疗组采用盆腔辅助放射治疗(剂量为 50.4Gy/28fx,治疗时间超过 5 周),随访 13 年。所有患者中,接受放射治疗的患者较未接受放射治疗的患者局部控制率有所升高(40% 对 24%),两组的 DFS 和 OS 差异无统计学意义,另外,对于 LMS 患者来说是否接受放射治疗其局部控制率无统计学意义(24% 对 20%)。

结论:除了 LMS 外,其他Ⅰ~Ⅱ期子宫肉瘤的患者采取辅助放射治疗可以有效提高局部控制率,放射治疗剂量不会影响患者生存。

● 放化疗联合是否比单独放射治疗更有效?

Pautier,SARCGYN French Study(*Ann Oncol* 2013,PMID 23139262):此研究为一项Ⅲ期临床试验,共纳入 81 例分期为Ⅰ~Ⅲ期的患者,其中癌肉瘤 19 例,LMS53 例,未分化子宫内膜肉瘤 9 例。患者随机分为放化疗联合组及单独放射治疗组,其中放化疗联合组的治疗方案为:放射治疗(45Gy/25fx)后追加化学治疗(化学治疗方案:阿霉素 50mg/m^2 dL,异环磷酰胺 3g/m^2,1~2 天,顺铂 75mg/m^2,第 3 天,共 4 个疗程)。分析的主要终点是 DFS。50 例患者还接受了近距离放射治疗。因病例较少而提前停止入组(计划有 256 人)。放化疗联合组患者 3 年 DFS 高于单纯放射治疗组(55% 对 41%,$P=0.048$),两组相比,总生存虽也有所升高,但差异无统计学意义(81% 对 69%,$P=0.41$)。2 例患者死于毒性反应,在放化疗联合组,76% 的患者发生了 3~4 级血小板减少症。

结论:辅助放射治疗加化学治疗可以有效提高子宫肉瘤患者的 DFS。

评论:约 1/4 的患者为癌肉瘤。

(马娜 译)

参考文献

1. Nordal RR, Thoresen SO. Uterine sarcomas in Norway 1956–1992: incidence, survival and mortality. *Eur J Cancer.* 1997;33(6):907–911.
2. Toro JR, Travis LB, Wu HJ, et al. Incidence patterns of soft tissue sarcomas, regardless of primary site, in the surveillance, epidemiology and end results program, 1978-2001: an analysis of 26,758 cases. *Int J Cancer.* 2006;119(12):2922–2930.
3. Ueda SM, Kapp DS, Cheung MK, et al. Trends in demographic and clinical characteristics in women diagnosed with corpus cancer and their potential impact on the increasing number of deaths. *Am J Obstet Gynecol.* 2008;198(2):218.e211–e216.
4. Brooks SE, Zhan M, Cote T, Baquet CR. Surveillance, epidemiology, and end results analysis of 2,677 cases of uterine sarcoma 1989–1999. *Gynecol Oncol.* 2004;93(1):204–208.
5. Kurman RJ, International Agency for Research on Cancer., World Health Organization. *WHO Classification of Tumours of Female Reproductive Organs.* 4th ed. Lyon: International Agency for Research on Cancer; 2014.
6. Otis CN, Ocampo AC, Nucci MR, McCluggage WG. Protocol for the Examination of Specimens From Patients With Sarcoma of the Uterus. 3.1.0.0; 2016. http://www.cap.org/ ShowProperty?nodePath=/UCMCon/Contribution%20Folders/WebContent/pdf/cp-uter-ine-sarcoma-15protocol-3100.pdf
7. NCCN Clinical Practice Guidelines in Oncology: Uterine Neoplasms; 2017. https://www.nccn .org
8. Cancer AJCo. *AJCC Cancer Staging Manual.* 8th ed: New York, NY: Springer Publishing; 2017.
9. Kapp DS, Shin JY, Chan JK. Prognostic factors and survival in 1,396 patients with uterine leiomyosarcomas: emphasis on impact of lymphadenectomy and oophorectomy. *Cancer.* 2008;112(4):820–830.
10. Einstein MH, Barakat RR, Chi DS, et al. Management of uterine malignancy found incidentally after supracervical hysterectomy or uterine morcellation for presumed benign disease. *Int J Gynecol Cancer.* 2008;18(5):1065–1070.
11. Oduyebo T, Rauh-Hain AJ, Meserve EE, et al. The value of re-exploration in patients with inadvertently morcellated uterine sarcoma. *Gynecol Oncol.* 2014;132(2):360–365.
12. Major FJ, Blessing JA, Silverberg SG, et al. Prognostic factors in early-stage uterine sarcoma: a Gynecologic Oncology Group study. *Cancer.* 1993;71(4 Suppl):1702–1709.
13. Chan JK, Kawar NM, Shin JY, et al. Endometrial stromal sarcoma: a population-based analysis. *Br J Cancer.* 2008;99(8):1210–1215.
14. Reed NS, Mangioni C, Malmström H, et al. Phase III randomised study to evaluate the role of adjuvant pelvic radiotherapy in the treatment of uterine sarcomas stages I and II: a European Organisation for Research and Treatment of Cancer Gynaecological Cancer Group Study (protocol 55874). *Eur J Cancer.* 2008;44(6):808–818.
15. Sampath S, Schultheiss TE, Ryu JK, Wong JY. The role of adjuvant radiation in uterine sarcomas. *Int J Radiat Oncol Biol Phys.* 2010;76(3):728–734.

第 9 部分

血液系统肿瘤

第 48 章

成人霍奇金淋巴瘤

Senthilkumar Gandhidasan,Matthew C. Ward,Chirag Shah

速览:在美国,霍奇金淋巴瘤(HL)约占全部淋巴瘤的 10%,一般分为经典型和结节性淋巴细胞型两个主型。经典的霍奇金淋巴瘤根据危险分级来决定治疗方式,分为早期预后良好型 HL、早期预后不良型 HL 和晚期 HL(Ⅲ~Ⅳ期)。不同的研究组(美国 EORTC,德国 HSG,英国 RAPID,美国斯坦福)对危险分级的定义不同。最新的临床研究通过 PET 评价(Deauville 判定标准)来指导治疗。对于早期预后良好型 HL,尽管有很多大型临床研究,就无进展生存期而言,同步放化疗优于单纯化学治疗,但是,由于自体干细胞移植技术(SCT)对于化学治疗失败后成功的挽救及相同的总生存率,很多人还是喜欢单纯化学治疗,而且由于疾病的良好预后,放射治疗所致的晚期不良反应引起关注,虽然很多临床研究采用受累野照射(IFRT)或受累部位照射(ISRT)可能会减少不良反应且已被全球广泛接受。结节性淋巴细胞为主型的治疗方式与低级别非霍奇金淋巴瘤类似,21 岁以下以及儿童患者治疗模式有所不同(详见儿童霍奇金淋巴瘤部分)(表48-1)。

表 48-1　成人霍奇金淋巴瘤的治疗模式

	分期/状态	治疗示例选择(详见相关临床研究)[1]	最新临床研究模式
经典霍奇金淋巴瘤	早期预后良好型 HL(ⅠA/ⅡA)	放化学治疗联合:2~4 个周期 ABVD 方案化学治疗 + ISRT 20~30Gy 或 单独化学治疗:3~4 个周期 ABVD 方案化学治疗(2~3 个周期后 PET 阴性,如 Deauville 1~2 分) 或 Stanford V 方案,8 周 + ISRT 30Gy	German HSG HD10,UK RAPID,EORTC H10F,Stanford G4
	早期预后不良型 HL(ⅠA/ⅡA)	放化疗联合:4 个周期 ABVD 方案化学治疗 + ISRT 30Gy 或 化学治疗:6 个周期 ABVD 方案化学治疗 或 Stanford V 方案,12 周 + ISRT 30~36Gy	German HSG HD11,HD14,EORTC H10U
	晚期 HL(Ⅲ~Ⅳ期)	6 个周期 ABVD 方案化学治疗(对于原发大肿块或 PET 阳性区域给予 ISRT) 或 6 个周期强化 BEACOPP 方案化学治疗	RATHL,German HSG HD15,ECOG 2496

（待续）

表48-1　（续）

结节性淋巴细胞为主型 IA/ⅡA 期大肿块或 IB/ⅡB 期 Ⅲ~Ⅳ期	单纯放射治疗:ISRT 30Gy(大肿块区给予 6Gy 加量) 化学治疗 + 利妥昔单抗 + ISRT 化学治疗 + 利妥昔单抗 ± ISRT 或局部有姑息性放射治疗

流行病学: 相对不常见。2017 年霍奇金淋巴瘤约占新诊断癌症的 0.6%,全年约有 8260 例新发病,1070 例死亡[2]。占美国全部淋巴瘤患者的 10%,男性稍多,10 岁以下少见,发病年龄呈双峰分布,峰值在 25 岁和 60~70 岁。

危险因素: 霍奇金淋巴瘤发病与 EB 病毒相关。已在 R-S 细胞中分离出 EBV DNA,有传染性单核细胞增多症病史的患者发生霍奇金淋巴瘤的风险更高。EB 病毒与混合细胞型 HL 和发展中国家的儿童 HD 患者密切相关。

解剖学: 逐站转移,转移规律可预测,结外受侵少见,80% 的患者初发颈部淋巴结,超过 50% 患者伴有纵隔淋巴结转移,最常见的结外病变部位是脾脏。1965 年确立的 13 个独立的淋巴结区,现在被 Ann Arbor 分期采用,包括韦氏环(咽淋巴环),颈部/锁骨上/枕后/耳前,锁骨下,腋窝/胸部,纵隔,肺门,主动脉旁,脾脏,肠系膜,髂骨,腹股沟/股骨,腘窝,肱骨/滑车。左右肺门和颈部淋巴结区认为是单独区域,咽淋巴环和脾脏虽认为是淋巴结区,但在分期时被认为是结外区域。EORTC 和德国治疗组与经典的 Ann Arbor 系统淋巴结分组不同,EORTC 把腋窝和锁骨下作为一个区域,德国 HSG 治疗组把颈部和锁骨下作为一个区域,EORTC 和德国 HSG 治疗组都将纵隔和肺门视为一个区域,这些不同的淋巴结区域定义对于风险分层会有影响(见后文)。

病理学: R-S 细胞是霍奇金淋巴瘤的特征性细胞,仅占肿瘤体积的 1%~2%,其余部分是反应性的淋巴细胞、嗜酸性粒细胞和浆细胞的浸润。R-S 细胞有典型的双核,具有两个突出的核仁,界限分明的核膜和具有核周晕的嗜酸性细胞质。R-S 细胞可能起源于前体 B 细胞。已在经典 HL 中分离出单克隆 EB 病毒 DNA,不同 HL 亚型具有不同的病理学和细胞学标志物。

临床表现: 无痛性淋巴结肿大最常见,B 组症状:6 个月内夜间盗汗、体温超过 38℃,体重丢失 >10%,有 1/3 的患者在诊断时有 B 组症状,伴有体重丢失和发热提示预后不良。皮肤瘙痒,酒精诱导的广泛组织疼痛。90% 的患者疾病侵犯邻近器官(包括通过胸导管将锁骨上淋巴结扩散至腹腔/脾的淋巴结)。内脏受累最常见于脾脏,并且脾脏疾病与血行播散存在相关性。骨髓和肝脏受累几乎全部发生在有脾脏受侵的前提下。霍奇金淋巴瘤与 HIV 感染不太相关,但合并有 HIV 阳性时疾病进展很快。

表48-2　霍奇金淋巴瘤的病理分型

	组织学名称	发病率	临床病理学特征	分子标记
经典型	结节硬化型（NS）	≥70%	预后不如淋巴细胞为主型。淋巴细胞、嗜酸性粒细胞浆细胞巨噬细胞与非典型单核细胞和R-S混合细胞形成的结节被双折射胶原带围绕,发病没有性别差异。平均发病年龄约为26岁,纵隔好发,1/3患者有B组症状	CD15+ CD30+ CD20+罕见
	混合细胞型（MC）	约20%	预后不如结节性硬化型,淋巴细胞,嗜酸性粒细胞,浆细胞等弥漫消失,有相对丰富的非典型单核细胞和R-S细胞。男性和老年人多见。腹部好发,晚期多见,1/3患者有B组症状	
	淋巴细胞为主型(LR)	5%	预后很好,典型的R-S细胞少见,但正常淋巴细胞弥漫性地消失。男性多见,平均发病年龄30岁。Ⅰ~Ⅱ期多见,<10%有全身症状。纵隔、腹部少见	
	淋巴细胞消减型(LD)	<5%	预后最差。正常淋巴细胞缺乏,有丰富的异常单核细胞、R-S细胞和变异的R-S细胞。与间变性大细胞淋巴瘤难以区分。男性和老年人多见,晚期多见,2/3患者有B组症状	
结节性淋巴细胞为主型(NLP)		5%	与经典霍奇金淋巴瘤有所不同,与低级别非霍奇金淋巴瘤相似。缺乏典型的R-S细胞。容易向弥漫性大B细胞淋巴瘤转化,有较高的晚期复发率。一些患者对利妥昔单抗治疗有效,EB病毒呈阴性	CD19+ CD20+ CD45+ CD15- CD30-

诊断

病史与体格检查: 重点关注相关淋巴引流区、B组症状、胸部和腹部(脾脏和肝脏)的检查。

实验室检查: 妊娠检查、HIV、血细胞计数(CSC)、血沉、白蛋白、基础代谢检查(BMP)、肝功能检查(LFT)、乳酸脱氢酶(LDH)和肺弥散功能。

影像学检查: 胸部X线片、PET-CT(敏感性≥90%,14%~25%患者改变了治疗方案),超声心动图/血管造影(MUGA)(如果考虑使用阿霉素化学治疗)。

病理学: 相比于细针穿刺活检,优先推荐淋巴结切除活检,可获得更多的组织诊断霍奇金淋巴瘤,细针抽吸活检不能获得诊断所需的组织量。PET阳性或有血细胞减少时推荐骨髓穿刺活检(骨髓受累约5%或更低)[1]。

预后因素: 预后因素包括分期、年龄、红细胞沉降率(ESR)、淋巴结受累部位数、结外受累和淋巴结大肿块。除了Ann Arbor分级,这些危险因素可将霍奇金淋巴瘤分为早期预后良好型和早期预后不良型,并指导治疗。对于早期(Ⅰ~Ⅱ期)经典霍奇金淋巴瘤,各机构对不良预后因素定义并不一致,如下:

▪ NCCN:ESR >50或有B组症状、纵隔肿块与胸廓直径之比超过1/3、大于3个淋巴结区受侵,肿块最大径超过10cm。

▪ GHSG:ESR >50不伴有B组症状或ESR >30同时伴有B组症状、纵隔肿块与胸廓直径之比超过 1/3,大于 3 个淋巴结区受侵或有任何结外器官受侵。

■ EORTC:ESR >50 不伴有 B 组症状或 ESR >30 同时伴有 B 组症状、胸 5~6 椎体处的纵隔肿块与胸廓直径之比超过 0.35、大于 3 个淋巴结区受侵或年龄≥50 岁。

国际预后指数:由于早期 HL 具有良好的预后,该预后指数系统主要诊断进展期 HL,包括有七个指标:白蛋白 <4g/dL、血红蛋白 <10.5 g/dL、男性、年龄 ≥45、Ann Arbor IV期、白细胞≥15 000 及淋巴细胞 <600/mm³ 或 <8% 的白细胞计数。最初无进展生存率(PFS)分层,0~7 个指标的 PFS 从 84% 到 42% 之间[3]。该系统在 2012 年进行了重新分析,使得无疾病进展生存率介于 88% 和 69% 之间[4]。

表 48-3　Ann Arbor 淋巴瘤分级系统(Lugano 升级版) * *[5]

I	侵犯一个淋巴结区或相邻淋巴结区单一融合肿块或仅有单个结外受侵(ⅠE)而无淋巴结区域受侵	A:没有全身症状
II	侵犯横隔同侧≥2 个淋巴结区或 I 或 II 期局限性相邻结外器官受累	B:6 个月内不明原因的体重减轻 >10%、不明原因的发热 >38℃、盗汗
III	侵犯的淋巴结在横隔两侧或超过横隔且脾脏受侵	E *:结外淋巴受侵
IV	淋巴结器官弥漫受侵	X *:大肿块(≥10cm 或超过 1/3 的胸廓横横径)

* 注意 2014 年 Lugano 升级版建议"X"和"A/B"诊断仅限于 HL,而"E"对于III~IV期诊断则不需要[5]。

* * 受侵淋巴结区数量可用下标显示(如II3)。

治疗模式

手术:对于成人霍奇金淋巴瘤,手术通常没有作用。患有进展期结节性淋巴细胞为主型的儿童患者,有研究显示化学治疗后手术切除可能获益[6]。

化学治疗:在霍奇金淋巴瘤治疗历史上有多种化学治疗方案。历史上 MOPP 方案(氮芥,长春新碱,丙卡巴肼,泼尼松)可能导致不育(80% 的男性,女性与年龄相关)和继发性急性非淋巴细胞白血病。目前的治疗方案很少会导致不孕症。与继发性恶性肿瘤风险相关,包括:

ABVD:(阿霉素,博来霉素,长春碱,氮烯唑胺)。不良反应包括恶心、呕吐、脱发和骨髓抑制。长期不良反应包括心脏和肺毒性。德国 HD13 研究表面,对于早期霍奇金淋巴瘤,可以减掉博来霉素,达卡巴嗪或两者同时(ABV,AVD 和 AV)[7]。但所有替代方案都不如 AB-VD。一个月通常为 1 个周期,每个周期进行二次输注。

Stanford V:包括氮芥、多柔比星、长春碱、长春新碱、博来霉素、依托泊苷及泼尼松。该治疗方案优点是时间更短(仅需 8~12 周,而 4~6 个周期的 ABVD 化学治疗方案需要 16~24 周)和较低的阿霉素和博来霉素累积剂量。该方案设计来与放射治疗联合使用不应被省去,研究表明其与 ABVD 联合放射治疗具有相同的疗效[8-10]。

BEACOPP:包括博来霉素、依托泊苷、多柔比星、环磷酰胺、长春新碱、丙卡巴肼及泼尼松。研究发现,用来治疗其他方案效果不佳或预后不良患者的强化治疗方式,BEACOPP 方案有更好的治疗效果,但骨髓抑制和脱发的发生率也更高[11]。

化学治疗周期:不同临床研究中提供的化学治疗周期数不尽相同。一般而言,应选择风险组,并根据研究评估该风险组的疗效和结果进行治疗。总的来说,在 PET 时代,表 48 - 1 概述了常用方法和每种方法对应的临床研究。

疗效评价:化学治疗后快速、早期的疗效评价已成为预测 HL 治疗预后的重要指标,并且越来越多地用于治疗方案的确定[12 - 15]。如 Stanford V 方案(包括放射治疗)后 PET 阴性的患者无进展率(FFP)为 96% ,而阳性的患者则为 33%[16]。Deauville 评分(以法国 Deauville 会议命名)是治疗后 PET 疗效评价的标准方法,包括五个级别:1 级,病灶摄取不超过本底;2 级,病灶摄取小于或等于纵隔血池;3 级,病灶摄取率高于纵隔血池,但小于或等于肝摄取;4 级,病灶摄取率稍高于肝脏;5 级,病灶摄取率明显大于肝脏或出现新的病灶[17,18]。通常,在研究中定义 CR(预后好)为早期 PET 评价中 Deauville 1 ~ 2 级;PR 为 Deauville 3 ~ 4 级;Deauville 5 级则定义为难治性疾病。然而,在另外一些研究中,Deauville 3 级也被认为是 CR。

放射治疗:放射治疗曾是 HL 的唯一治疗方法,后来作为重要治疗手段用于与化学治疗联合治疗。到目前,对于早期 HL,没有随机研究表明不接受放射治疗会导致复发率显著提高。国家癌症数据库(NCDB)数据显示:1998—2011 年,早期(Ⅰ ~ Ⅱ期)HL 治疗时放射治疗使用率已从 55% 下降至 44% ,然后接受放射治疗可使得 5 年总生存率(OS)明显改善(94.5% 对 88.9%)[19]。

适应证:放射治疗用于早期 HL 患者的综合治疗和晚期患者的选择性治疗。对于早期患者,放射治疗通常配合化学治疗使用或用于一些随机临床研究。化学治疗后放射治疗变为化学治疗前放射治疗。历史上单独使用放射治疗治疗 HL 时,曾使用很大的靶区如“斗篷野”,或“倒 Y 野”,或全淋巴结照射(即“斗篷野”加“倒 Y 野”),放射治疗剂量为 40Gy。“受累野”或最新的“受累部位照射”在临床研究中认为是可行的。国际淋巴瘤放射治疗协作组(ILROG)指南推荐使用“受累部位照射”或“淋巴结照射”(在美国不推荐 INRT)技术[20]。结果显示效果相当[21]。对于晚期(Ⅲ~ Ⅳ期)HL,尽管存在争议,放射治疗可以考虑用于大肿块或化学治疗后 PET 阳性的部位[1],并建议放射治疗在化学治疗完成后的 3~6 周内开始。

剂量:放射治疗剂量应依据临床研究中 PET 疗效评价结果和化学治疗的周期而定。通常,对于早期预后良好的 HL,化学治疗后 PET 评价 CR 化学治疗的患者给予 20 ~ 30Gy/10 ~ 15fx,对于早期预后不良的 HL,建议给予 30Gy,大肿块部位给予 30 ~ 36Gy/15 ~ 20fx。对于晚期 HL,化学治疗后 PET - CT 显示有残留或大肿块且融合淋巴结,建议给予 30 ~ 36Gy/15 ~ 20fx。

毒性反应:急性毒性反应包括疲劳、放射性皮炎、食道炎、吞咽痛、咳嗽、口干、恶心和黏膜反应。晚期毒性反应根据年龄以及位置不同而不同,包括甲状腺功能减退症、肺炎、心脏病、口腔干燥症及不孕症。射线所致第二原发肿瘤引起广泛关注,可能会导致白血病(化学治疗可能相关)、乳腺癌和肺癌。数据显示 25 年内霍奇金淋巴瘤最常见的死亡原因是 HL(24% 累积发病率),其次是射线所致第二原发肿瘤(13.5%)和心血管疾病(6.9%)[22]。应当注意的是,这些晚期不良反应的数据来源于过时的陈旧放射治疗技术(大靶区、大剂量),

联合治疗模式和受累野照射技术所致的远期毒性反应正在纳入研究中。

治疗过程：见《放射肿瘤学治疗计划手册》，第 10 章[23]。

基于循证数据的问与答

关于早期预后良好型 HL

• 哪些临床研究确定了目前早期预后良好型 HL 的标准治疗方案？

经过不懈努力和国际间合作，早期预后良好型 HL 的治疗模式，已经由 20 世纪 50 年代淋巴区域大野单独放射治疗转变为最新的 PET 指导下的综合治疗方案，临床医生对此问题的探索包括单独放射治疗剂量递减、证实联合治疗方法的有效性和照射野的缩小，由大野照射变为受累野照射[24-31]。

虽然这些临床研究引起了人们的极大关注，但最新的临床研究确定了当前的治疗标准，这些方案重点在与省去受累野放射治疗而变为单独化学治疗。大多数医生更愿意选择以下研究所定义的方法来指导治疗：省略放射治疗的 ABVD 化学治疗虽仍存在争议，但由于与自体骨髓干细胞移植技术对总生存率的有效挽救及出于放射治疗远期反应的担心，一般认为放射治疗是过度治疗。然后这些结论尚未被当前精确放射治疗技术下的体积和剂量所证实。

Engert，German HD10（ *NEJM* 2010，PMID 20818855；Update Sasse *JCO* 2017，PMID 28418763）：1370 个早期预后良好型 HL（德国标准）患者纳入研究，2×2 随机对照研究，ABVD×4 个周期与 ABVD×2 个周期及 IFRT 20Gy 与 30Gy，主要终点为无治疗失败生存率（FFTF），PET 评估未引入。中位随访时间为 98 个月，随机化组间的初始或远期随访的 FFTF 没有显著差异。非劣性研究同样证实[4 个周期 ABVD 化学治疗 +30Gy 放射治疗与 2 个周期 ABVD 化学治疗 +20Gy 放射治疗的 10 年的无进展生存期（PFS）分别是 87.4% 和 87.2%]。

结论：2 个周期 ABVD 化学治疗 + IFRT 20Gy 放射治疗成为德国早期预后良好型 HL 的标准治疗方案。

Raemaker，EORTC H10（ *JCO* 2014，PMID 24637998；Update André *JCO* 2017，PMID 28291393）：PET 用来指导早期 HL 治疗选择的前瞻性实际对照研究。根据 EORTC 标准将早期 HL 患者分为早期预后良好型组（H10F）和早期预后不良型组（H10U），PET 评估早期有效的患者及没有早期缓解强化 BEACOPP 化学治疗方案能否豁免受累野放射治疗。将 H10F 组分为 PET 评价组合标准治疗方案组，在接受 2 个周期 ABVD 化学治疗后前者行 PET 疗效评价，后者则再增加 1 个周期 ABVD 化学治疗后给予受累野放射治疗 30Gy（如有残留局部加量 6Gy）。实验组中如 PET 评价达到完全缓解（Deauville 评分 1~2 分）则再增加 2 个周期 ABVD 化学治疗，如未达到完全缓解，则增加 2 个周期 BEACOPP 强化化学治疗方案及受累野照射 30Gy（如有残留局部加量 6Gy）。有关 H10U 结果的描述，PFS 的非劣性为最初研究终点，结果 H10F 组的 5 年 PFS 从 95% 降至 85%，因此 PET 用来指导治疗选择的随机研究被提前停止。最终有 1950 名患者被纳入研究,研究结果显示有 18.5% 的患者 PET 扫描为阳性。ABVD 单独化学治疗治疗方案不可行(H10F 5 年 PFS 99% 对 87.1%,HR 15.8,95% CI:3.8~66.1,非劣效性差异为 3.2),PET 阳性选择 BEACOPP 强化化学治疗方案将 5 年 PFS 从 77.4%(ABVD + INRT)提高到 90.6%(BEACOPP + INRT,$P = 0.002$)。

结论:对于早期预后良好型患者,即使化学治疗后 PET 提示治疗效果很好,豁免受累野放射治疗会增加疾病进展的风险(但总生存率 OS 无差异)。

Radford,UK RAPID(*NEJM* 2015,PMID 25901426):ⅠA~ⅡA 期经典非大肿块 HL 的患者的非劣性临床研究(无基线 PET),患者接受 ABVD 3 个周期后行 PET 检查,如完全缓解(Deauville 评分 1~2 分)则随机接受 30Gy 受累野照射或不需要进一步治疗,如未完全缓解则总共接受 ABVD 4 个周期和 30Gy 受累野放射治疗。主要终点为无进展生存期(PFS),非劣性评价最初减少 10%(修正后为 7%)。总体按照德国标准 32% 预后不良,有 31% 患者超过 3 个淋巴结。中位随访 60 例,放射治疗组的 3 年 PFS 为 94.6%,无其他治疗组为 90.8%,差异为 -3.8%(95% CI:-8.8%~1.3%)。

结论:尽管预后良好,单独使用 ABVD 化学治疗疗效次于 ABVD 化学治疗 + 受累野放射治疗。

- **什么是 Stanford V 化学治疗?与其他方案有何不同?**

与 ABVD 化学治疗方案相比,Stanford V 是一个减少蒽环类药物和博来霉素剂量并缩短化学治疗时间的标准方案。其被推荐为包含放射治疗在内的综合治疗方案。

Advani,Stanford G4(*Ann Oncol* 2013,PMID 23136225):Stanford V 化学治疗方案用于非大肿块早期 HL 的前瞻性研究。化学治疗药物包括氮芥、阿霉素、长春碱、长春新碱、博来霉素和依托泊苷。在该研究中,化学治疗时间由 12 周缩短为 8 周(12 周仍然是早期预后不良型 HL 的标准选择)。在化学治疗 1~3 周后接受 30~30.6Gy/17~20fx 的受累野放射治疗。87 名患者纳入研究,中位随访时间为 10 年,无进展生存率(FFP)、疾病特异性生存率(DSS)和总生存率(OS)分别为 94%、99% 和 94%。

结论:与其他化学治疗方案相比,Stanford V 具有良好的耐受性和预后。

关于早期预后不良型 HL

以下临床研究是基于对早期预后不良型 HL 最新"标准"治疗方案的确立。应注意许多临床研究对于伴有其他疾病高危特征如大肿块、B 组症状和结外受侵等认定晚期病变而非早期预后不良型,所以在决定治疗方案时,确定每个临床研究的纳入标准是非常重要的。

- **哪些临床研究确定了目前早期预后不良型 HL 的标准治疗方案?**

Eich,German HD11(*JCO* 2010,PMID 20713848;Update Sasse *JCO* 2017,PMID 28418763):HD14 作为前期研究基础。按德国标准确定早期预后不良霍奇金淋巴瘤患者,以 2×2 方式随机分为 4 个周期 ABVD 化学治疗或 4 个周期 BEACOPP 化学治疗以及 20Gy 或 30Gy 受累野放射治疗。1395 名患者纳入研究,无失败生存率(FFTF)为主要终点,最新中位随访时间为 106 个月。目前 BEACOPP + 20Gy 组比 ABVD + 20Gy 组治疗效果好,但无长期随访结果证实。BEACOPP + 30Gy 组和 ABVD + 30Gy 组之间 FFTF 无差异。同样,BEACOPP 化学治疗后 20Gy 组的 FFTF 不低于 30Gy 组,但 ABVD 之后 20Gy 组低于 30Gy(10 年 PFS 差异 −8.3%,95% CI:−15.2%~−1.3%)。

结论:4 个周期 ABVD 化学治疗 +30Gy 受累野放射治疗是早期预后不良 HL 的标准治疗方案。

von Tresckow,German HD14(*JCO* 2012,PMID 22271480):属于后续性研究,根据德国标准纳入年龄 <60 岁早期预后不良型 HL 患者,2×方式,随机分为 4 个周期 ABVD 化学治疗组或 2 个周期 BEACOPP 化学治疗组,然后再接受 2 个周期 ABVD,PET 未使用。化学治疗后接受 30Gy 受累野放射治疗。研究终点为无失败生存率(FFTF),1528 名患者纳入研究,中位随访时间为 43 个月。2 个周期 BEACOPP 化学治疗 +2 个周期 ABVD 的 FFTF 提高,5 年 PFS 差异为 6.2%(95.4% 降至 89.1%,$P < 0.001$),但总生存期没有区别。

结论:年龄小于 60 岁预后不良型 HL 患者,升级版 2 个周期 BEACOPP 化学治疗 +2 个周期 ABVD +30Gy 受累野放射治疗是德国 HSG 的标准治疗方案。

Raemaker,EORTC H10(*JCO* 2014,PMID 24637998;Update André*JCO* 2017,PMID 28291393):早期预后不良型 HL 患者分为标准组:4 个周期 ABVD 化学治疗 + 淋巴结放射治疗、PET 评价完全缓解(Deauville 评分 1~2)组:6 个周期 ABVD 化学治疗或 2 个周期 ABVD +2 个周期 BEACOPP 和 PET 评价未缓解组:此基础上增加淋巴结放射治疗。预后不良组(H10U)的 PFS 由 90% 降低到 80%。与预后良好型 HL 组研究结果类似,如果 PET 评价完全缓解单纯 ABVD 化学治疗的 PFS 劣于联合放化疗(ABVD + INRT 92.1% 对 ABVD 单独 89.6%,HR 1.45,95% CI:0.8~2.5,非劣效性是 2.1)。如上所述,如果 PET 评价未完全缓解,BEACOPP 强化化学治疗方案将 5 年 PFS 从 77.4%(ABVD + INRT)提升至 90.6%(BEACOPP + INRT,$P = 0.002$)。

结论:对于早期预后良好型和早起预后不良型 HL,即使化学治疗后 PET 评价为完全缓解,省去 INRT 可增加复发风险(但总生存率无差异)。

关于晚期 HL

• 哪些临床研究确定了晚期 HL 的标准治疗方案?

以下临床研究通常用于确定治疗方案。须注意这些临床研究会包括一些预后不良的 I~II 期患者。对于 PET 评价未完全缓解及有大肿块的疾病,通常会增加巩固性放射治疗。

Engert,German HD15(*Lancet* 2012,PMID 22480758):晚期 HL 患者的前瞻性随机非劣性临床研究,目的是降低治疗强度。晚期定义为 III~IV 期或有结外受侵或大肿块(纵隔病变超过 33% 的胸腔直径或其他部位 >10cm 肿块)的 IIB 期 HL。随机分为三组:8 个周期 BEACOPP 化学治疗组、6 个周期 BEACOPP 化学治疗组和 8 个周期 BEACOPP − 14 化学治疗组(化学治疗间隔时间 14 天而非 21 天)。对于治疗后残留病灶 ≥2.5cm 或 PET 评价未完全缓解给予 30Gy 照射。2126 个患者纳入研究,中位随访时间为 48 个月,标准 8 个周期 BEACOPP 组的 5 年无失败生存率(FFTF)为 84.4%,6 个周期 BEACOPP 组为 89.3%,短时间 BEACOPP − 14 组为 85.

4%。8 个周期标准强化 BEACOPP 组的死亡率更高,有 11% 的患者接受了放射治疗。

　　结论:6 个周期 BEACOPP 化学治疗后用 PET 指导放射治疗应该是晚期 HL 的标准治疗方案。标准化学治疗后 PET 评价可以指导是否需要增加放射治疗。

　　Johnson,UK RATHL(*NEJM* 2016,PMID 27332902):晚期经典型 HL 患者的前瞻性随机非劣性研究。"晚期 HL"定义为ⅡB~Ⅳ期和超过 3 个淋巴结区受累或大肿块(纵隔病变超过 33% 的胸腔直径或其他部位 > 10cm 肿块)的ⅡA 期患者。研究目的是对于 PET 评价良好的患者可否省略博来霉素。所有患者均接受 2 个周期 ABVD 化学治疗后进行 PET - CT 疗效评价,如 Deauville 评分 1 ~ 3 分则随机分为 ABVD 组或 AVD 组(省略博莱霉素),增加 4 个周期化学治疗(共 6 个),而 Deauville 评分 4 ~ 5 分的患者接受 BEACOPP 强化化学治疗,3 年 PFS 的非劣效率为 5%。共 1214 名位患者纳入研究,中位随访时间为 41 个月,有 83.7% 患者 PET 扫描为阴性(Deauville 评分 1 ~ 3 分)。3 年 PFS(主要终点)为 85.7%(ABVD)对 84.4%(AVD),绝对差异为 1.6(95% CI: - 3.2% ~ 5.3%),32 位患者接受巩固性放射治疗(2.6% ABVD 与 4.3% AVD),AVD 组肺不良反应发生率较低(3% 对 1%,$P < 0.05$)。

　　结论:非劣效研究虽然 AVD 组差,但效果很好,减少博来霉素可能是合理的方案(列入 2017 年《NCCN 指南》)。

　　Gordon,ECOG E2496(*JCO* 2013,PMID 23182987):前瞻性随机对照研究对比 Stanford V 方案与 ABVD 方案的优劣性,选择经典Ⅲ~Ⅳ期或Ⅰ~Ⅱ期伴大肿块(胸部正位片上显示纵隔肿物最大直径 > 33% 胸廓内径)HL 的患者纳入研究,患者随机分为 6 个周期 ABVD 组和 12 个周期 Stanford V 组,主要研究终点为无失败生存(FFS),所有伴纵隔大肿块的患者进行放射治疗,纵隔、双肺门和锁骨上区接受 36Gy 放射治疗,对于接受 Stanford V 化学治疗的患者,所有治疗前 > 5cm 的病变和脾脏受累也接受 36Gy 放射治疗。794 例患者纳入随机对照研究,中位随访时间为 6.4 年。结果显示 ABVD 与 Stanford V 的 5 年 FFS 无差异:74% 对 71%($P = 0.032$)。亚组分析显示 IPS 为 3 ~ 7 分的患者中,前者的 FFS 得到改善,治疗毒性总体没有差异。

　　结论:ABVD 化学治疗 + 疗前大肿块患者巩固性放射治疗,仍是北美地区晚期及局部病灶范围较大早期 HL 的标准治疗方案。

　　● **哪些临床证据特别证实了巩固性放射治疗在当代晚期 HL 治疗中的地位?**

　　多项临床研究直接研究了这个问题,较早 Meta 分析和 MOPP 化学治疗方案时代研究表明没有任何获益[32 - 34]。但最新在 ABVD/BEACOPP 化学治疗方案时代研究表明可获益[35,36]。虽然各研究机构仍存在争议,但总的来说,对于 PET - CT 评价未完全缓解或治疗前有大肿块病变的患者巩固性放射治疗是有价值的。

　　Borchmann,German HD12(*JCO* 2011,PMID 21990399):前瞻性随机对照研究放射治疗在晚期 HL[Ⅲ~Ⅳ期或ⅡB 期伴大肿块(≥33% 的最大胸径)或有结外病变]的价值。患者 2×2 随机分为 8 个周期强化 BEACOPP 化学治疗组和 4 个周期 BEACOPP 化学治疗组,随后减区后续 4 个周期 BEACOPP 化学治疗或巩固性放射治疗,选择大肿块病变或治疗后残留病灶直径≥1.5cm患者进行30Gy放射治疗,PET未引入作为评价标准。共纳入1670名患者,中位随访时间为78个月,66%~72%的患者纳入放射治疗组并接受了放射治疗,11%患者未接受放射治疗,放射治疗改善了5年无治疗失败生存率(差异-3.4,95%CI:-6.6%~-0.2%)和无进展生存率(95%CI:-6.6%~-0.2%)。

结论:8个周期BEACOPP仍是晚期HL的标准治疗方案,结果支持联合放射治疗。

评论:该研究是在PET评价前进行的,可能会影响治疗选择过程。

关于复发/难治性HL

• 自体干细胞移植(STC)后辅助本妥昔单抗治疗有没有价值?

Moskowitz,AETHERA(*Lancet* 2015,PMID 25796459):属于前瞻性随机对照研究,329例伴有不良预后、不良风险复发或原发性治疗进展的霍奇金淋巴瘤,使用自体干细胞移植(SCT)治疗后、随机分为辅助本妥昔单抗治疗组(与抗微管蛋白抑制剂结合的抗CD30抗体)和安慰剂组。结果显示,使用本妥昔单抗的中位无进展生存期由24.1个月提高至42.9个月,本妥昔单抗组与安慰剂组与分别有17%和16%的患者死亡。

结论:自体干细胞移植后辅助本妥昔单抗可改善无进展生存期,但不能改善总生存期。

• 接受自体干细胞移植治疗的难治性患者中,辅助放射治疗是否有价值?

这是一个有争议的且无最新重要临床数据的问题。一些专家认为,对于PET评价未达CR的患者在自体干细胞移植前增加巩固放射治疗或者自体干细胞移植后,对有大肿块患者进行巩固性放射治疗可能获益,但这些都属于小型回顾性研究[37,38]。

• PD-1抑制剂在复发/难治性疾病中有价值吗?

Ansell(*NEJM* 2015,PMID 25482239):23例难治性HL患者纳入研究;78%的患者之前使用自体干细胞移植和78%的患者之前使用本妥昔单抗治疗。每两周使用纳武单抗(抗PD1抗体)治疗剂量为3mg/kg。客观应答率为87%,完全缓解率(CR)为17%。

结论:纳武单抗对重度难治性HL患者有效。

(侯彦杰 译 李险峰 校)

参考文献

1. NCCN Clinical Practice Guidelines in Oncology: Hodgkin Lymphoma. I.2017. https://www.nccn.org; Published 2017.
2. Siegel RL, Miller KD, Jemal A. Cancer statistics, 2017. *Cancer J Clin.* 2017;67(1):7–30.
3. Hasenclever D, Diehl V, Armitage JO, et al. Prognostic score for advanced Hodgkin's disease. *N Engl J Med.* 1998;339(21):1506–1514.
4. Moccia AA, Donaldson J, Chhanabhai M, et al. International prognostic score in advanced-stage Hodgkin's lymphoma: altered utility in modern era. *J Clin Oncol.* 2012;30(27): 3383–3388.

5.　Cheson BD, Fisher RI, Barrington SF, et al. Recommendations for initial evaluation, staging, and response assessment of Hodgkin and non-Hodgkin lymphoma: Lugano classification. *J Clin Oncol.* 2014;32(27):3059–3068.

6.　Mauz-Körholz C, Gorde-Grosjean S, Hasenclever D, et al. Resection alone in 58 children with limited stage, lymphocyte-predominant Hodgkin lymphoma-experience from European network group on pediatric Hodgkin lymphoma. *Cancer.* 2007;110(1):179–185.

7.　Behringer K, Goergen H, Hitz F, et al. Omission of dacarbazine or bleomycin, or both, from ABVD regimen in treatment of early-stage favourable Hodgkin's lymphoma (GHSG HD13): open-label, randomised, non-inferiority trial. *Lancet.* 2015;385(9976):1418–1427.

8.　Gobbi PG, Levis A, Chisesi T, et al. ABVD versus modified Stanford V versus MOPPEBVCAD with optional and limited RTin intermediate- and advanced-stage Hodgkin's lymphoma: final results of multicenter randomized trial by Intergruppo Italiano Linfomi. *J Clin Oncol.* 2005;23(36):9198–9207.

9.　Hoskin PJ, Lowry L, Horwich A, et al. Randomized comparison of Stanford V regimen and ABVD in treatment of advanced Hodgkin's lymphoma: United Kingdom National Cancer Research Institute Lymphoma Group Study ISRCTN 64141244. *J Clin Oncol.* 2009;27(32):5390–5396.

10.　Chisesi T, Bellei M, Luminari S, et al. Long-term follow-up analysis of HD9601 trial comparing ABVD versus Stanford V versus MOPP/EBV/CAD in pts with newly diagnosed advanced-stage Hodgkin's lymphoma: study from Intergruppo Italiano Linfomi. *J Clin Oncol.* 2011;29(32):4227–4233.

11.　Federico M, Luminari S, Iannitto E, et al. ABVD compared with BEACOPP compared with CEC for initial treatment of pts with advanced Hodgkin's lymphoma: results from HD2000 Gruppo Italiano per lo Studio dei Linfomi Trial. *J Clin Oncol.* 2009;27(5):805–811.

12.　Zittoun R, Audebert A, Hoerni B, et al. Extended versus involved fields irRTcombined with MOPP CHTin early clinical stages of Hodgkin's disease. *J Clin Oncol.* 1985;3(2):207–214.

13.　Raemaekers J, Burgers M, Henry-Amar M, et al. Pts with stage III/IV Hodgkin's disease in partial remission after MOPP/ABV CHT have excellent prognosis after additional involved-field radiotherapy: interim results from ongoing EORTC-LCG and GPMC phase III trial. *Ann Oncol.* 1997;8(suppl 1):S111–S114.

14.　Noordijk E, Carde P, Mandard A-M, et al. Preliminary results of EORTC-GPMC controlled clinical trial H7 in early-stage Hodgkin's disease. *Ann Oncol.* 1994;5(suppl 2):S107–S112.

15.　Somers R, Carde P, Henry-Amar M, et al. Randomized study in stage IIIB and IV Hodgkin's disease comparing eight courses of MOPP versus alteration of MOPP with ABVD: European Organization for Research and Treatment of Cancer Lymphoma Cooperative Group and Groupe Pierre-et-Marie-Curie controlled clinical trial. *J Clin Oncol.* 1994;12(2):279–287.

16.　Advani R, Maeda L, Lavori P, et al. Impact of positive positron emission tomography on prediction of freedom from progression after Stanford V CHTin Hodgkin's disease. *J Clin Oncol.* 2007;25(25):3902–3907.

17.　Gallamini A, Fiore F, Sorasio R, Meignan M. Interim positron emission tomography scan in Hodgkin lymphoma: definitions, interpretation rules, and clinical validation. *Leuk Lymphoma.* 2009;50(11):1761–1764.

18.　Meignan M, Gallamini A, Meignan M, et al. Report on first international workshop on interim-PET scan in lymphoma. *Leuk Lymphoma.* 2009;50(8):1257–1260.

19.　Parikh RR, Grossbard ML, Harrison LB, Yahalom J. Early-stage classic Hodgkin lymphoma: utilization of RT therapy and its impact on overall survival. *Int J Radiat Oncol Biol Phys.* 2015;93(3):684–693.

20.　Specht L, Yahalom J, Illidge T, et al. Modern RT therapy for Hodgkin lymphoma: field and dose guidelines from International Lymphoma RTOncology Group (ILROG). *Int J Radiat Oncol Biol Phys.* 2014;89(4):854–862.

21.　Campbell BA, Voss N, Pickles T, et al. Involved-nodal RT therapy as component of combination therapy for limited-stage Hodgkin's lymphoma: question of field size. *J Clin Oncol.* 2008;26(32):5170–5174.

22. Aleman BM, van den Belt-Dusebout AW, Klokman WJ, et al. Long-term cause-specific mortality of pts treated for Hodgkin's disease. *J Clin Oncol*. 2003;21(18):3431–3439.

23. Videtic GMM, Woody N, Vassil AD. *Handbook of Treatment Planning in RT Oncology*. 2nd ed. New York, NY: Demos Medical; 2015.

24. Dühmke E, Franklin J, Pfreundschuh M, et al. Low-dose RT is sufficient for noninvolved extended-field treatment in favorable early-stage Hodgkin's disease: long-term results of randomized trial of RT alone. *J Clin Oncol*. 2001;19(11):2905–2914.

25. Sasse S, Bröckelmann PJ, Goergen H, et al. Long-term follow-up of contemporary treatment in early-stage Hodgkin lymphoma: updated analyses of German Hodgkin Study Group HD7, HD8, HD10, and HD11 Trials. *J Clin Oncol*. 2017;35(18):1999–2007.

26. Noordijk EM, Carde P, Dupouy N, et al. Combined-modality therapy for clinical stage I or II Hodgkin's lymphoma: long-term results of European Organisation for Research and Treatment of Cancer H7 randomized controlled trials. *J Clin Oncol*. 2006;24(19):3128–3135.

27. Fermé C, Eghbali H, Meerwaldt JH, et al. CHT plus involved-field RT in early-stage Hodgkin's disease. *N Engl J Med*. 2007;357(19):1916–1927.

28. Zittoun R, Audebert A, Hocrni B, et al. Extended versus involved fields irRT combined with MOPP CHT in early clinical stages of Hodgkin's disease. *J Clin Oncol*. 1985;3(2):207–214.

29. Hoskin PJ, Smith P, Maughan TS, et al. Long-term results of randomised trial of involved field RT vs extended field RT in stage I and II Hodgkin lymphoma. *Clin Oncol (R Coll Radiol)*. 2005;17(1):47–53.

30. Engert A, Schiller P, Josting A, et al. Involved-field RT is equally effective and less toxic compared with extended-field RTafter four cycles of CHT in pts with early-stage unfavorable Hodgkin's lymphoma: results of HD8 trial of German Hodgkin's Lymphoma Study Group. *J Clin Oncol*. 2003;21(19):3601–3608.

31. Arakelyan N, Jais JP, Delwail V, et al. Reduced versus full doses of irRTafter 3 cycles of combined doxorubicin, bleomycin, vinblastine, and dacarbazine in early stage Hodgkin lymphomas: results of randomized trial. *Cancer*. 2010;116(17):4054–4062.

32. Loeffler M, Brosteanu O, Hasenclever D, et al. Meta-analysis of CHTversus combined modality treatment trials in Hodgkin's disease. International Database on Hodgkin's Disease Overview Study Group. *J Clin Oncol*. 1998;16(3):818–829.

33. Aleman BM, Raemaekers JM, Tomišiĉ R, et al. Involved-field RT for pts in partial remission after CHT for advanced Hodgkin's lymphoma. *Int J Radiat Oncol Biol Phys*. 2007;67(1):19–30.

34. Aleman BM, Raemaekers JM, Tirelli U, et al. Involved-held RT for advanced Hodgkin's lymphoma. *N Engl J Med*. 2003;348(24):2396–2406.

35. Laskar S, Gupta T, Vimal S, et al. Consolidation RT after complete remission in Hodgkin's disease following six cycles of doxorubicin, bleomycin, vinblastine, and dacarbazine chemotherapy: is there need? *J Clin Oncol*. 2004;22(1):62–68.

36. Borchmann P, Haverkamp H, Diehl V, et al. Eight cycles of escalated-dose BEACOPP compared with four cycles of escalated-dose BEACOPP followed by four cycles of baseline-dose BEACOPP with or without RT in pts with advanced-stage Hodgkin's lymphoma: final analysis of HD12 trial of German Hodgkin Study Group. *J Clin Oncol*. 2011;29(32):4234–4242.

37. Poen JC, Hoppe RT, Horning SJ. High-dose therapy and autologous bone marrow transplantation for relapsed/refractory Hodgkin's disease: impact of involved field RT on patterns of failure and survival. *Int J Radiat Oncol Biol Phys*. 1996;36(1):3–12.

38. Mundt AJ, Sibley G, Williams S, et al. Patterns of failure following high-dose CHTand autologous bone marrow transplantation with involved field RT for relapsed/refractory Hodgkin's disease. *Int J Radiat Oncol Biol Phys*. 1995;33(2):261–270.

第 **49** 章

侵袭性非霍奇金淋巴瘤

Matthew C. Ward,Chirag Shah

速览:非霍奇金淋巴瘤(NHL)是一类具有异质性的疾病。侵袭性 NHL 是指未接受治疗的、仅能存活几个月的一组宽泛的 B 细胞和 T 细胞组织来源的 NHL。T 细胞来源 NHL 恶性程度很高但发病率不高。几乎所有的侵袭性 NHL 都建议使用联合化学治疗方案。弥漫性大 B 细胞淋巴瘤(DLBCL)是侵袭性 NHL 中最常见的一种,也是临床数据最多的。局限期 DLBCL 的治疗方案通常是 R - CHOP 化学治疗 3 个周期后联合受累野放射治疗(ISRT)30~36Gy 或者 6 个周期 R - CHOP 化学治疗。6~8 个周期化学治疗后对于完全缓解(CR)的患者后续巩固性放射治疗的价值还存在争议。晚期 DLBCL 建议使用 R - CHOP 方案化学治疗 6~8 个周期后巩固放射治疗。目前,选择放射治疗虽然没有明确的标准,但若有以下危险因素:大肿块(≥7.5cm)、骨骼受累、不能耐受全部化学治疗方案、化学治疗后 PET - CT 显示有残留病灶及可能的遗传因素,也是可以推荐的(表 49 - 1)。

表 49 - 1　DLBCL 治疗模式概述

局限期(Ⅰ~Ⅱ期)	3 个周期 R - CHOP 方案化学治疗后,
	若完全缓解,给予 30~36Gy 的放射治疗
	若部分缓解,给予 40~50Gy 的放射治疗
	或 R - CHOP 方案治疗 6~8 个周期
进展期(Ⅲ~Ⅳ期)	R - CHOP 治疗 6~8 个周期 ± ISRT30~36Gy
复发/难治	高剂量化学治疗 + 自体干细胞移植 ± 放射治疗(移植前后)

流行病学:2017 年美国约有 72 240 例 NHL 患者,其中 20 140 例死亡,死亡率约为 50%[1]。NHL 是第七大最常见的非皮肤癌,也是第九大最常见的死因。男性略多见(终生风险 1.26:1)。50%~60% 的 NHL 具有侵袭性。最常见的 NHL 分别是 DLBCL(29%)、滤泡型(26%)、小淋巴细胞白血病(SLL)/慢性粒细胞白血病(CLL)(7%)、外套层淋巴瘤(MZL)/黏膜相关淋巴瘤(MALT)(9%)、套细胞型(8%)、MZL/结节型(3%)以及其他的原发性纵隔 DLBCL(2%)[2,3]。在中低收入国家侵袭性 HNL 更为常见。

危险因素：NHL 是一组具有多种危险因素的异质性疾病[4]。NHL 的危险因素包括高龄、种族、家族史[5]、区域、病毒感染[3][EB 病毒（NK－T，伯基特淋巴瘤），HTLV，HHV8（卡波西肉瘤以及 HIV 阳性淋巴瘤），丙肝（弥漫大 B 淋巴瘤和脾脏外套层淋巴瘤）、Burkit]、细菌感染[幽门螺杆菌（胃黏膜相关淋巴瘤）]、鹦鹉热衣原体、博氏疏螺旋体（蜱咬，主要是套细胞型）[6]、空肠弯曲菌（肠黏膜相关淋巴组织）、自身免疫性疾病（类风湿关节炎，干燥综合征，系统性红斑狼疮）、免疫抑制（HIV，器官移植）、医学因素（免疫抑制剂，烷基化剂）、化学因素（染发剂，农药）、慢性淋巴细胞白血病/毛细胞白血病（5%～10% 出现 Richter 转化变为弥漫大 B 细胞淋巴瘤）既往史。

解剖学：1965 年确定的 13 个独立淋巴结区可用来临床分期，包括咽淋巴环，颈部/锁骨上/枕后/耳前，锁骨下，腋窝/胸部，纵隔，肺门，主动脉旁，脾脏，肠系膜，髂骨，腹股沟/股骨，腘窝，肱骨/滑车。韦氏环和脾虽被认为是淋巴器官，但是在分期时认为是结外区域。

病理学：NHL 是一类正常分化为 T 或 B 淋巴细胞来源的肿瘤，无论其是来源于骨髓或外周淋巴结组织。85%～90% 的 NHL 来源于 B 淋巴细胞[4]。相反，白血病起源于分化为红细胞、单核细胞或粒细胞的细胞，然而，最初人们认为白血病起源于骨髓，而淋巴瘤是形成肿块所致。现在人们根据细胞谱系、形态学、遗传学和免疫分型对白血病和淋巴瘤进行分类。2016 年 WHO 根据以上方法对 60 多种 NHL 进行分类，而不是根据其临床表现来区分侵袭性和惰性[7]，比如许多 3 级滤泡性淋巴瘤与 DLBCL 的治疗方式相似。

遗传学：见表 49－2。

表 49－2 "侵袭性"NHL 的常见易位、免疫组化类型和临床典型表现

组织学		经典遗传学移位	经典免疫学	典型临床表现
B 细胞	弥漫性大 B 细胞淋巴瘤	t（14:18），DCL 2，BLC－6，ALK，其他	CD19＋，CD20＋，CD45＋	最常见的 NHL。WH /2016 年亚型：EBV＋、生发中心、激活、原发性皮肤改变、ALK＋、HHV 8＋、"倍增"（MYC 和 BCL 2 或 BCL 6），介于 DLBCL 和霍奇金之间的灰区淋巴瘤
	原发性纵隔（胸腺）DLBCL	无经典移位	CD19＋，CD20＋，CD5－	前纵隔（胸腺）肿块最常见于年轻女性治疗方法与 DLBCL 不同
	套细胞型	t（11:14），细胞周期蛋白 D1	CD19＋，CD20＋，CD5＋	年龄大，晚期多见。放射敏感性
	Burkitt 型	t（8:14）C－MYC（转录因子）	CD19＋，CD20＋，CD5－，CD10＋	经典的"星空"表现。儿童最常见的非霍奇金淋巴瘤，非洲流行病型（颌骨型，EBV型）。也包括非流行病型（包括腹部及内脏器官）和免疫缺陷
	滤泡型,3B 级	3B 级与 1－3A 级有遗传上的区别	CD19＋，CD20＋	高级别的滤泡型淋巴瘤（特别是ⅢB 级）通常按照 DLBCL 的治疗方法管理（1－3A 级使用低级别的管理方式）

（待续）

表 49 -2　（续）

组织学		经典遗传学移位	经典免疫学	典型临床表现
T 细胞	外周 T 细胞 NOS(PTCL)	t(7:14)，t(11:14)或 t(14:14)	可变的 T 细胞（±CD2,3,4,5,7）	最常见的外周 T 细胞,老年人
	间变大细胞型	t(2:5)ALK	CD30 + ,EMA +	更常见于儿童,ALK + 预后良好。T 细胞肿瘤
	血管免疫母细胞型	无经典易位	CD4 +	老年人
	结外 NK - T 细胞型(鼻型)	LOH 6q	CD2 + ,CD56 +	更常见于亚洲男性。EBV + (由鱼类 RNA 编码的 EBV(EBER)
混合细胞	淋巴母细胞淋巴瘤/白血病	t(1:19),t(9:22)	TdT +	所有病例的节点表现和治疗方式相同。可以 T - 或 B - 细胞表示

临床表现:无痛性淋巴结肿大是最常见临床表现。B 组症状(发热超过 38℃、盗汗和 6 个月内体重减轻 >10%)或其他症状(乏力、贫血、疼痛、脊髓压迫和上腔静脉综合征等),临床表现主要取决于受累的部位和程度。

诊断流程:根据病史,体格检查重点关注全身症状(B 组症状)、淋巴结肿大和肝(脾)大。

实验室检查:血常规、生化、β2 微球蛋白、乳酸脱氢酶、尿酸和乙型肝炎(利妥昔单抗会激活病毒)和妊娠试验。如有相关症状、睾丸、双重打击、HIV 相关或硬膜外淋巴结肿大(危险因素见 CNS 预后模型),做腰椎穿刺的流式细胞计数[8]。

影像学:除外某些低度恶性淋巴瘤(结外外套层淋巴瘤和小淋巴细胞淋巴瘤),PET - CT 几乎是所有组织学类型淋巴瘤的影像诊断基础[9-11]。惰性淋巴瘤如摄取增加(SUV >10)则表明存在恶性转化[12,13]。增强 CT 数据也应当获得。化学治疗前应行超声心动图和门控心肌显像。结外鼻型 NK/T 细胞应检查 EBV 病毒负载量。

活检:至少应行穿刺活检,但更推荐淋巴结切除活检,因可获得足够组织进行病理学检查,包括大体病理、淋巴结形态、基因和免疫组化检查(细针抽吸活检获得组织量有限)。PET 阴性可以排除 DLBCL 骨髓受累[14,15],骨髓活检仍然是其他大多数 NHL 诊断的标准(侵袭性 NHL 骨髓受累风险约 20% ,惰性 NHL 约 50%~80%)。

预后因素:年龄和大肿块(以前的标准为≥10cm 或超过 1/3 胸廓直径,但最新标准为淋巴结≥7.5cm)。基于组织芯片库(联合 CD10,BCL6 和 MUM1)界定来源于生发中心的亚型优于非生发中心亚型[16]。对于化学治疗的侵袭性 NHL 患者有多重预后模型(见表 49 - 3 和表 49 -4),国际预后指数(IPI)[17]是最经典的模型(指标缩写为"LEAPS",L 代表 LDH、E 代表结外受侵、A 代表年龄、P 代表一般状况评分、S 代表分期)。NCCN - IPI 是最新的预后评价模式(增加了低危和高危的区别)。套细胞淋巴瘤国际预后指标(MIPI)是套细胞淋巴瘤最佳分类指标[18]。Deauville 评分(5 分)是 PET 评价指标,同样作为治疗后的预后指标,包括以下五个级别:1 级,病灶摄取不超过本底;2 级,病灶摄取小于或等于纵隔血池;3 级,病灶摄取率高于纵隔血池,但小于或等于肝摄取;4 级,病灶摄取率稍高于肝脏;5 级,病灶摄取率明显大于肝脏或出现新的病灶[19]。

自然病程:侵袭性淋巴瘤宽泛的定义为未行治疗,生存率只有几个月的一组疾病,而惰性淋巴瘤则以年计。相比于霍奇金淋巴瘤(HL),扩散模式常不可预测,经常会发生跳跃性转移。

表49-3　用于 NHL 的经典 IPI 预后系统(1993 年)[17]和 NCCN-IPI(2014 年)[20]

	IPI		年龄调整后的 IPI		NCCN-IPI	
	因素	评分	因素	评分	因素	评分
年龄	>60	1	未定义	1	40~60	1
					60~75	2
					≥75	3
LDH	高	1	高	1	1~3 倍正常上限	1
					大于 3 倍正常上限	2
淋巴结外区域	≥2	1	未定义	1	骨髓、胃肠道、中枢神经系统、肝、胃肠道、肺	1
一般状态评分(ECOG)	≥2	1	≥2	1	≥2	1
分期(Ann-Arbor)	Ⅲ~Ⅳ	1	Ⅲ~Ⅳ	1	Ⅰ~Ⅱ 比 Ⅲ~Ⅳ	1

ULN:正常值上限

表49-4　按 IPI 评分评定侵略性 NHL 结果(危险因素见表49-3)

	原 IPI(使用利妥昔单抗前)			年龄调整后的 IPI			利妥昔单抗时代的 IPI			NCCN-IPI		
风险	得分	5 年 OS	5 年 RFS	得分	5 年 OS (≤60 岁)	5 年 OS (>60 岁)	5 年 RFS	得分	3 年 OS	3 年 PFS	得分	5 年 OS	5 年 PFS
低风险	0~1	73%	70%	0	83%	56%	86%	0~1	91%	87%	0~1	96%	91%
中低风险	2	51%	50%	1	69%	44%	66%	2	81%	75%	2~3	82%	74%
中高风险	3	43%	49%	2	46%	37%	53%	3	65%	59%	4~5	64%	51%
高风险	4~5	26%	40%	3	32%	21%	58%	4~5	59%	56%	≥6	33%	30%

表49-5 Ann Arbor 淋巴瘤分级系统(Lugano)**

I	侵犯一个淋巴结区或相邻淋巴结区单一融合肿块或仅有单个结外受侵(IE)而无淋巴结区域侵犯。	A:没有全身症状
II	侵犯横隔同侧≥2个淋巴结区或I或II期局限性相邻结外器官受累	B:诊断前6个月内不明原因的体重减轻>10%、不明原因的发热>38°C、盗汗 E*:结外淋巴受侵
III	侵犯的淋巴结在横膈两侧或超过横膈且脾脏受侵	X*:大肿块(霍奇金淋巴瘤>10cm或胸部正位片
IV	淋巴结外器官弥漫受侵	T5~T6水平纵隔肿瘤超过1/3的胸廓横内径)

*注意2014年Lugano升级版建议"X"和"A/B"诊断仅限于HL,而"E"对于III~IV期诊断则不需要。

**受侵淋巴结区数量可用下标显示(如II3)。

治疗模式

观察: 与惰性淋巴瘤不同,对于侵袭性淋巴瘤通常不可以观察,但低肿瘤负担的套细胞型淋巴瘤可能是例外[23]。

手术: 通常手术的作用仅限于切除活检。

化学治疗: 化学治疗是 NHL 治疗的基石,治疗方案见表49-6。利妥昔单抗是一种抗 CD20 抗体,在21世纪初发布,通过这种方法在未增加治疗毒性的前提下使 DLBCL 的5年生存率提高大约10%[24-26]。R-CHOP 方案:利妥昔单抗、环磷酰胺、阿霉素、长春新碱和泼尼松,通常21天一次,共6个周期。R-EPOCH 方案作为 DLBCL 某些亚型的选择,与 R-CHOP 药物组成相同只是增加了依托泊苷,在 CALGB/Alliance 50303 试验中,R-EPOCH 方案并没有比 R-CHOP 方案显示出更好的疗效(尽管 R-EPOCH 仍是其他亚型的首选疗法,例如,原发性纵隔性 DLBCL 或双打击 DLBCL)。自体干细胞移植治疗通常不作为 DLBCL 的巩固治疗,但可以作为双打击 DLBCL 的选择[27]。对于高危中枢神经系统淋巴瘤患者,可预防给予全身甲氨蝶呤化学治疗、鞘内注射甲氨蝶呤或阿糖胞苷等[8,9]。

表49-6 侵袭性 NHL 的化学治疗示例

诊断	常规/示例化学治疗方案	备注
DLBCL,生发中心类型	6个周期 R-CHOP±放射治疗	标准 R-CHOP 可以得到良好的效果
	3个周期 R-CHOP+放射治疗	
DLBCL,转化的 B 细胞类型	6~8个周期 R-CHOP±放射治疗	研究表明,标准 R-CHOP 的效果较差,有些需要强化化学治疗
	R-ACVBP+MTX/甲酰四氢叶酸	
	R-CHOP+甲酰四氢叶酸	
双打击 DLBCL	R-EPOCH	标准 R-CHOP 的结果较差,考虑 CNS 预防或自体干细胞移植
	RHyper-CVAD	
滤泡型转化为 DLBCL	6个周期 R-CHOP±放射治疗	诊断:活检区域 PET 的 SUV>10

(待续)

表 49 -6 （续）

诊断	常规/示例化学治疗方案	备注
3b 期滤泡型	R – CHOP ± 放射治疗	与 DLBCL 方法一致
原发纵隔型 DLBCL	6 个周期 R – EPOCH ± 放射治疗	
	6 个周期 R – CHOP + 放射治疗	
套细胞型	R – CHOP + 自体干细胞移植	
	R – Hyper – CVAD/阿糖胞苷/MTX	
	R – CHOP + 放射治疗	Ⅰ ~ Ⅱ期患者
	R – CHOP	未愈的
	苯达莫斯汀 + 利妥昔单抗	
	其他选择	
Burkitt 型	CODOX – M	
	CALGB 方案	
	R – EPOCH	
	HyperCVAD	
结外 NK – T 细胞(鼻型)	SMILE + 放射治疗	
	DeVIC + 同步放射治疗	
	GELOX + "三明治"放射治疗	

放射治疗

适应证:放射治疗在侵袭性 NHL 中可起到巩固或姑息性治疗作用,根治性放射治疗可能是不能接受化学治疗或早期外套细胞淋巴瘤的治疗选择。是否决定放射治疗应基于化学治疗方案的选择和诱导治疗后的反应。受累野照射技术已被现代的受累部位照射(化学治疗后)取代,国际淋巴瘤放射治疗协作组指南对受累部位技术做了阐述[40]。

剂量

表 49 -7 侵袭性 NHL 的放射治疗剂量(《NCCN 指南》)

Ⅰ ~ Ⅱ期套细胞型	单纯放射治疗	30 ~ 36Gy
DLBCL	CR 后的巩固	30 ~ 36Gy
	PR 后的巩固	40 ~ 50Gy
	初始治疗(无化学治疗)	40 ~ 55Gy
	结合自体干细胞移植技术	20 ~ 36Gy
	化学治疗后阴囊放射治疗	25 ~ 30Gy
外周 T 细胞淋巴瘤	巩固放射治疗	30 ~ 40Gy
结外 NK – T 细胞淋巴瘤(鼻型)	与 DEVIC 联合放化疗	50Gy
	SMILE 后的序贯放射治疗	45 ~ 50.4Gy
	GELOX 后放射治疗	56Gy
	单独放射治疗	50Gy

注意:3b 期滤泡性淋巴瘤常按 DLBCL 方法治疗。

　　毒性反应：急性毒性反应包括疲劳、皮肤红斑。其他后遗症和治疗位置相关。晚期毒性反应与照射野相关，包括第二原发恶性肿瘤、口干、纤维化及心脏毒性等。

　　治疗过程：见《放射肿瘤学治疗计划手册》，第 10 章[41]。

基于循证数据的问与答

• 历史上有哪些临床数据是阐述放射治疗在 DLBCL 中的作用？

　　在利妥昔单抗应用前，三个协作组（SWOG、ECOG、法国 GELA）分别研究了化学治疗后受累野巩固性放射治疗的价值并得到不同的结果。放射治疗可以减少照射野内复发，但仅在 SWOG 临床研究的初始结果中改善了总生存率，尽管这些研究使用的是高剂量放射治疗和较早的放射治疗技术。总的来说，低强度化学治疗与放射治疗联合与单独使用高强度化学治疗效果类似，但高强度化学治疗的毒性反应更大，因此联合放化疗可能是某些患者的理想治疗方案。

　　Miller，SWOG 8736（*NEJM* 1998，PMID 9647875，Update Stephens *JCO* 2016，PMID 27382104）：401 例中高级别 I 期、IE 期（包括大肿块）、无大肿块 II 期或 IIE 期 NHL 患者的前瞻性随机对照研究，大肿块定义为 ≥10cm 或超过 1/3 胸廓内径。将患者随机分为 CHOP×8 个周期（q21 天）和 CHOP×3 个周期后进行 IFRT（40～55Gy），IFRT 的照射范围包括化学治疗前病灶的所有区域，中位随访 4.4 年（见表 49 - 8）。部分初始人群的长期随访（17.7 年）结果显示，尽管患者接受了放射治疗，化学治疗不足仍会导致持续治疗失败。

　　结论：联合治疗优于单纯 CHOP 化学治疗，且毒性较小，但长期随访优势不再持续。

表 49 - 8　NHL 的 SWOG 8736 结果

SWOG 8736	5 年 PFS	5 年 OS	致命毒性
8 个周期 CHOP	64%	72%	40%
3 个周期 CHOP + 放射治疗	77%	82%	30%
P 值	0.03	0.02	0.06

　　Horning，ECOG 1484（*JCO* 2004，PMID 15210738）：352 例早期弥漫性侵袭性淋巴瘤患者的前瞻性随机对照研究。I 期纵隔或腹膜后大肿块（肿块 >10cm）、IE、II 期和 IIE 期纳入研究。接受 8 个周期 CHOP 方案化学治疗后行 CT 评估和分期，若为 PR 则接受 IFRT（40Gy），若为 CR 则随机分为接受 30Gy 照射组或观测组，中位随访 12 年，有 61% 的患者为 CR，31% 的 PR 患者在接受 IFRT 后变为 CR（表 49 - 9）。

　　结论：IFRT 能提高 DFS 但不能提高 OS。

表 49 - 9　ECOG 1484 结果

ECOG 1484	6 年 DFS	6 年 OS
8 个周期 CHOP PR 放射治疗组	63%	69%
8 个周期 CHOP CR 观测组	53%	67%
8 个周期 CHOP CR 放射治疗组	69%	79%
P 值	0.05	0.23

Reyes,GELA LNH 93 - 1(*NEJM* 2005,PMID 15788496):647 例年龄小于 61 岁局限性 Ⅰ~ⅡE 期侵袭性淋巴瘤且无 IPI 不良预后风险的患者的前瞻性随机对照研究。患者随机分组为 3 个周期 CHOP + IFRT(40Gy/22fx)组和 ACVBP 单独使用(多柔比星、环磷酰胺、长春地辛、博来霉素、泼尼松)组与甲氨蝶呤、依托泊苷、异环磷酰胺和阿糖胞苷巩固治疗。中位随访时间为 7.7 年,结果见表 49 - 10。ACVBP 组的 3 ~ 4 级毒性更多(12% 对 1%),ACVBP 组的原位复发更常见(41% 对 23%),但 CHOP 组野外复发更常见(72% 对 38%)。

结论:在年轻患者中,单独使用强化 CHT 优于 CHOP + IFRT,ACVBP 不是美国的标准治疗方案。

表 49 - 10　GELA LNH 93 - 1 结果

GELA LNH 93 - 1	CR	5 年 EFS	5 年 OS
3 周期 CHOP + IFRT	92%	74%	81%
ACVBP	93%	82%	90%
P 值	NS	<0.001	0.001

Bonnet,Gela LNH 93 - 4(*JCO* 2007,PMED 17228021): 576 例年龄大于 60 岁、局限性 Ⅰ~ⅡE 期侵袭性 NHL 且无 IPI 不良预后风险的患者的随机对照研究。患者随机分为 4 周期 CHOP 加或者不加 IFRT(40Gy)两组,中位随访时间为 7 年,CR(89% 对 91%),5 年 EFS(61% 对 64%),5 年 OS(72% 对 68%,$P = 0.5$),两者无显著差异。

结论:对于良好预后风险组的老年患者,单纯 CHOP 治疗就足够。

- 利妥昔单抗的引入对单独化学治疗有什么影响?

以前的临床试验都是在利妥昔单抗应用前进行的,自 21 世纪初利妥昔单抗的引入使联合 CHOP 方案显著改善了治疗结果,相比于单用 CHOP,5 年总生存率提高了大约 10%[24 - 26,42]。因此,尽管目前没有 Ⅰ级证据支持,许多专家认为巩固放射治疗是不必要的。

- 治疗 DLBCL 需要多少周期 R - CHOP 方案?

间隔 21 天进行一次治疗 DLBCL 到底需要 6 个周期还是 8 个周期? RICOVER - 60 临床试验直接回答了这个问题。

Pfreundschum,RICOVER - 60(*Lancet Oncol* 2008,PMID 18226581):前瞻性随机对照研究,共纳入 1222 例年龄在 61 ~ 80 岁患有侵袭性 B 细胞淋巴瘤的患者。2 ×2 随机分组:分别是 6 个周期或 8 个周期 CHOP 组、R - CHOP 组(均为 14 天一次,而非常规 21 天),对于治疗前有大肿块(≥7.5cm)或结外受侵患者,不论有无完全缓解均给予 36Gy 的 IFRT。R - CHOP 方案提高了 DFS 和 OS,但 6 个周期或 8 个周期之间没有区别。

结论:6 个周期的 R - CHOP 方案是老年侵袭性 B 细胞淋巴瘤患者的首选方案。

- 在使用利妥昔单抗时代,早期 DLBCL 需要联合放射治疗吗?

这是一个有争议的问题,而且放射治疗的应用一直在减少[43]。联合放射治疗可能会使得部分患者获益,但还是没有权威的证据来支持这一观点。至少有三个大型数据库(NCDB、SEER、NCCN)和多个回顾性临床研究的回顾性非随机对照研究支持联合放射治疗在治疗中的作用[43-50]。应注意的是德国 UNFOLFER 随机对照研究对于有大肿块或结外受侵的患者随机分为放射治疗或减去放射治疗组,因较低的无事件生存率(EFS)提前终止了两组减去放射治疗组[51,52]。虽然还没有被明确证实,但对于 DLBCL 某些含危险因素亚组的患者可能会受益于联合放射治疗,危险因素包括大肿块、骨骼受累、无法完成全部化学治疗周期、化学治疗后行 PET - CT 检查右残余病灶(未达 CR)及可能遗传因素,均应考虑在内[52]。

Held,RICOVER - 60 NORTH(*JCO* 2014,PMID 24493716):在完成 RICOVER - 60 试验后,对该研究方案进行了修正,选择 166 个患者按 RICOVER - 60 临床试验的最佳方案(6 个周期 R - CHOP,14 天一次),但减去联合放射治疗。将原试验联合放射治疗组作为对照组,中位随访时间为 39 个月,多变量联合分析两组人群结果显示:有大肿块患者未行联合放射治疗的患者的 EFS、PFS 和 OS 均差。

结论:直到 PET 评价指导是否减去放射治疗的研究结果完成前,所有伴大肿块的患者均应联合放射治疗,进一步的随机对照研究是必要的。

Held,German Pooled Analysis(*JCO* 2013,PMID 24062391):汇总分析了 9 项随机对照研究包括 3840 例侵袭性 B 细胞淋巴瘤患者的临床数据,有 7.6% 的患者有骨骼受累并提示 R - CHOP 治疗后较差的 EFS(EFS HR 1.5,$P = 0.048$)。没有发现利妥昔单抗可以改善骨骼受累患者的预后,放射治疗确实改善了骨骼受累患者的 EFS(EFS HR 0.3,$P = 0.001$;OS HR 0.5,$P = 0.111$)。

结论:放射治疗可能对骨骼受累者有益。

Lamy,Lysa/Goelams 02 - 03(*ASH* 2014,Abstract 124[21]:393):没有大肿块(<7cm) 的 I ~ Ⅱ 期 DLBCL 患者给予 4 个周期 R - CHOP 治疗(如 IPI 为 0)或 6 个周期 R - CHOP 治疗(如 IPI >0),然后随机分为 40Gy IFRT 放射治疗组或观察组。对于 4 个周期 R - CHOP 后 PR(PET 进行评估)的患者给予完整的 6 个周期治疗和联合放射治疗。初步中位随访 51 个月,313 例患者中有 40% 有结外病灶,84% 经 4 个周期治疗后疗效评价为 CR,意向治疗人群(ITT)的 EFS 和 OS 无显著差异。对于 CR 患者,5 年 EFS 无放射治疗组为 89%,放射治疗组为 91%($P = 0.24$)。

结论:初步结论表明,无大肿块早期 DLBCL 患者治疗中不需要巩固放射治疗。

- **对于晚期 DLBCL 是否有合并放射治疗的作用?**

这也是一个有争议的问题,主要原因是临床数据较少。《NCCN 指南》建议进行 6 个周期 R - CHOP 后,如果 PET 评效为 CR,则应考虑在最初有大肿块或骨骼受累区给予巩固放射治疗。对此问题 RICOVER - 60 研究可能提供了最好的数据,它包括了所有期别(60% Ⅲ ~ Ⅳ 期没有放射治疗对照),来自 MD Anderson[53]和 Duke[46]的回顾性研究和 NCCN 数据库的观察同样支持上述结论[50]。

- **最佳照射剂量是多少？**

经典研究的剂量通常超过 40Gy，但鉴于 NHL 对射线比较敏感，当前剂量可以适当降低。

Lowry, UK（*Radiother Oncol* 2011, PMID 21664710）：需要放射治疗来提高局部控制的任何组织学亚型的 NHL 患者的前瞻性随机对照研究。将 640 例病灶随机分为高剂量放射治疗组（40 ~ 45Gy/20 ~ 23fx）和低剂量组，对于侵袭性 NH 低剂量组的放射治疗剂量为 30Gy/15fx，对于惰性 NHL，低剂量组的放射治疗剂量为 24Gy/12fx。中位随访 5.6 年。在有效率、野内复发、PFS 和 OS 方面两组均无明显差异，而低剂量组毒性降低（无统计学差异）。

结论：24Gy 和 30Gy 分别是治疗惰性 NHL 和侵袭性 NHL 的有效剂量。

- **NHL 患者对治疗的反应如何评估？临时 PET 能预测结果吗？**

更新的卢加诺分类[22]（以会议所在地意大利卢加诺命名）定义了分期和反应评估。详细信息请参阅分类的细节，但简而言之，CR 应该是 Deauville 评分 1 ~ 3 分，无新病灶，无异常骨髓摄取，结节大小恢复为最大直径 1.5cm 且无器质性肿大。Deauville 评分 3 分通常是足够的，但如果使用减少剂量的 CHT，则可以被认为是不正常的。值得注意的是，中期治疗 PET 并不能清楚地预测结果（与 Hodgkin 相反），也不建议因中间治疗期间 PET 的结果来改变治疗方式[54]。

- **原发性纵隔性 DLBCL 如何治疗？**

原发性纵隔性 DLBCL 是一种不同于其他 DLBCL 的亚型，自然病程介于在 NHL 和 HL 之间。其治疗应该选择 6 ~ 8 个周期 R – EPOCH 化学治疗或 6 个周期 R – CHOP 化学治疗并联合放射治疗，没有更多的数据支持是否可以减去放射治疗。像 HL 一样，治疗期间 PET – CT 可作为预后的指标[55]。

（李险峰 译　侯彦杰 校）

参考文献

1. Siegel RL, Miller KD, Jemal A. Cancer statistics, 2017. *CA Cancer J Clin.* 2017;67(1):7–30.
2. Armitage JO, Weisenburger DD. New approach to classifying non-Hodgkin's lymphomas: clinical features of the major histologic subtypes. Non-Hodgkin's Lymphoma Classification Project. *J Clin Oncol.* 1998;16(8):2780–2795.
3. Perry AM, Diebold J, Nathwani BN, et al. Non-Hodgkin lymphoma in the developing world: review of 4,539 cases from the International Non-Hodgkin Lymphoma Classification Project. *Haematologica.* 2016;101(10):1244–1250.
4. Armitage JO, Gascoyne RD, Lunning MA, Cavalli F. Non-Hodgkin lymphoma. *Lancet.* 2017;390(10091):298–310.
5. Cerhan JR, Slager SL. Familial predisposition and genetic risk factors for lymphoma. *Blood.* 2015;126(20):2265–2273.

6. Schöllkopf C, Melbye M, Munksgaard L, et al. Borrelia infection and risk of non-Hodgkin lymphoma. *Blood*. 2008;111(12):5524–5529.

7. Swerdlow SH, Campo E, Pileri SA, et al. The 2016 revision of the World Health Organization classification of lymphoid neoplasms. *Blood*. 2016;127(20):2375–2390.

8. Savage KJ, Zeynalova S, Kansara RR, et al. Validation of a prognostic model to assess the risk of CNS disease in patients with aggressive B-Cell lymphoma. *Blood*. 2014;124(21):394.

9. NCCN Clinical Practice Guidelines in Oncology: B-Cell Lymphomas; 2017. https://www.nccn.org

10. NCCN Clinical Practice Guidelines in Oncology: T-Cell Lymphomas; 2017. https://www.nccn.org.

11. Weiler-Sagie M, Bushelev O, Epelbaum R, et al. (18)F-FDG avidity in lymphoma readdressed: a study of 766 patients. *J Nucl Med*. 2010;51(1):25–30.

12. Noy A, Schöder H, Gönen M, et al. The majority of transformed lymphomas have high standardized uptake values (SUVs) on positron emission tomography (PET) scanning similar to diffuse large B-cell lymphoma (DLBCL). *Ann Oncol*. 2009;20(3):508–512.

13. Schöder H, Noy A, Gönen M, et al. Intensity of 18fluorodeoxyglucose uptake in positron emission tomography distinguishes between indolent and aggressive non-Hodgkin's lymphoma. *J Clin Oncol*. 2005;23(21):4643–4651.

14. Khan AB, Barrington SF, Mikhaeel NG, et al. PET-CT staging of DLBCL accurately identifies and provides new insight into the clinical significance of bone marrow involvement. *Blood*. 2013;122(1):61–67.

15. Alzahrani M, El-Galaly TC, Hutchings M, et al. The value of routine bone marrow biopsy in patients with diffuse large B-cell lymphoma staged with PET/CT: a Danish-Canadian study. *Ann Oncol*. 2016;27(6):1095–1099.

16. Hans CP, Weisenburger DD, Greiner TC, et al. Confirmation of the molecular classification of diffuse large B-cell lymphoma by immunohistochemistry using a tissue microarray. *Blood*. 2004;103(1):275–282.

17. Project IN-HsLPF. A predictive model for aggressive non-Hodgkin's lymphoma. *N Engl J Med*. 1993;329(14):987–994.

18. Hoster E, Dreyling M, Klapper W, et al. A new prognostic index (MIPI) for patients with advanced-stage mantle cell lymphoma. *Blood*. 2008;111(2):558–565.

19. Meignan M, Gallamini A, Haioun C. Report on the First International Workshop on Interim-PET-Scan in Lymphoma. *Leuk Lymphoma*. 2009;50(8):1257–1260.

20. Zhou Z, Sehn LH, Rademaker AW, et al. An enhanced International Prognostic Index (NCCN-IPI) for patients with diffuse large B-cell lymphoma treated in the rituximab era. *Blood*. 2014;123(6):837–842.

21. Ziepert M, Hasenclever D, Kuhnt E, et al. Standard International Prognostic Index remains a valid predictor of outcome for patients with aggressive CD20+ B-cell lymphoma in the rituximab era. *J Clin Oncol*. 2010;28(14):2373–2380.

22. Cheson BD, Fisher RI, Barrington SF, et al. Recommendations for initial evaluation, staging, and response assessment of Hodgkin and non-Hodgkin lymphoma: the Lugano classification. *J Clin Oncol*. 2014;32(27):3059–3068.

23. Martin P, Chadburn A, Christos P, et al. Outcome of deferred initial therapy in mantle-cell lymphoma. *J Clin Oncol*. 2009;27(8):1209–1213.

24. Habermann TM, Weller EA, Morrison VA, et al. Rituximab-CHOP versus CHOP alone or with maintenance rituximab in older patients with diffuse large B-cell lymphoma. *J Clin Oncol*. 2006;24(19):3121–3127.

25. Feugier P, Van Hoof A, Sebban C, et al. Long-term results of the R-CHOP study in the treatment of elderly patients with diffuse large B-cell lymphoma: a study by the Groupe d'Etude des Lymphomes de l'Adulte. *J Clin Oncol*. 2005;23(18):4117–4126.

26. Coiffier B, Lepage E, Briere J, et al. CHOP chemotherapy plus rituximab compared with CHOP alone in elderly patients with diffuse large B-cell lymphoma. *N Engl J Med*.

2002;346(4):235–242.

27. Greb A, Bohlius J, Schiefer D, et al. High-dose chemotherapy with autologous stem cell trans- plantation in the first line treatment of aggressive non-Hodgkin lymphoma (NHL) in adults. *Cochrane Database Syst Rev.* 2008(1):CD004024.

28. Récher C, Coiffier B, Haioun C, et al. Intensified chemotherapy with ACVBP plus rituximab versus standard CHOP plus rituximab for the treatment of diffuse large B-cell lymphoma (LNH03-2B): an open-label randomised phase 3 trial. *Lancet.* 2011;378(9806):1858–1867.

29. Vitolo U, Chiappella A, Franceschetti S, et al. Lenalidomide plus R-CHOP21 in elderly patients with untreated diffuse large B-cell lymphoma: results of the REAL07 open-label, multicentre, phase 2 trial. *Lancet Oncol.* 2014;15(7):730–737.

30. Dunleavy K, Pittaluga S, Maeda LS, et al. Dose-adjusted EPOCH-rituximab therapy in primary mediastinal B-cell lymphoma. *N Engl J Med.* 2013;368(15):1408–1416.

31. Fenske TS, Zhang MJ, Carreras J, et al. Autologous or reduced-intensity conditioning allogeneic hematopoietic cell transplantation for chemotherapy-sensitive mantle-cell lymphoma: analysis of transplantation timing and modality. *J Clin Oncol.* 2014;32(4):273–281.

32. Khouri IF, Romaguera J, Kantarjian H, et al. Hyper-CVAD and high-dose methotrexate/cytara- bine followed by stem-cell transplantation: an active regimen for aggressive mantle-cell lym- phoma. *J Clin Oncol.* 1998;16(12):3803–3809.

33. Evens AM, Carson KR, Kolesar J, et al. A multicenter phase II study incorporating high-dose rituximab and liposomal doxorubicin into the CODOX-M/IVAC regimen for untreated Burkitt's lymphoma. *Ann Oncol.* 2013;24(12):3076–3081.

34. Rizzieri DA, Johnson JL, Byrd JC, et al. Improved efficacy using rituximab and brief duration, high intensity chemotherapy with filgrastim support for Burkitt or aggressive lymphomas: Cancer and Leukemia Group B study 10 002. *Br J Haematol.* 2014;165(1):102–111.

35. Dunleavy K, Pittaluga S, Shovlin M, et al. Low-intensity therapy in adults with Burkitt's lym- phoma. *N Engl J Med.* 2013;369(20):1915–1925.

36. Thomas DA, Faderl S, O'Brien S, et al. Chemoimmunotherapy with hyper-CVAD plus rituximab for the treatment of adult Burkitt and Burkitt-type lymphoma or acute lymphoblastic leukemia. *Cancer.* 2006;106(7):1569–1580.

37. Yamaguchi M, Kwong YL, Kim WS, et al. Phase II study of SMILE chemotherapy for newly diag- nosed stage IV, relapsed, or refractory extranodal natural killer (NK)/T-cell lymphoma, nasal type: the NK-Cell Tumor Study Group study. *J Clin Oncol.* 2011;29(33):4410–4416.

38. Yamaguchi M, Tobinai K, Oguchi M, et al. Concurrent chemoradiotherapy for localized nasal natural killer/T-cell lymphoma: an updated analysis of the Japan Clinical Oncology Group study JCOG0211. *J Clin Oncol.* 2012;30(32):4044–4046.

39. Bi XW, Xia Y, Zhang WW, et al. Radiotherapy and PGEMOX/GELOX regimen improved prognosis in elderly patients with early-stage extranodal NK/T-cell lymphoma. *Ann Hematol.* 2015;94(9):1525–1533.

40. Illidge T, Specht L, Yahalom J, et al. Modern radiation therapy for nodal non-Hodgkin lympho- ma-target definition and dose guidelines from the International Lymphoma Radiation Oncology Group. *Int J Radiat Oncol Biol Phys.* 2014;89(1):49–58.

41. Videtic GMM, Woody N, Vassil AD. *Handbook of Treatment Planning in Radiation Oncology.* 2nd ed. New York, NY: Demos Medical; 2015.

42. Pfreundschuh M, Kuhnt E, Trümper L, et al. CHOP-like chemotherapy with or without rituxi- mab in young patients with good-prognosis diffuse large B-cell lymphoma: 6-year results of an open-label randomised study of the MabThera International Trial (MInT) Group. *Lancet Oncol.* 2011;12(11):1013–1022.

43. Vargo JA, Gill BS, Balasubramani GK, Beriwal S. Treatment selection and survival outcomes in early-stage diffuse large B-Cell lymphoma: do we still need consolidative radiotherapy? *J Clin Oncol.* 2015;33(32):3710–3717.

44. Gill BS, Vargo JA, Pai SS, et al. Management trends and outcomes for stage I to II mantle cell lymphoma using the National Cancer Data Base: ascertaining the ideal treatment paradigm. *Int*

J Radiat Oncol Biol Phys. 2015;93(3):668–676.

45. Marcheselli L, Marcheselli R, Bari A, et al. Radiation therapy improves treatment outcome in patients with diffuse large B-cell lymphoma. *Leuk Lymphoma.* 2011;52(10):1867–1872.

46. Dorth JA, Prosnitz LR, Broadwater G, et al. Impact of consolidation radiation therapy in stage III–IV diffuse large B-cell lymphoma with negative post-chemotherapy radiologic imaging. *Int J Radiat Oncol Biol Phys.* 2012;84(3):762–767.

47. Shi Z, Das S, Okwan-Duodu D, et al. Patterns of failure in advanced-stage diffuse large B-cell lymphoma patients after complete response to R-CHOP immunochemotherapy and the emerging role of consolidative radiation therapy. *Int J Radiat Oncol Biol Phys.* 2013;86(3):569–577.

48. Kwon J, Kim IH, Kim BH, et al. Additional survival benefit of involved-lesion radiation therapy after R-CHOP chemotherapy in limited stage diffuse large B-cell lymphoma. *Int J Radiat Oncol Biol Phys.* 2015;92(1):91–98.

49. Haque W, Dabaja B, Tann A, et al. Changes in treatment patterns and impact of radiotherapy for early-stage diffuse large B cell lymphoma after Rituximab: a population-based analysis. *Radiother Oncol.* 2016;120(1):150–155.

50. Dabaja BS, Vanderplas AM, Crosby-Thompson AL, et al. Radiation for diffuse large B-cell lymphoma in the rituximab era: analysis of the National Comprehensive Cancer Network lymphoma outcomes project. *Cancer.* 2015;121(7):1032–1039.

51. UNFOLDER: Rituximab and Combination Chemotherapy With or Without Radiation Therapy in Treating Patients With B-Cell Non-Hodgkin's Lymphoma. https://clinicaltrials.gov/show/NCT00278408

52. Ng AK, Dabaja BS, Hoppe RT, et al. Re-examining the role of radiation therapy for diffuse large B-cell lymphoma in the modern era. *J Clin Oncol.* 2016;34(13):1443–1447.

53. Phan J, Mazloom A, Medeiros LJ, et al. Benefit of consolidative radiation therapy in patients with diffuse large B-cell lymphoma treated with R-CHOP chemotherapy. *J Clin Oncol.* 2010;28(27):4170–4176.

54. Moskowitz CH, Schöder H, Teruya-Feldstein J, et al. Risk-adapted dose-dense immunochemotherapy determined by interim FDG-PET in advanced-stage diffuse large B-Cell lymphoma. *J Clin Oncol.* 2010;28(11):1896–1903.

55. Martelli M, Ceriani L, Zucca E, et al. [18F]fluorodeoxyglucose positron emission tomography predicts survival after chemoimmunotherapy for primary mediastinal large B-cell lymphoma: results of the International Extranodal Lymphoma Study Group IELSG-26 Study. *J Clin Oncol.* 2014;32(17):1769–1775.

第 50 章

惰性非霍奇金淋巴瘤

Aryavarta M. S. Kumar,Matthew C. Ward

速览:惰性非霍奇金淋巴瘤(NHL)是一组可存活多年的疾病。常见的组织学类型是1~2级滤泡淋巴瘤和结外黏膜相关淋巴样组织淋巴瘤(MALT 淋巴瘤)。早期(I ~ II 期)通常使用根治性放射治疗,晚期(III~ IV期)可以选择观察及对有症状的患者给予化学治疗和姑息性放射治疗。ILROG 指南提供了治疗方案选项和射野设计参考(表50 – 1)。

表50 – 1 惰性 NHL 的治疗模式概况

	治疗选择	一般放射治疗方案
I ~ II期	根治性放射治疗	滤泡性/其他 24Gy/12fx
		胃 MALT 30Gy/15fx
III~ IV期	观察、化学治疗、姑息性放射治疗	24Gy/30Gy/12 ~ 15fx
		4Gy/2fx

流行病学:NHL 所有亚型每年发病约 72 240 例,死亡约 20 140 例,是第九大死亡原因[1]。非霍奇金淋巴瘤是一种老年性疾病,中位发病年龄为 65 岁,年龄峰值大于 70 岁,在北美、欧洲和澳大利亚较常见[2]。滤泡型淋巴瘤占所有淋巴瘤的 22%(仅次于 DLBCL 型),SLL 和 CLL 占 6%,MALT 和边缘型占 5%[3],其他亚型不常见。

危险因素:四大危险因素为免疫抑制、自身免疫性疾病、感染和环境因素(详见第 49 章)。

解剖学:惰性非 NHL 可以表现在淋巴结或结外,淋巴结区的详细解剖见第 49 章。结外病变在惰性 NHL 中更常见。常见的结外淋巴器官有胸腺、脾脏、扁桃体和腺样体(韦氏环)。结外部位包括骨髓、皮肤、中枢神经系统、卵巢、睾丸、眼睛附件、肝、胃、肠、乳腺和肺。

病理学和遗传学:B 细胞型来源比 T 细胞型来源在惰性 NHL 更常见,2016 年 WHO 提出了新亚型[4],该系统比较复杂,但以下少量特征值得注意。滤泡型 NHL:按高倍镜下中心细胞数分级,1 级为 0~5 个;2 级为 6~15 个;3 级为 >15 个,3 级有时会分为 3a 和 3b,3b 显示为中心母细胞成片出现,通常按照 DLBCL 方式治疗,典型有 t(14:18)易位,会导致 BCL – 2 过度表达并阻断凋亡的位点。边缘型 NHL:淋巴结和结节(即黏膜相关淋巴瘤,MALT)均可发生,详见表50 – 2。

表50 –2　常见惰性 NHL 的病理、免疫组化级遗传学特征

疾病	常见免疫组化		遗传学	备注
滤泡型 NHL	CD19 + ，CD20 +	CD10 + ，CD21 + ，CD22 + ，CD79a + CD5 – ，CD43 –	t(14∶18)	BCL – 2 表达与 t(14∶18) 突变相关，骨髓受累常见，10 年恶变率为 28%[5]
边缘区淋巴瘤 NHL		CD22 + ，CD3 – ，5 – ，10 – ，23 –	Trisomy 3，t(11∶18)	比 MZL 少见
结外型(MALT) MZL				常局限，t(11∶18)突变与胃 MALT 三联抗生素治疗失败相关[6]
SLL/CLL		CD5 + ，23 + ，HLA – DR CD22 –	t(14∶19)，染色体组型畸变（trisomy 12）常见但无诊断意义	SLL 形态与 CLL 相似，但循环白细胞计数过低

临床表现：通常表现为缓慢进行性的淋巴结肿大、肝(脾)大、血细胞计数减少或非特异性的全身症状如乏力、全身不适或低热。颈部、腹股沟、腋窝和腹部淋巴结肿大常见。皮肤很少受侵，可表现为皮疹或瘙痒。骨髓受累较常见。滤泡型 NHL 多为Ⅲ~Ⅳ期，而边缘型多为局限早期。B 组症状一般与疾病侵袭性和广泛受侵相关。

诊断：体格检查主要关注淋巴结肿大及肝、脾和(或)皮肤的检查。

实验室检查：血常规、外周血涂片、血沉、CMP、LDH、HIV、乙型肝炎、丙肝炎，β2 微球蛋白(见下文 FLIP2 预测模型)、幽门螺旋杆菌呼气试验(胃 MALT)、妊娠检查。

病理学：最理想的诊断依据是外周淋巴结活检，胃 MALT 应行胃镜活检，细针穿刺活检不足以诊断，但可通过 B 细胞克隆性流式细胞仪技术鉴别良恶性。大多需要骨髓活检(单侧通常足够)，结外边缘区淋巴瘤不需要[7]。睾丸、椎旁、脑膜、骨髓受侵及 HIV 阳性时应行腰椎穿刺。

影像学检查：胸部、腹部和盆腔增强 CT 检查寻找周围淋巴结肿大。PET – CT 适用于所有淋巴结肿大 NHL(不包括 CLL/SLL 和 MZL)，惰性 NHL 患者的 PET 摄取值 >10 提示向侵袭性转变，可作为活检的靶病灶(毛细胞性白血病向 DLBCL 的 Richter 转化)[8]。有相关症状头颅、脊髓核磁检查。如含蒽环化学治疗方案行超声心动图或门控心肌扫描。

预后因素：滤泡型淋巴瘤的国际预后指数(FLIPI)和升级版 FLIPI – 2 对作为滤泡型 NHL 患者的预后评价指标。FLIPI 是使用利妥昔单抗前提出的，但在利妥昔单抗时代仍可用[9](见表50 – 3)，其他预后因素有 IRF4 基因重组(滤泡型 3b 级)和 Ki67 指数高(>30% 则提示增殖较快)。

分期：见第 49 章，AnnArbor 分期。

治疗模式

观察：对于Ⅲ~Ⅳ期老年或无症状的惰性 NHL 患者可随访观察，对于该组患者观察与治疗的比较见下文化学治疗部分内容。

表50-3 FLIPI 和 FLIPI-2 的危险因素

初始 FLIPI 风险指数[9,10]				升级版 FLIPI-2 风险指数[11]		
血红蛋白 <12ng/dL				血红蛋白 <12ng/dL		
年龄 >60 岁				年龄 >60 岁		
Ⅲ~Ⅳ期				血清 β2 微球蛋白升高		
淋巴结 >4 个				骨髓受累		
LDH 升高				最大淋巴结直径 >6cm		
利妥昔单抗前 FLIPI				FLIPI-2		
评分	风险组	5 年生存率	10 年生存率	评分	风险组	5 年生存率
0~1	低	91%	71%	0	低	80%
2	中	78%	51%	1~2	中	51%
≥3	高	52%	36%	3	高	19%

药物治疗：幽门螺旋杆菌阳性的胃 MALT 的一线治疗是三联抗菌方案,即质子泵抑制剂、克拉霉素、阿莫西林或甲硝唑。给予一线三联治疗 3 个月后行胃镜检查确定疗效,如果幽门螺旋杆菌及淋巴结阴性则观察;如果幽门螺旋杆菌阳性而淋巴结阳性则给予二线抗生素治疗;如果螺旋杆菌和淋巴结均阴性但有症状,可选择活检后继续观测或局部放射治疗;如果两者均为阳性则即刻给予二线抗菌或延迟放射治疗。应注意眼眶和皮肤结外边缘淋巴瘤对多西环素治疗的有效率达 65%[12]。

手术：在 NHL 的治疗作用不大,主要作用是活检,对小肠的 NHL 有治疗作用。

化学治疗：用于晚期(Ⅲ~Ⅳ期)惰性 NHL 的治疗,应注意 3 级滤泡型 NHL 参照初发 DL-BCL 的治疗方案(详见第 49 章)。伴以下因素考虑化学治疗,包括进展速度、有症状,脏器功能受损、血细胞减少和大肿块;如没有根据《NCCN 指南》则选择观察[13]。如有以上治疗指针,治疗方案应包括苯达莫司汀 + 利妥昔单抗、R-CHOP 方案、R-CVP 方案(利妥昔单抗、环磷酰胺、长春新碱和泼尼松)或利妥昔单抗单用。利妥昔单抗是针对 CD20 的嵌合性单克隆抗体,常见不良反应为输液反应、激活乙型肝炎和进行性多灶性脑白质病。阿托珠单抗是一种新型抗 CD20 的单克隆抗体,与利妥昔单抗作用相似,但与 CD20 的结合位点略有不同。

放射治疗

适应证：是早期(Ⅰ~Ⅱ期)惰性 NHL 的根治性选择,放射治疗通常照射整个器官,尤其是胃、甲状腺、眼眶(不包含结膜)、乳腺、唾液腺等结外惰性 NHL。对于晚期(Ⅲ~Ⅳ期)惰性 NHL,放射治疗通常用于局部姑息性治疗,如整个器官不需要治疗时受累野照射是合适的。ILROG 提供了淋巴结和结节外惰性 NHL 的治疗指南[14,15]。

剂量：《NCCN 指南》见表50-4,剂量通常为 1.8~2Gy,有专家建议对大肿块病灶给予 36Gy 照射,姑息性放射治疗可选择"大剂量"的 4Gy/2fx 方案。

毒性反应：给予低剂量照射时放射治疗反应通常较轻,乏力是最常见的毒性反应,其余毒性反应与照射部位相关。

表 50 - 4　惰性 NHL 剂量的《NCCN 指南》

滤泡型	24 ~ 30Gy
胃 MALT 淋巴瘤	30Gy
其他部位(眼眶,皮肤,甲状腺)	24 ~ 30Gy
结外边缘区淋巴瘤(MZL)	24 ~ 30Gy
惰性 NHL 的姑息性放射治疗	4Gy(即"大剂量"方案)

治疗过程:见《放射肿瘤学治疗计划手册》,第 10 章[16]。

开放源:铱 - 90 替伊莫单抗(Zevalin®)和碘 - 131 托西莫单抗(Bexzar®,现已停用)是一种放射性标记的抗 CD20 抗体,用于未治、复发或难治性惰性 NHL 患者(初发滤泡型)的治疗,对利妥昔单抗抗拒的患者经常有治疗效果。

基于循证数据的问与答

● 哪个临床数据证明滤泡 NHL(Ⅰ~Ⅱ级)可被单纯放射治疗根治?

有一项多中心回顾性研究回答了这一问题。

Campbell,British Columbia(*Cancer* 2010,PMID 20564082):这项回顾性研究中 237 名 Ⅰ-Ⅱ期(1~3a 级)滤泡淋巴瘤接受了单纯放射治疗,其中 60% 纳入受累淋巴野及 ≥1 个相邻淋巴结区照射组,40% 纳入受累淋巴结灶照射组。中位随访时间 7.3 年,10 年 PFS 49%,OS 66%,照射野外复发最常见,受累淋巴野照射组 38% 复发,受累淋巴结灶照射组 32% 复发。

结论:放射治疗 Ⅰ~Ⅱ期 FL 可能的根治方式,缩小照射野的照射并未获得理想的治疗效果。

● 对于局限早期滤泡淋巴瘤,早期观察相较放射治疗疗效是否受影响?

惰性淋巴瘤进展缓慢,不治疗似乎是理想的初始治疗方式。然而对于早期病变,选择观察并没有数据支持,因而根治性放射治疗仍然是标准治疗方案。

Pugh,SEER(*Cancer* 2010,PMID 20564102):筛查数据(SEER)分析了 1999—2012 年 6568 例 Ⅰ~Ⅱ期(1~2 级)滤泡型 NHL 临床资料,其中有 34% 选择了初始放射治疗,主要为年轻、Ⅰ期和无结外受侵的患者。结果显示,放射治疗可以提高 20 年的疾病特异性生存率(DSS)(66% 对 51%,HR 0.61,$P < 0.0001$),放射治疗组的总生存率也获得提高。

结论:早期滤泡型 NHL 选择初始放射治疗是标准治疗手段,挽救性延迟放射治疗会影响治疗疗效,放射治疗的使用率偏低。

Vargo,Pittsburgh NCDB(*Cancer* 2015,PMID 26042364):美国癌症数据库分析了 35 961 例 Ⅰ~Ⅱ期(1~2 级)滤泡型 NHL 临床资料,1999—2012 年放射治疗比例从 37% 减少到 24%,放射治疗患者的 10 年生存率为 68%,不放射治疗患者为 54%($P < 0.0001$)。

结论:放射治疗可以提高早期滤泡 NHL 的生存率,但临床应用不足,放射治疗仍是标准治疗手段。

● 对于惰性 NHL,理想放射治疗剂量多少?

对于早期惰性 NHL,根治性放射治疗的剂量通常 24 ~ 30Gy 即足够,对于罕见的大肿块病灶有专家建议加量到 36Gy。对于姑息性放射治疗,4Gy/2fx 或 24Gy/12fx 都是合理的。应注意"大剂量" 4Gy/2fx 方案在用于局限期早期患者根治性放射治疗 FoRT 试验中疗效差,不应将此方案扩大到侵袭性 NHL 放射治疗中。

Lowry British National lymphoma Investigation (*Raditiother Oncol* 2011, PMID 21664710):这是一项 NHL 前瞻性随机对照研究,患者亚型和分期,均利用放射治疗进行局部控制。惰性 NHL 的 361 个病灶随机分为标准剂量照射组(40~45Gy/20~23fx)和低剂量照射组(24Gy/12fx);侵袭性 NHL 的 640 个病灶随机分为标准剂量照射组(40~45Gy/20~23fx)和低剂量照射组(30Gy/15fx),惰性 NHL 患者中有 59% 为 1~2 级滤泡型,19% 为 MZL/MALT,侵袭性 NHL 患者中有 82% 为 DLBCL(大多数作为联合化学治疗方案的一部分),其中 69% 的惰性和 86% 侵袭 NHL 分期为 Ⅰ~Ⅱ 期。中位随访时间为 5.6 年,惰性 NHL 两组患者的总体缓解率(ORR)相同,分别是 93% 和 92%,侵袭性 NHL 两者 ORR 均为 0.91,而且组间的 PFS 和 OS 也无显著差别。

结论:对于惰性 NHL,24Gy 放射治疗照射剂量是足够的;而对于侵袭性 NHL,联合化学治疗的基础上 30Gy 通常是足够的。

Hoskin,FoRT Trial(*Lancet Oncol* 2014,PMID 24572077):这是一项接受根治性或姑息性放射治疗的滤泡 NHL 或 MZL 患者的剂量非劣性研究,随机分为 4Gy/2fx 组(即"大剂量"方案)和 24Gy/12fx 组,首要观察指标为局部控制率,该项目在纳入 548 例患者、614 个病灶后提前关闭。中位随访时间 26 个月,Ⅰ~Ⅱ 期患者占 63%,Ⅲ~Ⅳ 期占 37%。24Gy 组与 4Gy 组的有效率分别为 81% 与 74%,低剂量照射组的局部进展时间少于高剂量照射组(HR3.4,95% CI :2.09~5.55,$P < 0.0001$),两者的总生存率无差别。

结论:24Gy 是有效和标准照射剂量,然后"大剂量"方案在姑息性放射治疗中可用且经常有效。

- 早期惰性 NHL 放射治疗后辅助化学治疗有无益处?

使用利妥昔单抗前,至少有 5 个随机对照研究(Denmark , Milan , British , EORTC , MSKCC)证实辅助化学治疗不会改善治疗结果[17-21]。

- 胃 MALT 的治疗依据有哪些?

除之前数据总结外,少量值得关注的研究见表 50-5。Wündisch 研究结果证实胃 MALT 淋巴瘤根除幽门螺旋杆菌后可选择随访观察。

表 50-5 胃 MALT 的回顾性研究

机构	年份	例数	放射治疗剂量	局部控制
Dana Farbr[22]	2007	21	30Gy	21/21
PMH[23]	2010	25	25~30Gy	15/15
Japan[24]	2010	8	30Gy	8/8
MSKCC[25]	1998	17	30Gy	17/17

Wirth，Multi-Center IELSG Study（*Ann Oncol* 2013，PMID 23293112）：102 例胃 MALT 淋巴瘤放射治疗（中位剂量 40Gy）的多中心回顾性研究。中位随访时间 7.9 年，10 年和 15 年无治疗失败生存率（FFTF）为 88%，10 年生存率（OS）为 70%，大细胞组成和结外生长是治疗失败的高危因素。

Wündisch，Germany（*JCO* 2005，PMID 16204012）：幽门螺杆菌阳性胃 MALT 淋巴瘤的前瞻性研究的随访结果。120 例 IE 期患者经过根除幽门螺杆菌抗菌治疗后选择观察。中位随访时间 75 个月，80% 患者达到病理完全缓解，其余患者的 80% 在长期随访中病理完全缓解，3 例患者复发后并接受其他治疗，其余 17% 患者选择继续观察后实现完全缓解。有 15% 患者有 t（11∶18）基因移位，t（11∶18）移位和单克隆性增殖与失败相关。

结论：对于大多数患者根除幽门螺杆菌治疗后出现持续性完全缓解，如可密切随访，持续观察对于大多数患者是合适的。

- 其他 MALT NHL 治疗的依据是什么？

Tran，Australian Orbital MALT Series（*Leuk Lymphoma* 2013，PMID 23020137）：24 例患者的 27 个眼眶 MALT 淋巴瘤行 24~25Gy 放射治疗，中位随访时间 41 个月，59% 病灶在结膜、26% 在泪腺、4% 在眼睑、11% 在其他部位，治疗后 100% 实现完全缓解，有 3 例最终失败，1 例局部复发，1 例对侧发病，1 例野外复发。

Teckie，MSKCC（*IJROBP* 2015，PMID 25863760）：490 例 IE（92%）或 IIE 结外边缘区淋巴瘤患者纳入研究，中位随访时间 5.2 年，发病部位分别为：胃（50%）、眼眶（18%）、头颈部非甲状腺区（8%）、皮肤（8%）以及乳腺（5%）。中位放射治疗剂量 30Gy，5 年总生存率（OS）92%，无进展生存率 74%，最常见的复发部位在照射野外，5 年疾病相关死亡率为 1.1%，除头颈部外所有病灶与胃部病灶相比具有较差的无复发生存率（RFS），恶性转化罕见（1.6%）。

（侯彦杰 译　李险峰 校）

参考文献

1. Siegel RL, Miller KD, Jemal A. Cancer statistics, 2017. *CA Cancer J Clin.* 2017;67(1):7–30.
2. Boffetta P. Epidemiology of adult non-Hodgkin lymphoma. *Ann Oncol.* 2011;22(Suppl 4): iv27–iv31.
3. Armitage JO, Weisenburger DD. New approach to classifying non-Hodgkin's lymphomas: clinical features of the major histologic subtypes. Non-Hodgkin's Lymphoma Classification Project. *J Clin Oncol.* 1998;16(8):2780–2795.
4. Swerdlow SH, Campo E, Pileri SA, et al. The 2016 revision of the World Health Organization classification of lymphoid neoplasms. *Blood.* 2016;127(20):2375–2390.
5. Montoto S, Davies AJ, Matthews J, et al. Risk and clinical implications of transformation of follicular lymphoma to diffuse large B-cell lymphoma. *J Clin Oncol.* 2007;25(17):2426–2433.
6. Yepes S, Torres MM, Saavedra C, Andrade R. Gastric mucosa-associated lymphoid tissue lymphomas and Helicobacter pylori infection: a Colombian perspective. *World J Gastroenterol.* 2012;18(7):685–691.

7. Ebie N, Loew JM, Gregory SA. Bilateral trephine bone marrow biopsy for staging non-Hodgkin's lymphoma: a second look. *Hematol Pathol.* 1989;3(1):29–33.

8. Noy A, Schöder H, Gönen M, et al. The majority of transformed lymphomas have high standardized uptake values (SUVs) on positron emission tomography (PET) scanning similar to diffuse large B-cell lymphoma (DLBCL). *Ann Oncol.* 2009;20(3):508–512.

9. Nooka AK, Nabhan C, Zhou X, et al. Examination of the follicular lymphoma international prognostic index (FLIPI) in the National LymphoCare study (NLCS): a prospective US patient cohort treated predominantly in community practices. *Ann Oncol.* 2013;24(2):441–448.

10. Solal-Céligny P, Roy P, Colombat P, et al. Follicular lymphoma international prognostic index. *Blood.* 2004;104(5):1258–1265.

11. Federico M, Bellei M, Marcheselli L, et al. Follicular lymphoma international prognostic index 2: a new prognostic index for follicular lymphoma developed by the International Follicular Lymphoma Prognostic Factor project. *J Clin Oncol.* 2009;27(27):4555–4562.

12. Ferreri AJ, Govi S, Pasini E, et al. Chlamydophila psittaci eradication with doxycycline as first-line targeted therapy for ocular adnexae lymphoma: final results of an international phase II trial. *J Clin Oncol.* 2012;30(24):2988–2994.

13. NCCN Clinical Practice Guidelines in Oncology: B-Cell Lymphomas; 2017. https://www.nccn.org

14. Yahalom J, Illidge T, Specht L, et al. Modern radiation therapy for extranodal lymphomas: field and dose guidelines from the International Lymphoma Radiation Oncology Group. *Int J Radiat Oncol Biol Phys.* 2015;92(1):11–31.

15. Illidge T, Specht L, Yahalom J, et al. Modern radiation therapy for nodal non-Hodgkin lymphoma-target definition and dose guidelines from the International Lymphoma Radiation Oncology Group. *Int J Radiat Oncol Biol Phys.* 2014;89(1):49–58.

16. Videtic GMM, Woody N, Vassil AD. *Handbook of Treatment Planning in Radiation Oncology.* 2nd ed. New York, NY: Demos Medical; 2015.

17. Monfardini S, Banfi A, Bonadonna G, et al. Improved five-year survival after combined radiotherapy-chemotherapy for stage I–II non-Hodgkin's lymphoma. *Int J Radiat Oncol Biol Phys.* 1980;6(2):125–134.

18. Nissen NI, Ersbøll J, Hansen HS, et al. A randomized study of radiotherapy versus radiotherapy plus chemotherapy in stage I–II non-Hodgkin's lymphomas. *Cancer.* 1983;52(1):1–7.

19. Carde P, Burgers JM, van Glabbeke M, et al. Combined radiotherapy-chemotherapy for early stages non-Hodgkin's lymphoma: the 1975-1980 EORTC controlled lymphoma trial. *Radiother Oncol.* 1984;2(4):301–312.

20. Kelsey SM, Newland AC, Hudson GV, Jelliffe AM. A British National Lymphoma Investigation randomised trial of single agent chlorambucil plus radiotherapy versus radiotherapy alone in low grade, localised non-Hodgkins lymphoma. *Med Oncol.* 1994;11(1):19–25.

21. Yahalom J, Varsos G, Fuks Z, et al. Adjuvant cyclophosphamide, doxorubicin, vincristine, and prednisone chemotherapy after radiation therapy in stage I low-grade and intermediate-grade non-Hodgkin lymphoma: results of a prospective randomized study. *Cancer.* 1993;71(7):2342–2350.

22. Tsai HK, Li S, Ng AK, et al. Role of radiation therapy in the treatment of stage I/II mucosa-associated lymphoid tissue lymphoma. *Ann Oncol.* 2007;18(4):672–678.

23. Goda JS, Gospodarowicz M, Pintilie M, et al. Long-term outcome in localized extranodal mucosa-associated lymphoid tissue lymphomas treated with radiotherapy. *Cancer.* 2010;116(16):3815–3824.

24. Ono S, Kato M, Takagi K, et al. Long-term treatment of localized gastric marginal zone B-cell mucosa associated lymphoid tissue lymphoma including incidence of metachronous gastric cancer. *J Gastroenterol Hepatol.* 2010;25(4):804–809.

25. Schechter NR, Portlock CS, Yahalom J. Treatment of mucosa-associated lymphoid tissue lymphoma of the stomach with radiation alone. *J Clin Oncol.* 1998;16(5):1916–1921.

第 10 部分

肉瘤

第 **51** 章

软组织肉瘤

Jonathan Sharrett,Jeffrey Kittel,Chirag Shah,Jacob G. Scott

速览:软组织肉瘤(STS):大部分常见的肉瘤由异质肿瘤群构成。它有超过 100 个组织学亚型,多数起源于四肢。应由外科医生,最好是外科肿瘤学家进行穿刺活检。手术切除是软组织肉瘤的手段。对于边缘阳性和更高级别的肉瘤,单独手术的局部控制率会更差。放射治疗的作用是改善局部病灶的治疗效果。对于四肢软组织肉瘤,低级别的可考虑单独手术,Ⅰ期软组织肉瘤,行手术切除,阴性切缘范围应超过 1cm。对于Ⅱ~Ⅲ期的四肢软组织肉瘤,手术切除合理的范围(保留肢体),并推荐在术前或术后给予放射治疗。放射治疗可提高局部控制率,并可改善总生存率。化学治疗的角色正朝着靶向时代发展(表 51-1)。

表 51-1 软组织和腹膜后肉瘤的一般治疗模式[1]

	四肢/浅躯干	腹膜后
Ⅰ期	整块手术切除。如果近切缘(<1cm)、切缘阳性或高级别肿瘤,加术后放射治疗。术后放射治疗剂量为 50Gy/25fx,后程加量(手术边缘 60~66Gy,镜下阳性边缘 66~68Gy,实体残留 70~76Gy)	单纯手术或术前放射治疗 45~50.4Gy/25~28fx,强烈推荐 ± 术中放射治疗(10~12Gy) 术后放射治疗不推荐用于腹膜后肉瘤。除非复发后会致命和(或)不可切除的,才考虑术后放射治疗
Ⅱ~Ⅲ期	术前放射治疗(50Gy/25fx)。对于切缘阳性/近切缘,术后加量 16Gy,目前还有争议。 或者术后放射治疗(尽早开始,50Gy/25fx,再加量) 或者单独联合近距离放射治疗(30~50Gy,bid)	
不可切除	考虑采用新辅助放射治疗、化学治疗或同步放化疗,以便手术切除。单独放射治疗,剂量 >70Gy,适用于局部控制	考虑采用化学治疗或放射治疗以便于外科手术。如果真的不可切除,治疗方案就是姑息的
硬纤维瘤	可以观察。手术是主要手段。不能手术者,给予 56~58Gy 放射治疗。切缘阳性者,术后放射治疗是有争议的,对于复发的或不可切除的,大多采用挽救放射治疗。对于不可切除者或 FAP(家族性腺瘤性息肉病)患者,考虑他莫昔芬、舒林酸、伊马替尼治疗	

流行病学：肉瘤比较罕见，占恶性肿瘤的 1% 。其中有 80% 是软组织肉瘤（STS），20% 起源于骨骼。良性软组织肿块比软组织肉瘤更常见。2015 年，在美国诊断为软组织肉瘤（STS）的病例有 12 390 例，4990 例死亡[2]。软组织肉瘤（STS）诊断中位年龄为 45 ~ 55 岁，20% 发现于 40 岁以前，30% 发现于 40 ~ 60 岁；50% 发现于 60 岁以上。按组织学分析发病年龄：纤维肉瘤（FS，30 ~ 39 岁），平滑肌肉瘤（LMS，50 ~ 59 岁），恶性纤维组织细胞瘤（MFH），未分化多形性肉瘤（UPS，60 ~ 69 岁），脂肪肉瘤（LS，60 ~ 69 岁）。

危险因素：男性，遗传倾向，放射治疗或化学治疗接触史，化学致癌物，慢性刺激或淋巴水肿和 HIV/HHV8 感染，是软组织肉瘤发展的一些危险因素（RF）。MSCKC（斯隆－凯特林纪念癌症中心）的系列报道中，因放射治疗导致的肉瘤占比为骨肉瘤（21%）、恶性纤维组织细胞瘤（MFH）（16%）、血管肉瘤（15%）。最常见的放射治疗是乳腺癌（26%），淋巴瘤（25%），宫颈癌（14%），中位潜伏期 10.3 年[3]。家族性腺瘤性息肉病（FAP），或更确切地说加德纳症，是硬纤维瘤的危险因素。

解剖学：STS 来源于间充质细胞。STS 可发生在身体所有部位，但约 2/3 STS 发生在四肢，最常见于下肢、膝盖以上。其余 1/3 STS 见于腹膜后和躯干/H&N 区域，发生于腹膜后的稍多。在诊断中，90% 的肢体肉瘤起源于肌肉间隙。软组织肉瘤最常见的部位为四肢（LS，恶性纤维组织细胞瘤 MFH、滑膜瘤和纤维肉瘤 FS）；腹膜后（高分化和去分化 LS 和平滑肌肉瘤 LMS）；内脏（胃肠间质肿瘤，GIST）。肿瘤通常被假包膜（致密的组织反应区）和反应区（磁共振 T2 高信号）包围，这些结构特征可庇护显微镜下的病灶，也是评估切除效果的重要依据。在加拿大多伦多玛格丽特公主医院（PMH），在 10/15 例（67%）患者中，假包膜发现浸润性肿瘤细胞达 4cm，而在水肿区中仅发现其中一个[4]。

病理学：已经有超过 100 种 STS 的组织学亚型。最常见亚型依次为脂肪瘤，平滑肌肉瘤，高分化未分化的多形性肉瘤（正式恶性纤维组织细胞瘤，MFH），GIST，滑膜肉瘤，黏液瘤肉瘤与恶性周围神经鞘膜瘤（MPNST）。某些亚型有转移倾向，如平滑肌肉瘤 LMS。组织学分级由分化、有丝分裂计数和坏死决定[5]。值得注意的是，多形性肉瘤的肌源性分化增加远处转移（DM）的风险，并对许多亚型有预后作用。分级往往提示恶性周围神经鞘膜瘤（MPNST）、血管肉瘤、骨骼外黏液样软骨肉瘤和透明细胞肉瘤预后较差。

遗传学：简单核型和相互易位可包括肺泡横纹肌肉瘤[t(2;13)]，透明细胞肉瘤[t(12;22)]，黏液样的 LS[t(12;16)]，滑膜[t(x;18)]；隆突性皮肤纤维肉瘤[ring(17;22)]，孤立性纤维性肿瘤（融合 NAB2 - STAT6）。特征性扩增：分化为未分化脂肪肉瘤（12q 的放大，包含 MDm^2）。特异性驱动突变：韧带样纤维瘤病（CTNNB1）、GIST（c - kit 或 PDGFRA）、横纹肌样肿瘤（INI1 缺失）。复杂核型可能在一些高级别肿瘤中发现。一些经典的遗传综合征，其特定的突变增加 STS 的风险，其特征见表 51 - 2。

临床表现：症状通常与病变部位相关。典型表现是肿大、无痛的肿块。新出现的水肿可产生压迫症状和（或）新的或加重的感觉异常。症状包括发热和体重减轻，但是体重减轻较罕见。深部肿瘤和高级别肿瘤的风险较高，6% ~ 10% 在转移时有转移性疾病[3]。

表 51-2 软组织肉瘤常见的遗传综合征

综合征	临床表现	基因	染色体
神经纤维瘤病(NF 1)	恶性周围神经鞘膜瘤 MPNST(5%),视胶质瘤,星形细胞瘤,神经纤维瘤,咖啡豆斑,李氏结节,腋雀斑	NF-1	17q11
家族性视网膜母细胞瘤(Rb)	软组织肉瘤,骨肉瘤,视网膜母细胞瘤	Rb-1	13q14
Li-Fraumeni (李-弗劳梅尼综合征)	软组织肉瘤,骨肉瘤,白血病,乳腺癌,中枢神经系统肿瘤,肾上腺肿瘤	TP53	17p13
Werner(成人早衰) (沃纳综合征)	软组织肉瘤,骨肉瘤,脑膜瘤	WRN	8p12
Gardner(家族性腺瘤性息肉病 FAP 亚组)(加德纳综合征)	纤维肉瘤,腹腔内硬纤维瘤,结肠癌	APC	5q21
Gorlin(痣样基底细胞癌) (戈林综合征)	纤维肉瘤,横纹肌肉瘤,基底细胞癌,中枢神经系统肿瘤	PTC	9q22
Carney triad (卡尼三联征)	胃肠间质肿瘤,肾上腺外副神经节瘤,肺软骨瘤	c-KIT	未知

诊断流程:由于良性软组织疾病更为常见,对于无痛性持续增大的肿块,必须进行详细的病史问诊和体格检查,以及淋巴引流区检查,以判断腺体病变和排除良性病因。

实验室检查:CBC,CMP。

影像学检查:增强的 CT 和 MRI 发现病变部位是强化的。MRI 的 T1 序列中,肿瘤通常是低信号的,但 T2 序列上则为高信号。一旦确诊为软组织肉瘤,胸部 CT 用于评估是否有转移。根据《NCNN 指南》,FDG PET-CT 发挥的作用越来越大,对预测、分级及确定新辅助性化学治疗方案颇有价值[1]。FDG PET-CT 也可能有助于区分恶性周边神经腱鞘瘤(MPNST)与神经纤维瘤。

活检:选取带套管的活检穿刺针,取得组织样本以明确分级和组织学诊断。如有必要,可以沿着四肢长轴选择合适的切取活检位置。在手术时,瘢痕可以被切除。由外科医生承担活检及瘤体切除的工作是理想的选择,尤其是当肿瘤位于复杂的解剖环境下,由一个经验丰富训练有素的外科肿瘤学顶级专家进行手术是非常可取的。3cm 以下的浅表病变可给予单纯手术切除。对于腹膜后软组织肉瘤,使用 CT 引导 BX 通过根治性前列腺切除术(RP)方法避免腹膜种植转移。细针抽吸(FNA)可用于检测复发/转移性疾病。

预后因素:分级、大小、转移性疾病。局部控制失败增加的危险因素:年龄 >50 岁,复发,切缘 <1cm,组织学分化良好。增加远处转移的危险因素通常包括更高的等级(G1:5%~10%,G2:25%~30%,G3:50%~60%)、大小(>5cm)、深部肿瘤、复发和组织学改变。

自然病程:通过血行播散是远处转移的最常见途径,其中 75% 是肺转移,最为常见,特别是对于肢体/躯干区域的软组织肉瘤,其他不常见的转移部位依次为骨、其他软组织(包括骨髓,如黏液/圆形细胞 LS)、肝脏[如邻近的内脏肉瘤,腹膜后肉瘤(RPS)],很少有脑转移(更常见于平滑肌肉瘤、血管肉瘤和肺泡软组织肉瘤)。如果患者的肺转移病灶少于3~4个,处于长时间无症状期,伴有或无支气管内膜浸润,约25%可切除治愈(3年总生存率为30%~50%)[6]。不管转移灶的切除模式是什么,这都是真实存在的[7]。淋巴转移罕见(<5%),但如果是"CARE"组织学改变,淋巴转移率就会升高:透明细胞(27.7%),血管肉瘤(24.1%),横纹肌肉瘤(32.1%)和上皮样肉瘤(31.8%)[4,8]。有些肉瘤具有独特的疾病演变,例如,浅表恶性纤维组织细胞瘤、恶性血管皮内细胞瘤通过真皮扩张;硬纤维瘤缺乏假包膜和界限不清;上皮样肉瘤有皮下结节或跳跃性转移特点。局部复发主要发生在特定亚型,包括硬纤维瘤、恶性周边神经腱鞘瘤、非典型脂肪瘤或分化良好的脂肪肉瘤和隆突性皮肤纤维肉瘤。远处转移的局部和中度危险因素,包括黏液样脂肪肉瘤、黏液样恶性纤维组织细胞瘤和骨骼外黏液样软骨肉瘤和血管外皮细胞瘤。远处转移的局部和高度危险因素,包括其他肉瘤,尤其是高级别肉瘤。软组织肉瘤在组织周围直接局部扩展而增大,但并不总是朝上朝下增长,还可以离心生长。分化良好腹膜后脂肪肉瘤有较长的自然病史,可能不需要积极治疗[9]。

分期:与第7版的《AJCC癌症分期手册》相比,第8版强调软组织肉瘤的主要站点,因此除躯干及四肢以外,又定义了多个独立的分期系统,包括H&N、腹部/胸内脏器官、GIST和RPS[5](表51-3)。

表51-3　《AJCC癌症分期手册》第8版(2017年)躯干及四肢软组织肉瘤分期(不包括头颈部、腹部和胸部、腹膜后和GIST系统)

肿瘤		淋巴结		远处转移		分期	
T1	• ≤5cm	N0	• 没有区域淋巴结	M0	• 无远处转移	G1	• 完全分化,有丝分裂计数坏死评分为2~3分
T2	• 5.1~10cm	N1	• 区域淋巴结	M1	• 远处转移	G2	• 完全分化,有丝分裂计数坏死评分为4~5分
T3	• 10.1~15cm					G3	• 完全分化,有丝分裂计数坏死评分为6~8分
T4	• >15cm						

TNM	分期	整体分期
T1N0M0	G1	ⅠA
T2-4N0M0	G1	ⅠB
T1N0M0	G2-3	Ⅱ
T2N0M0	G2-3	ⅢA
T3-4N0M0	G2-3	ⅢB
任何T,N1,M0	任何G	Ⅳ
任何T,任何N,M1	任何G	Ⅳ

相比第7版的变动包括T3-T4的添加、T1-T2分类的A和B部分的删除和分组阶段的变化。

治疗模式

手术:保留功能的阴性边缘切除术是局部治疗的目标。整体切除包括活检部位、瘢痕和肿瘤,理想的情况下,切缘应达到 >1 ~ 2cm。

手术切除范围(源自 Enneking 描述[10]):①病灶Ⅰ;②边缘:肉瘤周围组织切除术范围;③小范围:狭窄边界(局部复发 60% ~ 90%);大范围:肿瘤区 + 正常组织(2 ~ 3cm 边缘)(局部复发 30% ~ 60%);④根治:解剖分隔的整块切除术(包括截肢术)(局部复发 30% ~ 60%)。切缘是影响局部控制率的很重要的因素。肿瘤的侵犯与局部控制率相关性较高。切除相邻骨通常是不必要的。约 75% 的患者接受保肢手术,再加放射治疗可挽救随后的截肢。考虑到需要游离或旋转的皮瓣修补大的伤口,补充术后放射治疗。

截肢标准(约 5% 的患者):①病变累及主要的神经血管结构或多个隔室,使得功能肢体不能实现;②放射治疗剂量和体积限制;③复发,不适合进一步手术或放射治疗;④严重受损的正常组织(由于年龄、周围血管疾病或其他并发症引起),对于下肢远端病变,膝下截肢(BKA)安装假体可能是首选的肢体保留方法。对于腹膜后肉瘤,可能需要切除邻近器官(肾、肝、脾)。

化学治疗:在软组织肉瘤的治疗中,是否常规使用化学治疗还存在争议。化学治疗主要用于肢体软组织肉瘤,在腹膜后肉瘤等较少见。对于原发性肢体软组织肉瘤,当阿霉素与异环磷酰胺联合时,局部控制率、无复发生存率和总生存率显示出最大获益。最新的肉瘤 Meta 分析表明,单药多柔比星有改善总生存率的趋势。

进一步的试验正在进行中。帕唑帕尼,一种口服多靶点 TKI,在 PALETTE 试验中,先前治疗的转移性患者改善了无进展生存期(中位无进展生存期 1.6 个月与 4.6 个月,$P <$ 0.0001),可以考虑使用[11]。其他靶向药物,如奥拉特单抗已显示出希望[12]。

放射治疗:四肢软组织肉瘤的 EBRT。一般来说,放射治疗可在术前、术中或辅助放射治疗。

术前放射治疗:对于肢体肉瘤,给予 50Gy/25fx。术前放射治疗后,对于阴性切缘,采用后程加量再给予 16Gy 的剂量(总共 66Gy),虽然这个是有争议的,但在大多数试验中进行。对于邻近切缘,还有其他的一些方法,包括术中放射治疗(10 ~ 16Gy)和后装治疗(12 ~ 20Gy)。

术后放射治疗:如果放射方式是序贯给予的,典型的剂量为 50Gy/25fx,然后对于阴性切缘加量至 60 ~ 66Gy,对于阳性切缘加量至 66 ~ 68Gy,70 ~ 76Gy 用于残留病灶。对于缓解转移性瘤,根据预期生存率和医生意见,给予不同的剂量和分次方案。

腹膜后肉瘤的外照射治疗:推荐术前给予 45 ~ 50.4Gy/25 ~ 28fx。一般不推荐术后放射治疗,除非复发后很严重或不可切除。高分化脂肪肉瘤具有较长的自然病程,可能不需要放射治疗(或侵袭性手术)。对于腹膜后肉瘤的治疗选择和靶区勾画已经有了共识[9]。

后装治疗:放射源直接照射瘤床,总治疗时间较短,周围正常组织受照剂量较低(可能产生更好的结果),照射区域富氧,照射路径不变,这些都是后装治疗的优势所在。一项前瞻性临床研究[13]表明,单独近距离放射治疗可以作为中晚期恶性肉瘤或浅表躯干的阴性切缘患者的辅助治疗,能够改善局部控制率。可借鉴美国近距离放射治疗学会(ABS)的指南,并用于放射治疗剂量和技术的选择[14]。通常,可用 IR – 192 的高剂量率近距离治疗加量 12 ~ 20Gy,每天给予两次,2 ~ 3 天,并结合外照射治疗。近距离放射治疗也可单独进行辅助治疗(剂量为 30 ~ 50Gy),对于在切除术后局部复发,且在之前接受过放射治疗的患者,首选后装治疗[14,15]。

治疗过程:见《放射肿瘤学治疗计划手册》,第 11 章[16]。

基于循证数据的问与答

原发性四肢软组织肉瘤

• 保肢手术增加术后放射治疗能避免截肢吗?

回顾历史,由于局部切除术后的高复发率,导致了临床医生采用激进的间隔切除术或截肢。Rosenberg NCI 研究之后,带来了术后放射治疗这个想法。

Rosenberg,NCI(*Ann Surg* 1982,PMID 7114936):1975—1981 年,43 名高级别的软组织肉瘤患者随机被分组:一组(16 位患者)截肢,另一组(27 位患者)实施 LSS(局部切除术)+ 术后放射治疗(50Gy),并且对瘤床区进行 10 ~ 20Gy 的加量。所有患者均接受术后化学治疗,阿霉素/环磷酰胺和甲氨蝶呤化学治疗。局部切除术组局部复发率为 15%(n = 4),而截肢组的局部复发率为 0%。局部切除术(LSS)与截肢术对比,5 年无病生存期(71% 对 78%)和总生存(82% 对 88%),生存质量是一样的。后面的分析指出,化学治疗并没有益处。在多变量分析中,发现即使加了术后放射治疗,只有切缘阳性才与局部复发率相关。

结论:局部切除术 + 术后放射治疗是合理且有效的,这也成为标准治疗。

• 有限的随机数据显示,术后放射治疗 + LSS(保肢手术)与截肢一样有效。对于那些只做 LSS(保肢手术)的,是否有必要再加放射治疗,它与级别有关吗?

虽然在 NCI 研究之后,保肢手术 + 术后放射治疗成为标准方法,术后放射治疗对复发率的影响并非不重要,而且有历史比较数据表明只采用保肢手术增加了局部复发率。这导致了 NCI 试验,该试验证明术后放射治疗有益于局部控制,但还没有证据表明有益于总生存率。另外的大型 SEER Meta 分析表明,这一益处仅限于高级别软组织肉瘤。

Yang,NCI(*JCO* 1998,PMID 9440743):Ⅲ期前瞻性随机试验,91 例高级别软组织肉瘤患者保肢手术后,切缘阴性或最小范围的切缘,随机分为单纯术后化学治疗(n = 44)与化学治疗 + 放射治疗(n = 47)两组,放射治疗剂量 63Gy(45Gy + 18Gy 术后加量,1.8Gy/fx),评估 LC(局部控制)、OS(总生存)和 QOL(生存质量)。另外,有 50 例低级别肉瘤患者,一部分接受术后放射治疗(n = 26),其余接受保肢手术(n = 24)。中位随访 9.6 年。结果见表 51 – 4。对于低级别和高级别的患者,实施放射治疗以后,局部控制显著提高,但是总生存率没有提高。术后放射治疗可使得肢体力量、水肿和运动范围显著变差,但这些不良反应往往是短暂的,对 ADLS 或生存质量几乎没有影响。

结论:增加术后放射治疗,对局部控制有明显益处,对总生存率无明显益处。

表51-4   NCI 实验结果

高级别($n=91$)	10 年局控率	10 年总生存率	低级别($n=50$)	10 年局控率
术后化学治疗	78%	74%	无辅助治疗	67%
术后同步放化疗	100%	75%	术后放射治疗	96%
P 值	0.0028	0.71	P 值	0.016

Koshy,SEER(*IJROBP* 2010,PMID 19679403):SEER 对 1988—2005 年间的 6960 例低至高级别的四肢软组织肉瘤患者资料进行了回顾性分析,评估保肢手术(LSS)后放射治疗的 OS 获益。接受放射治疗的患者占 47%,其中术后放射治疗 86%。对于高级别的软组织肉瘤,放射治疗对于 3 年总生存率有益处(73% 对 63%, $P<0.001$)。但对于低级别的软组织肉瘤无益处。

结论:这项大型回顾性研究分析显示,对于高级别的软组织肉瘤,保肢手术(LSS)再加放射治疗,可提高总生存率,但是对于低级别软组织肉瘤,总生存率并没有提高。

• 辅助性近距离放射治疗能改善局控率吗?

与单纯手术相比,辅助性近距离放射治疗对高级别肉瘤的局部控制有明显益处,但没有改善疾病相关生存率或远处转移。

Pisters,MSKCC(*JCO* 1996,PMID 8622034):对 164 例肢体或浅表躯干的软组织肉瘤患者进行前瞻性随机试验研究,肿瘤切除术后(无肉眼可见肿瘤残留)随机分组,部分给予辅助近距离放射治疗,部分不给予后续治疗。Ir-192 近距离放射治疗,给予 42~45Gy,治疗时间总共 4~6 天。中位随访 76 个月。两组疾病相关生存率相当,远处转移无差别。两者 5 年局控率是 82% 和 69%。然而,进一步的分析后,局控率的这种改进是针对高级别病变,而不是低级别病变(表 51-5)。

结论:近距离放射治疗改善了高级别软组织肉瘤的局控率,但是疾病相关生存率或远处转移无明显差异,对低级别恶性肿瘤无明显改善。

表51-5   软组织肉瘤辅助近距离放射治疗的 MSKCC 试验结果

	5 年局控率	5 年 DSS	低级别局控率	高级别局控率
无近距离治疗	69%	81%	72%	66%
近距离治疗	82%	84%	73%	89%
P 值	0.04	0.65	0.49	0.0025

• 当治疗软组织肉瘤时,什么时候开始放射治疗比较合适?

术前开始放射治疗和术后开始放射治疗都是合理的,各有优劣之处。术前放射治疗,射野尺寸更小,剂量更低,可获得更好的长期功能结果。术前放射治疗的不良反应是术后伤口并发症增加。

O'Sullivan, NCIC SR2（*Lancet* 2002, PMID 12103287；Davis, *Radiother Oncol* 2005, PMID 15948265）：对 190 例软组织肉瘤进行前瞻性随机临床试验,按肿瘤大小分组,（≤ 10cm 或 >10cm）,随机分为术前放射治疗组（50Gy/25fx）或术后放射治疗组（66~70Gy；初始剂量 50Gy/25fx,后程加量 16~20Gy）。术前组,对阳性切缘者给予 16~20Gy 的附加剂量（91 例中切缘阳性者 14 例,其中 10 例接受放射治疗）。主要终点：急性伤口并发症和红斑,随后分析评估两年后的晚期反应如 2~4 级纤维化、水肿和关节僵硬。中期分析时,提前终止了研究。中位随访 6.9 年（ASCO 2004）。术前组放射治疗射野尺寸更小。两个组在局控方面完全一致。在以后的随访中,术前组中放射治疗失去了提高总生存率的优势。肿瘤的大小和肿瘤的分级可预测总生存率；肿瘤的分级可预测无复发生存率,肿瘤切缘的状态可预测局控率。术前放射治疗与以下反应的相关性概率较低：急性皮肤红斑、晚期纤维化、关节僵硬和水肿的发生率,虽然没有统计学意义。术前急性伤口并发症发生率较高（35% 对 17%,大腿最高）。

结论：局控率、无复发生存率或总生存率无差别。肢体肉瘤优先选择术前放射治疗,因为发生不可逆的晚期纤维化的概率较低,但是通常会发生可逆的急性创伤并发症。

表 51-6　加拿大国立癌症研究所的软组织肉瘤术前放射治疗和术后放射治疗的 SR2 对比试验结果

	急性伤口并发症	2 年 2~4 级纤维化	2 年 2~4 级水肿	2 年关节僵硬	5 年局控率	5 年 RFS	5 年 Mets RFS	5 年 OS	5 年病因特异性生存率（CSS）
术前放射治疗	35%	32%	15%	18%	93%	58%	67%	73%	78%
术后放射治疗	17%	48%	23%	23%	92%	59%	69%	67%	73%
P 值	0.01	0.07	0.26	0.51	NS	NS	NS	0.47	0.64

Al-Absi, Ontario（*Ann Surg Oncol* 2010, PMID 20217260）：对 5 项临床研究进行了系统性的回顾与 Meta 分析,局限性可切除的软组织肉瘤 1098 例,进行术前放射治疗和术后放射治疗的对比。术前组采用固定效应法获得的优势比 OR 值为 0.61（0.61 或 95% CI：0.42~0.89）,同时具有较大的肿瘤平均值,而采用随机效应法获得的优势比 OR 值为 0.67（95% CI：0.39~1.15）,这些均提示术前放射治疗对局部控制有显著的提高。在所有研究中,术前组的时间依赖性平均生存率为 76%（62%~88%）,术后为 67%（41%~83%）,无统计学意义。

结论：由于研究的不一致性,必须谨慎地解释结果,与术后放射治疗相比,术前放射治疗虽然延迟了手术,但并不增加远处转移率,同时还可以获得更好的局部控制。

● 对于接受术前放射治疗 + 手术的患者,如果切缘阳性,给予术后加量外照射放射治疗的作用是什么?

截至目前,还没有前瞻性随机试验可以回答这个问题,所有数据仅限于回顾性研究结果。考虑到有限的数据,有学者认为,对于术前放射治疗后边缘仍为阳性的患者,术后加量外照射放射治疗对于预防局部复发可能无效。

Al Yami(*IJROBP* 2010, PMID 20056340): 1986—2003 年, 加拿大多伦多西奈医院 216 例手术切缘阳性的肢体软组织肉瘤患者接受治疗, 回顾性分析结果如下: 93 例接受术前放射治疗(50Gy), 41 例术后又接受后程加量放射治疗(80% 的加量放射治疗剂量为 16Gy, 外照射总剂量为 66Gy)。肿瘤基线特征无差异。5 年局部无复发生存率分别为 90.4%(不加量)和 73.8%(加量)(*P* = 0.13, 差别无统计学意义)。

结论: 本项研究例数较少, 仅供参考。结果提示, 术后加量并没有提高局部无复发生存率。

- **图像引导的现代放射治疗(3D 或 IMRT)会增加复发率吗?**

术前放射治疗可通过减少照射体积来减少晚期效应。IGRT 可以在不影响肿瘤控制的情况下进一步减少照射体积。

Wang, RTOG 0630(*JCO* 2015, PMID 25667281): 与 O'Sullivan NCIC 加拿大国立癌症研究所的临床研究相比, 这项多中心 Ⅱ 期临床研究, 采用了 IGRT(3DCRT 或 IMRT)的治疗手段, 主要评估了减少毒性反应方面的作用。主要终点: 2 年 ≥ 2 级的晚期放射损伤发病率。98 例分为两组: A 组(12 例, 中高级软组织肉瘤超过 8cm, 化学治疗; 结果未报道)和 B 组(79 例可评估, 不加化学治疗)。放射治疗: 建议术后放射治疗 50Gy/25fx, 如果切缘阳性, 再加外照射 16Gy/8fx(或低剂量率近距离照射 16Gy, 或高剂量率照射 13.6Gy/4fx, 或者术中放射治疗 10 ~ 12.5Gy)。使用 IGRT, CTV 纵向外放 2 ~ 3cm, 横向外放 1 ~ 1.5cm(< 或 ≥ 8cm), 包括可疑水肿。中位随访时间 3.6 年。大多数患者为未分化多形性肉瘤(UPS)(22.8%)、LS(21.5%)或黏液样纤维肉瘤(21.5%)。大腿上部是最常见的原发部位。接受 IMRT 者约占 74.7%。5 例患者因进展而未行手术治疗。56 例(76%)获得了 R0 切除, 11 例(15%)接受了术后加量放射治疗。5 例野内失败(其中 3 例为阳性切缘, 2 例接受了术后加量放射治疗)。与 O'Sullivan 术前组相比, ≥ 2 级的晚期毒性的总发生率明显改善(10.5% 对 37%, *P* < 001)。单一毒性反应的比较有利: 纤维化(5.3% 对 31.5%), 关节僵硬(3.5% 对 17.8%), 水肿(5.3% 对 15.1%)。36.6% 的患者经历了至少一个伤口并发症, 都发生在下肢肿瘤, 下肢近端最常见。

结论: 采用图像引导放射治疗, 显著减少了晚期毒性和边缘复发。对于肢体软组织肉瘤, 靶体积越小, 越适合采用图像引导的术前放射治疗技术。

O'Sullivan, Canada(*Cancer* 2013, PMID 23423841): 单臂 Ⅱ 期临床研究采用图像引导的术前调强放射治疗, 研究的主要终点是与 NCIC 试验对比急性创伤性并发症。70 例患者, 59 例可评估。放射治疗剂量/体积: 50Gy/25fx, 无后程加量。应用 IGRT 技术, 纵向外扩 4cm 和径向外扩 1.5cm, 包括水肿; 剂量限制在"未来外科皮瓣"和骨组织。中位随访 49 个月, 大部分是未分化多形性肉瘤(35.6%), 黏液样 LS(32.2%), 或多形性 LS(10.2%)。4 例 R1 切除。臀部是最常见的伤口并发症部位(45%), 其次是内收肌(44%)和腘旁肌(44%)。并发症的总发生率与 NCIC 研究无明显差异, 但原发性闭合更为频繁(93.2% 对 71.4%)。二次手术的数量较少, 无统计学意义。多因数分析中, 皮瓣/PTV 重叠是有改善的(< 1% 重

叠,14.3%对39.5%)。4例局部失效(6.8%),但无一例发生在外科皮瓣附近,其中2例的切缘是阳性的。生存期超过两年的患者,没有发生大于2级的毒性反应,也没有骨折。

结论:术前图像引导调强放射治疗显著减少了组织转移,不需要后续的二次手术,同时保持良好的肢体功能。在减少急性伤口并发症、慢性放射损伤方面无统计学意义。

- 调强放射治疗和近距离放射治疗相比,哪一个有更好的治疗比?

虽然数据仅限于回顾性研究及不同研究局部控制率的比较,但是,通常认为IMRT在局部控制方面更好。

Alektiar,MSKCC(*Cancer* 2011,PMID 21264834):对134例接受了局部切除术和后装放射治疗(1995—2003年)或IMRT(2002—2006年)放射治疗的高级别肢体软组织肉瘤患者的资料进行了回顾性分析。71例接受了低剂量率的术后近距离放射治疗,剂量45Gy。63例接受了调强放射治疗,其中10例为术前放射治疗,平均剂量50Gy,53例为术后放射治疗,平均剂量63Gy。IMRT放射治疗和后装放射治疗的中位随访时间分别为46个月和47个月。两组的基线特征参数具有可比性,然而,IMRT组的肿瘤具有较高风险,如阳性/近边缘(<1mm),大肿瘤(>10cm),需要对骨或神经进行剥离/切除。与近距离放射治疗相比,IMRT的5年局控率较好(92%对81%,$P=0.04$)。通过多因数分析,调强放射治疗能够有效改善局部控制($P=0.04$)。

结论:在这项非随机对照研究中,虽然IMRT的不良反应率较高,但局部控制方面明显优于后装放射治疗。需要进一步研究证实。

- 有哪些数据支持术中放射治疗/术中电子学放射治疗(IORT/IOERT)与外照射治疗联合?

大部分数据仅限于回顾性研究,但早期结果是有希望的。最近一项大型合并研究发现,原发性四肢软组织肉瘤患者中,R0切除者接受IORT + EBRT后获得了高的局控率,而切缘阳性者的复发率约为30%。在缺乏强有力数据的情况下,《NCCN指南》目前推荐如下,先术中放射治疗10~16Gy,再给予外照射45~50Gy。

Roeder(*ESTRO* 2015 Abstract OC – 0521):对三个欧洲中心的259例肢体STS进行了汇总分析,所有患者至少接受了全切除术,接受了IORT和附加EBRT(术前或术后)。29%的患者显微镜下切缘阳性。术中放射治疗的中位剂量12Gy,外照射的中位剂量45Gy,中位随访时间63个月。大概的局部失败率为10%,转换成5年局控率约为86%。单因素分析和多因素分析显示,局控率与切缘状态相关(R0切除的5年局控率94%;R1切除的则为70%)。5年总生存率为78%,在统计分析中明显受级别和分期(Ⅳ期)的影响。复发是截肢的主要原因,约有5%的病例。有报告显示80多例的功能检查不影响日常生活。

结论:一项大型汇总分析认为,肢体软组织肉瘤患者增加术中放射治疗会有好的疗效,R0切除者明显获益。

- 辅助化学治疗是否改善术后软组织肉瘤的预后?

辅助化学治疗的风险与获益还是有争议的,但由于局部和远处失败的风险,经常给予辅助化学治疗,通常以阿霉素为基础药物。软组织肉瘤Meta分析小组在2018年更新了他们的研究报告,软组织肉瘤术后给予阿霉素为基础的辅助化学治疗,优于异环磷酰胺的辅助化学治疗。

Pervaiz,Sarcoma Meta Analysis Collaboration(*Cancer* 2008,PMID 18521899):对 18 个随机对照研究资料进行综合 Meta 分析,1953 例可手术切除的软组织肉瘤患者,联合阿霉素辅助化学治疗,评价失败和生存。局部复发的 OR 比值 0.73(95% CI:0.56~0.94;$P=0.02$),化学治疗有利。对于远处转移和总复发率,OR 比值 0.67(95% CI:0.56~0.82,$P=0.0001$),化学治疗有利。在生存分析中,单独应用阿霉素的 OR 比值 0.84(95% CI:0.68~1.03,$P=0.09$),而阿霉素联合异环磷酰胺的 OR 比值 0.56(95% CI:0.36~0.85;$P=0.01$),化学治疗有利。

结论:该分析证实了化学治疗的益处,阿霉素佐剂对控制复发和转移有益,增加异环磷酰胺显示出显著的生存获益,并进一步改善其他结果。

- 在术前新辅助化学治疗起什么作用?

在软组织肉瘤中,远处转移仍然是一个问题。先前的新辅助化学治疗或放化疗的初步研究似乎是有希望的。后来的 RTOG 9514,评估了新辅助化学治疗或放化疗在术前交叉应用的可行性,术后如果切缘阳性,再单独应用新辅助化学治疗或放射治疗。新辅助化学治疗在这里不是一个标准的治疗方法。

Kraybill,RTOG 9514(*JCO* 2006,PMID 16446334):这是一项多中心联合开展的 II 期前瞻性临床研究,评估了新辅助化学治疗联合术前放射治疗 + 术后化学治疗的价值。66 例高级别的肢体/躯干软组织肉瘤入组,肿瘤大小 ≥8cm。化学治疗方案为 MAID 联合(改良的美司纳、阿霉素、异环磷酰胺和达卡巴嗪),3 个周期,与放射治疗(44Gy/22fx)交叉,分别单独进行,治疗顺序为化学治疗 - 休息 - 化学治疗 - 放射治疗 - 化学治疗,三周后手术。后续治疗基于切缘状态。如果是切缘阳性,给予加量放射治疗 16Gy/8fx,照射范围为瘤床外扩 1cm,随后 MAID 化学治疗 3 个周期。如果切缘阴性,只需要 MAID 化学治疗 3 个周期。研究分析了 64 例,有 79% 的病例完成了术前化学治疗,但是由于毒性反应,只有 59% 的病例完成了全部化学治疗。61 例手术,R0 切除 58 例(5 例截肢)。3 年内,无疾病生存率 56.6%,远处转移无疾病生存率 64.5%,总生存率为 75.1%,截肢 5 例,保肢率 92%。如果截肢被认为失败,估计 3 年失败率为 18%,如果不是,3 年失败率为 10%。

结论:由于严重的毒性反应,只有半数以上的病例完成了预定治疗计划,但治疗方案似乎有效。

腹膜后肉瘤(RPS)

- 腹膜后肉瘤的一般治疗方法是什么?

主要治疗依然是实现 R0 手术切除。与原发性软组织肉瘤相比,腹膜后软组织肉瘤的数据主要源于小样本的回顾性研究,而没有随机对照的研究。没有转移的可手术切除的腹膜后肉瘤,可从放射治疗中获益。然而,最近结束的一项 III 期随机对照研究(EORTC "STRASS"),比较了单纯手术与术前放射治疗 + 手术切除。如果决定放射治疗,最好做术前放射治疗,因为术后放射治疗的不良反应可能是显著的。

• 目前有什么数据表明,腹膜后肉瘤增加放射治疗会有益处,比如提高总生存率?

有许多小样本的回顾性研究报告已经发布。基于 SEER/NCDB 数据库,不管是术前放射治疗还是术后放射治疗,放射治疗似乎有生存获益。一般非随机性注册研究是有局限性的。

Zhou,SEER(*Arch Surg* 2010,PMID 20479339):1988—2005 年有 1901 例局限性腹膜后肉瘤和非内脏的腹部肉瘤,SEER 分析评价后认为手术结合放射治疗是有价值的。其中81.8% 的患者行手术切除,23.5% 行放射治疗。综合治疗对比单一治疗能提高总生存率,手术或放射治疗均优于无治疗(*P* < 0.001,时序检验)。COX 分析显示,手术(HR 0.24,95%CI:0.21 ~ 0.29,*P* < 0.001)和放射治疗(HR 0.78,95%CI:0.63 ~ 0.95,*P* = 0.01)均能独立改善局限性疾病的总生存率。在《AJCC 癌症分期手册》的调整分析中,对于I期病例(*n* = 694),手术(HR 0.35,95%CI:0.21 ~ 0.58,*P* < 0.001),放射治疗增加了额外的获益(HR 0.49,95%CI:0.25 ~ 0.96,*P* = 0.04)。对于Ⅱ~ Ⅲ期病例(*n* = 552),手术仍然显著(HR 0.24,95%CI:0.18 ~ 0.32,*P* < 0.001);然而,放射治疗却无显著获益(HR 0.78,95%CI:0.58 ~ 1.06,*P* = 0.11)。

结论:在这项全国性的研究中,Ⅰ~ Ⅲ期的腹膜后肉瘤患者的生存获益与手术显著相关。Ⅰ期患者接受放射治疗,可增加额外获益。

Nussbaum,Duke NCDB Analysis(*Lancet Oncol* 2016,PMID 27210906):采用病例对照研究,对美国国家癌症数据库中 2003—2011 年的 9068 例腹膜后肉瘤资料进行倾向匹配评分分析。所有病例均行局部手术切除,另外,或术前放射治疗,或术后放射治疗,并没有额外的治疗或术中放射治疗。主要研究目的:将接受术前放射治疗或术后放射治疗的患者,与数据库中没有放射治疗的患者,应用倾向匹配评分方法分析总生存率。563 例行术前放射治疗(中位随访 42 个月),2215 例行术后放射治疗(中位随访 54 个月),6290 例无放射治疗(中位随访 43 个月/47 个月,分别与术前放射治疗和术后放射治疗相比较)。有关人口统计学、临床病理学和治疗水平变量中的差异可以忽略不计。术前放射治疗组中位生存时间 110 个月,而没有放射治疗的中位生存时间 66 个月。术后放射治疗组的中位生存时间 89 个月,而没有放射治疗的中位生存时间 64 个月。术前(HR 0.70,95%CI,0.59 ~ 0.82、*P* < 0.0001)和术后放射治疗(HR 0.78,95%CI:0.71 ~ 0.85,*P* < 0.0001)与单纯手术相比有显著性差异。

结论:与单纯手术相比,加放射治疗有更高的总生存率,无论是术前放射治疗还是术后放射治疗。

• 对于腹膜后软组织肉瘤,在手术切除过程中加入术中放射治疗,再加术后放射治疗能改善预后吗?

回顾性研究中有报告,但可以回答这个问题的前瞻性随机研究只有一个小样本的报告。在美国国家癌症研究所研究中,额外增加术中放射治疗可以减少复发率,虽然没有提高总生存率,但可以减少肠道毒性。

Sindelar,NCI(*Arch Surg* 1993,PMID 8457152):前瞻性随机临床研究,腹膜后肉瘤35例,一组术后单纯给予外照射(50 ~ 55Gy),一组给予低剂量的外照射(35 ~ 40Gy)+ 术中放射治疗(20Gy)。中位随访时间 8 年。各组中位生存率类似。术中放射治疗组的局部复发率明显改善(40% 对 80%),术中放射治疗组有较少的功能障碍性肠炎,但有较多的周围神经病变(60% 对 5%)。

● **与术后放射治疗相比,术前放射治疗是否会改善预后?**

理论上,术前放射治疗的低剂量,可使放射治疗的毒性更小;精确的靶区勾画,正常组织位移,以及更小的子野,可使卷入照射野中的正常组织容积更小。此外,从放射生物学的观点来看,由于更好的血管供应状态和氧合度,术前放射治疗可能更有效。对于大多数腹膜后肉瘤并不推荐术后放射治疗。

Ballo,MD Anderson(*IJROBP* 2007,PMID 17084545):MDACC 的一项回顾性研究报告,对 83 例局限性腹膜后软组织肉瘤,进行根治性手术和放射治疗。60 例为原发肿瘤,23 例术后仍有局部复发。中位随访 47 个月。实际上总的疾病相关生存率、局控率和无远处转移生存率分别为 44%、40% 和 67%。38 例死亡,其中 16 例为单部位复发致局部进展,11 例为局灶复发致进展。多因素分析发现组织学级别与 5 年疾病相关生存率有关((低级别 92%,中等级别 51% 和高等级别 41%,$P=0.006$)。多因素分析还显示,较低的 5 年局控率与复发、切缘阳性或切缘状态不确定,以及年龄 >65 岁等因素相关。数据没有显示采用高剂量放射治疗或结合术中放射治疗可以提高局控率。有 5 例发生放射治疗相关并发症(5 年有 10%),所有并发症仅限于术后放射治疗的患者(23%),术前放射治疗没有发生。

结论:术前放射治疗优于术后放射治疗。

● **术中放射治疗与剂量升级的 IMRT 相结合是否安全有效?**

Roeder(*BMC Cancer* 2014,PMID 25163595):一项 Ⅰ~Ⅱ 期单臂临床研究,2007—2013 年入组原发性/复发性腹膜后肉瘤 27 例(>5cm,M0,至少边缘可切除),非计划中期分析来评估术前调强放射治疗与术中电子线放射治疗(IOERT)的可行性。术前调强放射治疗,PTV 给予 45~50Gy,GTV 给予 50~56Gy/25fx,然后,手术和 IOERT(10~12Gy)。主要目的是 5 年局控率。高级别(2~3 级)者占大多数约 82%,以脂肪肉瘤(LS)为主(70%),肿瘤中位大小为 15cm(6~31cm)。中位随访时间 33 个月。93% 按计划进行术前调强放射治疗。几乎所有患者都做了肿瘤完全切除,只有一个例外。最终切缘状态为 R0 者 6 例(22%),R1 者 20 例(74%)。所有肿瘤完全切除的患者都需要将相邻器官切除。23 例(85%)实施术中放射治疗,平均剂量 12Gy(10~20Gy)。7 例复发,估计 3 年和 5 年局控率为 72%。4 例(15%)出现严重的急性反应(3 级)。9 例出现严重术后并发症(33%)。1 年后,出现严重的晚期毒性反应(3 级)约有 6%,两年后则没有一例。

结论:术前 IMRT、手术和 IOERT 联合应用是可行的,毒性反应可接受,在高危的腹膜后肉瘤患者的局部控制和总生存率方面取得了良好的效果。需要长期随访。

● **目前对不可切除软组织肉瘤的治疗建议是什么?**

根据《NCCN 指南》,如果可能的话,为了便于切除,可以单独或联合使用化学治疗或放射治疗[1]。

Kepka,Poland(*IJROBP* 2005,PMID 16199316):回顾性分析 112 例不可手术切除的软

组织肉瘤,明确实施了放射治疗。四肢占 43%,腹膜后占 26%,头颈部占 24%,躯干只有 7%。放射治疗中位剂量 64Gy(范围 25～87.5Gy)。20% 给予化学治疗。G1 级占 11%;G2～3 级占 89%。中位随访 139 个月。5 年局控率、无复发生存率和总生存率分别为 45%、24% 和 35%。5 年局控率不仅受肿瘤大小影响(当肿瘤直径 <5cm、5～10cm、>10cm 时,局控率分别为 51%、45%、9%);也受放射治疗剂量的影响(<63Gy,局控率为 22%;>63Gy,局控率为 60%)。剂量 >68Gy 与 <68Gy 时,并发症发生率分别为 27% 和 8%。

　　结论:不能手术的软组织肉瘤应考虑放射治疗,较高的放射治疗剂量可以改善预后,但需要找到合适的治疗剂量,以减少并发症。

(黎妲 译　李险峰 校)

参考文献

1. NCCN Clinical Practice Guidelines in Oncology: Soft Tissue Sarcoma. 2017; 2.2017:https://www.nccn.org
2. Siegel RL, Miller KD, Jemal A. Cancer statistics, 2017. *CA Cancer J Clin.* 2017;67(1):7–30.
3. Brady MS, Gaynor JJ, Brennan MF. Radiation-associated sarcoma of bone and soft tissue. *Arch Surg.* 1992;127(12):1379–1385.
4. White LM, Wunder JS, Bell RS, et al. Histologic assessment of peritumoral edema in soft tissue sarcoma. *Int J Radiat Oncol Biol Phys.* 2005;61(5):1439–1445.
5. *AJCC Cancer Staging Manual.* New York, NY: Springer Science+Business Media; 2016.
6. van Geel AN, Pastorino U, Jauch KW, et al. Surgical treatment of lung metastases: the European Organization for Research and Treatment of Cancer-Soft Tissue and Bone Sarcoma Group study of 255 patients. *Cancer.* 1996;77(4):675–682.
7. Falk AT, Moureau-Zabotto L, Ouali M, et al. Effect on survival of local ablative treatment of metastases from sarcomas: a study of the French sarcoma group. *Clin Oncol (R Coll Radiol).* 2015;27(1):48–55.
8. Baratti D, Pennacchioli E, Casali PG, et al. Epithelioid sarcoma: prognostic factors and survival in a series of patients treated at a single institution. *Ann Surg Oncol.* 2007;14(12):3542–3551.
9. Baldini EH, Wang D, Haas RL, et al. Treatment guidelines for preoperative radiation therapy for retroperitoneal sarcoma: preliminary consensus of an international expert panel. *Int J Radiat Oncol Biol Phys.* 2015;92(3):602–612.
10. Enneking WF, Spanier SS, Goodman MA. A system for the surgical staging of musculoskeletal sarcoma. *Clin Orthop Relat Res.* 1980(153):106–120.
11. van der Graaf WT, Blay JY, Chawla SP, et al. Pazopanib for metastatic soft-tissue sarcoma (PALETTE): a randomised, double-blind, placebo-controlled phase 3 trial. *Lancet.* 2012;379(9829):1879–1886.
12. Tap WD, Jones RL, Van Tine BA, et al. Olaratumab and doxorubicin versus doxorubicin alone for treatment of soft-tissue sarcoma: an open-label phase 1b and randomised phase 2 trial. *Lancet.* 2016;388(10043):488–497.
13. Pisters PW, Harrison LB, Leung DH, et al. Long-term results of a prospective randomized trial of adjuvant brachytherapy in soft tissue sarcoma. *J Clin Oncol.* 1996;14(3):859–868.
14. Naghavi AO, Fernandez DC, Mesko N, et al. American brachytherapy society consensus statement for soft tissue sarcoma brachytherapy. *Brachytherapy.* 2017;16(3):466–489.
15. Pearlstone DB, Janjan NA, Feig BW, et al. Re-resection with brachytherapy for locally recurrent soft tissue sarcoma arising in a previously radiated field. *Cancer J Sci Am.* 1999;5(1):26–33.
16. Videtic GMM, Woody N, Vassil AD. *Handbook of Treatment Planning in Radiation Oncology.* 2nd ed. New York, NY: Demos Medical; 2015.

第 11 部分

儿童肿瘤

第 52 章

髓母细胞瘤

Camille A. Berriochoa，Bindu V. Manyam，Erin S. Murphy

速览: 髓母细胞瘤(MB)是儿童 CNS 最常见的恶性肿瘤,占儿童脑瘤的 20%[1]。MB 起源于小脑,最常见为小脑蚓部,常导致脑脊液回流受阻及下丘脑功能异常。临床症状与颅压增高有关:易激惹、恶心、呕吐、头痛、复视、共济失调及视盘水肿[2]。单纯手术疗效差,数个临床研究显示联合放射治疗及化学治疗可明显提高疗效[3,4]。通过优化化学治疗方案以降低全脑照射剂量来减少与此相关的生长受限及神经毒性反应[5]。推荐治疗方案与患者危险分级相关。平均危险度的患者的条件:≥3 岁、GTR/NTR(<1.5cm 残留肿瘤)、M0,有些研究要求组织学分化较好的类型(促结缔组织形成样、结节样及经典型)。对于平均危险度的 MB 患者,基于 ACNS0331 研究结果,放射治疗方案已由全脑照射 + 后颅窝追加放射治疗向累犯野追加放射治疗模式转换[6]。分子信号转导途径研究及相关的分子分型已有进展,Wnt/SHH 亚型预后较好,而 3 级与 4 级亚型预后较差(表 52 - 1)。

表 52 - 1　行最大安全切除 MB 的常规治疗规范

	CSI	后颅窝	放射治疗后化学治疗	5 年 OS
平均危险度(占 2/3 患者) • ≥3 岁,而且 • M0,而且 • 术后残留病灶 <1.5cm • 组织学分化较好的类型(促结缔组织形成样、结节样及经典型)	23.4Gy/13fx 同步 VCR 化学治疗	依据 ACNS0331 研究结果,累犯野(而不是传统的后颅窝)加量至 54~55.8Gy	DDP/VCR/CYC	80%
高度危险度(占 1/3 患者)* • M + ,而且 • 术后残留病灶 >1.5cm • 组织学分化差的类型(大细胞、间变型)	36Gy/20fx 同步 VCR 化学治疗	后颅窝加量至54~55.8Gy**	DDP/VCR/CYC	60%

* 小于 3 岁的 MB 患者,一般考虑为高危,相应治疗原则为最大安全切除、化学治疗、二次手术、延迟 CSI 或局部放射治疗(主要考虑放射治疗的副作用)。

** 发生于或累及脊髓,加量至 45Gy。

流行病学：MB 是儿童 CNS 最常见的恶性肿瘤（儿童低度恶性胶质瘤略多一些），占后颅窝肿瘤的 40%，CNS 肿瘤的 20%。每年新发病例全美为 500 例[2]。发病高峰年龄为 5~7 岁，小于 1 岁的占 10%，60%~70% 的小于 9 岁，30% 在 10 岁及以上。当成人发生 MB 时，典型的组织学为促结缔组织型。男性多见，白人多见。

危险因素：绝大多数 MB 为散发，近 5% 属家为综合征继发。

- Golin 综合征：也称为痣样基底细胞癌综合征，往往有基底细胞癌、骨骼系统异常及头颅大异常；5% 患者会患 MB。与 9q22.3 生殖细胞突变有关，导致 PTCH1 基因失活，该蛋白系 hedgehog 的受体，对小脑发育非常重要[7]。

- Turcot 综合征：具有以下特征，多发息肉、结直肠癌、胶质瘤及 MB。该类人群 MB 发生率较正常人群高 92 倍，往往伴有位于 5q 的 APC 基因的突变[8]。APC 复合物功能为降解胞浆内的 B-catenin，受 Wintless 信号传导系统调控。这些信号传导系统有助于了解 MB 发生的分子生物学机制。

- Li-Fraumeni 及 NF-1：二者也与 MB 的发生时有相关。

解剖学：绝大多数发生于后颅窝，近 75% 发生于中线蚓部。半侧颅脑分布往往与高龄及促结缔组织样组织学类型相关。后颅窝边界：前界为斜坡及后床突，后界为枕骨隆突（为直窦与冠状窦的交汇区骨性前突位置），下界为枕骨，侧界为颞骨、枕骨及腔壁骨骼，上界为小脑幕。脑脊液从第四脑室经中央导水管进入蛛网膜下腔及侧脑室。MB 极易堵塞脑脊液回流，致患者出现颅压增高症状[2]。

病理学：2007 年 WHO 病理分类（2016 年更新）将 MB 分为四个类型（见表 52-2，包括遗传学特点）[2,9,10]。免疫组化显示绝大多数神经标志物表达阳性（NF、NSE、突触素），GFAP 有时染色阳性。罕见的类型包括黑色素瘤样（<1%）、髓样肌母细胞瘤（小于 1%），包含肌纤维分化。

遗传学：既往 MB 危险因素分类主要取决于患者临床病理学特征。但是，2010 年根据国际主要分子特征不同分为四个亚型，列于表 52-3。在 2015 年达成共识，建立了分子生物学为基础的危险因素分级系统，对将来按照生物学标志物不同设计临床研究有一定促进作用[11,12]。需要指出的是幕上 PTEN 肿瘤应按高危患者处理。BCL-2、ERBB2、MIB-L1 可能是恶性度高的生物学标志物[13]。也可见 17 号染色体上的 C-MYC 基因扩增及突变[14]。

临床表现：肿瘤常常生长并占据第四脑室并引起颅压增高、头疼、晨起呕吐、视神经水肿、第 V 对脑神经麻痹引起的复视。婴儿可能出现前囟门外突及脑矢状窦分离，小脑蚓部破坏可出现躯体共济失调，其他脑部症状包括测距不准、轮替运动及空间错乱。尽管于松果体瘤中最常见，帕里诺综合征（上视凝视、假性-Argyll Robertson 瞳孔、收缩-松弛眼球震颤、眼睑下垂）在 MB 中也可见到，也可出现"落日征"。神经系统外转移少见（<5%），以骨转移最常见。后颅窝肿瘤鉴别诊断：BEAM（脑干胶质瘤、室管膜瘤、星形细胞瘤及髓母细胞瘤）、血管网状细胞瘤、淋巴瘤及间变脑少突胶质瘤。

表52-2 MB形态学分类

组织学亚型	预后	发生频率	特征
促结缔组织/结节状	好	15%~20%,年龄大者更常见	双相,密集细胞区域周围被间质成分包绕;促结缔组织样亚型伴有Gorlin综合征,PTCH1基因失活
广泛结节状	好		组织学以结节为显著特点,典型为大细胞及不规则形状
经典型	一般	80%~90%	密集未分化蓝染小细胞群,典型的Homer Wright玫瑰环(嗜伊红神经细胞周围包绕环状神经母细胞),但仅见于少部分病例
大细胞/间变样	差	-5%~10%,少见	大细胞伴大细胞核,核仁大、有丝分裂多、核多形性,胞浆较经典型多,见MYC基因扩增,脊髓团块状转移

诊断:H&P详细神经学检查。术前检查:①脑强化MRI(T1像等及低信号,斑片状强化影像;Flare像为等信号;DWI为高信号)。②建立基础神经心理检查、神经内分泌检查、生长曲线、CBC及听力检查。如果影像学检查考虑MB或其他脑部肿瘤,首先考虑外科切除(不是活检),并在术后72小时内行强化MRI检查,因为72小时后炎性改变及CFS内残留的出血也会造成假阳性。建议术后10~14天获得脊髓轴的MRI图像,以避免术后可立即出现的伪相。腰穿应该在脊髓轴MRI后进行,以避免前面的过程所造成的炎性改变所导致的复杂状况。基于高颅压的情况,腰穿往往无法在术前安全进行。10天内进行的腰穿可出现假阳性,如果阳性可重复进行。系统性分期不作为常规。

预后因素:预后不良因素包括年龄小于3岁,M+、次全切除($>1.5cm^3$),组织学分型为第三及四组。

分期:MB分期依照修正的CHANG分期系统,主要依据术前MRI、术后MRI、术中发现及脑脊液分析。需要注意的是,T分期不再被认为是预后因素。

表52-3 MB分子生物学分型

分子分型[1]	发生率	年龄	5年OS	组织学	病理遗传学
Wintless (Wnt)	10%	高龄儿童及成人	95%	经典型	CTNNB1基因突变上调Wnt信号系统,导致β-catenin在核内积聚,进而促进细胞分裂及增生
Sonic Hedgehog (Shh)	30%	双峰:<5岁及青春期	75%	促结缔组织/结节型	PTCH1基因突变,上调Shh信号系统,促进DNA转录,减少细胞间黏附,增加肿瘤新生血管形成
第四组*	35%	平均9岁	75%	经典型	组蛋白甲酰化酶及乙酰化酶的过表达。第四组80%MB女性,有癌基因MYCN扩增,X染色体丢失
第三组*	25%	婴儿及幼儿	50%	经典型/大细胞/间变	尚未完全清晰。OTX2及C-Myc癌基因上调及过表达

*最新的研究考虑GFI1及GFI1β活化与第三及第四组相关联[15]。

治疗模式

多手段综合治疗是目前 MB 的治疗标准,Cushing 原始文章中采用单一手术,61 例患者仅有 1 例长期存活[17]。术后辅助放射治疗自 1950 年开始使用,疗效有所提高,但是仍与目前标准治疗有一定差距。预后显著提高得益于现代化放射治疗技术及化学治疗的应用[18、19]。数个协作组临床试验帮助人们了解目前治疗策略,包括最大可能的手术切除、术后全脑全脊髓放射治疗 + 后颅窝或受累野补量放射治疗、同步每周 VCR 及随后 8 个周期化学治疗(表 52 - 4)。

手术:颞下开颅术,尽最大可能切除肿瘤,目标争取达到 GTR/NTR(肉眼肿瘤完整切除/大于 90% 切除),术后强化 MRI 残留肿瘤 <1.5cm^2。前期研究结果显示 GTR 与 NTR 手术疗效一样[20]。经典的观点是 GTR/NTR 较 STR(<90% 肿瘤切除)PFS 显著提高(约 70% 对 50%)[21],而进入分子生物学时代这一观点已有所改变[22]。一般很少进行立体定向或开颅活检。术前肿瘤所致水肿可采用激素控制。压迫所致脑脊液回流障碍,通过切除肿瘤得到缓解,但是为缓解压力术中可能需要行脑室切开术。

并发症:小脑缄默症(PF 综合征)发生率最高可达 25%,表现为缄默、躯体共济失调、复视、情绪不稳,通常数周及数月内缓解,应不影响后续的辅助治疗。

化学治疗:MB 是对化学治疗最敏感的脑瘤之一。以铂类为主的化学治疗方案有较高的有效性。CSI(全脑全脊髓照射)后四周内给予化学治疗 8~9 个周期。如德国 HIT91 RCT 研究,术后即时全脑全脊髓放射治疗,同步给予 VCR 化学治疗,然后辅助化学治疗,成为标准方案(与术后化学治疗,再行 CSI 相对照)[23]。CCG9892 属单臂 Ⅱ 期临床研究,采用术后 CSI 23.4Gy,同步 VCR 化学治疗,然后给予 CVP 方案化学治疗(CCNU/VCR/DDP),5 年 PFS 高达 80%,与既往给予 CSI 36Gy 的方案疗效相当,因而对于危险度一般的患者,该方案成为新

表 52 - 4　MB 修正 Chang 分期系统

肿瘤累犯程度

T1	直径 ≤3cm
T2	直径 >3cm
T3a	直径 >3cm,累犯中脑导水管和(或)外侧孔
T3b	直径 >3cm,非对称性侵犯脑干
T4	直径 >3cm,累犯超越中脑导水管和(或)向下超出枕骨大孔(超出后颅窝)

转移程度

M0	无 CFS、脑部或脊髓转移
M1	CFS 阳性
M2	大体可见沿小脑、大脑软脑膜下、侧脑室或第四脑室转移
M3	大体可见软脊膜下结节样转移
M4	转移范围超出大脑脊髓轴

的标准治疗方案[24]。对于年龄较小的患者,化学治疗往往作为延迟放射治疗,甚至免除放射治疗的手段,以减少放射治疗带来的神经毒性(治疗策略:诱导化学治疗,然后手术,再次巩固强化化学治疗,放射治疗只作为挽救性治疗)[9]。并发症包括耳毒性、不育症(与 CTX 有关,影响男性多于女性)、骨髓抑制及继发肿瘤。

放射治疗:所有患者都应接受 CSI,且应在手术 30 天左右进行。一般危险度的患者:最大程度切除后,CSI 23.4Gy/13fx 同步 VCR 化学治疗,后颅窝区加量至 55.8Gy;有些医生依据 ACNS0331 研究结果,采取受累区加安全边界加量至 54～55.8Gy 方案,然后再行辅助化学治疗[6]。有些医院采用放射治疗时同步大化学治疗方案,但是毒性反应较大。高危患者:最大程度切除后,CSI 36～39.6Gy/20～22fx 同步 VCR 化学治疗,后颅窝区加量至 55.8Gy,然后行辅助化学治疗。如果有转移灶,采用 ACNS 方案,颅内病灶加量至 50.4Gy,脊髓下脊髓腔内转移至 50.4Gy,脊髓腰膨大以上局灶性病变至 45Gy,脊髓内弥漫性病灶 39.6Gy。与 3D-CRT 相比,IMRT[25] 及 IPRT[26] 可降低耳毒性。

毒性反应:急性反应包括骨髓抑制、恶心、呕吐、腹泻、疲倦、脱发、头痛、听力降低。长期反应包括神经认知方面(IQ、记忆、专注力、行为及学习能力),神经内分泌缺陷(GH 功能降低、甲减、性腺功能障碍),软组织及骨发育不良,耳毒性(放射治疗及 DDP),继发性恶性肿瘤,Lhermitte 综合征及白内障。Merchant 基于脑关键部位所受照射体积及剂量,开发一种模型可预测认知障碍的发生[27]。已有证据表明,质子放射治疗与光子放射治疗(IMRT)相比可降低耳蜗及颞叶的剂量(质子 2%,IMRT 20%),并可达到使腹部、胸部、心脏及盆腔射出方向零剂量[26,28]。采用质子进行 CSI,有 1/3 患者会出现恶心、呕吐及体重下降,食道炎的发生率可降低 10 倍[29]。

基于循证数据的问与答

COG 标准危险度 MB

• 早期采用化学治疗手段优化 MB 治疗的研究有哪些?

CCG94230 及 SIOP131 是早期在未筛选人群中进行的 CSI(36Gy)后给予辅助化学治疗的临床试验。很不幸,二者均显示辅助化学治疗对总体生存无益,但是,亚组中化学治疗对 T3～T4 及 M1～M3 患者有益。因而,随后进行的临床试验均未加辅助化学治疗。

CCG942,Evans(*J Neurosurg* 1990,PMID 2319316):233 例 2～16 岁 M0～M3 的 MB 患者,最大程度切除后,随机分为两组,单一放射治疗及放射治疗 + 同步 VCR 化学治疗 + 8 个周期辅助化学治疗(CCNU/VCR/泼尼松)。放射治疗为 CSI35～40Gy + 后颅窝补量至 50～55Gy,脊髓转移局部加量至 50Gy。5 年 EFS 分别为 50% 及 59%(未达显著性差异),二者 OS 均为 65%。非计划性亚组分析中,化学治疗对 T3～T4 及 M1～M3 患者有益,辅助化学治疗与 RT 组 5 年 EFS 分别为 46% 及 0%（$P < 0.05$），5 年 OS 分别为 61% 及 19%（$P = 0.04$）。预后因素包括 M +、年龄小及 T 分期高。

结论：T3 ~ T4 及 M1 ~ M3 患者可从辅助化学治疗中获益，分期偏早者不能获益。

• 基于以上研究结果，是否单纯调整放射治疗可以减少毒性同时增加 OS 及 EFS？

基于 36Gy CSI 放射治疗对神经认知功能的影响，来自法国的学者拟通过减少放射治疗射野来减少不良反应，放射治疗只照射幕下区域，结果非常差，6 年 EFS 为 20%，幕上失败率达 64%[32]。可见，放射治疗必须包括幕上及幕下两部分。POG 及 CCG 协作组拟通过调整放射治疗剂量以减少不良反应，在随机临床研究（CCG923 和 PCG8631）中 CSI 剂量分别设定为 23.4Gy 及 36Gy，该实验因低剂量组出现早期复发被提前终止，但是，随后随访分析发现两组 5 年 PFS 无差异[33]。Mullern 与 JCO 发表的姐妹文章，分析长期生存者（超过 6 年）神经认知检测，发现低剂量组神经心理损伤明显降低，尤其年龄小于 9 岁的患者[34]。

Thomas，POG8631/CCG923（*JCO* 2000，PMID 10944134）：126 例 3 ~ 21 岁 T1 – 3aM0 MB 患者，行最大程度的切除后，残留肿瘤 < 1.5cm，随机分为 CSI 23.4Gy 及 36Gy 组，所有患者均接受后颅窝加量至 54Gy。无辅助化学治疗。该实验为首次对神经心理功能进行分析。该实验因中期分析显示低剂量组失败率增加而提前终止。

结论：减量 CSI 增加了神经轴的失败率，但是，36Gy 组治疗获益部分被不良反应所抵消。该实验支持减量 CSI 放射治疗联合辅助化学治疗作为未来临床研究方向。一般危险度的 MB 患者手术联合放射治疗可达到 5 年 EFS 为 67%。

• 什么临床试验最终将辅助化学治疗纳入 MB 标准治疗中？

数个临床研究继续探索化学治疗的价值。一项发表于 1994 年的多中心随机研究中，Packer 等分析 63 例 MB 患者（包括一般及高危险度），放射治疗同步给予 VCR，然后给予 CVP 方案化学治疗 6 个周期，作者结论为化学治疗在 MB 治疗中具有确切的价值[35]。随后，PNET3 临床研究将 GTR/NTR 患者随机分为单独放射治疗组及放射治疗 + 化学治疗组[36]。最初结果显示放化疗组提高 5 年 EFS（74% 对 60%），OS 无明显差异，后面的生活质量分析显示联合组的身体状态有所下降（包括听力、言语、视觉、雄心、灵活性、情感、思维能力）[37]。

Taylor，PNET – 3（*JCO* 2003，PMID 12697884）：对非转移 MB 患者，放射治疗前化学治疗（VCR/VP – 16/卡铂/CTX 4 个周期）与单纯化学治疗相比较。放射治疗为 CSI 35Gy + 后颅窝补量至 55Gy。217 例患者，179 例可评估，3 年 EFS 放化疗组与单独放射治疗组分别为 79% 及 65%，5 年 EFS 分别为 74% 及 60%（$P = 0.037$），但是，3 年及 5 年 OS 无显著差异。这是第一项加上化学治疗后可改善 EFS 的随机临床研究，作者同时指出不含铂类化学治疗方案可降低耳毒性及肾毒性。

• 什么临床试验使得一般危险度患者减量 CSI 得到应用？

Packer 早期研究中针对一般危险度的患者 CSI 23.4Gy，高危组 36Gy，同步 VCR 每周化学治疗,发现 CSI 低剂量组有获益[35]。该结果扩展为 CCG9892 临床试验,为 II 期随机试验,对象为标准危险度患者,给予 CSI 23.4Gy,后颅窝加量至 55.8Gy,同步 VCR 每周化学治疗,然后给予 CVP 方案化学治疗(CCNU/VCR/DDP)。3 年 PFS 和 OS 分别为 88% 及 85%。作者认为该结果与 CSI 高剂量组一致,因而认为对于 M0 患者低剂量 CSI 是可行的。

Packer,CCG9892(*JCO* 1999,PMID 10561268):II 期随机试验,年龄 3~10 岁的 M0 患者,最大可能切除后。放射治疗于术后 28 天内开始。给予 CSI 23.4Gy,后颅窝加量至 55.8Gy,同步 VCR 每周化学治疗,术后 6 周给予 CVP 方案化学治疗(CCNU/VCR/DDP)共 8 个周期(q6w)。未见明确预后因素。放射治疗设计差异为 33%。3 年 PFS 和 OS 分别为 88% 及 85%。

结论:与前期试验一致,低剂量 CSI 联合同步及辅助化学治疗对于 M0 期 MB 患者是可行的。

- **辅助化学治疗中 CTX 是否可取代 CCNU?**

COG A9961 是一大型前瞻性随机临床试验,针对一般危险度的 MB 患者(所有患者均接受 CSI 23.4Gy 放射治疗),辅助化学治疗采用两组不同方案,一组采用 CTX,另一组采用 CCNU。试验基础在于儿童肿瘤 CCNU 疗效尚有不足,移植瘤及小型临床资料显示 CTX 的有效性[38]。最终结果显示二者 5 年 OS 均为 85%,没有差异;同时也证明采用低剂量 CSI 是合理的。

Packer,CCG9961(*JCO* 2006,PMID 16943538;Updated *Neuro Oncol* 2013,PMID 23099653):379 例一般危险度的 MB 患者,最大可能切除后。放射治疗于术后 28 天内开始。给予 CSI 23.4Gy,后颅窝加量至 55.8Gy,同步 VCR 每周化学治疗,术后 6 周给予化学治疗(CCNU/VCR/DDP)或(CTX/VCR/DDP)共 8 个周期(q6w)(表 52 -5)。5 年内 61 例患者失败,其中 51 例血行转移。15 例出现第二继发性肿瘤,平均发病时间 5.8 年,累积 10 年第二继发性肿瘤发病率为 4.2%。

结论:低剂量 CSI 联合同步及辅助化学治疗对于 M0 期 MB 患者疗效可喜;然而,CTX 与 CCNU 二者间无明显差异。

表 52 -5　COG A9961 MB 临床试验结果

	5 年 EFS	10 年 EFS	5 年 OS	10 年 OS
减量 CSI	81%	76%	87%	81%

- **何时治疗一般危险度 MB,超分割 CSI 放射治疗是否可改善疗效或毒性反应?**

MSFOP 98 是 I~II 期针对一般危险度的 MB 患者,CSI 36Gy + 后颅窝加量至 69Gy,采用超分割放射治疗技术,1Gy/fx,bid[39]。结果显示在没有辅助化学治疗的情况下,长期 EFS 佳,且 IQ 功能与传统方案相比也显示出优势。该结果导致随后设计进行的欧洲前瞻性随机临床研究(HIT – SIOP PNET – 4),该研究比较了给予 CSI 23.4Gy + 后颅窝加量至 54Gy

（1.8Gy/fx），或 CSI 36Gy + 后颅窝加量至 60Gy + 瘤床至 68Gy，采用超分割放射治疗技术，1Gy/fx，bid（间隔 8 小时）[40]。结果 2012 年发表于 *JCO*，二者 EFS 及 OS 无明显差异，耳毒性也无明显差异，没有报道关于 IQ 方面结果。基于以上结果，超分割放射治疗技术在一般危险度的 MB 患者中没有具体应用价值。

- **后颅窝最佳剂量是多少？**

没有相关前瞻性研究，但是，1988 年来自哈佛的回顾性研究显示，后颅窝总剂量大于 50Gy 局控率更佳（79% 对 33%，$P = 0.02$）[41]。

- **补量区是包括整个后颅窝，还是瘤床 + 安全边界（受累野）？**

共有两个临床随机试验显示，采用受累野放射治疗后颅窝区失败率小于 5%，该结果启动 ACNS0331 研究[42,43]。

Wolden，MSKCC（*JCO* 2003，PMID 12915597）：32 例新诊断来自 MSKCC 的 MB 患者，接受 CSI（23.4~39.6Gy）+ 瘤床适形放射治疗加量。平均随访时间为 5 年。只有一例患者于后颅窝失败。5 年和 10 年后颅窝无失败率分别为 100% 及 86%。

结论：采用局部受累野加量放射治疗后，后颅窝失败率非常低，这样可有效避开关键组织器官。

Merchant，St. Jude（*IJROBP* 2008，PMID 17892918）：前瞻性 II 期临床试验，86 例 MB 患者，23.4Gy CSI + PF 至 36Gy + 受累野 55.8Gy（CTV = 瘤床 + 依解剖结构调整的 2cm 边界，PTV = 3~5mm），随后剂量强化的 CVP 化学治疗（CTX + VCR + DDP）× 4 个周期。平均随访时间 5 年。5 年 EFS 为 83%，后颅窝失败率为 5%。受累野放射治疗可减少颞叶、耳蜗及下丘脑剂量。

结论：瘤床放射治疗可取得与后颅窝加量放射治疗相同的疗效。

- **对于可能出现神经认知障碍一般危险度的 MB 患者，是否可给予低剂量 CSI？是否一般危险度的 MB 患者可用受累野加量来取代后颅窝放射治疗？**

ACNS0331 尝试回答这两个问题。多个临床研究结果显示 CSI 剂量大于 20Gy 可造成神经认知损伤、生长障碍，是否采用更低的 CSI 剂量既可以获得相似疗效，又可降低放射治疗损伤[44,45]？1989 年 Goldwein 报道前瞻性拓展性研究，10 例 MB 患者接受 CSI 18Gy + 后颅窝加量至 50.4~55.8Gy，同步每周 VCR 及辅助 CVP（CCNU/VCR/DDP），显示出很好的疗效[46]。另外，关于受累野或后颅窝，Wolden & Merchant 研究显示局部受累野可取得与后颅窝野同样的疗效。这些结果启发研究者设计 ACNS0331 研究。

Michalski，COG ACNS0331（*ASTRO* 2016，Abstract LBA2）：共入组 464 例一般危险度的 MB 患者，年龄 3~21 岁，主要研究目的为 TTE（至发生事件时间，如进展、复发、死亡及继发性恶性肿瘤）。3~7 岁患者两次随机分组（CSI 18Gy 对 23.4Gy；受累野对后颅窝野）。年龄为 8~21 岁患者随机分组为受累野或后颅窝野加量。所有患者 CSI 剂量为 23.4Gy。该研究为第一个多中心随机临床试验，以阐明受累野是否与后颅窝野疗效相当。试验方案:最大程度手术切除,31 天内开始为期 6 周的放射治疗,同步给予每周 VCR 化学治疗,然后辅助化学治疗采用 DDP/VCR/CCNU 与 DDP/VCR/CTX 交替模式。平均随访时间为6.6年。

结论:对于年龄在 3~21 岁一般危险度的 MB 患者,局部受累野放射治疗疗效等同于后颅窝野。但是,降低 CSI 剂量后 OS 及 EFS 均有下降,因此 CSI 23.4Gy 仍为标准放射治疗方案(表 52-6)。

表 52-6　COG ACNS 0331MB 结果

	5 年 LF	5 年 EFS	5 年 OS
所有患者 3~21 岁			
局部受累野	1.9%	82%	84%
后颅窝野	3.7%	81%	85%
	$P=0.178$	$P=0.421$,94% 可信区间上限 HR = 1.3,低于设定的标准 HR = 1.6,因而,受累野疗效不逊于后颅窝野放射治疗	
年龄 3~7 岁			
低剂量(18Gy)		72%	78%
标准剂量(23.4Gy)		83%	86%
	80% 可信区间上界 HR 为 1.9,高于原设定的上限 HR 1.6,因此低剂量 CSI 的非低效推断不成立		

COG 高危 MB 患者

● 最初哪些数据支持在高危 MB 患者中采用化学治疗?

CCG942(前面一般危险度患者中已讨论)及 SIOP I 均为随机临床试验,评估术后患者接受 CSI 放射治疗后是否给予辅助化学治疗[30,31]。二者均未显示出辅助化学治疗的价值,但是,对于分期更晚的患者(T3-T4,M + 或次全切除患者),EFS 有所提高。

● 是否可通过增加化学治疗药物的方法来提高化学治疗强度,并进而提高疗效?

CCG921 试验针对各种高危患者,观察"8 合 1"化学治疗方案(即 8 种化学治疗药物:DDP/卡铂/CCNU/VCR/CTX/甲泼尼龙/羟基脲/阿糖胞苷,同一天使用)与常规 CVP(CCNU/VCR/DDP)的疗效对比。421 例患者中有 203 例 MB 患者,在亚组分析中,常规 CVP 方案疗效高于"8 合 1"化学治疗方案(5 年 PFS 分别为 63% 及 45%,$P=0.006$)[21]。

● 改变化学治疗、放射治疗序贯模式(术后先进行化学治疗,然后再放射治疗)是否影响预后?

总共有四个来自德国的随机对照临床试验探索这一问题:SIOP Ⅱ、SIOP Ⅲ、POG 9031 及 HIT91。除 SIOP Ⅲ外其他三个临床试验均未显示术后即刻化学治疗优势,SIOP Ⅱ及 POG 9031 二者 5 年 EFS 两组在 60%~70%,5 年 OS 均为 75%,组间无明显差异;HIT91 显示术后即刻放射治疗的 3 年 EFS 比即刻化学治疗疗效更佳(78% 对 65%,$P = 0.03$)[5,23,47]。SIOP Ⅲ 是个例外,显示术后即刻化学治疗的 3 年和 5 年 EFS 有优势。基于以上四个临床试验,三个未显示即刻化学治疗的优势,目前标准治疗模式仍为手术,术后放射治疗,然后辅助化学治疗。

- **放射治疗有中断是否会影响疗效?**

有趣的是 SIOP Ⅲ 同时发现如果放射治疗在 50 天内完成,3 年 OS 更佳;推测放射治疗过程不出现中断疗效更好。该结果进一步证实 1998 年佛罗里达州立大学的研究,如在 45 天内快速完成放射治疗的疗效更佳[48]。

表 52 -7　SIOP Ⅲ 放射治疗疗程

放射治疗疗程时间	3 年 OS
<50 天	84.1%
>50 天	70.9%
P 值	0.0356

- **在 CSI 期间增加卡铂作为增敏剂是否会提高疗效?**

COG 99701 临床试验专门探索该问题,为 Ⅰ ~ Ⅱ 期临床试验,在 VCR 基础上加上卡铂作为放射治疗增敏剂[49]。卡铂剂量确定后,辅助化学治疗剂量较推荐剂量略有改变。所有患者总 OS 约为 75%。作者认为 CSI 期间采用卡铂 + VCR 增敏剂,随后给予 6 个月辅助化学治疗,可取得不亚于前期进行的高剂量 CSI 或大剂量烷化剂强化化学治疗的临床试验结果。目前正进行中的三期临床随机试验 ACNS 0332,进一步探索含卡铂的化学治疗方案的价值。该方案针对高危的 MB 患者[M +,次全切除和(或)弥漫性间变型],采用更强烈化学治疗方案,两次随机分组:①放射治疗同时采用卡铂增敏化学治疗;及②维持化学治疗期间及之后口服异维 A 酸。

- **二次放射治疗的价值如何?**

复发性 MB 治愈率很低,既往历史显示两年 OS <25%。另外,MB 失败后治疗方法较多,包括手术、组织间照射、立体定向放射治疗、大剂量化学治疗联合自体干细胞移植及二次放射治疗。无论一般危险度及高危患者,二次放射治疗均是较合理的选择。

Wetmore,St. Jude(*Cancer* 2014,PMID 25080363):报道复发的 38 例 MB 患者,采用二次放射治疗者 14 例(8 例二次 CSI,3 例脊髓二次放射治疗,3 例原发病灶二次放射治疗)。原来为一般危险度的患者,接受二次放射治疗的 5 年 OS 为 55%,未接受放射治疗者为 33%;10 年 OS 两者间分别为 46% 及 0%($P = 0.003$)。高危患者也显示类似的结果($P = 0.003$)。二次放射治疗脑坏死发生率增高($P = 0.0468$)。

婴儿 MB

- 对于婴儿(小于 3 岁)MB 推荐的治疗方案是什么?

MB 治疗的基本方案为最大程度外科切除 + CSI + 原发灶区域补量放射治疗,但是,CSI 可造成明显的神经认知损伤,不仅表现为剂量依赖性,而且呈现年龄依赖性[50,51]。因而,化学治疗作为一种手段,可以延缓或替代放射治疗。婴幼儿 POG 1 试验显示该方案 5 年 OS 为 40%,有一定可行性。由于患儿家长拒绝放射治疗,该研究显示对于部分患者而言,完全没有必要实施放射治疗。正如前面所提及,CCG 试验采用"8 合 1"化学治疗方案疗效较常规方案差,但却显示在放射治疗前行化学治疗是可行的。随后进行的 Head Start I 及 II 试验对婴儿 MB 患者,术后先给予密集方案化学治疗,放射治疗只作为挽救性治疗。该方案可使 52% 患者免于 CSI,并可使患者生活质量及智力保持正常。但是,密集化学治疗的代价也不小,21 例患儿中 4 例死于治疗相关死亡。随后 Rutkowski 进行进一步探索,采用手术 + 化学治疗,对于完整切除、次全切除及有影像学可见转移的患者 5 年 OS 分别为 93%、56% 和 38%[9]。

Duffner,POG 8633/Baby POG#1 (*NEJM* 1993,PMID 8388548;更新 *Neuro - Oncology* 1999,PMID 11554387) :198 例小于 3 岁的颅内恶性肿瘤(62/198,或 31% 的 MB),行最大程度切除后进入实验。手术后 2~4 周开始化学治疗,采用 28 天间隔的交替方案(AABAAB),A 方案为 VCR/CYC,B 方案为 DDP/VP - 16,小于 2 岁的 MB 患儿化学治疗时长为两年,2~3 岁患儿时长为 1 年。如病情进展或不可耐受的毒性反应,停止化学治疗,如可以手术则二次手术切除,然后放射治疗。化学治疗结束后 3~4 周开始放射治疗。如患者有残留病灶或转移灶,接受 CSI 35.2Gy,后颅窝补量至 54Gy。如患者无残留病灶或转移灶,接受 CSI 24Gy,后颅窝补量至 50Gy。对于所有 MB 患者,5 年 PFS、OS 分别为 31.8% 和 39.7%。38% 患者达到完整切除。化学治疗有效率为 48%(其中 CR 15%,PR 33%)。完全切除的患者 5 年 OS 为 60%,完整切除且无转移的患者 5 年 OS 为 69%。次全切除 MB 患者 5 年 OS 为 32%。化学治疗后 1 年监测认知能力无损害。

结论:对婴儿 MB 患者,术后化学治疗可延缓放射治疗的进行,且明显降低神经毒性反应的发生。对于手术达到完整切除或化学治疗达到 CR 者,结果显示至少在化学治疗后 1 年内可能不需要放射治疗。同时,对完整切除且无转移的患儿,降低 CSI 剂量并没有降低疗效。

(黎妲 译 李险峰 校)

参考文献

1. Louis DN, Ohgaki H, Wiestler OD, et al. The 2007 WHO classification of tumours of the central nervous system. *Acta Neuropathol.* 2007;114(2):97-109.
2. Dhall G. Medulloblastoma. *J Child Neurol.* 2009;24(11):1418-1430.
3. Cuneo H, Rand C. *Medulloblastoma: Brain Tumors of Childhood.* Los Angeles, CA: Charles C Thomas; 1952:21-42.

4. Taylor RE, Bailey CC, Robinson KJ, et al. Impact of radiotherapy parameters on outcome in the International Society of Paediatric Oncology/United Kingdom Children's Cancer Study Group PNET-3 study of preradiotherapy chemotherapy for M0-M1 medulloblastoma. *Int J Radiat Oncol Biol Phys*. 2004;58(4):1184–1193.

5. Bailey CC, Gnekow A, Wellek S, et al. Prospective randomised trial of chemotherapy given before radiotherapy in childhood medulloblastoma. International Society of Paediatric Oncology (SIOP) and the (German) Society of Paediatric Oncology (GPO): SIOP II. *Med Pediat Oncol*. 1995;25(3):166–178.

6. Michalski J. Results of COG ACNS0331: a phase III trial of involved-field radiotherapy (IFRT) and low dose craniospinal irradiation (LD-CSI) with chemotherapy in average-risk medulloblastoma: a report from the Children's Oncology Group. *Int J Radiat Oncol Biol Phys*. 2016; 96(5):937.

7. Stone DM, Hynes M, Armanini M, et al. The tumour-suppressor gene patched encodes a candidate receptor for sonic hedgehog. *Nature*. 1996;384(6605):129–134.

8. Hamilton SR, Liu B, Parsons RE, et al. The molecular basis of Turcot's syndrome. *New Eng J Med*. 1995;332(13):839–847.

9. Rutkowski S, Bode U, Deinlein F, et al. Treatment of early childhood medulloblastoma by postoperative chemotherapy alone. *New Eng J Med*. 2005;352(10):978–986.

10. Louis DN, Perry A, Reifenberger G, et al. The 2016 World Health Organization Classification of Tumors of the Central Nervous System: a summary. *Acta Neuropathol*. 2016;131(6):803–820.

11. Khatua S. Evolving molecular era of childhood medulloblastoma: time to revisit therapy. *Future Oncol*. 2016;12(1):107–117.

12. Ramaswamy V, Remke M, Bouffet E, et al. Risk stratification of childhood medulloblastoma in the molecular era: the current consensus. *Acta Neuropathol*. 2016;131(6):821–831.

13. Das P, Puri T, Suri V, et al. Medulloblastomas: a correlative study of MIB-1 proliferation index along with expression of c-Myc, ERBB2, and anti-apoptotic proteins along with histological typing and clinical outcome. *Childs Nerv Syst*. 2009;25(7):825–835.

14. Pan E, Pellarin M, Holmes E, et al. Isochromosome 17q is a negative prognostic factor in poor-risk childhood medulloblastoma patients. *Clin Cancer Res*. 2005;11(13):4733–4740.

15. Northcott PA, Lee C, Zichner T, et al. Enhancer hijacking activates GFI1 family oncogenes in medulloblastoma. *Nature*. 2014;511(7510):428–434.

16. Chang CH, Housepian EM, Herbert C, Jr. An operative staging system and a megavoltage radiotherapeutic technic for cerebellar medulloblastomas. *Radiology*. 1969;93(6):1351–1359.

17. Cushing H. Experiences with the cerebellar medulloblastomas: a critical review. *Acta Pathol Microbiol Scand*. 1930;7:1–86.

18. Lampe I, Mac IR. Medulloblastoma of the cerebellum. *Arch Neurol Psych*. 1949;62(3):322–329.

19. Tomlinson FH, Scheithauer BW, Meyer FB, et al. Medulloblastoma: I. Clinical, diagnostic, and therapeutic overview. *J Child Neurol*. 1992;7(2):142–155.

20. Gajjar A, Sanford RA, Bhargava R, et al. Medulloblastoma with brain stem involvement: the impact of gross total resection on outcome. *Pediat Neurosurg*. 1996;25(4):182–187.

21. Zeltzer PM, Boyett JM, Finlay JL, et al. Metastasis stage, adjuvant treatment, and residual tumor are prognostic factors for medulloblastoma in children: conclusions from the Children's Cancer Group 921 randomized phase III study. *J Clin Oncol*. 1999;17(3):832–845.

22. Thompson EM, Hielscher T, Bouffet E, et al. Prognostic value of medulloblastoma extent of resection after accounting for molecular subgroup: a retrospective integrated clinical and molecular analysis. *Lancet Oncol*. 2016;17(4):484–495.

23. Kortmann RD, Kuhl J, Timmermann B, et al. Postoperative neoadjuvant chemotherapy before radiotherapy as compared to immediate radiotherapy followed by maintenance chemotherapy in the treatment of medulloblastoma in childhood: results of the German prospective randomized trial HIT '91. *Int J Radiat Oncol Biol Phys*. 2000;46(2):269–279.

24. Packer RJ, Goldwein J, Nicholson HS, et al. Treatment of children with medulloblastomas with reduced-dose craniospinal radiation therapy and adjuvant chemotherapy: a Children's Cancer

Group Study. *J Clin Oncol.* 1999;17(7):2127–2136.

25. Huang E, Teh BS, Strother DR, et al. Intensity-modulated radiation therapy for pediatric medulloblastoma: early report on the reduction of ototoxicity. *Int J Radiat Oncol Biol Phys.* 2002;52(3):599–605.

26. Moeller BJ, Chintagumpala M, Philip JJ, et al. Low early ototoxicity rates for pediatric medulloblastoma patients treated with proton radiotherapy. *Radiat Oncol.* 2011;6:58.

27. Merchant TE, Schreiber JE, Wu S, et al. Critical combinations of radiation dose and volume predict intelligence quotient and academic achievement scores after craniospinal irradiation in children with medulloblastoma. *Int J Radiat Oncol Biol Phys.* 2014;90(3):554–561.

28. Fossati P, Ricardi U, Orecchia R. Pediatric medulloblastoma: toxicity of current treatment and potential role of protontherapy. *Cancer Treat Rev.* 2009;35(1):79–96.

29. Brown AP, Barney CL, Grosshans DR, et al. Proton beam craniospinal irradiation reduces acute toxicity for adults with medulloblastoma. *Int J Radiat Oncol Biol Phys.* 2013;86(2):277–284.

30. Evans AE, Jenkin RD, Sposto R, et al. The treatment of medulloblastoma: results of a prospective randomized trial of radiation therapy with and without CCNU, vincristine, and prednisone. *J Neurosurg.* 1990;72(4):572–582.

31. Tait DM, Thornton-Jones H, Bloom HJ, et al. Adjuvant chemotherapy for medulloblastoma: the first multi-centre control trial of the International Society of Paediatric Oncology (SIOP I). *Eur J Cancer.* 1990;26(4):464–469.

32. Bouffet E, Bernard JL, Frappaz D, et al. M4 protocol for cerebellar medulloblastoma: supratentorial radiotherapy may not be avoided. *Int J Radiat Oncol Biol Phys.* 1992;24(1):79–85.

33. Thomas PR, Deutsch M, Kepner JL, et al. Low-stage medulloblastoma: final analysis of trial comparing standard-dose with reduced-dose neuraxis irradiation. *J Clin Oncol.* 2000;18(16):3004–3011.

34. Mulhern RK, Kepner JL, Thomas PR, et al. Neuropsychologic functioning of survivors of childhood medulloblastoma randomized to receive conventional or reduced-dose craniospinal irradiation: a Pediatric Oncology Group study. *J Clin Oncol.* 1998;16(5):1723–1728.

35. Packer RJ, Sutton LN, Elterman R, et al. Outcome for children with medulloblastoma treated with radiation and cisplatin, CCNU, and vincristine chemotherapy. *J Neurosurg.* 1994;81(5):690–698.

36. Taylor RE, Bailey CC, Robinson K, et al. Results of a randomized study of preradiation chemotherapy versus radiotherapy alone for nonmetastatic medulloblastoma: the International Society of Paediatric Oncology/United Kingdom Children's Cancer Study Group PNET-3 Study. *J Clin Oncol.* 2003;21(8):1581–1591.

37. Bull KS, Spoudeas HA, Yadegarfar G, et al. Reduction of health status 7 years after addition of chemotherapy to craniospinal irradiation for medulloblastoma: a follow-up study in PNET 3 trial survivors on behalf of the CCLG (formerly UKCCSG). *J Clin Oncol.* 2007;25(27):4239–4245.

38. Packer RJ, Gajjar A, Vezina G, et al. Phase III study of craniospinal radiation therapy followed by adjuvant chemotherapy for newly diagnosed average-risk medulloblastoma. *J Clin Oncol.* 2006;24(25):4202–4208.

39. Carrie C, Grill J, Figarella-Branger D, et al. Online quality control, hyperfractionated radiotherapy alone and reduced boost volume for standard risk medulloblastoma: long-term results of MSFOP 98. *J Clin Oncol.* 2009;27(11):1879–1883.

40. Lannering B, Rutkowski S, Doz F, et al. Hyperfractionated versus conventional radiotherapy followed by chemotherapy in standard-risk medulloblastoma: results from the randomized multicenter HIT-SIOP PNET 4 trial. *J Clin Oncol.* 2012;30(26):3187–3193.

41. Hughes EN, Shillito J, Sallan SE, et al. Medulloblastoma at the joint center for radiation therapy between 1968 and 1984: the influence of radiation dose on the patterns of failure and survival. *Cancer.* 1988;61(10):1992–1998.

42. Wolden SL, Dunkel IJ, Souweidane MM, et al. Patterns of failure using a conformal radiation therapy tumor bed boost for medulloblastoma. *J Clin oncol.* 2003;21(16):3079–3083.

43. Merchant TE, Kun LE, Krasin MJ, et al. Multi-institution prospective trial of reduced-dose craniospinal irradiation (23.4 Gy) followed by conformal posterior fossa (36 Gy) and primary site irradiation (55.8 Gy) and dose-intensive chemotherapy for average-risk medulloblastoma. *Int J*

Radiat Oncol Biol Phys. 2008;70(3):782–787.

44. Packer RJ, Sutton LN, Atkins TE, et al. A prospective study of cognitive function in children receiving whole-brain radiotherapy and chemotherapy: 2-year results. *J Neurosurg*. 1989;70(5):707–713.

45. Probert JC, Parker BR, Kaplan HS. Growth retardation in children after megavoltage irradiation of the spine. *Cancer*. 1973;32(3):634–639.

46. Goldwein JW, Radcliffe J, Johnson J, et al. Updated results of a pilot study of low-dose craniospinal irradiation plus chemotherapy for children under five with cerebellar primitive neuroectodermal tumors (medulloblastoma). *Int J Radiat Oncol Biol Phys*. 1996;34(4):899–904.

47. Tarbell NJ, Friedman H, Polkinghorn WR, et al. High-risk medulloblastoma: a pediatric oncology group randomized trial of chemotherapy before or after radiation therapy (POG 9031). *J Clin Oncol*. 2013;31(23):2936–2941.

48. del Charco JO, Bolek TW, McCollough WM, et al. Medulloblastoma: time-dose relationship based on a 30-year review. *Int J Radiat Oncol Biol Phys*. 1998;42(1):147–154.

49. Jakacki RI, Burger PC, Zhou T, et al. Outcome of children with metastatic medulloblastoma treated with carboplatin during craniospinal radiotherapy: a Children's Oncology Group Phase I/II study. *J Clin Oncology*. 2012;30(21):2648–2653.

50. Ris MD, Packer R, Goldwein J, et al. Intellectual outcome after reduced-dose radiation therapy plus adjuvant chemotherapy for medulloblastoma: a Children's Cancer Group study. *J Clin Oncol*. 2001;19(15):3470–3476.

51. Fouladi M, Gilger E, Kocak M, et al. Intellectual and functional outcome of children 3 years old or younger who have CNS malignancies. *J Clin Oncol*. 2005;23(28):7152–7160.

52. Dhall G, Grodman H, Ji L, et al. Outcome of children less than three years old at diagnosis with non-metastatic medulloblastoma treated with chemotherapy on the "Head Start" I and II protocols. *Pediatr Blood Cancer*. 2008;50(6):1169–1175.

第 53 章

室管膜瘤

Matthew C. Ward，John H. Suh，Erin S. Murphy

> **速览**:室管膜瘤是来源于胶质干细胞的一种少见的 CNS 肿瘤,常见于第四脑室(儿童)和终丝(黏液性毛细血管型,成人);成人 10 年总生存率约 79%,儿童约 66%[1]。治疗推荐是最大安全范围的手术完整切除(GTR);手术切除的程度代表了最重要的预后因素。术后应给予切除区及残留灶放射治疗,应达到 59.4Gy(33f)。对于 18 月龄及以下的患者,可考虑 54Gy 或化学治疗(CHT)后的延迟放射治疗。化学治疗尚无明确的作用,但可用于特定病例以延迟放射治疗或尝试二次手术。

流行病学:室管膜瘤是来源于胶质干细胞的一种不常见的 CNS 肿瘤,可发生于各年龄组,尤其是儿童[1]。其占儿童 CNS 肿瘤中的 6%(每年 150 例)和成人 CNS 肿瘤的 2%[1-3]。

危险因素:目前无明确危险因素,2 型神经纤维瘤病(NF2)患者患脊髓室管膜瘤的风险可能增加[4]。

解剖学:可以起源于中枢神经系统的任何部位,但最常见于第四脑室(特点为"肿瘤之舌",经常沿着颈部脊髓尾部延伸)或来自远端脊髓。脑脊液从大脑导水管进入第四脑室,并通过外侧的卢施卡氏(Luschka)孔和正中的马让迪(Magendie)孔向外排出。延髓闩部是第四脑室最尾段。脊髓在儿童中约在 L3 水平终止,在成人中约在 L1~L2 水平终止。在儿童和成人中,硬膜囊(终丝)在大约 S2 水平终止[5-7]。

病理学:WHO 根据形态学进行级别分类(表 53-1);然而,鉴于各种 WHO 不同级别内的异质性,遗传学可能更具预后性[1]。血管周围假菊形团可确诊病理。注意,室管膜母细胞瘤是Ⅳ级,应按原始神经外胚层肿瘤(PNET)来处理。

遗传学:RELA 融合是指 RELA(编码 NF-κB 的一个组成部分,是可调节转录、细胞因子产生和细胞存活的复合物)和一个知之甚少的基因 C11orf 95(染色体 11)之间的融合,可导致一种独立预后性的癌基因产物产生。WHO 将该亚型定义为单独的分类[8,9]。此外室管膜瘤具有各种遗传学改变的多样性和异质性。相比于组织学分级,Pajtler 等基于 YAP1 和 RELA 融合,使用甲基化分类将 500 例室管膜肿瘤优化分层为 9 类。

表53-1 2016 WHO更新:室管膜瘤的级别和亚型[8]

Ⅰ级	黏液乳头型室管膜瘤	成人:圆锥/终丝
	亚室管膜瘤	成人:第四脑室最常见
Ⅱ级	室管膜瘤(变异类型:乳头型,透明细胞型,伸长型)	可变的临床过程
Ⅲ级	间变性室管膜瘤	通常具有侵袭性,但可以进行变量研究以确定分子亚类
	室管膜瘤,RELA融合基因阳性	WHO2016年更新了不同分类,代表了儿童多数幕上肿瘤,预后不良[8,9]

临床表现:根据病变位置不同,最常见的症状是慢性背痛或颅内压增高的症状。

诊断:病史和体格检查,脑及全脊髓平扫或强化MRI,如有症状可考虑分流性脑室造瘘术。

预后因素:手术切除是典型的最重要的预后因素[10]。其他包括年龄较小、高级别、男性和颅内部位[11]。Ⅱ级和Ⅲ级肿瘤具有异质性行为,肿瘤分级的预后意义正在研究中。

自然病程:Ⅰ级肿瘤具有良好的预后,治疗失败并不常见。对于Ⅱ~Ⅲ级肿瘤,局部治疗失败通常比远处更常见(在Merchant Ⅱ期研究中为12%对8%)[12]。治疗失败通常发生在两年内[3]。在Merchant研究中患儿7年无事件生存率和总生存率分别为77%和85%。

治疗模式

手术:尝试GTR的最大安全切除是标准治疗。近全切除术定义为残留病灶最大直径<5mm[12]。

化学治疗:常规使用CHT没有明确的作用。使用各种多药方案用于婴儿的延迟放射治疗,或者初始次全切除患者进行二次手术(参见以下研究)。

放射治疗

适应证:放射治疗基本上适用于所有室管膜瘤术后治疗。对于GTR后脊髓黏液乳头型室管膜瘤治疗尚存争议,一些人推荐54Gy放射治疗,一些人推荐观察。

剂量:对于后颅窝肿瘤治疗剂量59.4Gy。对于明显残留病灶,增加剂量没有明确的作用(参见以下研究)。

毒性反应:急性反应包括脱发,疲劳,头痛,恶心,红斑。晚期反应包括认知能力下降,听力丧失,内分泌疾病,小头畸形。

治疗过程:见《放射肿瘤学治疗计划手册》,第12章[13]。

基于循证数据的问与答

● 颅脑脊髓照射(CSI)对于局限疾病的患者是否有作用?

从历史上看,最近的20世纪90年代早期的儿科试验常规将颅脑脊髓照射剂量从23.4~36Gy增加到54~55Gy[14,15]。然而,局部复发是最常见的治疗失败原因,远处CNS转移只有5%~7%。随后的试验(见后文)证明了仅在GTV/切除区+1cm的CTV会导致类似结果和治疗失败。因此,除了在诊断时已有软脑膜扩散的罕见情况下,限定野放射治疗是现在的标准治疗。

Merchant,St. Jude Study(*IJROBP* 2002,PMID 11872277;Update *Merchant JCO* 2004,PMID 15284268,Update *Merchant Lancet Oncol* 2009,PMID 19274783):一项针对 153 名室管膜瘤儿童(2009 年更新)的 Ⅱ 期临床试验,对其中 85 名 Ⅲ 级患者进行适形放射后的失败原因评估。初步报告也包括低级别星形细胞瘤。CTV = GTV + 1cm。GTV 包括术后部位和任何残留灶。PTV = CTV + 0.5cm。除了那些年龄小于 18 个月且行完全手术切除的患者是 54Gy,其余总剂量均为 59.4Gy。脊髓限量约为 57.8Gy(对于前 30fx 限量为 54Gy,最后 3fx 达到处方的 70%)。7 年局部控制率,EFS 率和 OS 率分别为 87%、69% 和 81%。有 14 名患者局部复发,7 名局部复发及远处转移,15 名远处转移。不良预后因素包括组织学间变性、非白种人、ST 和放射治疗前 CHT。

结论:体积限制放射治疗可以实现高疾病控制率和稳定的神经认知结局。

- **切除范围如何影响结局?**

在几乎所有研究中,切除范围都是一个强有力的预后因素。在圣裘德医院最近的研究中,行 GTR 的 EFS/PFS 范围为 78%~82%,而行次全切除为 41%~43%[3,12]。匹兹堡早期的一项回顾性研究显示出更大差异:5 年 PFS 率由 GTR 的 68% 下降到非 GTR 的 9%。

- **辅助 CHT 有作用吗?**

没有试验明确显示常规使用 CHT 有益处。

Evans,CCG 942(*Med Pediatr Oncol* 1996,PMID 8614396):早期研究(始于 1975 年),包括 36 名患有髓母细胞瘤或室管膜瘤的患儿,接受术后 CSI 治疗后,随机分配至化学治疗组(洛莫司汀,长春新碱和泼尼松治疗 1 年)或停止治疗组。

结论:两组间 EFS 或 OS 无差异。

Robertson,CCG 921(*J Neurosurg* 1998,PMID 9525716):304 名儿童的临床试验(PRT),其中 32 名患室管膜瘤。对其进行最大安全范围切除治疗,而后进行 CSI 治疗,随后随机分为同步单药长春新碱(无辅助 CHT)或"8 合 1"辅助 CHT。

结论:强化辅助 CHT 没有明确的益处。

Gururangan,PBTC(*Neuro – Oncology* 2012,PMID 23019233):用贝伐单抗和伊立替康治疗复发性室管膜瘤的 13 例 Ⅱ 期研究。没有观察到持续的疗效。

Garvin,COG 9942(*Pediatr Blood Cancer* 2012,PMID 22949057):一项 Ⅱ 期研究,入组 41 例为手术后有残留灶并且放射治疗前用长春新碱、依托泊苷、顺铂和环磷酰胺方案 CHT 的患者。其中 40% 完全缓解,17% 部分缓解,29% 疾病稳定,14% 疾病进展。5 年的 EFS 和 OS 分别为 57% 和 71%。

结论:尽管对放射治疗有反应,但次全切(STR)患者的预后较差,应考虑进行二次手术。

- **对于太幼小的儿童,我们该如何进行放射治疗?**

年龄 <3 岁的患者行放射治疗(特别是 CSI)后的神经认知结局更差,并且可能因改变治疗策略而获益。在 Merchant 博士的研究中,年龄 <18 个月并且接受了 GTR 的患者,接受局灶性放射治疗剂量是 54Gy 而不是 59.4Gy。其他相关研究列于下文,其中有些未应用放射

治疗的研究。

Duffner，"Baby POG"（*NEJM* 1993，PMID 8388548；Update Duffner Pediatr Neurosurg 1998 PMID 9732252）：一项针对 <3 岁儿童的脑恶性肿瘤（成神经管细胞瘤，室管膜瘤，PNET，脑干胶质瘤，其他神经胶质瘤）的 II 期试验。所有患者均接受环磷酰胺、长春新碱、顺铂和依托泊苷化学治疗。用药直到进展，或者对于 <24 个月龄患者持续两年，或者对于 24~36 个月龄患者持续 1 年，这时进行序贯放射治疗。在室管膜瘤中给予放射治疗剂量为 54Gy，但对于间变性室管膜瘤，CSI 达到 35.2Gy 后局部增量至 54Gy。其中 48 例患有室管膜瘤。对 <23 个月龄患者的 5 年 OS 为 25%，24~36 个月龄患者为 63%。

结论：延迟放射可能导致室管膜瘤的生存率降低。

Geyer，CCG 9921（*JCO* 2005，PMID 16234523）：一项针对 284 名 <3 岁儿童恶性肿瘤患者的 II 期试验，其中 74 人患室管膜瘤。将患者随机分为长春新碱、顺铂、环磷酰胺和依托泊苷组，对比长春新碱、卡铂、异环磷酰胺和依托泊苷组。手术和 CHT 后无残留的患者不给予放射治疗。有病灶残留患者中，放射治疗延迟至 3 岁或完成 8 个周期的 CHT。整体各组之间的反应率没有差异。对于室管膜瘤，5 年 EFS 为 32%。

结论：总体而言，在所有肿瘤类型中，对于婴儿延迟或不给予放射治疗似乎与既往历史结果相当。

Timmerman，HIT – SKK 87 & 92（*Radiother Oncol* 2005，PMID 16300848）：34 例 <3 岁患有间变性室管膜瘤的儿童，将放射治疗延迟至 3 岁。9 例在 3 岁时行选择性放射治疗，12 例在进展后给予挽救性放射治疗。13 人未行放射治疗，其中只有 3 人存活。

结论：即使在 CHT 后延迟放射治疗也可能危及生存。

Grundy，UKCCSG/SIOP（*Lancet Oncol* 2007，PMID 17644039）：89 例 <3 岁的颅内室管膜瘤儿童在手术后 1 年接受 CHT 治疗。除了疾病进展外，均行放射治疗。在 5 年时，42% 无转移的患者未行放射治疗。无转移灶儿童的 5 年 OS 为 63%。5 年 EFS 为 42%。

结论：CHT 可能延迟或阻碍放射治疗而不影响结局。

Strother，POG 9233（*Neuro Oncol* 2014，PMID 24335695）：除了更强的 CHT 外，Duffner 采取类似策略进行后续研究，并且因病灶持续不退，疾病进展或复发而行放射治疗。招募了 328 名 <3 岁的儿童，82 名患有室管膜瘤。大约 40% 的室管膜瘤患者在未行放射治疗的情况下治愈，但这种获益似乎仅限于室管膜瘤。

结论：强化 CHT 可使某些选择性的 <3 岁的室管膜瘤患者避免放射治疗。

● **剂量递增的超分割能否改善预后？**

已经在儿童中进行了三项前瞻性试验（POG 9132，AIEOP 和 SPO），没有一项明确显示剂量递增的超分割放射治疗的获益[17-19]。方案包括 1.2Gy/fx，共 69.6Gy/58fx（POG 9132），或 1.1Gy/fx bid，共 70.4Gy/64fx（AIEOP），或 1Gy/fx，共 60~66Gy/60~66fx（SPO）。

● **接受过 GTR 治疗的 II 级患儿可以免受放射治疗吗？CHT 可以改善那些不能接受 GTR 的患儿的结局吗？NTR 后或 III 级患儿的即刻放射治疗能改善预后吗？**

Merchant，COG ACNS0121（*ASTRO* 2015，Abstract 1）：2003—2007 年对 375 名儿童进

行的Ⅱ期试验。根据切除程度和组织学纳入四组。第 1 组:Ⅱ级,显微镜下 GTR 的幕上室管膜瘤;第 2 组:STR 患者;第 3 组:肉眼 GTR 或 NTR,定义为<5mm 厚度总残留;第 4 组:显微镜下 GTR 后的Ⅲ级幕上或Ⅱ级幕下室管膜瘤。第 1 组患者观察;第 2 组接受 CHT(长春新碱,卡铂,环磷酰胺和依托泊苷),然后可选择二次手术和放射治疗;第 3 组和第 4 组除了 18 个月以下患儿以外,术后即刻接受 59.4Gy 的放射治疗。第 1 组:5 年的 EFS 为 61%(5/11PD)。第 2 组:25/64 进行了二次手术,其中 14 例达到 GTR。在 5 年时整体 EFS 为 39%。然而,那些进行二次手术的患儿与没有进行二次手术的患儿相比,EFS 没有改善($P = 0.079$)。第 3 组:EFS 为 67%。第 4 组:EFS 为 69%。

结论:术后短期放射治疗有获益,且各组均有改善。此外,对Ⅱ级幕上室管膜瘤 GTR 后仅观察不应该是标准治疗。

Massimino, AIEOP Italian Study(*Neuro Oncol* 2016, PMID 27194148):一项按 WHO 分级和切除程度进行分层的前瞻性研究。完全切除的 WHO Ⅱ级患儿接受 59.4Gy 放射治疗。完全切除的Ⅲ级患儿接受 59.4Gy,后序贯长春新碱,依托泊苷和环磷酰胺化学治疗。有残留疾病(任一级别)的患者接受相同方案 CHT 1~4 个周期,后行二次手术,再行 59.4Gy 放射治疗,如果仍存在残留病灶则再增量 8Gy。入组 160 名患儿,MFU 为 67 个月。PFS 和 OS 在 40 例不完全切除患儿中分别为 58% 和 69%。

结论:这些结果与最佳的单机构结果相当,并且增大剂量似乎有效。

● 选择性的黏液乳头型室管膜瘤可以略去放射治疗吗?

尽管存在争议,黏液乳头型室管膜瘤在 GTR 治疗后的辅助放射治疗剂量至少需要 50.4Gy,因为略去放射治疗似乎会增加局部失败。

Pica, Switzerland(*IJROBP* 2009, PMID 19250760):一项关于 85 例脊柱黏液乳头型室管膜瘤患儿的 RR。45% 的患儿仅接受手术治疗,其他患儿的放射治疗中位剂量为 50.4Gy。MFU 为 60 个月。在有放射治疗和无放射治疗组 PFS 为 74.8% 对 50.4%。大约 20% 的失败发生在 CNS 其他地方。在多变量分析中,50.4Gy 或更高的剂量是改善 PFS 的独立预测因素。

结论:建议 50.4Gy 或更高放射治疗剂量以减少进展。

Kotecha, Cleveland Clinic(*ASTRO* 2016, Abstract 2274):一项关于 59 例脊柱黏液乳头型室管膜瘤患者的 RR。中位年龄 34 岁,MFU 为 74.4 个月。83% 的患者接受了初次手术,并且 17% 的患者接受了术后放射治疗,中位剂量为 49Gy(45~58Gy)。5 年 RFS 为 75.4%。与 STR 相比,GTR 组的 5 年 RFS 得到改善:中位 RFS 为 205.9 个月对 65.5 个月,$P < 0.0001$。GTR 后的放射治疗没有改善 RFS(中位 RFS 为 134.3 个月对 205.9 个月,$P=0.92$)或 STR(中位 STR 为 35.1 个月对比 110.2 个月,$P=0.27$)。

结论:尽可能推荐初始的 GTR;辅助放射治疗的作用尚未明确。

(崔瑞雪 译　王凤玮 校)

参考文献

1. Wu J, Armstrong TS, Gilbert MR. Biology and management of ependymomas. *Neuro Oncol*. 2016;18(7):902–913.

2. Imbach P, Kühne T, Arceci R. *Pediatric Oncology: A Comprehensive Guide*. 2nd ed. Heidelberg; NY: Springer Publishing; 2011.

3. Merchant TE, Mulhern RK, Krasin MJ, et al. Preliminary results from a phase II trial of conformal radiation therapy and evaluation of radiation-related CNS effects for pediatric patients with localized ependymoma. *J Clin Oncol*. 2004;22:3156–3162.

4. Rubio MP, Correa KM, Ramesh V, et al. Analysis of the neurofibromatosis 2 gene in human ependymomas and astrocytomas. *Cancer Res*. 1994;54:45–47.

5. Binokay F, Akgul E, Bicakci K, et al. Determining the level of the dural sac tip: magnetic resonance imaging in an adult population. *Acta Radiol*. 2006;47:397–400.

6. Scharf CB, Paulino AC, Goldberg KN. Determination of the inferior border of the thecal sac using magnetic resonance imaging: implications on radiation therapy treatment planning. *Int J Radiat Oncol Biol Phys*. 1998;41:621–624.

7. Dunbar SF, Barnes PD, Tarbell NJ. Radiologic determination of the caudal border of the spinal field in cranial spinal irradiation. *Int J Radiat Oncol Biol Phys*. 1993;26:669–673.

8. Louis DN, Perry A, Reifenberger G, et al. The 2016 World Health Organization Classification of Tumors of the Central Nervous System: a summary. *Acta Neuropathol*. 2016;131:803–820.

9. Pajtler KW, Witt H, Sill M, et al. Molecular classification of ependymal tumors across all CNS compartments, histopathological grades, and age groups. *Cancer Cell*. 2015;27:728–743.

10. Freeman CRF, Jean-Pierre T, Roger E. Central nervous system tumors in children. In: Halperin E, Wazer D, Perez C, Brady L, eds. *Principles & Practice of Radiation Oncology*. 6th ed. Philadelphi, PA: Lippincott & Williams; 2013:1632–1654.

11. Rodríguez D, Cheung MC, Housri N, et al. Outcomes of malignant CNS ependymomas: an examination of 2408 cases through the Surveillance, Epidemiology, and End Results (SEER) database (1973–2005). *J Surg Res*. 2009;156:340–351.

12. Merchant TE, Li C, Xiong X, et al. Conformal radiotherapy after surgery for paediatric ependymoma: a prospective study. *Lancet Oncol*. 2009;10:258–266.

13. Videtic GMM, Woody N, Vassil AD. *Handbook of Treatment Planning in Radiation Oncology*. 2nd ed. New York, NY: Demos Medical; 2015.

14. Robertson PL, Zeltzer PM, Boyett JM, et al. Survival and prognostic factors following radiation therapy and chemotherapy for ependymomas in children: a report of the Children's Cancer Group. *J Neurosurg*. 1998;88:695–703.

15. Evans AE, Anderson JR, Lefkowitz-Boudreaux IB, Finlay JL. Adjuvant chemotherapy of childhood posterior fossa ependymoma: cranio-spinal irradiation with or without adjuvant CCNU, vincristine, and prednisone: a Childrens Cancer Group study. *Med Pediatr Oncol*. 1996;27:8–14.

16. Pollack IF, Gerszten PC, Martinez AJ, et al. Intracranial ependymomas of childhood: long-term outcome and prognostic factors. *Neurosurgery*. 1995;37:655–666; discussion 666–667.

17. Kovnar E, Curran W, Tomato T, et al. Hyperfractionated irradiation for childhood ependymoma: improved local control in subtotally resected tumors. *Childs Nerv Syst*. 1998;14:489–490.

18. Massimino M, Gandola L, Giangaspero F, et al. Hyperfractionated radiotherapy and chemotherapy for childhood ependymoma: final results of the first prospective Associazione Italiana di Ematologia-Oncologia Pediatrica (AIEOP) study. *Int J Radiat Oncol Biol Phys*. 2004;58:1336–1345.

19. Conter C, Carrie C, Bernier V, et al. Intracranial ependymomas in children: society of pediatric oncology experience with postoperative hyperfractionated local radiotherapy. *Int J Radiat Oncol Biol Phys*. 2009;74:1536–1542.

第 54 章

脑干胶质瘤

Jason W. D. Ward, John H. Suh

速览:脑干胶质瘤(BSG)是一种罕见肿瘤,主要发生于儿童。弥漫性内生肿瘤与其他良性类型肿瘤(局灶性、外生性、颈髓性)的预后不同。弥漫性浸润型脑桥胶质瘤(DIPG)最常见,预后差,中位生存小于1年;这些肿瘤的标准治疗是单纯放射治疗,54Gy/30fx;该病无法手术切除,超分割、提高放射治疗剂量及化学治疗往往无益。相反,对于局灶性、外生性、颈髓性肿瘤,常选择手术,对于不能切除或迅速复发的肿瘤可考虑放射治疗。这些肿瘤的预后明显优于DIPG,5年总生存超过90%,特别是对局灶性顶盖肿瘤,通常用脑脊液分流术,然后观察[1]。

流行病学:脑干胶质瘤占儿童中枢神经系统肿瘤的10%~15%,美国每年发病300~400例,但占成人中枢神经系统肿瘤的比例小于2%[2,3]。DIPG占儿童脑干胶质瘤的75%~80%,而且大部分发病年龄为5~10岁[4]。

高危因素:1型神经纤维瘤病(NF1)增加脑干胶质瘤的风险(仅次于视神经胶质瘤)。尽管NF1患者中脑干胶质瘤的发病率增加,但与没有NF1的胶质瘤患者相比,这些肿瘤往往为相对良性[5]。

解剖学:脑干包括中脑、脑桥和延髓。第Ⅲ~Ⅳ脑神经来源于中脑,第Ⅴ~Ⅷ脑神经来源于脑桥,第Ⅸ~Ⅻ脑神经来源于延髓。"顶盖"(拉丁语为"屋顶",也称为"四叠体板")代表背侧中脑,并包括成对的上下丘脑。顶盖形成中脑底部(脑室系统的腹侧区域),并继续向下通过脑桥进入髓质。顶盖包括第Ⅲ~Ⅳ脑神经的核、红核和黑质。

病理学:大约50%的脑干胶质瘤是低级别(WHO Ⅰ~Ⅱ),50%是高级别(WHO Ⅲ~Ⅳ);几乎都是星形细胞。脑干胶质瘤可能是内生性的或外生性的,如果内生性,它们可能是弥漫性的或局灶性的。局灶性肿瘤一般定义为界限良好的病灶,<2cm无水肿或浸润[1]。总的来说,脑干胶质瘤根据影像特性分为四类:弥漫浸润型(典型的脑桥病变,又名DIPG)、局灶型、外生型、颈髓型[6]。对于儿童DIPG,病理活检低级别与高级别之间一般没有差异,可能归因于肿瘤内部恶性程度高和异质性高[7]。局灶性肿瘤多见于中脑或延髓,通常为低

级别[8]。外生型胶质瘤一般是低级别的,由第四脑室底的室管膜下神经胶质组织产生,沿着阻力最小的路径生长,而不是浸润组织。颈髓型肿瘤也往往是低级别的,在某些情况下可能是浸润性的。这些肿瘤可延展至延髓和上颈髓,并可延伸到枕骨大孔之外,因为轴向生长受限于锥体交叉。

遗传学: 虽然病因不明,基因组研究已经确定了 PDGFRA、MDM4、MYCN、EGFR、MET、KRAS、CDK4、H3F3A 及其他基因的改变[9-17]。其他相关工作包括 Sonic Hedgehog 信号通路[18]。

临床表现: 脑神经麻痹(如复视、虚弱、言语或吞咽困难)、共济失调、长束征(运动无力),或颅内压(ICP)升高症状,如头痛、恶心和呕吐。脑桥脑神经最常受影响,其次为延髓脑神经,然后是中脑脑神经。DIPG 通常发病迅速(诊断前中位时间 1 个月),一般包括双侧脑神经病变、共济失调和长束征。局灶性肿瘤通常更具惰性,并通常存在有限的脑神经病变。外生性病变隐匿,不出现明显生长和颅内压升高的症状;长束征并不常见。颈髓型病变可能主要以髓质功能障碍为主(由于恶心、呕吐、吞咽困难、慢性吸气、睡眠呼吸暂停和头部倾斜而不能茁壮成长)或颈脊髓功能障碍为主(面部或颈部疼痛、进行性无力、痉挛,手的偏好,运动衰退和感觉缺陷),取决于肿瘤中心位置[8]。顶盖肿瘤常伴有颅内压升高,继发于中脑水管狭窄引起的脑积水。

诊断: 仔细的神经检查。以钆为造影剂的磁共振成像。DIPG 在 T1 上往往是低信号,但有少许增强(虽然可变),但在 T2 上是高信号的。MR 弥散成像也可用于评估肿瘤与白质束的关系,这可能影响手术选择和计划[8]。高达 10%~15% 的脑干胶质瘤有软脑膜受浸。外生性病变常充盈第四脑室,造成梗阻和脑积水。这种病变通常是青少年型毛细胞星形细胞瘤(JPAS),虽然是低级别但用钆后增强明显。颈髓型肿瘤导致延髓向第四脑室扩展和(或)颈脊髓扩展。与 DIPG 一致的病变通常不考虑活检,因为分级不影响治疗。由于立体定向活检技术降低了风险,活检可以作为研究目的,并且可以为不典型的放射学或临床特征的病例提供信息[10,19,20]。值得注意的是,活检可能对成人更有用,他们的组织学似乎有更重要的预后信息(见后文)。鉴别诊断包括原发性神经外胚层肿瘤(PNET)、非典型畸胎样横纹肌瘤(ATRT)、血管畸形、脱髓鞘障碍(如多发性硬化)、神经节细胞胶质瘤、错构瘤(特别是合并神经纤维瘤病的患者)、转移、脓肿、脑炎和寄生虫性囊肿等等。

预后因素: 肿瘤位置和类型是最重要的预后因素,与其他常见类型(局灶型、外生型、颈髓型)相比 DIPG 显示出更差的结局。

治疗模式

DIPG: 手术没有治疗价值,全身治疗一般没有益处。细胞毒性化学治疗、同步依他硝唑(乏氧细胞放射增敏剂)、大剂量他莫昔芬、大剂量化学治疗联合骨髓移植、破坏血脑屏障、P-糖蛋白抑制剂(多药耐药)及其他策略都没有显示出显著获益[4]。单纯放射治疗仍然是

DIPG 的标准治疗方法,因为已证明它是延长生存的唯一模式。剂量为 54Gy/30fx,每天一次,共 6 周。其他放射治疗方法,如超分割,碘 - 125 组织内植入和立体定向放射治疗手术已经尝试,并不优于标准放射治疗。大部分患者放射治疗后临床改善,虽然疾病进展时间为 5～6 个月,并且在大部分研究中,中位生存时间小于 9～12 个月。

局灶型: 手术切除表明是可行的(例如,肿瘤延伸到脑干侧面的表面或第四脑室底)。神经功能的保护对于这些惰性肿瘤是很重要的,并且可能需要审慎地使用次全切除术。放射治疗对手术后进展的和不可切除的病变是有用的[1]。就 DIPG 而言,放射治疗剂量通常为 54Gy/30fx,而且推荐采用较小的 CTV 边界。

外生型或颈髓型: 在可能的情况下应行最大安全切除[8,21,22]。放射治疗对于不可切除的肿瘤是一种有效的替代方法,手术后的高级别肿瘤或手术后早期进展的肿瘤也可以考虑放射治疗。在可行的情况下,晚期进展的患者可能受益于再次手术。辅助化学治疗意义尚不明确,在某些情况下化学治疗可使肿瘤缩小,然后进行完整地切除[22]。化学治疗可使部分患者病情稳定或部分缓解,但最终进展是不可避免的,5 年无进展生存在 30%～40% 的范围内[23]。化学治疗对幼儿意义更大,可以延缓放射治疗时间,从而使幼儿身体和神经认知更好地发育[8]。

顶盖型: 中脑局灶性顶盖肿瘤往往是非常惰性的,可能只需要脑脊液分流,例如,用第三脑室造口或分流[24]。这些肿瘤大多数患者在没有手术切除(该部位手术有重大风险)或放射治疗的情况下长时间无进展[25]。因此,对于有进展迹象的患者才给予干预。

治疗相关并发症: 手术并发症可能包括呼吸功能受损(尤其是髓质受累)、复视、面瘫、吞咽困难、声带麻痹、丧失呕吐/咳嗽反射、额外的脑神经病变、长束缺损和死亡。放射治疗的并发症可能包括皮炎(尤其是在外耳道和耳后区)、听力损失、生长障碍、内分泌功能障碍、认知功能障碍、辐射坏死和辐射诱发肿瘤等。

基于循证数据的问与答

● 提高放射治疗剂量和(或)改变分割能改善预后吗?

在多个研究中提高放射治疗剂量或改变分割方式并没有观察到获益。

Freeman,POG 8495(*IJROBP* 1993,PMID 8407392):136 个儿童患者使用每日 2fx 超分割放射治疗的剂量递增的 I～II 期试验。初始剂量为 66Gy/60fx,1.1Gy/fx,每日 2fx,随后升级到 70.2Gy/60fx,1.17Gy/fx,每日 2fx,并进一步升级到 75.6Gy/60fx,1.26Gy/fx,每日 2fx。不同剂量水平之间无进展生存和总生存无显著性差异。最高剂量水平组(75.6Gy)的中位进展时间(TTP)为 7 个月,中位总生存为 10 个月,1 年总生存率为 40%。在 75.6Gy 组长期使用类固醇和病灶内坏死最常见。在 MRI 上延伸到小脑脚是一个预后不良因素。

结论: 在该研究中剂量递增的超分割放射治疗并没有通过剂量增加而改善预后,和每日分割的历史研究结果比较也没有改善预后。在该研究的最高剂量组,毒性更大。

Packer,CCG 9882(*Cancer* 1993,PMID 8339232):53 个儿童患者使用 1Gy/fx 每日两次超分割放射治疗至 72Gy 的 Ⅰ~Ⅱ期试验。1 年总生存率(OS)为 38%。

结论:用超分割放射治疗不能获益。

Lewis,UKCCSG(*IJROBP* 1997,PMID 9276356):28 例弥漫性 BSG 儿童患者超分割方疗的初步研究,剂量为 48.6~50.4Gy/27~28fx,1.8Gy/fx,每日两次,治疗间隔至少 8 小时。中位总生存 8.5 个月。急性放射治疗毒性最小,仅有 11% 具有轻度毒性。

结论:超分割不能明显改善预后。

Mandell,POG 9239(*IJROBP* 1999,PMID 10192340):130 例年龄 3~21 岁,症状 <6 个月的 DIPG 患者的前瞻性随机试验。患者被随机分为常规每日放射治疗组(54Gy/30fx,每日一次)和超分割放射治疗组(70.2Gy/60fx,1.17Gy/fx,每日两次),边界外放 2cm(这是 POG 8495 超分割剂量的 2/3)。两组均在第 1、3、5 周应用顺铂作为放射治疗增敏剂。生存及疾病进展时间在两组间没有显著差异。95% 放射治疗患者发生神经功能改善。两组之间发生率相似。无 4~5 级毒性。

结论:常规放射治疗优于剂量递增的超分割放射治疗(表 54-1)。

表 54-1 POG 9239

	中位总生存	1 年总生存	2 年总生存	3 年总生存	疾病进展时间
54Gy/30fx,qd	8.5 个月	31%	7%	4%	6 个月
70.2Gy/60fx,bid	8 个月	27%	7%	5%	5 个月

Janssens,Netherlands(*IJROBP* 2009,PMID 18990510):荷兰的 9 例儿童内生弥漫性 BSG 的低分割研究。放射治疗 39Gy/13fx(*n*=8)或 33Gy/6fx(*n*=1)2.6 周以上。所有患者放射治疗开始 2 周内症状开始改善。无 3~4 级毒性。中位进展时间 4.9 个月;中位总生存 8.6 个月。

结论:简化方案是可行的,并可能产生类似于持久方案的结果。

评论:小样本量使普遍性受限。

Zaghloul,Egypt(*Radiother Oncol*,PMID 24560760):71 例小儿 DIPG 低分割放射治疗的前瞻性随机试验。放射治疗为 39Gy/13fx,2.6 周,而常规放射治疗为 54Gy/30fx,6 周。中位 P 无进展生存分别为 6.6 个月对 7.3 个月(P=0.71)。中位总生存分别为 7.8 个月对 9.5 个月(P=0.59)。这些差异超过预先设定的非劣效范围。

结论:低分割放射治疗未显示出非劣效性。

- 近距离治疗有好处吗?

通过近距离放射治疗增加剂量似乎没有改善预后。

Chuba，Wayne State（*Childs Nerv Syst* 1998，PMID 9840381）:28 例中枢神经系统肿瘤儿童接受碘 - 125 近距离放射治疗的回顾性研究。其中 9 例患有 BSG(8 例 DIPG,1 例有中脑肿瘤)。DIPG 患者接受外放射治疗(50Gy),随后 fx 立体定向推量 3Gy×4fx。4~6 周后,重新评估患者以进行立体定向插植碘 - 125 治疗。对有强化的肿瘤区计划植入剂量至 82.9Gy(0.04Gy/h)。初步结果显示没有与导管放置相关的手术并发症。8 例 DIPG 的中位生存时间为 8.4 个月。分析时仍存活的 2 例患者经活检证实为高级别肿瘤。

结论:尽管外放射治疗与近距离放射治疗相联合,肿瘤局部控制仍然较差。

● **立体定向放射外科(SRS)能否改善预后?**

数据是非常有限的,而且相比超分割放射治疗并没有显示出优势。

Fuchs，Austria（*Acta Neurochir Suppl*，PMID 12379009）: 以伽马刀放射治疗 21 例(年龄 8~56 岁)BSG 的回顾性研究。病灶主要位于脑桥的 12 例、髓质 2 例、中脑 7 例。立体定向放射治疗中肿瘤边缘的中位剂量为 12Gy(9~20Gy),中位等剂量为 45%。在立体定向放射治疗之前,4 例接受常规放射治疗,1 例接受放射治疗和化学治疗,1 例接受化学治疗,1 例因脑积水行分流术。有影像学随访的 19 例患者中,肿瘤进展 2 例,病情稳定 10 例,复发 3 例。中位随访时间为 29 个月。5 例患者神经功能提高。1 例患者立体定向放射治疗后行显微囊肿开窗术,2 例须行分流。死亡 9 例,与立体定向放射治疗无关,中位时间为 20.7 个月。

结论:立体定向放射治疗在选择的患者中可能是可行的,基于有限的样本以及患者、肿瘤和治疗的诸多异质性,需要进行前瞻性研究。

● **再程放射治疗有用吗?**

有限的数据显示其可行性,部分患者症状出现改善。

Fontanilla，MDACC（*Am J Clin Oncol* 2012，PMID 21297433）:6 例进展 DIPG 患者接受再放射治疗的回顾性研究。首程放射治疗后疾病进展时间 4~18 个月,并且所有患者都接受了进一步的挽救性化学治疗。放射治疗间隔 8~28 个月。初始放射治疗剂量为 54~55.8Gy。再程放射治疗与化学治疗同时进行。放射治疗以 2Gy/fx 给予 20Gy(n=4),18Gy(n=1)和 2Gy(n=1,放射治疗 1fx 后退出)。4 位患者在临床症状方面有显著的改善(3 例言语改善,3 例共济失调改善,2 例吞咽改善)。3 位患者在再次放射治疗后重新获得行走能力。4 例患者治疗后 MRI 上显示肿瘤缩小。临床中位无进展生存为 5 个月。急性放射毒性反应为疲劳(n=2)、脱发(n=2)和食欲减退(n=1)。没有≥3 级毒性。

结论:再次放射治疗联合化学治疗是可行的,可以改善症状,毒性最小。那些对初始治疗有长期反应的患者可能最适宜。

● **弥漫性内生性肿瘤的全身治疗有益处吗?**

绝大部分证据表明全身治疗没有确切益处。法国 BSG 98 研究是个例外,其最终结果表明与对照组相比,化学治疗可能提高生存。然而,法国化学治疗方案时间较长,毒性大,并且需要长期住院治疗。

Jenkin,CCSG(*J Neurosurg* 1987,PMID 3806204):74 例儿科患者每周 5fx,周剂量 8～9Gy,共放射治疗 50～60Gy 的前瞻性随机试验,评估后决定是否接受辅助化学治疗。单用放射治疗和放射治疗辅以洛莫司汀、长春新碱和泼尼松无差异。两组中位总生存均约为 9 个月。

结论:全身化学治疗无获益。

Freeman,Combined POG 9239/8495(*IJROBP* 2000,PMID 10837936):POG 9239(64 例患者超分割放射治疗 70.2Gy 及顺铂周疗)与 POG 8495[57 例患者超分割放射治疗 70.2Gy(该试验未给予化学治疗)]的交叉试验比较。基线特征相似。POG 9239 组 1 年总生存为 28%,而 POG 8495 组为 40%($P=0.723$)。

结论:在超分割放射治疗基础上加用顺铂不会改善总生存,并且可能是有害的。

Marcus,Harvard(*IJROBP* 2003,PMID 12654425):哈佛大学 I 期试验用超分散放射治疗加用放射增敏剂依他硝唑治疗小儿 DIPG。前 3 个患儿的放射治疗剂量为 66Gy/44fx(1.5Gy bid),随后 15 个患者的剂量为 63Gy/42fx。在早晨分割放射治疗前 30 分钟快速输注依他硝唑。计划 8 个剂量水平;2 个接受 7 级(共 46.2g/m²)剂量的患者均出现 3 级弥漫性皮疹。尽管如此,中位总生存才 8.5 个月。

结论:依他硝唑不能获益,并有毒性反应。

Bronischer,St. Jude SJHG-98(*Cancer* 2005,PMID 15565574):33 例弥漫性 BSG 患者序贯放射治疗(中位剂量 55.8Gy)和替莫唑胺[TMZ;200mg/(m²·dL)-5×6 个周期]辅助化学治疗的多中心研究。在放射治疗之前,可以选择使用 2 个周期的伊立替康进行新辅助治疗。中位总生存为 12 个月。

结论:辅助替莫唑胺±伊立替康新辅助化学治疗无益处。

Frappaz,French BSG 98(*Neuro Oncol* 2008,PMID 18577561):弥漫性内生性 BSG 的儿科患者应用一线化学治疗延迟放射治疗的法国前瞻性单臂试验($n=23$)。化学治疗的每个周期包括 3 个阶段,间隔 30 天,其中阶段 1 是他莫昔芬、卡莫司汀和顺铂。阶段 2 和阶段 3 是高剂量甲氨蝶呤。重复 3 个月的循环直至临床恶化,此时使用 54Gy/27fx 进行放射治疗。在放射治疗期间也给予他莫昔芬,并且在放射治疗期间和之后给予羟基脲直至进展。当其他研究显示他莫昔芬在 BSG 缺乏获益后,将他莫昔芬从该研究中撤出。结果:中位总生存 17 个月,对照组 9 个月($P=0.022$)。住院时间延长(57 天对 25 天,$P=0.001$)。4 例患者出现严重的医源性感染,11 例需要血小板输注。

结论:该方案的生存率可能更高,但本研究样本量过少。此外,需要认真考虑显著的毒性反应和长期住院的要求。

Sirachainan,Thailand(*Neuro Oncol* 2008,PMID 18559468):泰国的 12 例 DIPG 儿童患者同步替莫唑胺(75mg/m²)治疗,然后替莫唑胺(200mg/m² dL-5)加顺式维 A 酸

$[100mg/(m^2\,dL-21)]$辅助治疗的研究。放射治疗剂量:55.8~59.4Gy。中位总生存 13.5 个月。

结论:作者建议进一步研究基于替莫唑胺的放化疗,本研究样本量较小。

Jalali,Tata Memorial(*IJROBP* 2010,PMID 19647954):印度 20 例 DIPG 患儿的 Ⅱ 期试验。局部放射治疗至 54Gy/30fx,同期和辅助替莫唑胺(同期每天 75mg/m²;辅助 200mg/m²,dL-5,最多 12 个循环)。中位无进展生存 6.9 个月,中位总生存 9.2 个月。

结论:加用替莫唑胺无益。

Sharp,Canada(*Eur J Cancer* 2010,PMID 20656474):15 例新诊断的弥漫性内生性 BSG 儿童患者用标准放射治疗及同步替莫唑胺节律化学治疗 85mg/(m²/d),治疗 6 周,然后以相同剂量替莫唑胺进行单独节律性化学治疗的 Ⅱ 期试验。继续治疗直至疾病进展或出现不可接受的毒性反应。中位疾病进展时间 5.1 个月,中位生存 9.8 个月。

结论:添加替莫唑胺节律化学治疗没有任何好处。

- **组织学在成人弥漫性内生性 BAG 中是否具有预后意义?**

成人 BSG 似乎与儿童的有所不同,特别是弥漫性内生性低级别胶质瘤,其预后显著优于儿童。

Guillamo,France(*Brain* 2001,PMID 11701605):法国的 48 名成人 BSG 患者的回顾性研究。平均年龄 34 岁(范围 16~70 岁)。MRI 显示非增强、弥漫性浸润性肿瘤(50%),对比增强的局部肿块(31%),孤立的顶盖肿瘤(8%)和其他形式肿瘤(11%)。治疗包括次全切除(8%)、放射治疗(94%)和化学治疗(56%)。中位总生存 5.4 年。多变量分析显示重要预后因素包括组织学分级,症状持续时间和 MRI 上"坏死"的出现。根据临床、组织学和放射学特征,85% 可以分为以下三组之一:

弥漫性内生性低级别胶质瘤(46%),在诊断前具有较长临床病史的年轻成人并且 MRI 表现为弥漫性增大、没有强化的脑干。62% 患者放射治疗可改善症状并且生存期长(中位生存 7.3 年)。

局灶性顶盖脑胶质瘤(8%),在年轻人中,常表现为孤立性脑积水。惰性病程,估计中位生存 > 10 年(类似于这类肿瘤的儿童)。

恶性神经胶质瘤(31%):见于临床病史较短的老年人,MRI 显示强化及伴有"坏死"。即使积极治疗仍预后不良,中位平均生存 11.2 个月。

（崔瑞雪　王凤玮　校）

参考文献

1. Klimo P, Jr., Pai Panandiker AS, Thompson CJ, et al. Management and outcome of focal low-grade brainstem tumors in pediatric patients: the St. Jude experience. *J Neurosurg Pediat*. 2013;11(3):274–281.
2. Physician Data Query (PDQ) of the National Cancer Institute; 2017. https://www.cancer.gov/types/brain/hp/child-glioma-treatment-pdq
3. Hu J, Western S, Kesari S. Brainstem glioma in adults. *Front Oncol*. 2016;6:180.
4. Warren KE. Diffuse intrinsic pontine glioma: poised for progress. *Frontiers Oncol*. 2012;2:205.
5. Mahdi J, Shah AC, Sato A, et al. A multi-institutional study of brainstem gliomas in children with neurofibromatosis type 1. *Neurology*. 2017;88(16):1584–1589.
6. Epstein FJ, Farmer JP. Brain-stem glioma growth patterns. *J Neurosurg*. 1993;78(3):408–412.
7. Hoffman LM, DeWire M, Ryall S, et al. Spatial genomic heterogeneity in diffuse intrinsic pontine and midline high-grade glioma: implications for diagnostic biopsy and targeted therapeutics. *Acta Neuropathol Commun*. 2016;4:1.
8. McAbee JH, Modica J, Thompson CJ, et al. Cervicomedullary tumors in children. *J Neurosurg Pediat*. 2015;16(4):357–366.
9. Barrow J, Adamowicz-Brice M, Cartmill M, et al. Homozygous loss of ADAM3A revealed by genome-wide analysis of pediatric high-grade glioma and diffuse intrinsic pontine gliomas. *Neuro Oncol*. 2011;13(2):212–222.
10. Grill J, Puget S, Andreiuolo F, et al. Critical oncogenic mutations in newly diagnosed pediatric diffuse intrinsic pontine glioma. *Pediat Blood Cancer*. 2012;58(4):489–491.
11. Khuong-Quang DA, Buczkowicz P, Rakopoulos P, et al. K27M mutation in histone H3.3 defines clinically and biologically distinct subgroups of pediatric diffuse intrinsic pontine gliomas. *Acta Neuropathol*. 2012;124(3):439–447.
12. Li G, Mitra SS, Monje M, et al. Expression of epidermal growth factor variant III (EGFRvIII) in pediatric diffuse intrinsic pontine gliomas. *J Neuro Oncol*. 2012;108(3):395–402.
13. Paugh BS, Broniscer A, Qu C, et al. Genome-wide analyses identify recurrent amplifications of receptor tyrosine kinases and cell-cycle regulatory genes in diffuse intrinsic pontine glioma. *J Clin Oncol*. 2011;29(30):3999–4006.
14. Paugh BS, Qu C, Jones C, et al. Integrated molecular genetic profiling of pediatric high-grade gliomas reveals key differences with the adult disease. *J Clin Oncol*. 2010;28(18):3061–3068.
15. Warren KE, Killian K, Suuriniemi M, et al. Genomic aberrations in pediatric diffuse intrinsic pontine gliomas. *Neuro Oncol*. 2012;14(3):326–332.
16. Wu G, Broniscer A, McEachron TA, et al. Somatic histone H3 alterations in pediatric diffuse intrinsic pontine gliomas and non-brainstem glioblastomas. *Nature Genet*. 2012;44(3):251–253.
17. Zarghooni M, Bartels U, Lee E, et al. Whole-genome profiling of pediatric diffuse intrinsic pontine gliomas highlights platelet-derived growth factor receptor alpha and poly (ADP-ribose) polymerase as potential therapeutic targets. *J Clin Oncol*. 2010;28(8):1337–1344.
18. Puget S, Philippe C, Bax DA, et al. Mesenchymal transition and PDGFRA amplification/mutation are key distinct oncogenic events in pediatric diffuse intrinsic pontine gliomas. *PloS one*. 2012;7(2):e30313.
19. Cage TA, Samagh SP, Mueller S, et al. Feasibility, safety, and indications for surgical biopsy of intrinsic brainstem tumors in children. *Childs Nerv Syst*. 2013;29(8):1313–1319.
20. Puget S, Beccaria K, Blauwblomme T, et al. Biopsy in a series of 130 pediatric diffuse intrinsic Pontine gliomas. *Childs Nerv Syst*. 2015;31(10):1773–1780.
21. Robertson PL, Allen JC, Abbott IR, et al. Cervicomedullary tumors in children: a distinct subset of brainstem gliomas. *Neurology*. 1994;44(10):1798–1803.
22. Di Maio S, Gul SM, Cochrane DD, et al. Clinical, radiologic and pathologic features and outcome following surgery for cervicomedullary gliomas in children. *Childs Nerv Syst*. 2009;25(11):1401–1410.

23. Raabe E, Kieran MW, Cohen KJ. New strategies in pediatric gliomas: molecular advances in pediatric low-grade gliomas as a model. *Childs Nerv Syst*. 2013;19(17):4553–4558.
24. Daglioglu E, Cataltepe O, Akalan N. Tectal gliomas in children: the implications for natural history and management strategy. *Pediat Neurosurg*. 2003;38(5):223–231.
25. Griessenauer CJ, Rizk E, Miller JH, et al. Pediatric tectal plate gliomas: clinical and radiological progression, MR imaging characteristics, and management of hydrocephalus. *J Neurosurg Pediat*. 2014;13(1):13–20.

第 **55** 章

颅咽管瘤

Martin C. Tom，Timothy D. Smile，Erin S. Murphy

速览：颅咽管瘤(CP)是一种罕见的良性肿瘤,发生于垂体导管(勒克囊),最常见于儿童和老年人的鞍上区。症状表现为头痛、视觉障碍、恶心、呕吐和(或)内分泌异常。MRI 影像表现为鞍部实性肿瘤和(或)典型的伴有钙化的囊性占位。治疗方法通常为病变部位完全切除,或者部分切除辅助以放射治疗。这两种治疗方式从长期结果(无进展生存期 > 65% ,总生存 > 90%)的角度来看是不相上下的。放射治疗的策略包括常规外照射到54Gy,或者质子束放射疗法配合以 MRI 成像监控疗程中囊肿的体积变化或立体定向放射技术。历史上曾经使用过囊内放射疗法(铼 – 186,钇 – 90,或磷 – 32)与囊内化学热疗法(博莱霉素或干扰素α)。但这些疗法在当代已不常见。

流行病学：颅咽管瘤的发病率每年约为 570 人次,并且没有显著的性别差异。占全部非恶型脑肿瘤的 1.2% 和全部儿童脑肿瘤的 4%[1]。高发年龄为 5~14 岁和50~75 岁[2]。

危险因素：没有被证实存在高危因素。

解剖学：颅咽管瘤来自垂体导管(勒克囊),或者其在成人中的残留部分。颅咽管瘤通常在鞍部,可能包括视交叉神经、基底血管、下丘脑、第三脑室,或垂体茎。它们可能大体上表现为完整囊性占位,但是形成多囊肿是其特征[3]。

病理学：颅咽管瘤是组织学上的良性上皮肿瘤,生长于残留的勒克囊。两个主要亚型是成釉质型(85%~90%)和乳头状(即鳞状乳头状,11%~14%)。造釉细胞瘤型亚型与儿童相关,表现为实性肿瘤和(或)内含钙化质与深棕色/黑色油脂的囊性肿瘤[4]。这种亚型对周围结构更具黏附性,在组织学上表现为湿润的角蛋白结节、罗森塔尔纤维和具有强烈神经胶质增生的栅栏基底层细胞[5]。乳头状亚型看起来更像 Rathke 的裂隙性囊肿,具有鳞状分化和假性毛细血管,并且在 MRI 成像中更容易发现钙化。

遗传学：造釉细胞瘤型亚型与 WNT 通路活化和 CTNNB1 基因突变有关[6,7]。乳头状亚型可能会有 BRAF(V600E)基因突变[8]。

临床表现：临床表现通常包括头痛、视觉缺陷、恶心/呕吐或激素异常、生长激素缺乏症或甲状腺功能减退(生长障碍)、抗利尿激素缺乏症(中枢性尿崩症)、阳痿、闭经或溢乳;还可包括抑郁症、嗜睡、昏迷、癫痫发作、食欲过盛、间脑综合征以及认知功能或人格的改变[9,10]。

诊断流程：检查病例与体检时注意内分泌症状和详细的神经系统检测。

实验室检查：内分泌检查被认为是建立基线功能的准备工作。同时还要考虑详细的视野测试、电解质和尿液以及记忆、个性、心理和认知功能检测。

影像学检查：MRI 和（或）CT 成像表现为囊性（94%）、钙化（92%，更常见于乳头状亚型）、信号变强、鞍旁病变，以及脑积水（67%）[9]。可以基于成像外观、囊液分析或其他组织病理学进行诊断。

预后因素：阴性预后因素包括 >53 岁的成人，2fx 以上手术史，肿瘤大小 >5cm，单独局部切除（相对于配合以放射治疗），脑积水和放射治疗剂量 <54~55.9Gy[11-14]。

治疗模式

手术：对于几乎所有患者来说外科手术是首选的。一些人倾向于侵入式全切除，但由于邻近下丘脑和其他周围结构，全切除后可能产生相应并发症。因此，其他人主张局部切除联合术后放射治疗（辅助性放射治疗与补救性放射治疗）。仅进行局部切除的局控率很低。可以经蝶窦切除鞍内肿瘤。可以使用内镜通过延长的经蝶入路移除鞍上肿瘤[15]。许多人使用翼状开颅手术。大型囊肿可以在手术前抽出囊液。

化学治疗：使用博莱霉素或干扰素 -α 的囊内化学热疗法。虽然样本较少，但是结果表明近期肿瘤有效率为 62%~100%，局部控制率 59%~71%。有观点认为使用干扰素的毒性反应比博莱霉素小[16]。

放射治疗

适应证：放射治疗被用于局部切除之后的辅助治疗或肿瘤复发的补救性治疗。在有限的复查随访中证实单独使用质子束放射治疗或联合光子放射治疗是非常有效的[17,18]。正在进行的前瞻性 II 期研究报告了质子束放射治疗与适形或调强放射治疗有着相似的严重并发症发病率。需要每 1~2 周采用 fx 保型技术进行成像来监控囊肿的体积变化。有限的数据表明，对于主要囊性病变，使用铼 -186、钇 -90 或磷酸盐 -32 的腔内放射疗法已经证实有效率为 50%~100%，局控率为 67%。

剂量：常规外照射剂量通常为 54Gy/30fx。剂量为 5455.8Gy 或更高剂量，相比于低剂量有助于提高局控率[12-14]。伽马刀使用剂量为 10~14.5Gy，长期控制率在 66%~80%[25-28]。

治疗过程：见《放射肿瘤学治疗计划手册》，第 11 章。

基于循证数据的问与答

• 侵入式全切除与局部切除辅之以放射疗法的临床表现哪种更好？

目前仍有争议。回顾性数据和系统回顾的文献表明，全切除与放射治疗辅助部分切除有类似的生存率和局控率，但全切除可能导致更多的内分泌功能障碍。

• 是否可以保留放射治疗用于补救性治疗？

可以。宾夕法尼亚州大学的回顾性数据发现，只进行手术的局控率与放射治疗辅助外科手术相比要低,但是如果把手术后最终进行了补救性放射治疗的患者也算入其中的话,这两种方法表现出相同的生存率和局控率[35]。此外,英国的回顾性数据显示,87 个辅助性放射治疗与补救性放射治疗的患者有着相似的临床表现。

- **治疗后的后期影响如何?**

颅咽管瘤起源于大脑高度敏感的区域,尤其是儿童,由于该疾病的长期自然病史,后期影响是常见的。在侵入式手术切除后,尿崩症是常见的。常见的神经心理学变化包括去抑制持续存在、注意力和记忆力缺陷。儿童常见的内分泌的影响是生长激素异常。在下丘脑附近治疗的影响包括下丘脑肥胖、睡眠紊乱和口渴感。视力损害可能发生在治疗或肿瘤进展的过程中。由于接近颈动脉和微血管的变化可能导致中风。烟雾综合征(基底节微血管缺血)不常见。第二次恶性肿瘤(脑膜瘤和其他)也可能发生(表 55 -1 和表 55 -2)。

表 55 –1　Yang 等 2010(所有 CP)[32]

$n=442$	2 年 PFS	5 年 PFS	5 年 OS	10 年 OS
GTR	88%	67%	98%	98%
STR + RT	91%	69%	99%	95%
	所有 NS			

表 55 –2　Clark 等 2013(儿童 CP)[31]

$n=377$	1 年 PFS	5 年 PFS
GTR	89%	77%
STR + RT	84%	73%
	所有 NS	

(王倩烨　王凤玮 校)

参考文献

1. Ostrom QT, Gittleman H, Fulop J, et al. CBTRUS Statistical Report: primary brain and central nervous system tumors diagnosed in the United States in 2008–2012. *Neuro Oncol.* 2015;17(Suppl 4):iv1–iv62.
2. Bunin GR, Surawicz TS, Witman PA, et al. The descriptive epidemiology of craniopharyngioma. *J Neurosurg.* 1998;89(4):547–551.
3. Gunderson LL, Tepper JE. *Clinical Radiation Oncology.* 4th ed. Philadelphia, PA: Elsevier; 2016.
4. Adamson TE, Wiestler OD, Kleihues P, Yasargil MG. Correlation of clinical and pathological features in surgically treated craniopharyngiomas. *J Neurosurg.* 1990;73(1):12–17.
5. Crotty TB, Scheithauer BW, Young WF, Jr., et al. Papillary craniopharyngioma: a clinicopathological study of 48 cases. *J Neurosurg.* 1995;83(2):206–214.
6. Gaston-Massuet C, Andoniadou CL, Signore M, et al. Increased wingless (Wnt) signaling in pituitary progenitor/stem cells gives rise to pituitary tumors in mice and humans. *Proc Natl Acad Sci USA.* 2011;108(28):11482–11487.

7. Hussain I, Eloy JA, Carmel PW, Liu JK. Molecular oncogenesis of craniopharyngioma: current and future strategies for the development of targeted therapies. *J Neurosurg.* 2013;119(1):106–112.

8. Brastianos PK, Taylor-Weiner A, Manley PE, et al. Exome sequencing identifies BRAF mutations in papillary craniopharyngiomas. *Nat Genet.* 2014;46(2):161–165.

9. Hetelekidis S, Barnes PD, Tao ML, et al. Twenty-year experience in childhood craniopharyngioma. *Int J Rad Oncol Biol Phys.* 1993;27(2):189–195.

10. Merchant TE, Kiehna EN, Sanford RA, et al. Craniopharyngioma: the St. Jude Children's Research Hospital experience 1984–2001. *Int J Radiat Oncol Biol Phys.* 2002;53(3):533–542.

11. Masson-Cote L, Masucci GL, Atenafu EG, et al. Long-term outcomes for adult craniopharyngioma following radiation therapy. *Acta Oncol.* 2013;52(1):153–158.

12. Regine WF, Kramer S. Pediatric craniopharyngiomas: long term results of combined treatment with surgery and radiation. *Int J Radiat Oncol Biol Phys.* 1992;24(4):611–617.

13. Habrand JL, Ganry O, Couanet D, et al. The role of radiation therapy in the management of craniopharyngioma: a 25-year experience and review of the literature. *Int J Radiat Oncol Biol Phys.* 1999;44(2):255–263.

14. Varlotto JM, Flickinger JC, Kondziolka D, et al. External beam irradiation of craniopharyngiomas: long-term analysis of tumor control and morbidity. *Int J Radiat Oncol Biol Phys.* 2002;54(2):492–499.

15. de Divitiis E, Cappabianca P, Cavallo LM, et al. Extended endoscopic transsphenoidal approach for extrasellar craniopharyngiomas. *Neurosurgery.* 2007;61(5 Suppl 2):219–227; discussion 228.

16. Steinbok P, Hukin J. Intracystic treatments for craniopharyngioma. *Neurosurg Focus.* 2010;28(4):E13.

17. Luu QT, Loredo LN, Archambeau JO, et al. Fractionated proton radiation treatment for pediatric craniopharyngioma: preliminary report. *Cancer J.* 2006;12(2):155–159.

18. Fitzek MM, Linggood RM, Adams J, Munzenrider JE. Combined proton and photon irradiation for craniopharyngioma: long-term results of the early cohort of patients treated at Harvard Cyclotron Laboratory and Massachusetts General Hospital. *Int J Radiat Oncol Biol Phys.* 2006;64(5):1348–1354.

19. Merchant TE, Hua CH, Sabin ND, et al. Necrosis, vasculopathy, and neurological complications after proton therapy for childhood craniopharyngioma: results from a prospective trial and a photon cohort comparison. *Int J Rad Oncol Biol Phys.* 2016;96:S120–S121.

20. Winkfield KM, Linsenmeier C, Yock TI, et al. Surveillance of craniopharyngioma cyst growth in children treated with proton radiotherapy. *Int J Radiat Oncol Biol Phys.* 2009;73(3):716–721.

21. Voges J, Sturm V, Lehrke R, et al. Cystic craniopharyngioma: long-term results after intracavitary irradiation with stereotactically applied colloidal beta-emitting radioactive sources. *Neurosurgery.* 1997;40(2):263–269; discussion 269–270.

22. Pollock BE, Lunsford LD, Kondziolka D, et al. Phosphorus-32 intracavitary irradiation of cystic craniopharyngiomas: current technique and long-term results. *Int J Radiat Oncol Biol Phys.* 1995;33(2):437–446.

23. Hasegawa T, Kondziolka D, Hadjipanayis CG, Lunsford LD. Management of cystic craniopharyngiomas with phosphorus-32 intracavitary irradiation. *Neurosurgery.* 2004;54(4):813–820; discussion 820–812.

24. Van den Berge JH, Blaauw G, Breeman WA, et al. Intracavitary brachytherapy of cystic craniopharyngiomas. *J Neurosurg.* 1992;77(4):545–550.

25. Niranjan A, Kano H, Mathieu D, et al. Radiosurgery for craniopharyngioma. *Int J Radiat Oncol Biol Phys.* 2010;78(1):64–71.

26. Lee CC, Yang HC, Chen CJ, et al. Gamma knife surgery for craniopharyngioma: report on a 20-year experience. *J Neurosurg.* 2014;121 Suppl:167–178.

27. Kobayashi T. Long-term results of gamma knife radiosurgery for 100 consecutive cases of craniopharyngioma and a treatment strategy. *Prog Neurol Surg.* 2009;22:63–76.

28. Xu Z, Yen CP, Schlesinger D, Sheehan J. Outcomes of gamma knife surgery for craniopharyngiomas. *J Neurooncol.* 2011;104(1):305–313.

29. Videtic GMM, Woody N, Vassil AD. *Handbook of Treatment Planning in Radiation Oncology.* 2nd ed. New York, NY: Demos Medical; 2015.

30. Clark AJ, Cage TA, Aranda D, et al. Treatment-related morbidity and the management of pediatric craniopharyngioma: a systematic review. *J Neurosurg Pediatr.* 2012;10(4):293–301.

31. Clark AJ, Cage TA, Aranda D, et al. A systematic review of the results of surgery and radiotherapy on tumor control for pediatric craniopharyngioma. *Childs Nerv Syst.* 2013;29(2):231–238.

32. Yang I, Sughrue ME, Rutkowski MJ, et al. Craniopharyngioma: a comparison of tumor control with various treatment strategies. *Neurosurg Focus.* 2010;28(4):E5.

33. Schoenfeld A, Pekmezci M, Barnes MJ, et al. The superiority of conservative resection and adjuvant radiation for craniopharyngiomas. *J Neurooncol.* 2012;108(1):133–139.

34. Sughrue ME, Yang I, Kane AJ, et al. Endocrinologic, neurologic, and visual morbidity after treatment for craniopharyngioma. *J Neurooncol.* 2011;101(3):463–476.

35. Stripp DC, Maity A, Janss AJ, et al. Surgery with or without radiation therapy in the management of craniopharyngiomas in children and young adults. *Int J Radiat Oncol Biol Phys.* 2004;58(3):714–720.

36. Pemberton LS, Dougal M, Magee B, Gattamaneni HR. Experience of external beam radiotherapy given adjuvantly or at relapse following surgery for craniopharyngioma. *Radiother Oncol.* 2005;77(1):99–104.

第 56 章

横纹肌肉瘤

Yvonne D. Pham，Samuel T. Chao，Erin S. Murphy

速览： 横纹肌肉瘤（RMS）是最常见的儿童软组织肿瘤。通过术前分期和术后分组进行危险分级，确定治疗方案。所有儿童软组织肉瘤都需要化学治疗，化学治疗通常是基于VCR方案（长春新碱、放线菌素D和环磷酰胺）的多药联合方案。通常先通过组织学检查或局部病变切检明确病理，随后化学治疗，然后局部治疗（手术或放射治疗），后续化学治疗大约持续1年。除了组织病理学为胚胎型且完整切除的儿童横纹肌肉瘤，所有的类型都需要放射治疗。放射治疗的具体时间不确定，但通常是化学治疗后至少4周。对于合并颅内浸润、失明及脊髓压迫的横纹肌肉瘤应即刻开始放射治疗，而中枢性瘫痪和颅骨浸润但不会产生严重后果的患者可以考虑延迟性放射治疗。剂量参考见表56-1。

表56-1 放射治疗剂量参考标准：根据横纹肌肉瘤术后切缘及组织病理

病情状况	胚胎型	腺泡型
切缘阴性	不放射治疗	36Gy
切缘阳性	36Gy	36Gy
淋巴结阳性	41.4Gy	41.4Gy
严重疾病	50.4Gy *	50.4Gy

* 严重疾病接受常规的45Gy和VAC（尽管使用较低的环磷酰胺剂量和反应 < CR，但这可能是不够的）[1,2]，或者是50.4Gy和VA方案化学治疗。

流行病学： 横纹肌肉瘤是最常见的小儿软组织肉瘤，每年350例新发病例[3]，占15岁以下儿童癌症的3.5%，15~19岁青少年患者比例为2%[4,5]。男性略多于女性，1.4∶1，高峰发病年龄在2~5岁之间，70%的病例发生在10岁之前[6]。

危险因素： 大多数病例都是散发的，没有确定的危险因素[7]。对于胚胎肿瘤，出生时大体重和较大孕龄可能与发病率的增加有关[8]。RMS可能与父亲吸烟、产前X线照射和母亲吸食毒品有关[9]。RMS可能和利弗劳梅尼综合征[10-12]、1型神经纤维瘤病[13,14]，贝-威综合征[15]、努南综合征[16]，以及科斯特洛综合征有关[17]。

解剖学:RMS 可以发生在人体各个部位,尤其是骨骼肌,也常见于泌尿生殖系统和头颈部肿瘤(H&N)[6]。RMS 是一种局部浸润性肿瘤,可沿筋膜或肌肉播散。淋巴结转移的概率是 15% 且与肿瘤的部位有关。腹部/骨盆和肢体肿瘤容易出现区域淋巴结转移,而头颈部、躯干及女性生殖系统很少出现淋巴结转移[6]。远处转移的 15% 发生于肺部、骨骼和骨髓[18](表 56 - 2)。

表 56 - 2　RMS 解剖部位分布比例

部位	分布比例	具体部位
头颈部(非脑膜旁) H&N(非 PM)	7%	脸颊,下咽,喉,口腔,口咽,腮腺,头皮,脸,耳郭,颈,咀嚼肌
脑膜旁部位 Parameningeal(PM)	25%	颞下窝,乳突,中耳,鼻腔,鼻咽、鼻旁窦肿块,咽旁间隙,翼腭窝
眼眶	9%	注:头颈部(包括脑膜旁和眼眶)是最常见部位
泌尿生殖	31%	膀胱,睾丸,前列腺,尿道,子宫/子宫颈,阴道、外阴
四肢	13%	
躯干	5%	胸壁,椎旁,腹壁
后腹膜	7%	
其他	3%	肝胆会阴部肛周

病理学:主要有三种组织学亚型:胚胎型(包括葡萄状细胞型和梭形细胞变异)、腺泡型和多形性/未分化型(表 56 - 3)。

表 56 - 3　RMS 的病理亚型[6]

亚型	发生率	常见部位	组织学表现	年龄	预后	5 年 os
葡萄状细胞型 (胚胎变异)	6%	黏膜脏器:膀胱,阴道,鼻咽,鼻腔,中耳,各级胆管	松散的黏液样基质 w/"形成层"肿瘤细胞层	婴儿	好	95%
梭形细胞型	3%	睾丸	梭形细胞,通常具有 w/席纹状图案	幼儿		88%
胚胎型	79%	最常见于头颈部和泌尿生殖道	黏液样基质上的小圆细胞	幼儿	中等	66%
腺泡型	32%	四肢,躯干,肛周,会阴区	带有假性裂缝带,看起来像肺泡	青少年	差	54%
未分化型	1%	下肢,躯干	弥漫性间充质/原始细胞群;排除性诊断	青少年		40%
其他	9%					

胚胎型:80% 与染色体基因组 11pl5.5 区域杂合子丢失有关,缺乏 n - myc 扩增。

腺泡型:两个特征性染色体易位,t(2;1)占 60%,t(1;13)占 20%。20% 的人没有易位。基因为 FKHR 转录因子(在 13 位点上),PAX3(在 2 位点上)和 PAX7(在 1 位点上)。注意:50% w/n – myc 扩增。

很大比例的 RMS 具有 p53 突变。

临床表现:通常表现为无症状肿块但可具有部位特异性体征和症状(例如,眼眶肿瘤可能引起眼球突出和眼肌麻痹,泌尿生殖道肿瘤血尿和尿路梗阻)。

诊断流程:H&P 检查受影响的区域(头颈部,麻醉下的骨盆检查)。

实验室检查:CBC,BMP,LFT,尿液分析。

影像学检查:所有部位。原发肿瘤区域的 CT 或 MRI,PET – CT(可代替 CT 胸部/腹部/骨盆和骨扫描)。阴囊超声是睾丸横纹肌肉瘤的第一步。

病理学:骨髓活检和穿刺。头颈部:如果为脑膜旁肿瘤行腰椎穿刺与脑脊液细胞学检查。如果脑膜旁肿瘤有症状,或者脑脊液病理是阳性,则脊柱 MRI 是可选的。应对任何临床上增大的淋巴结进行活组织检查。不要活检睾丸以避免阴囊侵犯。所有 ≥10 岁(或 <10 岁,影像)的男性患有睾丸 RMS,应行常规的同侧神经保留腹膜后淋巴结清扫术。肢体:在没有病理性增大淋巴结情况下,所有肢体肿瘤都需要进行前哨淋巴结活检。

预后因素:对于高风险患者,欧柏林风险因素可预测结果,包括 > 10 年或 <1 岁,骨或骨髓受累,三个或更多转移部位,或不利的原发部位。0~1 分风险因素的患者有更好的结果[21](表 56 –4)。

表 56 –4 RMS 中有利与不利预后因素的比较

变量	预后良好因素	预后不良因素
远处转移	无	有
原发部位	眼眶,非脑膜旁的头颈部,泌尿生殖道(非膀胱/前列腺)	
病理	葡萄簇细胞,梭形细胞,胚胎型	
淋巴结阳性	无	有
是否完整切除	完整切除	镜下残留好于肉眼残留
年龄	2~10 岁	<1 岁,>10 岁
DNA 增殖	S 期细胞少	S 期细胞多
DNA 倍性	超二倍体	二倍体

分期:北美横纹肌肉瘤协作组(IRSG)治疗前分期系统。根据"SSN"(部位、大小、淋巴结)进行术前分期(表 56 –5)。

如果为预后好的部位且无远处转移,分期为 I 期。如果是预后不良部位,肿瘤必须 <5cm 且淋巴结阴性为 II 期。

表 56-5 IRSG 分期系统

分期	部位	肿瘤大小	淋巴结	转移 M	3 年无失败生存(FFS)[19]
Ⅰ期:预后良好部位	眼眶,非脑膜旁的头颈部,泌尿生殖道(非膀胱/前列腺),胆道	任何大小	任何 N	M0	86%
Ⅱ期:预后不良部位,N0 而且肿瘤≤5cm	膀胱/前列腺,肢体,头颈脑膜,其他[包括腹膜后,会阴,肛周,胸内,胃肠道,肝脏(非胆道)]	≤5cm	N 0 或 Nx	M0	80%
Ⅲ期:预后不良部位,肿瘤 >5cm 或者淋巴结阳性	同Ⅱ期	≤5cm	N1	M0	68%
		>5cm	任何 N	M0	
Ⅳ期:远处转移	所有部位	任何大小	任何 N	M1	25%

T1,局限于原发解剖部位;T2,超出原发解剖部位;a <5cm;b >5cm;N0,临床上无浸润;N1,有浸润;Nx,不详;M0,无;M0,远处转移;M1,有远处转移

• 横纹肌肉瘤研究临床分组分类[6]

根据肿瘤可切除性在诊断时进行分组(例如,在诊断时无法切除,给予化学治疗,肿瘤能完整切除分组仍为Ⅲ组)(表 56-6 和表 56-7)。

表 56-6 IRSG 分组系统

Ⅰ组	局限性病变,完整切除 a 局限于肌肉或原发器官 b 侵犯至肌肉或原发器官以外
Ⅱ组	大体肿瘤切除,但 a 显微残存 b 区域淋巴结转移,已切除 c a 和 b 两者都有
Ⅲ组	不完全切除,肿瘤大体残存 a 仅仅活检 b 大部分切除(>50%)
Ⅳ组	诊断时有远处转移

表 56-7 基于术前分期 + 术后分组风险分层[6]

风险分组	分期分组
低危	预后良好的病理类型(胚胎型)和 – 预后好的部位(Ⅰ期):Ⅰ~Ⅲ组 – 预后不良的部位(Ⅱ~Ⅲ期):Ⅰ~Ⅱ组
中危	– 预后良好的病理类型(胚胎型),预后不良不部位(Ⅱ~Ⅲ组):Ⅲ组 – 预后不良的病理类型(腺泡型),任何Ⅰ~Ⅲ组或者Ⅰ~Ⅲ组
高危	Ⅳ期,Ⅳ组

表 56 – 8　主要部位淋巴结受累的风险

部位	淋巴结阳性率
头颈部(非眼眶)	8%
阴道,子宫	6%
四肢	12%
睾丸	26%
前列腺,膀胱	27%
其他	0%~25%

治疗模式

手术:为了功能和美容效果,优选完全切除5mm 边缘是可以接受的[20]。如果不能完全切除(或疾病位于眼眶、阴道、膀胱或胆道),可以进行诊断性活检,然后进行诱导化学治疗和明确的局部治疗。器官功能保留的局部控制是治疗目的[6]。减压手术的效果正在观察中。化学治疗后的"二次评估"手术可能是选择病例的一个很好的选择,因为患者可能有 pCR 并且具有与初始完全切除的相当的生存率[6]。目前的 COG 研究需要对所有肢体肿瘤进行淋巴结评估(如果临床阴性,进行前哨淋巴结活检),所有睾丸 RMS 的 10 岁男孩应进行常规的同侧神经保留腹膜后淋巴结清扫术。肛周或肛门肿瘤可以考虑给予腹股沟淋巴结切除术,在头颈原发 RMS 中,没有行颈部淋巴结清扫,可通过手术评估可疑淋巴结[6]。

化学治疗:无论患者的分期和分组如何,都需要行多药联合化学治疗。VAC(长春新碱,放线菌素 D,环磷酰胺)是标准方案。在一系列 IRS 试验中,与任何亚组中的 VAC 方案相比,增加化学治疗药物(例如,多柔比星、顺铂、依托泊苷、异环磷酰胺、托泊替康和美法仑)并未改善结果。在 IRSIV,低风险/预后优良组中 VA 方案相当于 VAC 化学治疗。长春新碱 ± 伊立替康可以同时进行(ARST0431)。

放射治疗:根据 COG ARST 试验,除Ⅰ组胚胎型外,所有病例均需要放射治疗(表 56 – 9)。

表 56 – 9　放射治疗剂量规范

0Gy	Ⅰ组胚胎型
36Gy	Ⅰ组(肺泡型),ⅡA 组(显微镜下阳性)胚胎肿瘤(化学治疗后完全切除和显微镜下边缘)
41.4Gy	切除后 LN + 或化学治疗后经活检证实的完全缓解(大淋巴结给予 50.4Gy)
45Gy	眼眶的晚期病变给予 VAC 化学治疗
50.4Gy	晚期病变(非眼眶),应用 VA 方案的眼眶病变;进行了二次手术的Ⅲ组(根据 ARST 0531)
15Gy	用于肺部或胸腔积液的 WLI 剂量

治疗过程:见《放射肿瘤学治疗计划手册》,第 12 章[23]。

基于循证数据的问与答

●IRS 研究表明了什么?

美国横纹肌肉瘤研究组织(IRSG)成立于 1972 年,旨在研究 RMS 和未分化肉瘤(UDS)的生物学和治疗;它于 2000 年被并入美国儿童肿瘤协会(COG)。他们开展了一系列研究(IRS Ⅰ~Ⅴ),规范管理 RMS,使患者的 OS 从 50% 增加到 70% 以上。研究的相关结论总结如下:

Maurer,IRS – Ⅰ(*Cancer* 1988,PMID 3275486):

▪ 所有 Ⅰ~Ⅳ组患者 5 年 OS 为 55%。

▪ 对于有利的病理类型(FH)Ⅰ组,如果给予两年 VAC,则不需要放射治疗。然而,放射治疗在 Ⅰ组,不利的病理类型(UH,如腺泡和未分化型)中可看到的 FFS 和 OS 的获益[24]。

▪ 原发性眼眶和泌尿生殖道肿瘤与预后最差的腹膜后 RMS 相比有较好的预后。

▪ 限制体积放射治疗(GTV + 2cm)的结果与整个肌肉束的大范围放射治疗相似。

Maurer,IRS – Ⅱ(*Cancer* 1993,PMID 8448756):

▪ 所有Ⅰ~Ⅳ组患者的 5 年 OS 为 63%,与 IRS – Ⅰ相比有显著改善(55%;$P < 0.001$)。

▪ 所有非转移性患者的 5 年 OS 为 71%,IRS 与比较改善 63%($P = 0.01$)。

▪ 对于头面部和喉咽部位,局部控制改为 > 40Gy(93% 局部控制)[25]。

▪ FH Ⅰ~Ⅱ组不需要环磷酰胺。

Crist,IRS – Ⅲ(*JCO* 1995,PMID 7884423):

▪ 所有 Ⅰ~Ⅳ组 的 5 年 OS 为 71%,明显优于 IRS – Ⅱ($P < 0.001$)。

▪ Ⅰ组,UH 获益于放射治疗的加入。

▪ 对于具有脑神经麻痹(CN)或 BOS 侵蚀的 PM H&N,有限的放射治疗体积与 WBRT 一样好。WBRT 仍用于颅内病变进展。局部放射治疗与全脑放射治疗(WBRT)一样好。

Breneman,IRS – Ⅳ(*JCO* 2003,PMID 12506174;*Crist JCO* 2001,PMID 11408506):

▪ 如果环磷酰胺用于全身治疗,减少放射治疗剂量[36Gy 用于显微镜残存(Ⅰ组/Ⅱa 组)和 45Gy 用于 Group Ⅲ眼眶原发]不会影响局部控制。

▪ 包含烷基剂(环磷酰胺或异环磷酰胺)的化学治疗方案可能有益于改善 FFS。

●放射治疗什么时候开始?

多年来,放射治疗时间因治疗方案和风险组而不同。在最近的 COG 方案中,低风险患者第 13 周开始放射治疗,中等风险第 4 周开始,高风险在第 20 周。转移部位可在化学治疗结束时进行治疗。根据高风险 COG ARST 0431 方案,应在第 0 天立即治疗有脊髓压迫、视力丧失或颅内浸润的患者。来自 IRS Ⅱ~Ⅳ组[26]的分析显示,2 周内开始放射治疗与 2 周后放射治疗相比,脑膜侵犯(18% 对 33%,$P = 0.03$)和颅内浸润(16% 对 37%,$P = 0.07$)。Spaulding 等最近的一项研究显示,对于患有脑神经麻痹或颅底侵蚀的患者,给予立即放射治疗或延时放射治疗,其临床结果相似[27]。因此,可在之后治疗具有这些高风险特征的患者(第 20 周,根据 COG ARST 0431),但可在第 0 天治疗颅内浸润的患者。

• 放射治疗的好处是什么？哪些患者需要放射治疗？

目前没有好的前瞻性随机数据，除完整切除的胚胎型 RMS 外，所有患者均适用放射治疗。Wolden 等回顾了分析了 IRS Ⅰ~Ⅲ组患者的治疗，结果显示，GTR 后（Ⅰ组）腺泡型/未分化病理型的患者通过加入放射治疗改善了 FFS 和 OS[24]。此外，当比较 IRS Ⅳ 和 MMT－89（当代欧洲国际儿科肿瘤恶性间叶性肿瘤研究组，试图尽可能通过提供更多化学治疗来避免放射治疗和根治性手术）的结果时，放射治疗使局部控制（LC）、EFS 和 OS 有较大的提高[28]。

• RMS 中的质子治疗有获益吗？

应用质子治疗可以减少放射治疗后期并发症，目前正在进行一系列质子治疗 RMS 试验。一些小规模的试验显示质子在眼眶、脑膜旁、膀胱/前列腺部位治疗中明显的剂量学优势。人们担心与质子技术中相关的中子剂量增加，并且需要更长时间的随访来评估安全性和有效性。

（蔡玉梅　校）

参考文献

1. Ermoian RP, Breneman J, Walterhouse DO, et al. 45 Gy is not sufficient radiotherapy dose for Group III orbital embryonal rhabdomyosarcoma after less than complete response to 12 weeks of ARST0331 chemotherapy: a report from the Soft Tissue Sarcoma Committee of the Children's Oncology Group. *Pediatr Blood Cancer*. 2017;64(9). doi: 10.1002/pbc.26540

2. Walterhouse DO, Pappo AS, Meza JL, et al. Reduction of cyclophosphamide dose for patients with subset 2 low-risk rhabdomyosarcoma is associated with an increased risk of recurrence: a report from the Soft Tissue Sarcoma Committee of the Children's Oncology Group. *Cancer*. 2017;123(12):2368–2375.

3. Society AC. What are the key statistics about rhabdomyosarcoma? http://www.cancer.org/cancer/rhabdomyosarcoma/detailedguide/rhabdomyosarcoma-key-statistics

4. Gurney JG, Severson RK, Davis S, Robison LL. Incidence of cancer in children in the United States: sex-, race-, and 1-year age-specific rates by histologic type. *Cancer*. 1995;75(8):2186–2195.

5. Hies LA, Kosary CL, Hankey BF, et al. *SEER Cancer Statistics Review, 1973–1996*. Bethesda, MD: National Cancer Institute; 1999.

6. Halperin EC, Constine LS, Tarbell NJ, Kun LE. *Pediatric Radiation Oncology*. Lippincott Williams & Wilkins; 2012.

7. Ries LAG, Smith MA, Gurney JG, et al, eds. *Cancer Incidence and Survival among Children and Adolescents: United States SEER Program 1975–1995, National Cancer Institute, SEER Program*. Bethesda, MD: National Cancer Institute, SEER Program (NIH Pub. No. 99-4649); 1999.

8. Ognjanovic S, Carozza SE, Chow EJ, et al. Birth characteristics and the risk of childhood rhabdomyosarcoma based on histological subtype. *Br J Cancer*. 2010;102(1):227–231.

9. Ognjanovic S, Linabery AM, Charbonneau B, Ross JA. Trends in childhood rhabdomyosarcoma incidence and survival in the United States, 1975–2005. *Cancer*. 2009;115(18):4218–4226.

10. Diller L, Sexsmith E, Gottlieb A, et al. Germline p53 mutations are frequently detected in young children with rhabdomyosarcoma. *J Clin Invest*. 1995;95(4):1606–1611.

11. Li FP, Fraumeni JF, Jr. Rhabdomyosarcoma in children: epidemiologic study and identification of a familial cancer syndrome. *J Natl Cancer Inst*. 1969;43(6):1365–1373.

12. Trahair T, Andrews L, Cohn RJ. Recognition of Li Fraumeni syndrome at diagnosis of a locally advanced extremity rhabdomyosarcoma. *Pediatr Blood Cancer.* 2007;48(3):345–348.

13. Crucis A, Richer W, Brugieres L, et al. Rhabdomyosarcomas in children with neurofibromatosis type I: a national historical cohort. *Pediatr Blood Cancer.* 2015;62(10):1733–1738.

14. Ferrari A, Bisogno G, Macaluso A, et al. Soft-tissue sarcomas in children and adolescents with neurofibromatosis type 1. *Cancer.* 2007;109(7):1406–1412.

15. DeBaun MR, Tucker MA. Risk of cancer during the first four years of life in children from the Beckwith-Wiedemann Syndrome Registry. *J Pediat.* 1998;132(3, Pt 1):398–400.

16. Kratz CP, Rapisuwon S, Reed H, et al. Cancer in Noonan, Costello, cardiofaciocutaneous and LEOPARD syndromes. *Am J Med Genet C Semin Med Genet.* 2011;157C(2):83–89.

17. Gripp KW. Tumor predisposition in Costello syndrome. *Am J Med Genet C Semin Med Genet.* 2005;137C(1):72–77.

18. Breneman JC, Lyden E, Pappo AS, et al. Prognostic factors and clinical outcomes in children and adolescents with metastatic rhabdomyosarcoma: a report from the Intergroup Rhabdomyosarcoma Study IV. *J Clin Oncol.* 2003;21(1):78–84.

19. Crist WM, Anderson JR, Meza JL, et al. Intergroup rhabdomyosarcoma study-IV: results for patients with nonmetastatic disease. *J Clin Oncol.* 2001;19(12):3091–3102.

20. Breneman JC, Donaldson SS. Rhabdomyosarcoma. In: *Perez & Brady's Principles and Practice of Radiation Oncology.* 6th ed. Philadelphia, PA: Lippincott Williams & Wilkins; 2013:1676–1688.

21. Weigel BJ, Lyden E, Anderson JR, et al. Intensive multiagent therapy, including dose-compressed cycles of ifosfamide/etoposide and vincristine/doxorubicin/cyclophosphamide, irinotecan, and radiation, in patients with high-risk rhabdomyosarcoma: a report from the Children's Oncology Group. *J Clin Oncol.* 2016;34(2):117–122.

22. Lawrence W Jr, Hays DM, Heyn R, et al. Lymphatic metastases with childhood rhabdomyosarcoma: a report from the Intergroup Rhabdomyosarcoma Study. *Cancer.* 1987;60(4):910–915.

23. Videtic GMM, Woody NM, Vassil AD. *Handbook of Treatment Planning in Radiation Oncology.* 2nd ed. New York, NY: Demos Medical; 2015.

24. Wolden SL, Anderson JR, Crist WM, et al. Indications for radiotherapy and chemotherapy after complete resection in rhabdomyosarcoma: a report from the Intergroup Rhabdomyosarcoma Studies I to III. *J Clin Oncol.* 1999;17(11):3468–3475.

25. Wharam MD, Beltangady MS, Heyn RM, et al. Pediatric orofacial and laryngopharyngeal rhabdomyosarcoma: an Intergroup Rhabdomyosarcoma Study report. *Arch Otolaryngol Head Neck Surg.* 1987;113(11):1225–1227.

26. Michalski JM, Meza J, Breneman JC, et al. Influence of radiation therapy parameters on outcome in children treated with radiation therapy for localized parameningeal rhabdomyosarcoma in Intergroup Rhabdomyosarcoma Study Group trials II through IV. *Int J Radiat Oncol Biol Phys.* 2004;59(4):1027–1038.

27. Spalding AC, Hawkins DS, Donaldson SS, et al. The effect of radiation timing on patients with high-risk features of parameningeal rhabdomyosarcoma: an analysis of IRS-IV and D9803. *Int J Radiat Oncol Biol Phys.* 2013;87(3):512–516.

28. Donaldson SS, Anderson JR. Rhabdomyosarcoma: many similarities, a few philosophical differences. *J Clin Oncol.* 2005;23(12):2586–2587.

29. Fukushima H, Fukushima T, Sakai A, et al. Tailor-made treatment combined with proton beam therapy for children with genitourinary/pelvic rhabdomyosarcoma. *Rep Pract Oncol Radiother.* 2015;20(3):217–222.

30. Leiser D, Calaminus G, Malyapa R, et al. Tumour control and quality of life in children with rhabdomyosarcoma treated with pencil beam scanning proton therapy. *Radiother Oncol.* 2016;120(1):163–168.

31. Weber DC, Ares C, Albertini F, et al. Pencil beam scanning proton therapy for pediatric parameningeal rhabdomyosarcomas: clinical outcome of patients treated at the Paul Scherrer Institute. *Pediatr Blood Cancer.* 2016;63(10):1731–1736.

第 57 章

神经母细胞瘤

Charles Marc Leyrer,Erin S. Murphy

速览:神经母细胞瘤(NB)是一种小的圆形蓝细胞肿瘤,来自交感神经系统的神经嵴细胞。NB 是婴儿中最常见的恶性肿瘤,也是最常见的小儿颅外实体瘤。检查包括 H&P、实验室[CBC,CMP,LDH,尿儿茶酚胺(VMA/HVA)和血清铁蛋白]原发部位的 CT/MRI、胸部/腹部/骨盆 CT、MIBG 扫描、双侧骨髓活检。根据阶段、年龄、N - myc 状态、DNA 倍性和 Shimada 分类将患者分为不同风险组,并按照不同风险组确定治疗方案(表 57 - 1)。

表 57 -1　神经母细胞瘤的一般治疗范例 *

INRG/风险组	5 年 OS	一般治疗范例
INRGL1 或低	>95%	仅手术 * 辅助 CHT:残留(如果 >18 个月或有预后不良因素),复发或有症状
INRGL2 或中级风险	90%~95%	手术后接着 CHT 如果最初无法切除:活检,CHT ± 延迟手术 无论采取任何治疗,如果存在持续/恶化的症状,考虑放射治疗(按照 AN-BL0531)
高风险	30%~50%	诱导 CHT,手术,清髓性 CHT 和自体 SCT,巩固性放射治疗,口服维 A 酸 + 抗 GD2 抗体(per ANBL0532)。正在进行的调查增加了 I - 131 MIBG 或克唑替尼用于 ALK 突变 RT :如果是 GTR,按照 CHT 后、术前瘤床给予放射治疗剂量至 21.6Gy/12fx;如果术后有残留,在 21.6Gy 后缩野加量至 36Gy/20fx。治疗 CHT 后、移植前 MIBG 扫描仍活跃的转移病灶

*关于脊髓压迫的注意事项:发生在5%~15%的患者中。RT 应用于初始 CHT 和(或)手术失败后的患者。RT 与晚期损伤(例如脊柱侧凸)有关。

流行病学:为最常见的小儿颅外实体瘤,最常见的婴幼儿恶性肿瘤,第三种最常见的儿科恶性肿瘤(位于白血病、脑、淋巴瘤之后)。占所有儿童恶性肿瘤的 6%~10% ,死亡的 15%(最致命的儿童肿瘤）。每年 650~700 例新病例，诊断时中位年龄 17~20 岁（90% <5 岁,40% <1 岁）。发病率：男性高于女性,白种人高于非洲裔美国人。大约 50% 的人患有高危疾病。

危险因素：不十分明确。与母亲喝酒、使用利尿剂、阿片类药物/可待因以及父系接触碳氢化合物/木屑/焊料相关。有维生素/叶酸使用、哮喘/过敏史者患病率较低。与母亲年龄、吸烟、感染、X 线照射、娱乐性药物使用、母亲高血压/糖尿病、口服避孕药、母乳喂养、出生顺序、孕龄或社会经济状况无明确相关性。大多数肿瘤是散发性的,只有 1%~2% 的病例具有遗传性。与先天性巨结肠和 NF-1 相关。

解剖学：可以来自交感神经系统的任何地方,最常见的是沿着脊髓的交感神经节（纵隔及腹部）及肾上腺。

病理学：从良性神经节细胞瘤（良好的分化,有利的预后）到神经节母细胞瘤（中度分化,不良的预后）,再到神经母细胞瘤（分化差,预后好至预后差）。97% 的神经母细胞瘤是 NB,起源于交感神经系统的神经嵴细胞,其迁移形成肾上腺髓质和脊柱交感神经节。NB 是小圆蓝染细胞肿瘤,除了未分化的细胞外,几乎所有肿瘤都有特异性神经炎性神经炎。HomerWright 假菊形团状是嗜酸性神经毡区域周围的成神经细胞包绕所形成（15%~50% 的病例）。神经元特异性烯醇化酶嗜铬蛋白 A,神经丝蛋白、S100 和突触素的 IHC 阳性可以帮助区别于其他类似肿瘤（非霍奇金淋巴瘤,尤因肉瘤）。一般白细胞抗原、波形蛋白、肌球蛋白、结蛋白和肌动蛋白为阴性。

岛田组织病理系统：根据间质模式、年龄、神经细胞分化程度、核分裂核分裂指数（MKI 关系到核分裂）和结节性指数（MKI 关系到核分裂）将肿瘤分为良或不良类别。预后良的特点：年轻,低 MKI,成熟的神经基底细胞分化,丰富的间质无结节样形态。

遗传学：由 N-myc 基因编码的 N-myc 蛋白质扩增,在 2 号染色体短臂上发现并由 FISH 鉴定的原癌基因。在 20%~25% 肿瘤中发现 N-myc 蛋白质扩增：0%~10% 早期阶段,40%~50% 的晚期。其他不良预后因素包括 1p 或 11q 的缺失/丢失,17q 的不平衡获得,TERT 重排,ATRX 缺失或 ALK 突变（占遗传性 NB 的高达 15%）。有利因素是肿瘤细胞超二倍体或 TRK-A 扩增。

筛查：目前不支持。来自日本、欧洲和加拿大的数据显示,在 3 周、6 个月、1 岁时检查尿的 HVA/VMA,增加检出率。然而对晚期预后不良因素疾病的儿童,检出率无变化。它也未能降低婴幼儿神经母细胞瘤的死亡率。早期检测可以较多发现婴儿神经母细胞瘤,但这些往往属于预后良好、在婴儿早期自发退化的肿瘤。

临床表现：腹部肿块、腹痛、发热、不适、体重减轻、排尿、呼吸困难、吞咽困难。大约1/3 的患者有疲劳、厌食、易怒和苍白。骨痛往往出现于躯干骨转移的患者（最常见的是颅骨/后眼眶）,过量的儿茶酚胺会产生潮红、出汗和 HTN（虽然很少）。可与 Wilms 肿瘤混淆（参见第 58 章比较神经母细胞瘤和 Wilms 的表格）。IVP 的典型表现为肾脏移位（百合下垂征）,没有肾盂、肾盏破坏（可见于 Wilms 肿瘤）。相关的典型症状见表 57-2。

表 57 −2 神经母细胞瘤的临床表现

哑铃瘤	类神经节交感神经节瘤,通过神经孔侵犯
浣熊眼	眼球/眶骨转移引起的突出和眶周湿疹
蓝莓松饼	皮肤转移导致蓝色皮肤变色(通常是婴儿)
佩珀综合征	肝大、肝转移致使呼吸窘迫
霍纳氏综合征	由于颈神经结肿瘤,致使同侧下垂,瞳孔缩小,无汗症
哈钦森标记	由于骨头或者骨髓转移,致使跛行和易怒
斜视性眼阵挛	肌阵挛抽搐,随机眼球移动,躯干性共济失调的副肿瘤综合征;治愈之后仍然继续
肯纳 – 莫里森标记	由于 VIP 分泌,导致棘手的分泌性腹泻,低钾血症,脱水

诊断流程:H&P 关注儿童发育和上文所提到的体征。

影响学检查:原发部位的 CT 和(或)MRI、胸部、腹部和骨盆的 CT,PET(非标准)。含标签 1 – 123 的 MIBG 显像被建议用于评价原发部位和转移病灶(90% 的敏感性,100% 的特异性)[26]。MIBG 是去甲肾上腺素类似物,集中于神经巢来源的细胞。MIBG 可分辨有残留活性的肿瘤、坏死的肿瘤或者瘢痕组织,且在评价骨密质治疗的反应上会比 Tc – 99 骨头扫描更加敏感[26],不需要骨骼扫描,除非原发性肿瘤没有 MIBG 显影。

实验室检查:CBC,CMP,LDH,血清铁蛋白,尿儿茶酚胺,提升的尿儿茶酚胺(包括 HVA 或者 VMA,能够在 90%~95% 的综合征中发现)。

病理学:双侧骨髓活检。FNA 不够。人们认为在骨髓中肿瘤细胞多少与尿中 HVA/VMA 水平相当,不必行活检即可明确诊断[27]。

预后因素:见表 57 – 3。

表 57 −3 神经母细胞瘤预后因素

有利	不利
年龄小(<1 岁)	年龄大(>5 岁)
低 MKI	高 MKI
分化的神经母细胞	未分化的神经母细胞
基质形态:丰富且非结节性	基质形态:浅淡且结节性
1p 完整性	1p 缺失
MYCN 非扩增(MYCN – NA)	MYCN 扩增(MYCN – A)
Hypo/超二倍体(DNA 指标 <1 或者 >1)	二倍体(DNA 指标 1)
TRK 扩大	17q 获得;11qLOH
分期 1,2,4S	分期 3,4
胸部原发性,多病灶	H&N 原发性
皮肤,肝脏,骨髓转移	骨头,中枢神经系统,眼眶,胸膜,肺转移
低 NSE 和低铁蛋白	高 NSE(>100)或高铁蛋白(>143)

自然病程:70%患者出现转移,80%~90%出现骨髓转移,LN+发生率占35%。腹部是最常见的原发部位(50%~80%)。其他部位包括肾上腺(35%)、胸腔下部或腹部椎旁肌神经节(30%~35%)、后纵隔(20%)、骨盆(2%)、颈椎(1%)和其他部位(12%)[37]。会发生自发消退,尤其是有4S疾病的婴儿[38]。5年OS在现代为71%,主要原因为侵袭性较低的患者的治愈率上升。复发往往表现为慢性疾病,病史达数年,虽经治疗但是长期DFS很少见。

分期:国际神经母细胞瘤分期系统用于分期神经母细胞瘤(见表57-4)并试图合并之前使用的伊文思和小儿肿瘤组织分期系统[27,40]。此系统于1986年建立,考虑手术切除肿瘤结果后于1993年重新修订。国际神经母细胞瘤分期系统由儿童肿瘤组织分期系统进一步分为低级、中级和高级风险性组。INRG又提出INRGSS,基于术前评估和由影像指导危险评估法(IDRF)决定的疾病程度[41],INRGSS将分期简化为局部(L1-L2)及转移性疾病(M/MS)。

治疗由危险因素分为低级、中级和高级风险(详见具体方案)。最近的COG风险分组中的因素包括分期、年龄、N-myc、DNA倍体和Shimada组织学。一般情况下,N-myc扩增的患者风险或低或高,而Ⅰ期患者均为低风险(表57-4)。

表57-4 国际神经母细胞瘤分期系统(INSS)与国际神经母细胞瘤危险分级分期系统(INRGSS)比较

INSS(1993)		INRGSS(2009)	
1	肿瘤局限身体一侧。完整切除(允许镜下残留),同侧淋巴结病理阴性(与肿瘤相邻且与原发肿瘤一并切除的淋巴结可为阳性)	L1	局部肿瘤,无按照影像指导风险分级的关键脏器转移,且限于一个解剖区域(颈部、胸部、腹部及盆腔)
2A	与Ⅰ期相同,但是有残留病灶	L2	区域肿瘤,具有一项或多项影像指导风险分级因素
2B	同侧与肿瘤非相邻淋巴结转移,对侧淋巴结病理阴性。术后允许出现残留		
3	单侧不可切除肿瘤跨过中线(超出对侧椎体范围)±局部淋巴结转移;或一侧肿瘤+对侧淋巴结转移;或中线肿瘤伴双侧侵犯或淋巴结转移		
4	转移至远地淋巴结、骨、骨髓、肝、皮肤及其他(除4S所涉及)	M	远处转移(除外MS分期)
4S	局部肿瘤同分期Ⅰ、ⅡA、ⅡB,转移仅局限于皮肤、肝和(或)骨髓(<10%的有核细胞)。局限于<1岁婴儿	MS	婴儿<18个月,转移局限于皮肤、肝或骨髓(<10%的有核细胞)

INRGSS 影像指导危险因素

* 一侧肿瘤限于两个身体区间,如颈与胸、胸与腹部、腹与盆腔。

* 侵犯邻近结构:心脏周围、膈肌、肾、肝、胰十二指肠及肠系膜血管。

* 肿瘤包绕大血管:椎动脉、颈内静脉、锁骨下静脉、颈动脉、主动脉、腔静脉、主要胸部

血管、髂血管、门静脉及肠系膜上动脉根部。

* 压迫主气管及隆突。

* 包绕气管分支。

* 侵犯肝门或肝十二指肠韧带。

* 侵犯 T9 ~ T12 间肋椎关节。

* 肿瘤侵犯跨越坐骨结节。

* 肿瘤侵犯肾蒂。

* 肿瘤累及颅底。

* 髓内肿瘤侵犯大于 1/3,软脊膜下侵犯或 MRI 脊髓异常信号。

表 57 - 5　神母细胞瘤前期分期系统

Evans/儿童癌症研究协会(CCSG)		St. Jude/POG 外科病理分级系统	
I	肿瘤局限于发病器官或组织	A	肉眼完整切除肿瘤 ± 镜下残留。与肿瘤非相邻淋巴结、肝均病理阴性
II	肿瘤超出发病组织器官,但未超中线;或侵犯同侧淋巴结	B	大体无法手术切除肿瘤,非相邻 LN –、肝 –
III	肿瘤连续并超过中线;区域淋巴结可能累及双侧	C	原发肿瘤完全或不完全切除,非相邻 LN +,肝 –
IV	远处转移,累及骨、骨髓、软组织或远处淋巴结	D	远处淋巴结、骨、骨髓、肝或皮肤转移
IV ~ S	局部肿瘤同分期 I、II,转移仅局限于皮肤、肝和(或)骨髓(不包括非骨髓骨转移)	D(S)	<1 岁婴儿,IV ~S 期

治疗模式(见表 57 - 6)

观察:推荐对 IV~S 期患儿初始治疗策略,可能自行消失。

手术:用于诊断、分期及局部治疗。目标为完整切除原发肿瘤、区域淋巴结,并保留器官功能,因为器官保留是手术的关键。未受累的对侧淋巴结及肝脏均需切检。巨大肿瘤包绕局部脏器、大血管或哑铃型肿瘤压迫脊髓均属于无法手术切除。对于中、高危无法手术切除的患者,因实施活检或诊断性手术、诱导化学治疗,然后考虑延迟/二次手术。诱导化学治疗后 66% ~ 79% 患者达 CR。片削式切除往往是必要的,也是可以接受的。诱导化学治疗后次全切除也可尝试。残留部位可放钛夹。对 4S 期患者,不考虑原发灶切除,需要活检。

化学治疗:中高危患者诱导化学治疗可使肿瘤缩小,以实施延迟手术。除了复发或持续进展的肿瘤,低危患者不用化学治疗。4S 患者肝脏肿大考虑化学治疗。尚无标准化学治疗方案,最常使用的药物包括 CTX、DDP、ADM 及 VP - 16,其他药物包括卡铂、VCR、VDS、IFO、达卡巴嗪、托泊替康及美法仑。高危患者建议采用强化剂量密集方案。对高危患者,大剂量

清髓化学治疗 + 自体 SCT 比常规化学治疗提高生存率(Matthay *NEJM* 1999)。Ⅲ期临床试验表明连续化学治疗 + 自体 SCT 可提高高危患者的生存率。

放射治疗

适应证:高危患者原发病灶及持续存在的转移病灶。中危患者,放射治疗针对复发或残留病灶。中低危患者一般不主张辅助放射治疗,除非存在对化学治疗无效、急性严重症状且危及器官或生命情况下(如肝转移严重影响呼吸或脊髓压迫)。

剂量:21.6Gy/12fx(COG)。高危方案 ANBL0532 对术后残留 >1cm 病灶提高剂量至 36Gy(21.6Gy 至术前 GTV,14.4Gy 至残留病灶)。肝转移造成呼吸障碍 4.5Gy/3fx(COG)。对骨髓压迫综合征,外科减压后推荐化学治疗。

不良反应:急性不良反应包括腹泻、恶心、呕吐、红斑、疲乏及骨髓抑制。晚期不良反应包括发育不全、脊柱侧弯、脊柱后凸、股骨头骨垢滑脱、韧带缩短、继发恶性肿瘤、肾功能不全以及其他与部位相关的反应。

核素治疗:I-131 MIBG 治疗在难治肿瘤中有效率为 30%~40%,有术前或与 SCT 联合治疗的研究。

促分化治疗:维生素 A 可诱导神经母细胞瘤细胞分化。接受维 A 酸治疗的患者失败率降低,且已成为高危患者的标准治疗的一部分。

免疫治疗:神经母细胞瘤细胞表面一律表达双唾液酸神经节苷酶 GD2,可作为免疫治疗的标靶。达妥昔单抗是一种嵌合型抗 GD2 抗体,已被 FDA 批准为一线辅助治疗,但毒性反应明显,主要为血管渗漏及疼痛。人源化抗体正在开发,以期降低毒性反应。

表57-6 基于危险分级神经母细胞瘤的治疗

低危(5 年 OS >95%):4S 期患者肿瘤可自行消退,可密切观察(或对肝大患者给予短期化学治疗),手术切除原发灶无明确价值,可行皮肤结节活检。对其他低危患者,单独手术切除即可。GTR 后辅助放射治疗无获益,即使次全切除或切缘阳性往往也不考虑。放射治疗只用于对化学治疗抗拒的患者。

中危(3 年 OS 95%):手术 + 化学治疗为标准治疗(无放射治疗)。见表57-1 放射治疗适应证。如原发肿瘤不可切除,则活检,诱导化学治疗,然后行延迟手术。组织学良好的诱导化学治疗给予 4 个周期,不良的给予 8 个周期。

高危(3 年 OS 30%~50%):治疗流程包括铂类为基础多药方案化学治疗、延迟手术、清髓化学治疗 + 自体 SCT、原发部位及转移灶放射治疗、维 A 酸及免疫治疗。化学治疗有效率 70%~80%。巩固治疗采用清髓化学治疗 ± TBI + 自体骨髓移植比单纯继续化学治疗的 EFS 更高(尤其对于 N-myc 扩增或年龄 >2 岁的患者,见 Matthay *NEJM* 1999)。放射治疗的合适时间尚未确定,一般于 SCT 后进行,此时肿瘤负荷最小。放射治疗射野为原发肿瘤区,即使已进行 GTR,靶区应为化学治疗后手术前 GTV(而非化学治疗前或术后)。如诊断时原发肿瘤已切除,GTV1 为术前范围,如肿瘤周围组织未直接受累,靶区应将术后位移的正常组织排除在外。CTV = GTV + 1.5cm 边界,PTV = CTV + 0.5~1cm 边界。如化学治疗后转移病灶仍有残留病灶,也应加放射治疗。辅助维 A 酸及 GD-2 单克隆抗体均可提高无进展患者 EFS 及 OS。即使如此强烈治疗,仍有患者复发。

基于循证数据的问与答

低危

• **低危患者的治疗策略是怎样的?**

低危肿瘤是最常见的神经母细胞瘤。如肿瘤可切除,手术是治疗主要方式。对≤18 个月患儿及预后良好型(组织学佳、非二倍体),残留病灶可密切观察。化学治疗针对不能手术切除、预后不良因素的、有症状、进展及复发的疾病。已被 COG P9641 研究证实,该研究基于危险因素分级采取术后化学治疗,研究发现Ⅰ期 N-myc 扩增、2b 期≥18 个月、组织学不良或二倍体患者如术后观察复发风险较高。基于复发后挽救性手术疗效好,辅助放射治疗没有价值。

Nitschke,POG 8104/8441(*JCO* 1988,PMID 3411339):101 例 POG A 患者单纯手术,40 例为 NED(89%),9 例失败者采用挽救性化学治疗 6 例两年时存活,3 例死亡。

结论:手术对 POG A 患者是适宜的。

Perez,CCG3881(*JCO* 2000,pmid 10893285):374 例Ⅰ~Ⅱ期神经母细胞瘤患者前瞻性研究。无 N-myc 扩增的患者单纯手术,如有脊髓压迫行椎板切开术或放射治疗。Ⅱ期<1 岁、且有 N-myc 扩增的患者先诱导化学治疗,然后手术,如术后残留加放射治疗。Ⅱ期>1 岁、且有 N-myc 扩增的患者采用 CCG3891 方案。43 例Ⅱ期术后复发患者中 38 例挽救成功。10% 的Ⅰ期及 20% 的Ⅱ期患者需后续治疗。Ⅱ期患者中 N-myc 扩增、组织学不佳、大于 2 岁及 LN + 预示 OS 偏低。

结论:Ⅰ~Ⅱ期患者生物学行为良好、预后佳。绝大多数患者初始治疗单纯手术即足够,不管其他临床或生物学因素,Ⅰ期 OS 99%,Ⅱ期 OS 98%(表 57 -7)。

表 57 -7 CCG 3881 神经母细胞瘤结果

CCG 3881	4 年 EFS	4 年 OS	死亡
Ⅰ期	93%	99%	1
Ⅱ期	81%	98%	6
P 值	0.002	NS	

Matthay,COG 回顾性研究(*JCO* 1989,PMID 2915240):应用 CCG 方案,治疗 156 例ⅡNB 期患者。43 例完全切除(POG A),62 例有镜下残留(+边缘 IPOG A)或淋巴结 +(POG A 或 C),48 例有肉眼残余(POG B 或 C)。5 年 OS 为 96%,PFS 为 90%。切除程度、随后用 RT 和(或)CHT 治疗均不影响 PFS。单独手术治疗 75 例患者 6 年 PFS 为 89%,而手术 +放射治疗 66 例患者为 94%(*P* =0.42)。单纯手术治疗的残余疾病 40 例(PFS 92%)与残余疾病 59 例同时接受放射治疗无显著差异(PFS 90%)。镜下残留的患者,术后 RT 有优势,PFS 97% 对 84%(*P* =0.04)。由于有效的挽救治疗,两组的 OS 均 > 95%。

结论:单独手术,即使 GTR 未达到 ,对于 Evans Ⅱ期神经母细胞瘤是足够的初始治疗。

Nitschke，POG 8104（*CO* 1991，PMID 2045858）：Ⅱ期试验。在初次切除后，61 例 POG B NB 患者接受 5 个周期 A 方案化学治疗，并重新评估。CR（31 例）患者密切观察，PR 患者进行二次手术（$n=20$）。NP 或者 PD（$n=10$）用 AC 或 CDDP/替尼泊苷（P/VM）方案挽救。挽救化学治疗达 PR 患者中，二次手术中有 10 例为 NED，5 例完全切除，4 例进行了部分切除术（另外 4 例没有手术）。在接受挽救性治疗的患者中，18 例中有 4 例进展（1 例用 BMT 挽救）。

结论：积极 CHT 与二次手术适于 POG B 神经母细胞瘤。

4S 期

- 4S 期疾病的治疗结果如何？

患有腹部肿瘤年龄小于 1 岁的患者，密切观察而非积极治疗仍可获得良好的预后（3 年 EFS 和 OS >95%）。Katzenstein 等的研究表明可能需要干预的患者是那些有症状的患者（肝大），非常年轻（<2 个月），或者组织学不良。对非常年轻的患者，在没有干预的情况下具有更高概率的临床快速衰竭。如果给予 CHT 用于症状性疾病，则症状缓解即停止。对于 4S 患者，COG‐ANBLO531 的早期结果令人失望，两年 OS 为 81%，被认为原因是纳入了无法进行活组织检查、先前试验中已提前排除的有不良临床因素的患者（见后文中度风险）。

Katzenstein，POG 经验（*JCO* 1998，PMID 9626197）：回顾性分析，按 POG 方案治疗，110 例 D(S)期 NB。3 年的 OS 为 85%。年龄≤2 个月的患者，OS 为 71%；对于患有二倍体肿瘤的患者为 68%，对于具有 N‐myc 扩增的患者为 44%，对于具有不良组织学的患者为 33%。接受 CHT（82%）与无 CHT（93%，$P=187$）或接受原发肿瘤 GTR（90%）与 STR 或活检（78%，$P=0.083$）的患者 OS 无差异。

结论：D(S)NB 期婴儿存活率良好。然而，很小的年龄和不良的生物学因素的预后偏差。

Nickerson，CCG 3881（*JCO* 2000，PMID 10653863）：77 例 4S 期 NB 患者，仅接受支持治疗（$n=44$），CHT[环磷酰胺 5mg/（kg·d），5 天]+肝脏放射治疗 4.5Gy/3fx；$n=22$），单独使用 CHT（$n=10$），或单独使用放射治疗（$n=1$）。5 年 EFS 86%，5 年 OS 是 92%。仅接受支持治疗的 44 例患者，OS 为 100%；而需要 CHT 治疗的患者为 81%（$P=0.005$）。年龄 <2 个月，6 例中有 5 例死亡。诊断时 ≤3 个月的患者 EFS 降低。预测改善 OS 的唯一因素为良好 Shimada 组织病理学分类。

结论：对于患有进展性腹部疾病的 <2 个月的患者，最小化治疗措施适用于 4S 期 NB 疾病的婴儿。

Nutchtern，COG‐ANBL00P2（*Ann Surg* 2012，PMID 22964741）：87 例肾上腺小肿物，年龄 <6 个月，其父母选择进行观察或手术切除。随后进行腹部超声和 VMA/HMA。如果体积增加 >50% 或尿液儿茶酚胺水平增加 50% 或者 HMA∶VMA 比率 >2.83，则推荐手术。总体 16 例（19%）须行手术，其中，8 例（50%）为Ⅰ期 NB，1 例为 2b 期，1 例为 4S，2 例为低级别肾上腺皮质肿瘤，4 例为良性。MFU 3。2 年、3 年 EFS 97.7% 和 OS 100%。

结论：不经手术密切观察，大多数 <6 个月肾上腺小肿瘤婴儿可以获得良好的结果。

中危

● 放射治疗对中度风险疾病有益吗?

在 POG C 期患者的 Castleberry 研究中放射治疗加入辅助 CHT 时,提高 EFS 和 OS。现代使用额外的遗传/生物危险分层因素(如 N - myc 状态)可更好地对患者进行风险分层。因此,目前的中度风险患者(其中放射治疗不是一线治疗的标准成分)与 Castleberry 研究(作为一组)的患者不同。与低危患者一样,放射治疗通常用于患有 CHT 难治性残留疾病、复发性疾病或有症状的患者。

Castleberry,POG(*JCO* 1991,PMID 2016621):随机研究,62 例 > 1 岁的 POG 分期 C 期 NB 患者,比较手术和 CHT ± 放射治疗。所有患者均接受 AC CHT × 5 个周期。放射治疗患者放射治疗靶区包括原发肿瘤和区域性 LN。年龄 12 ~ 24 个月:总剂量 18 ~ 24Gy;年龄 ≥ 24 个月:总剂量 24 ~ 30Gy,较低剂量用于腹部或胸椎椎旁原发肿瘤和 SCV 淋巴结。建议进行二次手术以评估治疗反应并清除残留的疾病。继续 CHT 将 AC 与 CDDP 和替尼泊苷交替进行两个疗程。

结论:1 岁以上儿童的 C 期 NB 是一个风险较高的组,与 CHT 单独使用相比,加入放射治疗远处转移可获得更高初始和长期控制。两组中均出现转移性失败,表明需要更积极的 CHT(表 57 - 8)。

表 57 - 8　Castleberry 试验的结果,中度风险神经母细胞瘤的放射治疗

	CR	EFS	OS
放射治疗	76%	59%	73%
NO 放射治疗	46%	32%	41%
P 值	0.013	0.009	0.008

Twist,COG ANBL0531 早期结果(*ASCO* 2014,Abstract 10006):464 例患者,Ⅲ 期临床试验,根据危险分层比较不同的治疗方案,以实现最佳的 3 年 OS。基于年龄、INSS 分期、IN-PC、N - myc 状态,1p 和(或)11q 的 LOH 以及肿瘤倍体进行分层。治疗是 CHT(± 异维 A 酸) × 2 ~ 8 个周期和(或)手术。3 年的 EFS 和 OS 分别为 83% 和 95%。患有局部疾病和良好生物学的患者未出现死亡。对于 4S 期肿瘤,组织学良好患者(60/125)的 3 年 EFS 90% 和 OS 95%;而组织学不良(二倍体或不良病理)的分别为 63% 和 76%。如果 LOH 为 1p 或 11q,则 3 年 OS 改善至 95%。8 名分期 4S 的患者死亡,5 人因肝大而死亡。

结论:基因组危险分层有助于在大多数中度风险患者中取得最佳的结果。然而,那些生物学不良的患者可能会受益于强度更大的治疗方案。

高危

● 自体 SCT 和佐剂异维 A 酸在高危疾病中的作用是什么?

Matthay,ccG 3891(*NEJM* 1999 PMID 10519894,Updated Matthay *JCO* 2009,

PMID19171716):前瞻性研究,539 例高风险 NB。诱导 CHT 由顺铂、多柔比星、依托泊苷和环磷酰胺组成×5 个周期。在诱导 CHT 后,没有进展的患者接受延迟的初次手术,进行淋巴结评估,然后行放射治疗针对残留肿瘤,放射治疗剂量为 20Gy/10fx 至腹腔外疾病,10Gy/5fx 至纵隔和腹腔内肿瘤。随后将患者随机分组以接受巩固的 CHT 或骨髓清除性 CHT + TBI 与 SCT。巩固 CHT 由 3 个周期的顺铂、依托泊苷、多柔比星、异环磷酰胺组成。清髓性 CHT 是卡铂和依托泊苷。TBI 为每日 10Gy/3fx。在 SCT 或巩固 CHT 后,无疾病进展的患者随机分为 6 个周期的 13 – 顺式维 A 酸(异维 A 酸)或无需进一步治疗。所有患者 5 年 EFS 和 OS 分别为 26% 和 36%。用 CHT 治疗的患者 5 年 LRR 为 51%,而用 SCT 治疗的患者为 33%(P = 0.0044);CHT 组 3 年 EFS 为 22%,而 SCT 为 34%。第二次随机化后的 3 年 EFS 在接受13 – 顺式维 A 酸的 130 名患者中为 46%,而在未接受进一步治疗的 128 名患者中为 29%(P = 0.027)。2009 年的更新显示,使用 CHT 治疗的患者的 5 年 EFS 为 19%,而使用 SMT 治疗的患者为 30%(P = 0.04)。来自第二次随机化的 5 年 EFS 对于异维 A 酸来说比虽有进一步提高,统计学不显著(42% 对 31%)。

结论:该研究设定了高风险神经母细胞瘤的标准治疗方案,包括自体 SCT 和异维 A 酸(表 57 – 9)。

表 57 – 9　Matthay CCG 3891 的初始结果

CCG3891	3 年 EFS	5 年 LRR		二次随机	3 年 EFS
CHT	22%	51%		13 – CIS – RA	46%
HDC + ABMT	34%	33%		观察	29%
P 值	0.034	0.004		P 值	0.027

● **为什么建议 20Gy 以上的剂量来控制严重疾病?**

使用 10Gy 的 TBI 似乎有益。

Haas – Kogan,CCG 3891/Matthay 的二级分析(*IJROBP* 2003,PMID12694821):Matthay CCG 3891 的二次分析,侧重于那些接受 10Gy 到原发性(腹部和纵隔肿瘤,术后残留的广泛性肿瘤)的患者。对于接受原发性 10Gy 治疗的患者,与接受连续 CHT 且无 TBI 的患者相比,10Gy 的 TB1 和 BMT 的加入减少了 LR(22% 对 52%,P = 0.022)。

结论:EBRT 可能存在剂量效应关系(20Gy 优于 10Gy),但无法排除高剂量 CHT 和 BMT 的影响。

● **串联干细胞移植有益处吗?**

Park,COG ANBL 0532(*ASCO* 2016,Abstract LBA3):高风险神经母细胞瘤患儿随机分为单一自体 SCT 与连续 SCT。652 例患者,中位年龄 3.1 岁。串联 SCT 将 3 年 EFS 从 48.87 提高到 61.8%(P = 0.008),OS 无显著改善(69.0%~73.8%,P = 0.256)。249 例患者接受了巩固后免疫治疗,改善了 EFS 和 SS(EFS 54% 对 73.7%,P < 0.001;OS 75.7% 对 86.3%)。

结论:串联 SCT 可改善高风险神经母细胞瘤患者的 EFS。

- **高危患者的靶向免疫治疗有益吗?**

Ch14.18,一种嵌合抗 GD2 抗体,可改善总体存活率,有明显疼痛和毛细血管渗漏综合征的不良反应。

Yu. COGAN BL0032(*NEJM* 2010,PMID 20879881):226 例患者,随机分配到免疫治疗与标准治疗后的清髓治疗和干细胞挽救。免疫治疗组为 Ch14.18,交替的 GM – CSF 和 IL – 2(刺激 Ab 依赖性细胞介导的细胞毒性)加异维 A 酸与单独的异维 A 酸相比。Ch14.18 是嵌合抗 GD2 单克隆抗体;GD2 是神经外胚层来源的组织上的表面蛋白。免疫治疗改善两年 EFS(66% 对 46%,$P = 0.01$)和改善两年的 OS(86% 对 75%,$P = 0.02$)。免疫治疗组的 3 ~ 4 级疼痛发生率较高,52% 的患者有 3 级或 4 级疼痛。此外,该组中 23% 和 25% 的患者分别有毛细血管渗漏综合征和过敏反应。在研究早期,两名患者无意中接受过量的 IL – 2(> 20 倍预期剂量),其中一名因此出现以毛细血管渗漏伴肺水肿形式的 5 级毒性。

结论:与标准治疗相比,抗 GD – 2 单克隆抗体的免疫治疗显示出改善的结果。

评论:由于非常有效结果,试验提前结束。FDA 于 2015 年批准 Ch14.18(dinutuximab)与 GM – CSF,IL – 2 和异维 A 酸联合用于高风险神经母细胞瘤患者,这些患者至少对标准多模式治疗有部分反应。

- **MIBG 对Ⅰ–131 或克唑替尼治疗高危神经母细胞瘤有益处吗?**

这是正在进行的研究 COG ANBL1531 的问题。lobenguane Ⅰ–131 基本上是治疗性 MIBG,包括Ⅰ–131(诊断性 MIBG 包括Ⅰ–123),并且在复发/难治性病例中显示出很好的疗效。克唑替尼对 ALK 突变肿瘤有效。

(蔡玉梅 校)

参考文献

1. Strother DR, London WB, Schmidt ML, et al. Outcome after surgery alone or with restricted use of chemotherapy for patients with low-risk neuroblastoma: results of Children's Oncology Group study P9641. *J Clin Oncol*. 2012;30(15):1842–1848.
2. Baker DL, Schmidt ML, Cohn SL, et al. Outcome after reduced chemotherapy for intermediate-risk neuroblastoma. *N Engl J Med*. 2010;363(14):1313–1323.
3. American Cancer Society. *Cancer Facts and Figures 2016*. Atlanta, GA: American Cancer Society; 2016. http://www.cancer.org/acs/groups/content/@research/documents/document/acspc-047079.pdf
4. Maris JM. Recent advances in neuroblastoma. *N Engl J Med*. 2010;362(23):2202–2211.
5. Pizzo PA, Poplack DG. *Principles and Practice of Pediatric Oncology*. 6th ed. Philadelphia, PA: Wolters Kluwer/Lippincott Williams & Wilkins Health; 2011.
6. Maris JM, Hogarty MD, Bagatell R, Cohn SL. Neuroblastoma. *Lancet*. 2007;369(9579):2106–2120.
7. Heck JE, Ritz B, Hung RJ, et al. The epidemiology of neuroblastoma: a review. *Paediatr Perinat Epidemiol*. 2009;23(2):125–143.
8. Cook MN, Olshan AF, Guess HA, et al. Maternal medication use and neuroblastoma in offspring. *Am J Epidemiol*. 2004;159(8):721–731.
9. Maris JM, Chatten J, Meadows AT, et al. Familial neuroblastoma: a three-generation pedigree

and a further association with Hirschsprung disease. *Med Pediatr Oncol.* 1997;28(1):1–5.

10. Shimada H, Ambros IM, Dehner LP, et al. The International Neuroblastoma Pathology Classification (the Shimada system). *Cancer.* 1999;86(2):364–372.

11. Shimada H. Tumors of the neuroblastoma group. *Pathology.* 1993;2(1):43–59.

12. Hachitanda Y, Tsuneyoshi M, Enjoji M. Expression of pan-neuroendocrine proteins in 53 neuroblastic tumors. An immunohistochemical study with neuron-specific enolase, chromogranin, and synaptophysin. *Arch Pathol Lab Med.* 1989;113(4):381–384.

13. Sebire NJ, Gibson S, Rampling D, et al. Immunohistochemical findings in embryonal small round cell tumors with molecular diagnostic confirmation. *Appl Immunohistochem Mol Morphol.* 2005;13(1):1–5.

14. Hachitanda Y, Tsuneyoshi M, Enjoji M. An ultrastructural and immunohistochemical evaluation of cytodifferentiation in neuroblastic tumors. *Mod Pathol.* 1989;2(1):13–19.

15. Brodeur GM, Seeger RC, Schwab M, et al. Amplification of N-myc in untreated human neuroblastomas correlates with advanced disease stage. *Science.* 1984;224(4653):1121–1124.

16. Peifer M, Hertwig F, Roels F, et al. Telomerase activation by genomic rearrangements in high-risk neuroblastoma. *Nature.* 2015;526(7575):700–704.

17. Valentijn LJ, Koster J, Zwijnenburg DA, et al. TERT rearrangements are frequent in neuroblastoma and identify aggressive tumors. *Nat Genet.* 2015;47(12):1411–1414.

18. Schleiermacher G, Javanmardi N, Bernard V, et al. Emergence of new ALK mutations at relapse of neuroblastoma. *J Clin Oncol.* 2014;32(25):2727–2734.

19. Cheung NK, Dyer MA. Neuroblastoma: developmental biology, cancer genomics and immunotherapy. *Nat Rev Cancer.* 2013;13(6):397–411.

20. Schwab M. Oncogene amplification in solid tumors. *Semin Cancer Biol.* 1999;9(4):319–325.

21. Ambros PF, Ambros IM, Brodeur GM, et al. International consensus for neuroblastoma molecular diagnostics: report from the International Neuroblastoma Risk Group (INRG) Biology Committee. *Br J Cancer.* 2009;100(9):1471–1482.

22. Schilling FH, Spix C, Berthold F, et al. Neuroblastoma screening at one year of age. *N Engl J Med.* 2002;346(14):1047–1053.

23. Woods WG, Gao RN, Shuster JJ, et al. Screening of infants and mortality due to neuroblastoma. *N Engl J Med.* 2002;346(14):1041–1046.

24. Takeuchi LA, Hachitanda Y, Woods WG, et al. Screening for neuroblastoma in North America: preliminary results of a pathology review from the Quebec Project. *Cancer.* 1995;76(11):2363–2371.

25. Ikeda Y, Lister J, Bouton JM, Buyukpamukcu M. Congenital neuroblastoma, neuroblastoma in situ, and the normal fetal development of the adrenal. *J Pediatr Surg.* 1981;16(4, Suppl 1):636–644.

26. Brisse HJ, McCarville MB, Granata C, et al. Guidelines for imaging and staging of neuroblastic tumors: consensus report from the International Neuroblastoma Risk Group Project. *Radiology.* 2011;261(1):243–257.

27. Brodeur GM, Pritchard J, Berthold F, et al. Revisions of the international criteria for neuroblastoma diagnosis, staging, and response to treatment. *J Clin Oncol.* 1993;11(8):1466–1477.

28. Adams GA, Shochat SJ, Smith EI, et al. Thoracic neuroblastoma: a Pediatric Oncology Group study. *J Pediatr Surg.* 1993;28(3):372–377; discussion 377–378.

29. Evans AE, Albo V, D'Angio GJ, et al. Factors influencing survival of children with nonmetastatic neuroblastoma. *Cancer.* 1976;38(2):661–666.

30. Hayes FA, Green A, Hustu HO, Kumar M. Surgicopathologic staging of neuroblastoma: prognostic significance of regional lymph node metastases. *J Pediatr Surg.* 1983;102(1):59–62.

31. Cotterill SJ, Pearson AD, Pritchard J, et al. Clinical prognostic factors in 1,277 patients with neuroblastoma: results of the European Neuroblastoma Study Group 'Survey' 1982–1992. *Eur J Cancer.* 2000;36(7):901–908.

32. Castleberry RP, Shuster JJ, Altshuler G, et al. Infants with neuroblastoma and regional lymph node metastases have a favorable outlook after limited postoperative chemotherapy: a Pediatric Oncology Group study. *J Clin Oncol.* 1992;10(8):1299–1304.

33. Peuchmaur M, d'Amore ES, Joshi VV, et al. Revision of the International Neuroblastoma

Pathology Classification: confirmation of favorable and unfavorable prognostic subsets in ganglioneuroblastoma, nodular. *Cancer.* 2003;98(10):2274–2281.

34. Cohn SL, Pearson AD, London WB, et al. The International Neuroblastoma Risk Group (INRG) classification system: an INRG Task Force report. *J Clin Oncol.* 2009;27(2):289–297.

35. Yoo SY, Kim JS, Sung KW, et al. The degree of tumor volume reduction during the early phase of induction chemotherapy is an independent prognostic factor in patients with high-risk neuroblastoma. *Cancer.* 2013;119(3):656–664.

36. Yanik GA, Parisi MT, Shulkin BL, et al. Semiquantitative mIBG scoring as a prognostic indicator in patients with stage 4 neuroblastoma: a report from the Children's Oncology Group. *J Nucl Med.* 2013;54(4):541–548.

37. Morris JA, Shcochat SJ, Smith EI, et al. Biological variables in thoracic neuroblastoma: a Pediatric Oncology Group study. *J Pediatr Surg.* 1995;30(2):296–302; discussion 302–293.

38. Nickerson HJ, Matthay KK, Seeger RC, et al. Favorable biology and outcome of stage IV-S neuroblastoma with supportive care or minimal therapy: a Children's Cancer Group study. *J Clin Oncol.* 2000;18(3):477–486.

39. Horner MJ, Ries LAG, Krapcho M, et al. eds. *SEER Cancer Statistics Review, 1975–2006, National Cancer Institute.* Bethesda, MD; 2009. http://seer.cancer.gov/csr/1975_2006/

40. Brodeur GM, Seeger RC, Barrett A, et al. International criteria for diagnosis, staging, and response to treatment in patients with neuroblastoma. *J Clin Oncol.* 1988;6(12):1874–1881.

41. Monclair T, Brodeur GM, Ambros PF, et al. The International Neuroblastoma Risk Group (INRG) staging system: an INRG Task Force report. *J Clin Oncol.* 2009;27(2):298–303.

42. Sidell N, Altman A, Haussler MR, Seeger RC. Effects of retinoic acid (RA) on the growth and phenotypic expression of several human neuroblastoma cell lines. *Exp Cell Res.* 1983;148(1):21–30.

43. Matthay KK, Villablanca JG, Seeger RC, et al. Treatment of high-risk neuroblastoma with intensive chemotherapy, radiotherapy, autologous bone marrow transplantation, and 13-cis-retinoic acid: Children's Cancer Group. *N Engl J Med.* 1999;341(16):1165–1173.

44. Ladenstein R, Potschger U, Gray J, et al. Toxicity and outcome of anti-GD2 antibody ch14.18/CHO in front-line, high-risk patients with neuroblastoma: final results of the phase III immunotherapy randomisation (HR-NBL1/SIOPEN trial). Paper presented at: ASCO2016; Chicago, IL.

45. Yu AL, Gilman AL, Ozkaynak MF, et al. Anti-GD2 antibody with GM-CSF, interleukin-2, and isotretinoin for neuroblastoma. *N Engl J Med.* 2010;363(14):1324–1334.

46. Yang RK, Sondel PM. Anti-GD2 Strategy in the treatment of neuroblastoma. *Drugs Future.* 2010;35(8):665–679.

47. U.S. Food and Drug Administration. FDA approves first therapy for high-risk neuroblastoma. FDA News Release; 2015. https://www.fda.gov/newsevents/newsroom/pressannouncements/ucm437460.htm

48. Chen Y, Takita J, Choi YL, et al. Oncogenic mutations of ALK kinase in neuroblastoma. *Nature.* 2008;455(7215):971–974.

第 58 章

肾母细胞瘤

Yvonne D. Pham, John H. Suh, Erin S. Murphy

速览:肾母细胞瘤(WT)是儿童腹腔最常见肿瘤。WT 治疗首选手术,然后依照危险度分级给予化学治疗 ± 放射治疗。化学治疗方案不统一,一般包括 VCR、放射菌素 D 及 ADM(高危患者加卡铂、VP – 16 及 CTX)。如需要放射治疗,往往于术后第 10 天开始。放射治疗取决于患者术后病理特点(见表 58 – 1)。对Ⅳ期患者,放射治疗可根据适应证分别针对腹部和全肺。

表 58 – 1　WT 术后放射治疗策略

适应证	靶区	剂量
Ⅲ 期,组织学良好	单侧	10.8Gy/6fx
Ⅳ 期,组织学良好且肾门淋巴结转移		(单侧 +9Gy/5fx 针对弥漫间变型)
Ⅰ ~ Ⅳ期,组织学不良		
复发肿瘤		
术后一侧残留		
手术播散腹腔内播散恶性腹水术前破裂	全腹	10.5Gy/7fx
		(单侧 +9Gy/6fx 针对弥漫间变型,年龄大于 1 岁;+10.5Gy/7fx 针对弥漫无法切除病灶)
X 线片显示肺转移	全肺	12Gy/8fx(10.5Gy/7fx 如年龄小于 1 岁)

流行病学:WT 占到儿童肿瘤 6%,全美每年新发病例 470 ~ 500 例。是儿童腹部最常见肿瘤,原发单侧肿瘤诊断时平均发病年龄为 3 ~ 4 岁。原发双侧 WT 占 WT 4% ~ 8%,发病年龄偏早,平均为 2 ~ 3 岁。75% 患者发病于 5 岁前,女性多见,单侧 WT 女: 男 = 1.09: 1,双侧 WT 女: 男 = 1.67: 1。

高危因素:父亲职业为机械或焊接工种,母亲使用染发剂,另外 10% ~ 13% 患者合并先天畸形。

- WAGR:11p13 改变,致 WT1 基因(肾母细胞瘤抑癌基因,对肾及睾丸发育重要)及

PAX6(先天无虹膜症)缺失。30% 可发生 WT。

　　▪ Beckwith-Wiedemann：巨胎症、偏生肥大症、巨舌、脑膨出、腹部巨大器官、耳凹及皱褶。由 11p15 位点改变所致，出现印迹基因丢失。约 5% 会发展为 WT。

　　▪ Denys-Drash 综合征：肾疾病(婴儿蛋白尿、肾病综合征、肾衰竭)，假两性畸形及 WT。50%～90% 发展为 WT。

　　解剖学：WT 起源于肾实质，淋巴引流至肾周及肾门淋巴结。

　　病理学：WT 属胚胎样肾脏恶性肿瘤，典型的三相型，即恶性肿瘤、上皮及间质成分。WT 倾向于分叶、致密实性、常无钙化，也可局灶出现疏松及囊变。该肿瘤往往很大，常压迫邻近结构，但仅有少数病例出现器官受累(表 58－2)。

表 58－2　儿童肾肿瘤病理类型

组织学良好(FH)WT*	典型的三相型，即恶性肿瘤、上皮及间质成分，无间变或肉瘤样成分	
组织学不良（UH）WT 间变型 WT	间变指的是核大、核深染及核分裂相增多	局灶间变(FA)：原发肿瘤中可见明显、边界清晰病灶
		弥漫间变(DA)：非局限的；或虽然局限，但剩余部分肿瘤细胞核也表现异常；肿瘤包膜外侵犯；转移；随机穿刺阳性
肾横纹肌样瘤(RTK)	一般发病在 2 岁前，胞浆红染及蓝染球状内容物(波形蛋白及细胞角质素＋)，与 CNS 肿瘤及 INI 1 突变相关	
肾透明细胞肉瘤（CCSK）	占4% 儿童肾肿瘤。5% 发病时表现转移，其中 40%～60% 为骨转移(WT 仅有 2% 转移)。肿瘤细胞胞浆内囊泡丰富。无明确肿瘤标志物，由未分化肿瘤细胞排列成网状，其间由纤维血管样间质所分隔	
肾细胞癌	占儿童肾肿瘤的 6%，无明确临床试验，治疗为外科切除，辅助放射治疗价值不明	

＊除了 FH，其余均为高风险肿瘤。

　　遗传学：1p 和(或)16q 杂合性缺失与预后差相关(如二者均有异常预后更差)。对于 1p16q 丢失且早期患者采用更激进的三药化学治疗方案(对晚期患者也采用同样方案)。

　　▪ 1q 获得与单侧 FH WT 预后较差相关

　　▪ 尽管 5%～10% WT 会表现为 WT1 抑癌基因失活，但是近期发现的抑癌基因 WTX(X 染色体上未知基因，可能与正常肾发育有关)与近 1/3 WT 患者发病相关。肿瘤有 WTX 基因突变，往往 WT1 正常。与 WT1 相关 WT 不同(要求两个等位基因失活)，WTX 只需要一个等位基因失活(如男性 X 或女性活跃的 X 染色体)。

　　筛查：如儿童在体检中发现前面所列举的遗传学异常综合征的表现时，可先进行 B 超检查。

　　临床表现：腹部肿物(83%)、发热(23%)、血尿(21%)、腹痛(37%)。也可出现贫血(由于 EPO 降低)及高血压(基于肾素上升)。表 58－3 比较 WT 与神经母细胞瘤(NB)。

表 58 -3　NB 与 WT 的比较

NB	WT
X 线片 85% 可见典型的蛋壳样钙化	无肿瘤钙化(瘤体出血也可致钙化)
肾位置推移,不改变肾结构(漂移百合证)	破坏肾结构
可转移至淋巴结、骨髓、肝、皮肤,少见肺及脑转移	可转移至肺、肝及骨
常跨越中线	常不跨越中线

诊断流程

体格检查:包括先天异常的排查。

实验室检查:尿液分析,包括儿茶酚胺(以排除 NB)。

影像学检查:腹部彩超应包括对侧肾脏、是否累犯肾静脉及下腔静脉(包括瘤栓)。MRI、CT 检查(胸、腹及盆腔),胸部优选 CT,因胸片对肺转移敏感性较 CT 低。如非不可手术切除及双侧病灶,不可穿刺活检,以避免播散。如必须活检,建议从后方进行,以避免腹腔污染及限制出血及种植的发生。如病理为 CCSK 或 RTK,建议继续骨扫描、骨髓穿刺及脑 MRI。

预后因素:1p 和(或)16q 杂合性缺失、1q 获得、分期晚、组织学类型不良、大于 1 岁,往往预后更差。

分期:两个分期系统,分别为 NWTS(国家肾母细胞瘤研究协作组)及 SIOP(欧洲儿童肿瘤协作组),前者侧重于术后、化学治疗前分期以获得更精确的信息(原发瘤范围、间变程度、少见的病理类型、是否累及淋巴结),而后者思路在于新辅助化学治疗 ± 放射治疗以缩小肿瘤范围、增加完整切除率,后者有丢失部分肿瘤信息的缺点。前者分期系统目前为 COG 所采用,见表 58 -4。

表 58 -4　WT NWTS/COG 分期

I	局限于肾脏,完整切除,包膜完整,肿瘤移除前未行穿刺或破裂,肾被膜未累犯,手术切缘阴性且未发现肿瘤播散	
II	肿瘤完整切除,手术切缘阴性且未发现肿瘤播散。肿瘤累犯肾外:侵犯肾被膜及后腹膜,肾实质外血管累犯	
III	术后残留非血行转移病灶,且局限于腹腔。以下任一情况: • 腹腔淋巴结转移或肿瘤累犯盆腔(纵隔及其他腹外淋巴结转移属Ⅳ) • 肿瘤已穿透腹膜 • 腹膜表面种植 • 术后肉眼或镜下残留(如切缘阳性) • 因累及关键组织无法完全切除 • 术前或术中肿瘤破裂播撒 • 肿瘤移除前活检(无论开腹、切检及穿刺) • 肿瘤经至少一次以上切除,如在分隔的肾上腺发现肿瘤细胞或肾静脉中发现瘤栓	Ⅲ期 WT 记忆要点(SLURPPIB) S STR/ + 切缘 L 淋巴结(腹部) U 无法切除 R 破裂/播撒 P 分块切除(包括瘤栓) P 术前化学治疗(无法切除) I 种植(如腹膜,包括腹膜穿透) B 活检
IV	血行转移(肺、肝、骨、脑等),腹盆腔外淋巴结转移	
V	诊断时双肾累及	

治疗模式

手术:在美国根治性切除是 WT 首选根治性手段。历史上(20 世纪 30 年代),对低危患者单纯手术治愈率为 15%~30%(COG AREN 0532)。诊断时 90%~95% 患者可行手术切除,术式采用经腹整块广切术及根治性肾切除术,并评估切缘,通过经腹膜途径避免术中播撒。如肿瘤为边缘可切或中心广泛坏死,发生破裂及播撒的概率变大,可能从新辅助化学治疗与放射治疗中获益。这是非常复杂的术式(10% 累及肾静脉,15% 累及门静脉)。检查及触诊整个腹腔、肝脏、淋巴结;检查及触诊对侧肾脏;检查及触诊肾静脉及门静脉以排除瘤栓。区域淋巴结活检以明确诊断。文献报道有 15%~30% 患者发生腹腔播散,且与肿瘤复发及死亡率显著相关。手术并发症发生率依 NWTS-4 试验结果为 11%。最常见手术并发症为出血及肠梗阻。手术质量为预后重要因素(如淋巴结取样程度、播散、不必要的活检),COG 外科医师的 QA 正在进行。

化学治疗:经 NWTS 及 SIOP 临床试验,在过去 20 余年中,化学治疗使 WT 总体生存率明显提高。在欧洲,化学治疗往往与术前给予。美国化学治疗往往于术后给予,如瘤体巨大、无法切除病灶及双肾 WT、患者单一肾脏、门静脉瘤栓才考虑术前化学治疗。不同分期使用药物不同。早期患者标准方案包括 VCR 及放射菌素 D。晚期及 UH 患者往往采用 3 种及 3 种以上药物,包括 ADM。

放射治疗:放射治疗曾在 WT 中发挥重要作用,常规应用于术后瘤床照射(40~50Gy/20~25fx)。目前仅有近 25% 患者采用放射治疗(如包括转移性 WT,仅为 15%)。传统上放射治疗于术后第 10 天开始,不超过 14 天。在某些研究中,延迟放射治疗往往与高复发率相关。放射治疗往往同步化学治疗(VCR + 放射菌素 D)。

适应证:见表 58-1。一般认为放射治疗适应证为Ⅲ期、组织学不良或切缘阳性。全腹放射治疗适应证为 SPAR(术中播散、腹膜种植、恶性腹水或术前破裂)。

剂量:单侧腹部放射治疗 10.8Gy/6fx,残留病灶加量至 21.6Gy。如患者年龄≥16 岁、Ⅲ期弥漫间变型或Ⅰ~Ⅲ期横纹肌瘤样单侧腹部放射治疗 19.8Gy,肉眼残留缩野加量10.8Gy,至总量 30.6Gy。全腹放射治疗标准方案为 10.5Gy/7fx,如腹膜弥漫性无法切除患者 21Gy/14fx。如胸部 X 线片可见肺转移可行全肺放射治疗(如仅 CT 显示转移时,不推荐放射治疗),推荐剂量 12Gy/8fx(<1 岁 10.5Gy/7fx)。如需行腹腔及肺部放射治疗,可同时进行,也可先后进行。

毒性反应

肾:单侧 WT 约 1% 患者在治疗后 20 年内会出现慢性肾功能不全,双侧 WT 发生率为3.2%。

未成年前死亡:因各种原因所致死亡在 30 岁、50 岁时分别为 5.4% 和 22.7%。WT 诊断后 30 年,50% 多余死亡基于继发第二肿瘤,25% 为心脏疾病。

心脏:随着 ADM 剂量、心脏所受放射治疗剂量增加及女性患者发生慢性心衰的危险也增加。在 NWTS-1-4 临床试验中,使用 ADM 化学治疗及采用全肺放射治疗的患者慢性心衰的发生率分别为 1.4% 和 5.4%。

肺:在 NWTS - 3 临床试验中,接受全肺放射治疗的患者中 10% 出现"弥漫性不明原因的间质性肺炎",可能为放射性肺炎。使用水痘疫苗及 PJP 后又出现 4 例弥漫性肺炎。如果减少同步化学治疗 ADM 及放射菌素 D 剂量可减少放射性肺炎的发生率。

肝:在 SIOP - 9 临床试验中,8% 患者出现肝毒性,与门脉堵塞及联合使用放化疗相一致。

生育:女性单侧 WT 患者儿童期接受化学治疗或放射治疗后,孕期发生高血压、胎儿体位异常及未成熟分娩的风险增加。

肌肉骨骼系统:放射治疗后可能出现脊柱侧弯及身高生长障碍,受照年龄越低及脊柱剂量越高,发生严重性越大。

第二继发肿瘤:胃肠道、软组织肉瘤及乳腺癌为最常见,接受肺照射的浸润性乳腺癌在40 岁时累积发病率为 15% 。

基于循证数据的问与答

• NWTS 临床研究 I ~ IV 期主要研究结果有哪些?

需要注意的是,早期 NWTS 研究采用的分期系统为早期前身版本,与目前不同。二者 I ~ V 期基本相同,尽管早期 V 期为在诊断后发现对侧肾脏也发展为 WT(当今分期为诊断时为双侧 WT)。II 期包括腹膜后淋巴结转移,III 期包括腹膜后淋巴链以外的淋巴结转移,IV期只包括血行转移。

- NWTS - 1(1969—1974 年): D Angio(*Cancer* 1976 PMID 184912)
○ 对第 I 组 <2 岁患者不需要放射治疗,但是对 ≥2 岁患者放射治疗可提高 PFS(*P* = 0.002)。
○ 在第 II、III 组中 VCR 及 ADM 联合化学治疗疗效优于任一单一药物。
○ 第 III 组有局部播撒或术前活检者,不需要全腹放射治疗。
○ 术前 VCR 化学治疗没有改善 IV 期患者疗效。
○ ≥2 岁患者,病理有间变或肉瘤样成分、淋巴结累犯为预后不良因素。
- NWTS - 2(1974—1979 年): D Angio(*Cancer* 1981 PMID 6164480)
○ 第 I 组接受 VA 方案化学治疗生存率更佳,因而不需要给予放射治疗。
○ 在第 I 组中 6 个月 VA 方案化学治疗等同于 15 个月。
○ 在 VCR 及 ADM 基础上增加 ADR 对第 II ~ IV 组适宜。
○ 单侧腹部放射治疗 18 ~ 40Gy 间没有剂量效应相关性。
○ 全肺放射治疗剂量应为 12Gy,因为 14Gy 放射治疗可出现 10% 的放射性肺炎。
○ 不良组织学类型、放射治疗射野过小、放射治疗延迟 ≥10 天均为局部控制不良因素。
- NWTS - 3(1979—1985 年): D Angio(*Cancer* 1999 PMID 2544249)(需注意分期由分组形式改变为分期系统,直到 NWTS - 4 局部播散一直认为为 II 期,而非 III 期)。
○ 组织学 FH 及 UH 被引入治疗设计中。

○ 对Ⅰ期 FH,10 周的 VCR + ADM 等同于 6 个月,OS 96% 。

○ 在Ⅱ期 FH 中 VCR 及 ADM 联合化学治疗已足够,无需加 ADR 或放射治疗。

○ Ⅲ期 FH,如果加上 ADR,10Gy 等同于 20Gy。

○ CTX 可提高Ⅱ～Ⅳ期 UH(局灶间变)的疗效,对Ⅳ期 FH 类型无益。

▪ NWTS - 4(1986—1994 年):Green(*JCO* 1998 PMID 9440748;Green *JCO* 1998 PMID 9850017)。

○ 对Ⅰ期 FH 或间变型患者,脉冲 - 强化(PI)VCR + ADM ×18 周与标准 VCR + ADM ×25 周化学治疗。

○ 对Ⅱ期 FH,PI VCR + ADM 6 个月与标准 VCR + ADM 化学治疗 15 个月疗效相同、毒性更小、花费更小。

○ Ⅲ～Ⅳ期 FH,PI VCR + ADM + ADR 化学治疗 6 个月与标准 VCR + ADM 化学治疗 15 个月疗效相同,毒性更小,花费更小。

○ Seibel(*JCO* 2004 PMID 14752069):长期随访结果显示常程化学治疗的 RFS 更佳,但是 OS 无明显差异。

○ 局部播撒如未行术后放射治疗局部复发率更高,建议改至Ⅲ期(须行放射治疗)。

▪ NWTS - 5(1995—2001 年)

○ Shamberger(*Ann Surg* 2010 PMID 20142733):Ⅰ期 FH,患者年龄 <2 岁,肿瘤小于 550g 者,如只行肾切除术(无辅助化学治疗),失败率明显增加;但是加与不加化学治疗,OS 无明显差异。

○ Dome(*JCO* 2006 PMID 16710034):VCR/ADM/CTX/VP - 16 可提高Ⅱ～Ⅳ期 DA 的疗效。

○ Grundy(*JCO* 2005 PMID 16129848):对Ⅰ、Ⅱ期 FH 患者,1p 和(或)16qLOH 者失败率及死亡率增加。对Ⅲ、Ⅳ期患者,只有 1p 和/16qLOH 者失败率及死亡率增加。

● 放射治疗对于有肿瘤扩散患者有什么价值?

可降低腹部复发率。

Kalapurakal,NWTS 4 & 5 Pooled(*IJROBP* 2010 PMID 19395185):这两个临床试验分析了出现播撒的 FH WT 患者中采用放射治疗(单侧腹部、全腹照射)及化学治疗对腹部复发的影响。与未放射治疗组相比,接受放射治疗 10、20Gy 者发生复发的风险比分别为 0.35(0.15～0.78)、0.08(0.01～0.58)。放射治疗后是否给予化学治疗复发风险比没有明显差异。对Ⅱ期患者(NWTS - 4),有无腹腔播撒的 8 年 RFS 分别为 79% 及 87%(P = 0.07),OS 分别为 90% 及 95%(P = 0.04)。

结论:出现肿瘤播撒后,放射治疗 10Gy 或 20Gy 均可明显减少腹腔内肿瘤复发率。Ⅱ期患者发生肿瘤播撒会降低 RFS,明显降低 OS。

● 对 FH WT 患者,如果仅于 CT 中发现肺转移,全肺放射治疗是否有意义? 这种情况下,ADM 化学治疗的意义?

ADM 对 OS 无影响,全肺放射治疗无益处。

Grundy,NWTS 4 & 5 Pooled(*Pediatr Blood Cancer* 2012,PMID 22422736):这两次试验中

共有 417 例 FH WT 且有肺转移的患者,比较了采用不同肺检测方法(CT 或 CXR)采用全肺照射、化学治疗采用两药或三药方案(AMD/VCR ± ADR)。对于仅在 CT 中发现肺转移患者,无论是否采用全肺放射治疗,采用三药及两药化学治疗方案者 5 年 EFS 分别为 80% 及 56%(P=0.004);OS 二者无明显差异(87% 对 86%,P=0.91)。对于仅在 CT 中发现肺转移患者,采用全肺放射治疗有增加 5 年 EFS 的趋势(81% 对 70%,P=0.11),但是,考虑到化学治疗方案因素后这种差异消失了(P=0.52)。无论是否采取全肺放射治疗,OS 均无明显差异。

结论:对仅于 CT 总发现肺转移的患者,增加 ADM 化学治疗可改善 EFS,却不影响 OS;也没有从全肺放射治疗中获益。

- **AREN 临床试验中(高风险组织学良好类型),免除全肺放射治疗的早期结果是什么?**

FH WT CR 片中有肺转移结节的患者,接受 6 周化学治疗后行全肺放射治疗可能不必要。

Dix,AREN 0533(*ASCO* 2015,Abstract 10011):对于 CR 片中发现肺转移结节,且无 1p 和/16qLOH 的 IV 期患者,是否 6 周化学治疗可免除全肺照射。试验假设为采用 AMD/VCR/ADR 及全肺放射治疗后 4 年 EFS 为 85%。391 例患者入组,296 例为仅有肺转移,其中 105 例(39%)为 CR 可见。在 2014 年 6 月中期分析中,观察到 20 例发生事件,其中 19 例为复发,1 例为第二继发肿瘤。复发只发现于肺者 17 例,于肺及肝者 1 例,于腹部者 1 例。对 CR 患者,4 年 EFS 及 OS 预测分别为 78%(68%～86%)及 95%(83%～98%)。

结论:EFS 较既往历史中的结果稍低,无统计学差异;对于该亚组患者,免除全肺放射治疗可能是适宜的。

(黎妲 译　李险峰 校)

参考文献

1. Halperin EC Constine LS, Tarbell NJ, Kun LE. eds. *Pediatric Radiation Oncology*. 5th edn. Philadelphia, PA: Lippincott Williams & Wilkins; 2012:257–289.
2. Bunin GR NC, Kramer S, Meadows AT. Parental occupation and Wilms' tumor: results of a case-control study. *Cancer Res*. 1989;49(3):725–729.
3. Dome JS, Coppes MJ. Recent advances in Wilms tumor genetics. *Curr Opin Pediat*. 2002;14(1):5–11.
4. Sebire NJ, Vujanic GM. Paediatric renal tumours: recent developments, new entities and pathological features. *Histopathology*. 2009;54(5):516–528.
5. Miniati D, Gay AN, Parks KV, et al. Imaging accuracy and incidence of Wilms' and non-Wilms' renal tumors in children. *J Pediatr Surg*. 2008;43(7):1301–1307.
6. Boo YJ, Fisher JC, Haley MJ, et al. Vascular characterization of clear cell sarcoma of the kidney in a child: a case report and review. *J Pediatr Surg*. 2009;44(10):2031–2036.
7. Gratias EJ, Dome JS, Jennings LJ, et al. Association of chromosome 1q gain with inferior survival in favorable-histology Wilms tumor: a report from the Children's Oncology Group. *J Clin Oncol*. 2016;34(26):3189–3194.
8. Shamberger RC, Guthrie KA, Ritchey ML, et al. Surgery-related factors and local recurrence of Wilms tumor in National Wilms Tumor Study 4. *Ann Surg*. 1999;229(2):292–297.
9. Videtic GMM, Woody N, Vassil AD. *Handbook of Treatment Planning in Radiation Oncology*. 2nd ed.

New York, NY: Demos Medical; 2015.

10. Lange J, Peterson SM, Takashima JR, et al. Risk factors for end stage renal disease in non-WT1-syndromic Wilms tumor. *J Urol.* 2011;186(2):378–386.

11. Wong KF, Reulen RC, Winter DL, et al. Risk of adverse health and social outcomes up to 50 years after Wilms tumor: the British Childhood Cancer Survivor Study. *J Clin Oncol.* 2016;34(15):1772–1779.

12. Green DM, Grigoriev YA, Nan B, et al. Congestive heart failure after treatment for Wilms' tumor: a report from the National Wilms' Tumor Study group. *J Clin Oncol.* 2001;19(7):1926–1934.

13. Bisogno G, de Kraker J, Weirich A, et al. Veno-occlusive disease of the liver in children treated for Wilms tumor. *Med Pediatr Oncol.* 1997;29(4):245–251.

14. Green DM, Lange JM, Peabody EM, et al. Pregnancy outcome after treatment for Wilms tumor: a report from the National Wilms Tumor Long-Term Follow-Up Study. *J Clin Oncol.* 2010;28(17):2824–2830.

15. Hogeboom CJ, Grosser SC, Guthrie KA, et al. Stature loss following treatment for Wilms tumor. *Med Pediatr Oncol.* 2001;36(2):295–304.

16. Termuhlen AM, Tersak JM, Liu Q, et al. Twenty-five–year follow-up of childhood Wilms tumor: a report from the Childhood Cancer Survivor Study. *Pediatr Blood Cancer.* 2011;57(7):1210–1216.

17. Lange JM, Takashima JR, Peterson SM, et al. Breast cancer in female survivors of Wilms tumor: a report from the National Wilms Tumor Late-Effects Study. *Cancer.* 2014;120(23):3722–3730.

第 **59** 章

尤文肉瘤

Ehsan H. Balagamwala, Ewin S. Murphy

速览:尤文肉瘤是排第二位的常见儿童骨肿瘤,男性更常见,发病高峰年龄为 10 ~ 15 岁。重要遗传学突变包括 t(11;22)和 t(21;22)。诊断流程包括局部病灶处 CT/MRI、PET/CT、双侧骨髓穿刺及原发病灶活检(表 59 - 1)。

表 59 - 1　尤文肉瘤治疗流程

诱导(第 1 周)	VAdriaC + IE 6 个周期
局部控制(第 13 周)	手术(优选)或放射治疗或二者联合治疗(见表 59 - 2)
巩固	VAdriaC + IE 11 个周期,术后如需加放射治疗建议于巩固化学治疗第 1 周期开始

流行病学:James Ewing 首次于 1921 年首次描述该病,认为系未分化肿瘤,累犯长骨骨干,相对骨肉瘤对放射治疗敏感[1]。尤文肉瘤是排第二位的常见儿童恶性骨肿瘤,死亡率排第一位。在美国每年有近 700 例新诊断的儿童及青少年恶性骨肿瘤,其中有近 200 例尤文肉瘤(约占 3% 的儿童恶性肿瘤)。该病发病高峰年龄为约 15 岁,有 30% 患者年龄小于 10 岁,30% 患者年龄大于 20 岁[2]。白人男孩更常见,男女比例为 1.5∶1。

危险因素:没有确凿的环境、家族病因高危因素及遗传学因素[3]。

解剖学:50% 发生于四肢(20%~30% 发生于近端,30%~40% 发生于远端),50% 发生于躯干部分(45% 发生于盆腔,35% 胸壁,10% 脊椎,10% 其他)。长骨肿瘤常见于骨干,而骨肉瘤不同,常见于骺骺端[4]。

病理学:一般而言,肉瘤分为两类:①肿瘤表现为复杂的染色体核型异常,没有独特的形态学模式;②肿瘤携带特殊染色体异位,产生融合基因。ESFT(尤文肉瘤样家族肿瘤)属于第二类。与起源于交感神经系统的神经母细胞瘤不同,ESFT 被认为起源于节后副交感神经细胞。显微镜下,ESFT 形态表现为单一形态的片状小圆蓝色细胞,往往伴有广泛的坏死,但单纯形态学对于诊断尚不足。ESFT 包括骨尤文肉瘤(ESB)、骨外尤文肉瘤(EOE)及原始外周 PTEN(神经上皮瘤、成人神经母细胞瘤、Askin 瘤及椎旁小细胞肿瘤)。染色:MIC2 糖蛋白、PAS 及 Vimmentin 阳性;NSE 及 S100 阴性(在 PTEN 中阳性)。分型:经典及非经典型

（小叶型、滤泡型及器官样）[4]。

遗传学： ESFT 往往存在 EWSR1 基因易位，90% 表现为 t（11;22）（q24;q12），5%～10% 为 t（21;22）（q21;q13），及其他少见的易位突变或构型异常［如 t（7;22）、t（17;22）、染色体 8 及 12 的多倍体、1p 丢失、CDKN2A 基因缺失及 p53 基因突变］[5]。t（11;22）导致 11q24 位点基因 FLI－1 与位于 22q12 位点 EWS 基因发生融合。EWS－FLI－1 为一转录因子，调控细胞周期、凋亡及端粒酶活性。t（21;22）导致 EWS－ERG 融合基因，表型等同于 EWS－FLI－1。FISH/PCR 可用于融合基因的检测。结缔组织小圆细胞肿瘤及恶性黑色素瘤也与 EWS 易位相关。

临床表现： 包括疼痛（＞90%）、肿胀或肿块（65%），活动受限（25%）、神经异常（总体 15%，躯干部 50%）、病理性骨折（15%）及发热（10%）。近 1/4 初诊时已有血行转移。转移部位分别为肺（40%）、骨（40%）及其他部位。发生于盆腔病变转移率在 25%～30%，四肢 ＜10%。理论上诊断时几乎全部患者均有微小转移，因为只针对局部治疗患者的失败率非常高。初诊时淋巴结转移率很低。Askin 瘤是原发于肋骨的尤文肉瘤，可直接侵犯胸膜，形成骨外软组织肿物，该病以女性常见[4]。鉴别诊断包括骨髓炎、骨淋巴瘤、白血病（绿色瘤）、横纹肌肉瘤、转移性神经性母细胞瘤、小细胞骨肉瘤、嗜酸性细胞肉芽肿、转移性小细胞肺癌及间叶细胞样软骨肉瘤。骨肿瘤记忆窍门："EG－MODE"，即骺（Epiphysis），巨细胞瘤（Giant cell tumor），骨骺端（Metaphysis），骨肉瘤（Osteosarcoma），长骨干（Diaphysis），尤文肉瘤（Ewing's sarcoma）。

诊断： H&P。

实验室检查： CBC、BMP、LDH。

影像学检查： 局部骨病变 X 线片、CT 及 MRI，胸部 CT、PET－CT。X 线片发现包括囊性（75%）、成骨性（25%）、鼠咬征、洋葱样改变、柯德曼三角（皮质破坏、骨膜反应被取代，也可见于骨肉瘤）及软组织肿块（50%）。CT 可显示骨破坏及软组织肿块的范围。MRI 诊断准确率达 90%，可明确软组织范围。胸部 CT 可评估肺转移的情况。PET 可评估肿瘤活跃程度及肿瘤转移情况（如淋巴结及骨），而且是治疗后随访评价最敏感的检测手段[6]。SUV 值 ＞5.8 是预后不良指标[7]。肺转移评估更依赖于 CT。

病理学： 双侧骨髓活检及肿瘤局部活检。活检术应由手术外科医师进行，以免影响保肢术的成功。FNA 往往不够，CT 引导负压针吸活检更佳。只有当肿瘤中心坏死时才考虑采用切开活检。而且活检部位应处于外科切除的部位。

预后因素： 血行转移是最重要预后因素（骨、肝转移比肺转移差，肺多发转移比单发转移差）。其他因素（往往与转移相关）包括 T＞8cm、年龄 ＞17 岁、男性、LDH 上升、肿瘤体积大于 200cc、躯干肿瘤及 p53 基因突变、INK4A 的缺失。

自然病史： 对于未转移的患者，5 年生存率自 1975 年（35%）明显提高，达到 70%～80%，主要是高强度化学治疗的采用。对于已经转移的患者，也不是完全致命，目前 5 年生存率可达 30%。尽管采用强化化学治疗手段，对于大肿瘤患者失败主因仍为远处转移。

分期:尚无统一分期体系,分层因素为有无远处转移。

治疗模式

手术:对局部控制而言首选手术,除非外科预期会造成明显的功能障碍。术后病理可获得化学治疗疗效的信息,采用手术可避免放射治疗的晚期损伤及继发性恶性肿瘤。发生于小骨骼的病变可完整切除,不需要重建,如肋骨、锁骨、近端腓骨、远端肩胛骨、掌骨、柘骨、髂骨小翼及耻骨等,而且术后疗效非常好[8,9]。对于大的病灶,可能需要自体骨移植或假体重建。有转移的患者,肺转移病灶的外科切除及原发部位的外科姑息切除有一定价值。系统回顾分析结果显示,最佳的局部治疗手段应根据患者、疾病特点及患者的选择采取个性化的治疗方案[9,10]。

化学治疗:所有患者均需要诱导化学治疗,强化 VAdriaC – IE(q2w)是目前标准方案。药物包括 VCR(白细胞减少、便秘、神经毒性、过敏性紫癜及胆汁淤积),CTX(粒细胞减少症、剂量依赖性出血性膀胱炎、少精症),ADM(心肌损伤、粒细胞减少症),IFO(出血性膀胱炎,美司纳解救以及 Fanconi 综合征造成的电解质丢失),VP – 16(粒细胞减少、过敏反应及继发性恶性肿瘤,如 AML)。在标准化学治疗方案基础上增加化学治疗剂量并没有改善患者 PFS及 OS,反而增加患者化学治疗毒性反应及继发性恶性肿瘤的发生[8,10]。

放射治疗:放射治疗包括术前、术后或针对原发或转移病灶的根治性及姑息性放射治疗。术后放射治疗的指征包括近切缘(<1cm)、组织学分级差(90% 坏死)或肿瘤包膜破裂或其他原因造成的肿瘤播散[11]。术前放射治疗指征主要为预计外科切缘近或切缘阳性的患者。放射治疗靶区应完全包括化学治疗前的肿瘤范围,否则局部控制率会明显降低[12]。一般不主张包括整个长骨,局部扩大野已足够。超分割放射治疗不会提高预后,但是会改善骨折发生、运动功能及肌肉萎缩。术后辅助放射治疗应在巩固化学治疗第一周期开始(w14),放射治疗期间同步给予化学治疗,方案采用 VC – IE(放射治疗期间不用 ADM),具体剂量见表 59 – 2。

表 59 –2　尤文肉瘤放射治疗规范(AEWS 1031)

放射治疗方式	剂量(Gy)	射野	同步化学治疗
术前	36	化学治疗前 GTV	VC – IE
根治	45	化学治疗前 GTV	VC – IE
	CD 至 55.8	残留/化学治疗后	
术后	50.4(>90% 坏死)	化学治疗后 GTV	VC – IE
	55.8(<90% 坏死)	化学治疗前 GTV	
单/双侧肺	15,1.5/fx	双肺(原发部位及肺结节追加剂量)	无 ADM 或放射菌素 D 基于 AEWS1031 用 busulfan 取代 WLI

（待续）

表 59-2　（续）

放射治疗方式	剂量(Gy)	射野	同步化学治疗
骨转移	45~56		
椎体	45	化学治疗前 GTV+1cm(VB+0.5cm)	
	追加至 50.4	化学治疗后 GTV+0.5~1cm	

特例

- 靶区尽量不跨关节或包括四肢的全周,除非肿瘤累犯。
- 如肿瘤未累犯关节腔,可缩小外放边界,但应包括骺端。
- 对发生于骨干肿物,如有可能尽量避开同侧骺端。
- 如化学治疗后达 CR,放射治疗射野应按化学治疗前设计。
- 如术中肿瘤破裂,放射治疗靶区按化学治疗前范围。
- 已采用术前放射治疗,如镜下残留,如坏死率>90%,针对化学治疗后 GTV 补量 14.4Gy;如坏死率<90%,针对化学治疗前 GTV 补量 14.4Gy。
- 如有肉眼残留,针对术前 GTV 逐步缩野加量至 55.8Gy。
- 转移性病变,SBRT 可给予 40Gy/5fx。

Askin 瘤/原发肋骨:应先化学治疗,再手术。诱导化学治疗可提高手术切缘阴性率(50% 对 77%),减少术后放射治疗的应用(5 年 EFS 56%)[13]。如果同侧胸膜累犯且胸腔细胞学阳性、肺转移,可先给予半胸照射(15~18Gy,1.5Gy/1.5fx),然后追加至以上剂量[14]。有学者采用胸腔内放射性 P32 治疗,已避免肺的照射。

转移瘤:双肺低剂量照射(15Gy,1.5Gy/1.5fx)可控制肺转移病灶,且无明显损伤,一般建议诱导化学治疗后实施。骨转移一般给予 45~56Gy 放射治疗,如果有相当部分骨髓应包括在射野内,可考虑等化学治疗结束在进行。

毒性反应:化学治疗主要毒性反应为膀胱及心脏。一些较早的资料显示,若肋骨放射治疗剂量大于 50Gy,可导致肋骨发育减少 25% 左右,尤其当射野包括关节及骺端。幼儿患者可考虑截肢及再造,因为功能恢复良好。

继发性恶性肿瘤:最近研究结果显示 20 年发生率为 6.5%~9.2%。放射治疗剂量>60Gy 的发生率最高,<48Gy 的最低。最常见的继发肿瘤为骨肉瘤。一篇最近放射治疗诱发肉瘤的文献中,尤文肉瘤最常见(25%),平均发病年龄为 8 年。5 年 OS 为 40%,诱导化学治疗+手术为 68%,单独化学治疗为 17%[15]。

基于循证数据的问与答

• 尤文肉瘤化学治疗的价值如何?

化学治疗在尤文肉瘤治疗中发挥非常重要的作用。基于以 VAC 为基础的化学治疗疗效尚有不足,人们尝试增加化学治疗药物以强化化学治疗强度。在 IESS-I 临床试验结果显示 VACA 方案优于 VAC 方案,随后进行的 IESS - Ⅱ试验高剂量间断给药 VACA 方案优于标准的 VACA 方案。基于 IE 在转移性尤文肉瘤中的价值,IESS - Ⅲ临床试验比较了 VACA - IE 与高剂量间断给予 VACA 方案,前者优于后者。随后进行的 IESS - Ⅳ及 AEWS0031 分别研究了 VACA - IE 剂量强化和化学治疗间隔缩短方案,结果显示 VACA - IE 2 周方案有优势,并成为目前根治性治疗的标准治疗方案。

Nesbit,IESS - I(*JCO* 1990,PMID 2213103):1973—1978 年间,342 例病理学证实初治未转移的尤文肉瘤患者,平均年龄 13 岁,分为三个治疗组:①放射治疗 + VACA,②放射治疗 + VAC,③放射治疗 + VAC + 双肺放射治疗,其中①与②随机,②与③随机分组。放射治疗方案如下:全长骨 +5cm 安全边界 45 ~ 50Gy(45Gy/ < 5y,50Gy/5 ~ 15y,55Gy/ > 15y),局部加量 10Gy(5Gy/2cm,5Gy/1cm)。放化疗同步进行。双肺照射计划设计为 15 ~ 18Gy,1.5Gy/1.5fx,前后对穿照射。严重毒性反应发生率为 57%~70%,白细胞减少发生率三组分别为 21%、4% 及 11%。

结论:VACA 优于 VAC 或 VAC + 双肺照射方案,VAC + 双肺照射方案优于 VAC 方案。发生于盆腔的肿瘤未发现不同治疗模式间的明显差异(表 59 - 3)。

表 59 - 3　IESS - I 临床试验结果

	5 年 OS	5 年 LR	5 年 RFS	Mets		5 年 OS		5 年 OS
RT + VACA	65%	11%	60%	30%	< 10y	71%	盆腔	34%
RT + VAC	28%	16%	24%	72%	11 ~ 15y	62%	非盆腔	57%
RT + VAC + BPR	53%	18%	44%	42%	> 15y	46%		

Burgortt,IESS - Ⅱ(*JCO* 1990,PMID 2099751):1978—1982 年间,214 例病理学证实初治未转移的非盆腔的尤文肉瘤患者,平均年龄 13 岁,分为两个治疗组:①高剂量间断 VACA,②中等剂量连续 VACA 方案,与 IESS - I 相同。局部治疗采用手术、手术 + 放射治疗(仅活检或未完整切除患者,50Gy)及单独放射治疗组,放射治疗方案同 IESS - I 试验,放射治疗于术后 2~4 周进行,与首轮巩固化学治疗同步进行。平均随访时间 5.6 年。严重毒性反应发生率两组相近,高剂量 VACA 组心脏毒性严重(3 例治疗相关性死亡)。高剂量组的肺转移率明显下降(22% 对 11%),骨转移率两组无差异(8% 对 9%)。

结论:高剂量间断 VACA 方案优于 IESS - I 中的中等剂量 VACA 方案(表 59 - 4)。

表 59 - 4　IESS - Ⅱ非盆腔尤文肉瘤临床试验

	5 年 OS	5 年 LR	5 年 RFS	Mets
高量化学治疗组	77%	7%	73%	21%
IESS - I 化学治疗方案	63%	10%	56%	30%
	$P < 0.05$	$P > 0.05$	$P < 0.05$	$P > 0.05$

Evans,IESS – Ⅱ(*JCO* 1991,PMID 2045857):59 例病理学证实初治原发于盆腔的尤文肉瘤患者,局部淋巴结转移可包含在内。放射治疗方案如下:按照化学治疗前肿瘤范围 +2cm 安全边界 45Gy(往往半侧骨盆或骶骨),局部加量 10Gy(5Gy/5cm,5Gy/1cm),总剂量 55Gy,累犯淋巴结接受 45Gy 放射治疗。此结果与 IESS – I 中的 68 例患者做比较,其中 90% 只行活检。

结论:高量间断 VACA 方案优于 IESS – I 化学治疗方案,包括发生于盆腔的肿瘤。该方案 OS 甚至高于 IESS – I 中非盆腔原发的尤文肉瘤的疗效(表 59 – 5)。

表 59 – 5　IESS – II 原发盆腔骶骨尤文肉瘤临床试验结果

	5 年 OS	5 年 LR	5 年 RFS	转移
高量化学治疗组	63%	12%	55%	37%
IESS – I 方案	35%	28%	23%	63%

Grier,IESS – Ⅲ(*NEJM* 2003,PMID 12594313):1988—1992 年间,518 例(120 例有远处转移,398 例无远处转移)尤文肉瘤患者(包括 PNET)。试验背景:IE 方案在治疗失败的尤文肉瘤中有效率非常高,因而,拟将 VACA 与 IE 联合以观察其疗效。随机分为两个治疗组:①高量间断 VACA(与 IESS – Ⅱ方案相同),V = 2mg/m², C = 1200mg/m², ADM = 75mg/m², Actin = 1.25mg/m²(当 ADM 达到 375mg/m²);②VACA + IE 方案,I = 1800mg/m² + 美司纳解救,E = 100mg/m² qd × 5。化学治疗共 17 个周期。局部治疗于第 12 周进行。23% 原发于盆腔。放射治疗:根治性或肉眼残留者,按化学治疗前范围 +3cm 给予 45Gy,缩野加量 10.8Gy(按化学治疗后范围 + <3cm),总量 55.8Gy。镜下残留给予化学治疗前范围 +1cm 45Gy。

结论:无论 OS 还是局部控制上,VACA + IE 方案均优于 VACA,但是转移性疾病二者无明显差异。因而,VACA + IE 方案应是标准方案(表 59 – 6)。

表 59 – 6　IESS – Ⅲ 尤文肉瘤临床试验

非转移	5 年 OS	5 年 LR	5 年 EFS	Mets	转移	5 年 OS	5 年 EFS
VACA + IE	72%	9%	69%	44%	VACA + IE	22%	34%
VACA	61%	28%	54%	42%	VACA	22%	35%
	$P < 0.05$	$P < 0.05$	$P < 0.05$	$P > 0.05$		$P > 0.05$	$P > 0.05$

Granowalter,IESS – Ⅳ(*JCO* 2009,PMID 19349548):1995—1998 年间 478 例局限型尤文肉瘤患者。随机分为两组:VAC + IE 化学治疗 48 周(标准方案),及强化组(化学治疗 30 周)。12 周时给予局部治疗。放射治疗:按化学治疗前范围 +2cm 给予 45Gy,缩野加量按照残留情况,无法切除者按化学治疗后范围 +2cm 达到 55.8Gy。肉眼残留者:残留病灶 +2cm 加量至 55.8Gy。切缘近者:切缘外放 2cm 加量至 50.4Gy。5 年 EFS 及 OS 分别为 71% 及 79%,原发盆腔及非盆腔者间无明显差异,原发骨或软组织间也无明显差异。3 度毒性反应以实验组为高(30 周)。

结论:无论 OS 还是 EFS,VAC + IE 强化方案与标准方案无明显差异,但是,强化方案增加了毒性反应(表 59 - 7)。

表 59 - 7　IESS - IV 尤文肉瘤临床试验

	5 年 OS	5 年 EFS
VAC - IE(48w)	81%	72%
VAC - IE(30w)	77%	70%
	$P > 0.05$	$P > 0.05$

Womer,AEWS0031(*JCO* 2012,PMID 23091096):587 例年龄 <50 岁的局限型尤文肉瘤患者。随机分为两组:VAC + IE 化学治疗 3 周,及 2 周(中性粒细胞数目 >750,血小板数目 >75)。试验设计合理性:因为化学治疗给予时间长短在 IESS - IV临床试验中并不影响预后,烷化剂缩短化学治疗间隔以增加化学治疗强度是否会影响疗效? 对于根治性或术前放化同步治疗,放射治疗于第 13 周开始,放射治疗:CTV1 = 按化学治疗前范围 GTV + 1.5cm,CTV2 = 按化学治疗后范围 GTV + 1cm。年龄 >18 岁及原发盆腔病灶往往预后差,年龄 > 及 <18 岁的 5 年 EFS 分别为 47% 及 72%。毒性反应两组相近。

结论:剂量强化 2 周 VAC + IE 方案疗效更佳,成为目前标准方案(表 59 - 8)。

表 59 - 8　AEWS0031 临床试验结果

	5 年 OS	5 年 EFS
VAC/IE(q3wks)	83%	65%
VAC/IE(q2wks)	77%	73%
	$P = 0.056$	$P < 0.5$

Bernstein,POG 9457(*JCO* 2006,PMID 16382125):110 例初诊转移性尤文肉瘤。随机:在 VAC/IE 方案化学治疗前给予拓扑替康 ± CTX,部分患者也随机给予阿米福丁。只有 3/36 患者给予拓扑替康后出现 PR,而 21/36 患者给予拓扑替康 + CTX 后出现 PR。阿米福丁并没有显示出骨髓移植保护作用。总体两年 EFS 为 24%,OS 46%。单纯肺转移患者两年 EFS 为 31%,而广泛转移患者为 20%。

结论:拓扑替康单独使用作用有限,与环磷酰胺联合使用有效性明显提高,阿米福丁并没有骨髓保护作用。OS 与以前临床结果相似。

基于循证数据的问与答

• 哪个是最佳局部治疗模式:手术或放射治疗?

传统观点认为手术往往应用于可手术切除的肿瘤,而放射治疗往往应用于有手术困难的肿瘤患者。目前尚无大型随机对照临床试验比较两种治疗模式,目前的数据均为多个随机试验或数据库数据汇总而成的回顾性分析,结果显示手术与放射治疗疗效相似[10]。最近一些研究(Ahmed 等)结果显示,盆腔肿瘤采用精准放射治疗及手术治疗局控率更佳。因而,手术取决于手术的可行性,放射治疗往往更多用于因肿瘤部位及侵犯范围外科会造成明显功能丧失的肉瘤患者(如肩胛骨、肱骨近端、颅骨、面部及椎体)。

Yock,INT 0091(*JCO* 2006,pmid 16921035):75 例未转移原发于盆腔的尤文肉瘤患者,采用 VACA 或 VACA + IE 化学治疗方案,根据医师意愿局部分别采用放射治疗、手术或放射治疗手术联合治疗。对肿瘤大小(> 或 <8cm)及化学治疗方案校正后,局部治疗模式对疗效影响进行了评估。12 例患者采用手术,44 例采用放射治疗,19 例采用综合手段。无论是肿瘤大小、局部治疗模式及化学治疗方案对 EFS 或 LF 均无明显影响。VACA - IE 方案似乎有增加局部控制的作用(11% 对 30%,*P* = 0.06)。

结论:盆腔尤文肉瘤采用 VACA - IE 化学治疗方案更好。手术与放射治疗疗效相仿。

Dunst,CESS 81/CESS 86(*Cancer* 1991,PMID 2025847):CESS 81 为 1981—1985 年 93 例局限型尤文肉瘤患者。治疗模式:VACA 2 个周期,局部治疗,然后 VACA 2 个周期。放射治疗:术后放射治疗 36Gy,单纯放射治疗 46~60Gy。手术 + 放射治疗组、手术及放射治疗组的 5 年 RFS 分别为 68%、54% 及 43%。手术组局部控制率高于放射治疗,原因主要由于放射治疗外放边界不足,在 CESS86 中得到纠正。

CESS 86 为 1986—1989 年 177 例局限型尤文肉瘤患者。治疗模式:对高危患者(发生于躯干部或四肢肉瘤体积大于 100cm³)采用 VAIA 方案,对一般危险采用 VACA 方案。放射治疗:广泛切除及完整肿瘤切除者放射治疗 44Gy,瘤内切除者或单纯放射治疗者给予 60Gy。放射治疗随机分为两组:常规放射治疗,或加速超分割技术(1.6Gy/fx,bid,22.4Gy,休息 10 天,然后继续给予总量 44.8Gy)。结果:5 年 OS 为 69%。手术 + 放射治疗组、手术及放射治疗组的 3 年 RFS 分别为 62%、65% 及 67%。VAIA 与 VACA 两组 OS 及 RFS 均无差异。与常规放射治疗相比,超分割放射治疗在 OS、EFS 或 LC(76% 对 86%,*P* = NS)均无获益。与 CESS81 比较,放射治疗疗效明显提高,而手术仍保持一致。

Paulussen,EICESS 92(*Klin Padiatr* 1999,PMID 10472562;更新 Paulussen *JCO* 2008,PMID 18802150):369 例患者。局限标准危险度的尤文肉瘤患者(局限,体积小于 100cm³)接受 VAIA 化学治疗,然后分为继续 VAIA 或 VACA 方案。高危患者(原发肿瘤体积大于 100cm³,血行转移)随机分为 VAIA 或 VAIA + E 方案。放射治疗:根治性每日或超分割模式(54Gy),术后放射治疗根据化学治疗反应及手术切除程度给予 44 或 54Gy,或如预测手术切缘无法保证给予术前放射治疗(根据预测广泛切除或瘤体内,给予 44Gy 或超分割技术 54Gy)。平均随访时间 8.5 年。高危组加用 VP - 16 后 OS 及 EFS 获益分别增加 17% 及 15%。VACA 组毒性反应发生率增加。

Schuck,Review of CESS 81、CESS 86、EICESS 92 试验(*IJROBP* 2003,PMID 12504050):共分析 1058 例患者。当病灶可切除时,往往采用手术,而辅助放射治疗往往应用于化学治疗反应较差、活检或仅行部分切除的患者。

结论:可完整切除的肿瘤,诱导化学治疗后局部失败率低。对切取活检的患者,根治性放射治疗疗效与手术 + 术后放射治疗相当(表59 – 9)。

表 59 – 9　CESS 81,CESS 86,EICESS 92 试验联合分析

	5 年 LF	5/10 年 EFS
S ± 放射治疗	7.5%	61%/55%
术前放射治疗	5.3%	59%/58%
单纯放射治疗	26.3%	47%/40%
	$P < 0.05$	$P < 0.05$

Daw,COG 临床试验(*Ann Surg Oncol* 2016,PMID 27216741):三个协作组试验中发生于股骨的 115 例尤文肉瘤患者,84 例行单纯手术,17 例行手术 + 放射治疗,14 例单纯手术。5 年 EFS 及 OS 分别为 65% 及 70%。肿瘤部位及大小并不影响疗效。不同治疗模式间 EFS、OS 及 LF 并无统计学显著差异。

结论:对发生于股骨的尤文肉瘤的患者,局部治疗模式并不影响疗效。

Ahmed,Mayo Clinic(*ASTRO* 2015,Abstract 74):共 73 例尤文肉瘤患者,其中原发盆腔的 48 例,椎体的 25 例。平均随访时间 58.1 个月。52% 的原发盆腔患者有血行转移,24% 原发脊柱患者有血行转移。对于原发于盆腔及脊柱者,采用单纯放射治疗的分别为 65%、48%,采用单纯手术的分别为 16.7% 及 8%,采用手术 + 放射治疗的分别为 16.7% 及 44%。原发于脊柱的 5 年 OS 及 EFS 分别为 73% 及 54%,原发于盆腔的分别为 49% 及 44%。转移性病变采用或不采用局部治疗的 5 年 EFS 分别为 29% 及 12%($P = 0.02$)。

结论:原发于脊柱的尤文肉瘤 OS(73%)及 LC(93%)疗效较佳(尤其对于放射治疗剂量大于 56Gy)。尽管采用先进的治疗技术,盆腔原发的 LC 差 些(80%)。手术 + 放射治疗及放射治疗剂量 ≥56Gy 与局部控制密切相关,转移病灶的治疗可提高 OS 及 EFS。

• 考虑到骨髓腔为一连续结构,放射治疗时是否包括累犯骨的全长?

Donaldson,POG – 8246(*IJROBP* 1998,PMID 9747826):178 例局限尤文肉瘤患者。AC × 12 周,然后 VAC × 50 周。局部治疗:如无明显功能丧失采用手术,否则行放射治疗。94 例患者实施放射治疗,随机分为骨全长放射治疗 40 例(骨全长 39.6Gy,然后缩野至化学治疗前范围 +2cm 安全边界至 55.8Gy),及局部放射治疗(化学治疗前范围 +2cm 安全边界至 55.8Gy)。结果:5 年 EFS 因部位而有差异(四肢远端 65%,中央 63%,近端 46%,盆腔/骶骨 24%)。放射治疗 LC 为 65%。骨全长照射及部分骨照射并不影响预后。放射治疗质量明显影响 5 年局部控制率(优质放射治疗为 80%,小的偏差为 48%,严重偏差为 15%)。62% 局部失败发生于野内,24% 发生于野外,14% 无法确定。

结论:必须治疗足够的范围,局部野合理。

• 对于转移性患者,放射治疗时间的早晚是否影响疗效?

Cangir,IESS – MD – I及II(*Cancer* 1990,PMID 2201433):分析 IESS – MD – I(1975—1977

年,53 例患者,VACA + 同步放射治疗)及 IESS – MD – Ⅱ临床试验(1980—1983 年,69 例患者,VACA + 5-FU,第 10 周放射治疗)。放射治疗针对大体所见肿瘤。总体 RR(73% 对70%)、最佳控制时间(3 年 DFS 均为 30%)、大于 5 年的生存者(30% 对 28%)及致命毒性反应发生率(6% 对 7%)二者均无明显差异。危及生命的毒性反应在 MD – I 中更明显(30% 对9%,$P < 0.05$)。

结论:对转移性患者,早晚放射治疗疗效并无明显差异,而延迟放射治疗的毒性反应更小。

● 尤文肉瘤转移灶的 SBRT 的价值?

Brown,Mayo Clinic(*Sarcoma* 2014, PMID 25548538):单中心临床实践(2008—2012年):尤文肉瘤及骨肉瘤转移灶的 SBRT。14 例患者,27 个病灶(19 个为骨肉瘤,8 个为尤文肉瘤)。平均年龄为 24 岁,6 例患者年龄 < 18 岁。中位治疗剂量为 40Gy/5fx(30 ~ 60Gy/3 ~ 10fx)。出现一例 3 度、两例 2 度放射损伤:肌坏死、血管坏死及病理性骨折,所有毒性反应在同步放化疗或二程放射治疗中均出现过。

(王凤玮 译　禚永雪 校)

参考文献

1. Angervall L, Enzinger FM. Extraskeletal neoplasm resembling Ewing's sarcoma. *Cancer*. 1975;36(1):240–251.

2. Glass AG, Fraumeni JF. Epidemiology of bone cancer in children. *J Natl Cancer Inst*. 1970;44(1):187–199.

3. Buckley JD, Pendergrass TW, Buckley CM, et al. Epidemiology of osteosarcoma and Ewing's sarcoma in childhood: a study of 305 cases by the Children's Cancer Group. *Cancer*. 1998;83(7):1440–1448.

4. Halperin EC, Constine LS, Tarbell NJ, Kun LE. *Pediatric Radiation Oncology*. 5th ed. Philadelphia, PA: Lippincott Williams and Wilkins; 2010.

5. De Alava E, Gerald WL. Molecular biology of the Ewing's sarcoma/primitive neuroectodermal tumor family. *J Clin Oncol Off J Am Soc Clin Oncol*. 2000;18(1):204–213.

6. Völker T, Denecke T, Steffen I, et al. Positron emission tomography for staging of pediatric sarcoma patients: results of a prospective multicenter trial. *J Clin Oncol*. 2007;25(34):5435–5441. doi:10.1200/JCO.2007.12.2473

7. Hwang JP, Lim I, Kong C-B, et al. Prognostic value of SUVmax measured by pretreatment fluorine-18 fluorodeoxyglucose positron emission tomography/computed tomography in patients with Ewing sarcoma. *PloS One*. 2016;11(4):e0153281. doi:10.1371/journal.pone.0153281

8. Sauer R, Jürgens H, Burgers JMV, et al. Prognostic factors in the treatment of Ewing's sarcoma. *Radiother Oncol*. 1987;10(2):101–110. doi:10.1016/S0167-8140(87)80052-X

9. Werier J, Yao X, Caudrelier J-M, et al. A systematic review of optimal treatment strategies for localized Ewing's sarcoma of bone after neo-adjuvant chemotherapy. *Surg Oncol*. 2016;25(1):16–23. doi:10.1016/j.suronc.2015.11.002

10. Miser JS, Goldsby RE, Chen Z, et al. Treatment of metastatic Ewing sarcoma/primitive neuroectodermal tumor of bone: evaluation of increasing the dose intensity of chemotherapy; a report from the Children's Oncology Group. *Pediatr Blood Cancer*. 2007;49(7):894–900. doi:10.1002/pbc.21233

11. Foulon S, Brennan B, Gaspar N, et al. Can postoperative radiotherapy be omitted in localised standard-risk Ewing sarcoma? an observational study of the Euro-E.W.I.N.G group. *Eur J Cancer Oxf Engl 1990*. 2016;61:128–136. doi:10.1016/j.ejca.2016.03.075

12. Donaldson SS. Ewing sarcoma: radiation dose and target volume. *Pediatr Blood Cancer*. 2004;42(5):471–476. doi:10.1002/pbc.10472

13. Shamberger RC, LaQuaglia MP, Gebhardt MC, et al. Ewing sarcoma/primitive neuroectodermal tumor of the chest wall: impact of initial versus delayed resection on tumor margins, survival, and use of radiation therapy. *Ann Surg*. 2003;238(4):563–567; discussion 567–568. doi:10.1097/01. sla.0000089857.45191.52

14. Schuck A, Ahrens S, Konarzewska A, et al. Hemithorax irradiation for Ewing tumors of the chest wall. *Int J Radiat Oncol Biol Phys*. 2002;54(3):830–838.

15. Koshy M, Paulino AC, Mai WY, Teh BS. Radiation-induced osteosarcomas in the pediatric population. *Int J Radiat Oncol Biol Phys*. 2005;63(4):1169–1174. doi:10.1016/j.ijrobp.2005.04.008

16. Ahmed SK, Robinson SI, Rose PS, Laack NN. Local control and survival of axial Ewing sarcoma in the modern era. *Int J Radiat Oncol*. 2015;93(3):S33–S34. doi:10.1016/j.ijrobp.2015.07.083

第 60 章

儿童霍奇金淋巴瘤

Ehsan H. Balagamwala,Erin S. Murphy

速览:在所有的儿童恶性肿瘤中,儿童霍奇金淋巴瘤占到7%,在高危组中,存活率 >
90%。结节硬化型是最常见的组织学类型(类似于成人霍奇金淋巴瘤),但是与其他年
龄段的患者相比,混合细胞型更多见。鉴于极高治愈率,根据危险程度分层,儿童霍奇
金淋巴瘤的治疗原则被分成剂量强化化学治疗和放射治疗组。总之,放射治疗方案的
制订是根据系统治疗和反应标准的不同而选择。表60-1列出了一些基本原则,但具
体细节由以下分组决定。

表60-1　儿童霍奇金淋巴瘤治疗规范

危险组	可选治疗
低危组	① 2~4 个周期的无交叉耐药的化学治疗 + 受累野放射治疗(15~25.5Gy)
	a. 可选的化学治疗方案:AV-PC,ABVD,OPPA/COPP 或 OPEA/COPDAC
	②单用4~6 个周期的 COPP/ABVD
	③针对 AHOD0431 给予化学治疗 + 受累野放射治疗
中危组	① 4~6 个周期的无交叉耐药的化学治疗 + 受累野放射治疗(15~25.5Gy)
	a. 可选的化学治疗方案:COPP/ABV,ABVE-PC,OPPA/COPP 或 OPEA/COPDAC
	②单用6~8 个周期的无交叉耐药的化学治疗
	a. 可选方案:COPP/ABV
高危组	① 6~8 个周期的无交叉耐药的化学治疗 + 受累野放射治疗(15~25.5Gy)
	a. 可选的化学治疗方案 COPP/ABVD,OPEA/COPDAC
	②单用8 个周期的无交叉耐药的化学治疗
	a. 可选方案:COPP/ABVD
	③针对 AHOD0431 给予化学治疗 + 受累野放射治疗

　　流行病学:在每年约 10 450 例确诊儿童癌症的患者中,儿童霍奇金淋巴瘤(21 岁以下)
占到7%(1140 例)[1]。霍奇金病呈双峰分布:最常见的发病年龄是 15~35 岁(50%)和 >55

岁(35%)。霍奇金病的流行病学在儿童、青少年和成人中呈现明显差异.在所有年龄组中,结节硬化型最常见。儿童霍奇金病发生在 5 岁以下的儿童非常罕见,儿童霍奇金病以男性为主[男女比为(2~3)∶1],而且相对于成人霍奇金病,儿童霍奇金病更多表现为混合细胞型(30%~35%)或者是结节性淋巴细胞为主型(10%~20%)[2]。相比之下,青少年霍奇金病发生在 15~35 岁,没有性别偏差,最常见的类型是结节硬化型(70%~80%),成人和青少年流行病学相似.年龄偏大的成人(>45~55 岁)更容易表现为晚期霍奇金病。在所有的儿童霍奇金淋巴瘤中,5 年总生存率是 97%[3]。

危险因素[4]

儿童霍奇金病:家庭人口多,较低的社会经济地位,早期的 EBV 感染。EBV 感染和混合细胞亚型的霍奇金病相关,该病在发展中国家更常见,因为那里的儿童更容易感染 EBV。

青少年霍奇金病:较高的社会经济地位,更靠前的出生顺序,小规模家庭,EBV 感染的推迟。

成人:免疫抑制(HIV、器官/骨髓移植),自身免疫性疾病或者免疫系统功能丧失(有证据显示成人霍奇金病和儿童霍奇金病相比,生物学表现不同且恶性度更大)

EBV 基因在 30%~50% 的 RS 细胞 DNA 中被检测到(在 NLPHD 中最不常见),在后来进展为 HD 的患者体内可检测到抗 EBV 的 IgG 和 IgA 抗体。在具有传染性单核病病史的患者中,HD 的风险更高。家族病史也是一个危险因素:同卵双胞胎的 RR 值是 99,同性的是 9,异性的是 2~5。HIV 阳性的患者往往病情较晚(70%~90%),非连续转移、结外(50% BM +)、MCHD、LDHD 和 EVB + 也是危险因素。

解剖学:淋巴瘤的解剖淋巴结区域包括 Waldeyer 环(鼻咽部、咽部、口咽部的舌/腭扁桃体)、颈部、上颈静脉区域、锁骨下区、腋窝、纵隔、肺叶、肱骨内上踝/臂、肠系膜、副主动脉、脾、髂骨、腹股沟和腘窝。霍奇金病在 LN 中出现单独的结外病变是很少见的。Waldeyer 环和 Peyer 斑很少被侵犯。最常见的结外疾病部位是在脾脏。

病理学[4]:霍奇金病主要的诊断细胞是 Reed-Sternberg(RS)细胞,在浸润的 LN 中只占到 1%~2%(剩下的细胞是合成有大量活性的浸润细胞,包括淋巴细胞、粒细胞、嗜酸性粒细胞和浆细胞)。RS 细胞的经典外观是双核,有两个突出的核仁,在核周可见嗜酸性细胞质和界限清楚的核膜。RS 细胞起源于淋巴样生发中心的 B 细胞.B 细胞的起源很可能是一个前驱 B 细胞.RS 细胞被认为会分泌大量的细胞因子,导致 B 症状(IL-5 可能导致 MCHD 的嗜酸性,而 TGF-β 可能引起 NSHD 的纤维化)。滤泡状霍奇金病非常罕见,LN 中出现非常集中的滤泡区域,常与反应性淋巴增生相混淆。相比成人,结节硬化型在儿童中较少见(55% 对 70%),而混合细胞性更常见(35% 对 20%)。与典型的 CD15 + 和 CD30 + 的经典亚型相比,淋巴结节型为主的亚型是一个更有利的预后,更常见的是 CD20 + 和 CD15 -(表60-2 和表62-3)。

表 60 -2 组织学分型和儿童霍奇金病的相关发生率[4]

	组织学	儿童	成人	生物标记
经典霍奇 金病	• 淋巴细胞为主型(LR)	<5%	5%	CD15 +
	• 结节硬化型(NSHD)	55%	≥70%	CD30 +
	• 混合细胞型(MCHD)	30%~35%	约20%	Occ
	• 淋巴细胞减少型(LD)	<5%	<5%	CD20 +
				CD19 +
	结节型淋巴细胞为主型(NLPHD)	5%~10%	5%	CD20 +
				CD45 +
				CD15 -
				CD30 -

临床表现:无痛性淋巴结病是最常见的表现。大约80%的患者有颈部淋巴结的累及,50%的人有纵隔疾病。1/3 的患者有 B 症状:发烧(>38℃),夜间盗汗,体重减轻(在过去的6 个月里减少 >10%)。有一部分患者有 Pel – Ebstein 发热(周期性发热,最高40℃,持续一周,减轻一周;取决于细胞因子的释放)。在霍奇金病侵及的组织出现瘙痒和酒精诱导的疼痛。一般来说,霍奇金病是单器官疾病,90%表现为相邻淋巴结单侵袭。该病超过80%起源于横膈膜下。内脏受累可能是由于直接扩张或血行播散引起的(肝或骨)。脾脏播散机制尚不清楚,但可能是血源性的。

表 60 -3 儿童及青少年与成人霍奇金病对比

	儿童(≤4 岁)	青少年和成人(15~35 岁)
性别(男:女)	(2~3):1	(1.1~1.3):1
疾病部位	常见是颈部(80%)LAD。许多也有纵隔疾病。孤立纵隔或膈下疾病罕见(<5%)	常见的是 纵隔疾病(75%)
组织学		
结节硬化型	40%~45%	65%~50%
混合细胞型	30%~45%	10%~25%
淋巴细胞减少型	0~3%	1%~5%
NLPHD	8%~20%	2%~8%
EBV 相关性	27%~54%	20%~25%
危险因素	家庭人口多,较低的社会经济地位	较高的社会经济地位,更靠前的出生顺序,小规模家庭
分期和临床表现		
B 症状	25%	30%~40%
Ⅲ/Ⅳ 期	30%~35%	40%
5 年 OS	>94%	90%

数据来源:[21]。

诊断流程:重点对 LN 区域的病史和体格检查。

试验室检查:CBC,ESR,BMP,LFT,LDH,hCG,PFT。

影像学检查:CXR,胸、腹部、盆腔 CT,确诊后的 PET – CT,化学治疗前的超声心动。

病理学:切取活检来评估淋巴结构。如果 PET + ,Ⅲ~Ⅳ期或者 B 症状则需要骨髓穿刺。

分期:见第 48 章 Ann Arbor 分期系统(表 60 – 4)。

预后因素:预后不良的因素包括晚期,纵隔病变变大,>4 个亚淋巴结,B 症状,组织学差,年龄(<10 岁优于 11 ~16 岁、优于 >20 岁),男性,化学治疗反应不敏感。表 60 – 4 是儿童霍奇金淋巴瘤的危险分层。Ⅳ期病变、纵隔大肿块、白蛋白 <3.4 和发热是独立的预后因素,每一个因素为 1 分。0 分患者的 EFS 是 93.1% ,1 分患者的 EFS 是 88.5% ,2 分患者的 EFS 是 77.6% ,3 分患者的 EFS 是 69.2% 。

表 60 -4　儿童霍奇金淋巴瘤的危险分层

分组	低危	中危	高危
COG	Ⅰ A/ Ⅱ A	其余	Ⅲ B/Ⅳ B
German	Ⅰ A/B 或 Ⅱ A	Ⅱ B,Ⅲ EA,Ⅲ B	Ⅱ EB,Ⅲ EA/B,Ⅲ B,Ⅳ A/B
St. Jude/Stanford/Dana Farber	Ⅰ A/ Ⅱ A		其余

治疗模式

既往,霍奇金病采用大范围的放射治疗。通常此病的治愈率都非常高,患者生存期很长很长然而儿童和成人的霍奇金病治疗经验显示,放射治疗的后期反应有深部肌肉发育迟缓,脑室内狭窄,坐高降低,肌肉发育下降。鉴于优秀的控制率,为了获得毒性更低的治疗方案,化学治疗成为霍奇金淋巴瘤的主要治疗方式。

手术:除了活检,手术在霍奇金病中没有任何价值. 特例是 IA,结节性淋巴细胞为主型且没有危险因素的患者,可以选择手术,完全切除后 5 年的生存率可达到 100% 。

化学治疗:最初,MOPP 的化学治疗方案是骨干方案。然而,由于对生育能力的巨大影响,改用 ABVD 方案。现在,霍奇金病的化学治疗方案都是 MOPP 或者 ABVD 方案衍生出来的,但是更多药物的使用是为了减少单一药物的剂量(表 60 – 5)。

表 60 -5　霍奇金淋巴瘤的常见化学治疗方案

MOPP	氮芥、长春新碱、达卡巴嗪、泼尼松
	毒性包括不育、继发性白血病(潜伏期 3 ~7 年,7 ~10 年的风险为 3%~5%)
ABVD	阿霉素、博莱霉素、长春新碱、达卡巴嗪
	毒性反应包括肺和心血管
OPPA	长春新碱,达卡巴嗪,泼尼松龙,阿霉素

(待续)

表 60 - 5　（续）	
COPP	环磷酰胺,长春新碱,达卡巴嗪,泼尼松
AV - PC	阿霉素,长春新碱,泼尼松,环磷酰胺
ABVE - PC	阿霉素,博来霉素,长春新碱,依托泊苷,泼尼松,环磷酰胺
VAMP	长春新碱,阿霉素,甲氨蝶呤,泼尼松

放射治疗

适应证:儿童霍奇金病放射治疗剂量和适应证是取决于方案的选择和治疗规范。IFRT 是儿童霍奇金病的标准放射治疗。ISRT 也在一些临床试验中被采用。淋巴结放射治疗并不推荐,除非是进行一些临床试验。具体内容参见 ILRO 关于 ISRT 的治疗规范。

剂量:巩固放射治疗是规范治疗但是剂量一般在 15 ~ 25.5Gy。现在普通放射治疗的急性反应非常小,一般包括疲劳、皮肤红斑、食管炎。晚期放射治疗反应包括第二恶性肿瘤、心脏病、肺纤维化、骨骼发育不良、不孕不育。

基于循证数据的问与答

低危/早期/易治的儿童霍奇金病

• 哪些早期研究评估了高强度化学治疗在低危儿童霍奇金病的效果?

ABVD 和 MOPP 均能达到良好的治愈率(>90%),但具有显著的联合毒性。最初的试验主要集中在测试高强度化学治疗是否会带来等效结果但是增加毒性。德国 HD - 90 试验和法国 DHH - 90 试验都显示高强度化学治疗 + ISRT 的结果十分完美(表 60 - 6)。

表 60 - 6　儿童霍奇金病的高强度化学治疗试验

试验名称	例数	年份	方案	EFS	MFU(年)	预后因素/评价
MDH - 82 (法国)	238	1982—1998	ABVD × 4 + 20Gy (CR/PR) 40Gy(非 CR/PR)IFRT ABVD ×2/MOPP ×2 + 相同 RT	90% 87%	6	97% CR/PR 率
MDH - 90 (法国)	202	1990—1996	VBVP ×4 + 20 Gy IFRT(化学治疗敏感) VBVP ×4 + OPPA ×2 +40Gy(化学治疗不敏感)	91% 78%	6	HB < 10.5 B 症状
HD - 90 (德国)	267	1990—1995	OPPA(男)/OEPA(女) ×2 +20 ~ 35Gy ISRT	94%	5	B 症状,NS 病史,以 HD - 95 为基础检查 ISRT 的作用

Schellong, HD - 90(*JCO* 1999, PMID 10577845):578 例 Ⅰ ~ Ⅳ 期的儿童霍奇金病患者分成了三个治疗组:TG1(早期)、TG2(中期)、TG3(晚期)。所有组均进行两个周期的 OEPA 化学治疗。TG2 再加两个周期 COPP,TG3 再加 4 个周期 COPP,25% 以上的残留病灶进行 25Gy 的 IFRT。参见表 60 - 6 的数据。

结论:OEPA 和 OPPA 是可以互换的化学治疗方案。当化学治疗方案有效时应给予相关部位放射治疗。

● **是否有可能在具有完全缓解(CR)的化学治疗患者中省去放射治疗?**

HD - 95、POG 8625 和 CGG 5942 对这个问题进行了探讨。HD - 95 认为患者接受两个周期化学治疗后 CR,那么可以省去放射治疗。然而,POG 8625 认为如果不进行放射治疗,则额外需要两个周期的化学治疗。当化学治疗从 MOPP/ABVD 进一步降级时,CGG 5942 认为放射治疗不能被省去。因此,在使用降级的化学治疗方案的患者不推荐省去放射治疗(表 60 -7)。

表 60 -7　早期儿童霍奇金病根据危险度省去放射治疗的试验

试验	例数	年份	方案	EFS	OS	MFU (年)	预后因素/评价
HD - 95 (德国)	281	1995—2001	OPPA(男)/ OEPA(女) ×2,CR→No RT PR→20 ~ 35Gy IFRT	97% 92.2%	98.5%	10	低风险组的患者 CR 后不放疗治疗和 CR 后放射治疗 的 EFS 是相同的
POG8625[11]	78	1986—1992	MOPP ×3/ABVD ×3(noRT) MOPP ×2/ABVD ×2 + 25.5Gy IFRT	83% 91%	94% 97%	8	剖腹探查术可用来分期 两周期 MOPP/ABVD 相当于 25.5Gy IFRT
CCG5942[12]	294	1995—1998	CR 患者随机进行 IFRT 或者不放射治疗	100% 89.1%	97.1% 95.1%	10	进行 IFRT 越早效果越好
St. Jude	88	2002—2008	VAMP ×2 CR no RT < CR 25Gy IFRT	89.4% 92.5%	100%	6.9	PET 检查可用来评估病情

Dorffel, HD - 95(*JCO* 2013, PMID 23509321):前瞻性非随机试验将 925 例患者分为早期(TG1)、中期(TG2)和晚期(TG3)。CR(CT/MRI 评价)的患者不放射治疗,肿瘤减少 75% 以上的患者 IFRT 放射治疗 25Gy,肿瘤残存 >50cc 的行 IFRT 放射治疗 25Gy 并增加 10 ~ 15Gy,参见表 60 - 7(早期)和表 60 - 9(中晚期)。对化学治疗反应较差的患者给予 IFRT 治疗,中度和高危的患者 EFS 能获得较大收益,但是低危患者没有获益。OS 无明显差异。QA 分析 2/17 放射治疗失败是因为放射治疗技术不行,4/14 ⅡA 的患者失败是因为化学治疗和

放射治疗之间推迟了太久。

结论：CR 后不进行放射治疗会增加治疗失败的风险，特别是晚期患者。CR 后低危的患者可能忽略放射治疗，因为 EFS 在低危患者中不明显。

Donaldson，St. Jude，Favorable Risk（*JCO* 2007，PMID 17235049）：110 例低危儿童霍奇金病的 II 期临床试验，使用 4 个周期的 VAMP（长春新碱，阿霉素，甲氨蝶呤，泼尼松）化学治疗。CR 的患者接受 15Gy 的 IFRT，PR 接受 25.5Gy。MFU9.6 年后，10 年 EFS 和 OS 分别为 89.4% 和 96.1%。早期 CR、无 B 症状、淋巴细胞占优势的组织学、<3 个病灶疾病是预后因素。

结论：风险分级联合 VAMP 化学治疗方案的综合疗法是可行的，并且对生育无影响。

Metzger，St. Jude Favorable Risk PET – Adapted（*JAMA* 2012，PMID 22735430）：YT 鉴于先前试验的有利结果，该组进行了一次试验以评估放射治疗用于早期患者的作用。该试验是包括 88 例低危 HD 儿童的 II 期试验，分为两个周期后达到 CR 且没有接受 IFRT 患者和未达到 CR 接受 25.5Gy IFRT 的患者。总的两年 EFS 为 90.8%。对于那些未接收 IFRT 的患者，EFS 为 89.4%，而那些接受 IFRT 的患者的 EFS 为 92.5%（$P = 0.61$）。

结论：低危儿童霍奇金病的患者在两个周期 VAMP 化学治疗后达到 CR，如果不进行 IF-RT 会导致两年的 EFS 升高。

- **化学治疗敏感的患者放射治疗是否合适？**

这个问题在 AHOD0431 试验中得到评估，该试验已经完成，但没有发表。早期的结果表明，化学治疗敏感（在 3 个周期 AV – PC 化学治疗之后评价为 CR）并不能充分说明放射治疗是可以被安全省略的（然而，1 周化学治疗后 PET – CT 阴性结果是预后因素）。值得注意的是，AV – PC 也是降级的化学治疗方案，下一步低危试验将评估强化化学治疗后是否不需要放射治疗。

Keller，AHOD 0431（*ASH* 2010，Abstract 767）：一项 II 期临床试验包括了 287 例低危霍奇金病患者，他们进行了 AV – PC 3 个周期化学治疗（阿霉素、长春新碱、泼尼松、环磷酰胺），CR（垂直直径乘积减少 80%，PPD）的患者不接受 IFRT。PR（>50% PPD）的患者接受 IFRT21Gy/14fx。任何 CR 后出现疾病进展的患者，如 I ~ II 期，将接受IV/DECA（地塞米松，依托泊苷，顺铂，阿糖胞苷）+ IFRT 21Gy。如果失败的患者是晚期，那他们将接受高剂量化学治疗和自体造血干细胞移植。该研究认为 CR 后复发的高危因素是患者只接受了 1 个周期化学治疗并且使用 PET 检查。三次化学治疗后 CR 为 63.6%，PR 为 34.5%，病情稳定率在 1.8%。有关相关结果见表60 – 8。混合细胞型与结节性硬化型的患者相比，EFS 有显著上升（95.1% 对 75.6%，$P = 0.01$）。

结论：在本试验中，化学治疗敏感的患者并不能完全避免行后续放射治疗。

表 60 – 8　AHOD0431 的早期结果

2 年 FU	EFS	EFS（1c 后 – PET 对 + PET）
CR	80%	87% 对 65%（$P = 0.005$）
PR（+RT）	88%	96% 对 82%（$P = 0.047$）
P 值	0.21	0.001（4 组）

中高危/晚期儿童霍奇金病

• 化学治疗后评价 CR 是否需要放射治疗？

几个试验用来评估化学治疗后评价 CR 的患者是否需要放射治疗。HD - 95 和 CGG 5942 研究表明 IFRT 可以改善 EFS,但 OS 无明显差异。印度的 TATA Memorial 试验建议在 CR 后行 IFRT 对于 OS 来说是有获益的。然而,POG 8725 试验(STNI) 和 CCG 521 试验 (EFRT)都显示大剂量的放射治疗对于 EFS 和 OS 均没有获益。这些试验都表明有些患者 是可以不做放射治疗的,但是具体哪些患者还不得而知(表 60 - 9)。

表 60 - 9 中高危的儿童霍奇金淋巴瘤是否需要放射治疗的试验

试验	例数	年份	方案	EFS	OS	MFU	预后因素
POG872513	179	1987—1992	MOPP × 4 + ABVD × 4 (CR) +21Gy MOPP ×4 + ABVD ×4(CR)	80% 79%	96% 87%	5	3 个周期后 CR; <13 岁
CCG521[14]	125	1986—1990	MOPP ×6/ABVD ×6 ABVD ×6 +21Gy EFRT	77% 87%	84% 90%	4	疗效等同但是肺 毒性增加
HD - 90 德国	124IS 179AS	1990—1995	OPPA(男)/OEPA(女) × 2 + COPP ×2 OPPA(男)/OEPA(女) × 2 + COPP ×4 所有患者接受 20 ~ 35Gy IFRT	93% 86%	97% 94%	5	B 症状
HD - 95 德国	224IS 280AS	1995—2000	OPPA(男)/OEPA(女) × 2 + COPP ×2 → OPPA(男)/OEPA(女) × 2 + COPP ×4 → 两组患者如果达到 CR 则 不进行放射治疗 中危组达到 PR 后行 20 ~ 35Gy IFRT 高危组达到 PR 后行 20 ~35Gy IFRT	69% 91% 83% 89%	93% 97%	10	B 症状 PR 后放射治疗 对比 CR 后不 放了的患者 是可以增加 疗效的,放射 治疗不能被 忽略
CCCG5942	207IS 66AS	1995—1998	2 组 CR 患者随机接受 IFRT CR 患者随机不接受 RT 3 组 CR 患者随机接受 IFRT CR 患者随机不接受 RT	84% 78% 88.5% 77.9%		10	IS 和 AS 组的患 者分析显示接 受和不接受放 射治疗获益区 别不大,但是 试验本身对亚 组分析不充分
TATA 印度		1993—1996	ABVD ×6 ABVD ×6 + IFRT 25 ~ 40Gy	76% 88% $P = 0.01$	89% 100% $P = 0.002$	8	<15 岁;B 症状 晚期患者获益 最大

Nachman，CCG 5942（*JCO* 2002，PMID 12228196；Update Wolden *JCO* 2012，PMID22649136）：826 名儿童霍奇金病（<21 岁）按照危险度分级进行化学治疗。1 组：无危险因素 Ⅰ 期 + Ⅱ 期没有 B 症状的患者；2 组：有危险因素的 Ⅰ 期 + Ⅱ 期患者和Ⅲ期患者；3 组所有Ⅳ患者。1 组接受 COPP/ABV ×4；2 组接受 COPP/ABV ×6；3 组：接受密集型化学治疗。患者化学治疗达到 CR 后随机分为低剂量21Gy/12fx 放射治疗组（肺部接受 10.5Gy/12fx）和观察组，见表60 – 9 的治疗结果。试验提前终止，因为不放射治疗组的复发率上升。对于整个试验，10 年的 EFS 和 OS 分别为 8.5% 和92.5% ，CR 率77% 。随机进行 IFRT 组的患者 10 年 EFS 是 89.7% ，不放射治疗组是83.5%（*P* = 0.048）。病灶大小、B 症状和结节硬化型的组织学分型会使 EFS 的结果较差。

结论：IFRT 可以提高 EFS 但不能提升 OS。对于每一个病灶，晚期不良反应和复发风险是必须要评估的。

Laskar，TATA Memorial，India（*JCO* 2004，PMID 14657226）：179 例患者，涵盖各个年龄（50% <15 岁），各个分期（50% 是晚期），给予 ABVD ×6 化学治疗 CR 后随即分为接受放射治疗组和观察组。放射治疗剂量是 30Gy + 局部病灶 10Gy 的 IFRT 以及 25Gy + 局部病灶 10Gy 的 EFRT。中位剂量是 30Gy，见表 60 – 9，MFU 63 个月。接受放射治疗后 EFS 增加的因素是 <15 岁、B 症状、晚期患者和肿瘤较大。

结论：IFRT 的辅助治疗对于 OS 是有益的，特别是 <15 岁的晚期患者。

Schwartz，POG 9425（*Blood* 2009，PMID 19584400）：此试验的目的是提高化学治疗方案的有效率和减少治疗带来的长期不良反应。ABVE – PC ×3，如果 RER 则行 21Gy IFRT。没达到 RER 的，追加 2 个周期 ABVE – PC（合计 5 个周期）+21Gy IFRT。5 年 EFS 84% ，OS 95% 。

结论：ABVE – PC 方案是剂量密集型治疗方案，可以带来短时间内极高的 EFS/OS 率。这个试验是针对晚期患者的第一个试验，试验表明给予一定的化学治疗和减少全身药物剂量可达到化学治疗敏感的作用，并且成为最近 COG 试验的基础。更多的化学治疗周期抵消了早期反应的不良因素，该化学治疗方案已经成为 COG 试验的标准方案。

• 既然尚不清楚哪些患者需要滴定的化学治疗和（或）放射治疗，是否可以基于治疗反应的标准来确定哪些中间风险患者需要升级与降级治疗？

早期反应已在先前的研究中被证明是可以预测长期后果的。因此，AHODH31 试验开始并证明化学治疗敏感的患者（作为 CR）在 2 个周期的 ABVE – PC 化学治疗方案后如果接受 IFRT 是非获益的。然而，所有其他试验中的患者都接受了 IFRT。

Friedman，AHOD0031（*JCO* 2014，PMID 25311218）：PRT 评价了对化学治疗敏感的患者的化学治疗和放射治疗综合治疗的地位。所有患者接受了 2 个周期 ABVE – PC 的治疗。CR 率 >80% ，PR 率 >50% 。在 2 个周期化学治疗 ABVE – PC 的治疗后快速达到 CR 或者 PR 的患者（RER）进行再次评价，如果 CR 则随机分为接受 IFRT 和不接受 IFRT。如果 <CR 则进行 IFRT。早期化学治疗不敏感（SER）患者随机分为 ABVE – PC 2 个周期化学治疗 +

IFRT 和 DECA2 个周期 + ABVE－PC 2 个周期化学治疗 + IFRT。IFRT 剂量是 21Gy/14fx。1712 名患者总 EFS 是85.0%,其中 RER 是 86.9%,SER 是 77.4%,4 年的总 OS 是 97.8%,其中 RER 是 95.8%,SER 是 95.3%。RER 的患者在 CR 后接受 IFRT 的 4 年 EFS 是87.9%,不接受 IFRT 的是 84.3%。在评价疗效时,使用 PET 检查阴性的 RSR 患者,接受 IFRT 治疗的 4 年 EFS 是86.7%,未接受 IFRT 治疗的 4 年 EFS 是 87.3%。SERS 患者被随机分为接受 DECA 化学治疗组,4 年 EFS 是 79.3%,以及不化学治疗组,4 年 EFS 是 75.2%。使用 PET 检查阳性的 ESR 患者,化学治疗组 4 年 EFS 是 70.7%,未化学治疗组 4 年 EFS 是 54.6%。

结论:这个试验也许证实了化学治疗方案选择应参考患者对化学治疗的敏感程度。对于 CR 的 RER 患者,IFRT 似乎是可以不进行的,PET 检查阳性的 SER 患者建议增加化学治疗剂量。

Dharmarajan, AHOD 0031 Patterns of Failure (*IJROBP* 2015, PMID 25542311): 对 AHOD0031 试验的患者进行亚组分析,其中 198 例患者出现了复发[15],这些患者中30% 是 RER 或者没有达到 CR,26% 是 SER,26% 是 RER/CR/没接受 IFRT,16% 是 RER/CR/IFRT,2% 未分类。大约 3/4 复发的患者是原病灶处复发。首次复发的部位很少发生在区域外的淋巴结。

结论:根据化学治疗敏感程度的治疗可以帮助 RER 患者选择有效的治疗,对于 SER 的患者则不能从该治疗中获益,也不能改善 IFRT 治疗效果(所以,IFRT 是儿童霍奇金病的最新治疗标准)。

评论:另一个亚组分析显示 RER 和 CR 的患者接受 IFRT 是可以获益的[16],大部分患者接受 IFRT 是不获益的。然而,贫血和局限期的患者接受 IFRT 后 EFS 是可以获得显著提高的(89.3% 对 77.9%,$P = 0.019$)。

● 最新的高危儿童霍奇金病的试验有哪些?

AHOD 0831(试验已经结束,结果未公布)。这是一项非随机的 Ⅲ 期试验,研究根据化学治疗反应敏感度不同来治疗新进诊断为高危的儿童霍奇金淋巴瘤患者。此试验的终点是对比高危的霍奇金淋巴瘤患者在 2 个周期的 ABVE－PC 治疗后化学治疗敏感组和化学治疗不敏感组的 OS。化学治疗敏感组将额外接受 2 个周期的 ABCE－PC 的化学治疗以及根据危险度而定的 IFRT(如病变只在始发部位的肿块进行 IFRT),化学治疗不敏感的患者将接受密集型化学治疗(ABVE－PC + 异环磷酰胺/长春瑞滨 2 个周期) + 根据危险度而定的 IF-RT(比如 PET 阳性的部位和 ≥2.5cm 的肿块)。放射治疗剂量是 21Gy/14fx。

● 难治或者复发的病变如何治疗?

难治的病变是指未达到 CR 或者起始化学治疗后只是达到 PR(大约6%)的患者。挽救性治疗主要包括高剂量化学治疗 ± 放射治疗,有效率在 50%~70%。然而 5 年的 DFS 只有 20%。疾病复发通常是接受过了高剂量化学治疗和 ASCT。最常见的 HDC 是 CBV 或者 BEAM。1200 例 HD 的患者中,接受自体移植的死亡率是 12%,4 年的 OS 是 37%,而异体移植的死亡率是 65%,4 年的 OS 是 25%($P = 0.007$)[17]。在许多试验中,IFRT 作为一种挽救性治疗是可以提高 EFS 的,并且有提升 OS 的趋势(特别是对儿童的放射治疗)[18]。

全肺放射治疗:如果要进行全肺放射治疗,那么放射治疗要在移植之后进行。肺外的所有放射治疗则优先于移植(特别是颈部放射治疗,可以减少移植对骨髓的附加毒性反应),干细胞移植优先于放射治疗。有没有 TBI 不影响移植的效果。如果认可放射治疗优先于 BMT,那么挽救性放射治疗应该给予 15~25Gy。

- **治疗儿童霍奇金淋巴瘤后继发第二肿瘤的危险因素是什么?**

荷兰发表的最新研究显示,在霍奇金淋巴瘤治疗 40 年后继发性第二肿瘤的危险度增加[19]。40 年后第二肿瘤的发生率是 48.5%。对比普遍人群,经过治疗的霍奇金淋巴瘤的患者的继发性第二肿瘤的 SIR 为 4.6(等同于每年 1 万人中约 122 人诊断为癌症)。近些年,继发性第二肿瘤的发生率随着烷化剂的使用减少而降低,然而在实体肿瘤中,继发性第二肿瘤的发生率并未降低(膈上放射治疗的继发性第二肿瘤的发生率要低于斗篷野放射治疗)。O'Brien 的研究表明,通常化学治疗引起的继发性白血病是致命的,而放射治疗引起的继发性实体瘤 5 年生存率是 85%[20]。

(张泰 王凤玮 译)

参考文献

1. Ward E, DeSantis C, Robbins A, et al. Childhood and adolescent cancer statistics, 2014. *CA Cancer J Clin*. 2014;64(2):83–103. doi:10.3322/caac.21219
2. Punnett A, Tsang RW, Hodgson DC. Hodgkin lymphoma across the age spectrum: epidemiology, therapy, and late effects. *Semin Radiat Oncol*. 2010;20(1):30–44. doi:10.1016/j.semradonc.2009.09.006
3. CureSearch for Children's Cancer Research—Home. CureSearch for Children's Cancer. https://curesearch.org
4. Halperin EC, Constine LS, Tarbell NJ, Kun LE. *Pediatric Radiation Oncology*. 5th ed. Philadelphia, PA: Lippincott Williams and Wilkins; 2010.
5. Appel BE, Chen L, Buxton AB, et al. Minimal treatment of low-risk, pediatric lymphocyte-predominant Hodgkin lymphoma: a report from the Children's Oncology Group. *J Clin Oncol Off J Am Soc Clin Oncol*. 2016;34(20):2372–2379. doi:10.1200/JCO.2015.65.3469
6. Schwartz CL, Chen L, McCarten K, et al. Childhood Hodgkin International Prognostic Score (CHIPS) predicts event-free survival in hodgkin lymphoma: a report from the Children's Oncology Group. *Pediatr Blood Cancer*. 2017;64(4). doi:10.1002/pbc.26278
7. Specht L, Yahalom J, Illidge T, et al. Modern radiation therapy for Hodgkin lymphoma: field and dose guidelines from the International Lymphoma Radiation Oncology Group (ILROG). *Int J Radiat Oncol Biol Phys*. 2014;89(4):854–862. doi:10.1016/j.ijrobp.2013.05.005
8. Hodgson DC, Dieckmann K, Terezakis S, et al. Implementation of contemporary radiation therapy planning concepts for pediatric Hodgkin lymphoma: guidelines from the International Lymphoma Radiation Oncology Group. *Pract Radiat Oncol*. 2015;5(2):85–92. doi:10.1016/j.prro.2014.05.003
9. Oberlin O, Leverger G, Pacquement H, et al. Low-dose radiation therapy and reduced chemotherapy in childhood Hodgkin's disease: the experience of the French Society of Pediatric Oncology. *J Clin Oncol*. 1992;10(10):1602–1608. doi:10.1200/JCO.1992.10.10.1602
10. Landman-Parker J, Pacquement H, Leblanc T, et al. Localized childhood Hodgkin's disease: response-adapted chemotherapy with etoposide, bleomycin, vinblastine, and prednisone before

循证肿瘤放射治疗学要点精编

low-dose radiation therapy-results of the French Society of Pediatric Oncology Study MDH90. *J Clin Oncol Off J Am Soc Clin Oncol*. 2000;18(7):1500–1507. doi:10.1200/JCO.2000.18.7.1500

11. Kung FH, Schwartz CL, Ferree CR, et al. POG 8625: a randomized trial comparing chemotherapy with chemoradiotherapy for children and adolescents with stages I, IIA, IIIA1 Hodgkin disease: a report from the Children's Oncology Group. *J Pediatr Hematol Oncol*. 2006;28(6):362-368.

12. Wolden SL, Chen L, Kelly KM, et al. Long-term results of CCG 5942: a randomized comparison of chemotherapy with and without radiotherapy for children with Hodgkin's lymphoma: a report from the Children's Oncology Group. *J Clin Oncol Off J Am Soc Clin Oncol*. 2012;30(26):3174–3180. doi:10.1200/JCO.2011.41.1819

13. Weiner MA, Leventhal B, Brecher ML, et al. Randomized study of intensive MOPP-ABVD with or without low-dose total-nodal radiation therapy in the treatment of stages IIB, IIIA2, IIIB, and IV Hodgkin's disease in pediatric patients: a Pediatric Oncology Group study. *J Clin Oncol Off J Am Soc Clin Oncol*. 1997;15(8):2769–2779. doi:10.1200/JCO.1997.15.8.2769

14. Hutchinson RJ, Fryer CJ, Davis PC, et al. MOPP or radiation in addition to ABVD in the treatment of pathologically staged advanced Hodgkin's disease in children: results of the Children's Cancer Group phase III trial. *J Clin Oncol*. 1998;16(3):897–906. doi:10.1200/JCO.1998.16.3.897

15. Dharmarajan KV, Friedman DL, Schwartz CL, et al. Patterns of relapse from a phase 3 study of response-based therapy for intermediate-risk Hodgkin lymphoma (AHOD0031): a report from the Children's Oncology Group. *Int J Radiat Oncol Biol Phys*. 2015;92(1):60–66. doi:10.1016/j.ijrobp.2014.10.042

16. Charpentier A-M, Friedman DL, Wolden S, et al. Predictive factor analysis of response-adapted radiation therapy for chemotherapy-sensitive pediatric Hodgkin lymphoma: analysis of the Children's Oncology Group AHOD 0031 trial. *Int J Radiat Oncol Biol Phys*. 2016;96(5):943–950. doi:10.1016/j.ijrobp.2016.07.015

17. Milpied N, Fielding AK, Pearce RM, et al. Allogeneic bone marrow transplant is not better than autologous transplant for patients with relapsed Hodgkin's disease: European Group for Blood and Bone Marrow Transplantation. *J Clin Oncol*. 1996;14(4):1291–1296. doi:10.1200/JCO.1996.14.4.1291

18. Poen JC, Hoppe RT, Horning SJ. High-dose therapy and autologous bone marrow transplantation for relapsed/refractory Hodgkin's disease: the impact of involved field radiotherapy on patterns of failure and survival. *Int J Radiat Oncol Biol Phys*. 1996;36(1):3–12. doi:10.1016/S0360-3016(96)00277-5

19. Schaapveld M, Aleman BMP, van Eggermond AM, et al. Second cancer risk up to 40 years after treatment for Hodgkin's lymphoma. *N Engl J Med*. 2015;373(26):2499–2511. doi:10.1056/NEJMoa1505949

20. O'Brien MM, Donaldson SS, Balise RR, et al. Second malignant neoplasms in survivors of pediatric Hodgkin's lymphoma treated with low-dose radiation and chemotherapy. *J Clin Oncol*. 2010;28(7):1232–1239. doi:10.1200/JCO.2009.24.8062

21. Constine LS, Tarbell, NJ, Halperin EC. *Pediatric Radiation Oncology*. WK Health Book. 2011:5.

第 12 部分

姑息治疗

第 61 章

脑转移瘤

Matthew C. Ward，John H. Suh

> **速览:**脑转移瘤是最常见的颅内肿瘤。可选择的治疗手段包括手术、全脑放射治疗（WBRT）或立体定向放射外科（SRS），也可经仔细选择患者后施行多种治疗手段的联合治疗。筛选患者的关键因素包括患者的身体状态、病变数量、病变大小、组织学和颅外疾病的现状。通常情况下，外科手术仅用于大肿瘤或引起症状的病灶，或者需要得到组织病理时。由于对患者神经认知功能副作用和生活质量（QOL）获益的关注，立体定向放射外科在患者中的应用逐渐增多。

流行病学:脑转移瘤是最常见的颅内肿瘤，每年新发病例约 20 万例。脑转移瘤在癌症患者中的发生率高达 30% ,也是 30%~50% 的癌症患者的直接死亡原因。由于能够检测到较小的病变,MRI 时代的发病率有所提高[1]。80% 的患者有多发病灶。孤立脑转移的定义是没有颅外病变的单个脑转移病灶。

解剖:由于血管直径的缩小,脑转移最常见部位是灰-白质交界处。病灶通常为球形,边界清楚,伴有水肿。80% 的病变位于大脑,15% 位于小脑,5% 位于脑干。

病理学:最常见的组织来源（总体患病率）为肺癌（50%）、乳腺癌（20%）、黑色素瘤（10%）和结肠癌（5%）[1]。最易出现脑转移（嗜神经性）的肿瘤包括小细胞肺癌、黑色素瘤、绒毛膜癌、生殖细胞瘤。出血性病灶通常是黑色素瘤、绒毛膜癌、睾丸癌、甲状腺癌、肾细胞癌脑转移的特征。儿童脑转移瘤最常见的组织来源是肉瘤、Wilms 瘤、生殖细胞瘤。

临床表现:症状多样,常见的包括认知功能障碍（60%）,偏瘫（60%）,头痛（50%）,失语（20%）,癫痫（20%）[1]。

诊断检查:病史和体格检查,包括详细的神经系统检查。

影像学检查:首先进行头部 CT 平扫以排除颅内出血的可能性。MRI 平扫或增强是检测发现小转移灶的最佳方法。如果患者没有其他部位疾病的确切证据,则必须进行活检。影像学检查时假定只有一个脑转移病灶的患者,有高达 10% 的可能性是原发脑肿瘤[2],尽管在 MRI 时代这种可能性较低。对于多发病灶,有超过 95% 的可能性是转移性病灶而不是原发肿瘤,不需要活检。

病理学:如果原发灶不明,活检最易获取的部位通常是颅外。如果无法获取颅外病变组织,则需要进行立体定向活检或切除脑转移瘤。

预后因素:预后评分系统是决定治疗选择的关键。最常用的评分系统有 RPA(较古老,由 RTOG 建立),GPA(经过更新的 RTOG 分析)和经过修正的诊断特异性 GPA(最新的多中心回顾性队列,比 RPA 系统更现代、更客观)[3-5](表 61-1 至表 61-4)。

表 61-1 RTOG 递归分级分析

RPA 分级 3	特征	中位生存(月)
I	KPS≥70,主要症状已控制,年龄 <65 岁,无颅外转移	7.1
II	KPS≥70 且主要症状未控制,或年龄≥65 岁,或存在颅外转移	4.2
III	KPS < 70	2.3

来源:Ref. [4] With permission from Elsevier.

表 61-2 评分预后评估(GPA)

评分预后评估

特征	0	0.5	1.0	评分	中位生存(月)
年龄	>60	50~59	<50	3.5~4	11.0
KPS	<70	70~80	90~100	3	6.9
#中枢神经系统转移瘤数量	>3	2~3	1	1.5~2.5	3.8
颅外转移瘤	存在	-	不存在	0~1	2.6

来源:Ref. [4] With permission from Elsevier.

表 61-3 诊断特异性评分预后评估(DS-GPA)

变量	诊断特异性 GPA						
	0	0.5	1	1.5	2	3	4
	非小细胞肺癌/小细胞肺癌						
年龄	>60	50~60	<50				
KPS	<70	70~80	90~100				
颅内转移瘤数量	>3	2~3	1				
颅外转移瘤	存在	-	不存在				
	肾癌/黑色素瘤						
KPS	<70		70~80		90~100		
颅内转移瘤数量	>3		2~3		1	-	-
	胃肠道肿瘤						
KPS	<70		70		80	90	100
	乳腺癌						

(待续)

表61-3 （续）

KPS	≤50	60	70～80	90～100
雌激素受体 ER/孕激素受体 PR/Her2 受体	三阴性		管腔 A 型（ER/ PR +，HER2 -）	ER/PR -，管腔 B 型 HER2 + （三阳）
年龄	≥60	<60		

来源:Ref[5].

表61-4 表61-3中与各要点相关的生存率

诊断	中位生存(月)	诊断特异性评分预后评估(DS-GPA)			
		0～1	1.5～2	2.5～3	3.5～4
中位生存(月)		中位生存(月)	中位生存(月)	中位生存(月)	
非小细胞肺癌	7.0	3.0	5.5	9.4	14.8
小细胞肺癌	4.9	2.8	4.9	7.7	17.1
黑色素瘤	6.7	3.4	4.7	8.8	13.2
肾细胞癌	9.6	3.3	7.3	11.3	14.8
胃肠道肿瘤	5.4	3.1	4.4	6.9	13.5
乳腺癌	13.8	3.4	7.7	15.1	25.3
总体	7.2	3.1	5.4	9.6	16.7

治疗模式

药物治疗:地塞米松等糖皮质激素通常作为首选治疗药物,75% 的患者可在 1～3 天内改善症状。副作用包括体重增加、库欣综合征表现、胃溃疡(给予保护胃肠道预防治疗)、失眠、骨质疏松、近端肌无力、精神错乱、高血糖。美金刚是一种用于治疗痴呆的突触 N-甲基-D-天冬氨酸(NMDA)受体拮抗剂,可以与全脑放射治疗同用以减少神经认知功能下降(剂量见后)。放射增敏剂,如莫特沙芬钆[6]、乙丙昔罗[7],已被研究证明并无明显获益。

手术:外科手术仅用于大肿瘤引起症状或需要得到组织病理时。用立体定向方法最大安全切除是手术准则。

化学治疗:由于血脑屏障的存在,以前化学治疗在治疗脑转移瘤方面很少或几乎没有作用,但转移性生殖细胞肿瘤除外(例如睾丸生殖细胞瘤)。

在一项 II 期研究中证明全脑放射治疗同时服用替莫唑胺能够提高缓解率[8]。无论如何,靶向药物和免疫调节剂(帕姆单抗、纳武单抗、克唑替尼、埃罗替尼、伊匹单抗)的作用变得越来越重要。

放射治疗:放射治疗是治疗脑转移瘤的基石,除了临终关怀病例外适用于所有患者(请参阅以下 QUARTZ 试验)。治疗选择包括 SRS 和 WBRT。

剂量:WBRT,剂量可选择 30Gy/10fx(最常用),37.5Gy/15fx(常用于 RTOG 试验),20Gy/5fx,10Gy/1fx 等。

SRS：放射外科通过多线束聚焦给予一次高剂量的治疗[9]。因为转移瘤体积小，呈球形，边界清楚，并且位于远离重要结构的灰–白质交界处，通常是 SRS 的理想目标。

按照 RTOG9005（请参阅下文）给予剂量：病变≤2cm，给予 24Gy；2.1~3.0cm 的病变给予 18Gy；3.1~4.0cm 的病变给予 15Gy。

毒性反应：SRS 的副作用包括疲劳、头痛、恶心、放射性坏死、邻近重要结构的损伤（视神经，视交叉，脑干）。WBRT 的副作用包括疲劳、脱发、皮肤红斑、头痛、恶心、暂时性听力低沉模糊、神经认知功能下降。

治疗过程：见《放射肿瘤学治疗计划手册》，第 3 章和第 13 章[10]。

基于循证数据的问与答

• 脑转移瘤患者 WBRT 的理想剂量是多少？

"标准"剂量包括 30Gy/10fx 或 37.5Gy/15fx。一些来自 RTOG 的原始数据将患者随机分为 1~2fx 方案（10Gy/1fx 或 12Gy/2fx，超过 3 天）对比 2~4 周方案（20Gy/5fx，30Gy/10fx，或 40Gy/20fx）。在 1~2fx 和 5~20fx 方案中，短时间治疗方案显示出相似的缓解率。然而，在 1~2fx 方案中，神经功能状态恶化的较快，功能改善持续的时间较短和神经症状完全缓解的概率较低[11]。

• 与最佳支持治疗相比，WBRT 会有更多获益吗？

对于不适合 SRS 或手术切除的身体状态较差的非小细胞肺癌患者，基于以下的 QUARTZ 研究表明 WBRT 的获益值得怀疑。

Mulvenna，QUARTZ（*Lancet* 2016，PMID 27604504）：前瞻性随机试验比较了非小细胞肺癌患者最佳支持治疗（OSC）与 20Gy/5fx 全脑放射治疗的结果（非劣效性）。主要终点是质量调整生命年（QALY）（使用 EQ–5D 计算），非劣效性边界为 QALY 7 天。入组 538 例患者，其中 83% 的患者 GPA 评分 0~2 分，38% 的患者 KPS＜70 分。OS（HR 1.06，*P*=0.81）或 QALY 天数（平均 QALY：WBRT 组 46.4 天，OSC 组 41.7 天，差异为 4.7 天，90% CI：–12.7~3.3）没有差异。地塞米松用量没有显著差异。WBRT 并没有获得更好的预后和生存获益。

结论：尽管最佳支持治疗不是非劣效性的，但对于不适合 SRS 或手术切除的身体状态较差的患者，没必要做 WBRT。

评论：该试验选择的患者基线身体状态较差；试验结果可能不适用于一般的脑转移瘤患者。

• 提高剂量或超分割 WBRT 能带来获益吗？

提高剂量和非常规分割的 WBRT 不能带来获益。

Regine，RTOG 9104（*IJROBP* 2001，PMID 9336134）：前瞻性随机试验入组了 445 例 KPS≥70 分，神经功能分级评分（NFS）1~2 分的患者，随机分配至 WBRT30Gy/10fx 组或 WBRT32Gy/20fx 后局部加量至总剂量 54.4Gy/34fx，全程 1.6Gy 每天 2fx，两组患者生存率无差异，3~4 级毒性反应无差异，在高剂量组出现了一例致命毒性反应。

结论：提高剂量或超分割 WBRT 不能带来获益。

● WBRT 在多大程度上导致神经认知功能下降？

这是一个有争议的话题并且较为复杂,因为 90% 的脑转移瘤患者在基线时至少有一种神经认知功能障碍[12]。DeAngelis 从 1989 年开展的一项研究表明,fx 剂量超过 3Gy 会导致痴呆风险增加[13]。RTOG 9104 显示 30Gy 和 54.4Gy 两组之间的简易精神状态检查(MMSE)没有差异[14]。然而,该研究确实显示出进展性转移瘤患者的神经认知功能不佳。因此,可以假设不受控制的疾病通常比副作用危害更大。有关神经认知功能的信息,请参阅以下 SRS 和 WBRT 之间的比较。

● 手术后 WBRT 可以改善预后吗？

Patchell Ⅱ(*JAMA* 1998,PMID 9809728):前瞻性随机试验入组了 95 例伴有单个脑转移病灶且 KPS≥70 分的患者,随机分配至单纯手术和手术加术后 WBRT(50.4Gy/28fx)两组。除了生存期,几乎所有的预后都有改善,但该试验不以生存期为主要观察指标。

结论:手术切除单个脑转移病灶后进行 WBRT,能够提高局部控制率和远处的颅内控制率(表 61-5)。

表 61-5　Patchell Ⅱ 结果

	任何复发	远处复发	局部复发	中位生存期	神经功能缺失	功能独立性
手术	70%	37%	46%	43 周	44%	35 周
手术 + 放射治疗	18%	14%	10%	48 周	14%	37 周
P 值	<0.001	<0.01	<0.001	0.39	0.003	0.61

● 手术对单发脑转移瘤患者的作用是什么？

手术治疗在选择的患者中是获益的,通常是大病灶或相对较小的多个病灶在可切除的位置。在三项 WBRT 加手术的试验中,其中两项已经显示了生存获益(下述的 Patchell 研究和 Noordijk 研究[15])。第三项研究可能是因为入组患者身体状况较差而没有显示出 OS 获益[16]。

Patchell Ⅰ(*NEJM* 1990,PMID 2405271):前瞻性随机试验入组了 48 例仅有单个转移病灶的患者,随机分配至活检后 WBRT 和手术切除加 WBRT(36Gy/12fx)两组。值得注意的是,54 例患者中有 6 例(11%)患有原发性脑肿瘤或良性肿瘤(前 MRI 时代)。

结论:与单纯 WBRT 相比,手术切除加 WBRT 治疗单个脑转移病灶能够提高 OS(表 61-6)。

表 61-6　Patchell Ⅰ 结果

	局部复发	至局部复发的时间	远处转移	中位生存期	至出现神经功能缺失的时间	功能独立性
活检 + WBRT	52%	21 周	13%	15 周	26 周	8 周
手术 + WBRT	20%	>59 周	20%	40 周	62 周	38 周
P 值	<0.02	<0.0001	0.52	<0.01	<0.0009	<0.005

● 决定 SRS 剂量的因素是什么?

剂量取决于肿瘤的直径:15Gy、18Gy 和 24Gy 分别对应 3.1~4cm、2.1~3cm、2.0cm 以下的肿瘤。

Shaw,RTOG 9005(*IJROBP* 2000,PMID 10802351):Ⅰ~Ⅱ期 SRS 剂量递增试验,入组患者为已接受过头部放射治疗超过 3 个月,肿瘤≤4cm,其中原发性脑瘤复发(36%),脑转移瘤(64%)。治疗剂量逐渐递增。对于 3.1~4cm 的肿瘤,给予最大耐受剂量 15Gy。对于 2.1~3cm 的肿瘤,给予 18Gy。研究人员不同意将≤2.0cm 的肿瘤剂量提高到 24Gy 以上。研究发现当均匀性指数(最大剂量/处方剂量的比值)≥2 时,毒性明显增加。两年放射性坏死的发生率为 11%。

● 在标准 WBRT 后使用 SRS 加量能提高生存率吗?

在 WBRT 后使用 SRS 加量能够提高局部控制率,但是对 OS 没有明显的影响。

Andrews,RTOG 9508(*Lancet* 2004,PMID 15158627):将 1~3 个新发且直径≤4cm 的脑转移瘤患者,随机分为单纯 WBRT 组或 WBRT + SRS 加量组。WBRT 剂量为 37.5Gy/15fx,在 WBRT 完成 1 周后给予 RTOG 9005 试验的剂量加量。虽然所有患者的局部控制率,KPS 评分和类固醇使用量都有所改善,但 OS 这个主要终点没有提高。患有单个脑转移瘤的患者确实表现出生存获益。在非计划亚组分析中,RPA Ⅰ级的患者,肿瘤体积较大(>2cm)、鳞癌或非小细胞肺癌或 KPS 评分 90~100 分的患者显示有获益,但在调整后非计划亚组分析,其获益并没有统计学意义。

结论:SRS 加量可提高 WBRT 后的局控率(表 61 - 7)。

表 61 -7　RTOG 9508 结果

RTOG 9508	平均生存(月;* =亚组分析,P 值必须 0.0056)						1 年局部控制率	6 个月时 KPS 评分稳定/改善
	总体	单个转移瘤	* 肿瘤 >2cm	* RPA Ⅰ级	* 鳞癌/非小细胞肺癌	* KPS 90~100		
单纯 WBRT	6.5	4.9	5.3	9.6	3.9	7.4	71%	25%
WBRT + SRS	5.7	6.5	6.5	11.6	5.9	10.2	82%	42%
P 值	0.136	0.039	0.045	0.045	0.051	0.071	0.013	0.033

● 如果 SRS 加量与单纯 WBRT 相比不能提高生存率,那么 SRS + WBRT 能提高生存率吗?

Aoyama(*JAMA* 2006,PMID 16757720):将 132 例 1~4 个且直径 <3cm 脑转移瘤的患者随机分为 WBRT(30Gy/10fx)加 SRS 组和单纯 SRS 组。单纯 SRS 的剂量,直径≤2cm 的肿瘤给予 22~25Gy,直径 >2cm 的肿瘤给予 18~20Gy。在 WBRT 后进行 SRS,则 SRS 剂量需要减少 30%。49% 的患者仅有单个转移病灶,83% 的患者是 RPA Ⅱ级。主要终点是 OS。该试验在中期分析时提前结束,因为 OS 没有差异。全脑放射治疗显著降低了局部复发率和任何复发率。

结论:SRS + WBRT 不能带来生存获益,尽管尚无充分有力的研究终点证据(表 61 - 8)。

表 61 - 8　Aoyama 研究结果

	中位生存	神经功能缺失	1 年任何复发	1 年局部复发	1 年远处复发	神经保留
单纯 SRS	8 个月	19%	76%	27.5%	64%	70%
WBRT + SRS	7.5 个月	23%	47%	11%	42%	72%
P 值	0.42	0.64	<0.001	0.002	0.003	0.99

● **如果 WBRT + SRS 不能提高生存率,SRS + WBRT 的神经认知风险是否超过了获益?**

这是一个有争议的问题,最新的数据表明 SRS + WBRT 会导致神经认知功能的明显损害,但是没有明确的 OS 获益。根据这些结果更多的建议是,对于身体状况良好的患者,单纯使用 SRS 同时密切监测远处转移,不使用 WBRT 治疗。

Chang,MD Anderson(*Lancet Oncol* 2009,PMID 19801201):1 ~ 3 个脑转移瘤的患者随机分为单纯 SRS 组或 SRS + WBRT 组(与 Aoyama 分组相似),其主要终点是治疗 4 个月后,使用霍普金斯词汇学习测验修订版(HVLT - R)测试总体回忆范围时出现 5 个点的下降情况。由于 WBRT 组的患者认知下降增加,在入组 58 例后该试验提前终止。SRS + WBRT 的局部控制率从 67% 提高到 100%,远处控制率从 45% 提高到 73%。然而,23% 的单纯 SRS 患者和 49% 的 WBRT + SRS 患者出现神经认知功能下降。

结论:使用 SRS + WBRT 的患者神经认知功能会有明显的下降。单独使用 SRS 是首选的治疗策略。

评论:单纯使用 SRS 的中位生存期是 15.2 个月,WBRT + SRS 的中位生存期是 5.7 个月,提示两组患者失衡,并且生命终末期的患者在霍普金斯词汇学习测验上表现较差。

Kocher,EORTC 22952(*JCO* 2011,PMID 21041710):前瞻性随机试验入组 359 例 1 ~ 3 个脑转移瘤的患者,手术或 SRS 后随机分为观察和 WBRT(30Gy/10fx)两组。主要终点是达到 WHO 体力状态评分大于 2 分的时间。OS 没有差异(10.7 个月对 10.9 个月),WBRT 能够改善局部失败率(SRS 为 31%,手术切除为 59%,SRS + WBRT 为 19%,手术切除 + WBRT 为 27%)和任何颅内复发率(手术切除为 42%,SRS 为 48%,SRS + WBRT 为 33%,手术切除 + WBRT 为 23%)。达到体力状态评分超过 2 分的时间没有差异。

结论:能进行良好影像学随访的患者可免除全脑放射治疗。

Sahgal,Meta Analysis(*IJROBP* 2015,PMID 25752382):基于患者个体的 Meta 分析,包括 Aoyama,Chang 和 Kocher 研究,纳入 359 例患者,对比 1 ~ 4 个脑转移瘤的患者单纯 SRS 和 WBRT + SRS 的结果。发现年龄是 WBRT 影响 OS 和远处颅内失败的重要预测因素。单纯使用 SRS 的年轻患者的死亡风险较低(年龄 ≤ 50 岁的患者的中位生存期:单纯使用 SRS 为 13.6 个月,而 SRS + WBRT 为 8.2 个月)。增加 WBRT 组年轻患者(≤ 50 岁)远处颅内失败没有减少,但是年龄 > 50 岁的患者确实从中获益。SRS + WBRT 在所有亚组都有局部控制率的获益。

结论：单纯 SRS 可能是年龄 <50 岁、1~4 个脑转移瘤患者的治疗选择。

Brown，NCCTG N0574（*JAMA* 2016，PMID 27458945）：前瞻性随机试验入组了 213 例 1~3 个脑转移瘤，且直径 <3cm 的患者，随机分为 SRS 和 WBRT + SRS 两组。主要终点是治疗后 3 个月时，6 个认知功能测试中的任何一个从基线水平出现大于 1 个标准差的下降（HVLT – R 即时回忆，HVLT – R 延迟回忆，COWA，Trailmaking A&B 和 Grooved Pegboard）。随机入组的 213 例患者中，111 例进行了主要终点分析（SRS 组 63 例，SRS + WBRT 组 48 例）。结果显示，治疗后 3 个月，WBRT + SRS 认知功能恶化比单纯使用 SRS 更常见（91.7% 对 63.5%，$P<0.001$）。在即时回忆、延迟回忆和语言流利方面都是如此。SRS 组患者生活质量得到了改善，但是功能独立性没有差异。WBRT 组的颅内控制效果更好（在 3 个月时，93.7% 对 75.3%，$P<0.001$）但是生存期没有差异（SRS 为 10.4 个月，SRS + WBRT 为 7.4 个月，$P=0.92$）。

结论：WBRT 尽管能提高肿瘤控制率，但不能改善生存率，且引起更多的认知功能障碍。单纯 SRS 是首选策略。

- **如果 WBRT 导致神经认知功能下降，采用哪些策略可能避免这种情况？**

添加美金刚或避开海马两种策略可能减少神经认知功能障碍。

Brown，RTOG 0614（*Neuro Oncol* 2013，PMID 23956241）：KPS ≥70 分且全身性疾病稳定的患者，随机在 WBRT 期间和 WBRT 之后接受 20mg 美金刚（用于痴呆的 NMDA 拮抗剂）治疗，总计 24 周。开始时患者每天使用 5mg，然后是每天两次各 5mg，然后是早上 10mg、下午 5mg，然后是每天两次各 10mg。主要终点是与基线相比，24 周时的 HVLT – R – 延迟回忆的下降。有改善 HVLT – R – 延迟回忆评分的趋势（$P=0.059$），但是由于病例的丢失，使统计效力有限。

Gondi，RTOG 0933（*JCO* 2014，PMID 25349290）：一项应用调强放射治疗（IMRT）避开海马（HA – WBRT）的单臂 Ⅱ 期研究。脑转移瘤与海马距离在 5mm 以上，最大剂量限制为 16Gy，D100% ≤9Gy。主要终点是 4 个月时的 HVLT – R – 延迟回忆，并与从基线（来自莫特沙芬钆试验）下降 30% 的历史对照进行比较。避开海马的全脑照射显示下降 7%，低于历史对照（$P<0.001$）。

- **转移瘤的数量为多少时必须使用 WBRT 而不是 SRS？**

现代治疗计划系统的趋势是单独使用 SRS 治疗，避免使用 WBRT，但是具体的数量仍不清楚。

Yamamato，Japan（*Lancet Oncol* 2014，PMID 24621620）：前瞻性随机试验入组了单纯使用 SRS 治疗且患有 1~10 个新发脑转移瘤（最大直径 <3cm）的患者。将 5~10 个病灶的患者与仅有 1 个肿瘤的患者和 2~4 个肿瘤的患者进行比较。主要终点是 OS。结果显示，5~10 个病灶组与 2~4 个病灶组之间的 OS 没有差异（非劣效性）。不良事件的发生率也相似。

结论：SRS 可能适用于多达 10 个病灶的脑转移瘤患者。

- **对于不适合手术的大转移瘤患者,有哪些治疗选择?**

前述的 SRS 研究纳入的都是肿瘤直径 <4cm 的患者。对于肿瘤较大($>10cm^3$ 或 $>3cm$)的患者,分次 SRS 是一种可以实现局部控制的选择。基于日本的单臂前瞻性数据显示,1 年局部控制率为 61%~76%。剂量和分次为 10Gy/3fx,间隔 2 周[17],或 20~30Gy/2fx,间隔2~4 周[18]。一项来自意大利的比较回顾性系列研究,289 例病灶 >2cm 的患者采用 SRS 或 27Gy/3fx 治疗,结果显示分次 SRS 能够将局部控制率从 77% 提高至 91%[19]。

- **术后 SRS 照射术腔,能有效减少完全切除后的局部复发吗?**

Mahajan,MDACC(*Lancet Oncol* 2017,PMID 28687375):单一机构前瞻性随机试验入组了 132 例 1~3 个脑转移瘤的患者,完全手术切除后随机分为术后观察和术后 SRS 两组。中位随访时间 11.1 个月。主要终点是局部复发。在 12 个月时,观察组的局部无复发率为 43%,SRS 为 72%($P = 0.015$)。

结论:术后 SRS 可有效降低局部复发率,可考虑作为 WBRT 的替代方案。

- **SRS 能否在术后的治疗中达到与 WBRT 相似的控制率而不导致神经认知障碍?**

为了在降低认知变化的同时保持控制率,采用 SRS 照射术腔。斯坦福大学的初步回顾性数据显示,1 年总体局部失败率是 9.5%,但是在术腔外扩 2mm 边界后局部失败率为 3%,不外扩边界的局部失败率则为 16%[20]。然而,术后 SRS 的远处失败率为 54%。要注意的是,术腔的剂量通常是按体积而不是按直径,但这在不同的治疗机构是不同的。

Brown,N107C(*Lancet Oncol* 2017,PMID 28687377):前瞻性随机试验入组了 194 例患者,≤4 个脑转移灶(直径均 <3cm)并且切除了单个病变(术腔 <5cm),随机分为 WBRT(SRS 治疗未切除的)病灶和单纯 SRS 治疗术腔及未切除的病灶。共同终点是 6 个月时的 OS 和无认知障碍生存(CDFS),定义为死亡或在一次测试中下降 1 个标准差(HVLT,COWA,Trailmaking A&B)。首选的治疗次序是使用 SRS 治疗未切除的转移瘤,随后在 14 天内进行 WBRT。根据肿瘤体积,给予手术床的剂量为 12~20Gy(未切除病灶的剂量为 18~24Gy,取决于分组和肿瘤直径)。结果:OS 没有差异(SRS 中位生存期为 12.2 个月,WBRT 为 11.6 个月,$P = 0.70$)。SRS 组的无认知障碍生存(CDFS)得到改善(中位 3.7 个月对比 3.0 个月,$P < 0.0001$)。

结论:WBRT 导致认知功能下降更为常见。术后 SRS 应该成为治疗标准。

Kayama,JCOG 0504(*ASCO* 2016,Abstract #2003):前瞻性随机试验(非劣效性)入组了 271 例≤4 个病灶的患者,随机分为手术后 SRS 或手术后 WBRT 两组。手术仅切除了一个≥3cm 的病变。主要终点是 OS,风险比(HR)的非劣效性界值为 1.385。两组的中位生存期均为 15.6 个月,HR 为 1.05。在 90 天或更长时间内,WBRT 组出现 2~4 级认知功能障碍的比例更高(16% 对比 8%)。

结论:在 OS 方面,SRS 不劣于 WBRT。

(杨鹏飞 译 刘雅洁 校)

参考文献

1. Nichols EM, Patchell RA, Regine WF, Kowk Y. Palliation of brain and spinal cord metastases. In: Halperin EC, Wazer DE, Perez CA, Brady LW, eds. *Perez and Brady's Principles and Practice of Radiation Oncology*. 6th ed. Philadelphia, PA: Lippincott Williams & Wilkins; 2013:1765–1772.

2. Patchell RA, Tibbs PA, Walsh JW, et al. A randomized trial of surgery in the treatment of single metastases to the brain. *N Engl J Med*. 1990;322(8):494–500.

3. Gaspar L, Scott C, Rotman M, et al. Recursive partitioning analysis (RPA) of prognostic factors in three Radiation Therapy Oncology Group (RTOG) brain metastases trials. *Int J Radiat Oncol Biol Phys*. 1997;37(4):745–751.

4. Sperduto PW, Berkey B, Gaspar LE, et al. A new prognostic index and comparison to three other indices for patients with brain metastases: an analysis of 1,960 patients in the RTOG database. *Int J Radiat Oncol Biol Phys*. 2008;70(2):510–514.

5. Sperduto PW, Kased N, Roberge D, et al. Summary report on the graded prognostic assessment: an accurate and facile diagnosis-specific tool to estimate survival for patients with brain metastases. *J Clin Oncol*. 2012;30(4):419–425.

6. Mehta MP, Rodrigus P, Terhaard CH, et al. Survival and neurologic outcomes in a randomized trial of motexafin gadolinium and whole-brain radiation therapy in brain metastases. *J Clin Oncol*. 2003;21(13):2529–2536.

7. Suh JH, Stea B, Nabid A, et al. Phase III study of efaproxiral as an adjunct to whole-brain radiation therapy for brain metastases. *J Clin Oncol*. 2006;24(1):106–114.

8. Antonadou D, Paraskevaidis M, Sarris G, et al. Phase II randomized trial of temozolomide and concurrent radiotherapy in patients with brain metastases. *J Clin Oncol*. 2002;20(17):3644–3650.

9. Suh JH. Stereotactic radiosurgery for the management of brain metastases. *N Engl J Med*. 2010;362(12):1119–1127.

10. Videtic GMM, Woody N, Vassil AD. *Handbook of Treatment Planning in Radiation Oncology*. 2nd ed. New York, NY: Demos Medical; 2015.

11. Borgelt B, Gelber R, Larson M, et al. Ultra-rapid high dose irradiation schedules for the palliation of brain metastases: final results of the first two studies by the Radiation Therapy Oncology Group. *Int J Radiat Oncol Biol Phys*. 1981;7(12):1633–1638.

12. Meyers CA, Smith JA, Bezjak A, et al. Neurocognitive function and progression in patients with brain metastases treated with whole-brain radiation and motexafin gadolinium: results of a randomized phase III trial. *J Clin Oncol*. 2004;22(1):157–165.

13. DeAngelis LM, Mandell LR, Thaler HT, et al. The role of postoperative radiotherapy after resection of single brain metastases. *Neurosurgery*. 1989;24(6):798–805.

14. Regine WF, Scott C, Murray K, Curran W. Neurocognitive outcome in brain metastases patients treated with accelerated-fractionation vs. accelerated-hyperfractionated radiotherapy: an analysis from Radiation Therapy Oncology Group Study 91-04. *Int J Radiat Oncol Biol Phys*. 2001;51(3):711–717.

15. Noordijk EM, Vecht CJ, Haaxma-Reiche H, et al. The choice of treatment of single brain metastasis should be based on extracranial tumor activity and age. *Int J Radiat Oncol Biol Phys*. 1994;29(4):711–717.

16. Mintz AH, Kestle J, Rathbone MP, et al. A randomized trial to assess the efficacy of surgery in addition to radiotherapy in patients with a single cerebral metastasis. *Cancer*. 1996;78(7):1470–1476.

17. Higuchi Y, Serizawa T, Nagano O, et al. Three-staged stereotactic radiotherapy without whole brain irradiation for large metastatic brain tumors. *Int J Radiat Oncol Biol Phys*. 2009;74(5):1543–1548.

18. Yomo S, Hayashi M, Nicholson C. A prospective pilot study of two-session Gamma Knife surgery for large metastatic brain tumors. *J Neurooncol*. 2012;109(1):159–165.

19. Minniti G, Scaringi C, Paolini S, et al. Single-fraction versus multifraction (3 × 9 Gy) stereotactic

radiosurgery for large (>2 cm) brain metastases: a comparative analysis of local control and risk of radiation-induced brain necrosis. *Int J Radiat Oncol Biol Phys*. 2016;95(4):1142–1148.

20. Choi CY, Chang SD, Gibbs IC, et al. Stereotactic radiosurgery of the postoperative resection cavity for brain metastases: prospective evaluation of target margin on tumor control. *Int J Radiat Oncol Biol Phys*. 2012;84(2):336–342.

第 62 章

骨转移

Ehsan H. Balagamwala，Andrew Vassil

> **速览：** 高达 80% 的晚期癌症患者会发生骨转移。姑息治疗中，放射治疗是有效的治疗手段，大约 2/3 的患者可缓解疼痛，1/3 的患者完全消除疼痛。最常见的方案：8Gy/1fx、20Gy/5fx 和 30Gy/10fx。影响治疗技术及方案选择的因素包括功能状态、治疗便利性、肿瘤大小、肿瘤位置、软组织肿块、组织学、手术史、神经功能缺损、预期性骨折、放射治疗史和医生的喜好。根据荷兰骨转移研究、RTOG 9714 和多伦多 Meta 分析，无并发症的骨转移，单次和多次放射治疗在疼痛控制上没有差异。SBRT/SRS 的确切作用正在评估中。

流行病学： 80% 晚期实体瘤发生脊椎、骨盆或四肢骨转移[1]，超半数死于癌症的患者有骨转移[2]。最常见的原发肿瘤包括乳腺癌、前列腺癌、肺癌、甲状腺癌和肾癌。胃肠道恶性肿瘤骨转移相对较少。骨转移最常发生于红骨髓，所以循红骨髓分布，转移部位依次为：脊椎（腰椎 > 胸椎）> 骨盆 > 肋骨 > 股骨 > 颅骨。

解剖学： 中轴骨包括颅骨、脊椎、胸骨和肋骨。四肢骨包括长骨和附件骨。长骨由骨骺（两端）、干骺端和骨干（轴）组成。骨包括骨皮质和骨小梁。骨皮质致密紧凑，主要存在于长骨和其他骨的骨干，占骨骼重量的 80%，起支撑保护作用；每年更新约 3%。骨小梁呈海绵状，包含红骨髓，分布于长骨内（主要集中于长骨两端），整块椎体、盆骨和其他大块扁骨；每年更新约 25%。

病理学： 骨转移是通过血液途径传播的，也可以直接蔓延（例如，口腔癌侵犯下颌骨）。骨的优先转移，很可能是肿瘤因子的结合（细胞黏附分子与骨髓和骨基质细胞上的受体结合）与骨骼微环境（骨吸收过程中释放和激活的生长因子）共同导致的[3]。正常骨骼每 3~6 个月不断更新重塑（记住：成骨细胞生成骨，破骨细胞再吸收骨）。骨转移导致正常骨骼重塑过程调节紊乱，表现为成骨性、溶骨性或混合性病变。溶骨性骨转移导致的骨破坏是由破骨细胞介导及肿瘤细胞产生的因子激活，如 TGF - β、PTH RP、IL - 1 和 IL - 6。需要注意，虽然某些癌症的骨转移被认为主要是成骨性或溶骨性（见后文），但绝大多数都包含两个过程。成骨性的：前列腺癌、小细胞肺癌、霍奇金淋巴瘤、类癌；溶骨性的：肾细胞癌、黑色素瘤、多发性骨髓瘤、非小细胞肺癌、甲状腺癌、非霍奇金淋巴瘤；混合性的：乳腺癌，胃肠道恶性肿瘤，鳞状细胞癌。

临床表现：最常见症状是疼痛、活动不便(70%)、病理性骨折(10%～20%)、高钙血症(10%～15%)、脊髓/神经压迫(5%)和骨髓功能减退。

检查：询问病史与体格检查，以评估疼痛，感觉或运动功能障碍，行走能力，尿潴留或尿失禁，便失禁或便秘。详细的检查包括触诊阳性症状部位，软组织延展度，与附近神经血管的关系，肢体功能状态与肿胀情况，肌力，活动范围，及评估肿瘤原发部位。

影像学检查：检查四肢骨转移的最好方法是 X 线，可对两关节间受累骨行完整评估(敏感性低，特异性高)，观察骨结构，完整性，累及范围，病理骨折以及预期性骨折风险。X 线很难发现小病灶，只有当 30%～50% 的骨矿物质丢失才能观察到，且骨转移常于骨髓中发生发展，后期才侵及皮质。怀疑前列腺癌骨转移时，骨扫描(锝 –99m)为首选检查；摄取增加是成骨细胞活跃的征象(溶骨细胞活跃为主时，效果不佳)。骨检查对溶骨性改变为主的病例很有帮助，如多发性骨髓瘤。在评估病理性骨折风险或引导活检方面，CT 比 X 线检查更具优势。MRI 最敏感(91%～100% 对骨扫描 62%～85%)，在评估神经血管压迫、骨髓受侵，尤其是椎体转移(T1 增强和 STIR 序列上最易看到)有帮助。腰椎转移极可能伴有颈椎和胸椎的无症状性转移，所以全脊椎 MRI 检查十分必要。PET – CT 对溶骨性转移灶十分敏感。代谢率较低的肿瘤(如前列腺癌)，常在 FDG – PET 上显像不佳；对成骨性转移不如锝 –99m 骨扫描敏感[4]。

活检：既往明确骨转移或行病理性骨折修复的患者，可不需要组织学诊断。无癌症病史的单发病灶或首次转移性复发的患者需明确病理诊断。首选 CT 引导下 FNA(细针穿刺抽吸)或空芯针穿刺活检。

预后因素：四肢骨的骨转移，病理性骨折的风险评估十分重要。既往研究显示，骨皮质侵犯≥2～3cm 或 50% 骨骼宽度的溶骨性破坏有骨折风险。常用 12 分制 Mirels 评分预测骨折风险(表 62 – 1)[5]。需要预防性固定的还包括所有因负重而加重的功能性限制疼痛的病变，或放射治疗无效伴有持续疼痛者。

表62 –1　**骨转移病理性骨折风险的 Mirels 评分表**

评分	1 分	2 分	3 分
位置	上肢	下肢	股骨转子周围
疼痛程度	轻度	中度	重度
影像学表现的性质	成骨性	混合性	溶骨性
侵犯骨皮质的程度(周径)	<1/3	1/3～2/3	>2/3

以下情况加 1 分：病变位于邻近小转子的股骨；肱骨近端；乳腺癌；未用双磷酸盐或无骨质疏松。

≤7 分 = <10% 骨折风险→观察

8 分 =15% 骨折风险→考虑外科固定

9 分 =33% 骨折风险→预防性外科固定

≥10 分 = >50% 骨折风险→预防性外科固定

来源：Ref.[5]

脊椎转移有发生椎体压缩性骨折风险(VCF)。脊椎肿瘤不稳定性评分(SINS)用来评估哪些患者应行放射治疗前手术固定[6]。存在以下情况评分更高:椎体连接处病变(枕骨 – C2,C7 – T2,T11 – L1,L5 – S1),活动或负重时疼痛加重,或平躺时疼痛减轻,半脱位/将半脱位,超过50%椎体破坏,和(或)双后外侧病变累及椎体。

治疗模式

手术:预防或治疗病理性骨折。溶骨性或成骨性转移灶均降低了骨强度。2/3股骨转移的病理性骨折需要治疗。股骨颈骨折,可行全髋关节置换(置换股骨头和髋臼)或股骨近端假体植入。股骨转子粗隆区域骨折,采用切开复位内固定治疗,不需要植入假体(步态较好)。股骨转子粗隆以下部位溶骨性病变需须入骨髓内柱。

经皮手术:用于椎体压缩性骨折。椎体成形术,即将骨水泥经皮注入椎体。椎体后凸成形术是经皮置入球囊,撑开压缩椎体形成空腔,纠正骨错位后,将骨水泥置入腔内再移除球囊。后者的潜在好处是调整了后凸的脊柱。两者的区别在于椎体成形术不能恢复骨折椎体高度,后者可能会恢复椎体高度并调整位置。两种术式的禁忌证包括椎体后壁骨折,明显的上下终板骨折、严重的脊柱后凸或椎管狭窄。

药物治疗:双磷酸盐,刺激破骨细胞分化和骨再生,抑制破骨细胞介导的骨吸收、提高溶骨后骨修复,以减少骨相关事件(SRE)[7,8]。唑来膦酸和帕米磷酸是最常用的双磷酸盐类药物。唑来膦酸还可诱导细胞凋亡和抑制肿瘤细胞黏附细胞外基质。不良反应包括骨坏死(1%~2%)、低钙血症和肾功能不全。

RANK – L 抑制剂:RANK/RANK – L/OPG 通路调控破骨细胞的成熟、分化和存活,骨转移时,RANK 表达增加,会破坏这条通路[9]。地诺单抗是一种结合和抑制 RANK – L 的单克隆抗体。FDA 于 2010 年批准了其用于预防实体瘤骨转移的 SRE(除外多发性骨髓瘤)。一项 Meta 分析纳入三个Ⅲ期临床试验,比较了唑来膦酸和地诺单抗治疗乳腺癌、前列腺癌和其他实体瘤骨转移,得出以下结论:地诺单抗在降低首个 SRE 风险、延迟首次 SRE 时间或减轻高钙血症,优于唑来膦酸(中位 26.6 个月对 19.4 个月)[10]。两药的总生存期和疾病进展情况相似。

放射治疗:放射治疗是治疗骨转移瘤的基石。外照射最常用,放射性药物的应用地位正逐步提高。2017 年 ASTRO 指南推荐剂量如下:8Gy/1fx,20Gy/5fx,24Gy/6fx,20Gy/10fx(针对骨髓瘤)或者30Gy/10fx[11]。经选择的椎体转移患者可采用立体定向放射治疗,最明确的指征是复治患者(20Gy/10fx 也是复治的常用方案)。椎体立体定向放射治疗最常见方案:16~18Gy/1fx。24Gy/1~2fx 方案虽然已有应用,但是常出现椎体压缩性骨折(VCF)[12]。术后及根治性椎体立体定向放射治疗的靶区勾画和相关疗效评估的指南已发布(神经肿瘤学中的脊椎放射治疗疗效评估)[13-15]。

治疗过程:见《放射肿瘤学治疗计划手册》,第 13 章[16]。

基于循证数据的问与答

• 长时间的多次分割方案对非复杂性骨转移有益吗？

多项大型前瞻性试验（Dutch Bone Metastasis Study，RTOG 9714）及多伦多 Meta 分析显示，单次和多次放射治疗对骨转移疼痛缓解（约2/3）无明显差异。单次放射治疗后复治率较高，可能是医生偏倚所致[17]。需要注意这些试验中排除了复杂的骨转移（骨折，脊髓压迫，既往已放射治疗）。存在病理性骨折风险者，多次放射治疗是首选（荷兰研究中骨折风险低[18]）。

Steenland，Dutch Bone Metastasis Study（*Radiother Oncol* 1999，PMID 10577695）：前瞻性随机试验的 1171 位患者，随机接受了 8Gy/1fx 或 24Gy/6fx。每周治疗后行自我评估问卷，评估主要终点是疼痛评分（0～10）。71%疼痛缓解（两组中位时间均为3周），在药物镇痛、生活质量和不良反应方面，两组无明显差异。单次放射治疗组 25% 进行了复治，多次放射治疗组再治率为 7%。试验显示单次放射治疗组的再治间隔较短，疼痛评分较低，可能提示医生更愿意复治单次放射治疗组患者）。值得注意的是，轴向皮质受累 >30mm（$P=0.01$）和周围向皮质受累 >50%（$P=0.03$）可预判病理性骨折的风险，这不是 Mirels 评分。如果这些骨折高风险者不宜手术，可行放射治疗[19]。

Hartsell，RTOG 9714（*JNCI* 2005，PMID 15928300）：前瞻性随机试验入组 898 例伴有 1～3 个中重度疼痛骨转移部位的乳腺癌或前列腺癌患者，随机分为 8Gy/1fx 组与 30Gy/10fx 组，其总缓解率（66%），完全缓解（约 15%），和部分缓解（约 50%），两组无差异。30Gy 组中 2～4 级急性毒性反应（主要是胃肠道反应）更常见（17% 对 10%，$P=0.002$）。晚期毒性反应（4%）、骨折发生率（4%~5%）或 3 个月时镇痛药使用，两组无差异。单次放射治疗组复治率较高（18% 对 9%，$P<001$）。

结论：8Gy 单次放射治疗组与 30Gy/10fx 组，镇痛效果相似，急性毒性反应小，前者复治率较高。

Chow，Toronto Meta Analysis（*JCO* 2007，PMID 17416863；更新 *Chow Clin Oncol* 2012，PMID 22130630）：25 项前瞻性随机试验，包含 5600 多例患者的荟萃分析，比较了单次和多次放射治疗的疗效及副作用。总缓解率（60% 对 61%），完全缓解率（23 对 24%），急性毒性反应或骨折风险（3.3% 对 3.0%），两组无差异。单次放射治疗复治率更高（20% 对 8%，$P<0.00001$）。

• 单次姑息放射治疗的最佳剂量是多少？

系统回顾 24 项试验提示，剂量 - 反应关系中，单次 8Gy 最佳。

Dennis，Toronto Meta Analysis on Dose（*Radiother Oncol* 2013，PMID 23321492）：系统回顾分析 24 项包含 3233 例患者的试验，随机分为 28 个单次放射治疗组，单次剂量范围：4～15Gy。最常用剂量是 8Gy（84%），剂量更高，疼痛缓解更好。试验中直接比较了不同单次剂量的疗效，统计学上 8Gy 优于 4Gy。

• 常规放射治疗疼痛缓解的预期时间是多久？ 常规放射治疗与 SBRT 相比如何？

单次放射治疗或多次常规放射治疗中，疼痛缓解的中位时间约为 3 周[19,20]。然而，根据

TROG 96.05 研究显示,单次放射治疗疼痛控制的持续时间比多次方案短(2.4 个月对 3.7 个月,$P = 0.056$)[21]。对于脊椎转移,常规放射治疗和 SBRT 出现疼痛缓解的时间相似[22]。

• 什么是爆发痛,其发生率是多少? 脊椎 SBRT 中情况如何?

爆发痛是指照射部位骨痛的暂时恶化,常在放射治疗后前几天出现,持续 1~2 天。80% 发生在放射治疗后前 5 天,少数发生在第 5~10 天。高达 40% 的患者会在放射治疗后前 10 天出现爆发痛[23]。在脊椎 SBRT 中,爆发痛的发生率依剂量不同而变化,为 15%~70%[24]。短程的类固醇可治疗(或可能预防)爆发痛。

• 骨稳定性手术后放射治疗的作用是什么?

放射治疗可促进骨骼再矿化和骨愈合、减轻疼痛、改善功能状态,并通过治疗残留病灶,减少后续骨折及骨不稳定的风险。同时,放射治疗降低了骨转移患者二次手术率,延长了生存期[25]。其缺点包括对未侵犯骨骼和术后伤口愈合存在潜在影响。如果放置了植入体,通常整个植入体都要包括在照射野内。放射治疗常在术后伤口愈合后 2~4 周开始。由于单次放射治疗数据有限,放射治疗的最佳剂量/分割方案尚不清楚,因此通常推荐 30Gy/10fx。

• 骨转移再程放射治疗的证据是什么?

约 20% 骨转移需再程治疗。再程放射治疗是可行的,50%~60% 获得疼痛缓解[26,27]。在考虑再程放射治疗前,要让首次放射治疗的疗效充分体现,因此建议在首次放射治疗后至少 4 周后进行。对于不复杂的转移瘤,单次放射治疗和多次放射治疗的疗效相似。值得注意的是首次放射治疗疗效佳者,再程放射治疗获得缓解的概率较高。

Chow,Canadian NCIC SC 20(*Lancet Oncol* 2014,PMID 24369114):随机对照研究既往曾行放射治疗的骨转移疼痛(简化疼痛量表≥2)患者,随机分为 8Gy/1fx 与 20Gy 多次放射治疗组。放射治疗后两个月时的疼痛缓解为评估主要终点。入组 425 例患者,总疼痛缓解率,单次 8Gy 组 28%,多次放射治疗 20Gy 组 32%。毒性反应更多出现在 20Gy 多次放射治疗组,主要包括食欲下降和腹泻。

结论:疼痛性骨转移再程放射治疗中,8Gy 组止痛效果不劣于 20Gy 组,且毒性反应发生率更低。

• 半身照射起着何种作用?

有严重骨性疾病者可行半身照射。尽管单次和多次放射治疗方案已有报道,但尚无随机对照研究。在没有放射性药物或有禁忌证时,可行半身照射。采用延长源皮距技术,照射野在脐部或者 L4/5 位置衔接。采用肺挡块将肺剂量控制在 6~7Gy。一般上半身 6Gy/1fx,下半身 8Gy/1fx。亦可采用 15Gy/5fx,或 20~30Gy/8~10fx,每周 3fx。通常,上下半身照射间隔 6~8 周。

• 放射性药物治疗广泛性骨转移的作用如何?

放射性药物治疗是通过静脉给予放射活性物质,其定向结合在成骨细胞活跃部位,在病灶部位释放剂量。最常用的是 β 射线放射源（89Sr，153Sm，53P）和 α 射线放射源（223Ra）。β 射线放射源有效率 60%~70%，完全缓解率约 20%。钐（153Sm）与锶（89Sr）相比，前者优势是半衰期更短（1.5 天对 50.5 天）。骨髓抑制是核素治疗的主要毒性反应，89Sr 会使骨髓抑制时间延长，153Sm 的骨髓抑制在 3~4 周达到最低，在 6~8 周时恢复。最近，α 射线放射源（223Ra）的临床应用越来越得到青睐（见后文），因其可以提供高 LET 射线和更短射程（在骨和软组织中为 10μm）。

Parker，ALSYMPCA（*NEJM* 2013，PMID 23863050；Update Sartor *Lancet Oncol* 2014，PMID 24836273）：入组 921 例伴远处转移（两个以上的骨转移，无内脏远处转移）的去势抵抗性前列腺癌患者（根据既往是否使用多西他赛治疗进行分层）的前瞻性随机（2∶1 比例）试验，患者随机接受 6fx 223Ra 静脉注射（50 kBq/kg，每 4 周一次）或安慰剂。223Ra 组总生存期得到延长（14.9 个月对 11.3 个月）。研究还评估了第一次出现骨事件的时间，定义为应用放射治疗或出现脊髓压迫症。223Ra 改善了第一次出现骨事件的时间（15.6 个月对 9.8 个月），多西他赛治疗史与 223Ra 疗效无关[28]。与安慰剂组相比，治疗组不良事件发生率较安慰剂组低，3~5 级血液学毒性极低。

（李国强　刘雅洁　译）

参考文献

1. Nielsen OS. Palliative radiotherapy of bone metastases: there is now evidence for the use of single fractions. *Radiother Oncol J Eur Soc Ther Radiol Oncol.* 1999;52(2):95–96.
2. Mundy GR. Metastasis to bone: causes, consequences and therapeutic opportunities. *Nat Rev Cancer.* 2002;2(8):584–593.
3. Barghash RF, Abdou WM. Pathophysiology of metastatic bone disease and the role of the second generation of bisphosphonates: from basic science to medicine. *Curr Pharm Des.* 2016;22(11):1546–1557.
4. Kao CH, Hsieh JF, Tsai SC, et al. Comparison and discrepancy of 18F-2-deoxyglucose positron emission tomography and Tc-99m MDP bone scan to detect bone metastases. *Anticancer Res.* 2000;20(3B):2189–2192.
5. Mirels H. Metastatic disease in long bones: a proposed scoring system for diagnosing impending pathologic fractures. *Clin Orthop.* 1989;(249):256–264.
6. Fisher CG, DiPaola CP, Ryken TC, et al. A novel classification system for spinal instability in neoplastic disease: an evidence-based approach and expert consensus from the Spine Oncology Study Group. *Spine.* 2010;35(22):E1221–E1229.
7. Ross JR, Saunders Y, Edmonds PM, et al. Systematic review of role of bisphosphonates on skeletal morbidity in metastatic cancer. *BMJ.* 2003;327(7413):469. doi:10.1136/bmj.327.7413.469
8. Berenson JR, Lichtenstein A, Porter L, et al. Long-term pamidronate treatment of advanced multiple myeloma patients reduces skeletal events: Myeloma Aredia Study Group. *J Clin Oncol.* 1998;16(2):593–602.
9. Boyce BF, Xing L. Functions of RANKL/RANK/OPG in bone modeling and remodeling. *Arch Biochem Biophys.* 2008;473(2):139–146.
10. Lipton A, Fizazi K, Stopeck AT, et al. Superiority of denosumab to zoledronic acid for prevention of skeletal-related events: a combined analysis of 3 pivotal, randomised, phase 3 trials. *Eur J*

Cancer Oxf Engl. 1990. 2012;48(16):3082–3092.

11. Lutz S, Balboni T, Jones J, et al. Palliative radiation therapy for bone metastases: update of an ASTRO evidence-based guideline. *Pract Radiat Oncol.* 2017;7(1):4–12.

12. Sahgal A, Atenafu EG, Chao S, et al. Vertebral compression fracture after spine stereotactic body radiotherapy: a multi-institutional analysis with a focus on radiation dose and the spinal instability neoplastic score. *J Clin Oncol.* 2013;31(27):3426–3431.

13. Thibault I, Chang EL, Sheehan J, et al. Response assessment after stereotactic body radiotherapy for spinal metastasis: a report from the SPIne response assessment in Neuro-Oncology (SPINO) group. *Lancet Oncol.* 2015;16(16):e595–e603.

14. Cox BW, Spratt DE, Lovelock M, et al. International Spine Radiosurgery Consortium consensus guidelines for target volume definition in spinal stereotactic radiosurgery. *Int J Radiat Oncol Biol Phys.* 2012;83(5):e597–e605.

15. Redmond KJ, Robertson S, Lo SS, et al. Consensus contouring guidelines for postoperative stereotactic body radiation therapy for metastatic solid tumor malignancies to the spine. *Int J Radiat Oncol Biol Phys.* 2017;97(1):64–74.

16. Videtic GMM, Woody N, Vassil AD. *Handbook of Treatment Planning in Radiation Oncology.* 2nd ed. New York, NY: Demos Medical; 2015.

17. Nieder C. Repeat palliative radiotherapy for painful bone metastases. *Lancet Oncol.* 2014;15(2):126–128.

18. Van der Linden YM, Kroon HM, Dijkstra SPDS, et al. Simple radiographic parameter predicts fracturing in metastatic femoral bone lesions: results from a randomised trial. *Radiother Oncol J Eur Soc Ther Radiol Oncol.* 2003;69(1):21–31.

19. Steenland E, Leer JW, van Houwelingen H, et al. The effect of a single fraction compared to multiple fractions on painful bone metastases: a global analysis of the Dutch Bone Metastasis Study. *Radiother Oncol J Eur Soc Ther Radiol Oncol.* 1999;52(2):101–109.

20. Yarnold JR. 8 Gy single fraction radiotherapy for the treatment of metastatic skeletal pain: randomised comparison with a multifraction schedule over 12 months of patient follow-up. Bone Pain Trial Working Party. *Radiother Oncol J Eur Soc Ther Radiol Oncol.* 1999;52(2):111–121.

21. Roos DE, Turner SL, O'Brien PC, et al. Randomized trial of 8 Gy in 1 versus 20 Gy in 5 fractions of radiotherapy for neuropathic pain due to bone metastases (Trans-Tasman Radiation Oncology Group, TROG 96.05). *Radiother Oncol J Eur Soc Ther Radiol Oncol.* 2005;75(1):54–63.

22. Hunter GK, Balagamwala EH, Koyfman SA, et al. The efficacy of external beam radiotherapy and stereotactic body radiotherapy for painful spinal metastases from renal cell carcinoma. *Pract Radiat Oncol.* 2012;2(4):e95–e100.

23. Hird A, Chow E, Zhang L, et al. Determining the incidence of pain flare following palliative radiotherapy for symptomatic bone metastases: results from three Canadian cancer centers. *Int J Radiat Oncol Biol Phys.* 2009;75(1):193–197.

24. Chiang A, Zeng L, Zhang L, et al. Pain flare is a common adverse event in steroid-naïve patients after spine stereotactic body radiation therapy: a prospective clinical trial. *Int J Radiat Oncol Biol Phys.* 2013;86(4):638–642.

25. Townsend PW, Rosenthal HG, Smalley SR, et al. Impact of postoperative radiation therapy and other perioperative factors on outcome after orthopedic stabilization of impending or pathologic fractures due to metastatic disease. *J Clin Oncol.* 1994;12(11):2345–2350.

26. Huisman M, van den Bosch MAAJ, Wijlemans JW, et al. Effectiveness of reirradiation for painful bone metastases: a systematic review and meta-analysis. *Int J Radiat Oncol Biol Phys.* 2012;84(1):8–14.

27. Chow E, van der Linden YM, Roos D, et al. Single versus multiple fractions of repeat radiation for painful bone metastases: a randomised, controlled, non-inferiority trial. *Lancet Oncol.* 2014;15(2):164–171.

28. Hoskin P, Sartor O, O'Sullivan JM, et al. Efficacy and safety of radium-223 dichloride in patients with castration-resistant prostate cancer and symptomatic bone metastases, with or without previous docetaxel use: a prespecified subgroup analysis from the randomised, double-blind, phase 3 ALSYMPCA trial. *Lancet Oncol.* 2014;15(12):1397–1406.

第 **63** 章

恶性脊髓压迫

Bindu V. Manyam，Camille A. Berriochoa，Chirag Sha

速览:恶性脊髓压迫(mSCC)是一种肿瘤急症,定义为继发于硬膜外或髓内恶性肿瘤对脊髓或马尾的影像学压迫征象。最常见的症状是疼痛。症状的严重程度与压迫程度有关,从无症状到症状明显的截瘫,从症状可逆到不可逆。初始治疗通常使用类固醇(地塞米松 10mg 负荷剂量,然后每 6 小时 4mg)。应对患者进行手术评估,若需要手术干预,应在术后 2~4 周进行放射治疗,剂量为 30Gy/10fx。若无手术指征,常规的放射治疗方案为 30Gy/10fx 或 20Gy/5fx。立体定向放射外科(SRS)用于再次照射和无需紧急治疗的无脊髓压迫的脊髓转移瘤进展部位。

流行病学:在癌症患者中,mSCC 的年发病率为 2.5%~3.4%,从胰腺癌的 0.2% 到多发性骨髓瘤的 7.9% 不等。大多数 mSCC 病例是由肺癌、乳腺癌和前列腺癌引起的。多发性骨髓瘤、淋巴瘤和前列腺癌发生 mSCC 的比例最高[1,2]。在儿童患者中,5% 的癌症患儿会发生 mSCC,主要由尤文肉瘤和神经母细胞瘤引起[3]。

解剖学:成人的脊髓从枕骨大孔延伸到 L1~L2 腰椎。儿童的脊髓向下延伸到 L2-L4。硬膜囊包绕着脊髓和 31 对神经根,包括颈神经(8),胸神经(12),腰神经(5),骶神经(5)和尾神经(1)。骶神经根 S3~S5 起源于脊髓末段,称为脊髓圆锥,是脊髓的末端。终丝是一段薄的结缔组织纤维,起源于脊髓圆锥,并融合到尾骨的骨膜。马尾神经定义为位于 L1~L2 至 S2 的腰池中的腰神经和骶神经[4,5]。脊膜从深到浅,由软脑膜、蛛网膜、硬脑膜组成。硬膜外腔位于硬膜表面,含有脂肪和静脉丛。脊髓的灰质由前部的下运动神经元和后部的感觉神经元组成。脊髓的白质由背柱(本体感受)、脊髓丘脑侧束(疼痛,温度)、腹侧脊髓丘脑束(触觉)、皮质脊髓前束(轴向肌肉组织)、皮质脊髓侧束(四肢)组成。

病理学:mSCC 主要通过两种机制发生——由椎体引起的外部压迫和由髓内转移瘤引起的内部压迫(更常见的是由骨动脉种植引起的外部压迫)。硬膜外静脉丛的阻塞导致白质发生血管源性水肿,然后影响到灰质。若不治疗将最终发展为脊髓梗死。

临床表现:背痛是恶性脊髓压迫最常见的症状,发生率为 83%~95%,在肾上腺素分泌最少的夜间和清晨时段最明显[6,7]。通常在神经症状出现的数周之前即出现背痛。据估计,

60%~85%的患者会出现肌无力症状,48%~77%的患者无法行走。约50%的患者存在感觉症状,可以描述为"带状""上升状"或"鞍状"麻木/感觉异常,具体取决于位置。查体会发现上运动神经元痉挛、反射活跃、巴宾斯基征和下运动神经元萎缩、肌肉松弛、反射消失等症状。

脊髓综合征

脊髓横贯损害:失去所有的感觉形态(本体感觉,振动,触觉),伴横断面水平以下肌无力和肠道/膀胱功能障碍。

腹侧脊髓综合征:肌无力和痛觉、温度感觉丧失。

背侧脊髓综合征:本体感觉和振动觉丧失,肌无力,共济失调。

马尾损伤综合征:神经根病,腿部无力和感觉丧失,鞍状麻痹,肠道/膀胱失禁/潴留。肠道/膀胱功能障碍发现的较晚,但高达50%的患者会出现[7]。

诊断检查:全面的病史与体格检查,重点检查神经系统。

影像学检查:MRI平扫或使用钆造影剂增强扫描全脊髓。若不能做MRI,脊髓CT在诊断脊髓压迫的敏感性和特异性方面与MRI大致相似[9]。

病理学:对于不适合手术并且原发肿瘤未确诊、转移病灶少或者原发病变和脊髓病变不一致的患者,需要进行活检。

预后因素:已开发了一个结合神经病学、肿瘤学、脊柱生物力学和全身系统状况的简单框架以决定最佳治疗策略[10]。基于6点分级系统的硬膜外脊髓压迫量表用于量化脊髓或硬脊膜压迫的程度,帮助确定治疗策略。0级:单纯骨病;1a级:硬膜外冲击,硬脊膜无变形;1b级:硬脊膜变形,脊髓基束没有变形;硬脊膜和脊髓基束变形,但没有脊髓压迫;2级:存在脊髓压迫但脊髓周围可见脑脊液;3级:存在脊髓压迫,脊髓周围未见脑脊液[11]。

治疗模式

药物治疗:mSCC的标准治疗方法是早期使用大剂量皮质类固醇。通常,患者首次大剂量10mg地塞米松,然后是每6小时4mg。多项研究已经评估了类固醇剂量递增的获益,96~100mg对比10~16mg,已经证明在疼痛控制、行走速度或神经功能改善方面没有获益,且严重的不良反应发生率较高,如穿孔性胃溃疡、精神病和感染引起的死亡[12-14]。启动类固醇逐渐减量的时间,应根据症状的严重程度、临床疗效和明确的治疗确定。化学治疗敏感的疾病(如淋巴瘤、尤文肉瘤、生殖细胞瘤、神经母细胞瘤)考虑给予化学治疗。

手术:评估脊柱稳定性是决定是否进行手术的重要决策点。在脊柱不稳定的情况下,脊柱不稳定程度、神经系统症状和病变位置对治疗有决定性的影响。经皮椎体成形术或椎体后凸成形术是用于病变没有侵犯椎体前部的微创手术。脊柱肿瘤不稳定评分(SINS)考虑了临床和影像学结果的6个不同因素,并且 > 7的评分需要外科会诊[15]。在病理学诊断结果未知、压迫部位已接受过射线照射或神经状态逐渐恶化且对类固醇反应差的情况下,手术能够有助于立即缓解压迫。文献中已经描述了术后能够行走的比例范围在70%~90%,手术并发症和死亡率在5%~10%[16,17]。

表 63-1 列出了各种手术方案。

表 63-1　恶性脊髓压迫的手术方案选择

	椎体切除术	椎板切除术	分离手术	椎体成形术	椎体后凸成形术
方法	通过胸廓切开术或腹膜后入路切除椎体。延迟 6 周后进行放射治疗,以利于愈合	去除椎骨的后弓。(不清楚与单独放射治疗相比是否增加了益处,并且可能使脊柱不稳定)	减瘤手术和内固定以增加肿瘤和脊髓/硬膜囊的边界	在透视下经皮将骨水泥(PMMA)注射进入塌陷的椎体	膨胀性扩骨球囊置入椎体;一旦膨胀可恢复椎体的高度,同时形成一个可用黏性骨水泥填充的空腔
适应证	预期寿命长及身体状态良好的患者(参见 Patchell 试验)[17]	椎体后部病变向前部延伸	最常见,用于为辅助 SRS 创造足够的边界	脊柱不稳定,但病变无向前部延伸	

放射治疗

EBRT:放射治疗适用于不能手术的患者,以及术后治疗(通常在手术后 2~4 周开始放射治疗,除了椎体切除术后需要 6 周愈合)。放射治疗的目的是缓解疼痛和局部控制肿瘤,以预防或减少神经功能障碍。研究表明 70% 的患者疼痛缓解,局部控制率超过 75%[19]。通常剂量为 30Gy/10fx 或 20Gy/5fx。对放射线敏感的组织学类型如多发性骨髓瘤,适用于 20Gy/10fx 方案[20]。多个研究证实了在放射治疗后 67%~82% 的患者保留了行走能力,约 1/3 无法行走的患者在放射治疗后恢复了行走能力[19,21]。对于预期寿命较长的患者的再次治疗,应采用更低的总剂量和分次剂量如 20Gy/10fx 或 SRS。副作用取决于治疗的脊髓位置和治疗长度,包括黏膜炎、吞咽困难、恶心、腹泻或血细胞减少。

SRS:由于肿瘤接近脊髓和准备 SRS 治疗耗时较多,SRS 通常不适用于脊髓压迫。SRS 最明确的指征是再次照射,也适用于无症状/症状轻微的放射抗拒的组织类型,或分离手术后大体肿瘤残留的患者。禁忌证包括明显的硬膜外侵犯(理想情况下脊髓和病变边缘之间的边界 ≥3mm)。即使对放射抗拒的患者,长期疼痛控制率也超过 85%[22]。脊柱转移瘤的剂量包括 16Gy~18Gy/1fx,24Gy/1fx,16Gy/4fx,30Gy/5fx[23]。RTOG 0631 使用 16~18Gy。副作用包括急性爆发痛(15%)、1~2 级疲劳、恶心、腹泻、椎骨骨折、脊髓病(<1%)[24]。

治疗过程:见《放射肿瘤学治疗计划手册》,第 13 章[25]。

基于循证数据的问与答

● 放射治疗加手术减压的作用是什么?

放射治疗加外科手术(椎体切除术)可以改善中位生存率、行走率、行走持续的时间以及恢复患者行走能力,对于 <48h 的单一部位脊髓压迫伴截瘫患者,并未改变其住院时间。

Patchell(*Lancet* 2005,PMID 16112300):前瞻性随机试验入组了 101 例预期寿命 >3 个月、经 MRI 确认的单个部位脊髓移位、至少有一种神经系统阳性体征或症状、截瘫不超过 48h 的癌症患者,分为手术加术后放射治疗(30Gy/10fx)和单纯放射治疗两组。手术主要是椎体切除术。排除了淋巴瘤、骨髓瘤、白血病和生殖细胞肿瘤。主要终点是行走能力(无论是否使用拐杖/助行器,至少要走四步)。次要终点是排尿控制、肌肉力量、功能状态、类固醇/阿片类药物用量、OS。值得注意的是,单纯放射治疗组中有 20% 的患者情况恶化并需要手术治疗(表 63 –2)。

表 63 –2　Patchell 的恶性脊髓压迫试验研究结果

	治疗结束时的行走率 主要终点	行走维持时间 主要终点	中位生存期 次要终点	恢复行走能力	住院时间
手术 + 放射治疗	84%	122 天	126 天	62%	10 天
单纯放射治疗	57%	13 天	100 天	19%	10 天
P 值	0.001	0.003	0.03	0.01	

● 治疗 mSCC 有理想的剂量/分次方案吗?

经典的剂量和分次包括 20Gy/5fx 和 30Gy/10fx;然而,在前瞻性随机试验中尚未确定关于有效性和毒性的较好的剂量和分次方案。因此临床决策应基于患者的预后、功能状态、疾病负荷、病理类型、未来治疗计划和患者的便利性。

Rades(*JCO* 2016,PMID 26729431):前瞻性随机试验,非劣效性研究 203 例中至较差预期寿命的 mSCC 患者,随机分为 20Gy/5fx 和 30Gy/10fx 两组。主要终点是 1 个月的总缓解率,定义为活动障碍改善或没有进展。

结论:在中至较差预期寿命的患者中,20Gy/5fx 不劣于 30Gy/10fx 治疗效果(表 63 –3)。

表 63 –3　Rades 随机试验结果

	总的运动功能缓解率	行走率(1 个月时)	局部无进展生存 (6 个月时)	OS(6 个月时)
20Gy/5fx	87.2%	71.8%	75.2%	42.3%
30Gy/10fx	89.6%	74%	81.8%	37.8%
P 值	0.73	0.86	0.51	0.68

Rades（*IJROBP* 2015，PMID 26232852）：配对分析 121 例接受 8Gy/1fx 和 121 例接受 20Gy/5fx 放射治疗的生存期有限的 mSCC 患者。两种方案在 6 个月（18% 对 9%）和 12 个月（30% 对 22%）时需要照射野内再次照射的比例没有统计学差异（*P* = 0.11）。不同放射治疗方案对 OS（*P* = 0.65）和放射治疗后运动功能（*P* = 0.21）没有显著影响。

结论：对于生存期有限的患者，8Gy/1fx 可能是更合理的选择。

Rades（*IJROBP* 2009，PMID 18539406）：非随机性前瞻性研究。荷兰患者接受短程放射治疗（8Gy/fx 或 20Gy/5fx），德国患者接受长程放射治疗（30Gy/10fx，37.5Gy/15fx 或 40Gy/20fx）。放射治疗后的运动能力与身体状态、肿瘤类型、进展到运动障碍的时间和双膦酸盐应用有关。OS 与身体状态、受累的椎骨数量、内脏转移情况、行走状态和双膦酸盐应用有关。

结论：长程放射治疗显示出优异的无进展生存率和局部控制率，但这是一项非随机试验，因此结果可能受到选择偏倚的影响（表 63 – 4）。

表 63 – 4　Rades 非随机研究的结果

	无进展生存 1° 终点	局部控制 2° 终点	OS 2° 终点	改善运动功能 2° 终点
长程放射治疗	72%	77%	32%	30%
短程放射治疗	55%	61%	35%	28%
P 值	0.03	0.03	0.37	0.61

Maranzano（*JCO* 2005，PMID 15738534）：前瞻性随机试验入组了 300 例 mSCC 患者，分为 16Gy/2fx（1 周内总剂量为 16Gy，间隔 6 天）与分段放射治疗（5Gy × 3fx→休息 4 天→3Gy × 5fx，在 2 周内 8fx 完成 30Gy）两组。每组中大约 60% 的患者背部疼痛缓解，70% 的患者能够行走，90% 的患者具有良好的膀胱功能。两组的 OS 和毒性相当。

结论：两种大分割的放射治疗方案均有效，毒性可接受。

• 与分次放射治疗相比，脊柱 SRS 的作用是什么？

考虑到 SRS 计划所需的时间以及脊髓/硬脊膜之间需要 ≥3mm 的间隙，对于真正的脊髓压迫，SRS 的作用是有限的。尽管主要是回顾性的研究，但目前文献表明 SRS 能提高局部控制率。RTOG 0631 正在评估两种治疗方式的患者报告的疼痛结果；但是该研究不包括脊髓/硬脊膜间隙 <3mm 的患者。

Gerszten（*Spine* 2007，PMID 17224814）：前瞻性非随机纵向队列研究入组了 500 例脊柱转移瘤患者，所有病例都使用 SRS 治疗。肿瘤内最大剂量范围为 12.5 ~ 25Gy（平均 20Gy）。在 336 例患者中有 290 例（86%）长期疼痛得到改善。90% SRS 作为主要治疗方式的病灶和 88% 放射后肿瘤进展的病灶，证实了长期肿瘤控制。

Sahgal(*JCO* 2013 , PMID 23960179)：多中心研究评估体部立体定向放射治疗（SBRT）252 例共计 410 处脊柱转移瘤的患者,罹患椎体压缩性骨折（VCF）的风险预测因素。压缩性骨折的总风险为 14%（其中 47% 为新骨折,53% 为骨折进展）,发生压缩性骨折的中位时间为 2.46 个月（65% 发生在前 4 个月）。对比单次剂量 20~23Gy 和 <20Gy,压缩性骨折的最大风险因素是单次剂量 >24Gy,其他风险因素还包括基线骨折、溶骨性肿瘤或脊柱畸形。

（杨鹏飞　刘雅洁　译）

参考文献

1. Mak KS, Lee LK, Mak RH, et al. Incidence and treatment patterns in hospitalizations for malignant spinal cord compression in the United States, 1998–2006. *Int J Radiat Oncol Biol Phys.* 2011;80(3):824–831.

2. Loblaw DA, Laperriere NJ, Mackillop WJ. A population-based study of malignant spinal cord compression in Ontario. *Clin Oncol.* 2003;15(4):211–217.

3. Klein SL, Sanford RA, Muhlbauer MS. Pediatric spinal epidural metastases. *J Neurosur.* 1991;74(1):70–75.

4. Binokay F, Akgul E, Bicakci K, et al. Determining the level of the dural sac tip: magnetic resonance imaging in an adult population. *Acta Radiol.* 2006;47(4):397–400.

5. Scharf CB, Paulino AC, Goldberg KN. Determination of the inferior border of the thecal sac using magnetic resonance imaging: implications on radiation therapy treatment planning. *Int J Radiat Oncol Biol Phys.* 1998;41(3):621–624.

6. Bach F, Larsen BH, Rohde K, et al. Metastatic spinal cord compression. Occurrence, symptoms, clinical presentations and prognosis in 398 patients with spinal cord compression. *Acta Neurochir.* 1990;107(1–2):37–43.

7. Helweg-Larsen S, Sorensen PS. Symptoms and signs in metastatic spinal cord compression: a study of progression from first symptom until diagnosis in 153 patients. *Eur J Cancer.* 1994;30A(3):396–398.

8. Bilsky MH. New therapeutics in spine metastases. *Expert Rev Neurother.* 2005;5(6):831–840.

9. Loblaw DA, Perry J, Chambers A, Laperriere NJ. Systematic review of the diagnosis and management of malignant extradural spinal cord compression: the Cancer Care Ontario Practice Guidelines Initiative's Neuro-Oncology Disease Site Group. *J Clin Oncol.* 2005;23(9):2028–2037.

10. Laufer I, Rubin DG, Lis E, et al. The NOMS framework: approach to the treatment of spinal metastatic tumors. *Oncologist.* 2013;18(6):744–751.

11. Bilsky MH, Laufer I, Fourney DR, et al. Reliability analysis of the epidural spinal cord compression scale. *J Neurosurg Spine.* 2010;13(3):324–328.

12. George R, Jeba J, Ramkumar G, et al. Interventions for the treatment of metastatic extradural spinal cord compression in adults. *Cochrane Database Syst Rev.* 2008(4):CD006716.

13. Graham PH, Capp A, Delaney G, et al. A pilot randomised comparison of dexamethasone 96 mg vs 16 mg per day for malignant spinal-cord compression treated by radiotherapy: TROG 01.05 Superdex study. *Clin Oncol.* 2006;18(1):70–76.

14. Vecht CJ, Haaxma-Reiche H, van Putten WL, et al. Initial bolus of conventional versus high-dose dexamethasone in metastatic spinal cord compression. *Neurology.* 1989;39(9):1255–1257.

15. Mendel E, Bourekas E, Gerszten P, Golan JD. Percutaneous techniques in the treatment of spine tumors: what are the diagnostic and ther indications and outcomes? *Spine.* 2009;34(22, Suppl):S93–S100.

16. Rades D, Huttenlocher S, Dunst J, et al. Matched pair analysis comparing surgery followed by radiotherapy and radiotherapy alone for metastatic spinal cord compression. *J Clin Oncol.* 2010;28(22):3597–3604.

17. Patchell RA, Tibbs PA, Regine WF, et al. Direct decompressive surgical resection in the treatment of spinal cord compression caused by metastatic cancer: a randomised trial. *Lancet.* 2005;366(9486):643–648.

18. Young RF, Post EM, King GA. Treatment of spinal epidural metastases: randomized prospective comparison of laminectomy and radiotherapy. *J Neurosurg.* 1980;53(6):741–748.

19. Maranzano E, Bellavita R, Rossi R, et al. Short-course versus split-course radiotherapy in metastatic spinal cord compression: results of a phase III, randomized, multicenter trial. *J Clin Oncol.* 2005;23(15):3358–3365.

20. Terpos E, Morgan G, Dimopoulos MA, et al. International Myeloma Working Group recommendations for the treatment of multiple myeloma-related bone disease. *J Clin Oncol.* 2013;31(18):2347–2357.

21. Maranzano E, Latini P. Effectiveness of radiation therapy without surgery in metastatic spinal cord compression: final results from a prospective trial. *Int J Radiat Oncol Biol Phys.* 1995;32(4):959–967.

22. Jin R, Rock J, Jin JY, et al. Single fraction spine radiosurgery for myeloma epidural spinal cord compression. *J Exp Ther Oncol.* 2009;8(1):35–41.

23. Yamada Y, Bilsky MH, Lovelock DM, et al. High-dose, single-fraction image-guided intensity-modulated radiotherapy for metastatic spinal lesions. *Int J Radiat Oncol Biol Phys.* 2008;71(2):484–490.

24. Sahgal A, Atenafu EG, Chao S, et al. Vertebral compression fracture after spine stereotactic body radiotherapy: a multi-institutional analysis with a focus on radiation dose and the spinal instability neoplastic score. *J Clin Oncol.* 2013;31(27):3426–3431.

25. Videtic GMM, Woody N, Vassil AD. *Handbook of Treatment Planning in Radiation Oncology.* 2nd ed. 2015. New York, NY: Demos Medical; 2015.

第 64 章

上腔静脉综合征

Charles Marc Leyrer, Gregory M. M. Videtic

速览:上腔静脉(SVC)综合征是一种临床急症,但除严重的呼吸道、神经系统或血流动力学损伤外,不需要急救。根据患者的状态、肿瘤组织学类型和总的分期来确定治疗决策。伴 SVC 综合征与不伴该征的患者相比,并不会预后更差(分期和组织学类型同样)。病情稳定的患者,应完成完整的分期评估和检查。需要紧急干预时,血管内支架可迅速缓解病情。在美国,引起 SVC 综合征的最常见恶性肿瘤为非小细胞肺癌、小细胞肺癌和淋巴瘤。总体上,60%~80% 的患者在化学治疗或放射治疗后 2 周内症状缓解(表 64 - 1)。

表64 - 1 上腔静脉综合征的一般治疗方法

支持性治疗	采用头高脚低位及高流量吸氧。使用类固醇(可能影响诊断)或利尿剂的数据尚不清楚
化学治疗	小细胞肺癌、淋巴瘤、生殖细胞肿瘤的初始治疗
放射治疗	如有临床适应证,疗程的初始阶段可给予大分割放射治疗以迅速缓解紧急病情。除外小细胞肺癌、淋巴瘤或生殖细胞肿瘤,姑息性放射治疗可作为进展/急症患者的初始治疗
血管内支架置入术	不能耐受针对肿瘤的治疗,又必须快速缓解病情,或前述的治疗方式难以缓解症状

流行病学: 美国每年约 15 000 新发病例,生存期取决于原发病类型[1]。

解剖学: 上腔大静脉承担来自包括头部、手臂和上半躯干的静脉回流,约占全部静脉的 1/3。其血流压力较低,血管壁较薄,容易被压迫变形。头臂静脉(无名静脉)在胸骨角的位置汇合形成上腔静脉。上腔静脉沿升主动脉右侧向下延伸,进入右心房。奇静脉刚好在心包返折上方最后汇入上腔静脉。当血流受阻时,血流通过侧枝血管,包括内乳、肋间、食管、胸外侧、椎旁、奇静脉等回流至下腔静脉(表 64 - 2)。

表 64 -2　纵隔的解剖

	分界线	包含组织结构	恶性上腔静脉综合征的病因
上纵隔	胸廓入口即 T1 以下,胸骨角与 T4 ~ T5 的平面以上	胸腺,气管,上腔静脉,主动脉弓,食管,淋巴结	非霍奇金淋巴瘤,肺癌,胸腺瘤,胸腺癌,甲状腺癌,生殖细胞瘤
前纵隔	胸骨和心包之间	胸腺,脂肪,淋巴结	非霍奇金淋巴瘤,霍奇金淋巴瘤、甲状腺癌、胸腺瘤、生殖细胞肿瘤、转移瘤
中纵隔	心包及其附属物,T5 ~ T8 之间	心脏、肺、大血管(包括远端上腔静脉)、主支气管、淋巴结	非霍奇金淋巴瘤、肺癌、肉瘤、胸腺瘤、畸胎瘤、间皮瘤
后纵隔	心包到脊柱之间,向下到 T12 水平	食管,降主动脉,胸导管,奇静脉,淋巴结	非霍奇金淋巴瘤、神经鞘膜瘤、嗜铬细胞瘤、神经节细胞/神经母细胞瘤

病理学:SVC 综合征曾主要与未经治疗的感染相关,如肺结核、梅毒或感染性主动脉瘤。随着更先进抗生素的临床应用,目前恶性肿瘤约占发病原因的 70% ~ 90%[1-3]。常见的恶性病因包括:非小细胞肺癌(50%) > 小细胞肺癌(25%) > 非霍奇金淋巴瘤(12%) > 转移瘤(9%) > 生殖细胞肿瘤 > 胸腺瘤 > 其他(间皮瘤)。SVC 综合征在小细胞肺癌中比非小细胞肺癌更常见(10% 对 2%)。总体来说,在原发肺恶性肿瘤中,随着病程的进展,2% ~ 4% 的患者会出现 SVC 综合征[1,4,5]。其他的良性病因包括血栓形成(与血管内植入装置有关)、甲状腺肿大、放射治疗后纤维化、充血性心力衰竭和主动脉瘤。纤维性纵隔炎,通常与肉芽肿性疾病相关,需要活检证实。

临床表现:症状的严重程度与 SVC 的梗阻程度、时间及后续侧支循环相关。呼吸困难和面颈部水肿是最常见的症状。急症特征性临床症状包括气道阻塞、神经损害或血流动力学不稳定(见表 64.3 中 4 级 SVC 综合征的定义)[6]。前倾或仰卧会使症状加重。1/3 的患者会在两周后出现症状[1]。大多数病例中,症状会在数周内逐渐进展,随着时间的推移,由于侧支循环的建立,症状开始改善。

表 64 -3　上腔静脉综合征分级系统[6]

分级	病情分类	发生率	定义
0	无临床症状	10%	无症状,影像上可见的 SVC 阻塞
1	轻	25%	头颈部的水肿,血管扩张,发绀,淤血
2	中	50%	头颈部水肿伴相关症状(吞咽困难,咳嗽,头、下颌或眼睑轻度或中度运动障碍,视力障碍)
3	重	10%	轻度/中度脑水肿(头痛、头晕),喉水肿,或心脏储备减少(屈身后晕厥)
4	危及生命	5%	脑水肿伴意识模糊或反应迟钝;喉水肿伴喘鸣,或严重血流动力学障碍导致的 SVC 阻塞性晕厥
5	危及生命	<1%	死亡

检查

病史与体格检查:重点是既往恶性肿瘤病史,凝血性疾病的危险因素,既往的血管内手术史或肉芽肿性疾病的危险因素。

影像学检查:胸部平片,关注侧支血管的胸部增强 CT[7,8]。超声检查是否有血栓。

病理学:活检(支气管镜、CT 引导、纵隔镜/纵隔切开术、胸腔穿刺术等)。根据组织学诊断进一步检查。

预后因素:预后取决于原发病的组织学类型。影响预后的不良因素包括脑水肿、喉水肿、低血压、晕厥、头痛。SVC 阻塞治疗后反应良好的患者与不伴有 SVC 综合征的相比,预后并不差[11-16]。

自然病史:SVC 阻塞后,中心静脉压增加(从 2~8mmHg 至 >20mmHg),静脉血液通过侧支循环回流[7,17,18]。奇静脉汇入处以上的阻塞,导致头、颈和手臂的静脉淤血充盈。奇静脉以下的梗阻,导致胸腹部静脉扩张充盈。喉水肿可致呼吸困难、喘鸣、咳嗽、吞咽困难[6]。症状与发病时间及侧支循环建立所需时间有关。由于侧支循环的建立,心输出的中断通常是暂时的。

治疗模式

支持治疗:采用头高脚低位,给予补充氧气。尽管数据尚不清楚,但地塞米松可能有助于减轻脑水肿或治疗类固醇反应性恶性肿瘤(淋巴瘤)。利尿剂的作用尚不清楚,基于 107 例患者的单一回顾性研究结果,类固醇、利尿剂或两者同时应用获得相似的症状改善(占 84%),均无差异[19]。

手术:在 SVC 综合征的治疗中,手术并没有公认的作用,但在潜在恶性肿瘤中的作用是明确的。通常采用切除梗阻部位或者侧支循环移植以控制肿瘤(如胸腺瘤)和不断进展或持续(>6 个月)的临床症状。常用的方法是行胸骨切除术或胸廓切开术,然后切除和或重建上腔静脉[20-22]。

化学治疗:对于化学治疗敏感的组织学类型,如小细胞肺癌、生殖细胞肿瘤或淋巴瘤,化学治疗通常是首选治疗方法,以便于评估分期和制订放射治疗计划的时间。化学治疗方案应该根据组织学分类进行调整。系统回顾 46 项研究结果显示,77%~78% 的小细胞肺癌患者的平均症状消失时间为 7~14 天。

放射治疗:对于姑息性放射治疗来说,可根据患者的一般身体情况和疾病的程度,选择 10Gy/1fx 或 30Gy/10fx[23]。如病情危急但尚有治愈可能,可从高剂量开始选择(3~4Gy/fx)以缓解症状,2~3 天后,将剂量改为 1.8~2Gy/fx 的方案,并根据组织学分级和治疗目的选择合适的放射治疗总剂量。治疗后 72 小时内症状即可缓解,也可能需要 4 周[5]。高达 20% 的患者放射治疗后症状并未缓解,约 20% 的症状缓解者会出现再阻塞[16]。在治疗后,虽然症状缓解,但 SVC 并未完全或部分畅通[24]。据 24 项化/放射治疗相关研究的回顾,无放射治疗导致症状恶化的报道[5,25]。

血管内支架:血管内支架植入是治疗 SVC 综合征起效最快的方法[5]。当症状严重(如气道梗阻或脑水肿),不能耐受针对肿瘤的治疗或放化疗敏感性低(例如间皮瘤)时,应考虑植入血管内支架。通常在 48~72 小时内,75%~100% 的患者会出现症状改善。并发症发生率为 3%~7%[1,26,27]。早期并发症包括感染、肺栓塞、支架移位、血肿、出血、SVC 穿孔/破裂（少见）。晚期并发症包括出血（1%~14%）或因抗凝治疗和支架植入失败后的血管再闭塞而死亡[28]。相对禁忌证包括无症状和不能平躺的患者。

基于循证数据的问与答

- 为了诊断检查延迟治疗干预是否安全？

安全，除非出现急症（例如，气道梗阻、脑水肿）。三项分别包括 107 例、63 例、249 例 SVC 综合征患者的回顾性研究（RR）显示，没有证据表明因诊断检查延迟治疗会导致严重并发症[2,19,29]。

（刘雅洁　李国强　译）

参考文献

1. Wilson LD, Detterbeck FC, Yahalom J. Clinical practice: superior vena cava syndrome with malignant causes. *N Engl J Med*. 2007;356(18):1862–1869.
2. Yellin A, Rosen A, Reichert N, Lieberman Y. Superior vena cava syndrome: myth—the facts. *Am Rev Respir Dis*. 1990;141(5, Pt 1):1114–1118.
3. Martins SJ, Pereira JR. Clinical factors and prognosis in non-small-cell lung cancer. *Am J Clin Oncol*. 1999;22(5):453–457.
4. Houman M, Ksontini I, Ben Ghorbel I, et al. Association of right heart thrombosis, endomyocardial fibrosis, and pulmonary artery aneurysm in Behcet's disease. *Eur J Intern Med*. 2002;13(7):455–457.
5. Rowell NP, Gleeson FV. Steroids, radiotherapy, chemotherapy and stents for superior vena caval obstruction in carcinoma of bronchus: systematic review. *Clin Oncol (R Coll Radiol)*. 2002;14(5):338–351.
6. Yu JB, Wilson LD, Detterbeck FC. Superior vena cava syndrome: a proposed classification system and algorithm for management. *J Thorac Oncol*. 2008;3(8):811–814.
7. Kim HJ, Kim HS, Chung SH. CT diagnosis of superior vena cava syndrome: importance of collateral vessels. *AJR Am J Roentgenol*. 1993;161(3):539–542.
8. Parish JM, Marschke RF Jr, Dines DE, Lee RE. Etiologic considerations in superior vena cava syndrome. *Mayo Clin Proc*. 1981;56(7):407–413.
9. Mineo TC, Ambrogi V, Nofroni I, Pistolese C. Mediastinoscopy in superior vena cava obstruction: analysis of 80 consecutive pts. *Ann Thorac Surg*. 1999;68(1):223–226.
10. Dosios T, Theakos N, Chatziantoniou C. Cervical mediastinoscopy and anterior mediastinotomy in superior vena cava obstruction. *Chest*. 2005;128(3):1551–1556.
11. Urban T, Lebeau B, Chastang C, et al. Superior vena cava syndrome in small-cell lung cancer. *Arch Intern Med*. 1993;153(3):384–387.
12. Sculier JP, Evans WK, Feld R, et al. Superior vena caval obstruction syndrome in small-cell lung cancer. *Cancer*. 1986;57(4):847–851.
13. Dombernowsky P, Hansen HH. Combination chemotherapy in management of superior vena caval obstruction in small-cell anaplastic carcinoma of lung. *Acta Med Scand*. 1978;204(6):513–516.
14. Warde P, Payne D. Does thoracic irradiation improve survival and local control in limited-stage small-cell carcinoma of lung?: meta-analysis. *J Clin Oncol*. 1992;10(6):890–895.

15. Wurschmidt F, Bunemann H, Heilmann HP. Small-cell lung cancer with and without superior vena cava syndrome: multivariate analysis of prognostic factors in 408 cases. *Int J Radiat Oncol Biol Phys.* 1995;33(1):77–82.

16. Spiro SG, Shah S, Harper PG, et al. Treatment of obstruction of superior vena cava by combination chemotherapy with and without irradiation in small-cell carcinoma of bronchus. *Thorax.* 1983;38(7):501–505.

17. Trigaux JP, Van Beers B. Thoracic collateral venous channels: normal and pathologic CT findings. *J Comput Assist Tomogr.* 1990;14(5):769–773.

18. Gonzalez-Fajardo JA, Garcia-Yuste M, Florez S, et al. Hemodynamic and cerebral repercussions arising from surgical interruption of superior vena cava: experimental model. *J Thorac Cardiovasc Surg.* 1994;107(4):1044–1049.

19. Schraufnagel DE, Hill R, Leech JA, Pare JA. Superior vena caval obstruction: is it a medical emergency? *Am J Med.* 1981;70(6):1169–1174.

20. Magnan PE, Thomas P, Giudicelli R, et al. Surgical reconstruction of superior vena cava. *Cardiovasc Surg.* 1994;2(5):598–604.

21. Bacha EA, Chapelier AR, Macchiarini P, et al. Surgery for invasive primary mediastinal tumors. *Ann Thorac Surg.* 1998;66(1):234–239.

22. Chen KN, Xu SF, Gu ZD, et al. Surgical treatment of complex malignant anterior mediastinal tumors invading superior vena cava. *World J Surg.* 2006;30(2):162–170.

23. Straka C, Ying J, Kong FM, et al. Review of evolving etiologies, implications and treatment strategies for superior vena cava syndrome. *Springerplus.* 2016;5:229.

24. Ahmann FR. Reassessment of clinical implications of superior vena caval syndrome. *J Clin Oncol.* 1984;2(8):961–969.

25. Egelmeers A, Goor C, van Meerbeeck J, et al. Palliative effectiveness of radiation therapy in treatment of superior vena cava syndrome. *Bulletin du cancer Radiotherapie.* 1996;83(3):153–157.

26. Fagedet D, Thony F, Timsit JF, et al. Endovascular treatment of malignant superior vena cava syndrome: results and predictive factors of clinical efficacy. *Cardiovasc Intervent Radiol.* 2013;36(1):140–149.

27. Sobrinho G, Aguiar P. Stent placement for treatment of malignant superior vena cava syndrome: single-center series of 56 patients. *Arch Bronconeumol.* 2014;50(4):135–140.

28. Watkinson AF, Yeow TN, Fraser C. Endovascular stenting to treat obstruction of superior vena cava. *BMJ.* 2008;336(7658):1434–1437.

29. Gauden SJ. Superior vena cava syndrome induced by bronchogenic carcinoma: is this oncological emergency? *Australas Radiol.* 1993;37(4):363–366.

第 65 章

姑息放射治疗

Justin J. Juliano

头颈部癌的姑息治疗

功能状态差、严重的内科并发症和转移性疾病的存在,常会阻碍头颈部癌的积极治疗。在这种情况下,重要的是肿瘤局部控制和缓解症状之间的平衡,同时控制不良反应和保证生活质量。疾病进展后出现需要姑息放射治疗的症状包括疼痛、吞咽痛、耳痛、吞咽困难、气道阻塞(咳嗽、呼吸困难)、溃疡/出血。要考虑的预后因素包括患者的功能状态、社会地位、支援系统和烟草依赖。肿瘤因素包括大小、分级和 HPV 感染状态。既往的治疗因素,包括放射治疗 ± 化学治疗和到治疗失败的时间。

挽救性手术是可切除的局部复发性疾病的首选治疗方法。对于转移性疾病或伴有局部复发的患者不适于进一步手术治疗,化学治疗是标准治疗,通常是以铂类为基础的两药联合化学治疗(5-氟尿嘧啶,紫杉类) ± 西妥昔单抗[1]。最近,PD-1 抑制剂已被批准用于复发和(或)转移性头颈部癌[2]。

再程放射治疗通常是病变局限于局部并具有良好功能状态患者的一种选择。经典的放射治疗技术包括总剂量达 60Gy 的超分割放射治疗,可采用不同的时间因子包括分段治疗[3-5]。更先进的现代放射治疗技术可不必分段,总剂量 54~70Gy 的超分割放射治疗或不用超分割。SBRT 技术不断发展,总剂量为 35~44Gy/5fx,隔日一次的方案也是一种选择[6,7]。许多提高剂量以改善控制时间,并且不增加毒性反应或不牺牲患者便利性的方案在姑息性放射治疗患者应用。如表 65-1,其他更常见的方案,如 20Gy/5fx,30Gy/10fx 等等也是可行的(表 65-1)。

肾上腺转移的姑息治疗

肾上腺是其他原发肿瘤转移的常见部位(肺部最常见),但仅 <5% 的患者在检查时有症状[17]。随着癌症患者影像学检查的增加,无症状肾上腺转移瘤的发生率逐渐上升[18]。当出现症状时,疼痛(胸部、腹部、背部、或肋部)最常见。其他症状和体征包括肾上腺功能不全、腹腔出血和下腔静脉血栓形成。

肾上腺切除术是符合条件患者的首选治疗方法。其他治疗方法包括经皮消融、常规放射治疗和 SBRT。手术切除孤立性肾上腺转移瘤可延长生存期[19]。谨慎选择患者是至关重

表65-1　头颈部癌的姑息治疗方案

方案	剂量	备注
Quad Shot[8-11]	14.8Gy/4fx 每天两次,间隔>6h,两天完成;间隔 4 周,重复 3~4 个周期(42Gy/12fx)。	Ⅰ期~Ⅱ期试验未纳入既往行放射治疗或同步化学治疗的患者,但两者均安全。
Hypo[12]	30Gy/5fx 至少间隔 3 天;肿瘤≤3cm 者加量 6Gy。	既往未行放射治疗
Christie[13]	50Gy/16fx,每周 4~5fx	
Italy[14]	50Gy/20fx,中间休息两周	
SCAHRT[15]	30 Gy/10fx,休息 3~5 周,如果可以耐受治疗,则加量 30~36Gy/10~12fx	
IHF2SQ[16]	第 1、3、5 周铂类化学治疗时,第 1 天和第 3 天,给予 6Gy/2fx	同步化学治疗,既往未行放射治疗

要的;更长的无病生存和更少的转移有利于获得长期生存。除手术并发症外,许多转移瘤患者还伴有其他疾病,可能会使他们无法行手术治疗。在这些患者中,SBRT 可提供可行的治疗方案。放射治疗在改善症状或姑息治疗中是十分有效的。尽管罕见(并且应考虑在双侧肾上腺转移的情况下),肾上腺功能不全可能与身体虚弱、体重减轻、低血压、低血糖、低钠血症、高钾血症有关。可使用糖皮质激素和盐皮质激素进行治疗。

　　SBRT 的数据有限,但在正常组织可耐受情况下,生物等效剂量 BED>100Gy 可达到治疗目标。表 65-2 给出了治疗方案。姑息治疗时,可采用的标准方案如下:20Gy/5fx、30Gy/10fx、36Gy/20fx 或 45Gy/20fx[20]。

表65-2　肾上腺转移瘤 SBRT 方案

治疗方案	例数(患者)	剂量(中位/模式)	剂量(范围)
Rochester[21]	30	40Gy/10fx	16Gy/4fx~50Gy/10fx
Florence[22]	48	36Gy/3fx	30~54Gy
Milan[23]	34	32Gy/4fx	20Gy/4fx~45Gy/18fx
MDACC[24]	43	60Gy/10fx	50Gy/4fx~63Gy/9fx

肝脏的姑息治疗

　　肝脏是内脏转移的常见部位。小体积单发转移灶,可考虑根治性切除或其他根治性治疗。结直肠癌可根治性肝转移,5 年和 10 年总生存分别为 40% 和 25%[25]。晚期有症状肝转移,全肝放射治疗可以有效缓解症状/体征,如疼痛、恶心/厌食、黄疸和全身症状,如体重减轻、发热或盗汗。

　　肝转移需要多学科综合治疗。预后因素包括年龄、PS 评分、肝功能、肿瘤组织学来源(结肠直肠癌或其他组织)、大小(<6cm)、病灶数目(<5 个,预后较好)和侵犯程度(未累及

的肝脏体积 > 700cm³ , 小于三个肝段预后较好)、肝外转移、既往化学治疗史、治疗失败的时间[26]。肝切除是病灶数目局限患者的标准治疗(肝大部切除定义为切除范围大于 3 个肝段),以 R0 切除为目标[27]。化学治疗是肝转移患者的主要全身治疗。

消融放射治疗的最佳条件是:良好的功能状态,良好的肝功能储备,单发转移和未累及肝脏体积 > 700cm³。263fx 分割和 5fx 分割的 SBRT 已应用于临床。在安全的情况下,3fx 分割方案处方剂量推荐为≥48Gy(48~52Gy)[28]。

姑息性放射治疗用于难以系统性治疗的有症状的弥漫性肝转移。大体积肝转移病灶治疗前,建议给予止吐 ± 地塞米松治疗。许多治疗方案已经安全应用于临床,包括 8Gy/1fx,2910Gy/2fx,3021Gy/7fx,3130Gy/15fx[26]。其他治疗方式,如射频消融、冷冻、激光热疗、高强度聚焦超声(HIFU 刀)、肝动脉化学治疗栓塞,或 90 钇(Y90)核素治疗也应用于临床。

肺的姑息治疗

原发性肺癌或肺转移的患者可出现以下症状,包括(但不限于)咯血、咳嗽、呼吸困难和胸痛。要有明确的手段排除非转移性病灶。对于体能状态差或有严重并发症不宜积极治疗的患者,给予姑息治疗。

治疗须根据不同的紧急情况进行。病情稳定的患者中,局部的控制、症状的缓解、毒性的限制、生活质量的维持、患者的便利性和治疗费用都是重要的考虑因素。建议尽早转诊给姑息治疗专家。内镜下的干预,如支气管镜检查,激光消融 ± 支气管内支架植入,可能有助于快速缓解中央气道阻塞。胸腔穿刺置入引流管有助于胸腔积液引流。血管内支架置入可以帮助上腔静脉综合征患者缓解症状(见第 64 章)。

目前多种分割放射治疗方案应用于临床,ASTRO 指南建议对于状态良好的患者采用相对长疗程(30Gy/10fx)[32]。虽然更高剂量的治疗使生存和症状得到改善,同时也伴随着更大的治疗相关毒性。短程治疗适用于状态差的患者。治疗方案推荐如下:10Gy/1fx,16~17Gy/2fx,20Gy/5fx,30Gy/10fx,36Gy/1fx,39Gy/13fx[32,33]。

盆腔的姑息治疗

放射治疗对盆腔泌尿生殖道和肛管直肠进展性肿瘤是有效的。最常见的症状包括疼痛、出血和梗阻(尿道或肠道的)。除了现有的症状,还应考虑肿瘤负荷(包括局部和全身)、预后、体力状态、正在进行中的治疗和个人的意愿。

对于有适应证的患者,考虑姑息性盆腔脏器清除术,可接受整块切除,(无主要的周围神经侵犯,未直接侵犯髂总血管,或骨盆侧壁或骶骨的骨侵犯),并且骨盆外的病灶极小[34]。盆腔脏器清除术通常需要行尿路和肠造瘘。

复发性直肠癌的根治性和围术期再程放射治疗是有些经验的(详见第 34 章)。但其他恶性肿瘤的再程放射治疗(如 50Gy/20~25fx)经验有限[35]。

对于那些伴有转移灶、不可切除病灶及有手术禁忌的患者,放射治疗是姑息治疗的标准选择。变化多样性的临床表现,需要谨慎应用放射治疗。超过标准剂量可以接受的治疗方案,如20Gy/5fx 或30Gy/10fx,已在表65 - 3中标明。其他姑息治疗方式,如经皮动脉栓塞(TAE)和神经阻滞,可分别治疗出血和疼痛(表65 - 3)。

表65 -3　盆腔恶性肿瘤可选择的姑息治疗方案

方案	剂量	备注
Quad Shot/RTOG 8502[36,37]	14.8Gy/4fx,每天两次,两天完成,间隔时间≥ 6h;间隔4周重复一次,共3个周期治疗 (44.4Gy/12fx)	休息2周与4周无差异(急性放射治疗 反应的增加上无统计学意义)[38]
RTOG 7905[39]	10Gy/1fx。每4周一次,最多3fx	因3~4级的晚期毒性反应达45%而被 摒弃
MRC BA09 (UK)[40]	前瞻性随机试验:35Gy/10fx 对 21Gy/3fx	仅用于膀胱癌,两组间疗效与毒性无明 显差异

(刘雅洁 李国强 译)

参考文献

1. Vermorken JB, Mesia R, Rivera F, et al. Platinum-based chemotherapy plus cetuximab in head and neck cancer. *N Engl J Med*. 2008;359(11):1116–1127.
2. Ferris RL, Blumenschein G, Fayette J, et al. Nivolumab for recurrent squamous-cell carcinoma of head and neck. *N Engl J Med*. 2016;375(19):1856–1867.
3. Janot F, de Raucourt D, Benhamou E, et al. Randomized trial of postoperative reirradiation combined with chemotherapy after salvage surgery compared with salvage surgery alone in head and neck carcinoma. *J Clin Oncol*. 2008;26(34):5518–5523.
4. Spencer SA, Harris J, Wheeler RH, et al. Final report of RTOG 9610, multi-institutional trial of reirradiation and chemotherapy for unresectable recurrent squamous cell carcinoma of head and neck. *Head Neck*. 2008;30(3):281–288.
5. Langer CJ, Harris J, Horwitz EM, et al. Phase II study of low-dose paclitaxel and cisplatin in combination with split-course concomitant twice-daily reirradiation in recurrent squamous cell carcinoma of head and neck: results of Radiation Therapy Oncology Group Protocol 9911. *J Clin Oncol*. 2007;25(30):4800–4805.
6. Vargo JA, Heron DE, Ferris RL, et al. Prospective evaluation of patient-reported quality-of-life outcomes following SBRT ± cetuximab for locally-recurrent, previously-irradiated head and neck cancer. *Radiother Oncol*. 2012;104(1):91–95.
7. Vargo JA, Ferris RL, Ohr J, et al. Prospective phase 2 trial of reirradiation with stereotactic body radiation therapy plus cetuximab in patients with previously irradiated recurrent squamous cell carcinoma of head and neck. *Int J Radiat Oncol Biol Phys*. 2015;91(3):480–488.
8. Corry J, Peters LJ, Costa ID, et al. 'QUAD SHOT': a phase II study of palliative radiotherapy for incurable head and neck cancer. *Radiother Oncol*. 2005;77(2):137–142.
9. Paris KJ, Spanos WJ, Lindberg RD, et al. Phase I-II study of multiple daily fractions for palliation of advanced head and neck malignancies. *Int J Radiat Oncol Biol Phys*. 1993;25(4):657–660.
10. Lok BH, Jiang G, Gutiontov S, et al. Palliative head and neck radiotherapy with RTOG 8502 regimen for incurable primary or metastatic cancers. *Oral Oncol*. 2015;51(10):957–962.
11. Gamez ME, Agarwal M, Hu KS, et al. Hypofractionated palliative radiotherapy with concur-

rent radiosensitizing chemotherapy for advanced head and neck cancer using "QUAD-SHOT Regimen." *Anticancer Res.* 2017;37(2):685–691.

12. Porceddu SV, Rosser B, Burmeister BH, et al. Hypofractionated radiotherapy for palliation of advanced head and neck cancer in patients unsuitable for curative treatment: "Hypo Trial." *Radiother Oncol.* 2007;85(3):456–462.

13. Al-mamgani A, Tans L, Van rooij PH, et al. Hypofractionated radiotherapy denoted as "Christie scheme": effective means of palliating patients with head and neck cancers not suitable for curative treatment. *Acta Oncol.* 2009;48(4):562–570.

14. Minatel E, Gigante M, Franchin G, et al. Combined radiotherapy and bleomycin in patients with inoperable head and neck cancer with unfavourable prognostic factors and severe symptoms. *Oral Oncol.* 1998;34(2):119–122.

15. Bledsoe TJ, Noble AR, Reddy CA, et al. Split-course accelerated hypofractionated radiotherapy (SCAHRT): safe and effective option for head and neck cancer in elderly or infirm. *Anticancer Res.* 2016;36(3):933–939.

16. Monnier L, Touboul E, Durdux C, et al. Hypofractionated palliative radiotherapy for advanced head and neck cancer: IHF2SQ regimen. *Head Neck.* 2013;35(12):1683–1688.

17. Shiue K, Song A, Teh BS, et al. Stereotactic body radiation therapy for metastasis to adrenal glands. *Expert Rev Anticancer Ther.* 2012;12(12):1613–1620.

18. Mitchell IC, Nwariaku FE. Adrenal masses in cancer patient: surveillance or excision. *Oncologist.* 2007;12(2):168–174.

19. Sastry P, Tocock A, Coonar AS. Adrenalectomy for isolated metastasis from operable non-small-cell lung cancer. *Interact Cardiovasc Thorac Surg.* 2014;18(4):495–497.

20. Short S, Chaturvedi A, Leslie MD. Palliation of symptomatic adrenal gland metastases by radiotherapy. *Clin Oncol (R Coll Radiol).* 1996;8(6):387–389.

21. Chawla S, Chen Y, Katz AW, et al. Stereotactic body radiotherapy for treatment of adrenal metastases. *Int J Radiat Oncol Biol Phys.* 2009;75(1):71–75.

22. Casamassima F, Livi L, Masciullo S, et al. Stereotactic radiotherapy for adrenal gland metastases: University of Florence experience. *Int J Radiat Oncol Biol Phys.* 2012;82(2):919–923.

23. Scorsetti M, Alongi F, Filippi AR, et al. Long-term local control achieved after hypofractionated stereotactic body radiotherapy for adrenal gland metastases: retrospective analysis of 34 patients. *Acta Oncol.* 2012;51(5):618–623.

24. Chance WW, Nguyen QN, Mehran R, et al. Stereotactic ablative radiotherapy for adrenal gland metastases: factors influencing outcomes, patterns of failure, and dosimetric thresholds for toxicity. *Pract Radiat Oncol.* 2017;7(3):e195–e203.

25. Adam R, Chiche L, Aloia T, et al. Hepatic resection for noncolorectal nonendocrine liver metastases: analysis of 1,452 patients and development of prognostic model. *Ann Surg.* 2006;244(4):524–535.

26. Høyer M, Swaminath A, Bydder S, et al. Radiotherapy for liver metastases: review of evidence. *Int J Radiat Oncol Biol Phys.* 2012;82(3):1047–1057.

27. Reddy SK, Barbas AS, Turley RS, et al. Standard definition of major hepatectomy: resection of four or more liver segments. *HPB (Oxford).* 2011;13(7):494–502.

28. Chang DT, Swaminath A, Kozak M, et al. Stereotactic body radiotherapy for colorectal liver metastases: pooled analysis. *Cancer.* 2011;117(17):4060–4069.

29. Soliman H, Ringash J, Jiang H, et al. Phase II trial of palliative radiotherapy for hepatocellular carcinoma and liver metastases. *J Clin Oncol.* 2013;31(31):3980–3986.

30. Bydder S, Spry NA, Christie DR, et al. Prospective trial of short-fractionation radiotherapy for palliation of liver metastases. *Australas Radiol.* 2003;47(3):284–288.

31. Leibel SA, Pajak TF, Massullo V, et al. Comparison of misonidazole sensitized radiation therapy to radiation therapy alone for palliation of hepatic metastases: results of Radiation Therapy Oncology Group randomized prospective trial. *Int J Radiat Oncol Biol Phys.* 1987;13(7):1057–1064.

32. Rodrigues G, Videtic GM, Sur R, et al. Palliative thoracic radiotherapy in lung cancer: American Society for Radiation Oncology evidence-based clinical practice guideline. *Pract Radiat Oncol.*

2011;1(2):60–71.

33. Macbeth FR, Bolger JJ, Hopwood P, et al. Randomized trial of palliative two-fraction versus more intensive 13-fraction radiotherapy for patients with inoperable non-small-cell lung cancer and good performance status. Medical Research Council Lung Cancer Working Party. *Clin Oncol (R Coll Radiol)*. 1996;8(3):167–175.

34. Finlayson CA, Eisenberg BL. Palliative pelvic exenteration: patient selection and results. *Oncology (Williston Park)*. 1996;10(4):479–484; discussion 484–476, 490, 493.

35. Kamran SC, Harshman LC, Bhagwat MS, et al. Characterization of efficacy and toxicity after high-dose pelvic reirradiation with palliative intent for genitourinary second malignant neoplasms or local recurrences after full-dose radiation therapy in pelvis: high-volume cancer center experience. *Adv Radiat Oncol*. 2017;2(2):140–147.

36. Spanos WJ, Clery M, Perez CA, et al. Late effect of multiple daily fraction palliation schedule for advanced pelvic malignancies (RTOG 8502). *Int J Radiat Oncol Biol Phys*. 1994;29(5):961–967.

37. Spanos W, Guse C, Perez C, et al. Phase II study of multiple daily fractionations in palliation of advanced pelvic malignancies: preliminary report of RTOG 8502. *Int J Radiat Oncol Biol Phys*. 1989;17(3):659–661.

38. Spanos WJ, Perez CA, Marcus S, et al. Effect of rest interval on tumor and normal tissue response: a report of phase III study of accelerated split course palliative radiation for advanced pelvic malignancies (RTOG-8502). *Int J Radiat Oncol Biol Phys*. 1993;25(3):399–403.

39. Spanos WJ, Wasserman T, Meoz R, et al. Palliation of advanced pelvic malignant disease with large fraction pelvic radiation and misonidazole: final report of RTOG phase I/II study. *Int J Radiat Oncol Biol Phys*. 1987;13(10):1479–1482.

40. Duchesne GM, Bolger JJ, Griffiths GO, et al. Randomized trial of hypofractionated schedules of palliative radiotherapy in management of bladder carcinoma: results of medical research council trial BA09. *Int J Radiat Oncol Biol Phys*. 2000;47(2):379–388.

第 13 部分

良性疾病

第 66 章

良性疾病的放射治疗

Chirag Shah

异位骨化:全髋关节成形术后 3~6 周内有 30%~40% 的患者可在关节周围软组织内形成成熟骨(高危者发生率可达 60%~80%[1])。危险因素包括既往有异位骨化、创伤、强直性脊柱炎、Paget 病、骨质增生、肥厚性骨关节炎等。放射治疗剂量为术前 24 小时以内或术后 72 小时以内(在间充质细胞分化之前)给予前后位或后前位 7Gy/1fx 照射[2-3]。术前 10Gy/5fx 等同于 8Gy/1fx,也与术后 20Gy/10fx 具有同样的生物效应;术前 7Gy/1fx 与术后17.5Gy/5fx 的生物效应相同[4]。放射治疗后有 10% 概率再发生异位骨化[2-4]。也可选择吲哚美辛治疗[5,6]。Brooker 分级标准:1 级,孤立的骨岛;2 级,间距 >1cm 的骨刺;3 级,间距 <1cm 的骨刺;4 级,股骨上段和骨盆之间的骨性关节强直。

瘢痕疙瘩:是指皮肤受到割伤、刺伤、烧伤、痤疮、拉伤或感染等损伤后瘢痕组织的过度增生[7]。单独外科手术后瘢痕疙瘩局部复发率达 >50%。外科切除后 24~72 小时内,对于绝大多数部位可用 21Gy/3fx 的剂量分割方式给予放射治疗,但如果病变位于耳垂应采用 18Gy/3fx 的剂量分割方式[8]。瘢痕疙瘩术后放射治疗的局控率可达 75%[9-11]。其根治性放射治疗剂量为 37.5Gy/5fx[9]。其他可选择的治疗方法包括类固醇激素注射、冷冻、脉冲激光、干扰素以及局部用药。

Graves 眼病(甲状腺眼病、格雷夫斯眼病):Graves 眼病的临床表现包括突眼、视觉改变、眶周水肿、眼外肌功能障碍等。其病理表现为眼球后部脂肪组织内有淋巴细胞浸润,其成因为 T 细胞侵袭与成纤维细胞产生的黏多糖增多。如有可能应首先治疗引起 Graves 眼病的甲状腺疾患。放射治疗的方法为 6MV-X 线,5×5cm 侧野,射野向眼球后方倾斜 5°或者用半野照射,剂量为 20Gy/10fx[12-14]。通常只对于类固醇激素治疗失败的患者进行放射治疗。放射治疗的反应率为 50%~70%[12-16]。手术解压也可作为可选的治疗方法。

纤维瘤病:是一种无包膜的、以局部侵犯为主、很少发生远处转移的良性肿瘤。常伴有家族性腺瘤性息肉病,加德娜综合征(与 CTNNB1、B-catenin 基因突变有关)以及既往的创伤。发生于肩部、胸部、背部、大腿以及头颈部的腹外型纤维瘤病很少有侵袭性表现。发生于年轻女性、起源于腹直肌的腹壁型纤维瘤病可在围生期或产后因抗雌激素治疗而退缩。对于那些发生于年轻女性,与怀孕不相关的腹腔内型纤维瘤病,其可起源于髂窝、盆腔、肠系膜(往往伴有加德娜综合征),肿瘤可生长至直径 >10cm。主要治疗方法为外科手术广泛切除[17,18]。放射治疗适用于无法切除、切缘不够或复发无法再手术的病例[17,18]。如果只有显微镜下残留,应照射50Gy,若是肉眼残留,则应照射56Gy～58Gy,并且要留出足够大的射野边界[19]。无论是镜下或肉眼残留,纤维瘤病的放射治疗局控率均可达70%～85%,但肿块退缩的很慢。其他可选的治疗方法包括舒林酸、他莫昔芬和全身治疗[19-23]。

翼状胬肉:是一种发生于鼻侧结膜－角膜移行处、翼状的良性纤维血管增生。其危险因素有为白种人、紫外线照射、粉尘暴露。20～50岁是其高发年龄。单纯外科手术的复发率高达30%～70%。辅助放射治疗可将复发率降低至15%。可用锶^{90}(Sr^{90})或钇^{90}(Y^{90})β射线,单次8～10Gy,在术后当日(术后8小时之后)、第7日、第14日给予三次照射。照射剂量为24～60Gy/3～6fx。应避免单次20Gy以上的分割剂量,此种剂量分割有5%的风险发生巩膜软化和角膜浑浊[24,25]。

脑动静脉畸形:未处理的脑动静脉畸形自发性出血的年发生率为1%～4%,死亡率为1%。Spetzler－Martin分级系统按照病变大小(0～3cm,3～6cm,＞6cm),是否位于大脑功能区,发生于浅表还是深部静脉分别赋分,按照相加总分将脑动静脉畸形分为1～5级,以此来预测手术死亡率(术后出血的风险)。低危组的处理方式可为观察或手术。高危病变可采用SRS治疗,剂量约为病灶边缘15～30Gy。SRS后1年控制率45%,两年控制率80%,因病灶的大小不同而不同。SRS后血管闭塞之前两年潜在的出血风险为5%～10%。SRS后永久性的脑损伤风险为3%～4%[26]。

冠脉再狭窄:血管内近距离放射治疗是预防冠脉再狭窄的可选方法之一。虽然铱^{192}、磷^{32}或碘^{125}都曾被用作血管内近距离放射治疗的放射源,但最常用的是锶^{90}。放射治疗剂量为15～20Gy/1fx,剂量参考深度为2mm,有效治疗长度为5cm。与安慰剂相比,放射治疗可将再狭窄率从50%降至15%　20%。虽然药物涂层支架(加紫杉醇或西罗莫司)的治疗效果更好,但血管内近距离放射治疗对于那些药物涂层支架治疗失败的患者也是一种可选的治疗方法[27]。

血管球瘤:也被称为化学感受器瘤、非嗜铬性不良神经节瘤、产铬的颈动脉体瘤。一般为良性,仅有1%～5%为恶性。通常表现为无痛性肿块,也可表现为耳痛、搏动性耳鸣、骨破坏或神经侵犯。极少发生淋巴结或远处转移(＜5%)。起源于胚胎的神经嵴(颈静脉球顶部外膜的副神经节主细胞)。多发生于颈动脉体、颈静脉球、舌咽神经鼓室支、迷走神经耳支。分期采用Glasscock－Jackson或McCabe－Fletcher分级法。发生于颈动脉体的占60%～70%,也可发生于颞骨(沿着颈内静脉暨颈静脉球、沿着舌咽神经鼓室支暨鼓室血管球)。可表现为鼓膜后的蓝色包块。增强扫描时表现为高密度影中夹杂坏死出血的低密度。治疗方法包括:①栓塞加手术±术后放射治疗;②单纯放射治疗:45～50Gy;③SRS 14～16Gy。对放射敏感的病例10年的局控率＞90%[28,29]。

青少年鼻咽血管纤维瘤:发生于12～15岁的男孩,于鼻咽部可见红色的血管团,并伴有鼻衄或鼻塞。可出现骨质破坏,侵犯鼻旁窦、颞下窝、眼眶或中颅窝。此肿瘤可同时表达雄激素和雌激素受体,少数病例可在青春期后自发退缩。通常伴有出血,活检为此病禁忌。如病变仅限于鼻咽部及鼻腔可采用栓塞加手术治疗。对于不能手术或颅内侵犯的病例可行放射治疗 30～36Gy/10～12fx,控制不理想可加至总量 50Gy/25fx。放射治疗的局控率可达 80%～90%,但肿瘤退缩的很慢[30,31]。

朗格汉斯组织细胞增多症:原名组织细胞增多症 X。单发嗜酸性肉芽肿常见部位为骨、皮肤、淋巴结。多发性病变的部位包括肝脏、脾脏、骨髓、胃肠道、中枢神经系统。此病可为单一器官受累(多见于较大儿童、成人),也可表现为弥漫的多个系统受累(见于较小儿童)。其预后相差悬殊。电子显微镜下可见 Birbeck 颗粒。相关的疾病包括单发的嗜酸性肉芽肿(＜2 岁,预后良好);汉斯－薛－柯病(＞2 岁,预后良好,表现为眼球突出、糖尿病性尿崩症和颅骨破坏的三联征);勒托－雪病(＜2 岁,表现为消瘦、皮疹、耳炎、淋巴结病、出血,急性爆发性起病,可致命)。治疗方法可采用:类固醇激素、依托泊苷、长春碱。放射治疗用于预防骨折,剂量为单次 6～8Gy[32]。

男性乳房发育:90% 以上的病例与抗雄激素或使用雌激素有关。在化学去势之前行预防性放射治疗效果良好,可用 9～12MeV 电子线垂直照射或 Co－60、4MVX 线切线照射,剂量为单次 9Gy 或 12～15Gy/3fx。20Gy/4fx 的放射治疗对于化学去势引起的乳房痛有 90% 的缓解率。他莫昔芬作为替代放射治疗的方法近来应用率不断提高[33]

框内(炎性)假瘤(AKA 框内假淋巴瘤):典型病例为单侧框内炎性病变,有时也会双侧发病,诊断时应排除 Graves 眼病、淋巴瘤、淋巴增生。超过 30% 病例可进展为淋巴瘤,约 50% 病例对类固醇激素治疗有效。可考虑外科治疗或免疫抑制治疗。放射治疗剂量为 20Gy/10fx,具体方法类似于 Graves 眼病[34]。

佩罗尼病:即纤维性海绵体炎,是海绵体与白膜间的炎性病变,可进展为阴茎背面的硬斑块或条块病损,并导致向腹股沟三角区放射的疼痛。有 50% 以上的病变可在 12～18 个月内自发溶解消失。治疗方法包括手术、类固醇激素注射、维拉帕米,如病变期别较早也可进行放射治疗。放射治疗剂量为 8～36Gy(多数为 20Gy),2～3Gy/fx。照射时将阴茎置于管内向上直立固定,用 4－8MeV 电子线或 4－6MV 光子照射[35]。

着色性绒毛结节性滑膜炎:是一种发生于腱鞘及关节囊滑膜细胞的增生性疾病。滑膜切除术的局控率为 50%,放射治疗 30～50Gy 后局部控制 ＞80%[36,37]。

脾大:往往与骨髓异常增殖性疾病或慢性淋巴白血病伴发。有多种放射治疗剂量可用于减轻脾大,最常用的是 2 周多时间内给予 10Gy/10fx,但也可用较低的剂量如 5Gy/5fx,放射治疗有 85%～90% 的有效率[38]。

跖疣:治疗方法有外科手术,水杨酸油膏、液氮冷冻、博来霉素注射等。放射治疗用于复发病例,剂量为 10Gy/1fx[39]。

(王海峰　译)

参考文献

1. Neal B, Gray H, MacMahon S, et al. Incidence of heterotopic bone formation after major hip surgery. *ANZ J Surg*. 2002;72:808–821.
2. Gregoritch SJ, Chadha M, Pelligrin VD, et al. Randomized trial comparing preoperative versus postoperative irradiation for prevention of heterotopic ossification following prosthetic total hip replacement: preliminary results. *Int J Radiat Oncol Biol Phys*. 1994;30:55–62.
3. Seegenschmiedt MH, Makokski HB, Micke O, et al. Radiation prophylaxis for heterotopic ossification about hip joint: multicenter study. *Int J Radiat Oncol Biol Phys*. 2001;51:756–765.
4. Konski A, Pellegrin V, Poulter C, et al. Randomized trial comparing single dose versus fractionated irradiation for prevention of heterotopic bone: preliminary report. *Int J Radiat Oncol Biol Phys*. 1990;18:1139–1142.
5. Kolbl O, Knelles D, Barthel T, et al. Randomized trial comparing early postoperative irradiation vs. use of nonsteroidal antinflammatory drugs for prevention of heterotopic ossification following prosthetic total hip replacement. *Int J Radiat Oncol Biol Phys*. 1997;39:961–966.
6. Pakos EE, Ioannidis JP. Radiotherapy vs. nonsteroidal anti-inflammatory drugs for prevention of heterotopic ossification after major hip procedures: meta-analysis of randomized trials. *Int J Radiat Oncol Biol Phys*. 2004;60:888–895.
7. Berman B, Maderal A, Raphael B. Keloids and hypertrophic scars: pathophysiology, classification, and treatment. *Dermatol Surg*. 2017;43:S3–S18.
8. Flickinger JC. A radiobiological analysis of multicenter data for postoperative keloid radiotherapy. *Int J Radiat Oncol Biol Phys*. 2011;79(4):1164–1170.
9. Esserman P, Zimmermann S, Amar A, et al. Treatment of 783 keloid scars with iridium 192 interstitial irradiation after surgical excision. *Int J Radiat Oncol Biol Phys*. 1993;26:245–251.
10. Mankowski P, Kanevsky J, Tomlinson J, et al. Optimizing radiotherapy for keloids: meta-analysis systematic review comparing recurrence rates between different radiation modalities. *Ann Plast Surg*. 2017;78:403–411.
11. Ogawa R, Miyashita T, Hyakusoku H, et al. Postoperative radiation protocol for keloids and hypertrophic scars: statistical analysis of 370 sites followed for over 18 months. *Ann Plast Surg*. 2007;59:688–691.
12. Prummel MF, Terwee CB, Gerding MN, et al. Randomized controlled trial of orbital radiotherapy versus sham irradiation in patients with mild Graves' ophthalmopathy. *J Clin Endocrinol Metab*. 2004;89:15–20.
13. Mourits MP, van Kempen-Harteveld ML, GarciamB, et al. Radiotherapy for Graves' orbitopathy: randomised placebo-controlled study. *Lancet*. 2000;355:1505–1509.
14. Petersen IA, Kriss JP, McDougall IR, et al. Prognostic factors in radiotherapy of Graves' ophthalmopathy. *Int J Radiat Oncol Biol Phys*. 1990;19:259–264.
15. Bradley EA, Gower EW, Bradley DJ, et al. Orbital radiation for Graves' ophthalmopathy: report by American Academy of Ophthalmology. *Ophthalmology*. 2008;115:398–409.
16. Prummel MF, Mourtis MP, Blank L, et al. Randomized double-blind trial of prednisone versus radiotherapy in Graves' ophthalmopathy. *Lancet*. 1993;342:949–954.
17. Cates SM, Stricker TP. Surgical resection margins in desmoid-type firbromatosis: critical reassessment. *Am J Surg Pathol*. 2014;38:1707–1714.
18. Janssen ML, van Broekhoven DL, Cates JM, et al. Meta-analysis of influence of surgical margin and adjuvant radiotherapy on local recurrence after resection of sporadic desmoid-type fibromatosis. *Br J Surg*. 2017;104:347–357.
19. NCCN Clinical Guidelines in Oncology: Soft Tissue Sarcoma (Version 2). 2017. https://www.nccn.org
20. Tsukada K, Church JM, Jagelman DJ, et al. Noncytotoxic therapy for intra-abdominal desmoid

tumor in patients with familial adenomatous polyposis. *Dis Colon Rectum.* 1992;35:29–33.

21. Quast DR. Schneider R, Burdzik E, et al. Long-term outcome of sporadic and FAP-associated desmoid tumors treated with high-dose selective estrogen receptor modulators and sulindac: single-center long-term observational study in 134 patients. *Fam Cancer.* 2016;15:31–40.

22. Desurmont T, Lefevre JH, Sheilds C, et al. Desmoid tumor in familial adenomatous polyposis patients: responses to treatment. *Fam Cancer.* 2015;14:31–39.

23. Hansmann A, Adolph C, Vogel T, et al. High-dose tamoxifen and sulindac as first-line treatment of desmoid tumors. *Cancer* 2004;100:612–620.

24. Ali AM, Thariat J, Bensadoun RJ, et al. Role of radiotherapy in treatment of pterygium: review of literature including more than 6,000 treated lesions. *Cancer Radiother.* 2011;15:140–147.

25. Nakamastsu K, Nishimura Y, Kanamori S, et al. Randomized clinical trial of postoperative strontium-90 radiation therapy for pytergia: treatment using 30 Gy/3 fractions vs. 40 Gy/4 fractions. *Strahlenther Onkol.* 2011;187:401–405.

26. Joshi NP, Shah C, Kotecha R, et al. Contemporary management of large-volume arteriovenous malformations: clinician's review. *J Radiat Oncol.* 2016;5:239–248.

27. Benjo A, Cardoso RN, Collins T, et al. Vascular brachytherapy versus drug-eluting stents in treatment of in-stent restenosis: meta-analysis of long-term outcomes. *Catheter Cardiovasc Interv.* 2016;87:200–208.

28. Jacob JT, Pollock BE, Carlson ML, et al. Stereotactic radiosurgery in management of vestibular schwannoma and glomus jugulare: indications, techniques, and results. *Otolaryngol Clin North Am.* 2015;48:515–526.

29. Wanna GB, Sweeney AD, Haynes DS, et al. Contemporary management of jugular paragangliomas. *Otoylaryngol Clin North Am.* 2015;48:331–341.

30. Lee JT, Chen P, Safa A, et al. Role of radiation in treatment of advanced juvenile angiofibroma. *Laryngoscope.* 2002;112:1213–1220.

31. Lopez F, Triantafyllou A, Snyderman CH, et al. Nasal juvenile angiofibroma: current perspectives with emphasis on management. *Head Neck.* 2017;39:1033–1045.

32. Lian C, Lu Y, Shen S. Langerhans cell histocytosis in adults: case report and review of literature. *Oncotarget.* 2016;7:18678–18683.

33. Viani GA, Bernardes da Silva LG, Stefano EJ. Prevention of gynecomastia and breast pain caused by androgen deprivation therapy in prostate cancer: tamoxifen or radiotherapy? *Int J Radiat Oncol Biol Phys.* 2012;83:e519–e524.

34. Mendenhall WM, Lessner AM. Orbital pseudotumor. *Am J Clin Oncol.* 2010;33:304–306.

35. Seegenschmiedt MH, Micke O, Niewald M, et al. DEGRO guidelines for radiotherapy of non-malignant disorders: part III: hyperproliferative disorders. *Strahlenther Onkol.* 2015;191:541–548.

36. Heyd R, Seegenschmiedt MH, Micke O. Role of external beam radiation therapy in adjuvant treatment of pigmented villonodular synovitis. *Z Orthop Unfall.* 2011;149:677–682.

37. Heyd R, Micke O, Berger B, et al. Radiation therapy for treatment of pigmented villonodular synovitis: results of national patterns of care study. *Int J Radiat Oncol Biol Phys.* 2010;78:199–204.

38. Zaorsky NG, Williams GR, Barta SK, et al. Splenic irradiation for splenomegaly: systematic review. *Cancer Treat Rev.* 2017;53:47–52.

39. Perez CA, Lockett MA, Young G. Radiation therapy for keloids and plantar warts. *Front Radiat Ther Oncol.* 2001;35:135–146.

索 引

本书配有智能阅读助手，帮您实现

"时间花得少，阅读效果好"

▶ 建 议 配 合 二 维 码 一 起 使 用 本 书 ◀

我们为本书特配了智能阅读助手，它可以为您提供本书配套的读者权益，帮助您提高阅读效率，提升阅读体验。

针对本书，您可能会获得以下读者权益：

线上读书群

为您推荐本书专属读书交流群，入群可以与同读本书的读者，交流本书阅读过程中遇到的问题，分享阅读经验。

另外，还为您精心配置了一些辅助您更好地阅读本书的读书工具与服务。

微信扫码，添加智能阅读助手

阅 读 助 手 ， 助 您 高 效 阅 读 本 书 ， 让 读 书 事 半 功 倍 ！